北京市自然科学基金委员会资助出版

内耳病

INNER EAR DISEASES

主 编 刘 铤

副主编 倪道凤 韩东一 刘 博 孙建军 陈秀伍
黄魏宁 何利平

编 者 （以汉语拼音为序,仅选文章中的第一作者）

陈秀伍	陈雪清	董明敏	郭连生	韩东一
何利平	黄丽辉	黄魏宁	孔维佳	李永新
廉能静	梁传余	刘 博	刘 铤	刘红刚
刘 莎	刘兆华	刘中林	路 虹	孟曦曦
莫玲燕	倪道凤	卜行宽	宋为明	孙建军
孙喜斌	谢鼎华	夏 寅	徐 进	徐 立
殷善开	余华峰	余力生	张 华	赵玉林

人民卫生出版社

图书在版编目（CIP）数据

内耳病/刘铤主编. —北京：人民卫生出版社，
2006. 7
ISBN 7-117-07513-9

Ⅰ. 内⋯ Ⅱ. 刘⋯ Ⅲ. 内耳-耳病-诊疗
Ⅳ. R764. 3

中国版本图书馆 CIP 数据核字（2006）第 024777 号

内 耳 病

主　　编：刘　铤
出版发行：人民卫生出版社（中继线 010-67616688）
地　　址：北京市丰台区方庄芳群园 3 区 3 号楼
邮　　编：100078
网　　址：http：//www. pmph. com
E - mail：pmph @ pmph. com
购书热线：010-67605754　010-65264830
印　　刷：北京新丰印刷厂
经　　销：新华书店
开　　本：787×1092　1/16　印张：40.25　插页：4
字　　数：960 千字
版　　次：2006 年 7 月第 1 版　2006 年 7 月第 1 版第 1 次印刷
标准书号：ISBN 7-117-07513-9/R·7514
定　　价：98.00 元

前 言

内耳病本属常见，主要表现为耳鸣、听力损失和眩晕，不仅给患者造成很大的痛苦，还增加了家庭和社会的负担，尤其双耳听力损失可致终身残疾。据全国抽样调查的五类常见残疾中，以听障者最多。耳鸣和眩晕更属临床常见的症状。由于可引起这三种病症的原因较多，涉及临床学科较广，常引起诊断和治疗的困难，而有关的专著很少，各地临床专家对此类疾病的诊治和康复各有自己的经验体会，平时交流较少。因此，特邀国内外有关专家共同撰写，各抒所长，集成此书。参加编写的专家均有多年从事医疗、教学和研究的经历，学识各有其专长，选材各有其见解，文笔各有其风格，当能促进学术交流，对临床工作有所裨益。这也是编写此书的目的和希望。

本书分上下两篇，内容包括：耳的胚胎发育、颞骨的解剖和病理、听觉生理、前庭生理、听力和前庭功能检查法、新生儿听力筛查、内耳病的流行病学等，遗传性听力损失有专门一章介绍，先天性非遗传性听力损失则在相关章节中分别加以介绍，未另立专章。本书力求适合临床应用，详细介绍了各类内耳病的诊断、鉴别诊断、治疗和康复原则，以及颞骨病变的影像学诊断技术，内耳病诊治技术的进展，如视眼震图、肌源性前庭诱发电位和局部控释给药技术等。书中的专业名词均参照近年出版的耳科学教科书。并参照世界卫生组织（WHO）对聋（deafness）的定义，结合近年来国际耳科学界常用的"听力损失或听障"（hearing loss）一词代替"耳聋"，而"聋"只用于严重及完全的听力损失。

本书编写过程中，得到首都医科大学附属北京同仁医院和北京市耳鼻咽喉科研究所领导的大力支持以及《中国耳鼻咽喉头颈外科》编辑部同仁的热情帮助。在此，一并致以衷心的感谢。

由于编者的知识水平有限，难免有不当和错误之处，请读者多加指正。

刘 铤
2006 年 4 月于北京

目　录

上　篇

下　篇

上篇

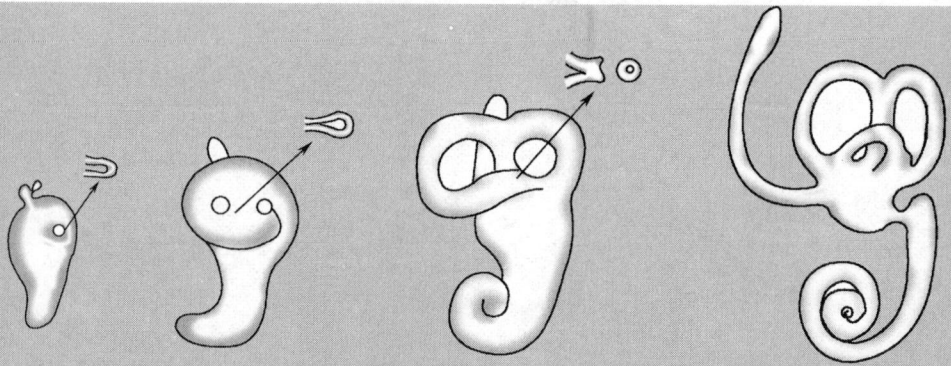

第一章

耳的胚胎发育

耳部按解剖结构由外耳、中耳和内耳组成,但发生上有不同的来源。外耳来源为头颈部外胚层的第一鳃沟以及周围的耳结节;中耳主要为内胚层的第一咽囊发育而来;内耳主要由头部外胚层形成的听泡演变而来,因功能不同又分为听觉和位置感觉器官。

第一节　胚胎早期发育

胚胎的生命起源于受精卵(合子),约第 3 天分裂成由 16 个裂球构成的桑葚胚,此时已由输卵管到达子宫腔,桑葚胚内渐出现液体的细胞腔隙而称为胚泡,于第 7 天胚泡植入子宫内膜,胚泡内的内细胞群出现初期分化,其表面生成一薄层的细胞称之胚胎内胚层,为三个胚层中最先出现的一个胚层。第 8 天,内细胞群与侵入子宫内膜的滋养层之间发育成羊膜腔,内细胞群也在形态上改变形成为扁圆形的胚盘,胚盘有两层组成:上胚层,由与羊膜腔相关的柱状细胞构成,第 3 周上胚层构成胚胎外胚层(ectoderm)和中胚层;下胚层,由邻近胚泡腔的立方形的胚胎内胚层细胞构成(图 1-1)。

外胚层将分化为皮肤的表皮及其附属器、周围神经系统及感觉器官。中胚层将分化为骨骼、循环系统和泌尿生殖系统中的主要器官。内胚层形成消化和呼吸系统。外耳、内耳来自外胚层,而中耳及周围骨质来自中胚层。

在妊娠前 8 周,发育中的胎儿称为胚胎。第 8 周胚胎已初具人形称为胎儿。

耳的发育始于胚胎期。受精约 15 天后,胚盘中出现的条索状细胞称原条,胚盘即可区分出头尾端和左右侧。继而在原条的中线出现浅沟和褶皱,分别称原沟和原褶。原沟下陷形成神经沟,沟两侧边缘隆起称神经褶。原条的头端略膨大,为原结最终发育为生物体的头部。两侧神经褶靠拢,使神经沟封闭为神经管(neural tube)。此时三个胚层迅速分化,在胚体的头端两侧开始出现成对的鳃弓,鳃沟背侧两侧可见耳的雏形和原基即听泡。

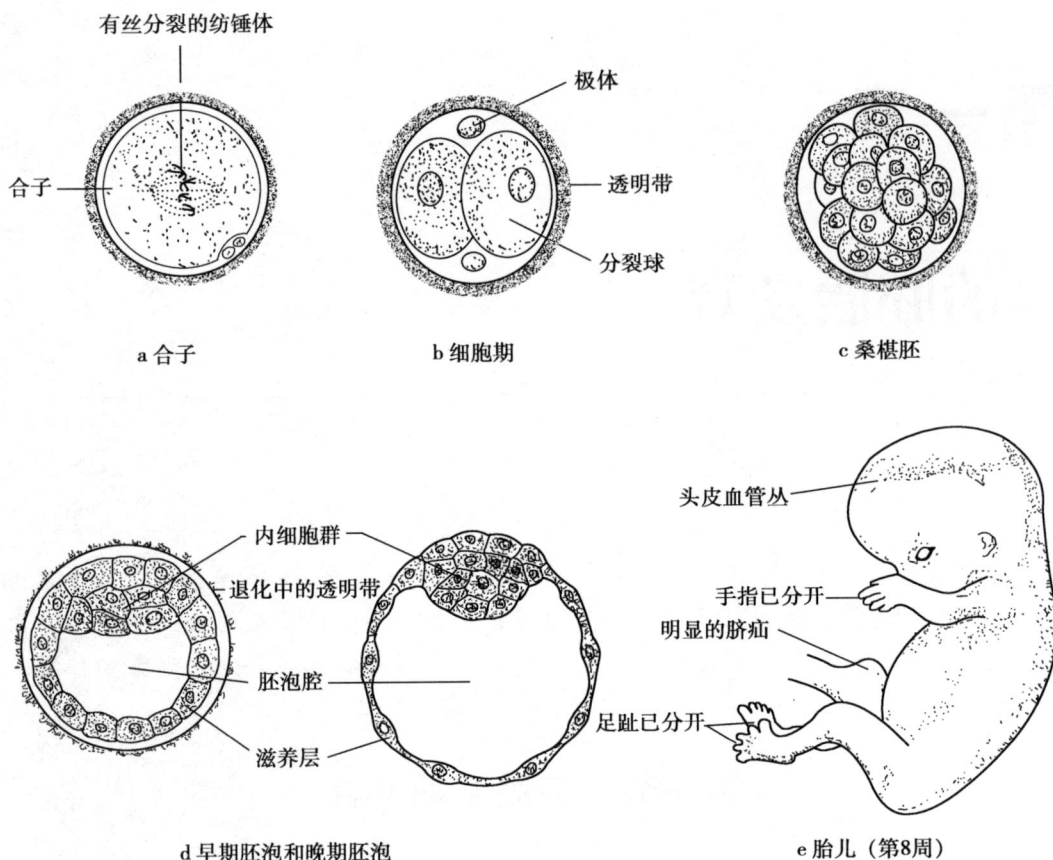

a 合子　　　　　　　b 细胞期　　　　　　　c 桑椹胚

d 早期胚泡和晚期胚泡　　　　　　e 胎儿（第8周）

图 1-1　胚胎发育各期

第 二 节　耳 的 发 育

一、外耳的发生

外耳（exterior ear）由第 1、2 鳃弓的外侧部演变形成。外耳发育与内耳听泡形成在同一时期。

1. 耳廓（auricle）　胚胎第 6 周时，第一鳃沟周围的间充质增生，形成 6 个结节状隆起，称耳丘。外耳形状取决于这 6 个耳丘的发育。耳屏、耳垂的前部分及附近的组织来自第一鳃弓的一个结节演化，耳廓的其他部分由第二鳃弓的 5 个结节演化。在正常范围内，外耳的形状存在很大的差异。第 7 周到 20 周，耳廓继续发育，并且从胚胎中部向头面部两侧移动。在第 20 周，耳廓形状基本与成人一样，但较小。第 32 周，随着下颌骨的发生，耳廓渐升高到眼的高度，直到 9 岁才发育完全。耳垂是耳廓中最后发生的一部分（图 1-2）。

耳廓的神经支配来自第一鳃弓的三叉神经的下颌支，第二鳃弓的第二颈神经（颈丛的皮支）的耳大神经和枕小神经。

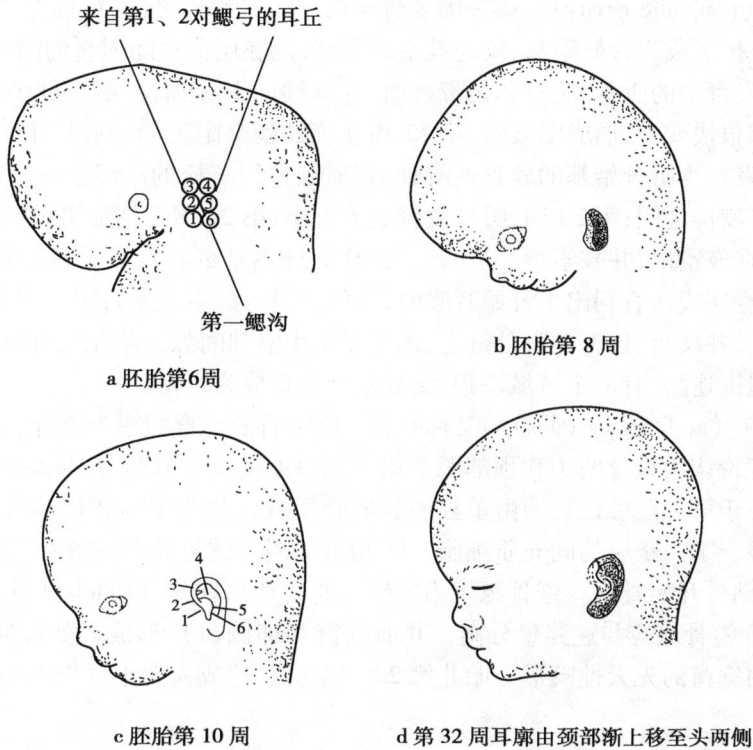

来自第1、2对鳃弓的耳丘

第一鳃沟

a 胚胎第6周

b 胚胎第 8 周

c 胚胎第 10 周　　　　d 第 32 周耳廓由颈部渐上移至头两侧

图 1-2　耳廓发生示意图（a、b、c、d）

2. 外耳道（external acoustic meatus）　从胎儿第 8 周末，第一鳃沟向内深陷，形成漏斗状软骨管道，以后演变成外耳道外 1/3 段。第 16～20 周，外耳道由第一鳃沟逐步演变形成。外胚层的第一鳃沟与内胚层第一咽囊之间的中胚层很快在两层中间生长，将鳃沟与咽囊分离。内耳和中耳结构逐渐形成并骨化。外耳道的发育一直持续到 9 岁。出生时，外耳道的底部还未骨化。因此，婴儿的外耳道短且直，而成人的则相对较长并且弯曲。由于婴儿的鼓膜几乎成水平，所以很难看到。外耳道的骨化持续到 7 岁。

如果胎儿在胚胎第 12 周前发生第二鳃弓发育障碍，常出现耳廓的畸形，并引起听骨的发育异常。如发育障碍在胎儿第 24 周发生，耳廓和听骨发育完毕，仅出现外耳道的狭窄和闭锁。

二、中耳的发生

中耳（middle ear）是听觉器官中负责传递声波的部分。主要源于内胚层的第一咽囊和鳃器官。第 3 周时，听窝陷入神经板形成听泡，中耳开始发育。中耳腔和原始咽鼓管起源于内胚层的第一咽囊背外侧的延伸。

胚胎发育第 4 周，胚体的头颈部两则出现五对柱状的弓形隆起，称为鳃弓（bronchial arch）。相邻的鳃弓之间的条形凹陷为鳃沟（bronchial gully），鳃沟与鳃弓平行共 4 对。在胚胎内部，原始消化管头段（原始咽）侧壁的内胚层向外膨出，形成左右各五对囊状结构，称咽囊（pharyngeal pouch），咽囊的位置与鳃沟相对。鳃弓外层由外胚层上皮覆盖；内面为咽囊，其表面有内胚胎上皮为衬；两者之间为中胚层；因此鳃弓均为 3 个胚层所组成。

1. 鼓室（tympanic cavity）　第一咽囊位于第一、二鳃弓之间，妊娠第8周时咽囊的背外侧部向外扩展成为管鼓隐窝，仅为鼓室的下部，内胚层上皮随咽囊的向外扩展而长入鼓室，覆盖在发育中的听骨、肌腱和韧带表面，并继续向上、向后扩展至鼓窦和乳突气房。咽囊的近侧部很快变窄，形成咽鼓管；第12周在管鼓隐窝附近的中胚层中具有密集的间充质细胞，将发育为听骨始基的软骨性听骨，其周围包绕疏松的结缔组织，位于管鼓隐窝的上方及第一鳃沟之间；第20周，听骨发育成人大小；第22周待结缔组织吸收后，鼓室扩大，听骨悬挂在鼓室内，并鼓索神经进入。第30周鼓室基本发育完全，第34～35周鼓室气化，鼓室发育完成。直到出生开始呼吸时，空气才进入鼓室。来自第一咽囊的鼓室粘膜覆盖鼓室各壁，并反折、包裹在听骨链上，形成多个小隔和间隙。胎儿发育第9周，软骨迷路尚未完全包围迷路，有一个区域缺损，此处最终发育成为蜗窗。

2. 听小骨（auditory ossicles）　又称听骨。听小骨的发育顺序为镫骨、砧骨和锤骨。听小骨发育理论认为锤骨的头和颈部源于第一鳃弓的美克尔软骨（Merkel软骨），锤骨柄和短突部源于第二鳃弓，长突由单独的膜质骨形成。胎儿20周时，锤骨发育为成人大小。砧骨源于第一鳃弓的间充质细胞，胚胎第7周，砧骨始基间充质细胞变为软骨，胎儿16周时砧骨开始骨化。镫骨源于第二鳃弓的吕切尔软骨（Reichert软骨），胎儿到12～14周时，镫骨底应与迷路壁分离，并前庭窗（卵圆窗）形成。如此期发育异常可发生镫骨或前庭窗的先天性畸形。胎儿第20周镫骨已达成人大小（图1-3）。

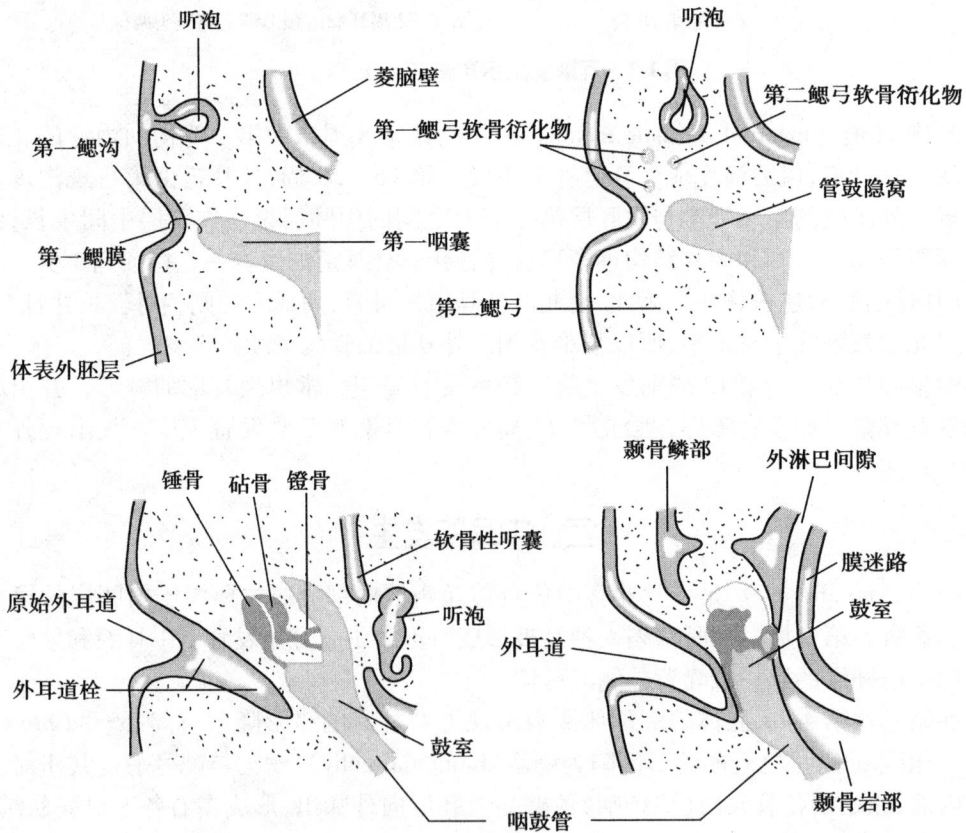

图1-3　中耳发生示意图

3. 鼓膜（tympanic membrane）　鼓膜为发生学第一鳃沟和第一咽囊间的隔膜，称鳃板（bronchial placode）。胚胎 8 周末原始外耳道的内侧的上皮细胞柱向咽囊上皮生长，两者之间留有薄层的间充质组织。胎儿第 28 周时，此间充质组织变为鼓膜紧张部的环形和放射形纤维。上皮细胞柱此时分裂构成鼓膜外的上皮层，逐渐分裂构成外耳道的内端，与原始外耳道贯通。鼓膜的内层为鼓室的粘膜层。

4. 鼓窦（mastoid antrum）　胎儿第 22 周时，鼓室向上扩展形成上鼓室，并向外扩展至周围的间充质组织中形成鼓窦。第 35 周时鼓窦内已出现上皮突起。出生时已形成较大气房，随空气进入中耳，逐步形成乳突气房。鼓窦向前与鼓室相通，向下与乳突气房相通。

5. 乳突（mastoid process）　乳突的生长发育较晚，胎儿在第 24～35 周时，从中耳腔背部出现，由两部分组成：鳞部乳突发育为乳突的上、前和浅表部；岩部乳突发育为乳突的下、后和深部。两者相接于岩鳞缝，主要位于鼓室和鼓窦的上方，称之鼓室盖和鼓窦盖（可统称为天盖）。如发育过程中，岩部乳突较快，遮盖在鳞部乳突的表面，使其骨板向下方的鼓窦及乳突气房内生长，形成长短不一的岩鳞隔或称克氏（Korner）隔的发生。

乳突气化的范围有很大变异，一般 2 岁左右时气房似海绵样骨状，5～6 岁渐形成气化蜂窝，到 10～15 岁气化基本定型。

根据乳突部气房的气化情况分型：①气房的发育良好，气房大、间隔薄的气化型；②气房发育的小或缺如，骨质致密的硬化型；③气房发育介于两者之间的板障型；④以上任何 2 种或 2 种以上同时存在的混合型。

乳突发育在婴幼儿及儿童期最为迅速，直至成年。在 2 岁乳突尖端略向下突出，尚不能遮盖深处的茎乳孔，3 岁时此孔已位于乳突尖端的内侧并保持一定距离，乳突表面的损伤不易伤及此处的面神经了。

三、内耳的发生

内耳（internal ear）包括骨迷路（bony labyrinth）和膜迷路（membranous labyrinth）。骨迷路包绕膜迷路，两者之间的间隙（外淋巴间隙）充斥外淋巴。膜迷路内充斥内淋巴。骨迷路分别由三个半规管，前庭和耳蜗组成。前庭内有膜迷路的椭圆囊和球囊；半规管和耳蜗内分别容纳有膜半规管和蜗管。半规管和前庭司人体的平衡感觉，感觉神经的末梢分别终止于膜壶腹、椭圆囊和球囊处的感受器（壶腹嵴、椭圆囊斑和球囊斑）。耳蜗司听觉，感觉神经的末梢终止于蜗管的螺旋器。

1. 听板（auditory placode）　为胚胎第 3 周时，开放的神经板两侧的胚盘外层细胞的增厚区域。约第 23 天听板内陷，形成听窝（auditorypit）。第 30 天左右，听窝闭合，形成囊状的听泡。

2. 听泡或听囊（otic vesicle）　为膜迷路的原基。听泡很快离开体表外胚层，并在其背侧的前庭囊（椭圆囊部）长出一个憩室状的突起，渐伸长形成内淋巴管和内淋巴囊，并向上穿过骨迷路始基的软骨迷路，继而穿过骨迷路壁的前庭小管（前庭水管）至岩锥的后面（颅后窝）（图 1-4，图 1-5）。

3. 内淋巴管（endolymphatic duct）　随发育形成两个膨大处。于前庭内穿前庭小管

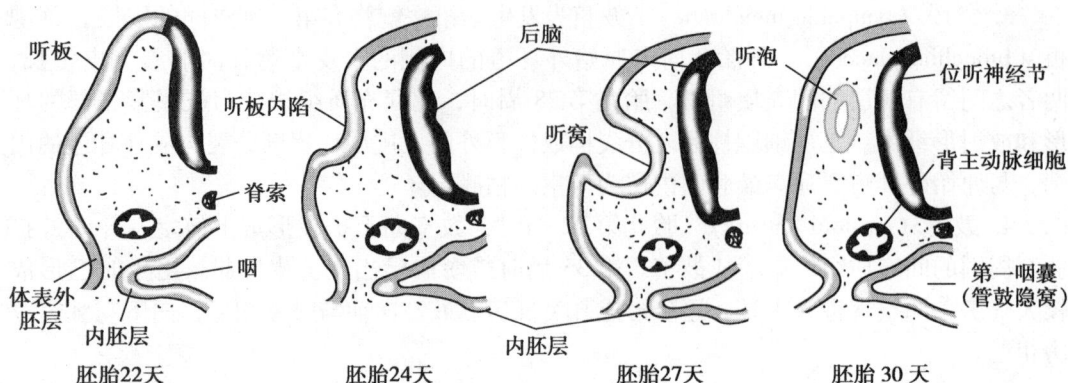

图 1-4　内耳早期发育（听板和听泡）

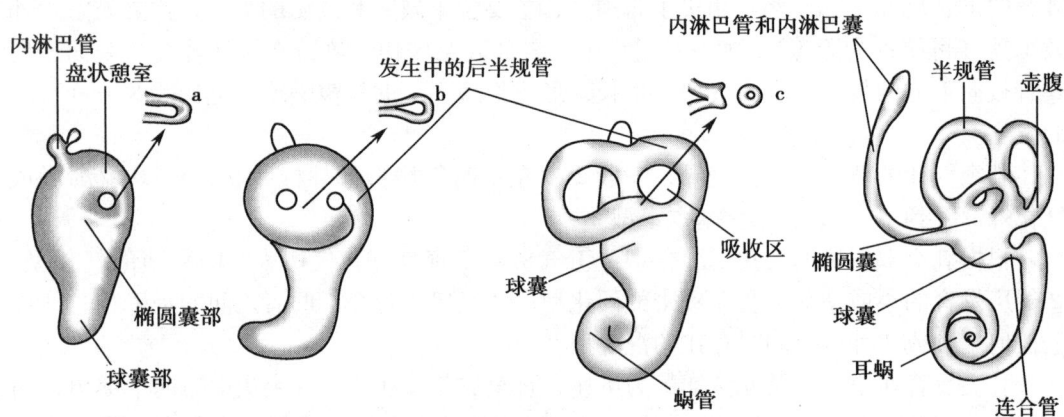

图 1-5　内耳后期发生示意图
a、b、c 为半规管发生放大示意图

前的膨大处称为内淋巴管窦部，即第一窦；内淋巴管终末端的膨大处为内淋巴囊（endolymphatic sac）。内淋巴囊又分为两部分，前部位于前庭小管内，囊内上皮多皱并有大量的小血管和结缔组织，又称为第二窦（皱纹部）；内淋巴囊的后部分位于颅后窝的两层硬脑膜之间，因囊壁光滑定名平滑部或第三窦，此窦在出生后随颅后窝的扩大而随之下降，并继续发育和增长至青春期。内淋巴管周围伴有前庭静脉和毛细血管丛终于侧窦，以上统称为内淋巴管系列。

4. 膜半规管（membranous semicircular canal）和膜壶腹（membranous ampulla）　胎儿发育至第 6 周末，听泡的前庭囊部还长出三个扁盘状的憩室，发育成为膜半规管。依发育的顺序分别为前半规管、后半规管和外半规管。三个半规管互为直角相交，前、后半规管合并为一个总脚（common crus），外半规管成为单脚（simple crus）。每一个半规管一端有一局部膨大部，形成膜壶腹。共五支脚围在骨迷路的骨前庭后部。在胚胎 8 周时，壶腹壁的上皮（来源外胚层）增厚形成的皱折，称壶腹嵴（ampullar crest），由纤毛细长的毛细胞的感觉上皮和胶状物的壶腹帽构成。胎儿 23 周时，壶腹嵴的大小及结构与成人相符。壶腹嵴为平衡感受器，感受角加速度的刺激（如头部的平面旋转），由前庭神经的壶腹神经支，将感觉上皮毛细胞发生的生物电反应传至中枢引起眩晕、眼震、倾倒等现象。

5. 椭圆囊（utricle）和球囊（saccule）　位于骨迷路的前庭内。胚胎第 10 周，听泡的前庭部下陷，椭圆囊和球囊逐渐形成两个分离的部分，均有小管与内淋巴管相连，分别名为椭圆囊管和球囊管，统称为椭圆球囊管（utriculo-saccular duct）。椭圆囊与半规管的 5 个开口相通。球囊的体积较小，在胚胎第 5~6 周时腹侧伸出管状物发育成蜗管。在 7½ 周的胚胎中，椭圆囊和球囊的囊壁上出现增厚区，分别形成椭圆囊斑（utricular macula）和球囊斑（saccular maculla），统称为位觉斑。胎儿在 16 周时，大部分位觉斑发育完成，在 22 周与成人相同。位觉斑的毛细胞纤毛短而弯曲，深入胶质层的位觉砂中，感受重力的刺激，传入与位觉斑相连的椭圆囊、球囊神经（前庭神经终末支）。

椭圆囊斑位于囊的底壁；球囊斑位于囊的侧壁，两斑互相垂直接受各个方向直线加速度运动的刺激和地心引力的作用，突然的上升和下降，可使囊斑的位觉砂产生位移，纤毛变形，毛细胞将生物电反应传至其根部的神经纤维，神经冲动传至中枢，引起调节体位和姿势的反射以维持身体的平衡。

6. 蜗管（cochlear duct，中阶）和螺旋器（spiral organ）　蜗管位于耳蜗内，是一盲管，一端在前庭，另一端在蜗顶，又叫顶盲端。横断面为三角形，由前庭膜（上壁）、蜗螺旋韧带（外壁）和骨螺旋板与基底膜（下壁）围成。胚胎第 7 周末，听泡腹侧的球囊部增大延长，形成耳蜗的第一圈（底周）。第 8~11 周形成耳蜗 2.5 圈。蜗管与球囊之间的连接部逐渐缩窄，形成细的连合管。蜗管第一周的下壁所覆盖的上皮在中部形成凹陷，两端突起的上皮分别形成内侧嵴和外侧嵴。内侧嵴形成螺旋缘的同时向外侧分出盖膜。外侧嵴的外侧分化出螺旋器，而内侧分化出 Kölliker 器官，此器官随胚胎发育逐渐退化渐形成内螺旋沟。

螺旋器又称 Corti 器。由蜗管壁的上皮分化而来，为听觉的重要感觉器官，位于基底膜上。主要组成有感觉细胞（内、外毛细胞），各种支柱细胞和盖膜。内、外毛细胞和盖膜在接受声波时将其转变为生物电形式，再由神经末梢将神经冲动传至颞叶的听觉中枢。胚胎第 7 周内耳继续发育，椭圆囊斑和球囊囊斑的上皮细胞开始增厚，在第 8 周半规管的末端、第 12 周蜗管底部相继出现增厚的上皮细胞。此时感觉毛细胞和支持细胞开始分化。第 20 周感觉细胞和支持细胞发育成熟，耳蜗也明显地生长和扩大。蜗管自蜗底至蜗尖的螺旋器已发育完成，具有内隧道，内、外毛细胞（纤毛短粗而直）和其下方的支柱细胞（内、外指细胞，内、外柱细胞）。胎儿 24 周，外毛细胞的发育为 3 列，盖膜已能遮盖外毛细胞，螺旋器发育基本完成。

螺旋神经节发育较快，胚胎第 9 周时，第 Ⅷ 对脑神经按耳蜗伸长的长度和蜗管的圈数，将神经纤维呈扇状分布，并长入耳蜗的骨螺旋板内（图 1-6）。

7. 膜迷路的血管　迷路的动脉供应，主要来自基底动脉的迷路动脉和耳后动脉。迷路动脉在胚胎 8 周时随位听神经入内耳道，胚胎 16½ 周迷路动脉分为前庭支和蜗支。前庭支供应椭圆囊斑、球囊斑和三个壶腹嵴；蜗支供应耳蜗螺旋器的毛细胞。

8. 骨迷路（bony labyrinth）　听泡周围的间充质分化为软骨性听囊。随着膜迷路的扩大，软骨听囊内出现很多液泡（vacuoles），不久液泡相互合并，形成外淋巴间隙，膜迷路悬吊在外淋巴间隙的外淋巴内。与蜗管相关的外淋巴间隙发育分成两部分：前庭阶（vestibular scala）和鼓阶（tympanic scala）。软骨性听囊骨化，形成内耳的骨迷路。

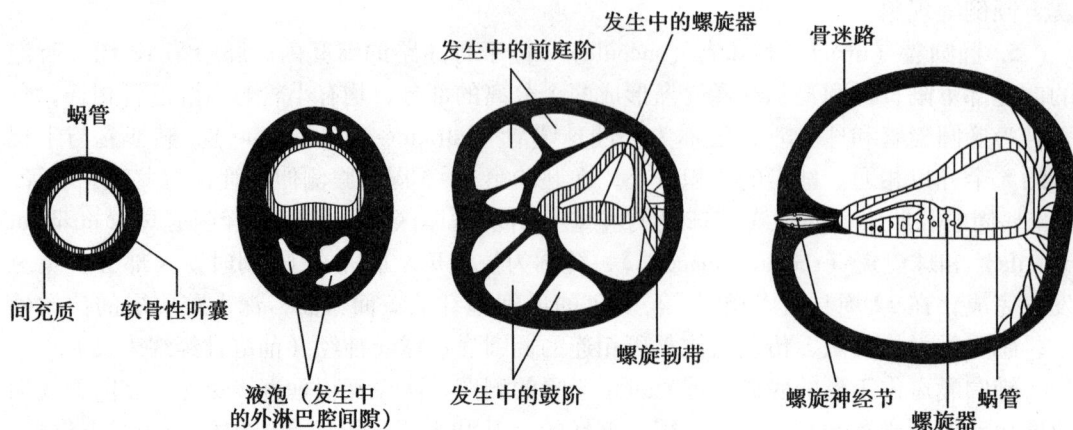

图 1-6　骨迷路发生示意图

（图中标注：蜗管、间充质、软骨性听囊、发生中的前庭阶、发生中的螺旋器、骨迷路、液泡（发生中的外淋巴腔间隙）、发生中的鼓阶、螺旋韧带、螺旋神经节、螺旋器、蜗管）

　　妊娠第 12 周早期内耳膜迷路结构基本发育完成。同时颞骨岩部的不同软骨内骨化中心的内耳软骨开始骨化。

　　内耳是唯一在胎儿中期已达到成人分化程度的感觉器官，但耳蜗是内耳分化成熟较晚部分。因此耳蜗比前庭器官更易导致发育异常、畸形和获得性疾病。

第三节　常见的先天性耳畸形

　　胚胎的发育可分为三个时期：第一期为细胞和组织分化前期；第二期为细胞和组织分化期；第三期为器官和功能分化期。常见的致畸因子如病毒、射线、化学物质、机械损伤等一般在第二期和第三期的初期最易引起胚胎畸形发生。

　　先天性听力损失一般分为先天获得性和先天遗传性，前者是在胚胎形成过程中，受母体内和外界因素影响，损害胎儿内耳致使听力损失的，这种听力损失是不遗传的。后者是由遗传物质即染色体和基因异常所致，此种听力损失是遗传的。

一、先天性外耳畸形

　　1. 先天性耳廓畸形　由第 1 和第 2 鳃弓发育异常所引起。耳廓之外形因人而异，可以表现为位置、大小、形态各个方面的畸形。①无耳：凡耳廓未发育者则成为无耳症，表现为一侧或两侧无耳廓，常伴有中耳畸形；②招风耳：由于舟状窝和耳轮过于向前下方倾斜，耳廓突起如满帆，于头部所成角度较正常者为大，称招风耳，对听觉无影响；③小耳：耳廓发育不全且较正常为小。常伴有外耳道、中耳畸形。

　　2. 先天性耳前瘘管　先天性耳前瘘管为胚胎第一鳃沟之余迹。其外口常位于耳屏上，耳轮升部起始出，或位于耳屏之前。此种瘘管多为盲管，深浅、长短不一，复杂者可绕到外耳道之前壁，或与鼓室、咽部相通，一般以其外观很难测定瘘管范围。

　　3. 先天性外耳道闭锁　为耳部少见之畸形。多发于男性，常发生于右侧，也有两侧均患之。此症多有耳廓畸形，外耳道无孔道或为软组织闭锁。但多为外耳道骨部封闭，鼓膜缺如。

二、先天性中耳畸形

先天性中耳畸形，可伴有身体其他部位的畸形，与外耳畸形同时发生者较为多见。

1. 听骨链畸形 听骨链畸形以镫骨畸形最常见，其次是砧骨。

2. 先天性蜗窗、前庭窗畸形 先天性蜗窗、前庭窗缺如者均很罕见。据 Harrison 统计：镫骨固定的手术中发现仅有 0.6% 例蜗窗为骨质封闭。而蜗窗的大小也有很大变异，Hallpike 等报道蜗窗部分闭锁达到仅存 70% ~ 80% 面积时，仍没有影响听力。蜗窗和镫骨的变异常可出现先天性外淋巴瘘。

先天性前庭窗的畸形多伴有其他中耳结构的畸形，如听小骨的发育不全或缺如，面神经的畸形。前庭窗可呈骨性闭锁状，仅有窗龛存在或仅有小裂隙存在，当环韧带缺失时，底板直接固定在前庭窗上，临床表现为较早出现的渐进性听力损失。

Teunissen 在 1993 年将先天性中耳畸形分为了四类：第一类为先天性镫骨固定；第二类为先天性镫骨固定伴听骨链畸形；第三类为先天性听骨链畸形，镫骨底板仍能活动；第四类为先天性蜗窗或前庭窗发育不全或重度发育异常。

3. 面神经颞骨段畸形 面神经为第二鳃弓的神经，是穿越骨管最长的脑神经，因此极易发生畸形，受到耳鼻咽喉科医师的关注和重视。面神经颞骨段的先天性畸形有：①面神经管鼓室段的骨管缺损，一部分面神经直接位于鼓室粘膜下；②面神经管鼓室段与乳突段的交接处高于外半规管；③面神经管乳突段向前或向后移位；④面神经管乳突段分成 2 支或 3 支，出茎乳孔前融合为一。

三、先天性内耳畸形

先天性内耳畸形系指发生在胎儿期、围产期或生产时，出生后即已存在的内耳畸形。先天性内耳畸形既可为遗传性，亦可为非遗传性。遗传性因素引起的内耳的先天性畸形约有 51.5%，隐性遗传、显形遗传和伴性遗传分别占 37.5%、12.5% 和 1.5%。可发生于一侧或双侧同时受累。临床表现以感音神经性听力损失为主。

Jackler 等根据内耳不同时段发生的障碍和畸形的程度分为不同的类型，如耳蜗：耳蜗未发育，轻度、中度发育不全，单腔耳蜗等。

1. 米歇尔型畸形（Michel dysplasia） 是内耳发育畸形中最严重的一种，内耳可完全未发育。在某些病例，颞骨岩部亦未发育。属常染色体显性遗传。常伴有其他器官的畸形和智力发育障碍。

2. 蒙底尼型畸形（Mondini dysplasia） 耳蜗底周已发育，第 2 周及顶周发育不全，因而耳蜗呈扁平状，围绕蜗轴仅绕 1/2 周或 2 周，严重者仅发育一单曲小管；螺旋器及螺旋神经节均有不同程度的发育不全。耳蜗水管及内淋巴管前庭池可合并畸形；半规管亦可缺如或大小不一；两窗畸形等。单耳或双耳受累。有时伴前庭的结构发育不全，易伴发脑脊液耳漏或鼻漏。此型为常染色体显性遗传。

3. 先天性前庭水管扩大（enlarged vestibular aqueduct） 或大前庭水管综合征（large vestibu-lar aqueduct syndrome，LVAS） 可出现早发性感音神经性听力损失，亦可在轻微的头部外伤后发生突发性听力损失和眩晕；可伴有内耳 Mondini 畸形。CT 和 MRI 检查示前庭小管直径扩大，内容的前庭水管（内淋巴管）也扩大。

颞骨的高分辨 CT 扫描提示：前庭水管外口至总脚（半规管）距离中点的直径≥1.5mm，可伴有耳蜗、半规管和前庭的畸形。最常见伴有 Mondini 畸形。多为两侧前庭水管扩大。出生后早期听力可正常，在幼儿期随年龄增长出现渐进性听力下降或波动，逐渐致极重度听力损失，严重者可有言语障碍。约 1/3 患者伴有前庭症状。也有在轻度头部外伤、发热等诱因后诱发听力下降等症状出现。在青少年患感音神经性听力损失中约占发生率的 1.5%。

耳蜗水管的扩大，可以在引起颅压有变动时，外淋巴液的压力随之升高，导致蜗窗膜的破裂，出现突发的眩晕、耳鸣等症状。

正常情况下，内耳通过耳蜗水管和前庭水管缓解颅内压的快速变化。扩张的前庭水管缺乏缓冲颅内压的功能，当脑脊液的压力改变时（如头部外伤），波动直接传至内耳，导致内耳瞬间不平衡的压力变化，造成膜迷路的破坏，以至耳蜗内瘘的发生。

4. 蜗管球囊发育不全性耳听力损失（Scheibe 型）　此型的骨迷路、椭圆囊和膜性半规管均发育正常，但球囊和蜗管发育异常，前庭膜塌陷，覆盖在基底膜未分化的细胞和血管纹上，螺旋器呈结缔组织的纤维状。耳蜗的神经纤维和神经节细胞减少。此型为隐性遗传或胚胎时的感染所致。

5. 蜗管发育不全性听力损失　也称为 Modini-Alexander 型。为骨迷路和膜迷路均有结构异常，主要为蜗管发育不全，基底周螺旋器和神经节细胞的病变最明显，常表现为高频率的听力损失。以上 2 型前庭功能多属正常。

6. 内耳不育性听力损失（Michel 型）　内耳完全不育或仅为未分化的胚胎原基。

7. 内耳道狭窄　先天性和后天性均能发生内耳道的狭窄。常表现为一侧进行性感音神经性听力损失、耳鸣、眩晕为特征的综合征。①先天性内耳道狭窄：仅能容纳听神经，内耳道有分隔，内耳道底的骨板过薄易发生自发性脑脊液漏，内耳道呈球状而导致手术中发生突发性脑脊液漏；②后天性内耳道狭窄：常见耳硬化症，内耳道骨壁的骨质增生或骨瘤形成，内耳道被颞骨大的气化空泡压迫形成狭窄，全身骨骼系统的疾病而致内耳道狭窄的局部特征等原因。

（何利平）

第二章

耳解剖学

第一节　颞骨解剖学

耳部为特殊的感觉器官，接受听觉及平衡觉，位于颞骨内。按其解剖特点分为外耳、中耳与内耳三部分。外耳和中耳具有传导声音的作用，内耳除可传导声音，还含有两种感受器（终器），一为感受声音的螺旋器，另一为感受平衡觉的椭圆囊斑、球囊斑（合称为位觉斑）和壶腹嵴。感受器将接受到的听觉和平衡觉的信号通过相应的神经分别传入各自的中枢系统，以支配或调节终末器官而引起躯体的相应动作。

颞骨（temporal bone）为成对骨，位于颅骨的两侧。前方与蝶骨借蝶鳞缝相邻，其颧突与颧骨的颞突相接构成颧弓；上方与顶骨连接为鳞缝；后方有枕乳缝连于枕骨（图2-1）。

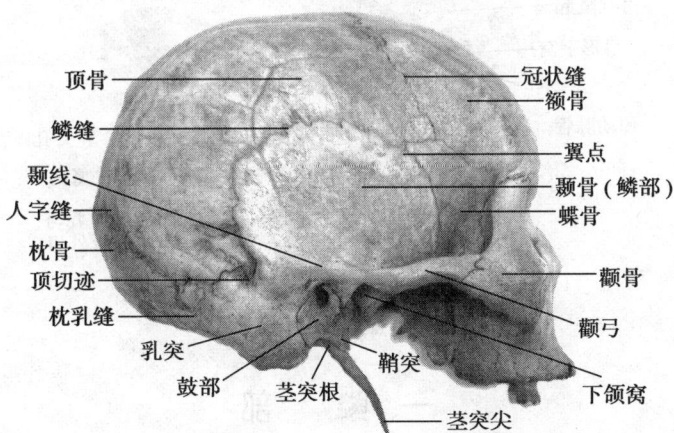

图2-1　颅骨侧面观（右）

颞骨参与组成颅中窝和颅后窝，内部容纳听觉和平衡感受器。一般分为鳞部、鼓部、乳突部、岩部、茎突部五个部分（图2-2，图2-3）。

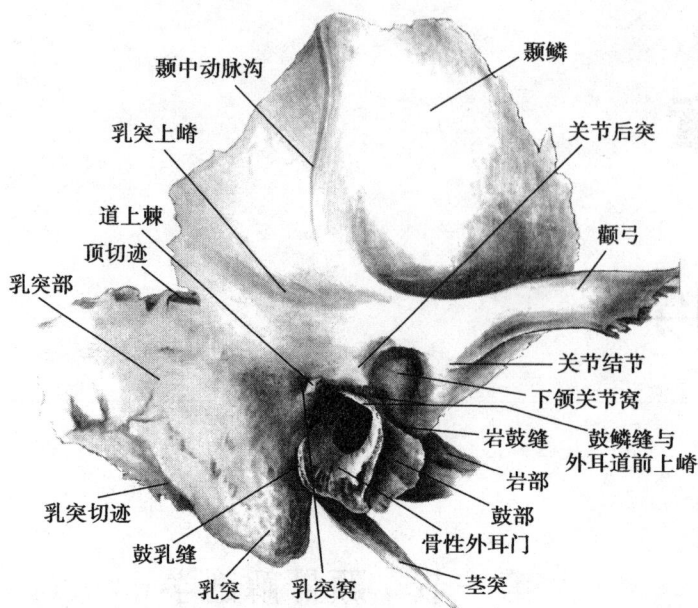

图 2-2　颞骨外面观（右）

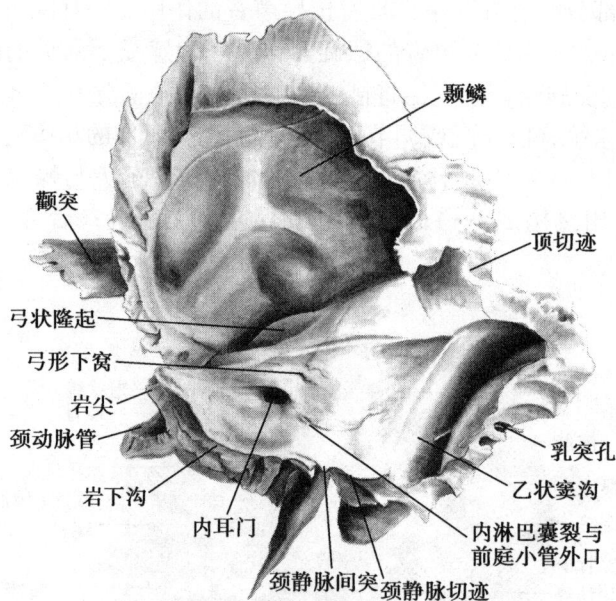

图 2-3　颞骨内面观（右）

一、鳞　部

鳞部（squamous part）形如贝壳。位于蝶骨的后面、顶骨的下面、枕骨的前面。因为扁骨，具有外、内两面，具有保护大脑颞叶的功能。

1. 外面　略外突。表面有颞肌（temporale muscles）附着。骨面上有垂直走行的颞中动脉沟（groove of middle meningeal srtery），沟内容纳来自颞浅动脉（上颌动脉分出）

的颞中动脉供应颞肌的后部。颧突部向前与颧骨的颞突部连接成颧弓（zygomatic arch）。颧突的下方有两个隆起；前下方称关节结节（articular tubercle），后下方为关节后突（postarticular process）。两者之间为下颌窝（mandibular fossa），容纳下颌关节的髁突（processus condylaris）。

顶骨的后下角呈直角与颞骨的乳突部相接，颞骨鳞部呈直角凹陷处，称为顶切迹（parietal notch）。

2. 内面（大脑面）　呈凹陷状。有大脑沟回的压迹和脑膜中动脉沟（sulcus arteriae meningeae mediae）。脑膜中动脉沟内容纳同名动脉，此动脉来自颈外动脉的上颌动脉的分支，穿棘孔（foramen spinosum）入颅后通过脑中动脉沟，走行到顶骨和枕骨处的硬脑膜并供给营养。鳞部的内缘与岩部的基底由岩鳞缝相连，因此岩鳞缝由下颌窝内一直贯穿到顶切迹。

3. 颞骨表面的体表标志

（1）乳突上嵴（supramastoid crest）：临床常称为颞线（temporal line）。颧突根部至顶切迹处可见一条略突起骨线，为临床手术颅中窝底的体表标志。影像学文献报道：将颞线与颅中窝底在颞骨表面的投影分三型：一型，投影线相一致，占79%；二型，颅中窝底低于颞线（颅中窝下垂），占5%，最低达7mm；三型，前2/3相一致，后1/3渐分开，占16%。

（2）外耳道上棘（suprameatal spine）：又称道上棘或Henlen棘。为骨性外耳道后上的小棘，此处为鼓窦的体表标志，距鼓窦平均16.93（10~20）mm。道上棘的平均高度5mm。

（3）筛区（cribriform area）　位于道上棘后方的乳突窝，此处的骨壁有多个小血管穿出，骨壁呈筛孔状而得名。也为鼓窦的体表标志。据报道，道上棘与筛区结构均不明显的占2.6%，可采用马克温三角判定筛区。

（4）马克温（Macewen's triangular）三角：沿骨性外耳道口的上壁做一延长线（水平）为三角的上边界；外耳道口的后壁做一延长线（垂直），为三角的后边界；外耳道口的后上壁做一延长线（斜形），为三角的前下边界。此三角内为手术进路区。

（5）乙状窦颅外标线：将顶切迹至乳突尖之间引一条假想直线，标志乙状窦在颅内的走行，顶切迹和乳突尖的深部分别为乙状窦的上膝部和下膝部，因此两处分别为颅外的标志。

二、鼓　部

鼓部（tympanic part）在胚胎三个月时即出现，新生儿时为上部缺如的鼓环，2岁渐发育成初期的骨性外耳道，6岁与成人相似，形成U状骨板，为骨性外耳道的前壁、下壁和部分后壁（图2-4）。鼓部的内部有一窄沟为鼓沟，鼓膜紧张部的边缘借纤维软骨环（annulus fibrocartilagineus）附着此处。鼓沟上部（鼓部上部）缺如处与鳞部的鼓切迹（Rivinu's notch或盾板）相接，为上鼓室外侧壁的下缘，鼓部前上方的突起叫鼓大棘（large tympanic spine），后上方的突起叫鼓小棘（small tympanic spine），此处的水平线以上为鼓膜松弛部的附着处（图2-5）。鼓部的前方与鳞部相接为鳞鼓缝，后方与乳突相接处为鼓乳缝，此缝为面神经管垂直部的体表标记。关节后突与鼓部之间的鳞鼓

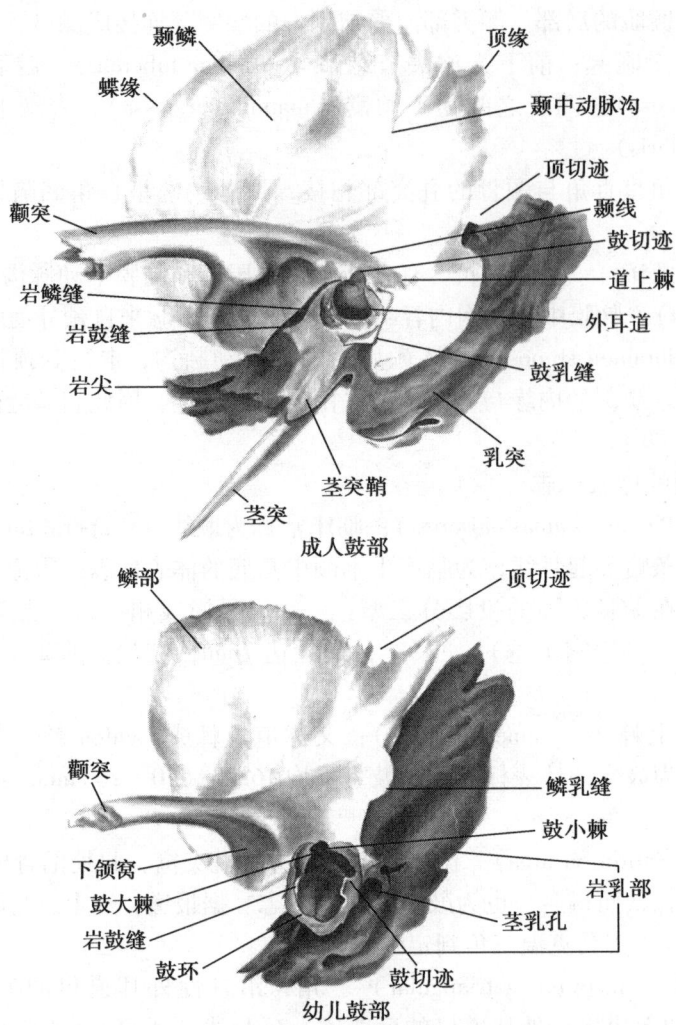

图 2-4　成人、新生儿的鼓部及乳突部发育比较

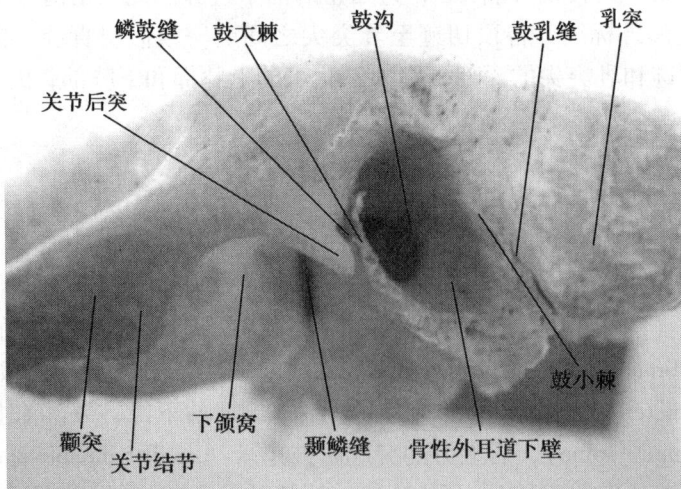

图 2-5　成人鼓部（左）

缝,向下颌窝的深部走行约 1.29(1.22~1.36)mm 处,有一称为鼓盖嵴的三角形薄骨片(出现率为 73.5%),将其分成前部的岩鳞缝和岩鼓缝(图 2-6)。鳞部和鼓部在出生前即融合。

岩鳞缝在成人绝大部分仅有痕迹,在幼儿时期此缝很明显,并有细小血管自硬脑膜经此缝入中耳,导致婴幼儿期患中耳炎时容易引起脑膜刺激症(出生后 1~2 年开始闭合,成年后愈合,也可有先天性缺如)。

鼓部的前下可有胡施克孔(foramen of Huschke),其形状和大小均有明显变异,在成人仅有 6.7% 的出现率(图 2-7)。此孔的存在可以导致外耳道与颞下关节之间的沟通。

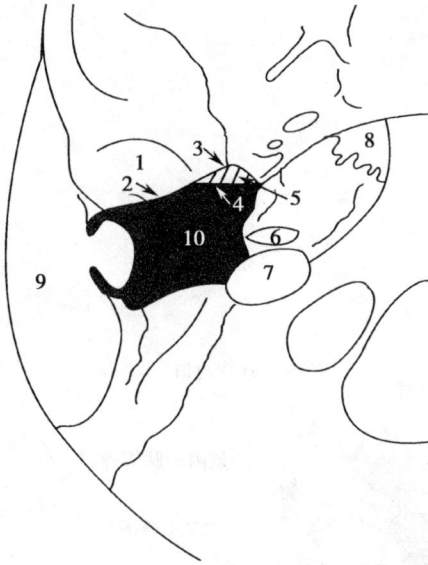

图 2-6　下颌窝下面观(右)
1. 下颌窝;2. 鳞鼓缝;3. 岩鳞缝;4. 岩鼓缝;5. 鼓盖嵴;6. 颈内动脉外口;7. 颈静脉窝;8. 破裂孔;9. 颞鳞;10. 鼓部

三、乳突部

乳突(mastoid part)位于颞骨的后下部,为一个向下方的锥状突起。此处的骨板厚薄不一,薄者外壁可透明,厚者约 10mm 的骨板。

1. 外侧　骨表面较粗糙,利于枕肌、耳后肌的附着,后下方有胸锁乳突肌、头夹肌、头最长肌附着。乳突后方的枕乳缝附近有乳突孔(mastoid foramen),孔的出现率为 90% 左右,可出现数个。乳突导血静脉借此孔或管使耳后静脉(来自枕静脉)与颅内的乙状窦相通,乳突导血管的内口多位于乙状窦沟中,但外口多有变异(见图 2-3)。

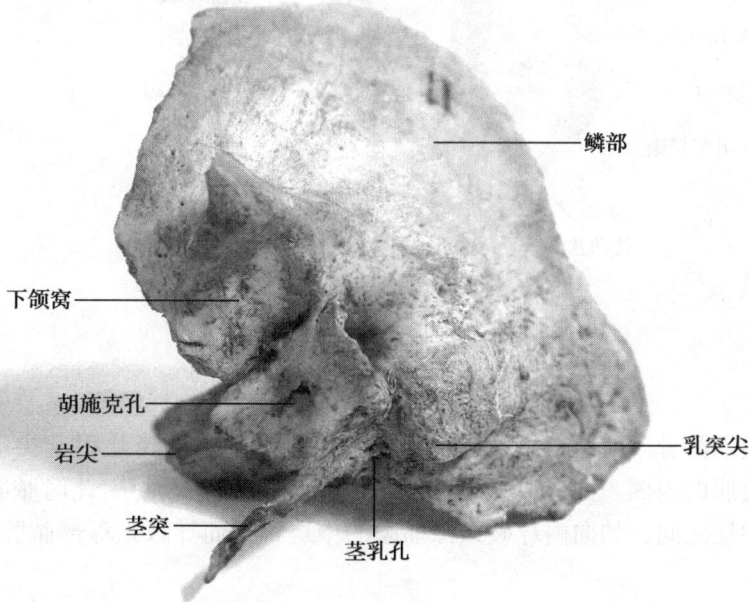

图 2-7　鼓部(胡施克孔)

2. 乳突尖的内侧　有两条前后走行的沟，靠外的深沟名乳突切迹（mastoid notch），为二腹肌后腹的起点；内侧的浅沟为枕动脉沟（occipital arterial groove），走行同名动脉。枕动脉由颈外动脉分出，经枕动脉沟向后走行于枕部的皮下，分布于颅顶后部（图 2-8）。

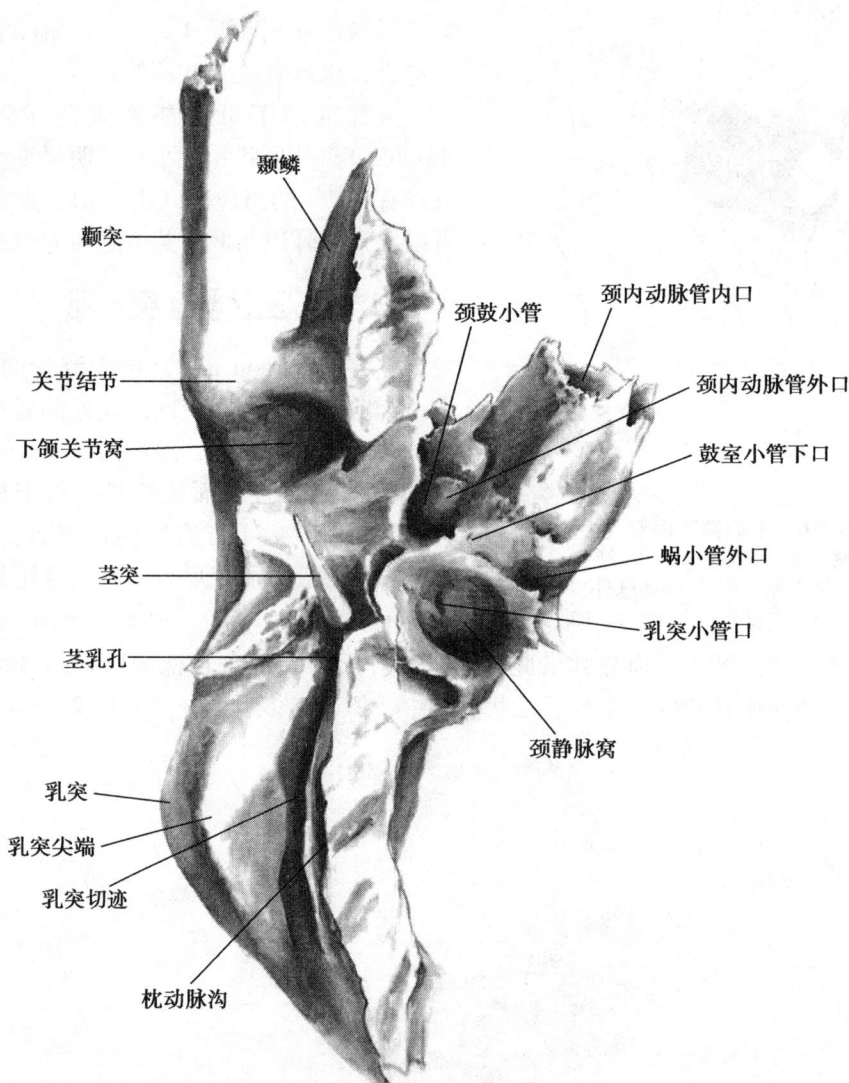

图 2-8　乳突尖端内侧观（右）

乳突尖端的骨质薄厚不一，薄者约 1mm，如乳突内的炎症引起尖端的破溃，可累及胸锁乳突肌的内侧，并形成耳源性颈部脓肿（Bezold 脓肿），此时脓肿位于颈深筋膜的浅层和中层之间，如向内穿破颈深筋膜的中层，继而导致颈深部脓肿（Mouret 脓肿）的发生。

3. 乳突内侧　位于后颅窝的外侧。可见弯曲而垂直的深沟，名乙状窦沟（sigmoid groove），走行乙状窦，有薄骨板与前方的乳突气房相隔（见图 2-3）。此沟的宽窄、深浅，骨壁的厚薄及乳突的发育程度均因人而异。同一个体乙状窦的管径右侧略大左侧，平均：右 1.14cm，左 0.97cm。乙状窦沟距外耳道后壁的距离平均 1.0～1.4cm，但两骨壁相融合者约占 2%，乙状窦骨板突入乳突向上达筛区者约占 8.7%。如两者的距离小于 1cm 提示乙状窦前位（图 2-9）。

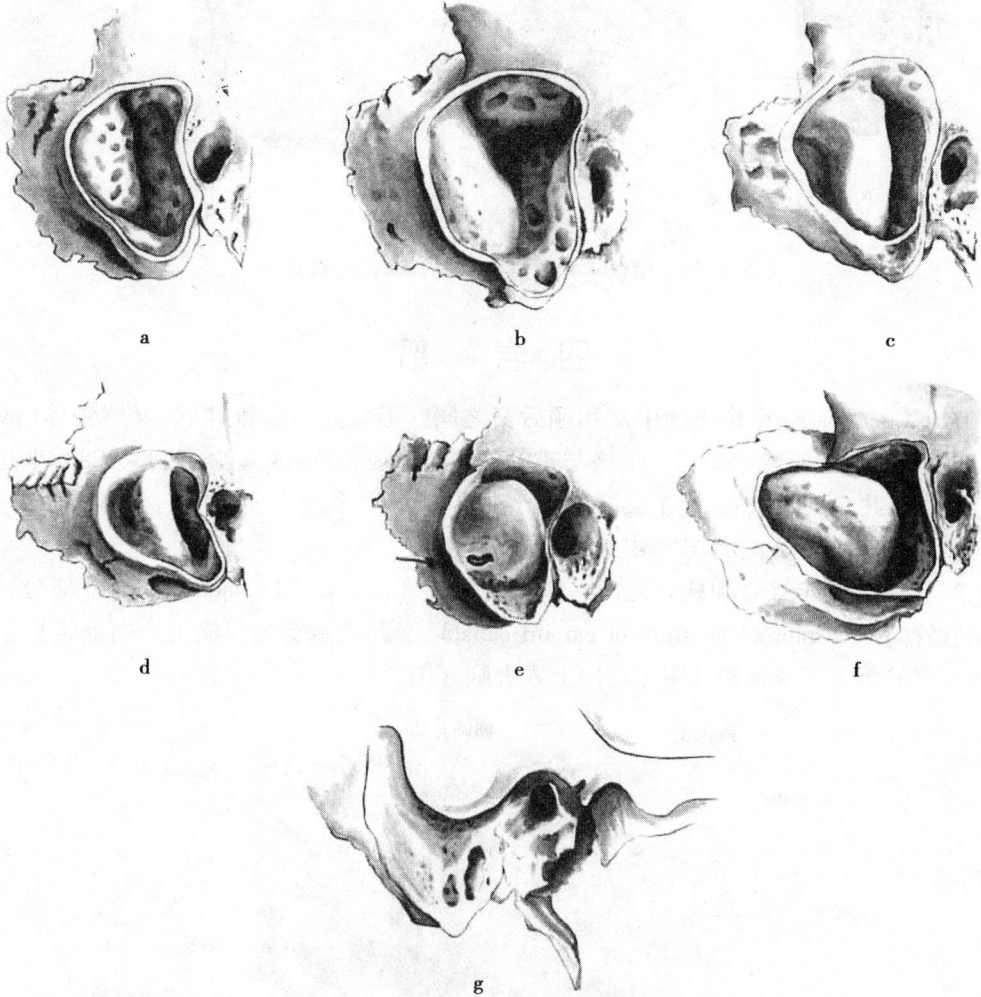

图 2-9 乙状窦与外耳道后壁的关系

a，b 为正常位置；c，d，f 为乙状窦前位；e 为乙状窦与外耳道后壁融合；
g 为乙状窦异位（由顶部垂下）

乙状窦（sigmoid sinus）为一大静脉，收集脑部静脉回流。上端与横窦相连，下端穿颈静脉孔即更名称为颈内静脉。

新生儿的乳突尚未发育（见图 2-4），2 岁仅有雏形，3 岁末已形成的相当完整，至成人发育基本完毕。乳突发育的气化（pneumatization）程度常分 4 型：①气化型（pneumatic type）：气房较大，气房内骨板之间的骨隔较薄，（国内文献占 55%）；②板障型（diploetic type）：气房较小，但较均匀（占 16%）；③硬化型（sclerotic type）：几乎无气房发育（占 2%）；④混合型（mixed type）：以上 2 型或 3 型任意存在（占

27%）（图 2-10a，b，c，d）。

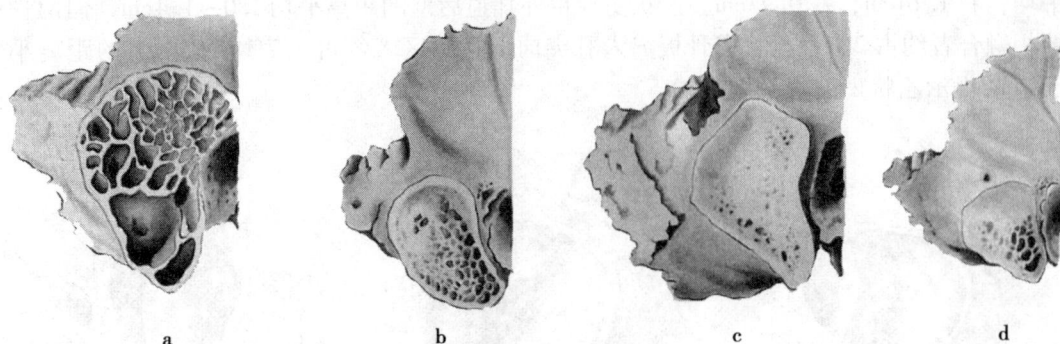

图 2-10　乳突发育分型
a. 气化型；b. 板障型；c. 坚实型；d. 混合型

四、岩　部

岩部（petrous part）位于颅中窝和颅后窝之间。形状如三面锥体状，又称锥体（pyramid）或岩锥，内藏听觉平衡器。上缘与正中矢状面形成角度：成人约 127°～128°，小儿为 122°。岩部共有一个基底、一个尖端、三个缘（上、下、前）和三个面（前、后、下）。

1. 基底　与外方的鳞部、乳突部、鼓部相融合。

2. 尖端　镶于蝶骨和枕骨之间，构成破裂孔（lacerated foramen）的后外部分，颈内动脉管内口（internal aperture of carotid canal）于此尖端穿出，向上、向前走行于颅内海绵窦的下方至视神经孔附近后向上入大脑（图 2-11）。

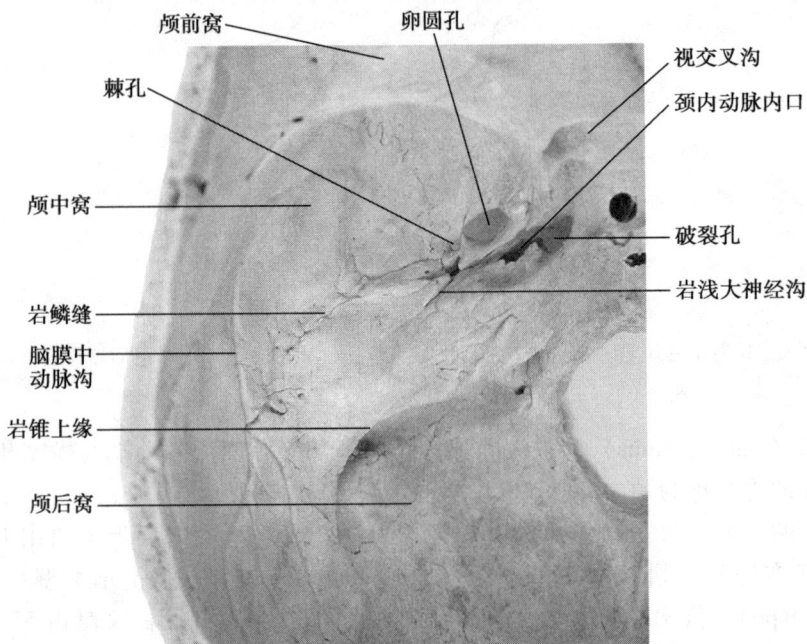

图 2-11　颅底内面观

3. 缘 ①上缘：最长，有岩上沟（sulcus petrosus superior），走行岩上窦（sinus petrosus superior），引流海绵窦的静脉血至横窦或乙状窦，表面有小脑幕附着；②下缘：前部，有岩下沟（sulcus petrosus inferior），走行岩下窦（sinus petrosus inferior），将来自海绵窦的静脉血汇入颈静脉球（jugular bulb）。后部，与枕骨的颈静脉切迹共同组成颈静脉孔（jugular foramen），除乙状窦由此出颅外，还有脑神经的Ⅸ、Ⅹ、Ⅺ和岩下窦经过此孔；③前缘：有岩鳞缝，幼年未融合时，为中耳炎引起颅内感染的途径。还有肌咽鼓管（musculotubal canal），管内的肌咽鼓管隔（muscular septum of auditory tube）为一薄骨板，将肌咽骨管分为上下两个半管。上方为鼓膜张肌半管（semicanal of tensor tympanic muscle），容纳鼓膜张肌；下方为咽鼓管半管（semicanal of auditory tube），为咽鼓管的骨部。

4. 三个面

（1）岩锥前面（锥体大脑面）：为颅中窝底的后部（图2-12，见彩色插页），由内向外依次为：①三叉神经的半月神经节压迹（trigeminal semilunar ganglionic impression）：由此向前分出眼神经，上颌神经和下颌神经；②岩浅小神经沟（sulcus of superficial lesser petrosal nerve）穿鼓室小孔，走行舌咽神经的鼓室支入鼓室，参与组成鼓室丛后，再经耳神经节，最终至腮腺；③岩浅大神经沟（sulcus of superficial greater petrosal nerve）的外侧有一裂孔，名为面神经孔裂（hiatus of facial nerve canal），此裂的骨板下方是面神经的膝状神经节，岩浅大神经由此分出，经岩浅大神经沟、三叉神经节或下颌神经的下方进入破裂孔，与颈内动脉周围的交感神经发出的岩深神经合并走入翼管加入蝶腭神经节（副交感神经节），分布到泪腺和鼻腔粘膜的腺体。岩浅大、小神经沟之间的距离约0.5cm；④内耳道平面：此处的骨板略平滑，骨板深方为内耳道，为临床的手术径路，另外此处的硬脑膜易与岩锥的平面分离开；⑤弓状隆起（arcuate eminence）：骨板下方为上半规管突，实际上半规管突略偏隆起的前方，由管的前端作一向后内60°角的虚线，标志内耳道的长轴。为内耳道手术的重要标志。弓状隆起较平坦或不明显者占20%；⑥鼓室盖（tympanic tegmen）为岩锥前面最外侧的骨平面，骨面的下方即是鼓室的上壁，临床常称为天盖。岩鳞缝斜穿此骨壁，幼儿期以前未融合，成人可有先天性裂缺，为中耳炎颅内感染的途径之一。

（2）岩锥后面（锥体小脑面）：构成颅后窝的前壁（图2-13，见彩色插页）。为一个由三个静脉窦（岩上窦、岩下窦、乙状窦）围成的三角形骨面。解剖结构由外向内依次为：①内淋巴囊裂（fissure for endolymphatic sac），为骨面的横行骨缝，骨缝的深部为前庭小管（骨质）外口，内容前庭水管又称内淋巴管（膜质），为内淋巴的交通处，通至前庭内的椭圆囊和球囊，入前庭分叉成Y状，分别与椭圆囊、球囊相连，称为椭圆囊球囊管（ductus utriculosaccularis）。内淋巴囊裂的变异较大，约56%为弧形。内淋巴囊包于2层硬脑膜之间并覆盖在此处。内淋巴囊是吸收内淋巴液的部位（见内耳的内淋巴囊和内淋巴管章节）。前庭水管（vestibular aqueduct）均长10mm，分2段，直径0.3（狭部）~1.0mm（外口处），约有1.5%（370例）直径大于1.5mm。为前庭水管异常扩大（大前庭水管综合征），可伴有内耳畸形或先天性听力损失。前庭小管发育障碍，导致内淋巴囊吸收内淋巴受阻，造成内淋巴积水，引起梅尼埃病的发生。此外口距内耳门约10（5~17)mm。前庭水管由外口开始先向前上方走行，至半规管总脚的内侧再弯曲向下，几乎沿着总脚平行的方向下行至前庭内侧壁开口，此为前庭水管的内口。文献报道72%的前庭水管外口位于后半规管下缘以上的位置，后半规管下缘可作为确定内淋巴囊和前庭小管外口的最主要解剖标志；②弓形下窝（subacute fossa），此处可有来自小脑前下动脉的弓下动脉穿行。此动脉是唯一沟通内耳和鼓窦的血管，穿岩骨经上半规管环处入内耳道、半规管，因与岩上动脉和茎乳动脉有吻合，供血广泛，因此可结扎。此窝的深部为内耳道，也为手术径路。弓下动脉的开口至内淋巴囊表面的骨嵴距离平均9.5（6～15）mm；至内耳门后缘5.5（1～12.5）mm；③内耳门（internal acoustic hilus）位于内淋巴囊裂的内侧，距离约1.0cm，扁圆形，约5mm×8mm（高×宽）。其外后2cm处有颈静脉孔。为Ⅸ、Ⅹ、Ⅺ脑神经和乙状窦的出颅孔；④内耳道（internal acoustic meatus）或内听道，为圆柱状骨性管道，长约1.0cm，各壁长：前壁14.9（12～19）mm，后壁9.9（8～13）mm，顶壁10.9（8.5～14）mm，底壁9.3（7～12）mm，垂直径5.9（4～7.5）mm，横径5.9（4～7）mm。内耳道的纵轴与岩部的长轴成45°角。内耳道后缘至内淋巴囊表面骨嵴均10.7（7～19）mm；⑤内耳道底（fundus of internal acoustic meatus），内耳道的深部有一垂直骨板与内耳相隔，横嵴（crista falciformis，水平嵴或镰状嵴）将内耳道底分上、下两区，上区又由垂直嵴（又称Bill's bar）分为：前上区的面神经区，面神经穿入内耳道底的骨板即为面神经管的起始处，因为有Bill板和硬脑膜包绕，此孔处的面神经管为最狭窄部；后上区为前庭上区，走行前庭上神经的三个分支：①穿上筛斑的椭圆囊斑支；②到上半规管的壶腹支；③到外半规管的壶腹支。下区无垂直嵴但有骨板相隔。前下区为蜗区，蜗神经的末梢纤维分别穿骨板入耳蜗各周的骨螺旋板；后下区为前庭下区，前庭下神经入球囊斑；前庭下神经分出的另一支穿单孔走行至后壶腹处，称后壶腹神经支（图2-14）。

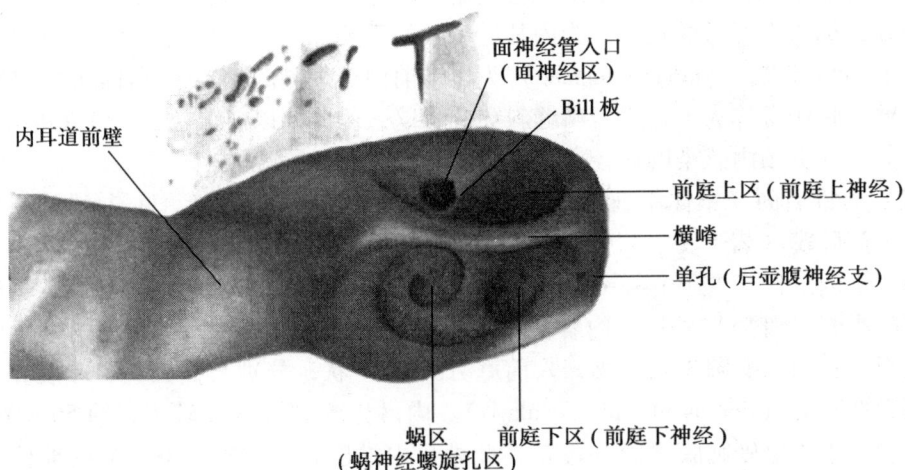

图2-14　内耳道底分区（右）

脑膜延伸入内耳门，铺贴其内面，内耳道内充满脑脊液和小脑桥脑池相连。听神经、前庭神经、面神经、中间神经、迷路动、静脉均走行内耳道，出内耳门后经桥小脑角入脑干。

位听神经在脑干的脑桥和延髓之间、面神经的后方分出,此时前庭神经位于内侧,蜗神经于外侧在出脑处紧密相贴,成为一干,在内耳门处与面神经合为一束共同进入内耳道,此时面神经在前,前庭神经在后,蜗神经在后下,在内耳道底处各自分开(图2-15,见彩色插页)。

蜗神经的直径较前庭神经粗,蜗神经:35000~50000根纤维;前庭神经:14000~24000根纤维;面神经:10000根纤维,出内耳道底时,口径最小仅1mm,神经与骨管几乎无间隙,是面神经最易水肿、嵌窄的地方,也是全程面神经管减压的重点部位。

(3)岩锥下面:组成颅底外面的一部分,近尖端较粗糙,为腭帆张肌和咽鼓管软骨的附着处。从内向外依次为:①颈内动脉管外口(external aperture of carotid canal):位于最内端,颈内动脉由此入岩锥后向内弯曲,由岩尖的内口穿出经破裂孔入颅底。外口的内骨壁上有颈鼓小管口,走围绕颈动脉壁的交感神经支(颈鼓支),参与鼓室丛的组成。下颌窝内侧缘向内约1cm为此口;②颈静脉窝(jugular fossa):颈内动脉外口的后方有颈静脉窝,乙状窦出颈静脉切迹(即出颅)后称为颈内静脉,颈内静脉在此窝向下反折回心脏。窝的深度变异较大约为0~14mm,2侧不对称,相应横窦大的一侧,颈静脉窝也深。颈静脉窝距内耳道底距离平均6.5(0~13)mm,浅者可少于2mm,造成暴露内耳道底的困难。窝口的骨壁有乳突小管口,走围绕颈内静脉壁的迷路神经的耳支,分布到耳廓后和外耳道;③颈静脉孔(jugulare foramen):岩锥的下缘和枕骨的颈静脉突构成颈静脉孔。颈静脉切迹处可有不完整骨隔将孔分为前、后两部,前者为神经部,后者为血管部。舌咽神经、迷走神经、副神经(即Ⅸ、Ⅹ、Ⅺ对脑神经)、颈内静脉以及枕动脉分出的脑膜后动脉走行此孔出颅。两侧孔的大小基本对称者占37%;④蜗小管开口(external aperture of cochlesr canaliculus)为颈内动脉外口和颈静脉窝两处之间后端的漏斗状开口,直径为1mm,为外淋巴液与蛛网膜下腔交通处。蜗小管开口的三角窝是舌咽神经的岩神经节所在位置。蜗小管内走行耳蜗水管(canal of cochlea),其管长均12.9(8.8~17.3)mm,由内耳道底走行到颈静脉窝顶,鼓阶的起始处为其内口,直径约0.1mm。蜗小管的行径,位置恒定。如耳蜗水管先天性异常扩大,使外淋巴与蛛网膜下腔之间的通道过度通畅,脑脊液可经镫骨底板或其他处溢漏,或手术时发生"镫井喷"现象。在颈动脉外口和静脉窝之间的骨壁上有鼓室小管的下口,鼓室神经在此入鼓室参与鼓室丛的组成;⑤咽鼓管软骨部(cartilaginous part of auditory tube):位于蝶骨大翼与岩部前缘的窄沟内,此沟为卵圆孔的内侧,向后达角棘内侧,与咽鼓管骨部内端相接,骨部在岩部和鼓部之间通入鼓室(见图2-8)。

五、茎突部

茎突(styloid process)起于颞骨下方、乳突根部的前内侧,远端向下、前、内走行,尖端位于咽部腭扁桃体窝的后外部。茎突长短不一,平均2.5(0.2~5.2)cm,如大于3.0cm,临床称为茎突过长(见图2-1,茎突长5.2cm)。

茎突的近端被鼓部下方的鞘突所包绕,远端有茎突咽肌、茎突舌骨肌、茎突舌肌、茎突舌骨韧带和茎突下颌韧带附着。茎突与乳突之间有茎乳孔(stylomastoid foramen),为面神经管的出颅口,距乳突根的内侧约0.6cm。乳突尖部的皮肤到茎乳孔的深度约

2.5~4.0cm（见图2-8）。

六、外耳、中耳解剖学

（略）

第二节　内耳解剖学

内耳（internal ear）位于岩部内，又称迷路。包括骨迷路（发源于内胚层）和膜迷路（发源于外胚层）。骨迷路包绕在膜迷路之外（图2-16），两者之间充斥外淋巴，膜迷路容纳内淋巴和柯替液。骨迷路和膜迷路之间不沟通。

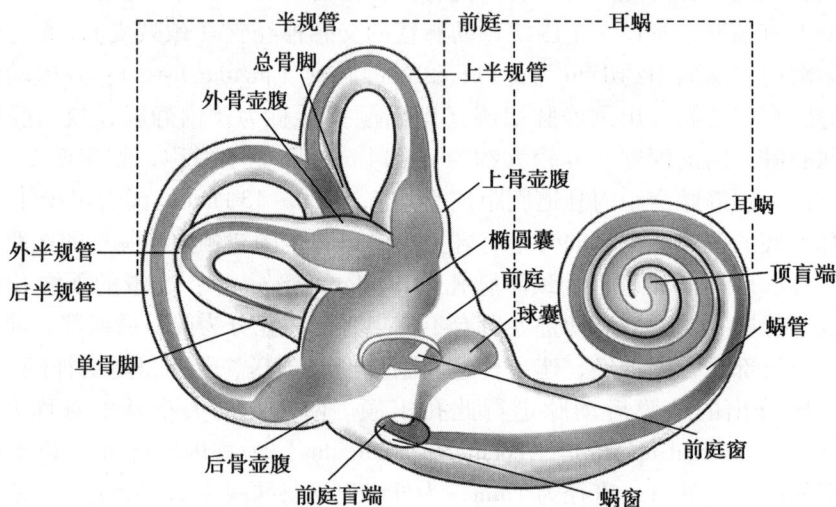

图2-16　内耳（右骨迷路外面观）

一、骨　迷　路

骨迷路（bony labyrinth）由致密骨构成，长约20mm，骨壁厚约2~3mm，组织学分三层，外层：骨膜层，色白，质坚硬似象牙；中层：为软骨内成骨层，点状微黄色，为软骨骨化后的骨化层，骨质内有软骨的残余（软骨细胞），耳硬化患者的病灶由此层开始；内层：骨内膜层，呈淡青色，无血管分布。新生儿的内耳与成人大小几乎一致。分为前庭、半规管和耳蜗（图2-17）。

（一）前庭

前庭（vestibulum）长×宽×高约为5mm×5mm×3mm，后端较宽大与三个半规管的五个开口相接，前下部较狭窄与耳蜗相接。

1. **外壁**　即鼓室的内壁。后上的前庭窗向内为前庭阶的起始处，环韧带包绕镫骨底板使中耳与内耳相隔。后下有蜗窗向内为鼓阶的起始处。蜗窗龛口处有蜗窗膜封闭，又称第二鼓膜或小鼓膜。两窗之间的骨板（骨螺旋板）与膜板（膜螺旋板）共同将前庭阶、鼓阶隔开，骨迷路中容纳的外淋巴仅于耳蜗顶部的蜗孔处相通。

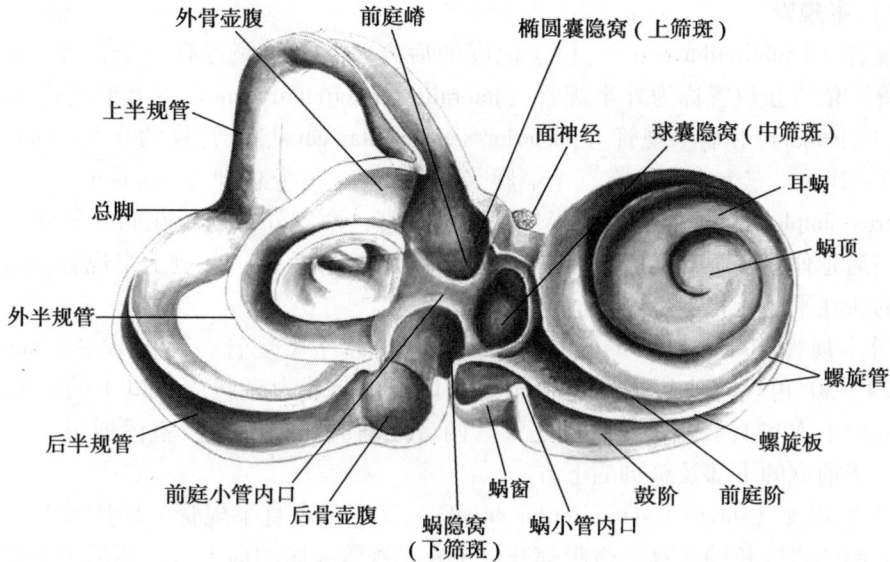

图 2-17　骨迷路及内壁（右）

2. 内壁　为内耳道底的骨板一部分，此壁自前上向后下有一弯曲斜嵴——前庭嵴（vestibular crest），其后上方的凹陷为椭圆囊隐窝（elliptical recess），容纳膜迷路的椭圆囊（utricle）。椭圆囊隐窝的骨壁有很多小孔，名上筛斑（superior cribriform），为前庭上神经纤维由内耳道底穿出，分别到椭圆囊斑和上、外膜半规管的壶腹嵴；前庭嵴前下方有球囊隐窝（spherical recess），容纳球囊（saccule）。球囊隐窝骨壁的小孔处称中筛斑（middle cribriform），走行前庭下神经纤维到球囊斑；前庭嵴下端分叉处的小窝称蜗隐窝（cochlear recess），容纳蜗管（cochlear duct）的前庭盲端（caecum vestibular）。蜗隐窝后上有前庭小管（骨质）内口（internal aperture of vestibular canaliculus），膜质的前庭水管（vestibular aqueduct）容纳内淋巴走行小管内，与内淋巴囊相通；后半规管壶腹处的内骨壁小孔称下筛斑（inferior cribriform）或壶腹筛区，有前庭神经下终末支——后半规管壶腹支的神经纤维穿过，到同名壶腹嵴。鼓阶起始处的内壁有蜗小管的内口（internal aperture of cochlear canaliculus）。

蜗小管（cochlear canaliculus）内容纳耳蜗水管（cochlear aqueduct），长约 6mm。其外口直径约 1mm。位于岩锥底面与蛛网膜下腔相通，硬脑膜和蛛网膜延伸入蜗小管内，管内填充有网状的结缔组织，含有扁平梭形的脑膜样细胞、星形蛛网膜样细胞和巨噬细胞等，使外淋巴液和脑脊液互相流通。外口周围具有丰富的近圆形的淀粉样小体，可能为蛛网膜细胞变性、钙盐和蛋白质沉积的产物。内口的直径约 0.1mm。内口处有一薄膜，由 2～3 层蛛网膜样细胞构成的，形成脑脊液和外淋巴之间的屏障。外淋巴的成分和脑脊液类似，主要从膜迷路表面的外淋巴细胞层下方的毛细血管过滤漏出而产生的。前庭阶和鼓阶的内面覆盖有单层扁平上皮，由间充质细胞构成。上皮的下方为结缔组织和骨膜。

3. 上壁有面神经管迷路段跨越。

4. 下壁是骨壁。

（二）半规管

半规管（semicircular canal）位于前庭的后方。左右两侧各有三个，各弯曲约 2/3 环行骨管。依所在位置称为外半规管（lateralis semicircular canal）、上半规管（superior semicircular canal）和后半规管（posterior semicircular canal），管径约 0.8～1mm，壶腹部约 1.6～2mm。三个半规管有三个壶腹（ampulla）、一个总脚（common crus）和一个单脚（crus simplex）。每侧的三个半规管互相垂直；两侧外半规管在同一平面；两侧上半规管向后延伸互相垂直；两侧后半规管向前延伸互相垂直；一侧上半规管和另一侧后半规管的所在平面互相平行。

1. 外半规管（lateral semicircular canal）　又叫水平半规管。环长 12～15mm，与水平线呈 24～30°角。向外凸于鼓窦和鼓窦入口处，前端为壶腹，开口于前庭的外壁上角、前庭窗上方和上半规管壶腹口之下。两者之间有面神经管鼓室段通过，后端为单脚。开口于前庭的下部及总脚的下方。

2. 上半规管（superior semicircular canal）　又叫上垂直半规管。环长约 15～20mm，平面与同侧的岩锥长轴垂直，壶腹部开口于外半规管壶腹的前上方。与后半规管联合组成总脚（长约 4mm），开口于前庭的中部。

3. 后半规管（posterior semicircular canal）　又叫后垂直半规管。环长约 18～22mm，平面与同侧的岩锥长轴平行。上端与上半规管合并成总脚，后下端为壶腹，开口于前庭的下部。

（三）耳蜗

耳蜗（cochlea）形似蜗牛壳，为中空螺旋管，共盘绕 $2\frac{1}{2}$～$2\frac{3}{4}$ 周，分为底周、中周和顶周。顶尖为蜗顶（cochlear cupula）指向颈内动脉，蜗底（cochlear bottom）构成内耳道底的大部分。蜗底至蜗顶高 5mm，直径约 9mm，全长 30～32mm。蜗中心内有蜗轴（cochlear axis）呈圆锥状，蜗神经沿轴心而上，沿途分布于骨螺旋板中，骨螺旋板的（bony spiral lamina）边缘向外分出两个膜，前庭膜（vestibular membrane）和基底膜（basilar membrsne）将蜗管分为三个管腔，前庭阶（vestibuli scala）、中阶（middle scala）和鼓阶（tympani scala）。前庭阶与前庭窗相接，中阶既膜迷路，鼓阶的起始部为蜗窗（图 2-18）。鼓阶附近处有蜗小管（骨质）的内口（internal aperture of cochlear canaliculus），容纳膜质的耳蜗水管，外淋巴液经此口通入蛛网膜下腔进行交换。骨螺旋板的顶端游离成镰状骨片——螺旋板钩（hamulus laminae spiralis），此钩与蜗轴顶端（蜗轴板）和膜迷路的顶端围成蜗孔（helicotrema），外淋巴于此沟通（图 2-19）。骨螺旋板的宽度近耳蜗的底周处较宽，约占螺旋内管的一半，近顶处最窄，相对应的基底膜则相反。

二、膜　迷　路

膜迷路（membranous labyrinth）借细小的纤维束悬浮、固定于骨迷路内，两者之间有外淋巴充斥。膜迷路由椭圆囊、球囊、膜半规管、蜗管以及内淋巴管、内淋巴囊组成，为一密闭的膜质空腔，内含内淋巴（图 2-20，图 2-21）。椭圆囊、球囊通过椭圆球囊管（utriculosaccular duct）与前庭水管连接，并通入颅内的内淋巴囊，进行内淋巴的代谢。球囊通过连合管与蜗管的蜗盲端（cochlear caecum）相接。

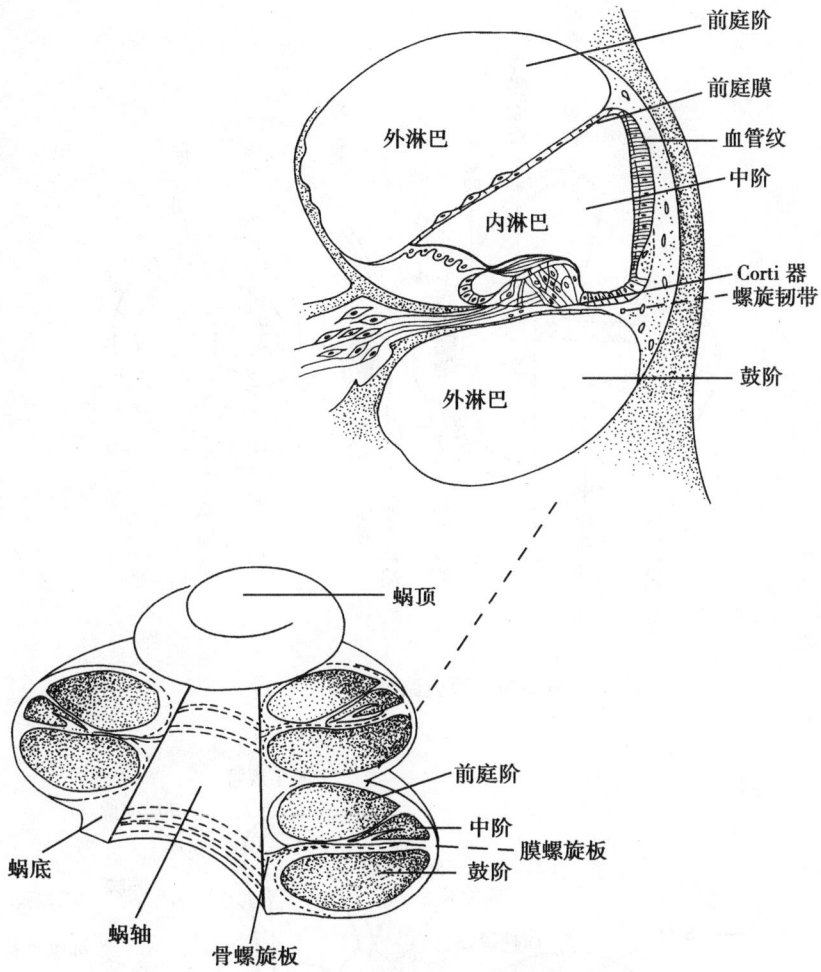

图 2-18　耳蜗横断面

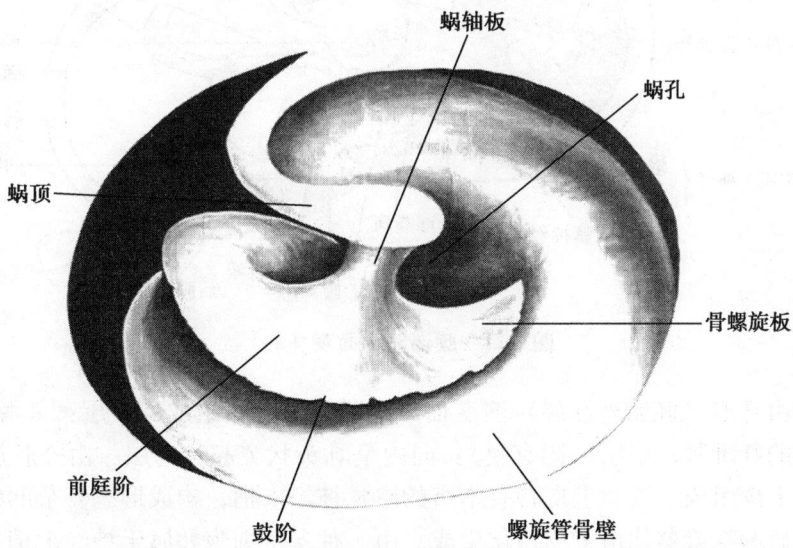

图 2-19　蜗顶

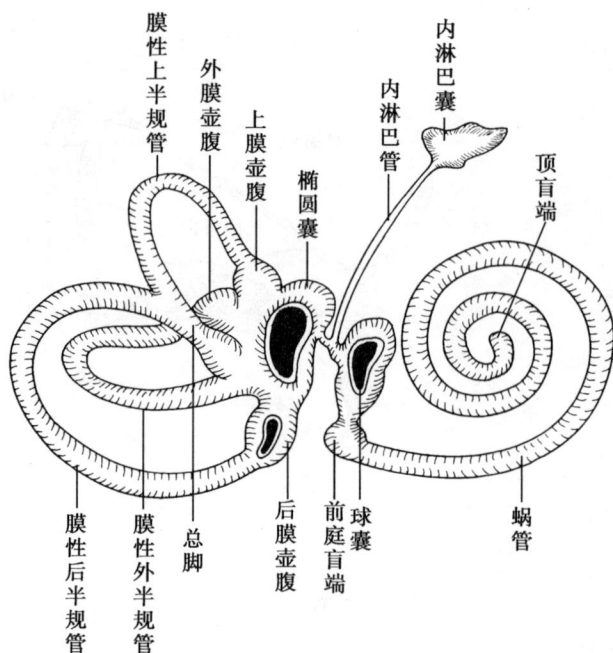

图 2-20 膜迷路外面观（右）

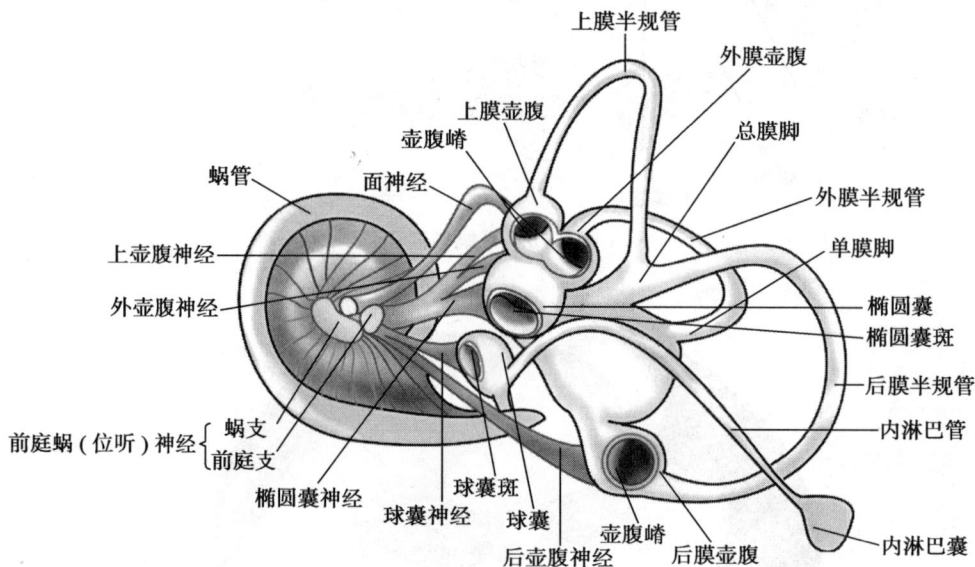

图 2-21 膜迷路内面观（右）

膜迷路由耳泡（胚胎外胚层）演变而来。膜壁由三层组成：外层：来源于中胚层，内含有血管的纤维膜；中层（固有膜）：向内呈乳头状突起；内层：由外胚层的单层立方或多角形上皮组成。这类上皮含有丰富的感觉神经末梢，构成形态复杂的感觉区。壶腹嵴、位觉斑和螺旋器均由上皮特化生成。由一种支持细胞和属于神经末梢型的毛细胞所构成。

（一）膜前庭

1. 椭圆囊（utricle） 居椭圆囊隐窝内，向后与三个膜半规管的五个开口相接，向前有椭圆球囊管与球囊、前庭水管相接。椭圆囊的底壁略增厚，有感觉上皮，呈椭圆形，名椭圆囊斑（macula utricle）。正常体位时与颅底几乎平行，受前庭神经的椭圆囊支支配。

2. 球囊（saccule） 似扁平梨状。在球囊隐窝内。球囊外壁距镫骨底板 1.5mm。前下端以连合管与蜗管相连，后部接椭圆球囊管和内淋巴管。其前上壁有位觉斑——球囊斑（macula saccule），此斑与椭圆囊斑互为直角平面，接受前庭神经的球囊支。

椭圆囊、球囊为人体的静平衡感觉器（图 2-22）。位于椭圆囊的底部和球囊的前内壁的增厚区，约 4.22mm² 和 2.7mm²。椭圆囊斑和球囊斑统称为位觉斑（maculae staticae）。

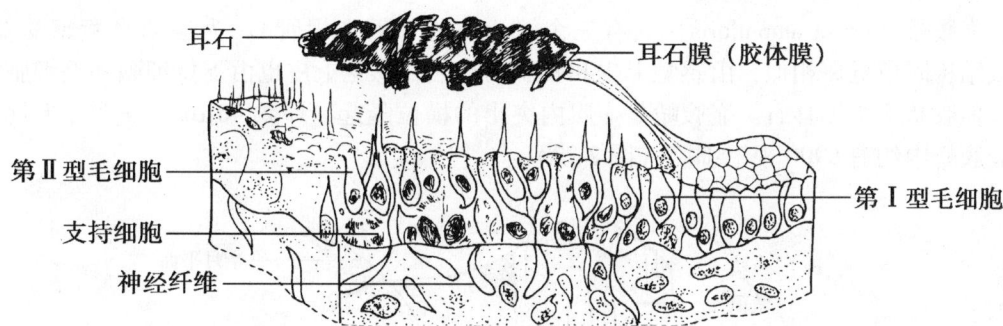

图 2-22 位觉斑

位觉斑的表面为单层柱状上皮，上皮的表面覆盖耳石膜，上皮由支持细胞和毛细胞组成。基膜连接上皮与固有层的结缔组织，囊斑周边有暗细胞。

（1）毛细胞（hair cell）：位觉斑的毛细胞分 Ⅰ、Ⅱ型毛细胞。Ⅰ型毛细胞呈烧瓶状，Ⅱ型毛细胞呈柱状。椭圆囊、球囊的毛细胞分别有 33100 根和 18800 根。每根毛细胞的顶端均有较短的毛束，长约 20～25μm。每丛毛束约有一根动纤毛和数十根静纤毛组成，纤毛插入位觉斑表面的耳石膜内，毛细胞的基底连接前庭神经末梢，并浸泡在内淋巴中。

（2）支持细胞（supporting cell）：也称支柱细胞。主要功能为支持、营养毛细胞，并能分泌耳石膜。支持细胞呈高柱状，游离面有细绒毛，基部附于基膜，毛细胞被托起在支持细胞之间，相互关系密切。支持细胞的胞质含丰富的微丝（microfilament）和电子密度高的分泌颗粒（secretory granules）。

（3）微纹（microvillus）：为位觉斑中央部呈线状的致密区域。此处为耳石层的最薄部位。两种位觉斑的结构略有不同：椭圆囊斑呈似 U 形，而球囊斑呈倒 L 形，可能与感受不同方向的位觉有关。

（4）耳石膜（otolithic membrane）和耳石（otolith）：位觉斑的顶部覆盖有胶质状的耳石膜。膜的浅层有一层小结晶体的耳石（或称位觉砂），约 3μm×5μm，由碳酸钙、磷酸钙、蛋白质等物质和锰、磷、硫等微量元素组成。成熟的耳石为圆柱状，两端为三棱体。人类所属的哺乳类动物的耳石长约 $0.1 \sim 2.0 \mu m$。大耳石位于微纹两侧和椭圆囊斑外上部、球囊斑的后下部；小耳石分布于囊斑的外周和微纹区。毛细胞的纤毛伸入到耳石膜内，当头部位置改变，在重力的影响下，毛细胞的纤毛受到耳石的牵拉，毛细胞受到刺激，引起毛细胞周围神经末梢纤维的兴奋传入中枢。

2 个位觉斑互为垂直，感受直线角加速度运动中的刺激。椭圆囊斑的位置与颅底近平行，故当头竖直时，受刺激最小，头部向前位和向后位的位置，此斑受到的刺激最大；球囊斑近矢状平面，故当头倒向一侧时，头向下一侧的球囊斑感受刺激。

（二）膜半规管

膜半规管（membranous labyrinth）形状与骨半规管相一致，其直径约为骨半规管的 1/3 或 1/4，每个膜壶腹的外侧壁均有一横行沟——壶腹沟（gully ampullaris），其内侧对应为壶腹嵴，占膜壶腹直径的 1/3。壶腹嵴和位觉斑共同组成前庭神经末梢平衡感受器，接受前庭神经壶腹支的支配。

壶腹嵴（crista ampullaris）共有三个（上、外、后半规管）。为运动平衡感受器。组成结构同位觉斑相似，由感觉上皮和胶状物组成，感觉上皮也由支持细胞和毛细胞组成，但胶状物中无耳石。壶腹嵴是壶腹内突出的横位隆起，厚约 $40 \mu m$。成人外半规管的壶腹嵴内约有 6900 根毛细胞（图 2-23）。

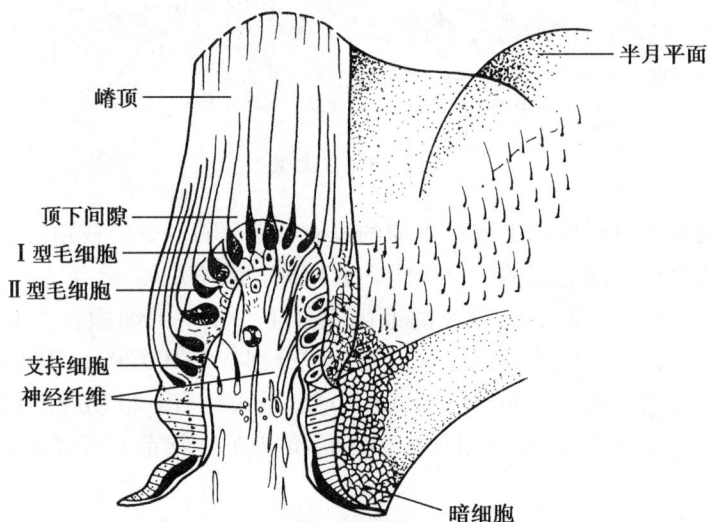

图 2-23　壶腹嵴

1. **毛细胞（hair cell）**　毛细胞分为 Ⅰ 、Ⅱ型毛细胞。Ⅰ型毛细胞呈烧瓶状，位于壶腹嵴的中央，胞质的上部有大量的小泡和细丝，核上区有高尔基复合体，胞质内可见线粒体和核糖体等。细胞下部的前庭神经呈杯状包绕而称为神经杯（nerve cup）；Ⅱ型毛细胞呈柱状，主要位于壶腹嵴的周边，胞质中有线粒体和高尔基复合体，细胞周围有扣状神经末梢包绕。

每个毛细胞的纤毛均有一个动纤毛和 $50 \sim 110$ 静纤毛。动纤毛最长，距离动纤毛越远的静纤毛越短。静纤毛约 $5 \sim 8$ 行，每行 $7 \sim 8$ 根静纤毛。纤毛互相粘成束状，插入壶腹帽中。当感觉纤毛朝向动纤毛方向运动时，毛细胞膜去极化，细胞兴奋，传入神经的放电频率增加；感觉纤毛朝相反方向运动时，毛细胞膜超级化，细胞受抑制，传入神经的放电频率减少。

2. 壶腹帽（ampullar cupula） 也称终顶或嵴帽。呈圆锥状，为胶质物，内有细丝交织成网。毛细胞的纤毛穿帽中的小管入帽中。因帽的比重与内淋巴相似（1.003），壶腹帽漂浮在内淋巴中随其流动而活动，此时神经末梢感受到的冲动，并沿神经干传入前庭中枢。

3. 支持细胞（supporting cell） 为高柱状（tall column），游离面有微绒毛（microvillus），基部直达基膜，胞质内有张力纤维和类脂颗粒（lipoid granile）。支持细胞与毛细胞连接紧密，防止内淋巴和外淋巴的沟通。支持细胞分泌酸性粘多糖构成壶腹帽。

三个半规管，位于三个不同的垂直面，可感受各方面的转动，当头部转动时，引起淋巴液角加速度的改变，其中接近旋转平面的一对半规管所受刺激最大。

膜外半规管内的内淋巴向壶腹侧流动时，刺激最大，向相反方向运动时，刺激最小；上、后膜半规管则相反，内淋巴由半规管流出壶腹时刺激最大，而流入壶腹时刺激最小。

4. 半月平面（planum semilunatum） 壶腹嵴基部的两侧有扁平状伸开的部分，形似半月而称半月平面，是壶腹嵴的上皮细胞与移行细胞及暗细胞的连接处。暗细胞位于壶腹嵴的两侧，由内侧的柱状向外渐变扁平。细胞的游离面有少量微绒毛，顶部的胞质较暗，胞质内内含有内质网、核糖体、高尔基复合体和膜被小泡，基底部有质膜内和长形线粒体。暗细胞可能与壶腹帽胶质的吸收有关，并参与离子转运，以维持内淋巴的高浓度钾离子。

（三）蜗管

蜗管（cochlear duct）即中阶。位于蜗螺旋管内。两端均为盲端，一端位于蜗隐窝内，称前庭盲端；另一端为顶盲端，参与蜗孔形成。管内侧缘接骨螺旋板，外缘接蜗管内壁，断面成三角状，如蜗顶向上时，分上、下、外壁（图2-24）。

1. 上壁 骨螺旋板上增厚的骨膜为薄膜状，呈45°角向外延伸连接于螺旋韧带上部，称之前庭膜（vestibular membrane），又称 Reissner 膜。前庭膜厚约 $1.7 \sim 5.1 \mu m$，可分为3层：①朝向前庭阶的上皮为单层扁平上皮，来自中胚层，电镜下观察细胞表面为六角形，游离面的微绒毛长短不一；②朝向蜗管的单层扁平上皮，细胞表面为多边形，游离面有许多微绒毛。来自外胚层；③中间层为薄层的结缔组织，即基膜。

2. 外壁（蜗螺旋韧带） 由蜗螺旋板内表面的内骨膜形成，富有结缔组织和血管，上皮中分布大量毛细血管，成线状分布，称血管纹（vascular stria），与内淋巴的分泌有关。血管纹是由边缘细胞（border cell）、中间细胞（intermediate cell）、基底细胞（basal cell）组成。边缘细胞即暗细胞，构成血管纹的主要细胞，细胞膜有丰富的钠、钾-ATP 酶。细胞的超微结构与水和电解质交换功能活跃的肾小管（renal tubules）类似，具有活跃的离子转运功能，维持内淋巴的高钾环境。内淋巴总量约 $2.76 \mu l$。

血管纹的深部增厚形成螺旋韧带（spiral ligament），接近骨壁处渐致密，内侧的疏松层含有多突的结缔组织、黑素细胞和血管。韧带在与基底膜相接处向蜗管内突出，称基底膜嵴（basilar membranous crest），至此血管纹终止。基底膜嵴的粘膜因下方有一条静脉而隆起，称螺旋隆凸（spiral prominence）。螺旋隆凸和螺旋器之间的凹陷处称外螺

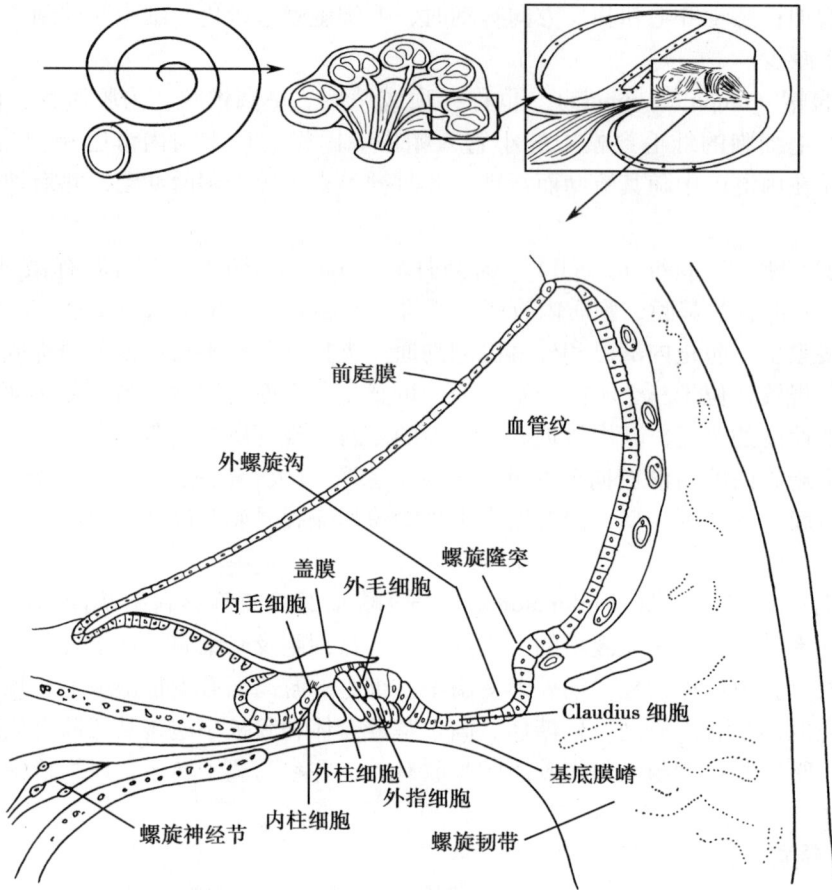

图 2-24　蜗管及中阶

旋沟（external spiral sulcus）。沟表面的上皮为 Claudius 细胞。

3. 下壁　由内侧的骨螺旋板和其分出的膜螺旋板共同构成。

（1）骨螺旋板（osseous spiral lamina）：分上下两层。两层骨螺旋板之间有螺旋神经节，为蜗神经的第 1 级神经元。神经细胞为双级神经细胞，其周围突纤维通过蜗轴螺旋管，从鼓唇的开口进入螺旋器的感觉细胞（内、外毛细胞）。骨螺旋板的另一面朝向鼓阶。上层骨板朝向蜗管，有骨膜渐增厚成螺旋缘（spiral limbus），其外侧为内螺旋沟（inter spiral sulcus），此沟的上、下边缘分别有前庭唇（vestibular lip）和鼓唇（tympanic lip）。前庭唇继续延伸为盖膜，鼓唇与边缘细胞（缘细胞）相接，继续延伸为螺旋器（图 2-25）。

（2）盖膜（membrane tectoria）：螺旋缘与内螺旋沟上缘的前庭唇相接。螺旋缘的结缔组织纤维垂直排列，成齿状突起，形成听齿（auditory teeth），听齿之间的齿间凹内有特殊的结缔组织细胞，为齿间细胞（interdental cell），齿间细胞具有分泌功能，分泌出含糖蛋白的胶质膜，形成盖膜。盖膜为一舌状弹性膜，悬浮覆盖在内螺旋沟和螺旋器表面，其底面与螺旋器的外毛细胞的最长纤毛相接触，盖膜的活动使听细胞弯曲或移位，引起外毛细胞兴奋以感受听觉。盖膜由蜗底到蜗顶，逐渐增宽变厚。

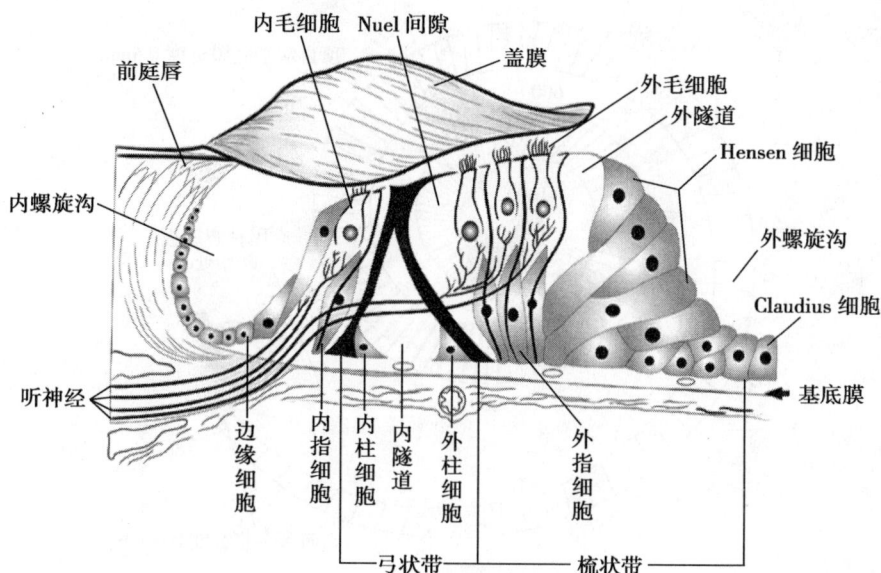

图 2-25　螺旋器

（3）膜螺旋板（membranous spiral lamina）：即基底膜（basic membranous）与骨螺旋板相接。位于鼓唇和螺旋韧带嵴之间。其宽度随骨螺旋板的逐渐变窄而加宽，基底膜的宽度在底周最窄，约 $104\mu m$；在顶周最长，约 $504\mu m$；中周约 $336\mu m$。基底膜是由两层上皮和中间的固有层组成。朝向蜗管面的上皮特殊分化为螺旋器。固有层为基膜，膜内有蜗轴向外放射状排列的胶原样细丝束，称听弦（auditory string）。膜螺旋板朝向鼓室面的扁平间皮，细胞间连接紧密，防止外淋巴的大分子物质渗入 Corti 隧道内。

基底膜内侧 1/3（外柱细胞基底以内）较薄，为弓状部（pars arcuata），螺旋器（spiral organ）的主要结构位于此，并有一较大的血管——螺旋血管。梳状带（pars pectinata）在外柱细胞基底以外，较厚，有许多并行的条状纤维，似钢琴的听弦（auditory string），大约有 24000 条，从蜗底到蜗顶随基底膜增宽而延长，蜗底约长 64 ~ 128μm；蜗顶约长 352 ~ 480μm。听弦的直径与长度相反，蜗底至蜗顶逐渐变细，蜗顶最细。听弦为有韧性的胶原纤维，短听弦位于蜗底与高频声波发生共振；长听弦位于蜗顶，与低频声波发生共振。感受的声音也由高调渐过渡到低调（24 kHz ~ 16 Hz）（图 2-26）。因而不同的声波会导致蜗管不同部位的损伤。

（4）螺旋器（spiral organ）：又称 Corti 器。为听觉感受器。位于基底膜上的内、外螺旋沟之间。螺旋器自内螺旋沟起向外螺旋沟（由内向外）依次排列，有边缘细胞、内指细胞、内毛细胞、内柱细胞、外柱细胞、外毛细胞、外指（deiter）细胞、亨森（Hensen）细胞、克劳迪斯（Clandius）细胞。除毛细胞为感觉细胞外，其余均为支持细胞。螺旋神经节的周围突，穿过细胞间隙到毛细胞基底部，接受感觉刺激。①感觉细胞：为感受听觉的细胞，分为内毛细胞（inner hair cell）和外毛细胞（outer hair cell）。a. 内毛细胞约有 3500 根，呈烧瓶状，底部圆形，核大而圆，嵌接在内指细胞上，不达基底膜。每根毛细胞的顶端约有 120 根静纤毛，排成"V"形的二排。b. 外毛细胞约有 12000 根，呈试管状，核圆，位于细胞基部，嵌坐在外指细胞上。外毛细胞于蜗底处

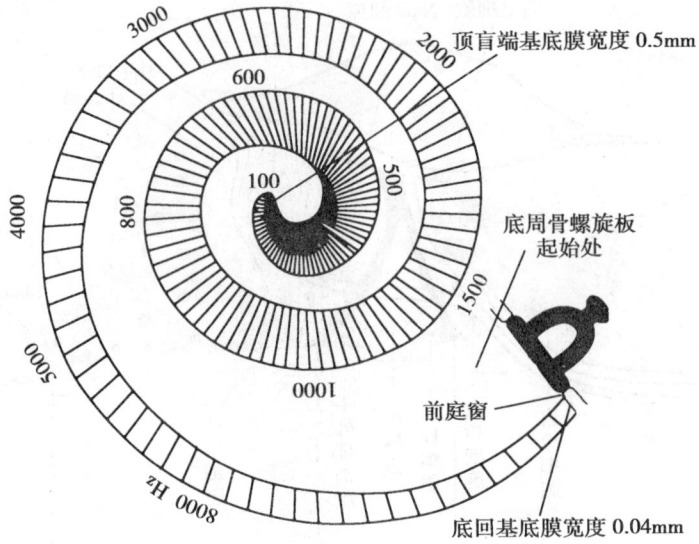

图 2-26　听弦

排成 3 列，到蜗顶排成 5 列。外毛细胞的静纤毛较多，约有 120 ~ 140 根。3 ~ 5 排的静纤毛排成 "W" 型（图 2-27）。外毛细胞的纤毛长度在蜗底最短约 2μm；在蜗顶最长，约为 6μm，但纤毛的数量减少为 46 ~ 80 根。毛细胞的底部也有突触棒与螺旋神经节的

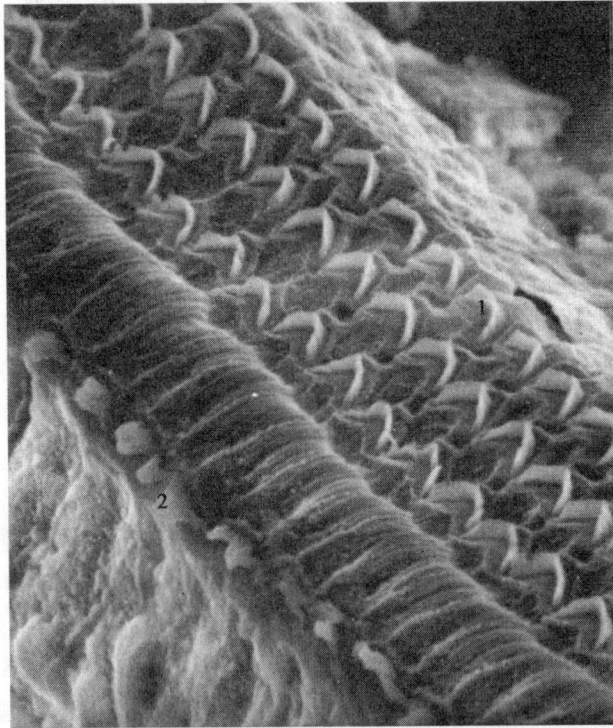

图 2-27　豚鼠耳蜗底转内、外毛细胞的排列电镜图
（豚鼠的耳蜗毛细胞与人的相似）
1. 耳蜗外毛细胞　2. 耳蜗内毛细胞

纤维接触。内、外毛细胞均无动纤毛。出生后仅存动纤毛的基体；②支持细胞（supporting cell）：主要有柱细胞、指细胞和边缘细胞。细胞的基底与基底膜相接，顶部互相紧密连接位于螺旋器的游离面，胞体的间隙形成数个隧道。

Ⅰ．柱细胞：分为外柱细胞（outer pillar cell）和内柱细胞（inner pillar cell）。外柱细胞约有4000根分布在外毛细胞的内侧。较内柱细胞长向内倾斜，与基底膜呈40°角；内柱细胞约有4000根，位于内毛细胞的外侧，呈向外倾斜状，与基底膜形成60°角。内、外柱细胞的基底分开，顶端相接，形成一个三角间隙，称内隧道（inter tunnel）或柯替隧道（Corti tunel），走行蜗管全长，约31.52mm。外柱细胞的顶部形成的指状突与外指细胞的指突部相连，构成一薄层、透明的网状膜（reticular membrane），覆盖在外毛细胞的表面。

Ⅱ．指细胞：分外指细胞（outer phalangeal cell）和内指细胞（inner phalangeal cell）。分别有约5600根和3850根，均为上窄下宽的柱形，基底附着在基底膜上。外指细胞又称Deiters细胞。位于外柱细胞与外缘细胞之间。指突与外柱细胞的指突构成网状层；细胞的顶部包绕外毛细胞的基部，间隙内有神经末梢。内指细胞位于内柱细胞和内缘细胞之间，细胞的顶部包绕着内毛细胞的基部也有神经纤维经间隙进入毛细胞底。

Ⅲ．边缘细胞：分为外缘细胞（outer marginal cell）和内缘细胞（inter marginal cell）。内缘细胞位于内毛细胞的内侧，由内螺旋沟的内沟细胞渐移行而来，可根据内缘细胞的游离面具有微绒毛加以区分，内缘细胞可能与营养内毛细胞有关。外缘细胞又称亨（汉）森细胞（Hensen cell），位于外指细胞和毛细胞的外侧，外隧道穿过之间，外缘细胞在内侧为高柱状，逐渐向外变低与外螺旋沟的Claudius细胞相接。螺旋器到此终止。

螺旋器的隧道和间隙：内、外柱细胞之间与基底膜组成内隧道（螺旋器隧道或柯替隧道）；外柱细胞和外毛细胞之间的间隙称Nuel间隙；外指细胞与亨（汉）森细胞之间为外隧道。

内螺旋沟，内、外隧道，Nuel间隙内充满了与外淋巴相仿的柯替液，又称柯替淋巴，由鼓阶的外淋巴进入骨螺旋板中间，随耳蜗神经纤维穿过僵孔相交通的。而膜迷路的其他间隙充满了内淋巴。

螺旋器的毛细胞的营养依赖柯替液。壶腹嵴、位觉斑的毛细胞营养依赖内淋巴。

三、内淋巴管和内淋巴囊

（一）内淋巴管

内淋巴管（endolymphatic duct）又称前庭水管（vestibular aqueduct），位于岩锥后面穿行的骨管——前庭小管内。连接前庭的椭圆囊、球囊和颅内的内淋巴囊之间，内容内淋巴。内淋巴管内层为扁平上皮或立方上皮，呈多皱襞状。在与椭圆囊连接处的皱襞称为椭圆囊内淋巴管皱襞（plica of intrautriculolymphatic duct），使膜迷路内的内淋巴（endolymph）在此处只能单向的流入内淋巴囊。

（二）内淋巴囊

内淋巴囊（endolymphatic sac）又称Bottcher's space。内淋巴囊包绕在2层硬脑膜

内，覆盖在内淋巴囊裂的表面，内淋巴囊裂深处的有前庭小管的外口，内淋巴管接内淋巴囊走行至前庭内壁的前庭小管的内口，经椭圆球囊管与膜迷路相通。内淋巴囊分为近侧段和远侧段，近侧段在前庭水管内，呈皱襞状，为吸收内淋巴的主要部位。镜下：此部的腔内为大量的皱襞，腔内被分为大、小不等的管状结构。腔内壁为单层柱状上皮，由两种细胞构成，一种暗细胞，胞核大而不规则，基底面有细长的质膜内褶；另一种是亮细胞，细胞游离面有长的微绒毛（microvilli），细胞顶部有丰富的吞饮小泡（pinosome）和液泡（vacule）。内淋巴囊的远侧段，位于岩锥后面的裂缝覆盖处，名为光滑部，即手术切开部，此部长 7～16mm，宽 5～10mm。内衬单层立方体（simple cuboidal epithelium）。

内淋巴囊与内淋巴管的血运丰富，与前庭小管（骨管）的微血管相沟通。静脉汇流入乙状窦。

内淋巴囊不仅与内淋巴管共同负责内淋巴的吸收，也是内淋巴的贮存器，并有控制压力变化和参与免疫反应（immune reaction）的功能。内淋巴主要在蜗管内血管纹的边缘细胞生成，在内淋巴囊处吸收，保持动平衡（图 2-28）。

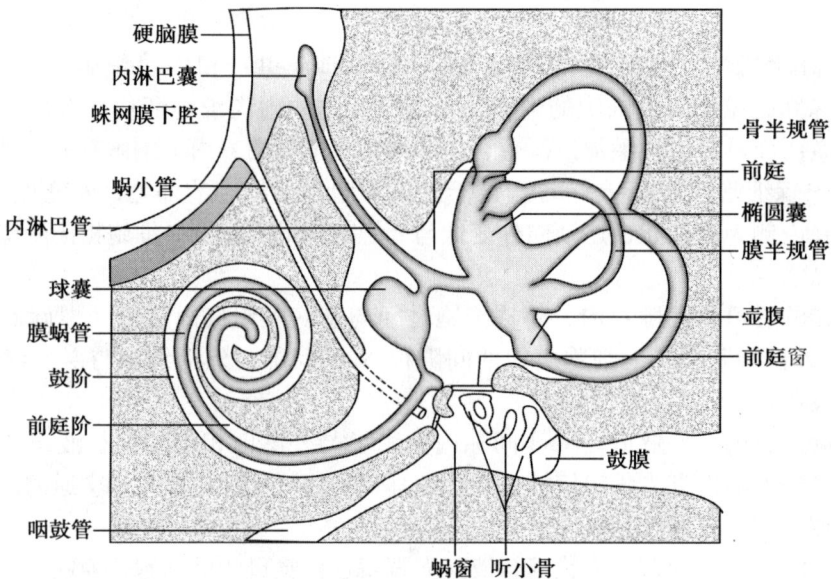

图 2-28 内淋巴管和内淋巴囊

四、内耳血管和神经

（一）动脉

主要有迷路动脉、来自小脑前下动脉或基底动脉，随第Ⅶ、Ⅷ对脑神经进入内耳道后分为三支：①前庭动脉：供应椭圆囊、球囊、上半规管及外半规管的一部分；②前庭耳蜗动脉：供应后半规管、上半规管及外半规管的一部分、椭圆囊及球囊的大部分和耳蜗底周；③耳蜗动脉：分成数小支穿过蜗轴，形成小动脉网，供应骨螺旋板、基底膜和血管纹。因迷路动脉皆为动脉的终末支，无侧支循环，当阻塞发生时，可影响内耳血循环的一部分，且没有其他动脉可以补偿。耳后动脉的茎乳动脉也有少量细支供应半规管（图 2-29）。

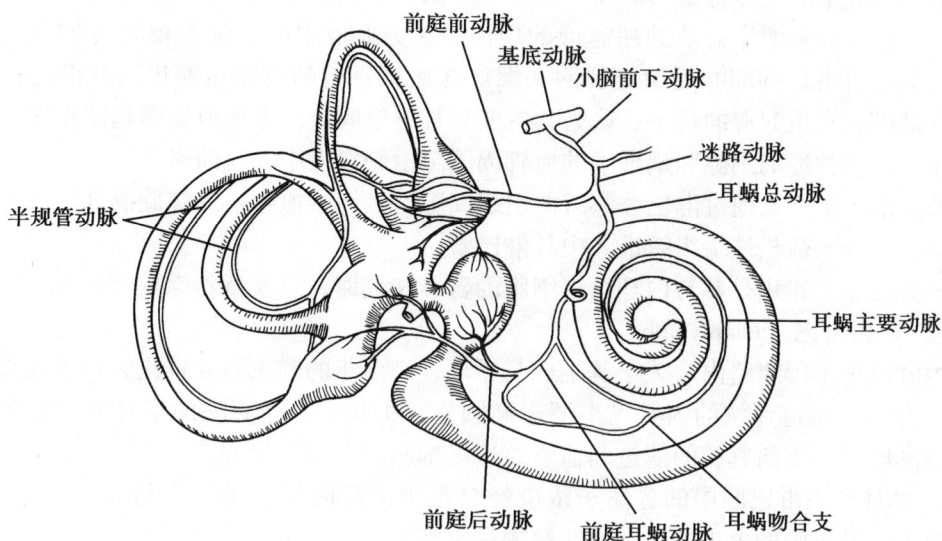

图 2-29 内耳动脉（右）

（二）静脉

①迷路静脉（内听静脉）：汇集耳蜗中周和顶周的血液，注入岩上窦或乙状窦；②蜗小管静脉：汇集耳蜗底周、球囊和一部分椭圆囊的血液，注入岩下窦；③前庭小管静脉：汇集半规管和一部分椭圆囊的血液，注入岩上窦。最后三路血液汇流入颈内静脉。

（三）神经

第Ⅷ对脑神经即位（置）听（觉）神经，为感觉神经，包含蜗神经和前庭神经两部分。在内耳道内合成一束，经内耳门入颅，达延髓和桥脑下缘处，蜗神经与前庭神经分开进入脑干，与各自的神经核及中枢联系。

五、内耳淋巴

内耳淋巴（lymph of inner ear）包括：外淋巴、内淋巴和柯替液。外淋巴和柯替液含有类似组织液的成分；内淋巴的成分类似细胞内液。内耳淋巴对维持内耳正常的生理功能起着重要的作用（表 2-1）。

表 2-1 内、外淋巴与脑脊液和血液成分的对比

	外淋巴	内淋巴	脑脊液	血液
pH	7.2	7.4	7.301	7.397
Na$^+$（mEq/L）	148	26	150	140
K$^+$（mEq/L）	15	140	12~17	20
Cl$^-$（mEq/L）	120	110	250	600
蛋白质（mg/100ml）	75~100	10	10~38	6000~8000

（一）外淋巴（perilymph）

外淋巴位于骨迷路与膜迷路之间，成分与细胞外液十分相似，普遍认为来源于脑脊液。但外淋巴中的蛋白含量明显高于脑脊液并低于血液。由此提出另两种理论：一是外淋巴的化学成分来源于血液的超滤液的理论，认为血液中的小分子物质（如小分子球蛋白）透过外淋巴间隙的毛细血管网和螺旋缘血管进行超滤作用而进入外淋巴；另一个是外淋巴为双重起源的理论，认为其主要为外淋巴间隙的毛细血管网超滤作用，还伴有蜗小管、听神经周围隙和蜗轴中的血管周围隙由脑脊液中补充而来。

外淋巴的吸收为通过淋巴腔邻近的组织间隙，经毛细血管汇入螺旋静脉；另外也可通过蜗窗膜处的疏松结缔组织进入中耳淋巴管。

外淋巴主要作用是参与内耳组织细胞的营养和代谢，以及营养螺旋器。

（二）内淋巴（endplymph）

内淋巴位于膜迷路内。关于其生成与循环，经多年的理论研究推论为以下几点：

1. 生成　前庭系统的内淋巴来源于椭圆囊、半规管、壶腹嵴的半月面暗细胞；耳蜗的内淋巴来源于前庭膜的滤过和血管纹边缘细胞的产生。

2. 循环　内淋巴腔中的各离子浓度经泵系统进行调节，其中钠-钾泵系统最重要，此泵位于内淋巴腔的上皮内，在血管纹中最丰富。

3. 吸收　内淋巴的吸收依赖内淋巴囊的暗细胞，内淋巴囊对内淋巴还具有调控作用。内淋巴囊的病变可导致内淋巴的压力增高，临床表现为梅尼埃病。

（三）柯替淋巴（Corti lymph）

柯替淋巴或称柯替液位于内、外隧道、Nuel 间隙和螺旋器细胞间隙内。电镜下发现鼓阶的间皮细胞与支持细胞之间无紧密联系，在鼓阶和基底膜之间形成细胞外间隙（extracellular spaces），外淋巴的小分子物质经此间隙与柯替液进行交换。柯替液的高钠成分为神经组织和感觉细胞提供了更好的体液环境；而低钾环境有利于毛细胞动作电位的产生和传递。

六、前庭蜗神经与传导中枢

前庭蜗神经即位（置）听（觉）神经（第Ⅷ对脑神经），在内耳道内分为听神经和平衡神经。由内耳道底走行内耳道，出内耳门后经桥小脑角进入脑干，分别走行各自的神经核及中枢。

（一）耳蜗神经

听觉器官的神经系统与其他各器官的神经支配一样，可分为周围部分和中枢部分。周围部分包括耳蜗终器（螺旋器）、螺旋神经节、耳蜗神经和橄榄耳蜗束。中枢部分包括位于脑干、间脑、大脑听觉传导路中的重要神经核团，以及听觉中枢的上、下行纤维束。

耳蜗神经（cochlear nerve）即听神经。耳蜗的作用是接受传入中耳的机械性声音振动信号，并转换为听神经生物电信号。当声音引起毛细胞兴奋，附于毛细胞底部的蜗神经末梢产生神经冲动，经蜗神经及其中枢传导径路上传到听觉皮层，产生听觉（图2-30）。

1. 声音的传导途径很复杂。由蜗神经的末梢到中枢（传入神经），大致分为五部

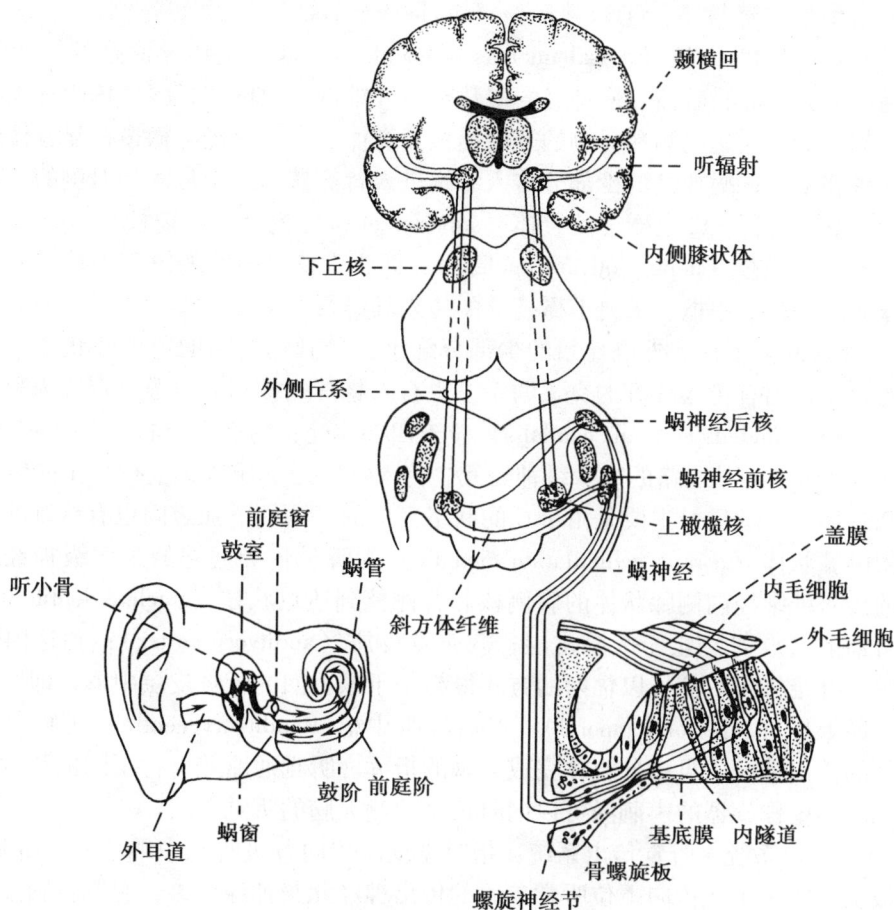

图 2-30 耳蜗传导通路

分：螺旋器、螺旋神经节、蜗神经、各级蜗神经核团和听觉中枢。

（1）螺旋器（spiral organ）：膜迷路的螺旋器（声波的感受器）分布蜗管全长。它的感觉细胞为毛细胞，毛细胞顶面具有指状突起的静纤毛，是声电转换的关键部位，又是最容易受到损伤的部位。与毛细胞相连的听神经末梢，将外淋巴和内淋巴传导的听觉声波刺激传入位于骨螺旋板和与蜗轴相连处的螺旋神经节。

（2）螺旋神经节（cochlear spiral ganglion）：是听觉传导通路的第 1 级神经元。螺旋神经节为双极神经细胞。双极细胞的周围突（树突）呈放射状入骨螺旋板，再到达螺旋器的毛细胞接受听觉冲动的刺激。双极细胞的中枢突（轴突）组成耳蜗神经。正常成人的耳蜗神经细胞约为 35000～50000 个。节内有两种神经元，一种有髓鞘并体积较大者约占 95%，分布于内毛细胞；另一种体积较小仅占 5% 的神经元分布于外毛细胞。内、外毛细胞的神经元之比为 12000∶3500。一个内毛细胞约有 20 个左右的神经元支持，而 10 个外毛细胞仅有 1 个神经元支持。

（3）蜗神经（cochlear nerve）：耳蜗神经由骨螺旋板穿入内耳道底的骨板，然后走行于内耳道，出内耳门经小脑桥脑角进入脑干后分 2 支，分别进脑桥与延脑交界处的蜗神经核。

（4）各级蜗神经核团：①蜗神经核（nucleus of cochlea）含有腹侧核（ventral nucleus of cochlea）和背侧核（dorsal nucleus of cochlea），即听觉传导通路的第 2 级神经元。腹侧核又分为前、后核。蜗神经的多数传入纤维进入腹侧核，腹侧核的纤维再分两部分，一部分上行到达同侧和对侧的上橄榄核复合体。一部分经上橄榄核复合体到对侧的外侧丘系和下丘；蜗神经的少部分传入纤维进入背侧核，纤维加入到对侧的外侧丘系核和下丘核继续上行；②上橄榄复合体（superior oliva）包括上橄榄核（superior olivary nucleus）和副橄榄核（deputy olivary nucleus），即听觉传导通路的第 3 级神经元，也为听觉传导通路的反射中枢。来自上橄榄核的传入纤维行至双侧外侧丘系（lateral lemniscus）的背核和同侧下丘。外侧丘系的少部分纤维直接到达间脑的内侧膝状体。两侧外侧丘系的背核之间有传入纤维的交叉联系。也有人将耳蜗核和上橄榄核定位为第 2 级神经元；③下丘（nucleus colliculi caudalis）位于四叠体处，内有下丘核（nucleus colliculi caudalis），为听觉传导通路的第 4 级神经元。传入纤维经下丘核，上行止于同侧和对侧的内侧膝状体。听觉反射主要是由下丘的联络完成的。两侧下丘之间也有纤维的交叉联系；④内侧膝状体（corpus geniculatum mediale）为听觉传导通路的第 5 级神经元。自下丘核的传入纤维经内侧膝状体的腹侧核和背侧核到达豆状核（nucleus lentiformis）下部，经听辐射（放射）止于大脑皮层；⑤听觉皮质（audityory cortex）：到达内侧膝状体的听神经纤维将声音信号以辐射的方式最终止于颞上回的听觉皮层中枢，即颞叶的听中枢——颞上回（superior temporal）。然后经听中枢（audityory centre）进行分析，通过听神经的传出神经，再指导躯体完成大脑的指挥。听觉通路兼有行至同侧和对侧的纤维，一侧的耳蜗螺旋器的声刺激可以同时传至两侧大脑的听觉皮层。

2. 听觉传出系统　　听觉传出系统：指听觉皮层传向各级听觉中继单元与听觉末梢，以及各级上位听觉单元传向下位听觉单元的传出神经元与神经纤维，起源自脑干的上橄榄核，止于毛细胞。听觉传出系统和听觉传入系统相互伴行，但不混合。上行径路的各神经元均受下行纤维的调节。传出纤维在内耳道内约有 500 根，于耳蜗毛细胞处渐增至 40000 根，绝大多数分布于基底转外毛细胞，随耳蜗底向蜗尖传出纤维逐渐减少。下行系统对上行系统有反馈性调控作用，使听觉感受更有效，特异性更高，并在一些听觉反射中起更重要的作用。

3. 听觉运动反射　　许多听觉运动反射具有重要的意义。

（1）听觉-惊跳反应：此反射中包括了耳廓、眼和头部转向声源。

（2）镫骨肌反射和鼓膜张肌反射：它可影响中耳振动的位置和张力。在较大声音刺激时常只引起镫骨肌反射性收缩，只有当声音强度和出现的方式足以引起强烈的防御反应（包括面肌的收缩）时，鼓膜张肌才开始收缩。

中耳反射在低频音域内起很大作用，可消除头部活动产生的噪声，如说话和咀嚼时下颌关节运动产生的噪声。

在人类除听觉运动反射外，其听觉分析分化程度已达到高级阶段。人类以辨别只有轻度音调差别的声音，可以分析音色和泛音，从而可辨别不同乐器和不同歌喉，也可以从同时传来的许多声音刺激中选择聆听其中认为有意义的声音，也可判定声音来自何方。

（二）前庭神经

1. 前庭神经（vestibular nerve）即位置神经。椭圆囊斑、球囊斑和壶腹嵴三个平衡器官之间是互相调节具有协同作用的。它们均与前庭神经相连接，将刺激信号传至前庭中枢——脑干附近的前庭核群处。前庭神经核群是前庭与各个有关的神经中枢联系的中继站，与其它结构有着广泛的联系。通过这些联系，来自前庭感受器的冲动与小脑、自主神经系统、网状结构以及脊髓等处的冲动可以互相扩散，形成一系列复杂的反射（图2-31）。

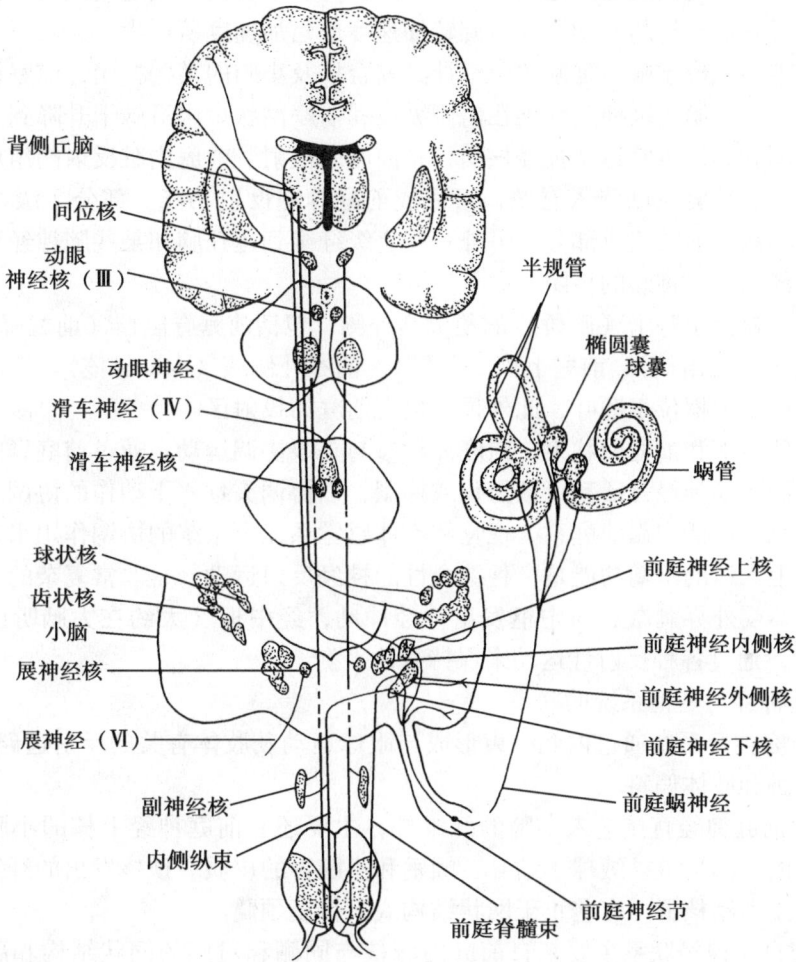

图 2-31　前庭传导通路

前庭神经在近内耳道底处呈略膨大状，称为前庭神经节，是前庭神经的第1级神经元，其细胞也为双极神经细胞，大约有 14000～24000 个。神经细胞的中枢突构成前庭神经的传入纤维，而周围突（树突）于神经节的远端分为上、下两支，分别称前庭上、下神经。

前庭上神经穿过内耳道底（骨板）的后上区域，分为三支，分布到椭圆囊斑及上半规管、外半规管的壶腹嵴；前庭下神经，穿内耳道底骨板的后下区域，分为两支，分布到球囊斑和后壶腹嵴。前庭神经由内耳道底进入内耳道，出内耳门，穿桥小脑角入脑干。

外周前庭器官（壶腹嵴、位觉斑）的神经冲动，通过前庭神经首先传至位于第四脑室底部、脑桥和延髓交界处的前庭神经核群，经前庭神经核向上传至大脑平衡中枢，引起位置及平衡感觉。来自壶腹嵴的传入神经纤维主要到达前庭上核，少数纤维到达内侧核。来自椭圆囊斑、球囊斑的传入神经传至内侧核、外侧核和下核。

前庭神经系统的第 1 级神经元位于前庭神经节内，其周围突终止于椭圆囊斑和球囊斑以及半规管壶腹嵴内的毛细胞周围。位觉斑的冲动主要由直线运动或头部位置改变引起，来自半规管壶腹嵴的冲动主要由旋转加速度或角加速度所产生。

第 2 级神经元位于脑干延髓的前庭神经复合核及小脑的某些核团，前庭神经节细胞的中枢突止于此。第 2 级神经纤维在内侧纵束和前庭网状束内沿脑干升降到达各眼外肌运动神经核团和其他内脏运动神经核团，是前庭眼反射、前庭内脏反射的组成部分。前庭脊髓内侧束和外侧束则降入脊髓，可完成前庭脊髓反射功能。部分 2 级纤维进入小脑，是前庭小脑反射的组成部分。另外一些 2 级纤维到达丘脑和某些脑神经运动核，特别是舌咽神经、迷走神经的核团。

前庭神经核位于脑干（脑桥）的菱形窝外侧：包括前庭脊髓核（前庭降核）、前庭内侧核（主核、三角核）、前庭上核（角核）、前庭外侧核（deiters 核）。

前庭的皮质中枢位于颞叶，此外顶叶也有前庭的投射区。

通过内侧纵束和前庭网状束，前庭冲动参与头眼协调运动；通过前庭脊髓束和网状脊髓束，脊髓运动神经元活动可被易化或抑制，以协调头颈躯干动作的协调。

人类在日常生活中靠前庭系、视觉和本体感觉系三个系统的协调作用来维持身体的平衡。实际上人体的平衡功能是一种综合性的神经反射运动，是非常复杂的。这些系统的外周感受器受外界刺激后向中枢发出神经冲动，经中枢（大约在大脑听区附近的皮质）处理后，通过各种反射性运动来保持身体平衡。

2. 前庭神经与其他系统的联系

（1）前庭神经系统通过内侧纵束形成与眼球运动及肢体有关的反射通路。病变时，出现眼球震颤和肢体偏斜。

（2）除前庭神经直接进入小脑的纤维外，主要还有前庭神经上核的小脑纤维可至同侧和对侧的小脑顶核、绒球小结叶、蚓垂和小脑舌的皮质。顶核发出的纤维下行至延髓，主要止于前庭核群，有些止于网状结构或下行至颈髓。

（3）与自主神经联系主要来自前庭内侧核与同侧和对侧的网状结构和副交感神经的迷走背核及有关分泌核之间的联系。当前庭受刺激时，可引起恶心、呕吐、出汗、血压变动、面色苍白或潮红等症状。

（4）前庭神经核到颞叶皮质通路，临床可见颞叶或顶叶出现病变时（刺激迷路）可出现眩晕，但第Ⅷ对脑神经破坏后无此现象出现。

在形成头、眼及躯干的平衡协调中，姿势维持的基础是来自于视网膜、肌肉、关节、体表及内耳迷路的神经冲动。来自内耳迷路的神经冲动通过前庭神经的中枢联系，可引起一系列必要的姿势调整，以维持平衡。因此，前庭神经及其中枢联系是本体感觉系的基本部分。

（何利平）

第三章

听觉生理

听觉生理包括外耳、中耳、耳蜗、听神经及中枢听觉系统的生理功能。鉴于本书的性质，本章着重探讨耳蜗和听神经的生理功能，对外耳、中耳的生理功能及中枢听觉系统的功能做较扼要的介绍。

第一节　外耳的生理

近年来对外耳的功能有了较全面的了解，其功能可分为以下三个方面。①对中耳的保护作用：耳廓本身对外力起一机械缓冲的作用，外耳道皮脂腺和耵聍腺的分泌使得外耳道内呈微酸性的环境，加上鼓膜的屏障作用，从而阻碍病源菌进入中耳；②收集并放大声音：从基础声学可知，一端开放的管道系统对声波波长的4倍声音有共振作用，如果将外耳道看作为一端开放的管道系统，其长度为2.5cm，那么外耳道对频率约为3.4 kHz的声音有增益效应，耳廓的不同部位对其他频率能起放大作用。Shaw（1974）总结了耳廓及外耳道对声压的增益结果，发现两者结合起来对2~7 kHz频率范围的声音有不同程度的放大增益效应；③帮助声源定位：Batteau（1969~1970）首先提出耳廓在垂直面声源定位具有重要的作用。继之，研究表明，在单耳听觉的情况下，如堵住一侧耳或测试单侧听力损失患者时，声源垂直面的定位不受影响。耳廓之所以能帮助垂直方向的声源定位是由于其复杂的形状对来自不同方位的声音起到不同的"滤波"作用。声音在进入外耳道之前，耳廓上不同的解剖部位，如耳甲或对耳轮，对声波起反射作用，结果多个反射波混合一起而进入外耳道，这一多种声波混合的效果便是耳廓的"滤波"作用，后者使得声音频谱上某些频率得到增益而另一些频率得到消减，由于耳廓的"滤波"作用因声源方向不同而异，因此进入外耳道的声音的频谱便因声源的方向不同而各具不同的特征，这一频谱形状（spectral shape）信息便是垂直面声源定位的依据（Middlebrooks和Green，1991）。

第二节　中耳的生理

我们知道在空气中传播的声音遇到水面时，只有 0.1% 的能量传入水中，而 99.9% 的能量都被反射回去。中耳的主要功能则是将外耳道传来的声能偶合到充满液体的耳蜗，这一转换作用有助于外耳道微小的阻抗与耳蜗液体较高的阻抗的匹配。声音传经鼓膜后便是三个听小骨，由外向内分别为锤骨、砧骨和镫骨。锤砧关节相对较僵硬，当锤骨柄随着鼓膜的振动而位移时，锤骨和砧骨一起做旋转运动将力传向镫骨。中耳的阻抗匹配主要由以下三个原理来实现（图 3-1）：①鼓膜与镫骨底板的面积差。在力相等的情况下，压力与作用之面积成反比，也就是说，面积较大的鼓膜收集的力作用于面积小得多的前庭窗时，压力便增加至两者面积之比的倍数。以猫的鼓膜和前庭窗为例，两者的面积分别为 $0.42cm^2$ 和 $0.012cm^2$，因此，压力从外耳道至耳蜗便可增加 $0.42/0.012 = 35$ 倍。②中耳听小骨的杠杆作用。锤骨柄的有效长度是砧骨的 1.15 倍，因而力被放大了 1.15 倍，同时，速度将被降低 1.15 倍，这一杠杆作用使得阻抗比改变了 $1.15 \times 1.15 \approx 1.32$ 倍。③鼓膜弯曲运动（buckling motion）。鼓膜的形状呈锥形，中央凹陷，运动时呈内外弯曲运动，这种方式的运动能增加力 2 倍并降低速度 2 倍，结果阻抗比改变了 4 倍。结合以上三种原理，中耳的转换比，即阻抗比则为 $35 \times 1.32 \times 4 = 185$，这便是中耳阻抗匹配的功效。从分贝（dB）的角度来看，中耳的转换作用有增强位移 $35 \times 1.15 \times 2 = 80.5$ 倍，即 38.1 dB（$20 \cdot \log 80.5$）。这一数值可视为理论数值，它比实际测量到的中耳转换函数（transfer function）（图 3-2）要稍大些，其原因是从鼓膜至耳蜗的声传播过程中部份能量被吸收，但总的看来，中耳对中频的声音具有明显的放大作用，尤以 0.5～2 kHz 最为突出。图 3-2 中的中耳转换函数是从猫记录到的

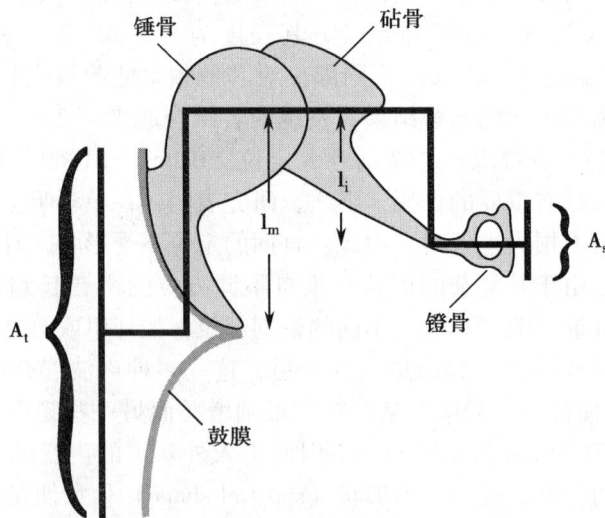

图 3-1　中耳的阻抗匹配的机制。其中最重要的因素为鼓膜面积（A_t）与镫骨底板的面积（A_s）差，其次为锤骨柄与砧骨的杠杆作用（l_m 与 l_i 的长度比）

（Nedzelnisky，1980）。这一函数与 Puria 等（1997）在人的颞骨标本记录到的中耳转换函数在形状上十分相似。

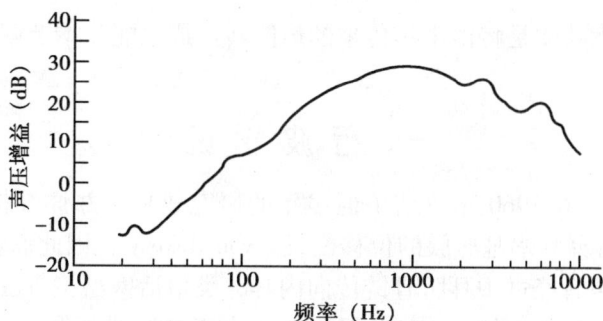

图3-2 从鼓膜至耳蜗的中耳转换函数

中耳肌，即鼓膜张肌（tensor tympani）和镫骨肌（stapedius muscle）为体内最小的横纹肌，分别由三叉神经和面神经支配。在强声的刺激下，中耳肌的收缩能起到保护内耳的作用。大于 80 dB SPL 的声音，无论是同侧还是对侧的刺激，均能诱发镫骨肌的双侧协同的反射性收缩。这一声反射（acoustic reflex）的神经通路见（图3-3）。简而言之，声音刺激耳蜗后，听神经将信号传至脑干的耳蜗腹侧核（ventral cochlear nucleus），后者将信号进一步传至双侧上橄榄复合体（superior olivary complex），上橄榄复合体将指令传给双侧面神经核（facial nucleus），后者送出面神经支配镫骨肌。声反射使得听骨链的劲度（stiffness）增大，从而对低频（< 2 kHz）声起到衰减的作用。实验表明，鼓膜张肌一般不参予声反射，而在咀嚼或惊跳反应（startle response）时才会收缩。由于声反射的潜伏期长于 10ms，它对脉冲性的强噪声（如枪炮射击声）不能有效地衰减，因而缺乏保护作用。

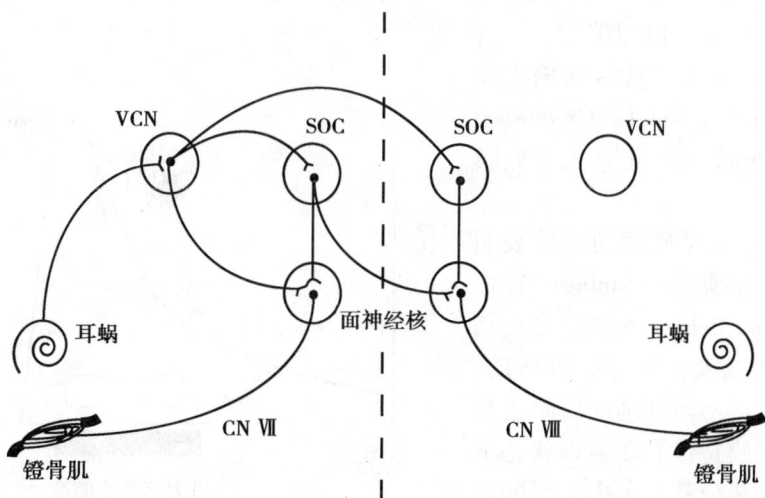

图3-3 镫骨肌声反射的神经通路。 描绘一侧（图之左侧）声刺激引发双侧声反射的神经通路。虚线为解剖中线。**VCN** = 耳蜗腹侧核，**SOC** = 上橄榄复合体，**CN Ⅶ** = 面神经

第三节　耳蜗的生理

耳蜗的基本生理功能是将由中耳传来的声能转换成电能。本节就这一过程中的生理机制进行阐述。

一、行波学说

Georg von Bekesy 在 1960 年总结了他多年的研究成果，并详细描述了行波（traveling wave）学说以解释耳蜗基底膜的位移模式。von Bekesy 也因此而获得 1961 年的诺贝尔生理和医学奖。声音经过中耳听骨链传向内耳，类似活塞型镫骨底板的振动导致基底膜波动性的运动由蜗底传向蜗尖，这便是行波。由于基底膜的劲度由蜗底到蜗尖递减，而其质量却由蜗底到蜗尖递增，不同频率的声音便在基底膜不同的部位产生行波的峰值，高频声在近蜗底处的基底膜产生波峰，而低频声在近蜗尖处的基底膜产生波峰。图 3-4 示几个不同频率的纯音在基底膜上产生的行波的包络（envelope），可见随着频率的降低，波峰的位置则越靠近蜗尖。

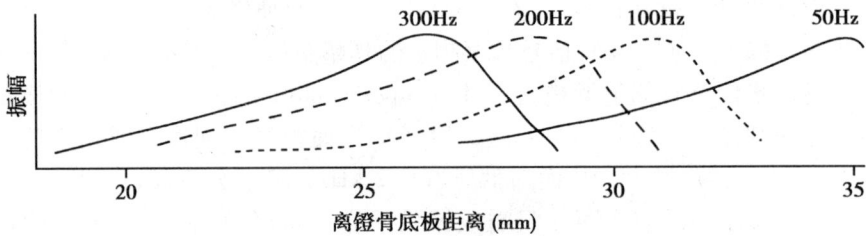

图 3-4　几个低频音的行波的包络

Greenwood（1990）基于人体颞骨标本及动物实验的数据推演出频率与基底膜的位置的关系：$F = 165.40\,(10^{0.06x} - 1)$，其中 F 为频率，x 为基底膜从蜗尖算起的位置（单位：mm）。Greenwood 公式是基于 35mm 这一正常人基底膜的平均总长度。

von Bekesy 对基底膜的测量表明基底膜对频率的调谐（tuning）特性较差。由于 von Bekesy 的测量是在高声强下及动物或人体死亡后进行的，因此，他的结果不能准确地反映生理状态下的基底膜特性。在生理状态下测量到的基底膜位移显示出良好的调谐特性。图 3-5 示 von Bekesy 所描述的基底膜行波包络（虚线）及近年来在活体动物耳蜗测量到的基底膜位

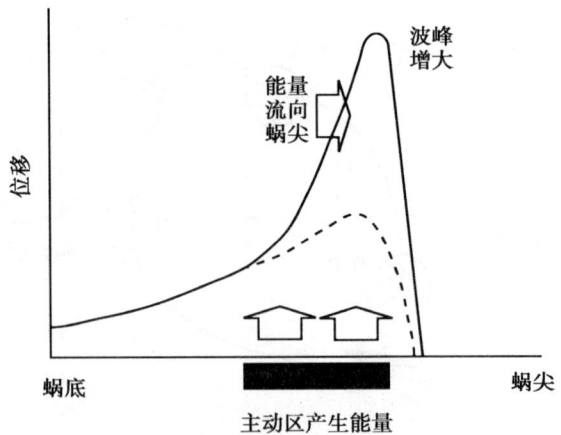

图 3-5　行波包络被动成分（虚线）和主动成分（实线）
箭头示主动成份产生的可能机制

移包络（实线）。前者的调谐低而宽，代表耳蜗的被动机械机制；后者的调谐高而窄，代表下面将阐述的耳蜗的主动机械机制。

二、耳蜗主动机械机制

耳蜗的主动机械机制是近年来发展并被听力学界接受的理论。其基本设想是，在行波波峰稍靠蜗底侧的某部位（图 3-5 中的长方形处），生物源的机械能被产生并加入行波，这一正反馈使得波峰显著增高并锐化。耳蜗主动机械机制又称为耳蜗放大器机制，其生物学基础的细节仍为当今活跃的研究课题。

耳蜗主动机械机制的存在的有力证据来自于耳声发射（otoacoustic emissions）的记录。David Kemp 于 1978 年首次报道耳声发射的存在，他将一微型麦克风置于人外耳道，在声刺激后诱发出来自耳蜗的微弱的声信号。由此人们认识到，耳蜗不仅仅是被动地接受声刺激，它也能主动地产生声能。耳声发射分自发性（spontaneous）和诱发性（evoked）两类，诱发性耳声发射又细分为瞬态声诱发性耳声发射（transiently evoked otoacoustic emissions）、刺激频率耳声发射（stimulus frequency otoacoustic emissions）和畸变产物耳声发射（distortion product otoacoustic emissions）。自发性耳声发射可从约 50% 的正常听力者记录到，其临床应用价值有限。刺激频率耳声发射的记录需要较复杂的技术和较昂贵的设备，在临床上不宜推广，但近来的研究发现，刺激频率耳声反射比其他任何一种耳声反射都能更准确地评估行为听阈，将来它在临床上有可能发挥重要作用。目前，瞬态声诱发性耳声发射和畸变产物耳声反射已成为临床听力学检测的常规手段。总之耳声发射的存在反映耳蜗较健康的内环境及外毛细胞的正常功能，当这一内环境遭到破坏、外毛细胞功能丧失时，耳声发射不能被记录到。耳声发射的记录相对容易而且重复性好（Harris, et al, 1991; Roede, et al, 1993），它在客观听力监测、新生儿听力筛选及内耳病或听神经病的病变部位的诊断上具有重要的地位。关于耳声发射的检测技术在后章中将有较详细的介绍。

耳声发射的研究已经历 27 年，其产生机制及在耳蜗内传播方式仍有争议。但目前认为有两个机制分别解释自发性耳声发射、瞬态声诱发性耳声发射、刺激频率耳声反射和畸变产物耳声反射的产生原理。自发性耳声发射、瞬态声诱发性耳声发射和刺激频率耳声反射可能是由于耳蜗的阻抗不连续性（impedance discontinuity）而产生的线性反射，个别的外毛细胞的错位或形态上的异常可导致阻抗不连续性。当然，下面将介绍的外毛细胞的动性（motility）直接参与耳声发射的产生，大量的研究表明，在耳毒性药物或噪声暴露后，外毛细胞受损，耳声发射幅度下降或消失。与此机制不同，畸变产物耳声反射可能是由于外毛细胞在声-电换能过程中的非线性特性而产生的，其细节将在本节末尾做进一步讨论。

从耳蜗分离出来的外毛细胞在电信号的刺激下具有伸长和收缩的能力，即电动性（electromotility）（Brownell, et al, 1985），这一发现使耳蜗主动机械机制的存在得到进一步证实。当外毛细胞处于去极化时，其长度变短，相反，当外毛细胞处于超极化时，其长度增大，外毛细胞的电动性反应可引起细胞总长度改变 3% ~ 5% 左右。这一能力被认为是耳蜗放大器的基础。该过程具体的工作原理尚有争议，但普遍认为，外毛细胞在下面将详述的声-电换能过程中，胞内电压的变化引起电动性反应，产生的力作用于

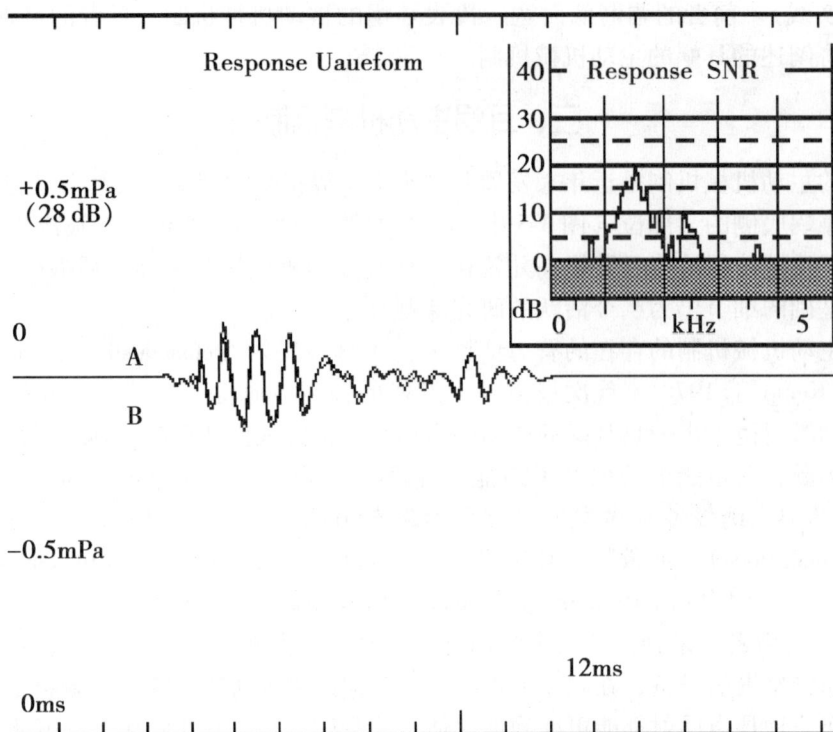

图 3-6　短声诱发的耳声发射。此耳声发射是用 **ILO88** 耳声发射记录仪于 **2005** 年从笔者的左耳记录到的。右上角插图示耳声发射的频谱及噪声水平

基底膜导致行波幅度增大，从而起到一正反馈作用。最近，美国西北大学 Peter Dallos 实验室从外毛细胞分离出来一个称为 prestin 的蛋白质，并认为它是外毛细胞的运动蛋白，也就是说，prestin 即外毛细胞电动性的分子基础（Zheng，et al，2000）。不过这一由外毛细胞胞体运动带来的放大机制在高频刺激下不能满意地实现，因为其运动速度有限。最近，Kennedy 等（2005）首次在哺乳类动物（大鼠）的外毛细胞观察到由静纤毛束产生的快速运动，这一运动与静纤毛上快速作用的钙和钾离子通道的功能有关。

三、声-电换能过程

　　声-电换能（transduction）过程首先发生在毛细胞的静纤毛（stereocilia）。静纤毛含有丰富的肌动蛋白（actin）纤维，静纤毛与静纤毛之间有众多的交叉联接将它们束缚在一起（图 3-7a）。因此，当行波导致静纤毛偏倒时，所有静纤毛偏倒方向都一致。此外，前排较短的静纤毛的顶端还有一斜上走向的纤维与后排较高的静纤毛形成联接。此联接又称为顶联接（tip link）（图 3-7b）。顶联接的功能被比喻为门控弹簧（gating spring）。顶联接的两端附着有钾离子通道，在静息状态时，钾离子通道微开，少量钾离子可顺着电位差（详见下一节：耳蜗电位）而流入毛细胞（图 3-8，见彩色插页）。当静纤毛倒向较高的静纤毛一侧时，顶联接被拉长，张力增大，在顶联接两端的钾离子通道开启，更多的钾离子流入毛细胞。相反，当静纤毛倒向较短的静纤毛一侧时，顶联接松弛，其两端的钾离子通道关闭，不利于钾离子流入毛细胞。

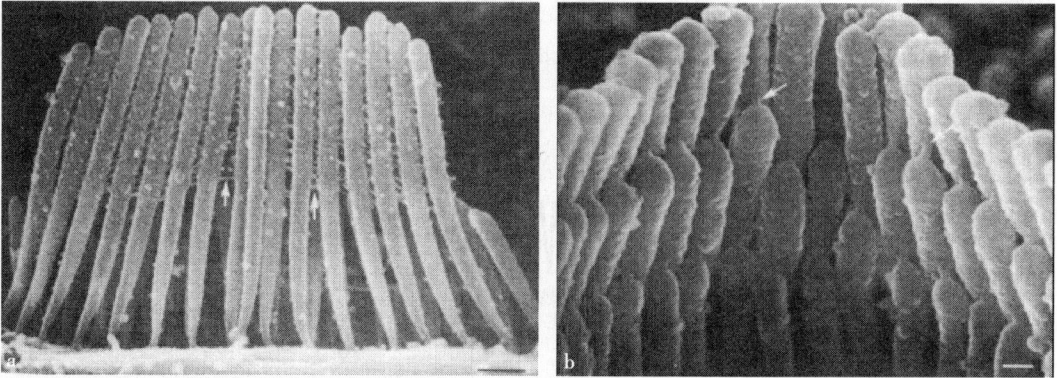

图 3-7 毛细胞的静纤毛束
a. 箭头示静纤毛侧旁的交叉联接；b. 箭头示静纤毛的顶联接

钾离子流入毛细胞，使得毛细胞去极化。这样，胞壁上的电压门控的钙离子通道开启，胞外的钙离子流入毛细胞。胞内钙离子浓度增加使得含有神经递质的小泡（vesicle）朝胞壁移动并与胞壁溶合，从而将神经递质释放至突触间隙。目前人们一致认为，毛细胞使用的神经递质为谷氨酸（glutamate）。听神经末梢含有谷氨酸的受体，在谷氨酸的作用下，听神经末梢去极化并产生动作电位，后者经听神经传入脑干的耳蜗神经核团。听觉中枢的神经通路在本章第五节将稍做介绍。

结合上面描述的外毛细胞的电动性及第四节将描述的内毛细胞与听神经的关系，我们可以区分一下内、外毛细胞的功能。外毛细胞的声-电换能过程主要是利用其电动性而实现其主动机械机制，而内毛细胞是真正声-电换能的主角，支配内毛细胞的听神经纤维将声-电换能的产物传入听觉中枢。

四、耳蜗电位

从耳蜗可记录到四种细胞外电位。这四种电位分别为内淋巴电位（endolymphatic potential，EP）、耳蜗微音器电位（cochlear microphonics，CM）、总和电位（summating potential，SP）及复合动作电位（compound action potential，CAP）。

EP 与其他耳蜗电位不同，它不是对声刺激反应而产生的电位，它是在任何正常生理状态下从耳蜗中阶记录到的一直流电位，幅度为 +80mV。EP 只有在动物实验中将电极插入耳蜗中阶才能记录到。毛细胞的静息电位（resting potential）约为 -70mV。内淋巴与毛细胞胞浆之间形成 150 mV 左右的电位差。这一电位差是呈阳性的钾离子冲入毛细胞引起毛细胞去极化的能源。因此，EP 在声-电换能过程中起着重要的作用。血管纹的边缘细胞含有丰富的钠-钾 ATP 酶，其作用是将钾离子不断的泵入中阶，以维持 +80mV 的内淋巴电位。

CM 可从实验动物的内外毛细胞内记录到，临床上则是从病人的鼓岬或外耳道电极来记录。CM 为一交流电位。当毛细胞静纤毛束在基底膜运动的作用下倒向较高的静纤毛侧时，钾离子通道开启，毛细胞的电阻下降，EP 亦稍减少。相反，当静纤毛倒向较短的静纤毛侧时，钾离子通道关闭，毛细胞的电阻增高，EP 亦稍增大。这一电压的变化便是 CM 产生的源由。耳蜗外记录到的 CM、也就是临床上所记录的 CM，依赖于外毛细胞的正常功能，而与内毛细胞的功能无关。CM 能反应基底膜的运动状态。如图 3-9 所示，CM 的幅度跟随着声刺激周期性的变化而变化。由于 CM 反映外毛细胞的功能状态，在临床听力测试中具有重要的地位。

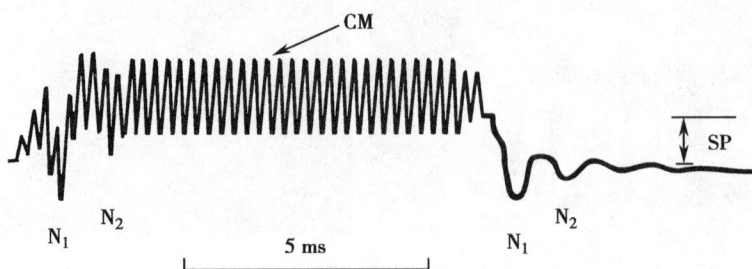

图 3-9　短纯音刺激诱发的 CM、SP 和 CAP

SP 反映耳蜗在声刺激下产生的直流电压的变化，在图 3-9 中标明为基线上升的电位，在不同的记录方式或刺激参数时，SP 亦可呈负向的电位。SP 的发生源主要为外毛细胞，内毛细胞胞内电压的变化也在一定程度上体现于 SP。

CAP 是听神经在声刺激下同步发放动作电位时复合而成的电位，如同 CM 和 SP，CAP 在电极置放入耳蜗内或离耳蜗较近的部位时可记录到。CAP 主要由 N_1 和 N_2 两个负波组成（图 3-9）。N_1 潜伏期约为 1ms。N_2 的潜伏期在 N_1 之后约 1ms，且只在较高强度的声刺激时方能出现，其产生源可能是来自耳蜗核。图 3-9 中 N_1 和 N_2 出现于短纯音声刺激的起始和结束处。声刺激起始时的 CAP 与 CM 重叠，而声刺激结束时的 CAP 则更清晰可见。短声诱发的 CAP 主要是来自特征频率（characteristic frequency）高于 4 kHz 的听神经放电的总和。其原理为 CAP 是听神经同步放电的结果，短声刺激在蜗底段产生的行波速度较快，越向蜗尖行波速度递减。这样，只有在蜗底段的高频纤维的放电是同步的，因此，临床上多用的短声诱发的 CAP 主要是体现高频听神经的功能，这一点在解释临床耳蜗电图结果时有一定的意义。

五、耳蜗的非线性特征

中耳声传递过程中最突出的特点是其线性功能，与此相比，耳蜗功能最突出的特性是其非线性。目前的观点认为，耳蜗基底膜振动的非线性可能与前面谈到的耳蜗主动机制同出一源，均为外毛细胞的主动放大器作用以使频率调谐锐化而来。因此，在病理情况下外毛细胞丧失，耳蜗非线性特性也随之消失。耳蜗非线性主要体现于四个方面：①耳蜗响应随刺激强度的增长而呈非线性的增长；②耳蜗基底膜位置在声刺激过程中出现直流偏差；③某一声刺激引起的耳蜗响应在另一声刺激同时存在的情况下出现抑制效应，这一现象又称为二音抑制（two-tone suppression）；④结合音（combination tones）或畸变产物（distortion products）的生成。也就是说，在两个纯音 f_1 和 f_2 的刺激下（如 $f_2/f_1 = 1.22$），耳蜗出现对 $mf_1 \pm nf_2$（m 和 n 为 $\geqslant 1$ 之整数）多个频率的反应。其中 $f_2 - f_1$ 及 $2f_1 - f_2$ 尤为显著，并在电生理及心理物理实验中体现出来。结合音的生成是耳蜗非线性特性的有力证据，畸变产物耳声发射的记录（Brown and Kemp，1984）将耳蜗非线性与耳蜗主动机制联系到一起，并在当今的临床上得到广泛应用。当两纯音的强度不等且较低（如临床上常用的 $L_1 = 65$ dB SPL、$L_2 = 55$ dB SPL）时，$2f_1 - f_2$ 的产生部位在基底膜上靠近 f_2 处，这可能是由于两纯音在 f_2 处的基底膜部位重叠最大。当两纯音在较高的等强度时，$2f_1 - f_2$ 的产生部位则在基底膜介于 f_1 与 f_2 的中间部位。此外，这种高强度纯音产生的畸变产物耳声发射可能不依赖于外毛细胞的动性，研究表明，在速尿（furosemide）这种耳毒性药物处理后，畸变产物耳声发射仍能记录到（Mills，2003）。前面介绍过，prestin 近年来被证明为外毛细胞动性的蛋白质基础。近来研究发现，在一种缺乏 prestin 的突变小鼠上，高强度纯音仍可诱发到畸变产物耳声发射。

第四节　听神经的生理

人耳的每侧约有 30 000 根听神经纤维，听神经的胞体在螺旋神经节。此神经分为两型。Ⅰ型神经元为双极神经元，体积较大，有髓鞘，占所有听神经元总数的 95% 左右，其周边端与内毛细胞形成突触，每个内毛细胞约有 20 个Ⅰ型神经纤维支配。Ⅱ型神经元形状为假单极神经元，体积较小，无髓鞘，占听神经元总数之 5% 左右，其周边端与外毛细胞形成突触，Ⅱ型神经纤维的周边端具有多个侧枝以支配多个外毛细胞，Ⅱ型神经纤维与外毛细胞的比例约为 1:10。经典的听神经生理研究采用动物实验单细胞记录方法，微电极插入从内耳道出来的听神经，记录听神经自发放电或对声刺激产生的放电。几乎所有有关听神经电生理的数据都来自支配内毛细胞的Ⅰ型纤维。

对听神经生理的研究有助于我们认识耳蜗功能的产物及中枢听觉系统所接受的输入信号，也提供心理物理数据的生理基础。本节将介绍听神经对声刺激的两个基本特性、频率和强度的编码（encoding），即听神经传输声刺激频率和强度的方式。

一、频率的编码

关于频率的编码，有两个相互对立的学说来解释听觉系统是如何决定声刺激的频率的。这两个学说分别为部位学说（place theory）和时间学说（temporal theory）。下面就这两个学说做一介绍。

（一）部位学说

耳蜗基底膜由蜗底至蜗尖排列着由高到低的音频，这便是耳蜗的音频定位性（tonotopicity）。它在听神经水平的体现是，支配基底膜不同部位上的内毛细胞的听神经纤维对不同的特定的音频反应最佳。图 3-10 示一组听神经纤维的调谐曲线（tuning curve）（数据引自 Liberman 和 Kiang，1978）。调谐曲线描绘的是听神经对于不同频率的纯音刺激所获得的神经放电的阈值。所有听神经纤维都在某特定频率有一最低阈值，也就是说，每一听神经都对某一频率的声音最敏感。调谐曲线上最低点所对应的频率即为该神经纤维的特征频率（characteristic frequency，CF）或最佳频率（best frequency，BF）。

调谐曲线的横坐标为对数坐标，CF 较低（如 <1 kHz）的调谐曲线在 CF 左右呈较对称型，CF 较高的调谐曲线则不对称，高频侧非常陡而低频侧有一较平的"尾巴"。因此，每一听神经元就象是一带通滤波器。各听神经元的调谐宽窄不等，通常我们用 Q_{10} 值来对调谐的宽窄进行定量。Q_{10} 的定义是：CF 除以高于 CF 阈值 10 dB 的带宽

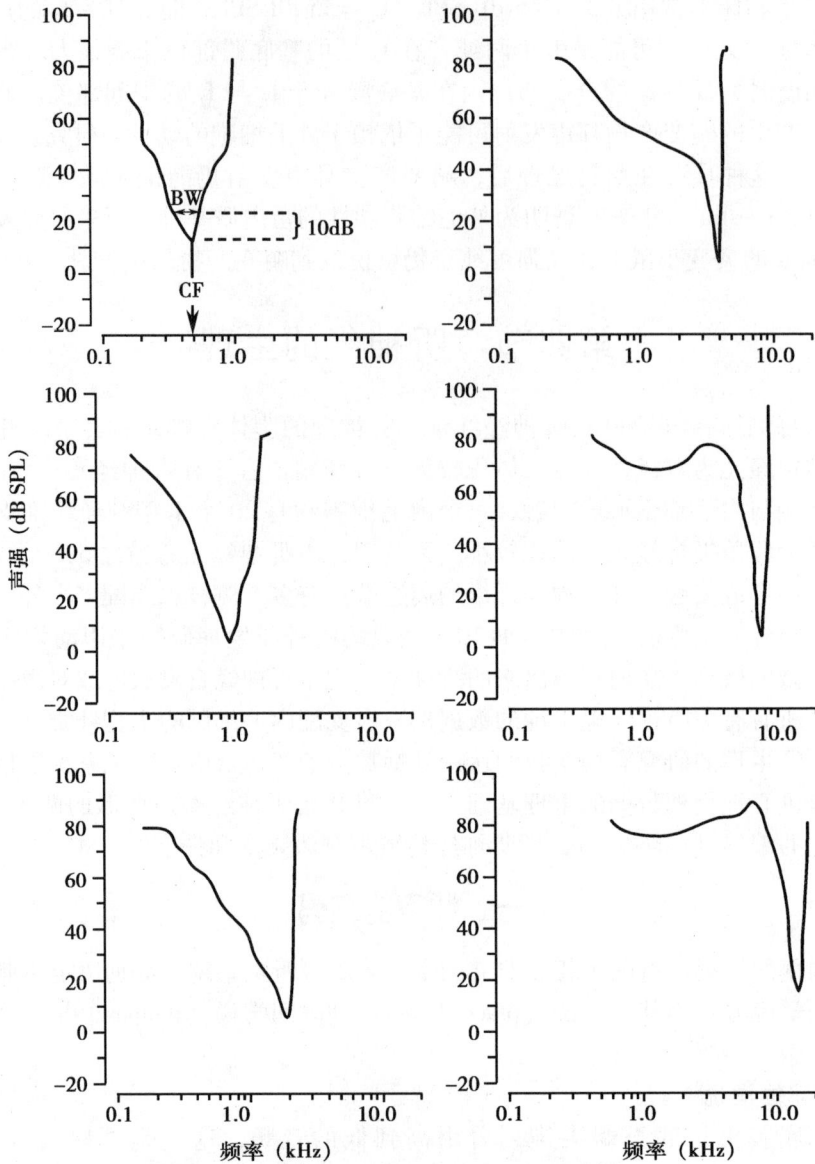

图 3-10　猫的六个不同的听神经纤维的调谐曲线
各调谐曲线在原数据上经过平滑处理

（bandwidth，BW）（即 CF/BW），如图 3-10 左上之调谐曲线所示。一般说来，CF 越高的纤维其调谐越锐，Q_{10} 值也越高。听神经的调谐特性来自于其支配的内毛细胞的调谐特性，因为实验观察到的两者的调谐曲线大致相等，听神经这一级不过是真实地反应基底膜-内毛细胞的调谐特性。

　　调谐曲线描绘单个听神经纤维的阈值的反应，阈上的反应通常用等强度曲线（isointensity curve）来描绘。等强度曲线有时又称为反应区域（response area）。图 3-11 示一听神经纤维的等强度曲线。数据源自于 Rose 等（1971）。图中每一曲线代表在某一声强时该神经纤维的放电速率。这一听神经纤维的特征频率（CF）为 17 kHz，在低强度（≤65 dB SPL）时的等强度曲线上可见峰值在1700 Hz，然而随着声强的增大，其反应区域亦逐渐扩大，峰值往低频方向迁移，当声强为75～95 dB SPL时，此听神经纤维的动作电位发放速率对1 k～2 kHz的声刺激无辨别作用。

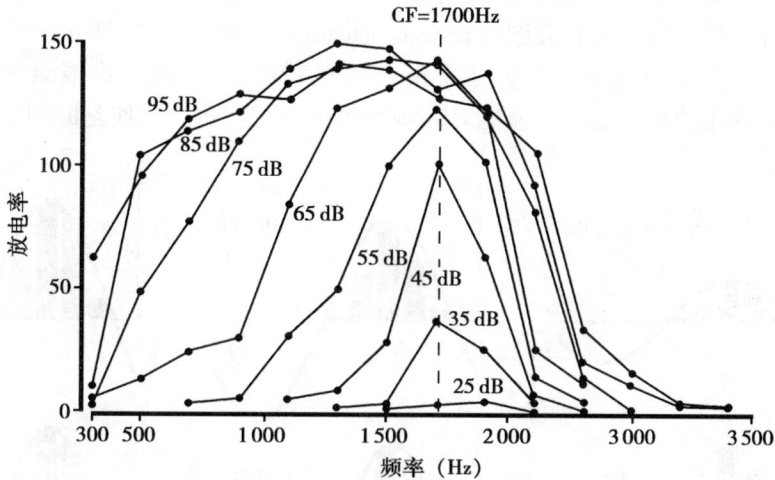

图3-11　声刺激强度对猴的一听神经纤维的反应区域的影响
虚线示其特征频率（CF = 1700 Hz）

　　从以上的数据看来，部位学说能较理想地解释在低强度时听觉系统对频率的编码，不同的听神经纤维支配不同部位的内毛细胞，因而对不同的声音频率最敏感，在调谐上表现为较锐的调谐曲线，这些听神经纤维有序地终止于耳蜗核的不同部位，从而将来自耳蜗的音频定位性传至中枢。然而，当声刺激在中等强度之上时，部位学说在解释频率编码上有困难，因为这时听神经纤维的CF有迁移，并且甚至对较宽频率范围的声音均有反应，基于这一编码，中枢听觉系统将无法准确得知声音的频率。

（二）时间学说

　　在纯音的刺激下，听神经纤维的放电在时间上有一定的规律。图3-12示一组听神

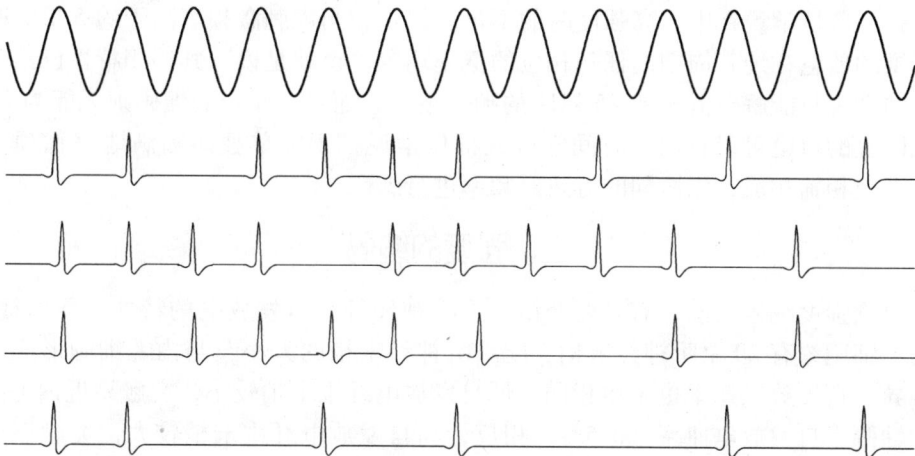

图3-12　一组听神经纤维对一纯音刺激的放电模式

经纤维在一纯音的刺激下的放电模式。由此可见，听神经纤维的放电几乎总是出现在纯音的正相位。这便是听神经元放电的锁相（phase locking）特性。锁相并不意味着每一正相位都有放电，只是在正相位时，听神经纤维放电的概率远远高于负相位时的放电。

如果将某一听神经纤维的放电根据在声刺激的一个周期的位置累加起来，我们便可绘出该神经纤维放电的周期直方图（period histogram），如图 3-13 所示。听神经纤维的放电跟随纯音的上半个周期。数据引自 Rose 等（1971）。由此不难推测，中枢听觉系统接受到这一锁相的放电模式后便能对声刺激频率进行解码。这便是时间学说的精要。

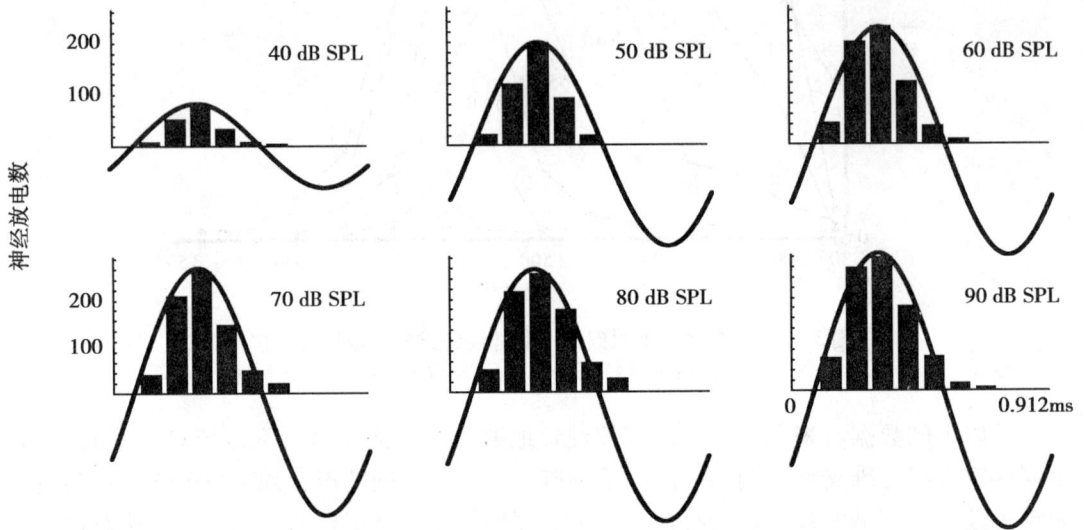

图 3-13　猴的一听神经纤维放电的周期直方图。声刺激
为 1100 Hz 的纯音，强度分别为 40～90 dB SPL

时间学说认为，听神经纤维放电的锁相特性是频率编码的基础，所有的听神经纤维都可对所有的频率进行编码，而不局限于部位学说的一对一的关系。由图 3-13 还可看出听神经纤维锁相的一重要特性，锁相不随声刺激强度的增大而削弱，因此，时间学说恰好能弥补部位学说在中、高强度时的不足。但是，当声刺激频率高于约 5 kHz 时，听神经纤维的放电在纯音周期的任一相位的概率均等，也就是说，其锁相特性已消失。因此，时间学说只能解释低于 4～5 kHz 的频率编码，而对高频音的编码则无能为力。

从以上的讨论可以看出，时间学说或部位学说都不能单独而圆满地解释频率的编码，两者应相辅相成，以协同的方式对频率进行编码。

二、强度的编码

在讨论强度编码之前，有必要介绍一下听神经纤维自发放电的特性。前面提到过，每个内毛细胞约有 20 个听神经末梢支配。听神经末梢的大小及与内毛细胞形成突触的位置各异，自发放电速率也不尽相同，低自发放电纤维末梢较小，突触靠近内毛细胞的耳蜗中轴侧，自发放电速率 <0.5/s，相反，高自发放电纤维末梢较大，突触靠近内毛细胞的耳蜗中轴侧的对侧，自发放电速率 >18/s，中自发放电纤维介于上述两者之间（Liberman，1978）。

　　强度的编码涉及听阈及听觉动态范围。听阈主要是由高自发放电纤维而获得，因为这类听神经纤维具有非常低的阈值，其阈值接近行为听阈。听觉动态范围的编码则较复杂些。我们知道人的听觉动态范围（即从听阈至不舒适级）高达 120 dB，而单个听神经纤维放电的动态范围很小。听神经纤维的阈值定义为引起放电速率高于自发放电的最小的声强。当声强进一步增大时，听神经纤维的放电速率也迅速增加，一般在阈值上 30 ~ 40 dB 时放电速率便达到饱和。

因此，单个听神经纤维的动态范围（即从阈值至饱和级）一般只有 30 ~ 40 dB。图 3-14 描绘一听神经纤维的强度函数（rate-level function），其数据取自图 3-11 中的听神经纤维对特征频率声刺激在不同强度下产生的放电速率。可见，这一听神经纤维的阈值可能稍大于 25 dB SPL，放电速率随着声强的增大而迅速增加，当声强在 65 ~ 95 dB SPL 时，放电速率达到饱和。显然，单靠一类听神经纤维无法对听觉动态范围进行编码。

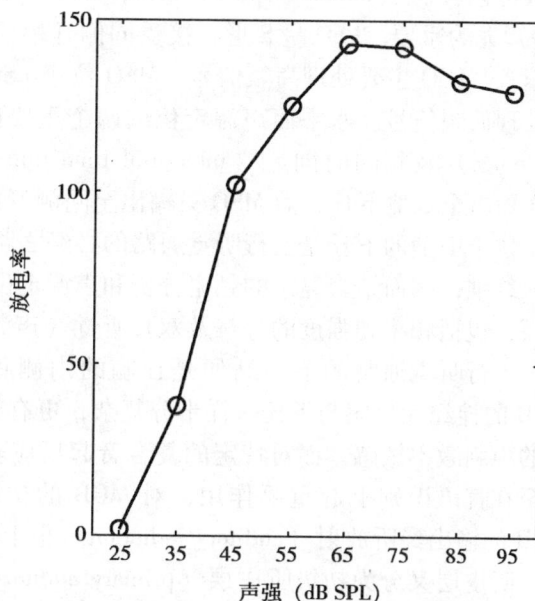

图 3-14　一听神经纤维的强度函数。纵坐标放电率为动作电位数/s。数据取自图 3-11 中的听神经纤维在特征频率声刺激下产生的放电速率

　　动态范围的编码需要各类听神经纤维的参与。低自发放电纤维的阈值较高，有的可高达行为听阈之上 60 dB，而且其动态范围也相当宽，多在 40 ~ 60 dB 左右（Liberman，1988）。因此，如果在某特征频率的三个纤维的阈值与饱和级分别为 0 ~ 40，30 ~ 70，60 ~ 120 dB SPL，那么整合这三个纤维的放电便可覆盖 120 dB 的动态范围。

　　另外，随着声强的增大，基底膜的行波幅度增大，从而在特征频率两旁的听神经纤维也受到刺激并产生动作电位，这一点从图 3-11 所描绘的反应区域也可看到。因此，除了上述的原理来解释听神经的强度编码之外，多个频道的听神经纤维的参与也可能对强度编码有帮助。

第五节　中枢听觉系统

　　中枢听觉系统包括上行和下行系统，其通路在第三章第四节已有介绍。本节将结合其功能对中枢听觉系统进行扼要的剖析。

一、听觉上行系统

　　上行听觉通路由图 2-30 所示。所有听神经纤维都终止于脑干的耳蜗核（cochlear nucleus），之后，任何一侧的听觉信息被送往双侧的上行通路。耳蜗核分别由前腹侧核、后腹侧核和背侧核三个部分组成，这三个部分的神经元显示截然不同的反应特性，

因而在功能上各自的作用不同。耳蜗腹侧核的反应特性与听神经的反应特性相似。功能上来看，它似乎是听觉通路上的一中继站，也是听觉脑干植入电极刺激的目标，它将听觉信息传至双侧上橄榄复合体（superior olivary complex，SOC）。与此相反，耳蜗背侧核的反应特性非常复杂，其输出信息多直接传至对侧下丘（inferior colliculus）。

上橄榄复合体含有数个核团，其中斜方体内侧核（medial trapezoid body，MTB）、上橄榄内侧核（medial superior olive，MSO）和上橄榄外侧核（lateral superior oliver，LSO）尤为重要。LSO 呈 S 形，接受同侧耳蜗核的直接输入和对侧耳蜗核经 MTB 的间接输入，LSO 主要处理高频信号。MSO 位于 LSO 的内侧，接受双侧耳蜗核的输入，主要处理低频信号。水平面声源定位的两个重要声学信息，耳间强度差（interaural level difference）及耳间时间差（interaural time difference）分别在 LSO 和 MSO 得到分析。LSO 输出至双侧下丘，而 MSO 只输出至同侧下丘。

位于中脑的下丘是上行听觉通路的必经之路，它接受背侧耳蜗核及上橄榄复合体的输入纤维，因而结合复杂的频率分析和声源定位的能力。下丘的功能概括听觉行为的各方面，包括频率和强度的分辨及双耳听觉（声源定位）。

上行听觉通路的下一站便是丘脑的内侧膝状体（medial geniculate body，MGB）。MGB 的神经元反应与下丘一样十分复杂，更有趣的是，MGB 部分神经元对纯音这种简单的声刺激不敏感，而对特定的复合音起反应。MGB 的功能也许是整合复杂的声信号以至在言语识别上起重要作用，对 MGB 的功能机制的阐明有待于更多的基础研究。MGB 的输出经听放射（auditory radiation）止于听皮层。

听皮层又分为初级听皮层（primary auditory cortex，A1）和次级听皮层（secondary auditory cortex，A2）。A2 以 A1 为核心环绕 A1，A1 和 A2 都接收来自 MGB 的纤维。有关听皮层的研究大多来自于动物实验，在这些实验中，人们将听皮层某部位造成损伤然后观察动物听觉行为上的变化，由此而衍生听皮层的功能。这一研究手段不是直接针对听皮层的生理功能，其结论常受实验设计中行为的困难程度影响。不管怎样，听皮层的功能显然与复杂听觉信息处理有关，没有一个简单的概念可概括听皮层的功能。假说认为，听皮层的功能在以下几个方面起着重要作用：①复合声的分析；②声源定位；③基于声源的位置而选择性地注意某声刺激；④抑制不合适的运动系统的反应；⑤认定（identify）声刺激而不是察觉（detect）声刺激；⑥辨别声刺激的时域模式（temporal pattern）；⑦听觉短期记忆（short-term memory）。

以上对上行听觉通路及各站功能的描述实为一简化的版本。听觉神经系统核团之间的联系要复杂得多，对神经元功能的介绍也只是接触到表面而已。这里有必要强调一下听觉神经系统的两个特性。其一，音频定位性从耳蜗基底膜至听皮层均得到保留，从基底膜的底端至蜗尖，频率由高到低分布，这一特定位置决定特定的频率的特性，即音频定位性，在脑干、丘脑的各听觉核团及听皮层获得保留，在人的初级听皮层上，由内侧至外侧部位分布着由高到低的音频。其二，听觉上行通路具有平行分析与序列分析的特点，序列分析指的是，随着核团一站一站地上行，神经元对声信号的分析也就越复杂，平行分析则指的是，在任何一级上，多个信息通道同时并行，各通道分析处理声信号中不同的参数。

对听觉上行通路的解剖和生理认识有助于理解临床上广为应用的诱发电位的起源。

听性脑干反应（auditory brainstem response，ABR）已成为临床听力学常规检查项目（见相关章节）。ABR 代表听觉通路上协同的神经元活动。ABR 包括 5 个波，即Ⅰ波～Ⅴ波，有时可记录到Ⅵ波和Ⅶ波，但因其波幅小而不稳定，在临床上不予考虑。在一序列用猫进行的动物实验中，研究人员对不同的电位的发生源进行了探索并与人体的数据进行了比较（Melcher et al，1996）。一般认为，Ⅰ波为听神经电位，也就是说来源于螺旋神经节细胞，Ⅱ波来源于耳蜗神经核，也可能包含螺旋神经节细胞电活动的成分，Ⅲ波主要来源于上橄榄复合体，Ⅳ波来源于外侧丘系，即由耳蜗背侧核和上橄榄复合体上行至下丘的神经纤维及中途的外侧丘系核，Ⅴ波主要来源于下丘。另有观点认为，Ⅴ波可能来源于上橄榄内侧核及外侧丘系核，Ⅱ波～Ⅳ波的发生源也相应要比上述的观点要靠前一站。需知，确定远场记录到的复合电位的来源并不容易。其他诱发电位，如中潜伏期电位、稳态电位及长潜伏期电位等的来源则更是难以确定，但一般认为他们来源于丘脑的内侧膝状体及听觉皮层等高层结构。

二、听觉下行系统

在整个中枢听觉神经通路上，听觉下行系统与上行系统并行，从皮层下行到毛细胞，在各听觉核团多有交换神经元。大多数研究都注重于从脑干的上橄榄复合体到毛细

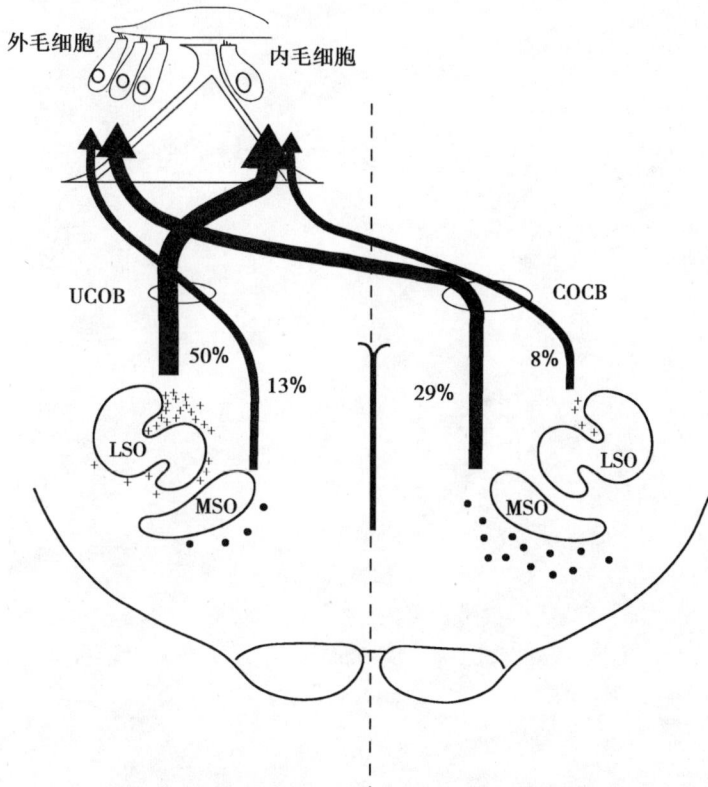

图 3-15　从上橄榄复合体到耳蜗的听觉传出通路。虚线为解剖中线。LSO = 上橄榄外侧核，MSO = 上橄榄内侧核，UCOB = 非交叉橄榄耳蜗束，COCB = 交叉橄榄耳蜗束

胞的橄榄耳蜗束，这一听觉传出通路如图3-15所示。这里对这一部分的下行系统的解剖及生理做简略的介绍。

从图3-15可见，耳蜗接受来自双侧上橄榄复合体的纤维，靠近上橄榄内侧核的体积较大的神经元送出较粗的纤维，在第Ⅳ脑室底越过中线支配对侧外毛细胞，这便是交叉橄榄耳蜗束（COCB）。与此相反，在上橄榄外侧核附近的体积较小的神经元送出较细的纤维，支配同侧的内毛细胞，这便是非交叉橄榄耳蜗束（uncrossed olivocochlear bundle，UCOB）。橄榄耳蜗束使用的神经递质为乙酰胆碱（acetylcholine）。

有关听觉传出系统的知识多来自于对COCB的研究。电刺激第Ⅳ脑室底和对侧声刺激均可激活COCB。COCB本身有一定的调谐特性，特定的纤维对某特定频率的声刺激最敏感，且该纤维又支配基底膜上这一频率部位的外毛细胞，从而实现中枢对耳蜗的频率对频率的反馈调控。激活COCB可导致听神经对声刺激反应的减弱，这一过程可能是因为传出纤维（通过乙酰胆碱）作用于外毛细胞，从而启动耳蜗机械机制、改变基底膜的调谐特性。这一观点在一些耳声发射的研究中得到支持，电刺激COCB和对侧耳给声均对耳声发射的幅度有抑制作用（Mountain，1980；Siegel and Kim，1982）。

目前对听觉传出系统的功能意义尚无统一的看法，但各种假说不外乎以下四个方面：①提高在噪声情况下信号的察觉；②对噪声性损伤起保护作用；③调控耳蜗的机械机制的状态；④参与听觉选择性注意。

（徐　立）

第四章

前庭生理

前庭生理学（vestibular physiology）是研究前庭系统功能和正常活动规律的学科。前庭神经系统包括：前庭感受器、初级和二级前庭神经元（前庭神经节和前庭核）及其各级神经中枢包括在大脑皮层的投射区和前庭传出系统。人们在日常生活中的各种活动无一不需要前庭系统的参与来保证动作的准确性。正常的前庭系统功能对维持身体平衡和适应生存的需要至关重要。前庭系统与其他系统之间存在着广泛联系，不仅保证了身体动态和静态的平衡，而且在头部活动时保持视觉清晰以及细致准确的动作也起到了重要的作用。

有些工作和职业，如航海人员、航空航天人员、体操运动员、花样滑冰运动员、跳水运动员等，都需要经过严格选择并经过特殊训练，具备有高度平衡功能者才能胜任。设计这些选择和训练的方法需要依赖于前庭生理知识和相关的研究。前庭生理的研究还促成了神经耳科学的快速发展，也是这门学科的重要理论基础。

第一节　平　衡　功　能

维持平衡（keep balance）就是使身体在空间保持适宜位置，这一切都是通过前庭功能保证的一系列反射运动来完成的。

本着遵循物种进化的原则，动物的前庭系统比听觉系统发生得要早，而且各动物种属之间还存在着明显差异，这可能与动物日常活动的需要相适应。例如自由游泳和飞翔动物的活动空间可在多维空间进行，包括上下、左右、前后、翻滚、俯仰、旋转，它们均有较好的平衡能力，前庭器官比较发达；而人类的日常活动相应地局限在某些平面上，因此前庭感受器所接受的刺激相对有限。

一、平衡系统与身体平衡的维持

人类在日常活动中靠前庭、视觉和本体感觉三个系统的协调作用来维持身体的平衡，有人将这三个系统统称为平衡三联。在维持平衡方面，三个系统所起的作用各不相同，其中以前庭系统最为重要；本体感觉和视觉与前庭感受器相辅相成，另有各自的主要功能。视觉的平衡作用主要帮助定向，即在前庭感觉的基础上识别上下、左右、前后的标志。如飞行员因前庭功能发生某些缺陷，引起倒飞的错觉，当降到低空看到地面标志时，靠视觉的定向作用，这种错觉可以纠正过来。而运动时的平衡则有小脑起重要作用。另外，在保持平衡的无条件反射中，如姿势反射和翻正反射等，前庭系统所起的作用也比视觉更为重要。

在维持身体平衡的三个系统中如果有一个发生功能障碍，在代偿功能发生后，靠另外两系统的功能仍能在一般日常活动中保持身体平衡；如果三个系统中有两个系统发生障碍，在日常活动中就难以维持平衡。因此，前庭功能丧失者在暗光下行走时常感觉不稳，在水中也难维持身体平衡。而盲人只要前庭功能正常，就仍能在水中保持平衡，如同健康人能在水中闭目游泳一样。

二、前庭系统的作用

前庭是感知头位和头位变化的器官，当头部和身体运动产生的加速度刺激了前庭感受器后，就可引起眼球、颈肌和四肢的肌反射运动来保持身体平衡。例如在身体歪斜刺激前庭时，首先出现了纠正头位反应的动作，再靠颈肌及关节等本体感觉引起身体的姿势反射。可见前庭系统首先感知身体的空间位置却不能直接维持身体平衡，它是通过反射性地调整姿势达到新的平衡；但同时表明前庭在维持身体平衡中起着先导作用。

前庭系统除了感知直线加速度和角加速度外，还有信号综合加工作用。因此它一方面具有近似意识感受和记忆的作用，例如在室内看清前面目标后可以闭目走近，触到该目标后还可以闭目走回来。另一方面，它又有类似锥体外系的功能，可以调节身体姿势和眼的位置，管理身体较细致的运动，例如正常人可闭目书写，前庭功能丧失者则难于完成此类活动。

前庭系统特有的上述能力与保证安全、维持定向和清晰的视力有关，尤其在运动中保持视觉的清晰度更要依靠前庭。例如将视标以 15° 的振幅和 4 Hz 的速度在眼前摆动，会感到视标模糊不清；反之视标不动，头部依同样条件左右摇动，视标仍是一个清晰的形象。这主要是囊斑调控的眼代偿运动，即头部运动时眼球反方向运动，这种调节作用可保持前景的清晰。但是，如果双侧前庭功能丧失，此调节功能发生障碍，头部运动时将感到前景模糊，因而更感头晕不适。不少前庭系统链霉素中毒的患者，即使已产生代偿功能，仍可能在走动时感到景物不清和眩晕，称为"视觉识别障碍性眩晕（Dandy 综合征）"，就是因为前庭系统对眼肌精细的调节作用不是其他神经系统所能取代的。

第二节　前庭器官的体液循环

前庭迷路的体液包括血液和迷路液（即内、外淋巴液），这部分的体液循环和耳蜗部分的基本一致。

一、内耳血液供应

内耳血供来自两条血管：一条为迷路动脉，从小脑前下动脉或基底动脉分出，供应全部膜迷路和大部骨迷路。另一条为耳颞动脉的一小分支，从鼓室供应骨迷路外半规管的部分。迷路动脉在内耳道内分为三支，即蜗支、前庭支和前庭蜗支。蜗支供应耳蜗；前庭支供应椭圆囊、球囊、上半规管及外半规管；前庭蜗支则供应球囊、后半规管和耳蜗的一部分。这些动脉分支丰富，一部分穿过蜗轴，顺螺旋器盘旋，沿途分出许多支辐射状小动脉，一部分到膜迷路的外侧壁供应耳蜗部分的血管纹和前庭部分的半月状板。这些部位因微血管很丰富，故称内耳的血性上皮。内淋巴系统代谢物质的交换可能是通过这些血性上皮进行的。迷路动脉属椎-基底动脉系统，因此受到基底动脉供血情况的影响。当椎-基底动脉供血故障时，往往影响到内耳供血。内耳供血示意图见彩色插页图 4-1。

二、迷路液

内、外淋巴统称迷路液（labyrinthine fluid）保证内耳特殊感觉装置能灵敏地感受外界刺激，对基底膜的振动和壶腹终顶的倾斜提供足够而适宜的环境，此外，对毛细胞的保护，代谢物质的交换，能量和化学介质的传递以及膜迷路内、外环境的恒定等也都起到重要的作用。

多数学者认为内淋巴液从膜迷路的血性上皮滤出，由内淋巴囊或内淋巴系统组织间隙吸收。外淋巴可通过耳蜗导水管与蛛网膜下腔中的脑脊液互相渗透。这些渗透都是有选择性的，使外淋巴、内淋巴、血液和脑脊液各自保持不同浓度的离子、蛋白质、脂类和糖原等含量。例如外淋巴中 Na^+ 高而 K^+ 低；内淋巴中 K^+ 高而 Na^+ 低；蛋白质含量以外淋巴最高，约相当于脑脊液含量的 4 倍；内淋巴的蛋白质含量略低于外淋巴，约相当于脑脊液中含量的 3 倍。内、外淋巴和脑脊液的糖含量也有差异。

内、外淋巴中 K^+ 和 Na^+ 浓度的差异，使内、外淋巴之间保持一定的电位差，这对维持内耳感受器的正常生理活动有一定意义。如这种离子浓度的差异发生变化，则感受器及有关传入神经的兴奋性将出现紊乱，例如梅尼埃病发作时外淋巴中 K^+ 浓度升高，Na^+ 浓度下降；膜迷路积水是梅尼埃病的主要病理变化，其发生与局部体液循环不良有关。因此内耳体液循环障碍在内耳病的发病过程中占重要地位。

第三节 前庭感受器的生理功能

前庭感受器包括球囊（saccule）和椭圆囊（utricle）的囊斑结构（macula illustrating）以及三个半规管（semicircular canal）的壶腹嵴（ampulla crista）。球囊斑和椭圆囊斑可感受直线加速度，包括重力加速度和切线加速度刺激，壶腹嵴则接受角加速度的刺激。应该指出，囊斑和壶腹嵴在感受加速度刺激时是有一定刺激阈值的，它与刺激方向、大小、时间及头位变化的速度都有关系，而且易受人体内、外条件的影响。前庭感受器的阈值可以通过锻炼提高，达到加强前庭功能稳定性的目的。例如飞行员的半规管感受刺激的阈值较正常人高，甚至作一般旋转、冷热试验时都观察不到明显反应。前庭系统的反应量变化较大，如冷热试验诱发的眼震正常值范围较大，主要与前庭刺激阈易受人体内、外条件的影响有关。

一、前庭感觉毛细胞

前庭感觉毛细胞（vestibular sensory hair cells）是一种换能装置，它可把物理性刺激，通过化学介质，转换为神经电活动——动作电位，沿神经纤维传入各级中枢，感知各种头位变化并引发相应的反应。前庭感觉毛细胞分为Ⅰ型和Ⅱ型。Ⅰ型细胞呈烧瓶状，多聚集于感觉上皮中心部位，即壶腹嵴顶部和囊斑微纹区。其外壁为杯状传入神经末梢包围；传出神经的末梢只能接触传入神经杯，不能接触到Ⅰ型感觉细胞膜。Ⅱ型细胞呈柱状，传入和传出神经末梢均直接接触其底部及外壁的下部（图4-2a）。

感觉细胞的顶部分布着两种感觉纤毛，静纤毛（stereocilia）和动纤毛（kinocilia）。其中静纤毛约30～100根，由许多顶链和横链相连成束；动纤毛较粗只有一根，可以自主运动，哺乳类前庭感觉细胞的动纤毛较静纤毛长，竖立在静纤毛束的一端，呈现一种"极化"排列形式。动、静纤毛的分布有一定规律，在外半规管壶腹嵴上每个感觉细胞的动纤毛都排列在接近椭圆囊的一端。在后垂直半规管和上垂直半规管壶腹嵴上动纤毛的分布情况正相反。在椭圆囊斑动纤毛向微纹分布，而球囊斑的分布相反。静纤毛以递减式的顺序排列，越接近动纤毛的静纤毛越长，距离越远的越短。动静纤毛均嵌入壶腹嵴顶（cupula，也称壶腹帽、终顶、终帽）或囊斑上位觉砂膜（otolithic membrane，也称耳石膜）内，并因加速度或角加速度的刺激一起发生运动。

前庭感觉细胞的传导作用在正常生理情况下，主要依靠静纤毛束的倾斜。静纤毛束向动纤毛方向倾斜，细胞膜上离子通道开放，K^+内流，毛细胞膜极化现象消失，即去极化（depolarization），放电增多，传入神经向心冲动增加，呈兴奋现象。静纤毛束背离动纤毛位置倾斜，情况则相反，呈超极化（hyperpolarization）或抑制现象，向心冲动减少。无刺激时纤毛保持在自然位置，只能记录到静息电位（resting discharge）（图4-2b）。但是如果阻断了半规管中内淋巴流动，不让其进入壶腹，则无论有无角加速度刺激均只能记录到静息电位，而无兴奋或抑制现象。

静纤毛较硬挺，倾斜时并不弯曲，而是整束倾斜并牵动其根部的表皮板；内淋巴的阻力可通过壶腹嵴顶或位觉砂膜传至纤毛；静纤毛束倾斜所引发的反应可持续10～100ms，由某些类似肌凝蛋白与肌动蛋白的复合物样介质调节趋于正常静息状态，此后对新的刺激再次发生反应。纤毛的活动能力常与内淋巴中Ca^{2+}的浓度有关。静纤毛束的活动灵敏，其顶端移动$1\mu m$引起的倾斜可达$3°～6°$，因此刺激量不需太大即可引起较强的反应。这种灵敏的活动性可能与前庭适应的产生有关。

毛细胞膜的静息电位约为60mV，去极化时膜电位最低可降到40mV；超极化时可升到64mV。毛细胞顶部的K^+引起静息膜电位，离子通道开放引起阳离子浓度改变，诱发毛细胞反应。而静纤毛倾斜引起膜通道开放则需依赖内淋巴中微量的Ca^{2+}。

二、球囊和椭圆囊的生理功能

球囊在骨性前庭腔的前下方，椭圆囊则在球囊的后上方。人类的球囊和椭圆囊只感受直线加速度刺激，维持人体平衡。椭圆囊斑呈长圆形，面积为$3.5～4.5mm^2$，前1/3较宽并向上延伸，后面大部分向后、向下倾斜，与外半规管所围成的平面大致平行。因此在自然头位时，椭圆囊斑后面大部分处于最敏感的位置，而仰卧或俯卧时前端翘起部分处于最敏感位置。球囊斑呈卵圆形，面积约为$2.2mm^2$，与同侧上半规管所围成的平面大致平行。其下方微向外侧倾斜约$18°$，其上方小部分折向外侧，接近水平。身体侧卧时球囊斑大部分处于水平，对沿水平方向的刺激敏感。两个囊斑之间的夹角为$70°～$

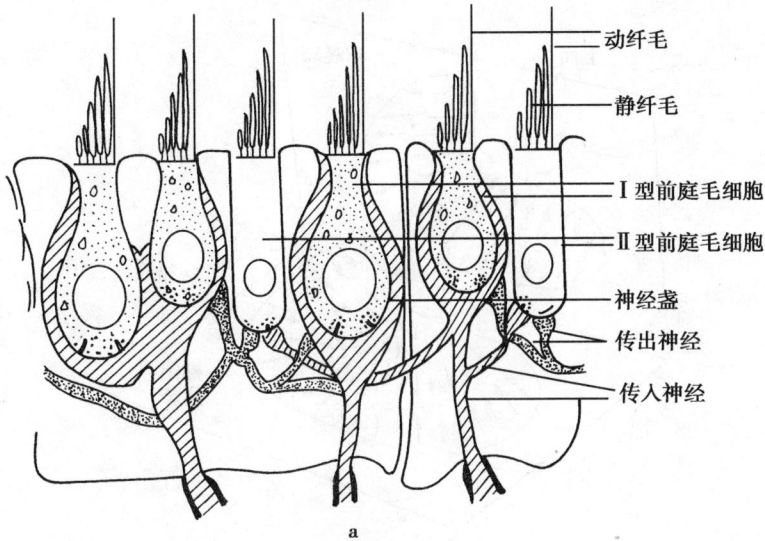

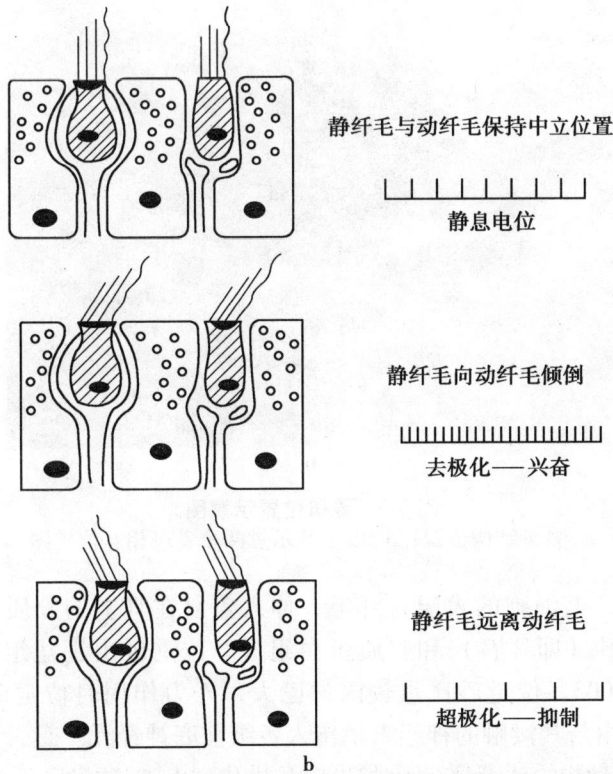

图 4-2　前庭感觉细胞形态和细胞电活动示意图
a. 细胞形态与突触联系示意图；b. 前庭毛细胞电活动

110°，大致组成三个互相垂直的面。这样就可以感受空间各方向的加速度。囊斑感觉细胞动静纤毛均按微纹位置作极化式的分布，已如前述。微纹基本处于囊斑的中轴线上，按长轴方向延伸，其两侧附近为微纹区（图4-3）。

椭圆囊和球囊均为膜迷路的一部分，囊内有较厚的感觉上皮亦称囊斑。囊斑含支持

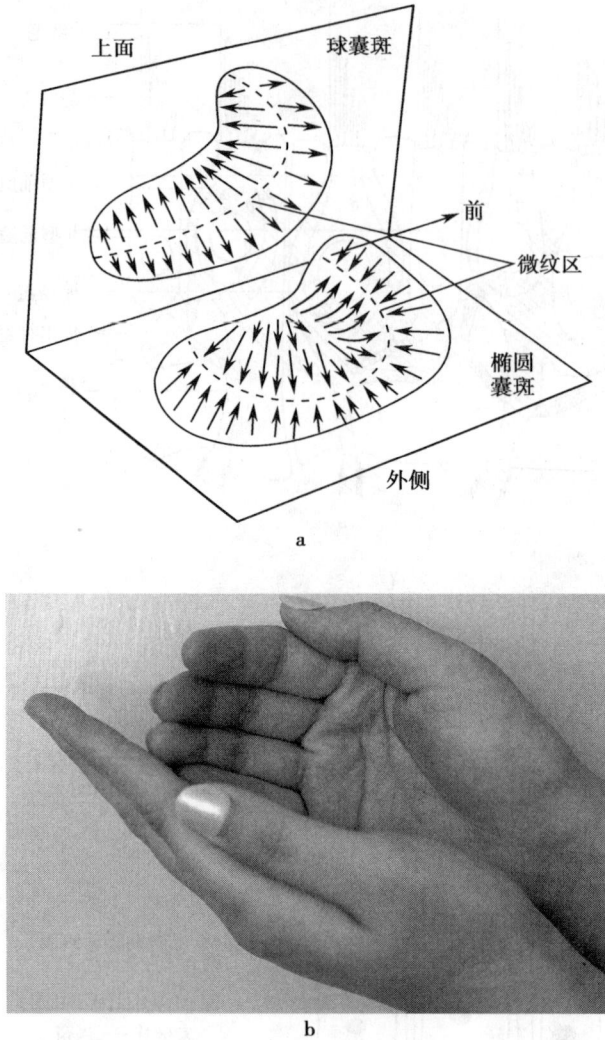

图4-3　囊斑位置示意图
a. 囊斑结构位置；b. 以手掌示意两个囊斑相互位置图

细胞和感觉毛细胞，毛细胞的表层含纤毛，伸入盖复在其上的胶质膜（亦称耳石膜）内。耳石膜由位觉砂（即耳石）和胶质蛋白组成。位觉砂由钙盐组成，比重是2.71，内淋巴的比重是1.003，位觉砂比重较内淋巴大，外力作用时位觉砂移动，刺激毛细胞，产生的电活动由与其接触的神经末稍传入各级前庭神经元。

　　研究发现：许多动物的球囊具有听觉功能，虽进化到人类，球囊已不再具备听觉功能，但球囊斑除感受加速度刺激外还可感知低频声和振动的刺激。肌源性前庭诱发电位的检测就是利用球囊这方面的功能完成的。全聋或深度听力损失而前庭功能仍存在的患儿听力言语康复的效果比前庭功能也丧失的听障儿要好，也是由于球囊这方面功能仍存在的缘故。

三、半规管的生理功能

　　半规管有三个，分别为外半规管，上半规管，后半规管。三者围成的面互相略呈垂直，两侧外半规管在同一平面上，一侧上半规管与对侧后半规管互相平行，这样可以感受空间任何方向的角加速度。为便于记忆，常以人体的拳臂表示三个半规管之间的位置关系（图4-4）。

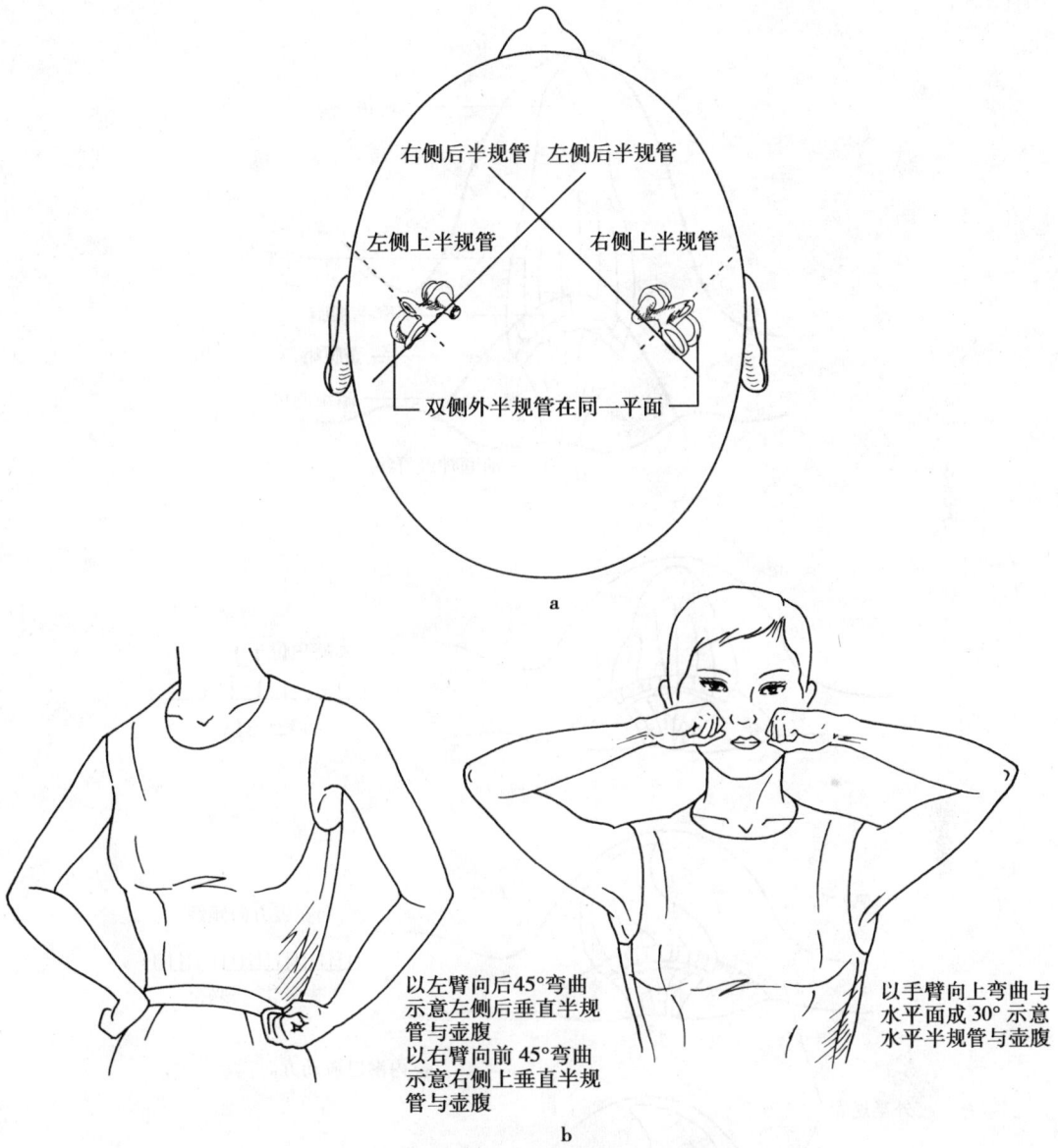

图 4-4 半规管位置及人体拳臂示意图
a. 半规管位置示意图；b. 人体拳臂示意图

每个半规管围成半弧形，主要感受正负角加速度的刺激。膜性管与骨性管形状相似，贴附在骨性管的外侧壁上，截面积约相当骨性管的1/4。外半规管的前端，上半规管和后半规管的下端各有一膨大的腔称壶腹。感觉上皮即在壶腹内称壶腹嵴，其上盖复胶质的终顶（cupula）或终帽。壶腹终顶为浓稠的胶原蛋白，含粘多糖类物质，质软而有弹性，在角加速度作用下，膜性半规管里的内淋巴因惯性作用发生反旋转方向流动，因而推动终顶顺内淋巴流动的方向倾斜，直接牵引感觉细胞的纤毛。这种物理刺激通过介质的释放可转变为化学刺激，并通过突触间隙传递给传入神经末梢，形成神经电活动传入各级前庭中枢。当内淋巴流动停止后又逐渐回复到原位（图 4-5）。

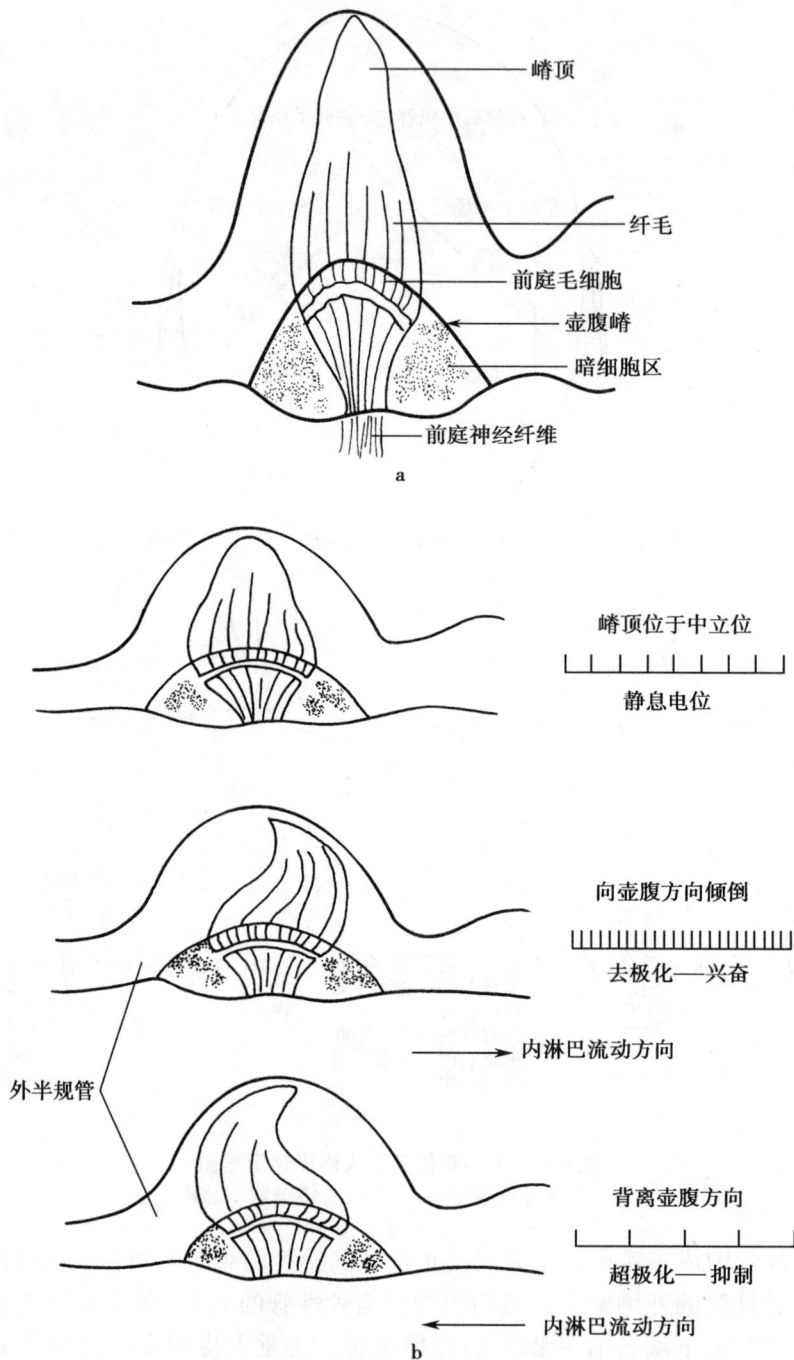

图 4-5　壶腹嵴结构和内淋巴流动时壶腹嵴顶运动示意图
a. 壶腹嵴结构；b. 内淋巴流动与毛细胞放电示意图

　　刺激壶腹嵴毛细胞所引起的反应强弱不仅与刺激的强弱有关，而且与壶腹终顶倾斜的方向有关。据 Ewald 观察，如角加速度刺激量不变，但由于壶腹终顶倾倒的方向不同可引起强度不同的反应。如以眼震持续时间为指标，弱反应的时间相当于强反应的1/2～2/3，当内淋巴流向壶腹，终顶向椭圆囊方向倾倒时，对外半规管是强刺激，引起强反应；对上和后半规管则是弱刺激，引起弱反应；当内淋巴流离壶腹时，刺激和反应得强弱适与上述情况相反。后人称之为"Ewald 定律"。多年来临床合和实验观察证明 Ewald 的观察是正确的，只是实际上二者的刺激量相等并无强弱之分，区别在于壶腹终顶倾斜的方向不同而引起兴奋或抑制反应。一旦角加速度的方向平行于某半规管所围成的平面，则该半规管受角加速度的刺激最大。如角加速度方向与外半规管平行，则引起双侧外半规管的综合反应；如角加速度方向与各半规管都不平行，则其反应将根据各半规管作用的分力而定。如角加速度与半规管围成的面垂直，则不能刺激该半规管。在日常生活中，人类多在地平面上活动，如转身、回顾等动作所形成的角加速度主要刺激外半规管。因此，平时半规管的反应主要来自外半规管，临床前庭功能检查中也多以观察外半规管的诱发反应为主。

　　在实际生活中，前庭所受到的刺激往往是复合的，因此囊斑和壶腹嵴往往同时向中枢发出初步的综合信号。因此，球囊、椭圆囊与半规管并不是各自反应外界的刺激，而是彼此之间有一定的调节和协同作用。

第四节　前庭中枢联系及其反射作用

　　临床中许多其他系统的疾病或不适宜的刺激都可引起前庭症状和体征。例如外耳道耵聍栓塞、小儿肠道蛔虫症可引起眩晕；视觉刺激所引起的头晕也不少见。以上这些临床表现与前庭核团和其它神经核团之间的广泛联系密切相关。

一、前庭核群及其联系

　　前庭核群（vestibular nuclei）在第四脑室的底部，脑桥和延髓交界处。近中线的两则各有四个核团，即前庭上侧核（superior）、内侧核（medial）、外侧核（lateral）及下侧核（inferior，或称脊髓核）。另外还有几个细胞群——F、X、Y 和 Z 群。前庭诸核是前庭与各有关神经中枢联系的中继站，它们接受从初级前庭神经元发来的传入纤维，再发出中枢纤维与其他神经中枢联系，引起一系列的神经反射作用。从前庭神经节来的传入纤维在延髓的上部，耳蜗神经的内上方进入脑干，一部分循傍绳状体到小脑，大部分分成两支：短的升支止于前庭上核和内核，较长的降支（前庭降束）止于外核和下核。前庭核群发出的二级纤维束主要与小脑、若干脑神经和脊髓神经的运动核、大脑、网状结构和自主神经中枢等有密切联系（图4-6）。因此，通过这些联系，来自前庭感受器的冲动与小脑、自主神经系统、网状结构以及脊髓等处的冲动可以互相扩散，形成一系列比较复杂的反射。而且双侧前庭核群之间也有纤维互相联系。

　　1. 前庭核与眼外肌运动核及锥体外系统间的联系　前庭诸核发出的纤维进入同侧和对侧的内侧纵束，分成上行和下行两支。上行支依次与同侧和对侧的展神经核、滑车神经核和动眼神经核发生联系，有些纤维继续上行到中脑上部终止于中介核和后连合核。中介核和后连合核属锥体外系统，与眼球的联合运动有关，头部摇动时，眼球的反方向转动可能与此联系有关。前庭核与眼外肌运动核的联系所形成的反射弧，对临床前庭功能的检查很重要，因为前庭功能检查常以眼震为主要观察指标。

前庭器官在日常生活中所引起的眼球运动属一种代偿性动作，即它的转动与头部的运动相反，目的是保持适宜的视角，便于在头部快速摇动时能保持清晰的视力。在这类机制的发生过程中，囊斑与小脑及锥体外系统的联系起着重要作用。前文述及的 Dandy 综合征即由于这种机制被破坏所致。

一侧半规管神经兴奋引起眼震的方向与同一平面上另一侧半规管神经兴奋引起的结果相反。以外半规管眼动反射的反射弧为例，介绍如下：外半规管传入神经（初级神经元）→前庭核（二级神经元）→对侧展神经核→该侧外直肌收缩。同时引起前庭核中另一组神经元兴奋，通过上升纤维到同侧的动眼神经核，引发同侧内直肌收缩，而同侧的外直肌和对侧的内直肌产生松弛。这是分开的两组抑制神经元分别作用产生了双眼共

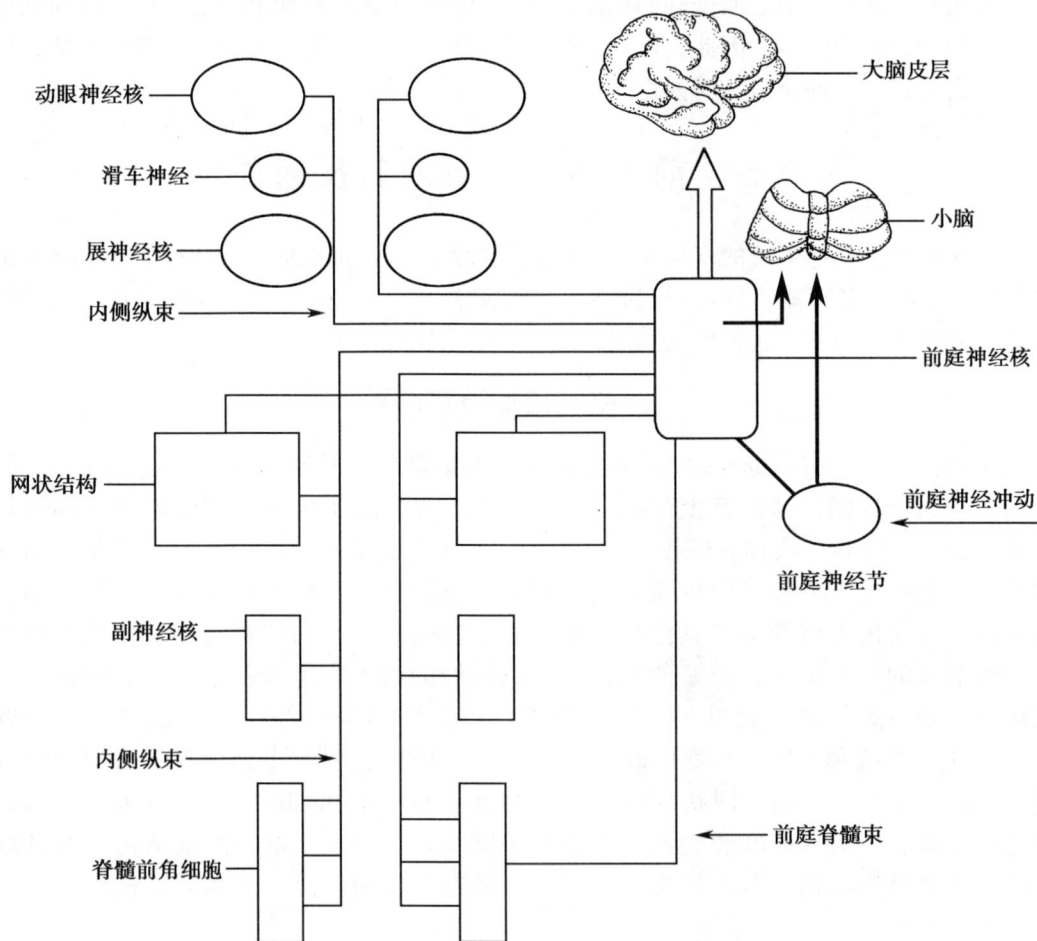

动眼神经核

滑车神经

展神经核

内侧纵束

网状结构

副神经核

内侧纵束

脊髓前角细胞

大脑皮层

小脑

前庭神经核

前庭神经冲动

前庭神经节

前庭脊髓束

a

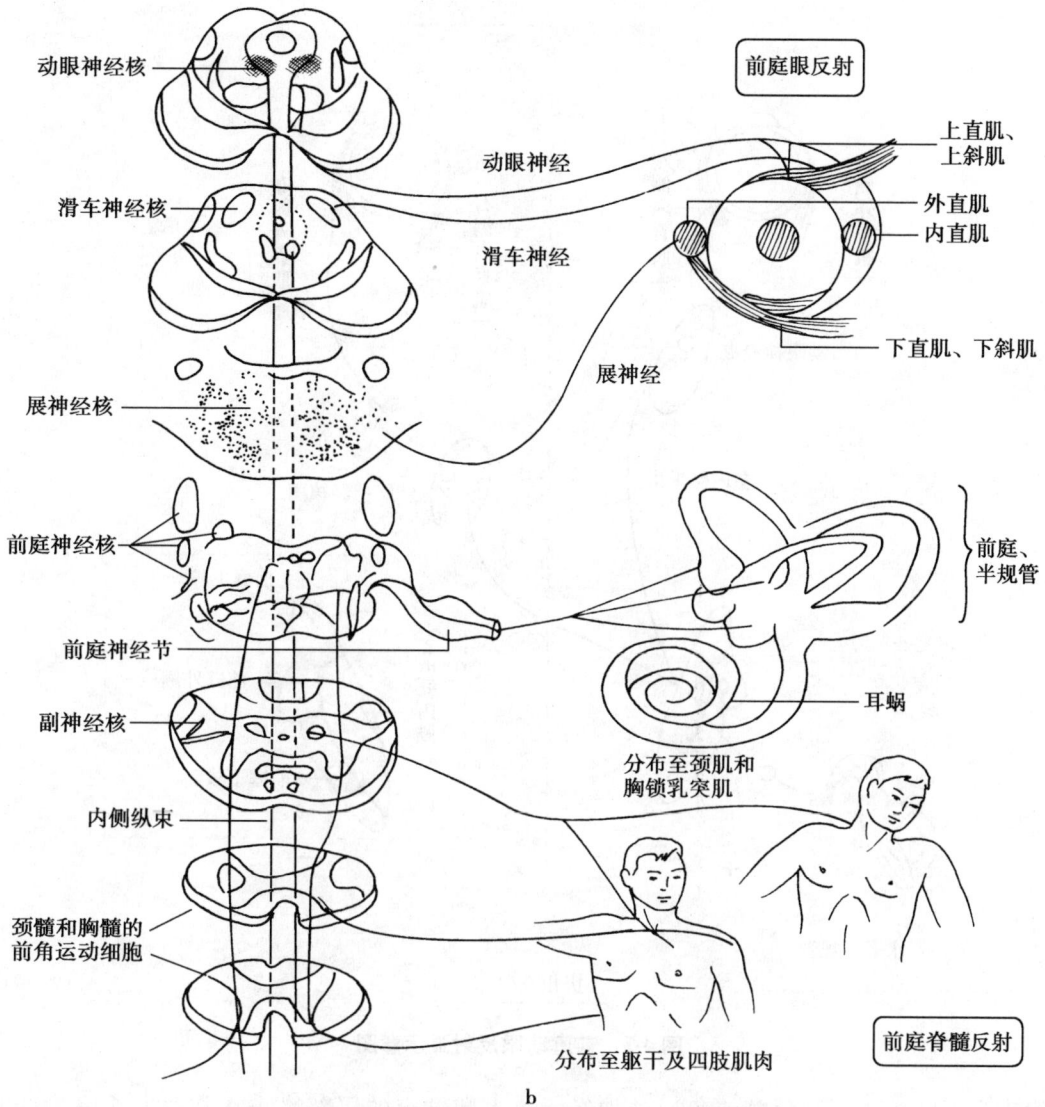

动眼神经核

动眼神经

滑车神经核

滑车神经

展神经核

展神经

前庭神经核

前庭神经节

副神经核

内侧纵束

颈髓和胸髓的
前角运动细胞

前庭眼反射

上直肌、
上斜肌

外直肌

内直肌

下直肌、下斜肌

前庭、
半规管

耳蜗

分布至颈肌和
胸锁乳突肌

分布至躯干及四肢肌肉

前庭脊髓反射

b

图 4-6 前庭神经核团及中枢联系与反射示意图
a. 前庭神经核团与中枢联系；b. 两种前庭反射示意图

扼运动向对侧。两侧前庭核之间的纤维联系，在引发一侧眼运动核兴奋时对侧运动核就受到抑制（图 4-7）。

前庭眼动是眼球在受刺激的半规管所围成的面上转动。头部活动时受刺激往往不止两个半规管。多数接受半规管信号的二级神经元也接受囊斑神经的传入信号。在水平面上直线运动主要由椭圆囊斑感受，而球囊斑则主要感受垂直面上的直线运动。在日常活动中外界刺激引起的眼运动反射是综合性的反射，壶腹嵴和囊斑的信号共同控制了眼球的代偿运动。

2. 前庭与脊髓间联系　前庭外侧核和前庭脊髓核发出的纤维主要联系躯干和四肢的运动中枢，控制颈肌和四肢肌的肌肉运动。前庭脊髓反射的通路有：内侧前庭脊髓束、外侧前庭脊髓束、前庭网状脊髓束和尾部前庭脊髓束。内侧前庭脊髓束在两侧内侧

眼球运动方向 →

左侧外直肌 —

左侧内直肌 +

右侧内直肌 —

右侧外直肌 +

动眼神经核

左内侧纵束

外展神经核团

前庭上核

前庭内侧核

前庭外侧核

前庭下核

左水平半规管

+

—

快相方向 ←

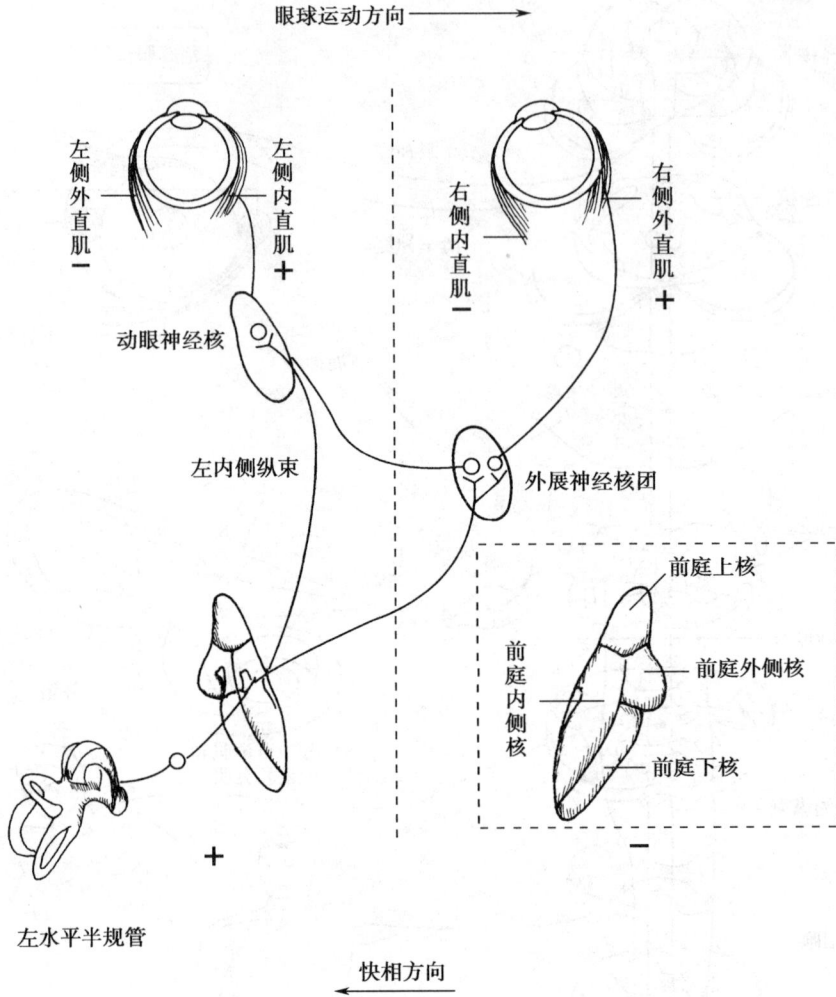

图 4-7　前庭动眼反射弧示意图

纵束中下行，主要到颈髓前角运动神经元，多数轴突的尾部终止在胸髓。前庭病变时（如供血不足）有颈后紧迫感，可能就是这部分肌张力改变所引起的症状。刺激半规管不但引起眼运动，而且引起头运动，典型的反应是鸽的头震，头的运动方向也是在被刺激的半规管面上，与头原来的位置无关，而与眼的运动方向一致。

球囊斑和椭圆囊斑由于位置排列的方式不同，对刺激的反应也不一致，当头部前后俯仰时，双侧颈肌的舒张和收缩作用对称，双侧囊斑所受的刺激也对称。当头部左右倾斜时，双侧颈肌张力不对称，囊斑所受的刺激也不对称。球囊和椭圆囊斑对颈肌张力的控制比较重要，例如双侧囊斑的功能受到损伤后（如前庭系统链霉素中毒）颈肌张力受到明显影响，在卧下时颈肌不能准确地控制头部，头会突然落到枕上；四肢张力也受影响，动作不准确，行走时步态错乱不稳。

一般的翻正反射由视觉、躯干的压力觉和囊斑的位置觉共同完成，而前庭翻正反射与通常的翻正反射有所不同。前庭翻正反射试验：将猫的双目蒙蔽，四足朝天从空中下坠，此时视觉和躯干的压力感觉均不起作用，首先靠囊斑来感知，主动改正到自然头位，引起颈部扭转，刺激到颈椎关节和颈肌，再引起驱干和四肢的反射动作，使身体恢复到正常位，到地面时能由四足着地。如果破坏迷路后再作此实验，猫的头部即不能转到自然头位，也不能完成上述翻正反射动作。

前庭姿势反射是指囊斑受加速度刺激后引起颈部及四肢肌张力的改变，从而调整身体的姿势。囊斑信号所引起的姿势反射，主要是保护性的，维持身体平衡不使跌倒。其中又以椭圆囊斑传入的信号对维持平衡最为重要。

前庭脊髓束和下行的前庭纤维能提高伸肌张力，而高级神经中枢又通过锥体系统和锥体外系统来抑制前庭脊髓反射，不使伸肌张力过高。如在前庭核群以上，中脑上丘以下的任何阶段横切脑干，则前庭脊髓反射作用由于失去高级中枢的控制而增强，伸肌张力大为提高，引起"去大脑僵直"状态。如再破坏前庭核或切断前庭脊髓束，则僵直状态即行消失。前庭颈反射对平衡也很重要，尤其活动时保持清晰的前景，与眼动反射有互补作用。如果在没有精神准备下身体突然被旋转，头部会向与旋转相反的方向转动，与内淋巴流动方向和眼代偿运动方向一致。不过由于头部重量等原因令这一反射比眼动反射的速度慢，范围也较小。

在检查前庭功能时，利用前庭脊髓反射作观察指标（如过指、倾倒、重心平衡等）的准确性往往不及眼震，需与其他检测结果综合分析。

3. 前庭与小脑间的相互作用　前庭与小脑间的关系非常密切，在种系发生上，古小脑（archicerebellum）又称绒球小结叶、原小脑。前庭小脑起源于后脑的前庭区。所有脊椎动物都有初级和二级前庭神经纤维分布到古小脑、蚓垂和小脑深部的核。前庭到小脑的纤维除直接发自前庭神经节外，大部分来自前庭上核，小部分来自前庭外核。前庭核到小脑的纤维形成前庭小脑束的主要部分，终止于同侧和对侧的顶核及古小脑、蚓垂和舌部的皮质。小脑的顶核和球核也发出纤维，一部分在同侧，另一部分交叉到对侧组成两侧的小脑前庭束，终止到前庭核群、网状结构和颈髓。古小脑的纤维能抑制前庭核对肌张力的反射作用。古小脑与前庭系统关系密切，接受来自前庭的冲动与本体感觉冲动来维持身体的平衡。小脑病变引起的眼震，多由于它与前庭系统联系的神经束受损所致。

前庭系统与小脑脊髓系统在生理功能上密切相关。前庭系统接受了加速度和角加速度的刺激，转化成神经冲动传入中枢，而维持平衡则需通过小脑脊髓系统的反射完成。另外小脑前庭束还可控制眼反射运动，绒球可调节眼的快速运动，维持眼的代偿运动，小结和蚓垂则与眼反射运动的速度储存与释放有关。

4. 前庭与自主神经系统间的联系　前庭与自主神经系统间的联系非常复杂，主要通过前庭内侧核发出的纤维到同侧和对侧的网状结构，并与迷走神经的运动背核、分泌核等有关神经元联系；还有部分纤维进入背侧纵束，在中间核或前置核中继后，再到迷走神经核。在延髓上部切面可观察到前庭内侧核与迷走神经感觉背核紧密衔接，两核交界处的细胞互相交错。

前庭系统与自主神经系统之间有密切的相互作用，在前庭感受器受刺激时引起自主神经系统反应，如恶心、呕吐、冷汗、多涎和面色苍白等；而自主神经受刺激时也可引起前庭系统的症状，如外耳道异物或耵聍栓塞以及肠蛔虫症都可引起眩晕。这些现象在临床上相当常见，运动病的发生也与上述核团的相互联系作用有关，它是以迷走神经系统的症状为主，其发生的先决条件就是有前庭系统的输入，当双侧前庭功能丧失后运动病不再发生。

5. 前庭与大脑的联系　皮层中枢的功能是综合分析迷路的神经冲动，感知身体的位置和姿势。不少生理实验证明前庭核与大脑皮层确有联系，前庭纤维多皮层中枢在皮层的直接投射区有数处，但尚未能从解剖学上证实这方面的神经传导通路，也没有发现特定的皮层区特异地接受前庭输入。虽然前庭到大脑的径路还不清楚，但可以看出，前庭系统和其他神经系统之间的相互作用，不但通过彼此间的直接联系进行，而且还通过大脑皮层反射地引起有关的神经反应，对前庭功能产生一定的调节和控制作用。在这方面仍有不少神经机制有待进一步深入探讨。

二、前庭传出系统

前庭感受器受刺激后，前庭神经节的向心纤维把冲动传入前庭诸核及小脑等神经中枢，这些中枢也有传出纤维又把中枢的信息传给前庭感受器，形成前庭的反馈系统。前庭的传出纤维在脑干中与耳蜗核的传出纤维会合，一起进入前庭神经根，到前庭神经中集合成束，经前庭神经干的中央部，前庭传出纤维束居背侧，耳蜗传出束居腹侧，进入内耳道后分成数小束，分别到各前庭感受器。前庭传出纤维在前庭的远端约有 300 根，在末梢中含有许多小泡，传入纤维的末梢中则无此种小泡。传出纤维的末梢与感觉细胞的联系有两种方式：传出纤维的末梢与Ⅱ型毛细胞直接联系；与Ⅰ型毛细胞的联系则不同，传出纤维末梢与传入纤维或其末梢直接接触见图 4-2a。至于这两种联系的生理意义尚不清楚。可能传出纤维末梢直接作用到Ⅱ型细胞，但对Ⅰ型细胞则主要影响与之联系的传入纤维末梢。

前庭传出纤维很少有自发活动。只有当前庭感受器受到刺激向中枢传入信号后，有关中枢才通过前庭传出系统通路向外周器官发回调控信息。前庭传出系统主要起抑制末梢感受器的作用，调整传入信号，对机体起到一定的保护作用。前庭系统的反馈与听觉系统的反馈一样，也属于交叉的负反馈，其生理意义在于使传入信号更有效。此外，前庭感受器或初级神经元可能还有短的反馈线路到该器官本身，即某一前庭感受器可接受本身调节。这种负反馈的意义可能是当受到强烈刺激时产生抑制性控制，避免引起过于强烈的反应，起到一定保护作用。

概括而言，前庭反馈系统实质上是一种保护性装置，一般情况下前庭传出系统对传入系统的影响比较微弱。较弱的刺激可不引起传出系统的活动；稍强刺激作用时，传出系统主要抑制对侧的传入活动，使受刺激侧传入信号更有效，易于引起保护性反应，例如姿势反射等。在强刺激作用下，感受器本身的反馈可控制传入信号，避免引起强烈反应。由于前庭中枢与其他神经系统的联系较广，前庭反馈系统的作用范围也较广。迷路外的刺激也可通过有关中枢反射引起前庭传出系统活动。

总之，前庭本体感和视觉通过内在的联系共同协作实现了平衡的维持。而上述病理性反应，只发生于其中的少数人。这种明显的个体差异是否与前庭-自主系统之间的相互作用和前庭反馈系统薄弱有关将有待于深入研究。

第五节 前庭受刺激后反应

不论生理或病理性的因素刺激到前庭感受器均可引起外周前庭系感知反应，并通过各级中枢的联系引起眩晕、眼震、倾倒、平衡失调以及自主神经反应。这些反应是临床诊断前庭系统疾病的重要根据和观察指标，它们具有一些共同特点：①反应在刺激后经过短暂的潜伏期出现；②初次刺激引起的反应最强，连续刺激可使反应下降；③反应量在正常范围内变异较大；④刺激停止后反应仍可持续短暂时间。

一、前庭电活动

随时能从前庭神经元记录到自发的放电活动——静息电位，各种前庭刺激均可引起前庭神经元自发放电的改变。但由于各种原因前庭诱发电位的研究进展较慢，有关论文比听觉诱发电位少得多，而且研究结果的差异又很大。Elidan 在这方面做了长时期的探讨并取得了进展，典型的前庭诱发电位由 5 个波形组成，以潜伏期 $1.5 \sim 2.5ms$ 的 P_1、P_2 波最稳定，可能分别起源于前庭神经及其核。波幅和潜伏期的长短与刺激强度有关，但不受睡眠和一般全身麻醉的影响。

二、前庭反应的具体表现

1. 眩晕（vertigo） 眩晕是大脑皮层产生的错觉，感到自身与外界景物发生相对的移动，如旋转、翻滚、倾倒、升沉或摇晃等感觉。睁眼见外物向某一方向转动，闭眼后则感身体向相反方向转动，典型的生理性眩晕是一种"反旋转错觉"。以旋转刺激为例说明：人坐在转椅上头前倾30°（刺激外半规管）以等速顺时针旋转。初始时，内淋巴因惯性作用向旋转的反方向流动，推动壶腹终顶向受试者的左侧倾倒。此时左外半规管壶腹终顶倒向半规管方向，感觉细胞上的静纤毛均向背离动纤毛的一侧壶腹终顶倾倒；而右侧终顶倒向椭圆囊方向，静纤毛向动纤毛的一侧倾倒。结果左侧传入电活动减少，呈抑制状态；右侧传入电活动增加，呈兴奋状态。这样的神经冲动经各级前庭神经元传入大脑皮质后，受检者感到身体顺时针转动，外景则逆时针转动。继续以等速顺时针旋转时，内淋巴因滞性及管壁阻力，反方向流动逐渐停止；旋转到 5~6 圈时，内淋巴在半规管内停止流动，壶腹嵴顶因本身弹性作用逐渐恢复自然位。此时如在暗室中转椅平稳无震动即消除对视觉与本体感觉的刺激，可以不感觉到身体的旋转。当旋转突然停止时，产生的反方向角加速度作用到内淋巴（即惯性作用），使内淋巴液在半规管内按原来旋转（即顺时针）的方向流动，壶腹终顶和纤毛倾斜的方向与旋转开始时的情况相反，左侧兴奋，右侧抑制。受试者感到身体逆时针方向（即从右到左）旋转，而外景则顺时针方向旋转。实际上此时外景与人体并无相对运动，纯属错觉。又由于此时感到旋转的方向与原来实际旋转的方向相反，因此称这种典型的眩晕为"反旋转错觉"。这种错觉只在双侧前庭的兴奋性有较大差距时才会发生。眩晕的方向与壶腹终顶倾倒的方向亦即内淋巴流动的方向相反。由于终顶具有弹性，在复位过程中有轻度来回摆动现象，此时受检者可感到交替发生正反两种方向的旋转错觉。上述情况也会相应地引起不同方向的交替眼震（图4-8）。

顺时针旋转方向

终顶

壶腹嵴

内淋巴流动方向

眼震慢相方向

旋转 5~7 圈后，内淋巴停止流动

无眼震

逆时针方向旋转错觉

眼震慢相方向

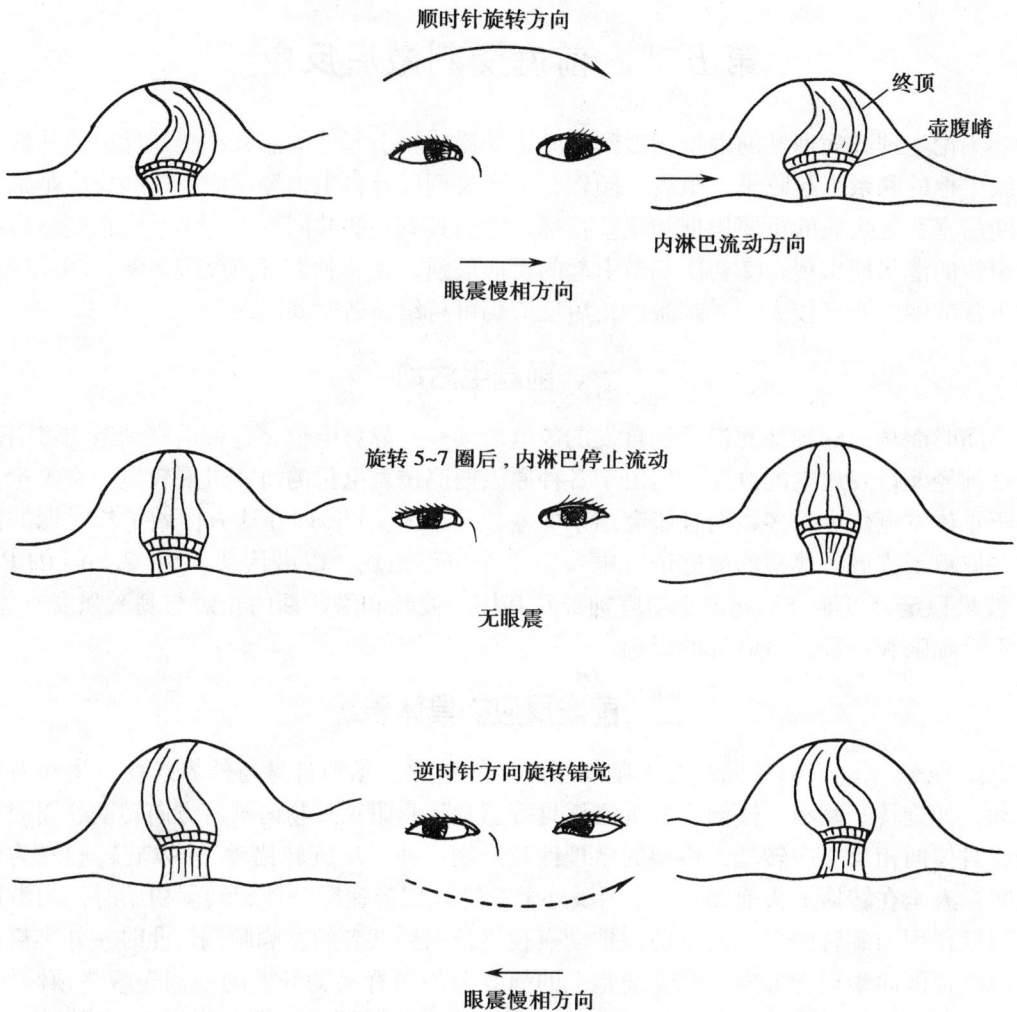

图 4-8　旋转刺激时眼震示意图

2. 眼震（nystagmus）　眼外肌有规律的舒缩运动，引起眼震。眼震是前庭受刺激的主要体征，前庭系统受生理或病理性刺激所引起的眼震称前庭性眼震。小脑和颅后窝病变、眼球与眼外肌及其运动核的病变也可引起眼震，分别称中枢性眼震和眼性眼震。前庭性眼震只发生于：①前庭受到一定强度的生理性或病理性刺激；②双侧前庭兴奋性不平衡，且超过生理性差距（通常双侧前庭的兴奋性并非完全平衡，允许有一定的生理差距）。前庭性眼震的生理意义在于当头位运动时可以保持清晰的视力。前庭的信号通过位于脑干的内侧纵束的前庭动眼反射弧引发眼肌运动，反射弧除与脑神经Ⅲ、Ⅵ、Ⅳ联系外，还向上延伸到中脑，与锥体外系的神经核发生联系，受锥体外系的控制。参见本节前庭与眼肌运动核联系一文和图 4-7 前庭动眼反射弧示意图。

每个半规管受刺激时均可引起相关的眼肌收缩。以刺激外半规管为例说明。当以 $180°/s^2$ 的等角速度顺时针方向旋转 10 圈后停止，此时内淋巴顺时针方向移动，左侧流向壶腹，壶腹嵴感觉细胞呈兴奋，而右侧为抑制；左侧前庭内核兴奋性反射到对侧，引起右侧展神经核和动眼神经核兴奋性增高，与此同时，前庭上核发出的信号是使同侧展神经核和动眼神经核抑制。展神经核发出的纤维到同侧的外直肌，动眼神经核发出的纤维交叉到对侧的内直肌。这时左眼内直肌和右眼外直肌收缩，而左眼外直肌和右眼内直肌舒张，眼球向右侧移位，这就是眼震的慢相。因此，慢相的方向与内淋巴流动或壶腹嵴终顶倾倒的方向一致。

由于眼球偏离原位，高级运动中枢通过皮质延髓纤维及中介核、后连合核使左侧展神经核和动眼神经核兴奋，右侧的抑制，使眼球迅速恢复原位，这比慢相速度快，并容易被观察到，是眼震的快相，临床中常用它来代表眼震的方向。因此，快相是慢相引发的，是中枢神经系统纠正眼球偏位的表现。快相与内淋巴流动或壶腹嵴终顶倾倒的方向相反。快相总是向着兴奋较高的一侧前庭。外半规管内如内淋巴顺时针方向流动引起的眼震，慢相从左向右，快相则相反，此时左侧水平壶腹嵴毛细胞兴奋，右侧抑制。

临床上可以观察到，迷路炎初起时属刺激阶段，炎症局限，浆液渗出，此时壶腹嵴和囊斑功能未被破坏，处于激惹状态，兴奋性增高，自发性眼震（快相）向患侧。炎症发展为化脓性迷路炎时，患侧感受器被破坏，兴奋性下降，对侧前庭兴奋性相对增高，自发性眼震转向健侧。但如果双侧前庭同时接受同等性质的刺激，则两侧前庭兴奋性相等，对眼外肌张力的影响相互抵消，则不能诱发眼震。

视动性眼震，即在人体不动而外景移动时，眼球随外景运动而产生慢相，但由于视线本为向前方注视，中枢又以快相使眼球跳回原位以保持视线向正前方。视动性眼震的发生与注视连续移动的外景有关，与壶腹嵴无关，而其快相的发生则与前庭性眼震的快相相似，两者均为运动中枢的纠正动作。

视动刺激达到一定的速度并持续一定的时间后停止刺激，在暗室中仍可记录到眼震，持续一段时间逐渐衰减消失，称视动后眼震（opto-kinetic after-nystagmus）。视动眼震的神经通路有皮质和皮质下两条径路。在刺激过程中，相当于眼震慢相的神经活动在一定条件下可储存，刺激结束后，储存的神经活动再较缓慢地释放出来，称为速度储存机制。起储存作用的部位位于前庭中枢，称为中枢积分器。前庭神经核是储存机制的重要部位。视动后眼震就是储存的神经活动释放的表现，对评估前庭功能很有价值。切除双侧迷路后视动后眼震消失；但如切除一侧迷路，则向健侧的视动后眼震增强。前庭后眼震是指前庭刺激停止后（终顶恢复到原位）发生的眼震。发生的机制与视动后眼震类似，也是储存的神经活动释放的过程。

颈肌、颈关节或颈神经根的刺激也可引起位置性眼震或眼移位运动。当头部转动时，颈部本体感、上及后半规管、视觉系统和位觉砂均受到刺激。颈椎、颈肌病变引起的"颈性眩晕"和位置性眼震的机制，除血管因素外，与这种反射有密切关系。

3. 平衡失调（balance disorder）　正如前文提到的，维持平衡需要前庭系统、视觉和本体感觉三个系统协同作用。正常情况下，前庭信号在稳定身体平衡中只有在本体感受器的传入冲动参与下，前庭信号才对身体平衡起作用。可见它不是唯一条件，但确是必要条件。因此当前庭功能紊乱时，特别是当双侧前庭核群的兴奋性发生较大差距时，前庭传入的信号与视觉和本体觉传入的信号互相矛盾，人体就难以保持平衡。但如果双侧前庭功能同时下降，安静时症状不明显，活动时即感步态不稳；精细的运动也受到影响，患者不能准确地控制许多动作，如前所述，卧下时不能准确地控制颈肌。这些都是由于前庭感受器的传入信号发生障碍，中枢不能及时控制肌肉的运动所致。

　　一旦平衡失调和肌张力改变，人体将难于保持平衡，出现站立不稳（甚至不能站立）、步态歪斜、肢体运动不准确等。严重者可以有跌倒，跌倒的方向与眩晕方向相反，即与内淋巴流动的方向一致，也就是向兴奋性低下的一侧。在眩晕减轻或缓解后不久，还可以观察到明显的倾倒现象。倾倒试验、过指试验或踏步试验等可呈阳性反应，前庭受刺激引起的倾倒方向固定，且与耳的位置有关。但中枢病变如小脑肿瘤引起的自发性倾倒，其方向与耳的位置无关，可做鉴别诊断的参考。

　　因此，前庭姿势反射的生理意义在于维持身体平衡。然而由于眩晕发作时，患者将力图纠正身体不向眩晕方向跌倒，同时也由于肌张力的改变，最终结果反而导致向反方向跌倒。倾倒的方向与眩晕的方向相反，与壶腹嵴终顶倾斜及内淋巴流动或眼震的慢相一致。反应较轻时，凭视觉作用可纠正这种平衡失调，但在闭目或暗光下就不易保持平衡而发生倾倒现象。

　　前庭感受器接受刺激后，传入的信号在囊斑已有初步的综合，再经初级和二级前庭神经元的处理，在前庭核群中通过系列反射弧引起各种反应已如上述。其中除眩晕是大脑皮层产生的错觉外，其他的反射径路均在皮层下。前庭核对头部主动和被动运动的传入信号有不同的处理，例如在车辆快速启动或停止时乘客会被反作用力推向后倒或前倾，囊斑传入信号到前庭核群，再发出信号经神经反射弧引发保护性姿势反射。动物实验在类似情况下可清楚地从前庭核中记录到引起反射的电活动。但如以同样大小的加速度主动运动头和躯干，此时锥体系和锥体外系参与主动运动，不会引起保护性的姿势反射，在前庭核中也记录不到相应的电活动。这也表明前庭中枢具有较复杂的信号分析综合能力，以此处理不同意义的刺激，而不是简单的机械地处理传入信号。

　　4. 前庭自主神经反应　前庭受刺激时可引起一系列自主神经反应，主要是副交感神经系统的反应，即以迷走神经兴奋性占优势的反应，如唾液分泌增多、皮肤小血管收缩引起面色苍白和手脚发凉、汗腺分泌增多导致出"冷汗"、胃部逆蠕动加强导致恶心和呕吐、肠蠕动增加发生类似腹泻等情况，同时可出现头晕或头痛等症状。自主神经系统受刺激也可以引起前庭系统的反应。例如临床上看到的外耳道耵聍或异物栓塞，小儿肠道蛔虫症和妊娠后期所发生的眩晕就是由于外耳道、肠壁和盆腔（受胎儿压迫）的迷走神经末梢受刺激后，神经冲动传到迷走神经核团，再通过网状结构或核间的联系反射到前庭核所引起的。

　　临床检查前庭功能一般不以自主神经系的症状为观察指标，而且自主神经系功能不稳定的人也应避免刺激前庭引发强烈反应。不过在观察飞行员的前庭反应时可以检查自主神经系反应帮助衡量是否适于飞行。视觉或颈肌受刺激也可通过神经反射引起眩晕。例如自主神经功能不稳定的人可因看电影或疾驶物体而产生眩晕，易晕车的人看旋转物或从高处向下看时也常感头晕目眩，这些都是视觉的刺激所引起。这说明前庭系统与自主神经系统、视觉、颈肌之间的反射是双向的。

　　5. 其他反应　刺激前庭感受器所引起的肌张力改变，在颈部表现最明显。例如冷水刺激一侧外半规管引起头颈部向同侧扭转，热水刺激引起向对侧扭转。这种反应是前庭颈髓反射所引起。头震的生理意义和眼震相似，也是为了保证在本身或外景转动的过程中能保持前景清晰。人类虽无头震反应，但有头颈部的扭转反应，方向与眼震的慢相一致。

刺激前庭所引起的大脑皮质反应，除眩晕外，还可能有倦怠、多梦、失眠、烦躁不安等现象。在正常情况下，大脑皮质和小脑的古小脑、顶核等对前庭核起抑制作用，避免出现反应过度。在核上中枢兴奋性较强时，对前庭核活动具有抑制性的控制作用，刺激前庭引起的反应则较小；当核上中枢兴奋性低下时，对核活动的约束减弱，前庭反应则较大。一般在饥饿、疲劳和皮质抑制药的作用下，前庭反应可能增强，伴发自主神经症状也较重。而在神经兴奋剂的作用下，前庭反应可以减弱。

此外，前庭受刺激的时间较长，如乘长途车、船后仍可在一段时间内感到身体摇晃，似仍在车、船之中。这种后知觉反应也可能与储存机制有关。

综上所述，刺激前庭诱发的症状和体征除植物神经反应外均有方向性而且与某一侧的前庭兴奋或抑制状态密切相关，总结如表 4-1 所示。

表 4-1　刺激前庭诱发反应的方向与内淋巴流动方向间的关系

眩晕								
X	终顶							
X	O	纤毛						
X	O	O	内淋巴					
X	O	O	O	慢相				
O	X	X	X	X	快相			
X	O	O	O	O	X	扭颈		
X	O	O	O	O	X	O	过指	
X	O	O	O	O	X	O	O	倾倒

图中所示：X 互为反向，O 互为同向

第六节　前庭感觉系统的特殊生理现象

一、前庭代偿与失代偿

当一侧或双侧前庭损伤后可出现头晕、眼震和平衡障碍等症状体征，经过一段时间后这些症状体征可逐渐消失，平衡功能有不同程度恢复，这种现象称为前庭代偿（vestibular compensation）。其作用机制复杂，可能与前庭中枢的作用有关。

前庭代偿的建立实际上是在前庭受损伤后，外周及中枢神经系统重新匹配组合，建立新的平衡过程。参与的结构较多，包括外周及中枢前庭系统、核间的连合系统、视觉、本体觉、小脑、网状结构、锥体系统以及锥体外系统。主要通过前庭的各种反射和反馈系统来重建双侧前庭核生理活动的平衡。动物实验发现，建立代偿的过程中可观察到前庭核群内发生的一系列变化，如突触再生长、代谢和电活动的改变等。而失代偿（decompensation）的发生表明这种功能重组比较脆弱，易于被新的病理因素阻断。

前庭代偿产生的快慢与损伤的程度有关，也与动物的种类有关；对于人类而言，还与年龄、体质、注意锻炼与否等有关。年轻人比年老人代偿快、平素体健人在前庭功能突然丧失后，一般约一周可以建立代偿。但是前庭代偿建立后很易再被病理因素打乱，既往前庭损伤的症状体征可再度出现，称为失代偿。失代偿后仍可再次恢复代偿。近年报道的哺乳动物前庭感觉细胞受损伤后的再生或修复与前庭代偿是两种不同的情况。

值得关注的是：近年在有关前庭代偿的动物研究中发现，前庭传出性神经和前庭传入性神经系统间存在相互作用。结果显示，传出性前庭神经系统可能抑制对侧前庭传入信息，达到调整同侧前庭中枢兴奋性的目的，此形式在前庭代偿的复杂机制中发挥了作用。

二、前庭习服和前庭锻炼

1. 前庭习服机制　长时间反复刺激，导致前庭反应降低的现象，称为"前庭习服"（habituation）。实际上，这是前庭中枢对无关刺激的排除作用，属于一种抑制作用。前庭习服易为相同的反复弱刺激引起，具有方向性、传递性（一侧前庭习服后可传递到对侧，使对侧前庭反应也有相应的改变），前庭习服产生后可存在数星期至数月。习服的方向性说明习服显然不是发生在外周感受器部分，动物实验观察到习服可能发生在前庭核或其附近的网状结构；而网状结构的激醒作用可阻止前庭习服的形成，这有助于推测习服的形成可能与网状结构有关。前庭习服不同于前庭疲劳（fatigue）和前庭适应（adaptation）现象，后两种现象存在的时间均较短。

对持续或反复刺激引起前庭反应低下或消失的现象称为疲劳现象。它是发生在前庭神经或核，由于化学递质的聚集阻止了突触间的传递所致。经短暂休息后可有一定恢复，数分钟至数小时后前庭功能可完全恢复。前庭适应是指长时间刺激引起的前庭反应减弱现象。适应发生在感受器内，当刺激去除后数分钟前庭功能即可恢复到原反应水平。

2. 前庭习服的生理意义　前庭习服现象表明，前庭系统的稳定性可通过适当锻炼而得到逐渐加强，使外界刺激所引起的不适反应减少，但感觉功能及其保护性反应并不减弱。因此，前庭习服的理论在指导前庭锻炼中具有实用意义。

前庭习服的特点是：①无论旋转或冷热刺激均可产生前庭习服，反之其结果均可受到习服影响。②前庭习服作用可增强前庭功能的稳定性，这是前庭锻炼的理论根据。③感觉中枢对无关刺激的排斥现象在前庭系统的表现尤为突出。实际上，飞行员、芭蕾舞演员、体操运动员、冰球及花样滑冰运动员、京剧武生等职业的人员在训练过程中都包含前庭锻炼的内容，这就是应用了前庭习服的原理。

3. 前庭锻炼　反复同等性质的弱刺激可形成前庭习服，使前庭系统兴奋阈值提高而无损于平衡功能。前庭锻炼的目的：①提高前庭系统稳定性，以适应特殊职业的需要。例如飞行员、海员、运动员等专业训练中包含不少前庭锻炼的内容。②可防治运动病、自主神经不稳定、前庭反应过敏等。例如通过反复而适宜的前庭锻炼可使易晕车船者的反应程度减轻或恢复正常。

前庭锻炼中应注意：①必须根据目的和受训人的条件（如体质和原来的前庭功能状态等）设计锻炼项目和进程；②锻炼应从弱刺激开始，循序渐进，不能急于求成；③前庭锻炼可间歇地进行，但不应停止，否则不能巩固效果；④前庭敏感者要从很弱的刺激并结合其他锻炼项目开始。必要时可在开始时适当用药物辅助，然后逐渐减药；⑤前庭锻炼结合全身锻炼，才能收到较好的效果。受训者如有紧张、心慌、失眠等情况应及时纠正，以使锻炼顺利进行。

前庭锻炼的具体内容可分为两大类。一类属被动性，锻炼中由器械运动来刺激前庭系统，受训者本身不需作太多动作。每次刺激的性质固定不变，刺激量则由小而大，逐渐增加，多用于特殊职业训练。另一类是主动性锻炼，多为全身性锻炼，其中包含前庭锻炼，如各种体操、武术、秋千、旋梯、溜冰、滑翔等运动，其缺点是难于控制刺激量，必须根据受训人的感觉和反应情况来调节。两种锻炼往往互相结合，在前庭疾病的防治中，采取主动锻炼结合适当的药物治疗可望获得较好效果。

第七节　超重和失重下的前庭生理

当运载工具（飞机、火箭或飞船）加速上升或下降过程中，人体受正或负加速度的作用而产生超重或失重现象。研究重力场改变条件下生理变化特点的科学称为重力生理学，随着载人航天技术的飞速发展，这方面的研究内容相应增加，其中尤以失重时前庭系统的改变更引起科学家的极大关注。

重力场的改变会引起机体出现一系列变化，前庭系统的变化是其中一部分。首先，重力改变可引起血液和体液的重新分配，导致机体生理功能发生变化。例如人直立在运载工具中垂直上升，反作用力（超重）从头至脚，如果此时人体能移动，则被向下推移，否则，内脏和血液将被向下推移，造成头部贫血，横膈下降，飞行员感到头晕、视物模糊甚至一片漆黑，即所谓"黑视"现象；如反作用力从脚到头，则头部充血，眼底也充血，发生所谓"红视"现象，此时由于影响前庭感受器血液循环可引起眩晕和翻转幻觉的现象。为避免出现这些现象，通常在航天飞行中采取一些特殊体位，配合应用各种保护措施，可使血液得到重新分配问题发生减少。

其次，在失重或接近失重的情况下，主要会影响囊斑和本体感觉系统，对视觉和壶腹嵴系统的影响较小。在宇宙航行中作冷热试验仍可引起眼震。失重时内淋巴不会因温度的改变产生对流，但温度改变仍可直接作用在壶腹嵴，同时内淋巴体积的改变也可引起终顶位移，因而引起眼震，但较正常反应减弱（Stahle，1990）。

理论上讲，由于位觉砂本身失重，对囊斑毛细胞的刺激消除，刺激囊斑所引起的前庭眼动反射减弱，但囊斑神经上记录到静息电位仍存在，因此，失重对一般肌张力的维持，影响并不大。但由于失重时囊斑系统和本体感觉的传入信息减少，而头部运动仍可刺激半规管和引起眼球转动，所以传入信息与经验感觉的矛盾会使宇航员感到平衡失调，对身体（主要是头部）倾斜的感知也比在地面上的感觉阈值提高，会导致在航天时发生定向错觉。因此限制头部运动或闭眼可使症状减轻，但双侧前庭功能丧失者不会发生这类错觉。

上述改变经过一定时间的训练，人体可以适应这种环境。但训练不充分或体内系统的弱点，会导致飞行错觉出现。目前人们对飞行错觉、航天病的发病机制以及在失重下人体所发生的一系列变化的认识还很不够。但总的看来，上述情况均与前庭系统有关（详见有关专著），许多问题有待继续深入研究。

前庭系统与其他神经系统之间存在着广泛联系，前庭反馈系统涉及多系统，这可能有助于说明为什么头晕或眩晕症状如此常见。前庭系统与其他神经系统，特别是与自主神经系统之间的相互作用不但对晕动病的发生而且对"前庭——自主神经系统"疾病的发病机制都有密切关系。而且前庭反馈机制、前庭供血和迷路液循环规律以及有关的生物化学和免疫作用等的研究，对航空航天医学和临床眩晕病的防治都有重要意义。

（刘　博　刘　铤）

第五章

内耳病的病理解剖

内耳由于其所在的特殊解剖部位及多数疾病状况下不需要病理检查，因此，除尸体解剖及极少数情况下可获得颞骨内相关标本，对其进行大切片观察外，对内耳疾病进行病理观察和研究的资料相对匮乏，也缺乏对其病变的动态病理观察，有些结果是依靠动物实验得来的。

第一节 内耳畸形

一、畸形的种类

人的内耳发生始于胚胎第3周，至胚胎第4个月时其大小和形态发育已告完成并发挥功能，此后内耳的形态和功能便不再改变。内耳发育畸形的形态多种多样，可归类如下：

1. 耳蜗畸形 包括耳蜗各解剖部位的缺失、发育不全、变形、异位、粘连、钙化等。
2. 前庭畸形 包括整个前庭或前庭各解剖部位的发育不全，缺失，变形，异位，钙化及囊管结构的狭窄、扩张等。
3. 半规管畸形 包括整个半规管或半规管各解剖部位的缺失，发育不全，异位，变形，扩张，狭窄等。
4. 骨迷路畸形 包括多种疾病导致的畸形，如软骨发育不全症，脂肪软骨营养不良，组织细胞增生症，低磷酸酶症，变形性骨炎，骨发育不全症，耳硬化症，梅毒及克汀病等。
5. 内耳道畸形 包括缺失、发育不全、移位、狭窄及扩张等。
6. 内耳神经畸形 包括内耳神经缺失，发育不全，耳蜗神经缺失，异位及分叉等。
7. 血管畸形 包括异位等。

二、畸形的病因

（一）遗传因素

基因缺陷引起综合征型和非综合征型内耳畸形，详见遗传性听力损失专章。

（二）妊娠中原因

1. 感染　如梅毒及病毒。后者包括脊髓灰质炎、麻疹、流感及病毒性肺炎，尤其是孕妇在妊娠前 3 个月内感染，则新生儿听力损失发病率增高。

2. 药物中毒　包括反应停、巴比酸盐、水杨酸钠及氨基糖苷类抗生素等。

3. 母体营养代谢障碍。

第二节　药物毒性所致内耳损伤

化学药物如奎宁、水杨酸钠、酒精、香烟、砒霜、铅、磷、一氧化碳、二硫化碳、汞、有机汞、环利尿剂，一些抗肿瘤药物、抗生素如氨基糖苷类抗生素、肽类抗生素、卡那霉素等，均能引起耳鸣及听力下降等听力损失及眩晕、眼震等前庭功能障碍。

与这些功能障碍相关的组织学损伤可见于听觉器官、前庭器官等内耳的远心端末梢部位，有时也可同时发生于中枢部分如汞中毒时可累及颞叶皮质及小脑的颗粒层。

一、水杨酸钠或阿司匹林

长期口服此类药物可致耳鸣及中度听力损失，停药 24～72 小时后可恢复，前庭功能无障碍。病理检查与听力损失有关的内耳结构未见明显改变。有研究认为其临床症状可能与水杨酸盐抑制内耳前列腺素 E 的生成，使内耳末梢循环不良有关。

二、奎　宁

大量使用奎宁可引起耳鸣、听力损失、眩晕、视力下降及低血压等症状。应用于孕妇可致新生儿内耳发育障碍。其内耳毒性的机制表现为：①强烈的血管收缩作用；②细胞膜 ATP 酶损伤；③与细胞膜蛋白质结合诱导 IgG 及 IgM 抗体产生，形成免疫性血栓，使内耳循环障碍。实验观察耳蜗的毛细胞可见不可逆性损伤。

三、有机汞和无机汞

有机汞中毒可引起 Hunter-Russell 综合征，日本的水俣病也是由于有机汞中毒所致。临床表现有四肢末端麻痹、运动失调、语言障碍、听力下降、中心性视野狭窄等。

尸体解剖发现水俣病中枢神经系统病变明显，大脑距状沟和中央回皮质神经细胞损伤，主听觉的颞叶部分显示明显的皮质损害。小脑皮质全层特别是颗粒细胞出现损伤，蜗管基底螺旋有部分外毛细胞消失，前庭毛细胞减少，前庭神经节有部分细胞消失。

水俣病被认为是 CH_3-Hg 化合物破坏血脑屏障进入脑内，引起神经细胞损伤所致。汞及汞化合物通过抑制线粒体的氧化磷酸化抑制 DNA 的合成。听觉器官末梢及颞叶皮质损伤均与听力损失有关。

四、环利尿剂

可致一过性或持续性听力损失，无眩晕等前庭功能障碍的表现。病理学观察可见血管纹一过性显著细胞间水肿，毛细血管网管腔明显狭窄。外毛细胞由于细胞膜 ATP 酶的损伤，无氧酵解受抑，电子传递还原低下也可出现一过性细胞内水肿。

环利尿剂所致内耳损伤在与具有内耳毒性的氨基糖苷类药物并用时会得到加强。组织学上可见蜗管的外毛细胞广泛缺失，内毛细胞散在部分缺失，血管纹边缘细胞及中间细胞细胞核散在消失，有时螺旋神经节部分神经细胞、前庭三个半规管的壶腹嵴和两囊斑的毛细胞也可见散在缺失。

五、抗　生　素

（一）氨基糖苷类

1. 耳蜗损伤　组织学检查螺旋器的损伤均起始于外毛细胞，加重时延及内毛细胞。外毛细胞的损伤和消失由基底转螺旋开始，并逐渐向螺旋远端方向发展，最终可导致螺旋顶端外毛细胞消失。螺旋器外毛细胞的损伤和消失多由内侧列开始，逐渐发展到外侧列。偶尔内毛细胞的消失在前。毛细胞消失后，支持细胞亦可出现损伤、消失。毛细胞一般不能再生，支持细胞可有一定程度的再生。毛细胞消失后，近端及远端神经末梢逐渐变性，继而螺旋神经节萎缩，有时可见血管纹的消失。电镜下可见毛细胞膜系统超微结构有破坏。

2. 前庭损伤　组织学上初期毛细胞散在性单个消失，并逐渐加重，最终毛细胞广泛消失。支持细胞损伤不明显。半规管壶腹嵴中央部及球囊斑和椭圆囊斑的Ⅰ型毛细胞易先受损消失，Ⅱ型毛细胞消失在后。

引起及加重肾损伤使药物排出受限的因素均可加重氨基糖苷类的内耳毒性。孕妇应用链霉素等，可使药物经胎盘进入胎儿体内，可引起新生儿听力损失及前庭功能障碍。

（二）其他

肽类抗生素、氯霉素及卡那霉素等也会由于不同的给药方式引起内耳功能的障碍，其组织学上均有毛细胞不同程度的损伤。

第三节　迷路炎症及出血

一、浆液性迷路炎

浆液性迷路炎内耳功能障碍程度轻，故常在疾病痊愈后推测有内耳一过性浆液性炎症。一般不引起内耳感觉细胞及神经纤维等的器质性改变。

二、细菌性（化脓性）迷路炎

细菌性迷路炎根据感染途径不同可分为三种，即①中耳炎症通过迷路窗波及内耳；②脑膜炎通过内耳道波及内耳；③血行播散。以中耳炎引起者最多见，途径一般是经蜗窗。与病毒性迷路炎不同，细菌性迷路炎可使听力完全丧失，且多为不可复性，常伴有耳鸣及前庭功能障碍。镜下前庭阶骨化，其他蜗管内纤维组织增生填充为其特点。

三、病毒性迷路炎

病毒性迷路炎的病理特征总结如下：

（1）柯替器变性、萎缩，毛细胞变性消失。

（2）盖膜萎缩变薄，位于柯替器表面，呈帽状，有时盖膜消失或变性。

（3）耳蜗神经及神经节细胞变性，部分消失。

（4）血管纹囊状变性及萎缩。

（5）耳石感觉细胞减少及球囊变性。

四、内 耳 出 血

内耳出血见于有全身出血倾向的病例，特别是白血病晚期及 DIC 综合征者，另外，也见于低体重新生儿病例。病理学检查可见内耳组织内出血，外淋巴出血及内淋巴出血，多数情况下表现为复合部位出血。迷路血管破坏可引起内耳组织内出血，出血可流入外淋巴腔，外淋巴腔为组织间隙，组织内出血易于流向此处，故内耳出血大多可观察到外淋巴腔内有出血。内淋巴腔为膜迷路神经外胚叶上皮所包绕的盲囊，故内淋巴出血时，组织内血液可突破上皮进入腔内。

蛛网膜下腔出血时血液可沿内耳神经进入内耳。内耳出血对内耳机能有决定性影响，可能与膜迷路内液态环境改变有关。大量凝血会影响感觉细胞氧的供给。内淋巴出血多由压力较高的细动脉破裂所致，内淋巴腔很快充满血液，盖膜被冲散，耳石感觉上皮破坏，耳石膜及耳石被冲挤入腔内。

全身出血倾向明显的病例，突然出现重度听力损失及面神经麻痹时应考虑到内耳出血的可能，这时可伴有眼震及平衡障碍，有时前庭功能障碍的症状比听力损失易于确认。对侧耳也可累及，听力损失多较重且为非可复性。

内耳出血经一定时间后，红细胞及血凝块可被完全性吸收，组织内出血周围结构发生萎缩、变性、消失，外淋巴腔内出血可被不规则的结缔组织替代。推测内淋巴腔内出血可被吸收。

五、迷路炎颅内合并症

慢性中耳炎及胆脂瘤时，病变可不仅局限于中耳腔，可向邻近组织蔓延，引起面神经麻痹，化脓性迷路炎，并进而引发颅内严重合并症如静脉窦血栓、化脓性脑膜炎、耳源性脑脓肿（颞叶脓肿、小脑脓肿）等。胆脂瘤在临床上表现为程度不一，可无症状而出现急性感染暴发，应引起注意。

第四节　骨组织疾病

一、耳 硬 化 症

耳硬化症是内耳骨迷路的原发性局限性骨组织异常改建病变，偶见弥漫性改变。镜下为以血管为中心的不规则骨吸收及骨的新生像，在活动性病灶其新生骨可被苏木素浓染形成蓝罩状结构，为其特征性病理改变。病变多发生于前庭窗的前部，病变范围扩大后前庭窗和镫骨足板间逐渐硬化引起传导性听力损失。如病灶侵及耳蜗骨壁可引起感音神经性或混合性听力损失，还可发生在内耳道骨壁引起耳鸣、听力损失和眩晕。此病在欧美人中发病率较亚洲人高，多数仅限于组织病理学的发现，出现临床症状的只是其中的一小部分病例。

组织学上病灶与正常骨迷路形成明显界限，活动期时由骨髓腔内结缔组织细胞来源的破骨细胞大量出现并引起活跃的骨吸收，同时骨母细胞出现于骨吸收处进行旺盛的骨的再生；其骨基质被苏木素染成蓝色，其内有编织状排列的粗纤维束和多数形态不一的骨细胞。骨髓腔内血管扩张，结缔组织细胞增生。当病变趋于静止时，破骨细胞减少消失，由骨母细胞进行的骨再生也减少，新生骨基质的苏木素着色亦减弱，而逐渐变为伊红着色，编织状纤维消失，形态接近正常板层状骨的结构，骨细胞减少，板层结构排列整齐（图5-1，见彩色插页）。新生骨基质内的胶原纤维可用偏振光显微镜观察到。病变静止后骨髓腔变圆或呈虫蚀状扩张，其内结缔组织细胞、破骨细胞及骨母细胞几乎消失，仅见缩小闭合的血管。

本病在一侧颞骨内可同时存在多个病灶，两侧颞骨内的病变不同步。一般活动性强的病例多见于年轻人，静止状态的多见于老年人。

内耳病变可见螺旋韧带萎缩，细胞成分消失，胶原纤维增生，以蜗管的外侧壁为重。

本病病因不明，组织学所见与Paget（佩吉特）病有相似之处，但两者临床所见未见相关性，亦未发现与感染、中毒及代谢障碍之间的关系。有研究认为与遗传基因突变有关，也有人认为是骨迷路组织对残留于其中的胎儿性软骨的自身免疫所致，或与病变早期组织细胞、骨细胞中溶酶体释放的水解酶有关。

二、系统性骨疾病

系统性骨疾病可累及颞骨导致听力损失。

（一）骨发育不全

表现为多发性骨折，蓝色巩膜伴传导性听力损失，又称范德赫夫（van der Hoeve）综合征，分先天性隐性遗传和显性遗传两型，部分病例发病迟，经过较好。镫骨病变同耳硬化症。

（二）骨硬化症（大理石骨病）

发生于下颌骨以外的任何骨组织，可累及颞骨，属遗传性疾病。镜下表现为骨组织的吸收障碍，导致骨组织的异常堆积，可见多数小孔结构及骨髓腔的闭塞。

（三）骨纤维异常增殖症

又称骨纤维结构不良。是发生于上、下颌骨、肋骨、股骨及胫骨等海绵状骨的骨髓组织被纤维组织替换的疾病，可为单侧性，也可为双侧性，可发生于单骨也可为多骨性。有时可使外耳道狭窄，产生传导性听力损失。镜下为不整形纤维骨，缺乏板层状结构和骨细胞。

（四）骨的Paget病

骨组织的吸收和再生不断进行，最终使骨组织硬化、变形。病因不明，多见于老年人。可侵犯颞骨，但蜗管一般不被累及。镜下为骨组织不规则增厚。

（刘红刚）

第六章

听力检查

第一节　简易听力检查法

听力检查的目的是测定听力是否正常，如有听力损失（hearing loss）应确定听力损失的部位、程度及性质，即听力损失的定性、定量及定位测试。听力检查方法很多，本节仅介绍言语检查法，秒表检查法及音叉检查法。

一、语音检查法

语音检查法（voice test）是在没有仪器的条件下可进行的简单而又实用的听力测试方法。此法可以迅速鉴别听力是否正常，也可大致了解听力损失的程度。

语音检查法包括耳语试验及话语试验。检查室长度应在 6 米以上。环境安静，受试者侧坐或侧立，受试耳朝向检查者，其外耳门与检查者口部大致在同一水平线上，对侧耳的外耳道口用手指堵住。闭眼，身体不可靠墙。检查者在距离 6m 处以耳语声读若干词汇，请受试者复述，如不能复述，则缩小检查者与受试者之间的距离直至能够正确复述为止。记下此距离，比如 3 米，作为分子，以正常的听距（通常为 6 米）作为分母，取此分数的平方值 $(3/6)^2 = 1/4$，即为其听敏度。其丧失的听力为 3/4。同法测另一耳。如受试者听不到耳语，或只在很近的距离才能听到耳语，则改用话语（普通谈话声）检查。此时的听距应该增加为 12 米。测验与计算方法与耳语试验同。

根据耳语及话语的强度可以了解听力损失的程度。低声耳语，一般相当于声强级 10 ~ 20 dB HL 之间，普通耳语相当于 30 dB HL，低声话语相当于 40 ~ 55 dB HL，普通话语相当于 60 ~ 70 dB HL，而高声话语约相当于 85 dB HL。根据耳语试验及话语试验的关系还可以判断听力损失的性质，但此法难以得到精确的听力损失程度，现已不常用。

二、秒表检查法

秒表检查法（watch test）：受试者将非受试耳用手指塞住，检查者将秒表置于其外耳道水平延长线上，逐渐移近，直至听清为止。记录听得到声音时的距离。同法测另一侧耳。以受试耳的听距定为分子（假设为 50 厘米），健耳或正常耳的听距为分母（假设为 1 米），则患耳的听敏度约为健耳的 1/4（计算方法同耳语试验），听力损失则为 3/4。如双耳听力均减退，则先测定一般人对于该表的正常听距（分母），再行计算。

三、音叉检查法

此法为判断听力损失性质的常用方法之一。由于音叉可产生纯音，检查步骤也不复杂，所以在听力计使用日渐普遍的今天，仍为常用的听力检查法。

检查用的音叉数目各有不同，一套音叉由 5~8 个组成（表 6-1）。

表 6-1　音叉及其频率

	C_{64}	C_{128}	C_{256}	C_{512}	C_{1024}	C_{2048}	C_{4096}	C_{8192}
频率（Hz）	64	128	256	512	1024	2048	4096	8192

检查气导时，检查者手持叉柄，将叉臂向另手的第一掌骨外缘或肘关节处轻轻敲击，使其振动。然后将振动的叉臂置于距离受试耳外耳道口 1 厘米处，两叉臂末端应与外耳道口上缘平齐，叉臂的正面对外耳道口，不应偏斜。注意敲击音叉时用力要适当。如用力过猛会产生泛音，影响结果的可靠性。检查骨导时，应将叉柄末端的底部置于颅骨上或鼓窦区。高频音叉，尤其 8192 Hz 音叉需要用特制的金属物轻击。

为了鉴别传导性或感音神经性听力损失，应采取一系列的试验方法：

（1）任内试验（Rinne's test）：①目的　测定同侧耳的气导和骨导能力的比率。正常人的气导能力远大于骨导能力。简称气导 > 骨导，即任内试验阳性。正常人对频率为 512 Hz 的音叉，其气导听力的时间约为骨导的 2 倍。②方法　常用 256 和 512 Hz 的音叉分别进行测验。先将已振动的音叉柄置于耳后，约相当于鼓窦处，待受试者听不到声音时，立即将音叉的两叉端放到距外耳道口约 1cm 处，音叉支的两个末端与外耳道口三点成一直线，检查是否听到声音。如能听到，则为任内试验阳性（气导 > 骨导），以（＋）表示。如气导不能听到则须再检查一次，如此时仍不能听到声音，可认为该耳的骨导听力大于其气导听力，即任内试验阴性（骨导 > 气导），以（－）表示。若气导与骨导相等，则以（±）表示。a. 阳性：为正常听力或感音神经性听力损失。b. 阴性：为外耳道或中耳疾患（传导性听力损失）。c. 相等：为轻度传导性听力损失或混合性听力损失。

注意：当测试耳为严重感音神经性听力损失时，而非测试耳听力正常或为传导性听力损失时，声波会从测试耳乳突经颅骨传到非测试耳形成交叉听觉，造成假阴性。

（2）韦伯试验（Weber's test）：①目的　同时比较双耳的骨导听力，在正常人双耳应相等。②方法　取频率为 256 或 512 Hz 的音叉振动后，置于颅骨中线上任何一点，如前额、顶部、枕部或切牙上。询问受试者所听到声音偏向哪侧。正常人或双耳骨导相等者，感觉声音在中央。传导性听力损失　声音偏向患侧或较重的病侧。感音神经性听力损失　声音偏向健侧或较健侧。如敲击音叉过度用力，也可偏向患侧，因为重振现象所致，故应注意。

（3）施瓦巴赫试验（Schwabach's test）：①目的　比较受试者与正常人的骨导听力。②方法　取频率为 256 Hz 的音叉，振动后将叉柄置于检查者（听力正常者）的耳后，约相当于鼓窦处，至不能听到声音时，移到受试者耳后鼓窦处，如仍能听到声音，表示其骨导听力延长，传导性听力损失有此现象。如先置叉柄于受试者的耳后鼓窦处等听不到声音时，移至检查者的耳后，如仍可听到，则为受试者骨导听力缩短，感音性听力损失有此现象。混合性听力损失者则骨导缩短或近于正常。由于乳突各部传音能力有所差别，故音叉先后所放部位应一致。在此试验中，应注意交叉听觉的发生。

（4）盖来试验（Gelle's test）：①目的　用以检查鼓膜完整者镫骨底板的活动情况。②方法　将鼓气耳镜的窥耳器末端紧塞外耳道内，然后将频率为 256 或 512 Hz 的音叉振动后，置于耳后乳突部上。此时交替压紧和放松耳镜上的皮球。如受试者听到的声音有高低交替的变化为盖来试验阳性。正常人为阳性。在耳硬化症患者或镫骨底板固定者可出现盖来试验阴性，即受试者听到的声音无高低变化之分。

（莫玲燕）

第二节　听　阈　检　测

纯音听阈（pure tone heaving threshold）测听是用以测试听敏度的、标准化的主观行为反应测听。反映受试者在安静环境下所能听到的各个频率的最小声音的听力级。通过骨、气导的对比可以对听力损失进行定性、定量及粗略的定位诊断。纯音听阈测听是能准确反映听敏度的主观行为测试方法，在临床上是最基本、最重要的听力检查之一。

纯音听阈测听可靠、重复性好。能够反映从外耳到听觉中枢整个听觉传导通路的功能状况，具有良好的频率特异性，仍然是目前听力定量诊断的"金标准"。但纯音听阈测试作为主观行为反应，需要受试者对测试作出配合，因此其结果会受到受试者测试动机和反应能力等非听性因素的影响，另外与言语测听相比，它不能评估言语交流能力；与 ABR 相比，它不能对蜗后病变进行定位诊断。

一、测试的基本条件及其结果的影响因素

纯音听阈测听的基本条件：①符合国家标准隔声室；②准确校准的听力计；③合格的测试人员。

纯音听阈测听是主观行为测试，结果会受到一些外在因素和内在因素的影响。其中外在因素有测试环境、测试仪器、检查者专业技能、检查方法以及步骤等。内在因素除了受试者的受试动机、反应能力、对测试要求的理解程度等以外，其消化、呼吸和血管等生理活动所产生的内源性噪声和听觉系统内神经能活动（包括耳鸣）形成基础噪声也影响结果的准确性。在消除了外在影响因素、尽量减少内在因素的影响后，测试间允许误差在 ±5 dB 之内。

二、测 试 方 法

国家标准 GB/T 16403-1996 规定方法有上升法和升降法（括号法）。上升法即阈下给声，不断升高声音强度，直到受试者听到为止。括号法从阈值两侧给声，直至逼近阈值。

Hughson-Westlake 法是上升法，是 1944 年美国眼耳鼻咽喉科学会听力保护委员会推荐的纯音听阈测听方法。

Hughson-Westlake 法首先给受试者一个能听得见的声音信号（例如听力预估为正常者，给声 40 dB HL），给声强度以 10 dB 为一级依次降低直至受试者听不到为止。再以 5 dB 为一级依次升高至受试者刚能听到。重复上述步骤直至在同一强度（最小强度）上得到三次反应。此强度即为阈值。在实际操作中只要在上升过程中同一强度得到两次反应即可。

三、测 试 步 骤

（一）测试前准备

1. 熟悉并检查仪器　检查者除了在每天开始工作前作主观校准外，还应检查听力计的各个旋钮、按键及反应指示灯、导线、耳机等全部附件，以便了解其是否正常工作。

2. 询问病史　检查者在测试之前应详细询问病史，内容包括：听力损失史、耳鸣史、眩晕史、噪声接触史、耳毒性药物使用史、家族史、助听史及一般状况等。

病史询问过程实际上是一个非正式测试过程，完成后检查者即可对听力损失的性质、程度和听力曲线形状获得大致的印象。另外通过与受试者的交流建立融洽的合作关系，以利于下一步测试的顺利进行。

3. 耳廓及耳镜检查　测试前检查者应模拟压耳式耳机置于耳廓上的情况，用食指按压耳廓软骨，以了解是否有可能造成外耳道塌陷。外耳道塌陷是指压耳式耳机使耳屏软骨封闭外耳道口，造成人为的声音传导障碍的现象。外耳道塌陷会使言语频率听阈升高 15～20 dB。多出现于儿童和老人。

如果有外耳道塌陷，可用纱布垫于耳廓后，耳廓和外耳道使戴上耳机后向后移位，从而强迫开放外耳道。也可用塑料管一端缝以细线留在耳道外，另一端插入外耳道，迫使其开放。

检查者还应以耳镜检查外耳道是否有耵聍、异物及鼓膜情况，以便对得出的测试结果作到心中有数。

4. 讲解测试要求　"您将从耳机中听到一系列声调不同的声音。不管声音多小，每次听到后都马上按按钮，没听到声音不按钮。先测左（右）耳，再测右（左）耳，有不明白的地方吗？"

向受试者讲解测试要求要尽可能简短、明确。有时受试者家属或朋友可以帮助解释。

5. 耳机（earphone）的戴法　让受试者除去眼镜、助听器及头部饰物（耳饰物、发卡等）。检查者站在受试者的前方，将耳机的双轭拉至最伸展的位置，把头带放在头顶，拔开所有影响戴耳机的头发并把耳机膜片对准外耳道口，收紧耳机架的双轭，使耳机与耳密合。

注意将有红色标志的耳机戴在右耳，蓝色的戴在左耳。

6. 受试者位置　在纯音听阈测试中受试者的位置应该与听力计成直角。这样检查者既可以观察到受试者的面部表情及身体动作，以协助阈值的判断，又使受试者减少了受到暗示的可能。

（二）气导听阈（air-conduction）测试

通常先测试健耳或听力相对好的一侧耳。

频率的测试顺序：先测 1 kHz，然后测倍频程 2 kHz、4 kHz、8 kHz。测完 8 kHz 以后，复测 1 kHz。假如两次 1 kHz 的测试结果之差在 10 dB 以上，说明受试者测试没有理解测试要求，之前的反应不准确，需要重新测定。若两次 1 kHz 重复性很好（小于等于 10 dB），可继续测低频 0.25 kHz 和 0.5 kHz。在中、高频，如果相邻的两个倍频程的阈值相差≥20 dB 时，需加测半倍频程。

在每个频率以 Hughson-Westlake 法搜索阈值。每次给声长度为 0.5～1 秒，给声间隔不得短于 1 秒，同时给声间隔应不规则，以避免出现节律给声。

（三）骨导听阈测试

1. 骨导测试步骤　在一侧乳突的声音可以很少甚至几乎没有衰减而传至另一侧内耳，因此不管骨导振子置于何处，双侧耳蜗均参与了反应。

在乳突区测骨导时，应拔开所有的头发，将骨导振子的凹面面向乳突，寻找相对平坦的位置，用头带（发卡式）使骨导振子紧贴乳突表面。注意不要接触耳廓。骨导振子在乳突上的不同位置，对骨导听阈（bone-conduction）产生的影响可以相当大，尤其是当其接触到耳廓时可相差 20 dB。

骨导的测试步骤同气导大致相同，但测试频率只有 0.25 kHz 至 4 kHz，而且最大输出也较低。

因为骨导的耳间衰减为 0～15 dB，所以先测哪侧耳并不重要，为掩蔽方便一般先测患耳或相对差耳。

2. 振触觉　听力损失较重的受试者，在给声强度低于其听阈时，会因感觉到换能器的振动而作出反应，致使出现错误的结果。此时极重度感音神经性听力损失的听力图却表现为混合性听力损失，将会误导耳科医生进行不应该的手术。

振触觉多发生于 1 kHz 以下，骨气导都有但骨导多见（表6-2），而且个体差异较大。

表6-2　骨、气导的振触觉

频率（Hz）	250	500	1000
气导（dB HL）	100	115	
骨导（dB HL）	35	50	85

3. 堵耳效应　当外耳道口被堵塞后，骨导听阈降低的现象称为堵耳效应（occlusion effect）。多出现在 1 kHz 以下频率，其值见表6-3。

表 6-3　骨导测听中戴标准耳机所产生的堵耳效应值

频率（Hz）	250	500	1000	2000	4000
堵耳效应（dB）	30	20	10	0	0

在测试骨导时，如果受试者同时也戴着气导耳机（准备掩蔽）或双耳中的一耳存在传导性病变，就会出现堵耳效应。骨导的阈值应为非堵耳时所得结果。

四、掩　蔽

（一）定义

一种声音的听阈由于另一种声音的存在而提高。纯音听阈测试的掩蔽（masking）是纯音的听阈由于噪声的存在而提高。掩蔽的目的是为了去除非测试耳的参与，得到测试耳的真实阈值。

（二）为什么要掩蔽

在纯音听阈测定过程中，如果双耳听力相差很大，在测差耳时，测试信号就会传至对侧耳蜗，使受试者作出反应。这种由非测试耳参与而得到的听力就是交叉听觉。由交叉听觉产生的听力称为影子听力。这将导致耳科临床方面错误的诊断和处理。

声信号从测试耳传递到非测试耳在强度上是有所衰减，降低的强度就是耳间衰减。耳间衰减受耳机、耳垫、信号的频率、外耳道容积和共振特性等多种因素影响。气导的耳间衰减一般在 40 ~ 70 dB，骨导在 0 ~ 15 dB。

进行纯音听阈测试的目的是为了了解单个耳的听敏度，为此需要在测试时阻止非测试耳的参与，所采用的方法就是掩蔽。

（三）何时进行掩蔽

无论气导还是骨导，都是由于非测试耳的骨导参与而产生交叉听觉。因此判断是否需要掩蔽应根据测试耳的给声强度与耳间衰减的差值是否大于非测试耳的骨导而决定。如果是，说明有可能出现交叉听觉，只要出现交叉听觉，就应该掩蔽。

气导的掩蔽条件：当测试耳未掩蔽的气导阈值与非测试耳的骨导阈值之差大于等于40 dB。由于骨导的耳间衰减是骨导在 0 ~ 15 dB，因此理论上来说骨导随时都需要掩蔽。但在实践中，当测试耳的气、骨导阈值之差大于 10 dB 时才需要掩蔽。

（四）掩蔽的方法

掩蔽的方法很多，这里仅介绍 Hood 平台法。

1960 年 Hood 报告了掩蔽平台法，并以其名字命名。方法是将掩蔽噪声引入非测试耳，以 5 dB 一级升高噪声的强度。在对侧掩蔽的情况下，再测纯音的阈值。当尚未达到测试耳阈值时，每次升高噪声，纯音反应强度都会随之升高（图 6-1a）。

当到达测试耳阈值时，数次升高噪声而纯音反应强度不变。这就是平台（见图 6-1b）。当噪声到达某一强度（测试耳骨导阈值加耳间衰减）时，超掩蔽发生，此时纯音的反应强度又会随着噪声的加大而加大（图 6-1c）。

1. 气导掩蔽步骤　以某一频率为例。

（1）取得测试耳未掩蔽气导阈值。

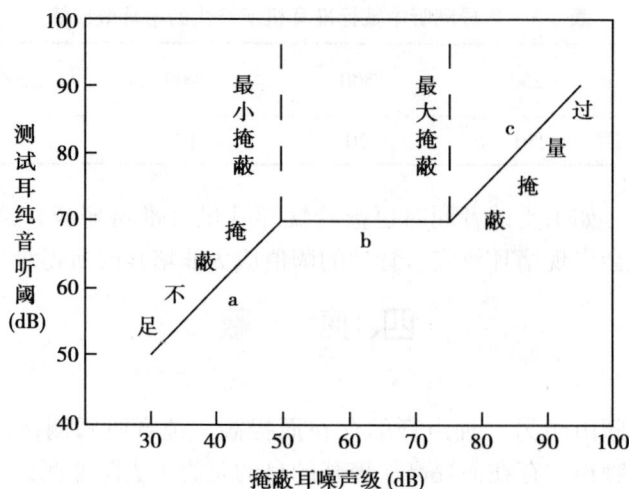

图 6-1　Hood 平台掩蔽

（2）将测试耳未掩蔽气导阈值与非测试耳骨导阈值相比较，决定是否需要掩蔽。

（3）如果需要掩蔽，向受试者讲解测试要求："您将从耳机中听到两种声音，一种是流水声，另一种是哨声。听到流水声不要管它，一听到哨声就按按钮（或举手）！"

（4）选择初始掩蔽级，非测试耳气导阈值加 10 dB。

（5）将掩蔽噪声加在非测试耳的同时，给测试耳未掩蔽阈值强度的纯音。

（6）每当受试者反应，以 10 dB 一级加大噪声强度。每当受试者不反应，以 5 dB 一级加大纯音信号，直到又反应为止。

（7）继续以上步骤直到连续三次升高噪声强度，而测试耳的纯音信号不改变，即达到了平台。

（8）记录下听力计上的纯音信号强度读数。此即测试耳在这个频率上的气导阈值。

2. 骨导掩蔽步骤

骨导掩蔽步骤基本与气导相同。仍以某一频率为例：

（1）获得测试耳未掩蔽的，非堵耳骨导阈值。

（2）将测试耳的骨，气导阈值比较，决定是否需要掩蔽。

（3）如果需要掩蔽，向受试者讲解测试要求。

（4）先给测试耳戴上骨导耳机，再给非测试耳戴上气导耳机，测试耳侧的气导耳机放在同侧太阳穴处。

（5）选择初始掩蔽级，非测试耳气导阈值加 10 dB。

（6）将掩蔽噪声加在非测试耳的同时，给测试耳未掩蔽阈值强度的纯音。

（7）每当受试者反应，以 10 dB 一级加大非测试耳噪声。每当受试者不反应，以 5 dB 一级加大纯音信号，直到又反应为止。

（8）继续以上步骤直到连续三次升高噪声强度，而不改变测试耳的纯音信号，即达到了平台。

（9）记录下听力计上的纯音信号强度读数。此即测试耳在该频率的骨导阈值。

3. 不当掩蔽　在掩蔽过程中，掩蔽噪声强度过弱或过强都不能达到掩蔽的目的，因此不当掩蔽有掩蔽不足及过度掩蔽两种。

（1）掩蔽不足：是指掩蔽噪声过弱，没有完全阻止非测试耳参与反应。如果掩蔽不足，所得听阈比真实阈值低。

（2）掩蔽过度：若掩蔽噪声过强，掩蔽噪声会传至测试耳，影响其反应。如果过度掩蔽，所得听阈比真实阈值高。

4. 掩蔽难点及解决方法　Nauton 1960 年在双侧耳硬化症病例中，发现双侧传导性听力损失无法掩蔽，因而这个难题被命名为 Nauton 难题。双侧耳硬化症的听力早期表现为双耳传导性听力损失。因为双侧气导差，而骨导好则很容易产生交叉听觉和过度掩蔽，所以双侧的骨、气导都无法掩蔽。

插入式耳机可使耳间衰减达到 70 dB，从而减少过度掩蔽发生的可能。因此可以解决一部分用压耳式耳机无法掩蔽的问题。

其他听力学检查如声导抗也能对有掩蔽困难的病例的听力测试提供一定的帮助。

五、测试结果的记录和分析

（一）测试结果的记录

测得听阈应记录在听力表上。测试结果记录应包括以下项目：受试者的姓名，性别，年龄，检查日期，所用仪器型号及检查者签名，并应注明测试的可靠程度。

记录听阈国际通用的符号如表6-4。

表6-4　标准听阈记录符号

	气　导		骨　导	
	未掩蔽	掩蔽	未掩蔽	掩蔽
左耳	×	□	>	⊐
右耳	○	△	<	⊏

（二）测试结果分析

1. 听力损失的定性诊断　根据骨、气导的关系可以将听力损失分为传导性听力损失，感音神经性听力损失及混合性听力损失。骨导与气导之间差异大于 10 dB 且骨导在正常范围内为传导性听力损失（图6-2a）。

气、骨导一致（或小于等于 10 dB）且都在正常范围之外为感音神经性听力损失（图6-2b）。

骨导与气导之间差异大于 10 dB 但骨导在正常范围之外为混合性听力损失（图6-2c）。

2. 听力损失的定量　世界卫生组织（WHO）（1997 年）根据 0.5 kHz、1 kHz、2 kHz 及 4 kHz 气导平均阈值，将听力损失分为以下几级：

轻度听力损失（mild）：26～40 dB HL

中度听力损失（moderate）：41～60 dB HL

重度听力损失（severe）：61～80 dB HL

极重度听力损失（profound）：≥81 dB HL

3. 典型听力图（audiogram）　许多耳科疾病具有特征性的听力曲线，但准确的听力诊断需要参考病史、体征及其他听力检查而得出。

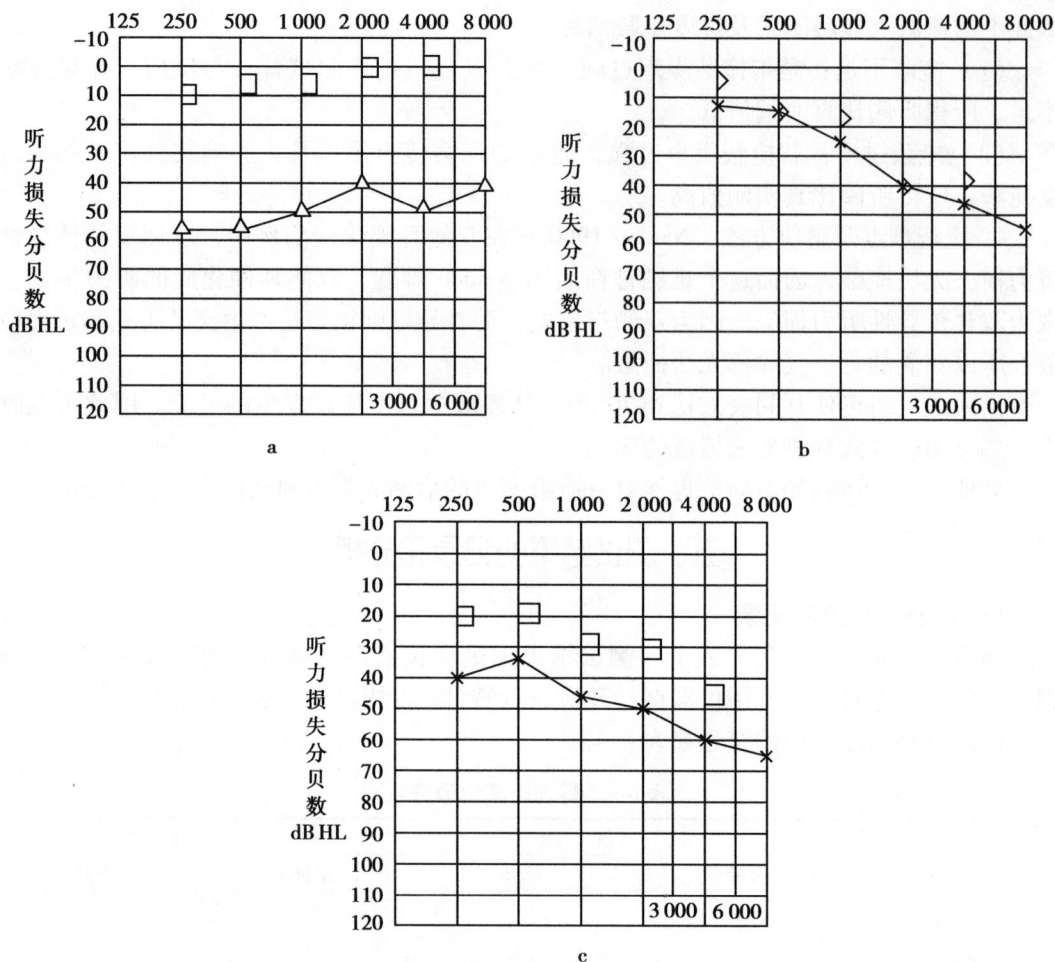

图6-2　各种不同性质的听力损失

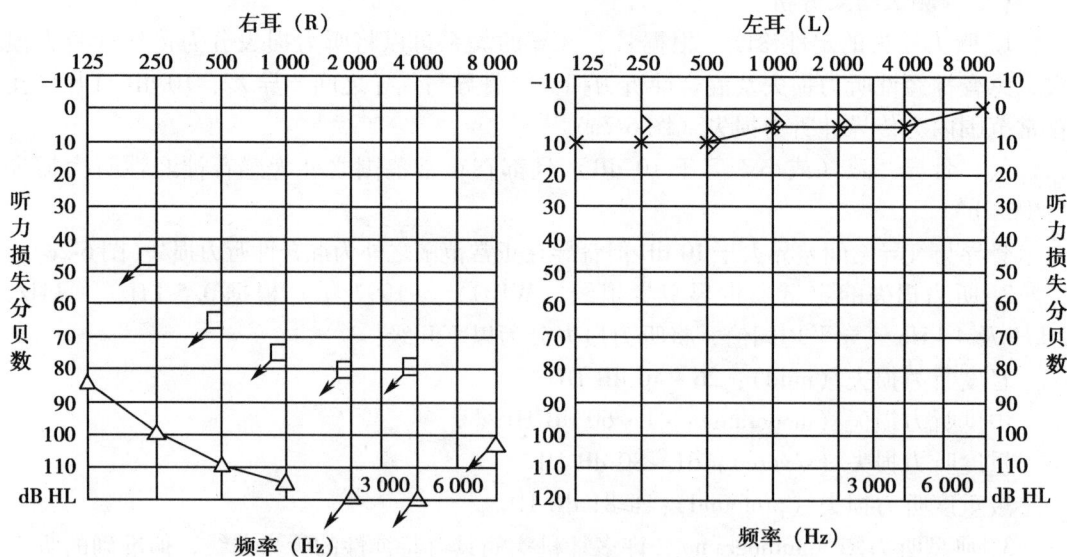

图6-3　右耳突发性听力损失

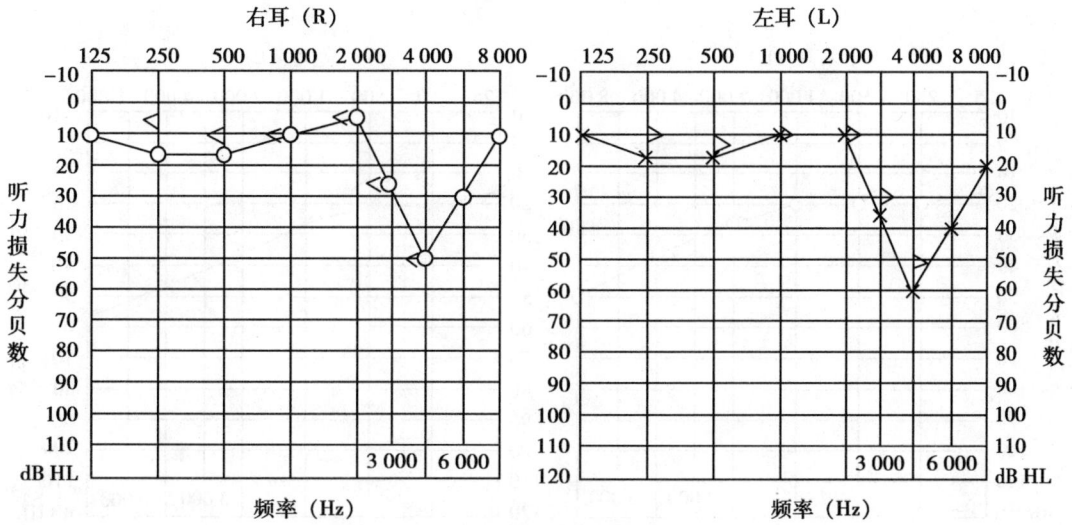

图6-4 双耳噪声性听力损失

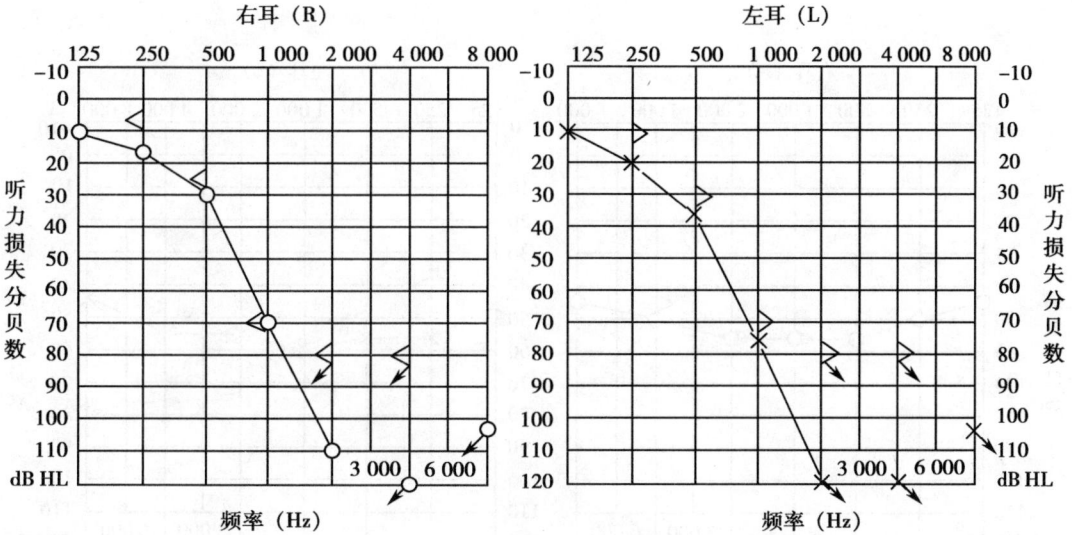

图6-5 双耳药性听力损失

右耳（R）

左耳（L）

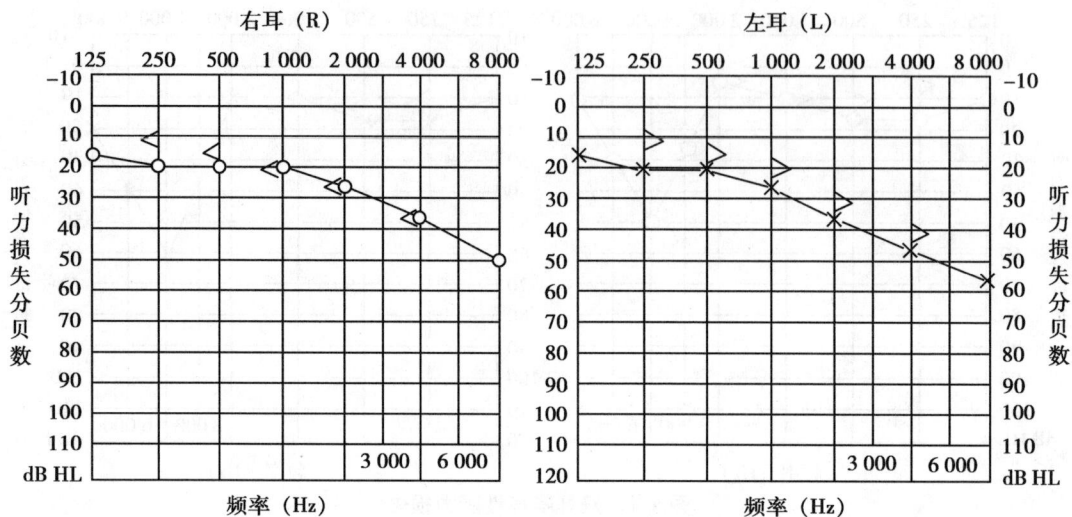

图6-6　双耳药物性听力损失

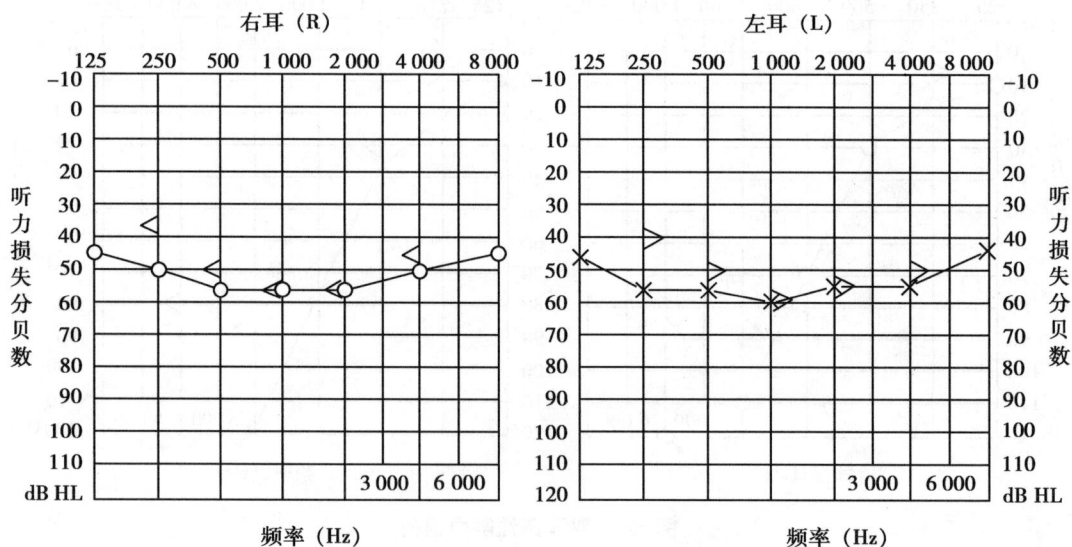

右耳（R）

左耳（L）

图6-7　双耳遗传性听力损失

右耳（R）　　　　　左耳（L）

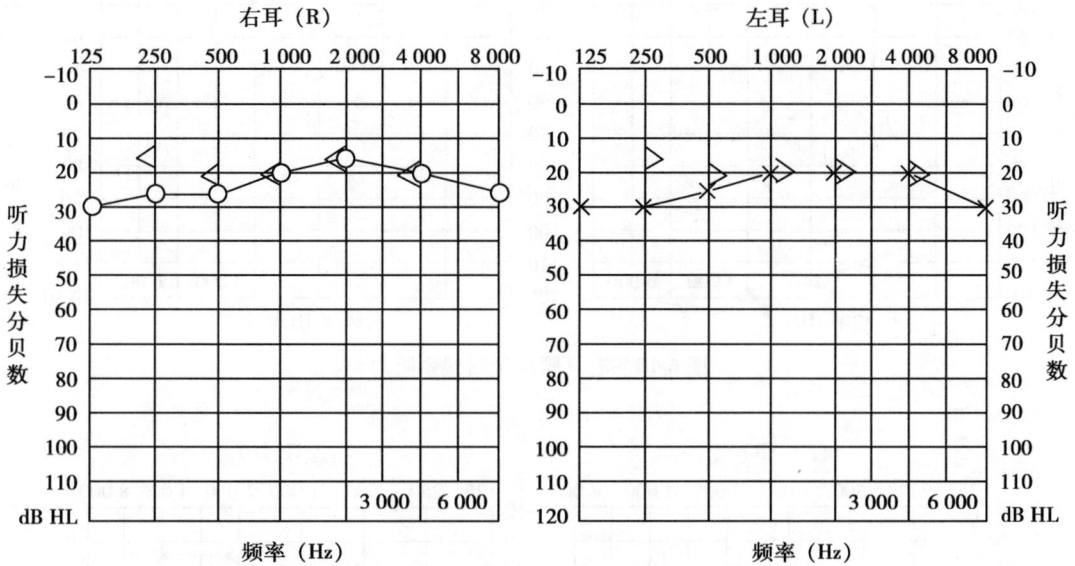

图 6-8　神经衰弱者听力损失

右耳（R）　　　　　左耳（L）

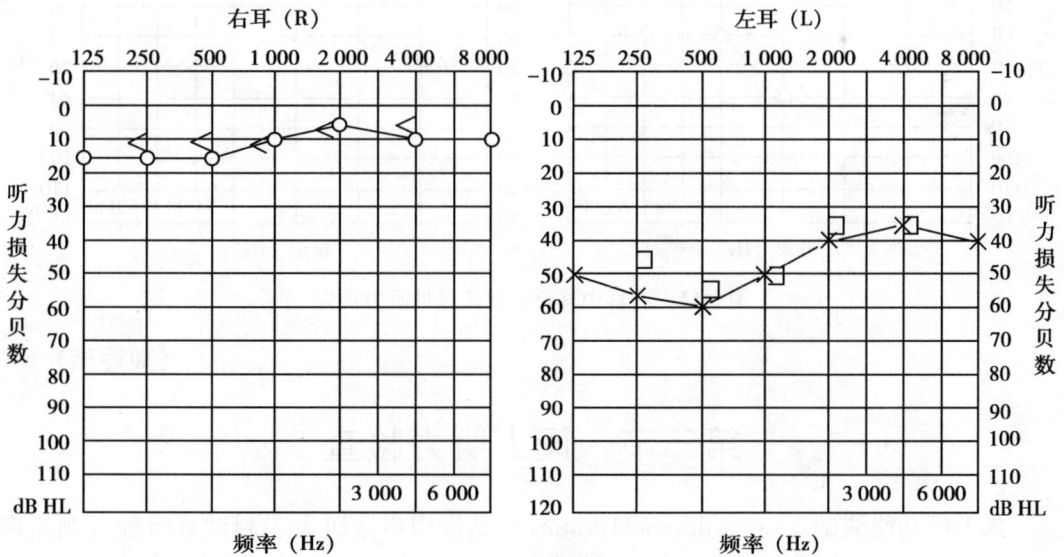

图 6-9　左耳梅尼埃病

右耳（R）　　　　　　　　左耳（L）

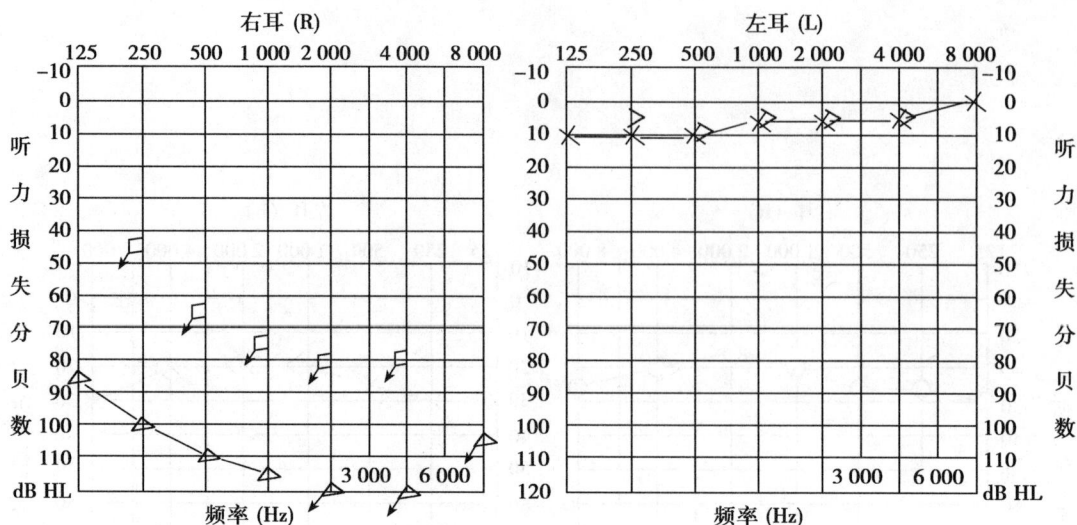

图 6-10　右耳腮腺炎后残余听力

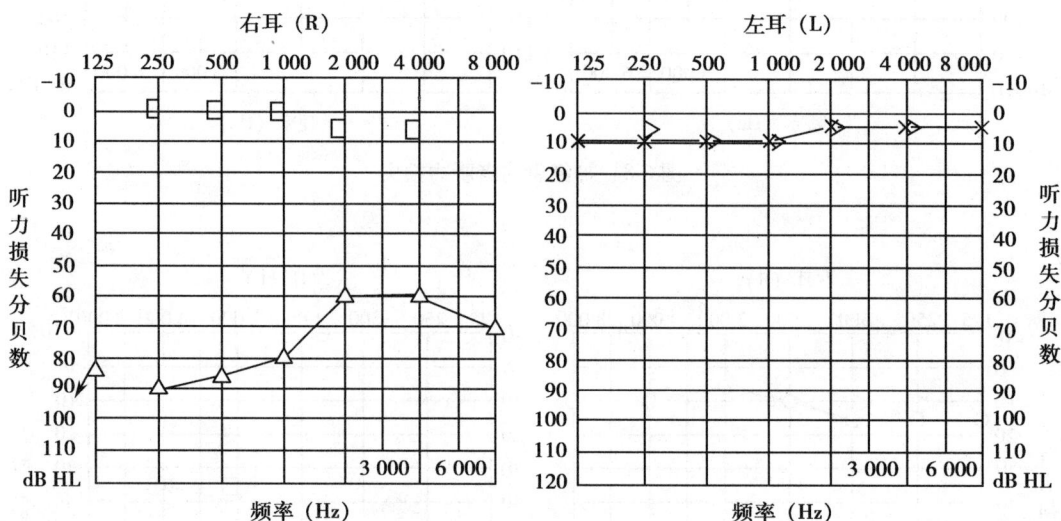

右耳（R）　　　　　　　　左耳（L）

图 6-11　右耳中耳畸形致传导性听力损失

（莫玲燕）

第三节　阈上听力检查

阈上听功能测试（supra-threshold testing）是指用声压级大于测试耳听阈的刺激声信号进行的一系列测试。以往阈上听功能测试是对听力损失特别是耳蜗性听力损失定位诊断的重要手段。近年来随着耳声发射、电生理及影像学技术的问世和不断发展，阈上听功能测试的鉴别诊断价值退居次要地位，但仍有一定诊断价值。

一、重振试验

重振试验（recuitment test）声音的大小有两个概念，一个是声音的强度，另一个是响度。声音的强度是一个物理量，可进行客观测量；响度则是人耳对声音的主观感觉，它不仅与声音的物理强度有关，而且与频率有关。正常情况下，强度和响度之间以一定的关系增减，即随着声音强度的增加，人耳所能感觉到的响度亦随之有规律地增大，强度减小，响度有规律地减小。而当耳蜗有病变时，声音的强度在某种程度上的增加却能引起响度的异常迅速增大，这就是重振现象（recuitment phenomenon）。重振现象是耳蜗病变的诊断依据之一。检查重振的方法有多种，如双耳交替响度平衡试验、单耳交替响度平衡试验、短增量敏感指数试验、Metz 重振试验及 Békésy 自描听力计测试法等。

1. 双耳交替响度平衡试验（alternate binaural loudness balance，ABLB） 适用于单侧听力损失或双侧听力损失但一耳较轻，且两耳气导听阈差值大于 20 dB 者。

方法：在纯音听阈测试的基础上，双耳选择同一频率，通常为 1 kHz 或 2 kHz 进行测试。以健耳或听力较好耳为参照耳，患耳为变耳。先在健耳或听力较好耳阈上给以一测试声，随即调节患耳或听力较差耳的声音强度，至受试者感觉双耳响度相等为止。再在健耳或听力较好耳以 10 ~ 20 dB 一档增加声音强度，每增加一档后，调节患耳或听力较差耳的声音强度，至两耳响度一致为止。如此逐次提高两耳测试声的强度，于听力表上分别记录两耳响度一致时的声音强度，并划线连接。

结果分析：当两耳最终在同一强度感到响度一致或有在某一强度上达到响度一致的趋势时，表示有重振。若两耳达到响度一致时声音强度的差别始终维持于双耳听阈的差别上，表示无重振。

2. 短增量敏感指数试验（short increment sensitivity index，SISI）本试验是受试耳对阈上 20 dB 连续声信号中出现的微弱强度变化（1 dB）敏感性的测试，以每 5 秒钟出现一次，共计 20 次声强微增变化中的正确辨别率，即敏感指数来表示。测试时选择 1 ~ 4 kHz中某一频率声信号作为载体，在该频率纯音气导阈上 20 dB 给声音。嘱受试者如听到一个短暂的响度增加时按钮。先以 5 dB 增量作为训练，待确定受试者理解测试要求后，增量减少到 1 dB，开始正式测试并记分，共给出 20 次增量。记录受试者能听到增量的次数，并乘以 5，可得出 SISI 试验得分，以百分数表示。Jerger 认为 0% ~ 70% 为 SISI 试验阴性，提示为正常听力耳或非耳蜗病变耳。得分在 70% ~ 100% 者，为 SISI 试验阳性，提示耳蜗病变。

3. Metz 重振试验（Metz test） 在纯音听阈和声导抗测试的基础上，通过计算同一频率纯音听阈和镫骨肌反射阈值之差来评定重振现象的有无。正常耳二者之差为 70 ~ 95 dB。≤60 dB 表示有重振，为耳蜗性听力损失的表现。≥100 dB 表示蜗后性听力损失。

二、听觉疲劳及病理性适应现象测试

听觉器官在高强度的持续刺激后所出现的听敏度下降的现象称为听觉疲劳（auditory fatigue）；正常耳在持续声刺激的过程中会产生的短暂而轻微的听力减退，即响度随声刺激时间的延长而下降，该现象称为听觉适应。蜗后病变时，听觉疲劳现象较正常明显，听觉适应现象在程度及速度上均超出正常范围，此称为病理性适应（pathological adaption）。测试病理性适应现象的方法有音衰变试验、镫骨肌反射衰减和 Békésy 自描听力计测试。

1. 音衰变试验（tone decay test，TDT）　在纯音听阈测试的基础上，选 1～2 个中频纯音作为测试声，测试时先以阈上 5 dB 的强度连续刺激测试耳 1 分钟，若在此时间内测试耳始终均能听见刺激声，此测试即告结束。若测试耳在不到 1 分钟的时间内即已不能听见，立即将声音强度提高 5 dB，再连续刺激 1 分钟，若测试耳能听到刺激声的时间又不满 1 分钟，依上法再次提高刺激声强度，直至能够听满 1 分钟为止。计算测试结束时刺激声的强度和听阈之间的差值。测试结果分类有不同评定方法。其中 Rosenberg 将音衰试验按下列等级分类：0～5 dB 为正常耳，10～25 dB 为阳性，提示耳蜗病变，大于 30 dB 提示蜗后病变。

2. 镫骨肌反射衰减（acoustic reflex decay，ART）　较长时间的持续刺激使声反射的幅度明显减小的现象。多出现于蜗后病变，测试方法为刺激时程 10 秒，刺激强度为声反射阈上 10 dB，于 5 秒内，声反射振幅减少 50% 者为阳性（Jerger）（图 6-12）。由于 2 kHz、4 kHz 部分正常耳也出现声反射衰减，所以常规检查多采用 0.5 Hz、1 kHz 纯音的对侧连续声进行测试。

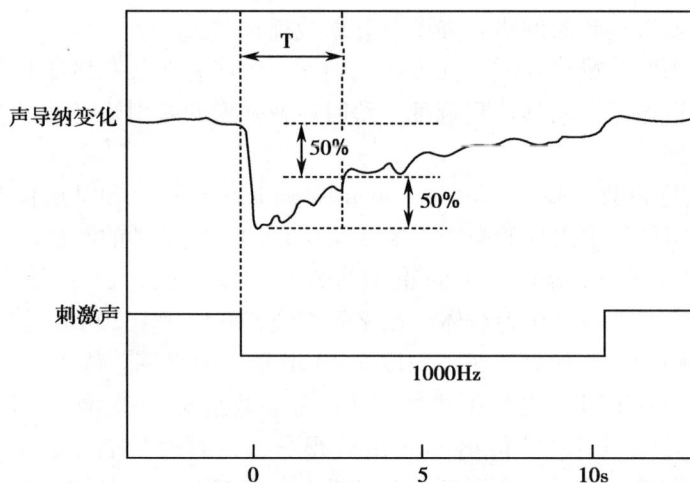

图 6-12　声反射衰减

3. Békésy 自描听力计（Békésy andiometer）测试法　由 Békésy 设计而得名。该听力计频率连续可变，受试者手持反应按钮，当听到声信号时持续按下按钮，此时刺激声强度以 2 dB/秒的速度衰减。受试者听不到声音时松开按钮。刺激声又以 2 dB/秒的速度递增。当声音强度到达阈值时，再次按下按钮，如此记录笔可画出一全频范围内阈值曲线。自描听力计可发放连续和间断两种刺激声。分别以二者为刺激声得出连续声曲线（C）和断续声曲线（I）。根据二者的相互关系，可将自描听力曲线分为四型（图 6-13）。Ⅰ型：（I）与（C）曲线在全频互相重叠。曲线宽度为 10 dB，提示正常听力或中耳病变。Ⅱ型：在 1 kHz 处（C）与（I）曲线分离，低于（I）曲线 5～20 dB，但在高频部分仍与（I）曲线大致平行。Ⅱ型曲线是耳蜗病变的典型特征。Ⅲ型：（C）曲线快速下降，（I）曲线水平，二者差距为 40 ~ 50 dB，一般认为是蜗后病变的表示。Ⅳ型：（C）曲线与（I）曲线在 0.5 kHz 以下分离，并一直持续到高频区，二者的距离为 5 ~ 20 dB。Ⅳ型亦见于蜗后病变。Ⅴ型：（C）型曲线在（I）型曲线上方，为非器质性听力损失的表现。

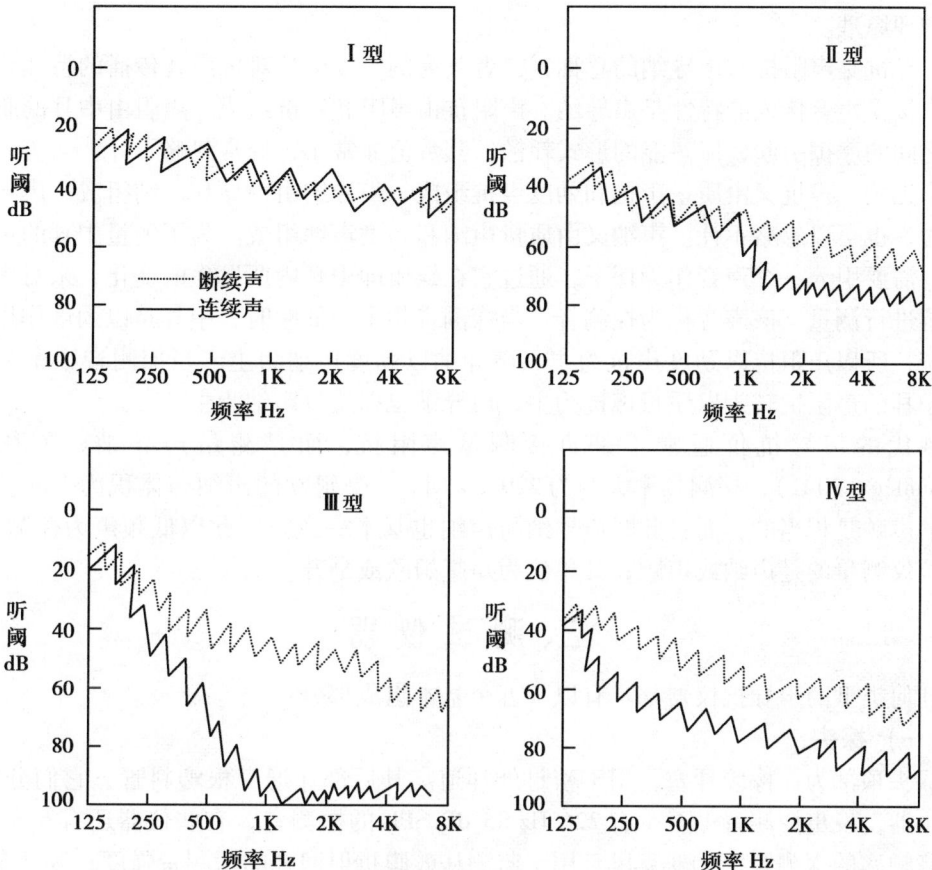

图 6-13 Békésy 自描听力的四种基本图形
断续声 C，持续声 I

自描听力曲线锯齿波中点连线与纯音听阈测试基本吻合，而且自描听力曲线连续扫描测试能够显示受试者在任何频率的听阈。一般认为锯齿形听阈波幅缩小表示有响度重振，（I）曲线与（C）曲线分离是听觉疲劳的表现。由于自描听力曲线可以反映重振和疲劳两大现象，故对听力损失的定位诊断有重要参考价值。既无重振又无疲劳的病变为 I 型，重振为主的耳蜗病变呈 Ⅱ 型，以疲劳为主的蜗后病变可呈 Ⅲ、Ⅳ 型曲线。

第四节　声导抗测听

声导抗测听是临床听力诊断的基本方法之一，其测试包括鼓室声导抗、声反射。对听力损失及面神经病变的定位诊断有很大的诊断价值。结合纯音听阈测试可以对听力损失进行定量、定性和定位诊断。

一、名词及基本概念

当声音在一种媒质的传播过程中，会受到该媒质的对抗和接纳作用。声音从外耳经中耳到达内耳的过程中，中耳可以近似被看成一个密闭空腔，声音在其中的传播遵从普遍的物理原理。

声导抗是声阻抗和声导纳的总称，二者互为倒数。中耳对抗声音传播的特性是其声阻抗，接受声音传入的特性是声导纳。声阻抗由声阻和声抗组成。声阻由中耳的肌肉和关节之间的摩擦引起，以热能的形式耗散，其数值非常小，通常忽略不计。与传入声音的频率无关。声抗又由质量声抗和劲度声抗组成。声导纳由声导和声纳组成。声导与声阻相对，也可以忽略不计。声纳又由质量声纳和劲度声纳组成。为了测量中耳的声导抗特性，需要引入一个声音作为探子，通过它在媒质即中耳内所发生的变化，来对中耳的声导抗进行测量。该声音称为探测音。当探测音频率为低频时，中耳是以劲度作用为主的系统，所以声阻抗以劲度声抗为主，声导纳以劲度声纳为主。当探测音频率为高频时，中耳的声阻抗转为以质量声抗为主，声导纳也以质量声纳为主。

现代的声导抗仪通常不是直接测量声阻抗，而是测量声导纳。在海平面（760mmHg，20℃），探测频率大约为229 Hz时，1毫姆欧的声纳与体积为1ml空气所具有的声顺是相当的，而且此时声导纳与声纳也基本一致。因此以低频声为探测音时，声导抗仪测量的是声纳或声顺，其单位为声毫姆欧或毫升。

二、测 试 仪 器

任何类型的声导抗仪器都具有以下五个基本组成部分：

（一）探头

探头顶部为一橡胶耳塞，用于密封外耳道。其后部连通三根塑料管，它们分别是：①扬声器，发出探测音，至少有226 Hz 85 dB SPL的探测音，有些仪器还有678 Hz甚至更高频率的探测音；②麦克风，用于监测从鼓膜折射回来的探测音强度；③气泵，用以改变外耳道内的压力。

（二）气压系统

用于在外耳道施加压力。范围从+200 daPa～−400 daPa。

（三）声导抗测量系统

将扬声器与麦克风之间的声压值转换为导抗值。

（四）声反射激活系统

将纯音、噪声等声反射测试信号传递到同侧耳或对侧耳，进行同侧及对侧声反射测试。

（五）记录系统

示波器及打印机等记录测试结果。

声导抗仪为一种计量仪器，所以各个部分需要按照一定的标准进行校准。需校准的部分有：压力系统、探测音，声反射刺激声及声导抗值。

三、鼓室声导抗

（一）测试方法

1. 测试前准备　声导抗测听是一种客观测试，病人无需作出任何反应。检查前嘱病人不要说话，不要作咳嗽、吞咽等动作。对于成人可告知测试时外耳道将被耳塞塞住，并有一些压力改变的感觉。

2. 以电耳镜检查外耳道　目的是为了防止耵聍堵塞耳塞头或过多的耵聍阻挡探测音的传入。同时也是检查外耳道的宽窄和走行方向，以选择合适的耳塞密封外耳道。

3. 密封外耳道　对外耳道进行密封是作声导抗测听的前提。事先应准备各种大小及形状的耳塞。检查者一手拿探头，另一手将耳廓向后上方向牵拉，塞入耳塞后再稍加旋转，使之与外耳道壁紧密闭合。

（二）单成分（Y-226）鼓室图

单成分（Y-226）鼓室图（tympanogram）：最简单、最常用的鼓室声导抗测听就是以单一频率的探测音（通常为220/226 Hz）来测试单一的声导抗成分—声导纳的方法。从20世纪70年代以来226 Hz的探测音一直被广泛地使用，选用220 Hz探测音，多少带有一定的随意性，并没有科学依据表明这一频率在鉴别中耳病变方面比其他探测音频率更优越。选择低频探测音的原因，第一是为了避免高频探测音的非线性特性，第二是可以提供较高的探测音强度，第三是为了避免欧洲地区50 Hz的电干扰。然而，低频探测音确有临床价值。用低频探测音主要考虑到中耳传导系统的劲度特性。最常见的影响中耳劲度特性的病变就是分泌性中耳炎。近年研究发现226 Hz鼓室声导抗测听不适合6个月以下儿童，建议用1 kHz探测音。

1. 基本概念　在外耳道加压，例如从 + 200 ~ 400 daPa，鼓膜经历了从正压下的最紧张状态到松弛，最终达到负压下的最紧张状态的过程，相应地中耳声导纳也从最小到最大，再到最小。当鼓膜处于最紧张状态，无论是在负压或正压极值时，中耳的声导纳都最小，而当鼓膜最松弛，即当鼓膜两侧压力一致时，中耳的声导纳最大。这种中耳声导纳与耳道内压力变化的曲线即为鼓室图（tympanogram）。取得最大声导纳时的压力为鼓室图峰压（tympanogram peak pressure，TPP）。

鼓室图是在外耳道内探头顶端平面上测得的。所以，又称作测试平面上的鼓室图。它包括了探头和鼓膜之间密闭空气的声导纳以及在鼓膜处中耳系统的声导纳。临床感兴趣的是中耳系统的声导纳，因此需去除外耳道内密闭气体的声导纳。在外耳道内加压，当鼓膜的张力达到极值时，中耳的声导纳接近于零，此时所得测试平面声导纳也就基本上为外耳道内所封闭的气体的声导纳。它等效于该部分气体的体积，即**耳道等效体积**（equivalent canal volume）。

之所以将其称为耳道等效体积，是因为如前所述，在标准大气压条件下，1 厘米^{3}的气体体积与 1 mmho 的声导纳相当。如果封闭在探头和鼓膜之间的气体的声导纳为1.5 mmho，则耳道等效体积就是 1.5cm^3。

峰补偿静态声导纳（peak compensated static acoustic admittance，Peak Y_{tm}）（峰 Y_{tm}）描述了在鼓膜平面处的鼓室图的高度值。"峰"为声导纳的最大值，用来代表鼓室图的高度。"补偿"（compensated）表示鼓膜平面处的声导纳减去耳道等效体积后的校准值。"静态"（static）是指仅在一个压力状态下的声导纳测量。因此，峰补偿静态声导纳就是在鼓膜平面处测得的鼓室图峰值的幅度。

2. 鼓室声导抗分型　Liden（1969）首先介绍了鼓室图的分类方法。Jerger（1970）、Jerger 等（1972）和 Liden 等（1974）修正了这一分类方法使之成为今天通行的分类方法。

A 型：钟形；TPP 在 0 daPa（正常范围：−100 daPa ~ +100 daPa）；峰补偿静态声导纳幅度为 0.3 ~ 1.6 mmho（图 6-14a）。

B 型：鼓室图平缓，峰补偿静态声导纳 < 0.3 mmho，多见于鼓室积液、耵聍堵塞（图 6-14b）。

C 型：鼓室图形态正常，但 TPP 超过 −100 daPa，峰补偿静态声导纳在正常范围。多见于咽鼓管功能障碍（图 6-14c）。

在 A 型鼓室声导抗图中，又根据峰补偿静态声导纳的大小将 A 型分为 A_d 和 A_s 两个亚型。

A_s 型峰补偿静态声导纳的幅度 < 0.3 mmho。多见于镫骨固定（图 6-14d）。

A_d 型：TPP 在正常范围；峰补偿静态声导纳 > 1.6 mmho。多见于鼓膜愈合性穿孔、鼓膜菲薄和听骨链中断（图 6-14e）。

3. 结果分析　鼓室图定量分析的参数为以下几种：

（1）峰补偿静态声导纳：为鼓膜平面处的鼓室图的高度值。

Y_{tm} 峰正常值包括一很宽的范围。女性的 Y_{tm} 值比男性低，婴儿的 Y_{tm} 比大龄儿童要低，而大龄儿童的 Y_{tm} 依次又比成人低。在整个的成年阶段直到 90 岁，Y_{tm} 值都保持相对稳定。

测量和记录参数选择的不同会引起 Y_{tm} 的测试产生一些差异。如泵速过快会导致压

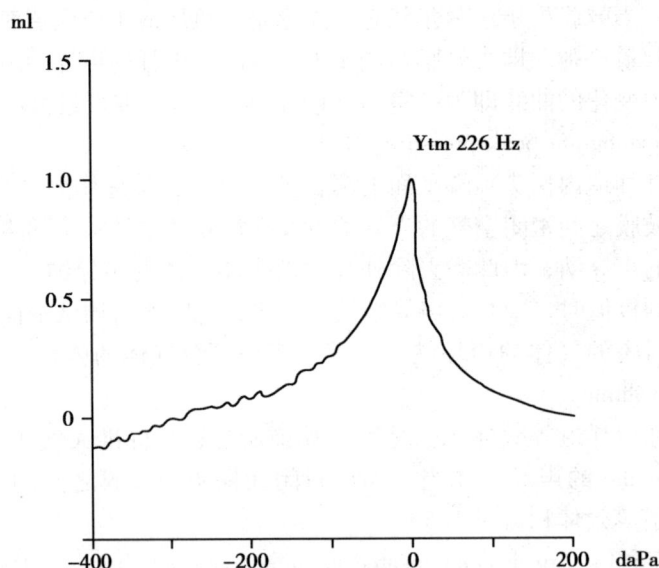

a　　A 型鼓室声导抗曲线

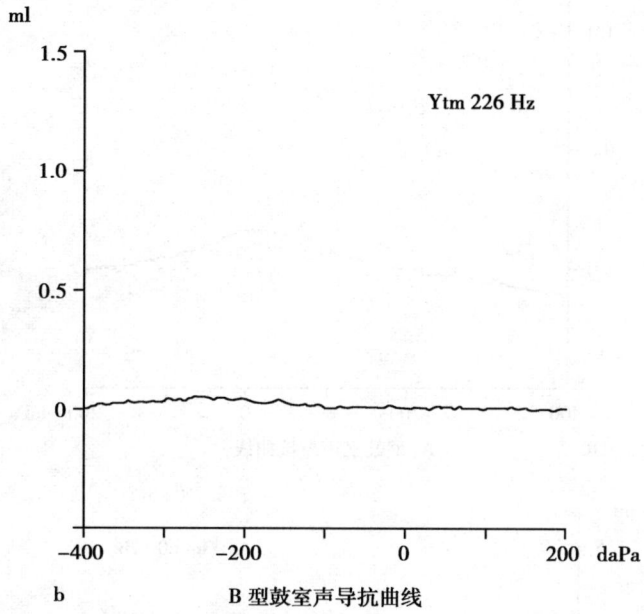

ml

Ytm 226 Hz

b　　　　B 型鼓室声导抗曲线

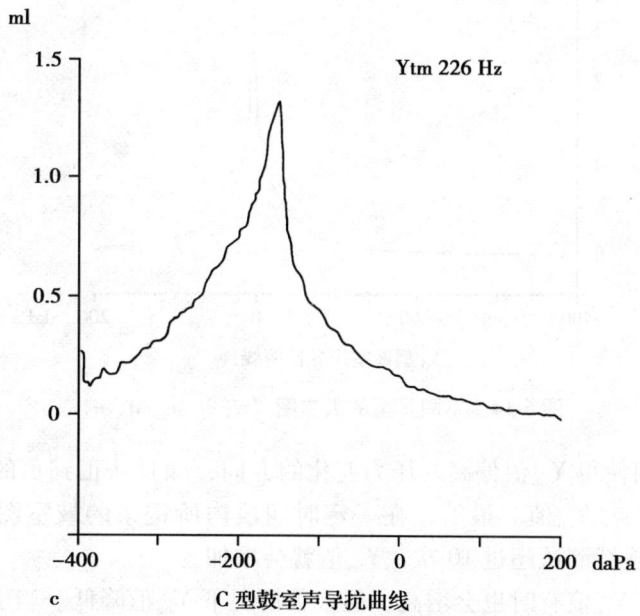

ml

Ytm 226 Hz

c　　　　C 型鼓室声导抗曲线

ml

1.5

Ytm 226 Hz

1.0

0.5

0

−400   −200   0   200 daPa

d A_s 型鼓室声导抗曲线

ml

5

Ytm 600 Hz

4

3

2

1

0

−400   −200   0   200 daPa

e A_d 型鼓室声导抗曲线

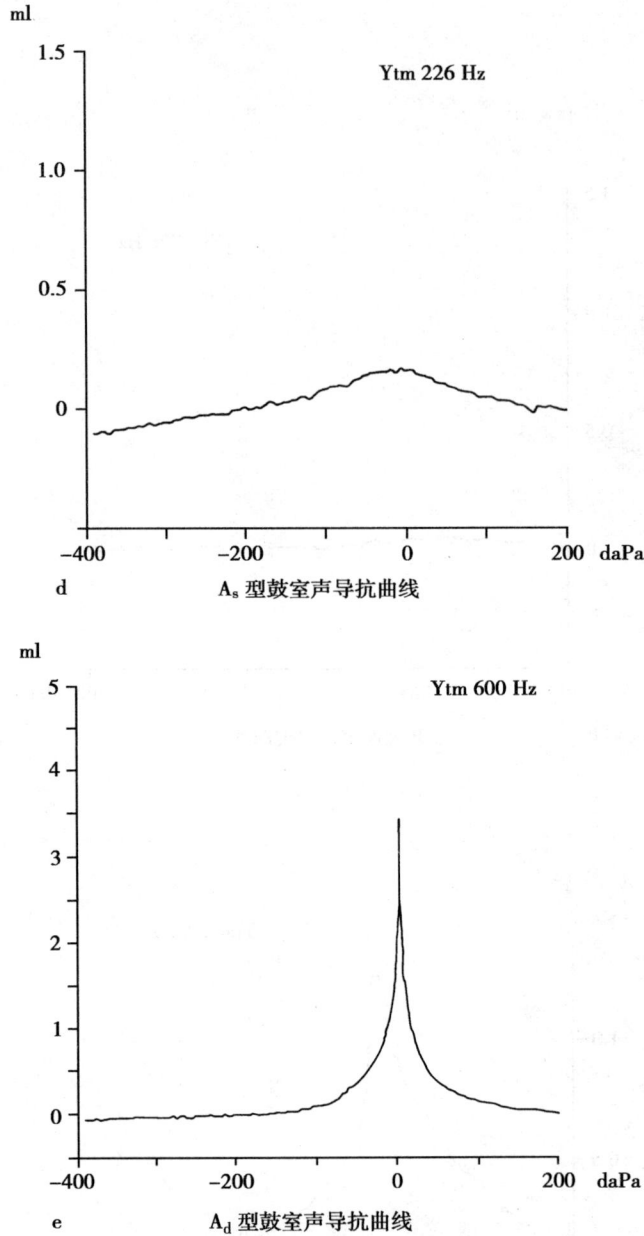

图 6-14　不同类型的鼓室图（a、b、c、d、e）

力变化加快，从而使得 Y_{tm} 值偏高。压力变化的方向，即是从正到负的递减还是从负到正的递增，也会影响 Y_{tm} 值。最后，在一定时间段内所记录的鼓室图的次数也会导致 Y_{tm} 不同，例如在连续测试超过 10 次，Y_{tm} 值就会增加。

　　病理情况下，Y_{tm} 值有时也会增高，但多数情况下 Y_{tm} 值降低。当引起中耳系统的劲度增加时，Y_{tm} 值就会降低，最常见的原因，特别在儿童，由中耳积液引起。中耳内的液体减少了其腔内的气体体积，从而增加了劲度。当中耳完全被液体充满时，劲度达最大，此时无论气压如何改变，Y_{tm} 值均为 0mmho，鼓室图为平坦型。Y_{tm} 值的降低也可反映中耳系统的其他病变，如慢性中耳炎后遗症、胆脂瘤、中耳息肉和肉芽肿，都会增加中耳的劲度。耳硬化症，最初是听骨链变硬，也可以导致 Y_{tm} 值降低，但通常其鼓室图和正常情况很难区分。

耵聍栓塞或鼓膜穿孔也会导致平坦型鼓室图。堵塞在外耳道口的耵聍使探测音无法传递到鼓膜，实际测得的是耵聍表面的声导纳，其机械特性不会随压力的改变而改变。鼓膜穿孔时，探测音会到达中耳腔的硬壁，声导纳同样也不会随外界压力的改变而改变。

相反，Y_{tm} 值的升高是由导致中耳系统质量增加（或劲度减小）的病理情况所造成的。中耳系统质量增加的情况有：听骨链完全中断（造成典型的传导性听力损失），鼓膜愈合性穿孔（不会对听力造成实质上的影响）。这些情况不可能单凭对 Y-226Hz 鼓室图分析得出，还要结合所有可能获得的信息，包括病史、纯音听力图、耳镜检查等，才能做出较为准确的病理诊断。还需要注意的是，鼓膜处导纳值较高的病变多会掩盖由于听骨链或中耳其他部分病变导致的导纳值较低的病变。例如，鼓膜表面的瘢痕可能会掩盖由于耳硬化症导致的导纳值降低。

（2）耳道等效体积：正常的耳道等效体积（equivalent ear canal volume）范围因年龄不同而不同。儿童的耳道等效体积为 $0.4 \sim 0.9 cm^3$。成人的耳道等效体积值比儿童要大一些，其范围一般是 $0.63 \sim 1.46 cm^3$。女性的耳道等效容积比男性的要小，通常双耳的耳道等效体积应是相似的。

耳道等效体积是指探头内侧外耳道内气体的体积。如果鼓膜是完整的，那么耳道等效体积就是探头和鼓膜之间气体的体积；若鼓膜穿孔，则是耳道和中耳腔气体的体积。

耳道等效体积测量最主要的应用是平坦型鼓室图结果的分析。如果耳道等效体积正常，则平坦型鼓室图的最可能原因就是中耳积液。如果低于正常范围，则引起鼓室图平坦的原因很可能是探管位置放置不当，即探头端接触到了耳道壁，也可能是耵聍堵塞了探头或耳道。如果体积高于正常范围，多见于或是由于鼓膜穿孔或是由于鼓膜置管通畅所导致的耳道和中耳腔的连通，此时所测得的体积是耳道加上鼓室、鼓窦及乳突腔的体积。

（3）鼓室图宽度：鼓室图宽度（tympanogram width，TW）是在鼓室图的峰值一半高度作一水平线，它与鼓室图两个相交点之间所对应的压力范围。

病理情况下 TW 会增宽或变窄。虽然鼓膜表面的病变（如鼓膜愈合性穿孔斑痕和鼓膜钙斑）会使 TW 变窄，TW 最重要的变化是它的加宽，它代表中耳积液。

（4）鼓室图峰压：鼓室图峰压（tympanogram peah presswre，TPP）为取得峰补偿静态声导纳时的压力。因为咽鼓管功能对于维持正常的中耳压力起重要作用，所以它可以间接评估咽鼓管的功能。

与中耳压力测试相关的是咽鼓管功能测试。鼓膜完整时，如果中耳压力正常，并且咽鼓管与中耳之间的气体流通良好，则鼓室图的峰值就会出现在大气压值（0 daPa）附近。TPP 负压，表明咽鼓管功能异常。

（三）多频鼓室图

Liden 等人（1970）报道了以 800 Hz 为探测音，用传统的电声阻抗桥电路进行的鼓室声导抗测听。以其他频率为探测音，也可以进行鼓室声导抗的测试。以较高频率为探测音的鼓室声导抗的测试称为高频鼓室图。

尽管高频鼓室图在鉴别中耳质量方面的病变有优势，但高频鼓室图的使用并不广泛。因为第一其物理原理不像 Y-226 鼓室图那样容易理解，第二这种测试比较复杂，其结果的分析需对声导纳的各个成分（即声导纳、相位角、声纳、声导），还有鼓室图形态的变化、峰补偿静态声导纳（Y_{tm}）与探测音频率的函数的变化等进行分析。第三高频鼓室图的各个参数在正常耳与病理耳之间有很大的重叠，因而影响了其诊断价值。

四、声　反　射

（一）声反射的解剖路径和生理

当人耳受到足够大强度的声音刺激时，双侧镫骨肌收缩，镫骨足板离开前庭窗，以保护内耳，避免其受到损伤。这一现象即为声反射（adcoustic reflex），它是一种保护性反射。镫骨的这种活动会使听骨链的劲度发生变化，因而导致中耳的声导抗改变。

一侧耳受到刺激时，双侧镫骨肌都会收缩。声音刺激侧耳称为刺激耳，用于测量中耳声导抗的探头所在耳称为指示耳。同侧声反射为刺激耳与指示耳为同一侧。对侧声反射为刺激耳与指示耳分别在两侧。同侧声反射和对侧声反射与眼直接对光反射和间接对光反射类似。

一侧耳蜗受到声刺激后，实际上有四条不同的反射弧，其中两条使同侧镫骨肌收缩，另外两条可以使对侧镫骨肌收缩。声反射的感受器为刺激耳的耳蜗，经听神经（第Ⅷ对脑神经）上行至同侧耳蜗腹侧核。第 2 级神经元从耳蜗腹侧核经斜方体达两条同侧和两条对侧声反射路径。

同侧声反射路径是从耳蜗腹侧核到面神经核，然后到同侧面神经镫骨肌支配同侧镫骨肌。第二条同侧声反射路径是从耳蜗腹侧核到同侧上橄榄核复合体，在此第 3 级神经元到达面神经核，再通过面神经镫骨肌支使同侧镫骨肌收缩。

对侧声反射路径是从同侧耳蜗腹侧核到同侧上橄榄核复合体，在此发出第 3 级神经纤维交叉至对侧面神经核，通过对侧面神经镫骨肌支引起对侧镫骨肌收缩。另一条对侧声反射路径是从同侧耳蜗腹侧核交叉到对侧上橄榄核复合体，然后发出第 3 级神经纤维至对侧面神经核，通过对侧面神经镫骨肌支引发对侧镫骨肌收缩。这两条声反射弧的传出部分，都是从对侧面神经核经面神经达刺激耳的对侧镫骨肌。

声反射是通过中耳间接记录到的，有时虽然声反射弧通畅，但由于中耳病变的存在，也会记录不到声反射。

（二）声反射的测试内容

1. 声反射阈　能够引出声反射的最小的声音强度。以 dB HL 表示。正常耳的声反射阈为 70～95 dB HL。关于同侧和对侧声反射阈的差别，很多文献报道不一，一般认为同侧声反射阈比对侧低 2～16 dB。

声反射阈的测试方法：在隔声室内，选择大小合适的耳塞，使探头密封于外耳道内，作鼓室图，于峰压点处给予不同频率的刺激声，应用上下升降 5 dB 的等级法确定其阈值。声反射阈的判断靠肉眼观察，根据曲线偏离基线的幅度，一般以 60μl 作为声反射存在的标准，但不同的仪器有不同的标准。在作同侧声反射时，由于探测声混入刺激声，会产生与声反射反向的曲线，此为声反射的赝象。

2. 声反射衰减 较长时间的持续刺激声使声反射的幅度明显减小的现象称为声反射衰减。多出现于蜗后病变，测试方法为刺激时程 10 秒，刺激声强度为声反射阈上 10 dB，于 5 秒内，声反射振幅减少 50% 者为阳性（Jerger）（见图 6-12）。

由于 2 kHz、4 kHz 部分正常耳也可出现声反射衰减及对侧声反射路径与同侧声反射的区别，所以声反射衰减测试多采用对侧 0.5 kHz、1 kHz 纯音进行。

（三）声反射的临床应用

根据其传导径路，以下几种情况会导致声反射的消失：①刺激耳重度听力损失；②刺激耳听神经病变；③指示耳传导性听力损失；④指示耳面神经病变；⑤指示耳镫骨肌腱缺失，这一先天解剖变异可能是导致一部分听力正常者声反射不能引出的原因。

当声反射弧上仅存在单一病变时，声反射的临床应用有以下几个方面：

1. 听力损失的定位诊断 根据双耳同对侧声反射的比较，可以对病变进行定位诊断。

（1）传导性听力损失：Jerger 报告若骨、气导差 5 dB 时，有 50% 的镫骨肌反射消失。因此声反射是传导性病变的敏感指标。对于纯音听阈测试难于掩蔽或无法掩蔽的病例，可借助声反射确定有无传导性听力损失成分的存在。当指示耳存在中耳病变时，声反射多无法引出。在单侧传导性听力损失，另一耳听力正常病例，声反射类型应该是患耳的同、对侧无声反射，健耳的同侧有声反射，而对侧声反射取决于患耳的听力损失程度，如听力损失较小，声反射仍可引出，反之则无。但有时镫骨弓骨折、听骨链异常连接，患耳声反射仍能引出。双侧传导性听力损失的所有声反射均无法引出。

（2）感音神经性听力损失：感音神经性听力损失的声反射取决于病变部位。蜗性病变指病变局限于耳蜗。神经性指病变位于内听道或内听道周围端以下。中枢性指病变位于耳蜗核及核上听觉中枢。各种病变的典型声反射类型见表 6-5。

表 6-5 感音神经听力损失的声反射类型

病变类型		患耳	健耳
蜗性（单侧）	同侧	（+）（重振）	（+）
	对侧	（+）	（+）（重振）
神经性（单侧）	同侧	（−）或阈值升高	（+）
	对侧	（+）	（−）或阈值升高
中枢性	同侧	患耳（+）	健耳（+）
	对侧	健耳（−）	患耳（−）

重振现象在声反射测试中表现为声反射阈与纯音听阈之差小于 60 dB。此为耳蜗性病变所特有。也是重振的客观指标，此为 Metz 实验。在耳蜗性听力损失中，声反射是否引出不仅取决于刺激耳的听力损失程度，而且还取决于其是否有重振。为便于表达上表假定因为有重振，声反射能够引出。

在中枢性听力损失中该声反射类型为典型的中线病变。

声反射通路仅达到脑干水平，因此该平面以上听觉通路病变不影响声反射。

2. 听敏度预估　Jerger 等曾用 0.5 k、1 k、2 k、4 kHz 以及白噪声的声反射阈来预估纯音听阈。顾瑞等研究表明根据声反射阈预估听敏度，在听力正常者及极重度听力损失者二者符合率较高，而中度及重度听力损失者二者符合率低，可能与重振有关。

3. 非器质性听力损失的鉴别　声反射是镫骨肌对声刺激诱发的自动的、非随意性的反应。一般声反射阈在 70~95 dB HL。如果纯音听阈与声反射阈的差值 <15 dB 时应考虑行为听阈的真实性。因有些耳蜗性病变出现重振，声反射阈降低，所以不能以声反射阈推断行为听阈，只能以此法对非器质性听力损失定性。

4. 面神经功能测试　声反射测试可用于面神经病变定位诊断。当面神经病变位于镫骨肌支以上时，声反射消失，而病变位于镫骨肌支以下时，声反射存在。声反射测试还可用于面神经疾患预后监测。声反射的重新出现早于面肌功能恢复。

5. 助听器评估　声反射阈接近于不舒适阈。对于不能表述听觉感受者可用声反射来评估助听器的增益和最大声输出设置是否合适。以普通语声为刺激声，戴助听器对侧耳为指示耳，如果出现声反射说明助听器增益过大，大声音喊话时出现声反射，说明最大声输出过大。

（莫玲燕）

第五节　多频稳态听觉诱发电位

听觉稳态诱发反应（auditory steady state response，ASSR）由规律、重复刺激声信号引起的、其反应成分的幅度和相位不随时间而变化的反应。因为 ASSR 的刺激声特性及与反应成分之间的特殊关系而被称为"听觉稳态诱发反应"。

一、ASSR 的刺激信号及反应原理

以一正弦波对另一正弦波进行频率调制，称为调频调制（frequency modulation，FM），进行幅度调制称为调幅调制（amplitude modulation，AM）（图 6-15），既调频又调幅称为混和调制（mixed modulation，MM）。被调制的正弦波称为载波，它的频率为载波频率（carrier frequency，CF），进行调制的正弦波为调制波，它的频率称为调制频率（modulation frequency，MF）。

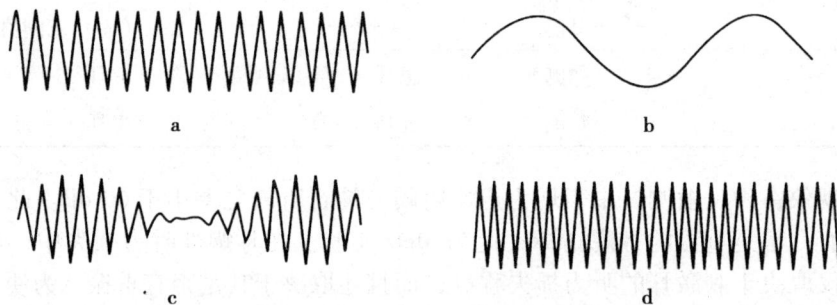

图 6-15　**a.** 频率为 2 kHz 的纯音；**b.** 频率为 100 Hz 的纯音；**c.** 载波频率 2 kHz，调制频率为 100 Hz 的调幅声信号；**d.** 载波频率 2 kHz 的调频声信号

ASSR 的刺激声为 0.5K、1K、2K 及 4 kHz 的经调频、调幅或混和调制的声信号。刺激声的包络由调制波决定，能量主要集中在载波频率附近，其频率范围在载波频率 ± 调制频率内。即如果以一 100 Hz 调制波对 2 kHz 纯音进行调幅，那么这个刺激声信号的波形如图 6-16a 所示，频谱图如图 6-16b 所示，其频率范围为 1.9 ~ 2.1 kHz（2K ± 100 Hz）。由于刺激声的频率范围较窄，其对耳蜗基底膜的刺激部位也较窄，所以其诱发的反应被看作是基底膜上相应部位受到刺激后兴奋所致，因此 ASSR 具有很好的频率特异性。

以阈上强度刺激时，耳蜗基底膜上对应频率区域内的毛细胞被激活，将信号传导到听神经，它的兴奋释放频率与刺激信号的调制频率一致，这种现象在所有听神经纤维均可出现并被命名为"相位锁定"。这一诱发反应的特征是：在时域内表现为时间间隔一致、重复出现的波峰，如图 6-16c 所示。在频域内，反应出现在与刺激声信号调制频率一致的频率上。载波的强度，调制率（或百分比）及调制频率决定 ASSR 的反应幅度和相位特征。

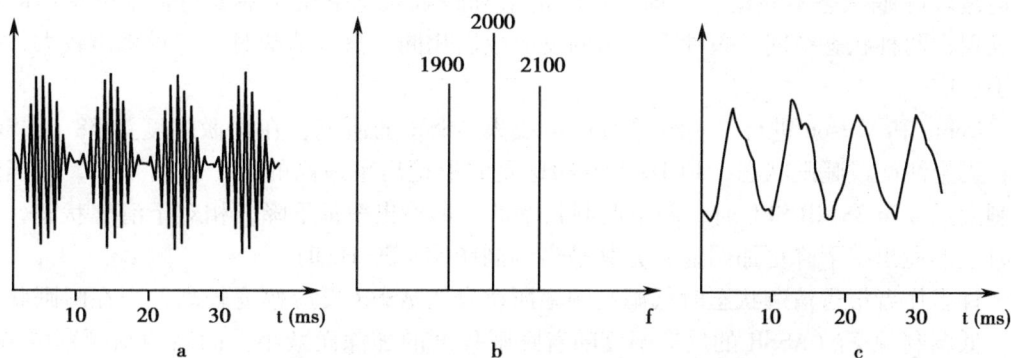

图 6-16 刺激声信号的波形，能量分布及时域内的反应波形
a. 载波为 2 kHz，调制波为 100 Hz 的调幅声信号的波形图，其包络与调制波一致。b. 上述声信号的频率范围在 1.9 ~ 2.1 kHz 之间。c. 上述声信号所诱发的反应，每隔 10ms 出现一个波峰，即频率为 100 Hz，与调制波的频率一致

二、ASSR 的产生部位

ASSR 的产生部位与调制频率有关，而与载波频率无关。

一般认为听神经元、耳蜗核、下丘及听皮层的神经元都参加了 ASSR。Kuwada 和 Aoyagi 将产生 ASSR 的神经元分为两类。第一类是调制频率低于 60 Hz 的神经元，第二类是调制频率高于 80 Hz 的神经元。二者具有不同的特征。首先是在不同醒觉状态下反应幅度的差异。低调制频率 ASSR 反应幅度在清醒状态时高，睡眠时低；而高调制频率的 ASSR 反应幅度在睡眠状态下高。其次，二者的潜伏期和反应阈也是不同的。Kuwada 认为低调制频率（25 ~ 55 Hz）ASSR 的神经元可能位于皮层，因为其潜伏期与皮层的神经元相似。而产生高调制频率（高于 80 Hz）ASSR 的神经元可能位于中脑，因为 7 ~ 9ms 的潜伏期与下丘神经元相似。由于高调制频率的 ASSR 无论在清醒或睡眠状态下其反应幅度都相同，证明该反应与醒觉状态无关，因此它的产生部位可能位于脑干。John 通过研究不同调制频率对潜伏期的影响，指出 80 ~ 100 Hz ASSR 反应潜伏期较 150 ~

190 Hz ASSR 长，提示其神经元位于听觉通路更高水平。ASSR 的产生部位、对听觉通路病变的定位诊断及神经病理对 ASSR 的影响，还需更进一步的研究。

三、载波频率、调制频率、受试者醒觉状态对 ASSR 的影响

载波频率、调制频率是影响 ASSR 的、与刺激声相关的两个主要因素。醒觉状态对不同调制频率的 ASSR 的影响不同。

Kuwada 认为正常听力成人的 ASSR 可以分为两类，第一类是由低调制频率(30 ~ 50 Hz) 诱发的 ASSR，具有较大反应幅度，反应阈与行为听阈很接近。第二类是由高调制频率（75 ~ 350 Hz）的 ASSR，其反应幅度小，而且只能在 70 ~ 80 dB HL 的较大强度才能引出。Cohen 对不同调制频率 ASSR 进行了研究。发现当调制频率 < 60 Hz 时，其潜伏期与中潜伏期诱发反应一致，而调制频率 > 90 Hz 时与短纯音 ABR 一致。并且报告低调制频率 ASSR 无论在清醒或睡眠状态下信噪比都比较大，而调制频率 > 80 Hz 时只有在睡眠时波形才易检出。Aoyagi 也发现调制频率在 80 ~ 100 Hz 时，在成人清醒较睡眠状态不易检出。通过比较清醒和睡眠状态下反应幅度与背景电噪声的关系发现，两种状态在同一条件下引出的反应幅度相同，只是清醒时，背景噪声较大，掩盖了反应。

Dobie 和 Wilson 进行了一组听力正常成人 ASSR 的研究，在刺激强度为 58 dB SPL 时，无论清醒或睡眠状态，40 Hz 和 90 Hz 是波形检出率最高的两个调制频率，而当降低刺激强度至 38 dB SPL 时，两个调制频率的波形检出率都下降，相对于清醒状态，睡眠时波形检出率下降更加明显，尤其是当调制频率 < 50 Hz 时。

许多作者报告清醒状态时低调制频率所诱发的 ASSR 反应幅度较高，当在睡眠状态时，低调制频率的 ASSR 的反应幅度随着睡眠程度的加深而减小，而高调制频率的 AS-SR 却保持不变，这对临床应用很有价值，提示在进行阈值测试时，如果受试者处于清醒状态，低调制频率为最佳选择，而当受试者处于睡眠状态，则应用高调制频率最为适宜。

四、ASSR 波形的判断方法

ASSR 波形的参数是反应幅度（amplitude）和相位（phase），结果以极坐标形式表示，矢量线段的长度代表反应幅度，其与 X-轴的夹角代表相位。判断的指标是相位相关性（phase coherence PC）。它与信（反应）噪（脑电反应及肌动波）比有关。PC 的范围从 0.0 至 1.0。如果是 ASSR 反应，则其相位与刺激信号的关系是固定的，因此所有采样点之间相位一致，即它们之间的相关性很高，PC 值接近 1.0 （如图 6-17a）。而如果是噪声，因为采样信号与刺激声无关，那么各采样点的相位就会随机分布，它们之间的相关性就很低，PC 值接近 0.0 （如图 6-17b）。通过统计学方法可以计算出 PC 值分布的概率，如果 $p < 0.05$ 时，无效假设采样点的相位与噪声无关被拒绝，即采样点的相位是相关的，该反应被判定为有。反之被判定为无。因此 ASSR 的反应和结果判定都是客观的，即测试过程无需受试者的配合，结果判定无需检查者的主观参与，这是 ASSR 突出的优点之一。

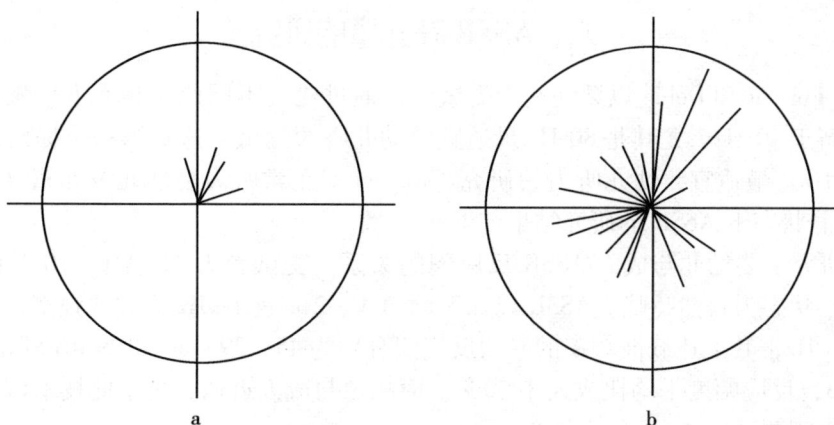

图 6-17 相位相关性

a. 每一条线段为一次采样，采样信号相对集中于一个象限中的某一区域，即它们之间的相关性较好，因而被判定为有反应；b. 各采样信号随机分布，即它们之间的相关性差，因而被判定为无反应

五、ASSR 与行为听阈的相关性

ASSR 的反应阈通常高于行为听阈 10 ~ 20 dB。Lins 以一组青少年、中度听力损失者为受试者，报告主、客观反应阈值线性相关系数在 0.5 k、1 k、2 k 及 4 kHz 分别为 0.72、0.70、0.76 及 0.91。二者最小差异为 9 dB，最大差异为 14 dB。Aoyagi 得出的上述频率的二者相关系数为 0.7 ~ 0.91。Perez-Abalo 认为 ASSR 不仅能预估 0.5 k、1 k、2 k 及 4 kHz 的听阈，而且所得到的听力曲线形状与行为听阈测试结果一致。

Aoyagi 等将儿童的行为听阈、短纯音 ABR 及 ASSR 反应阈进行了比较研究。行为听阈与 ABR 反应阈的相关系数 $r = 0.828$，ASSR 为 $r = 0.863$。两个相关系数间的差异无统计学意义。行为听阈与 ASSR 的反应阈平均差值为 3.8 dB，ABR 为 6.8 dB。Rance 研究了不同程度感音神经性听力损失儿童和成人的 ASSR 与行为听阈之间的关系。二者的相关系数在 0.5 k、1 k、2 k 及 4 kHz 分别为 0.86、0.81、0.93 及 0.89。提出：听力损失程度越重 ASSR 反应阈与行为听阈相关性越好；载波频率越高 ASSR 反应阈与行为听阈相关性越好。

Rance 在一组 ABR 无反应的婴幼儿中发现，ASSR 与行为听阈的差异仅为 3 ~ 6 dB。二者出现差异较大的频率为 0.25 k 及 0.5 kHz。99% 的受试者 ASSR 与行为听阈之差在 20 dB 之内，82% 在 10 dB 以内。ASSR 的调幅调制刺激声信号是连续的，因而可以 dB HL 进行校准，并且最大强度能达到 120 dB HL，说明 ASSR 在极重度听力损失儿童残余听力的评估方面优于 ABR。

所有研究都报道 0.5 kHz 的阈值较难确定。可能的原因有：①环境噪声多为低频声；②低频反应神经同化能力较其它载波频率差。

ASSR 在阈值测试方面的应用很大程度上取决于耳蜗及听神经的完整性。影响其它听觉诱发反应如 ABR，中潜伏期诱发反应，迟期成分及皮层反应的神经病理因素及与受试者相关的因素（如醒觉状态或年龄），同样也会影响 ASSR。对于听神经病和其它蜗后性听力损失或听觉脑干神经发育疾病都会表现为与行为听阈有较大差异。

六、ASSR 在儿童的研究

Levi，Folsom 和 Dobie 以婴幼儿为受试者，通过比较不同调制频率下信噪比，报告调制频率高于 40 Hz，尤其是 80 Hz 最适宜婴幼儿听阈测试。这是第一个提出高调制频率（＞60 Hz）最适宜婴幼儿听力的研究。Aoyagi 对正常听力婴幼儿及儿童（4 个月 ~ 15 岁）镇静状态下 ASSR 的研究结果与 Levi 一致。

Lins 研究了婴幼儿与成人 ASSR 反应阈的关系。受试者为 41 名 1 ~ 10 月龄的听力正常婴儿，状态为自然睡眠。ASSR 以 0.5 k、1 k、2 k 及 4 kHz 为载波频率，调制频率为 75 ~ 110 Hz，其上述载波频率的平均反应阈分别为 45，29，26 和 29 dB SPL，比成人高约 10 dB，反应幅度平均比成人小 50%，而相位与成人近似，提示此技术可以应用于婴幼儿的听阈测试。

Rickards 对大批新生儿的 ASSR 进行了研究，他以载波频率为 0.5 kHz、1.5 kHz 及 4 kHz，调制频率为 72、85、97 Hz 的调幅声为刺激信号，发现当调制频率在 65 ~ 100 Hz 时，自然睡眠状态下婴儿的 ASSR 波形检出率最高，上述三个频率的反应阈分别为 41、24 和 34 dB HL，比 Hyde 等人的 4 月龄婴儿短纯音 ABR 阈值低，与 Stapells 的短纯音 ABR 阈值接近，Rickards 等人的工作确切证明调制频率高于 70 Hz 的 ASSR 可以用于新生儿的听阈测试。

在幼龄儿童组中无 ASSR 随年龄变化关系的研究，而正是这个人群需要以 ASSR 进行听阈的判断。此外 ASSR 测试参数的优化，以及外周和中枢听觉系统发育对 ASSR 的影响，还需要进一步研究。

现在的新生儿听力筛查常用工具为 TEOAE 及 AABR。TEOAE 不能评估听觉通路上外毛细胞以后的功能状况，而 AABR 频率特异性差，ASSR 克服了 TEOAE 及 AABR 的局限性，有可能成为新生儿听力筛查的工具。

Cone-Wesson 对 ASSR 在新生儿听力筛查方面的应用进行了尝试性研究，受试儿为一新生儿听力筛查项目中通过 TEOAE，DPOAE 及 AABR 检查的新生儿，测试频率为 0.5 k，1 k，2 k 及 4 kHz，调制频率为 76 ~ 90 Hz。以 40 dB HL 作为低强度，60 dB HL 作为高强度。高强度、载波频率为 2 kHz 的通过率为 100%，4 kHz 为 94%，而 0.5 及 1 kHz 的通过率较其它载波频率低，为 80%。低强度时 0.5 k ~ 4 kHz 的通过率为 65% ~ 89%。所有测试中有 70 例数据由于新生儿的活动较多、EEG 及肌动噪声较大而被剔除，每个项目测试平均时间为 40 秒（高强度 32 秒），即双耳 3 个频率（0.5、2、4 kHz）的测试可以在 5 分钟以内完成。在这个研究中，ASSR 的特异度（即听力正常者通过筛查的比例）是以 AABR 及 TEOAE 作为金标准而得出的。欲将 ASSR 作为新生儿听力筛查工具，还需对所有听力损失婴儿进行测试，得出其敏感度（即听力损失者未通过筛查的比例）。

七、ASSR 的未来研究方向

阈上功能测试如言语测试等主要用于评估患者对阈上声信号的辨别能力，ASSR 阈上功能的测试将有助于了解听力损失对患者造成的实际影响，从而为治疗和康复提供帮助。

耳蜗或脑干对声信号频率和强度的分辨能力会影响听觉皮层对言语的感知。听力正常和异常者对同一调制声信号的刺激，会产生完全不同的反应。这种方法很可能成为未来耳蜗言语信号处理能力的客观评估方法，但需进一步研究完善。另一个 ASSR 在阈上功能方面的应用是，测试听觉系统对声信号频率及强度快速变化的辨别能力。许多听觉系统疾病患者这方面能力减退或丧失。ASSR 能够通过记录对这种刺激的反应，得到该功能的客观评估结果。

ASSR 在蜗后病变诊断方面的研究还很少。很有可能通过阈上刺激强度的潜伏期（从相位推算而来）改变来反映蜗后病变。

八、多频听觉稳态诱发电位

Regan 和 Cartwright 在视觉稳态诱发反应的测试中发现，对于多个刺激只要它们的调制频率不同，就可以对它们的反应同步记录和分析，称为多频听觉稳态诱发电位（auditory steady-state responses to multiple simultaneous stimuli，MSS-ASSR）。以后多刺激的方法被应用于听阈的测试。即多个刺激声信号同步给声时，如果每一刺激保持不同的调制频率，那么在反应频谱图中每一个刺激声信号所产生的反应就会出现在与该刺激信号的调制频率相对应频率上。MSS-ASSR 的刺激声是以 0.5、1、2 及 4 kHz 为载波频率，70～100 Hz 为调制频率的八个刺激声信号（每耳四个），以不同调制频率进行调幅后分别经双耳同步给出，并同步记录它们的反应，因此可以同步测试双耳上述八个频率的反应阈。MSS-ASSR 由于缩短了测试时间，因而是一种比较有前景的客观听阈测试方法。

1. 刺激信号、记录方法 见前文测试原理部分。值得注意的是 MSS-ASSR 与普通 ASSR 反应判定的方法有着本质的不同，前者的依据是信噪比，而后者为相位相关性。因此本文中有关多刺激与单刺激测试时间的比较都是在判定方法同为信噪比的前提下进行的。

2. 测试时间 双耳同步多刺激测试方法的测试速度并不是单刺激方法的 1/8 倍，而只比其快 2～3 倍，因为测试时间有几个决定因素：背景电噪声、反应幅度、载波频率、听力图形状及多强度给声方法。

背景电噪声来自于脑电活动、面部及头颈部肌肉运动及前置放大器。John 等比较了调制频率为 85 Hz 和 180 Hz 的背景电噪声，报告后者明显高于前者。即背景电噪声随着调制频率的升高而升高；随着叠加次数的增加而降低，增加刺激声信号的次数对背景电噪声无显著影响。

在背景电噪声一定的情况下，多个声信号同步刺激时，反应幅度会减小。John 和他的同事比较了不同调制频率、不同强度以及不同的载波频率间隔下，MSS-ASSR 反应幅度的变化，结果是在调制频率为 30～50 Hz，强度为 75 dB SPL 时载波频率之间间隔少于一个倍频程时，反应幅度减小，以致多刺激方法与单刺激方法测试速度之间无明显差异。

在同步多刺激给声时，各个载波频率的反应幅度也是不同的，通常 1～3 kHz 的反应幅度较大，其它载波频率的反应较小。这就导致在同步多刺激过程中，幅度大的反应先出现，幅度小的反应后出现。这种反应的先后出现会延长测试时间，因为每一个测试强度都要等到最小幅度的反应出现，测试才能停止。

MSS-ASSR判定反应有无的依据是信噪比。只有信号与背景噪声的差异达到统计学意义后，该反应才被系统判定为有反应；而在系统运行完规定的叠加次数后，信号与背景噪声的差异仍未达到统计学意义，系统才能判定为无反应。因此判定有反应通常比无反应更省时间。如果受试者的听力曲线是陡降形的，那么在一些测试强度某些载波频率是没有反应的，系统必须在运行完规定的叠加次数，确认信噪比的差异仍未达到统计学意义后，才能判定为无反应，因而测试时间大大延长；而如果双耳听力不对称，测试时间就更长。

针对上述情况，研究者正在进行同步多强度刺激（multiple-intensity，MINT）方法的研究，即在多个频率以不同的强度同步给声，这样可以通过增大反应幅度小的载波频率的强度，使多个刺激声信号的反应幅度大致相等，从而缩短测试时间，也使测试方法变得更加灵活。这种方法是否会导致不同载波频率刺激信号之间的相互干扰？John等研究了0.5 kHz和4 kHz的强度比其它载波频率增大10 dB、20 dB和四个载波频率强度一样大的三种条件下，MSS-ASSR反应幅度，证实同步多强度刺激的各个反应之间没有相互影响。

3. 信号间的相互干扰　同步多刺激测试方法与单刺激方法相比，会引起不同载波频率反应幅度的微小改变。目前比较明确的是同步多刺激方法中低频信号的反应幅度会降低，而高频信号的反应幅度会升高。Dolphin和Mountain认为其原因可能是同步多刺激对某些产生听觉稳态诱发反应神经元具有去同步化或抑制效应。

在MSS-ASSR的反应阈测试中，0.5 kHz的反应阈比较高，其原因可能是由于①背景噪声来自于低频；②0.5 kHz感受区位于耳蜗顶转的基底膜上，按行波学说来说激活区域较大；而且0.5 kHz相对于其它载波频率神经元同步化程度较差；③同步多刺激信号间的相互干扰，但是单刺激方法也有类似报道，说明多刺激不是0.5 kHz阈值高的主要因素。

4. 临床应用　MSS-ASSR目前主要应用于听阈的测试。Perez Abalo和他的同事报道在成人和大龄儿童MSS-ASSR的0.5 kHz、1 kHz、2 kHz及4 kHz反应阈与行为听阈的差值分别为13，7，7和5 dB。莫玲燕等报告在6个月至5岁儿童中，行为听阈通常比MSS-ASSR反应阈高，在0.5 kHz、1 kHz、2 kHz及4 kHz二者差异的平均值及标准差分别为：15.2 ± 9.1、8.8 ± 7.5、8.2 ± 7.7、10.7 ± 8.8 dB。MSS-ASSR反应阈与行为听阈在0.5、1、2及4 kHz的相关系数分别为0.799，0.859，0.894，0.850。上述所有研究都报道0.5 kHz反应阈与行为听阈的差别显著高于其它载波频率，原因已如前述。Dimitrijevic将正常听力受试者与感音神经性听力损失患者的反应阈与行为听阈的差值进行了比较，结果是二者之间没有显著性差异，但二者与模拟传导听力损失患者之间有显著性差异。Rance报道听神经病患者ASSR反应阈与行为听阈之间差异很大。因为同步多刺激与单刺激方法的基本原理都是一样的，推测听神经病患者的MSS-ASSR反应阈也会与行为听阈有很大的差异。

莫玲燕等将MSS-ASSR阈值与短声ABR进行了比较研究，得出MSS-ASSR在0.5 kHz、1 kHz、2 kHz及4 kHz的反应阈与短声ABR的相关系数分别为0.757，0.854，0.906，0.912。在58耳ABR最大输出无反应者中，MSS-ASSR听力图有平坦型、上升型、下降型和各个载波频率均无反应等各种曲线类型。此外 MSS-ASSR 的刺激声的最大输出也较 ABR 大。综上所述，MSS-ASSR 的频率特异性和较大的最大输出使其在听阈评估特别是极重度听力损失儿童的听阈评估方面优于短声 ABR。

Dimitrijevic 进行了 MSS-ASSR 骨导的研究，受试者为 16 名正常听力者，测试时骨导振子置于前额。其反应阈与行为听阈的差值在 0.5 kHz、1 kHz、2 kHz 及 4 kHz 分别为 22 ± 8 dB，14 ± 5 dB，5 ± 8 dB 和 5 ± 10 dB。对于骨导随时存在的掩蔽问题，作者没有提及。

由于听觉稳态诱发反应的刺激声为周期出现的持续声信号，因而在声场中或经过助听器放大都不会畸变。Picton 以 10 例正常听力成人进行了耳机和声场中 MSS-ASSR 阈值的比较，发现它们之间的差异没有显著性意义。同步多刺激与单刺激给声方法之间阈值也没有显著性差异。它们与行为听阈之间的差值为 10 ~ 30 dB。另外 Picton 还对 35 例配带助听器的听力损失儿童行为助听听阈与 MSS-ASS 助听听阈进行了比较，二者之间的差值为 13 ~ 17 dB。有些病例 4 kHz 反应阈的同步多刺激和单刺激方法之间阈值有较大差异，单一刺激方法的 4 kHz 反应阈低。

听觉稳态诱发反应的刺激声信号具有频率特异性，为一种测试和结果判定都具有客观性的听力检测方法。低调制频率的 ASSR 适用于成人或大龄儿童，高调制频率的 ASSR 适用于年幼儿童。其应用范围为气导、骨导、声场下（包括裸耳和助听）的听阈测试。

（莫玲燕）

第六节　电反应测听

电反应测听（electric response audiometry，ERA）是指将一定量的声刺激或电（流）刺激诱发出的内耳、听神经以及中枢听觉神经系统相应的电活动，记录和分析这些电活动随声刺激或电（流）刺激的变化过程与规律，了解和判断听觉功能的测试技术，因此又称为听觉诱发电位（auditory evoked potential，AEP）测试技术。通过有关的诱发电位测试以及相关参量的辨认与分析，能够定性、定量地诊断耳聋的性质与程度，鉴别耳蜗、蜗后以及中枢性听力损伤等。

一、听觉诱发电位的基本原理

从感受细胞接受声音或电（流）刺激开始，听通路的每一个环节都伴随有相应的电活动。与自发电活动（电位）不同的是，诱发电位是在受到刺激后，经一定的延迟时间（潜伏期）出现的电活动，具有可重复的特定波形，是瞬态反应，并且具有相应的电位分布区域。

几乎 ERA 的全部电位都来自耳蜗内和颅内神经组织，但是记录这些电活动却在颅外，并未与被兴奋的神经组织直接接触。颅内的各个组织可以看成一个容积导体，含有溶解状态的电解质，这些电解质分布均匀，导电性能良好，因此可以在颅表面记录到理想的诱发电位。由于记录电极的位置离神经组织比较远，故称为远场记录，比如脑干诱发电位的记录就属于远场记录，而耳蜗电图则属于近场记录，是由于内耳解剖与内耳道的特点所决定的。

二、听觉诱发电位的分类与命名

听觉系统在接受一定量的声刺激和/或电流刺激后，可以产生多种成分的诱发电位，统称为听觉诱发电位，其中大部分产生于中枢神经系统，另一部分产生于耳蜗及听神经。对这些听觉诱发电位的分类和命名，到目前为止尚无统一的标准。临床和科研中，一般以时域或电极所处位置等分类和命名。

（一）按时域分类

按时域分类为按潜伏期分类，即按声刺激后听觉诱发电位出现的时间分类，大致分为短潜伏期电位（快反应时间段）、中潜伏期电位（中反应时间段）和长潜伏期电位（慢反应时间段）。图 6-18 显示的是短声（click）诱发的听觉诱发电位，为使低幅值的早期成分更容易辨认，时间轴标度采用对数标度。

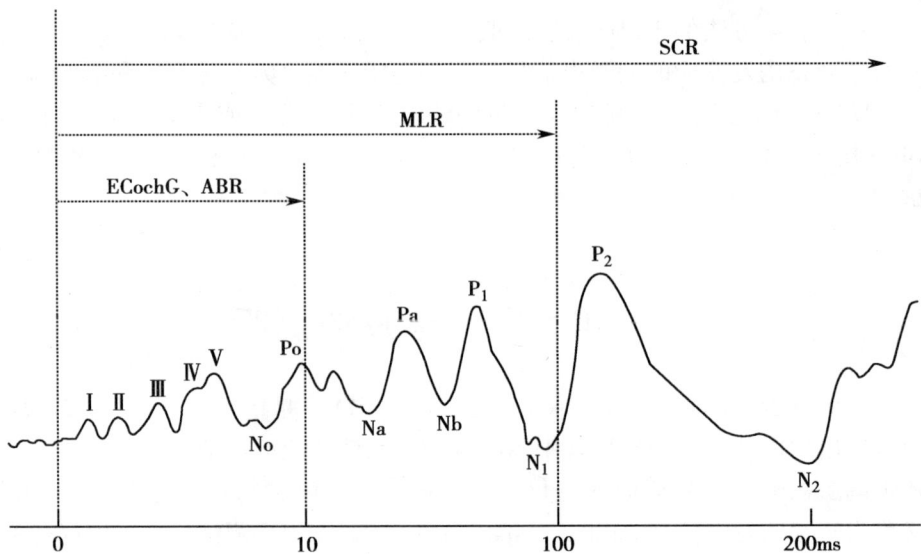

图 6-18　人的短声听觉诱发电位示意图

1. 短潜伏期电位　短潜伏期电位产生于声刺激后 0～10ms 范围内，该时间段包括耳蜗电图（ECochG）、脑干诱发电位和频率跟随反应。其中耳蜗电图包含耳蜗微音器电位、综合电位和耳蜗神经动作电位。

2. 中潜伏期电位　中潜伏期电位产生于声刺激后 10～50ms 范围内，该时间段包括中潜伏期电位和 40 Hz-相关电位等。

3. 长潜伏期电位　长潜伏期电位产生于声刺激后 50ms 以上，该时间段包括 N_1-P_2 复合波和 P_{300} 波等。

（二）按电极的位置分类

电极的位置是指记录听觉诱发电位所使用电极安放的位置，在诱发电位发生源附近记录的称为近场（near-field）记录，电极远离发生源的称为远场（Far-field）记录。近场记录主要包括耳蜗电图以及相应记录到的耳蜗微音器电位和综合电位，远场记录主要包括脑干电位、频率跟随反应和中、长潜伏期电位等。

（三）听觉诱发电位的命名

有关听觉诱发电位的命名目前尚无统一的标准，目前临床与科研采用习惯（默认）命名的方法（图6-18），即短潜伏期电位中，用AP、CM、SP等描述实际含义的符号表示耳蜗电图中的各个电位成分，用 N_1、N_2 描述电位峰正负相的符号表示AP电位中的第一和第二个峰；听性脑干诱发电位用罗马数字 Ⅰ、Ⅱ、Ⅲ、Ⅳ、Ⅴ、Ⅵ 和 Ⅶ 依次标明先后出现的各个波；中潜伏期电位中，用P、N描述电位峰正负相的符号表示诱发电位峰的极性，同时配合使用"o、a、b、c"等字符依次标明先后出现的各个波；此外在长潜伏期电位 P_{300} 中，用极性和该波所对应的潜伏期（300ms）来表示。

三、听觉诱发电位的记录及测试设备

对于听觉诱发电位测试技术来说，能够记录到满意的反应波形，并对相应特征参量的分析是十分重要的。因此选择性能优良的测试设备、设定恰当的记录条件（参数）和选择适宜的测试环境，是听觉诱发电位测试的必备要素。

（一）听觉诱发电位的测试设备——诱发电位仪

听觉诱发电位仪实质上是电生理仪，结合不同的刺激类型可以记录到不同的电生理信号。目前用于听觉系统测试的诱发电位仪称为听觉诱发电位仪。听觉诱发电位仪应包括刺激器、前置放大器、主放大器、带通滤波器、数字平均器和记录系统等，工作原理如图6-19。

1. 刺激器　产生诱发电位的刺激信号，包括刺激信号的类型、结构、强度、极性和重复率等等。用于听觉诱发电位测试的刺激器称为声刺激器，它的作用是根据听觉诱发电位测试目的和类型的不同，产生不同的刺激声源（如短声等）。

2. 前置放大器　听觉诱发电位属于生物电信号范畴，记录生物电信号的前级放大器（前置放大器）多采用差分放大器（differential amplitude），功能特性由下列参数决定：①输入阻抗：高效的放大器能保证输入到放大器的电压（取自电极安置头部位置）不衰减，要求输入阻抗必须比送至放大器的电极间阻抗大，即有高输入阻抗；②辨差比（differential amplifier ration）：辨差比又称为共模抑制比（commonmode rejection ration），常以分贝（dB）表示，用下式计算：

$$辨差比 = 20\lg(测量值/参考值)(dB)$$

听觉诱发电位测试使用的前置放大器一般要求共模抑制比为80 dB（1000:1）；③灵敏度与增益：灵敏度（sensitivity）指输入电压的最小值，该值越小越好。记录听觉诱发电位时，灵敏度一般设置在 $5\sim20\mu V$。增益是指输入信号的放大倍数，用比率来表示，单位为分贝（dB），它表示输出电压与输入电压的比值。合理使用增益，可以保证放大器在线性范围内工作。

3. 主放大器　主放大器放大由前置放大器输入的信号，是多级放大器的组合，除具有前置放大器应有的技术指标外，还应考虑：①噪声：放大器本身产生不规律的小电压波动，这种波动称为仪器本身的噪声，通常产生于电阻、电容等元器件中电子震荡及电流通过该元器件所产生。②频率特性：放大倍数与频率的关系称为放大器的频率特

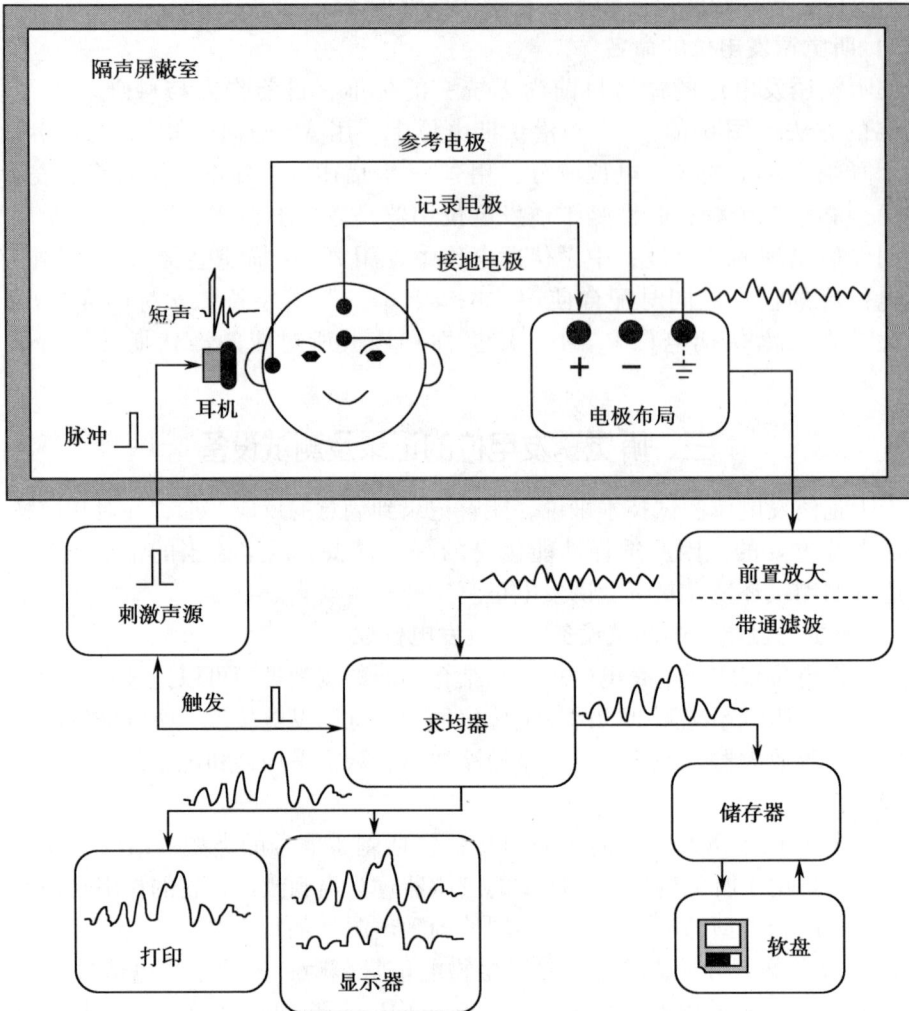

图 6-19　听觉诱发电位仪工作原理框图

性，放大器必须对构成听觉诱发电位的所有成分的频率进行同样倍数（程度）的放大。

4. 滤波器　与声学测量中使用的带通滤波器有同样的含义，有时又称为带宽，即用以改变放大器的频率范围。不同的听觉诱发电位均有其独特的频率特性，为保证记录到不失真的听觉诱发电位，并滤除掉听觉诱发电位所含频率以外的干扰与噪声，要求设定一定的带宽。

5. 数字平均器　数字平均器（digital average）又称累加器、叠加器、平均器或求均器等，目前使用的数字平均器与微机相结合，进行伪迹的消除，波形的相加或相减，对听觉诱发电位多次叠加处理，进行时域参量的测量等。数字平均器可以将微弱的听觉诱发信号经过上百次乃至上千次的重复叠加处理而清晰的呈现出来，而脑电活动和背景噪声在累加的过程中会逐渐减小以至趋于零。

6. 计算机　控制诱发电位仪的各个系统，保证刺激器与记录系统同步的功能，保证每次刺激与记录均在同一时间进行，进行测试信号的采集、处理与分析，进行病案管理等。

7. 记录系统 包括图形的显示，资料的存储、结果的打印等。

（二）听觉诱发电位的测试环境

环境噪声的掩蔽作用，对听觉诱发电位测试的影响很大，可使听觉诱发电位反应波的振幅降低，潜伏期延长和反应阈值提高，此外磁场的存在可能对听觉诱发电位造成干扰，严重时无法进行正常测试。因此应选择性能良好的隔声屏蔽室（测听室）。

四、诱发电位常用的几种刺激信号

记录听觉诱发电位需要特定的刺激信号，根据不同的科研和临床需要，根据不同的测试内容加以选择。

（一）刺激声源的种类

1. 短声 短声由方波（脉宽 0.1～0.2ms）输入耳机产生的声音（图 6-20a），通常认为短声为一种广谱声源，其能量主要集中在 2000～4000 Hz，代表中-高频的听功能。短声能引起基底膜振动的范围比较广，因此由其诱发出的听觉诱发电位各波分化比较好，振幅也比较大，是临床和科研常用的刺激声源。

2. 短音 短音（tone pip）由 3～7 周完整的正弦波（纯音）组成（图 6-20b），其中前 1 或 3 周为上升段，后 1 或 3 周为下降段，中间的 1 周振幅最大，外包络呈菱形。短音带有一定的频率特性，中心频率分别为 0.125 kHz、0.25 kHz、0.5 kHz、0.75 kHz、1 kHz、1.5 kHz、2 kHz、3 kHz、4 kHz、6 kHz 和 8 kHz。短音的频率特性优于短声。

3. 短纯音 短纯音（tone burst）由一段时间的正弦波（纯音）组成（图 6-20c），通常把这段时间分为三个时间段，第一段称为上升时间段（rise-time），该段中声音的

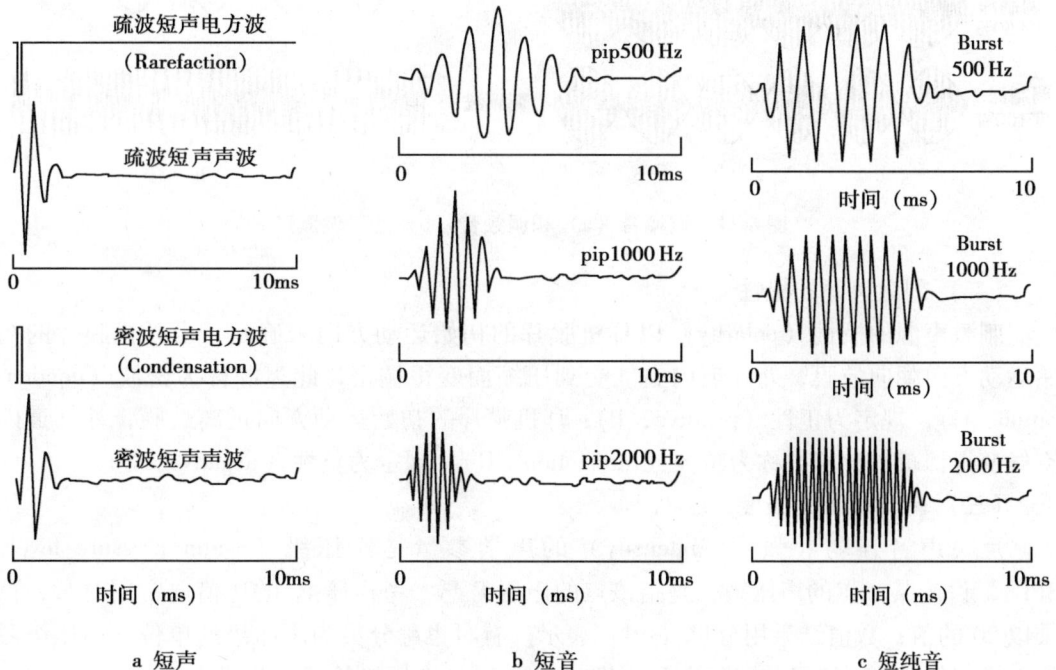

图 6-20 短声、短音和短纯音的声波波形 a，b，c

强度由无逐渐上升到设定的强度值；第二段称为持续时间段（plateau-time），亦称为平台期，该段中设定的声音强度保持在设定的时间内不变；第三段称为下降时间段（fail-time），该段中声音的强度由设定值逐渐下降到无声。短纯音的外包络呈梯形，三个时间段可以分别进行调节，另外中心频率可以在 0.125 kHz、0.25 kHz、0.5 kHz、0.75 kHz、1 kHz、1.5 kHz、2 kHz、3 kHz、4 kHz、6 kHz 和 8 kHz 之间选择，其频率特性优于短音和短声。

4. 调幅音　用特定频率的正弦波对一长持续时间正弦波的幅值进行调制，调制后的声音称为调幅音（amplitude modulation，AM）（图 6-21a）。通常把特定频率的正弦波称为调制波，又名调制音；长持续时间的正弦波称为载波，又名载频或载频音。对不同频率的载频音设定不同的调制音和调制深度，就可以同时采用多种不同的调幅音进行刺激，记录相关的诱发电位。

5. 调频音　用特定频率的正弦波对一长持续时间正弦波的频率进行调制，调制后的声音称为调频音（frequency modulation，FM）（图 6-21b）。同调幅音一样，通常把特定频率的正弦波称为调制波，又名调制音；长持续时间的正弦波称为载波，又名载频或载频音。对不同频率的载频音设定不同的调制音，就可以同时采用多种不同的调频进行刺激，记录相关的诱发电位。

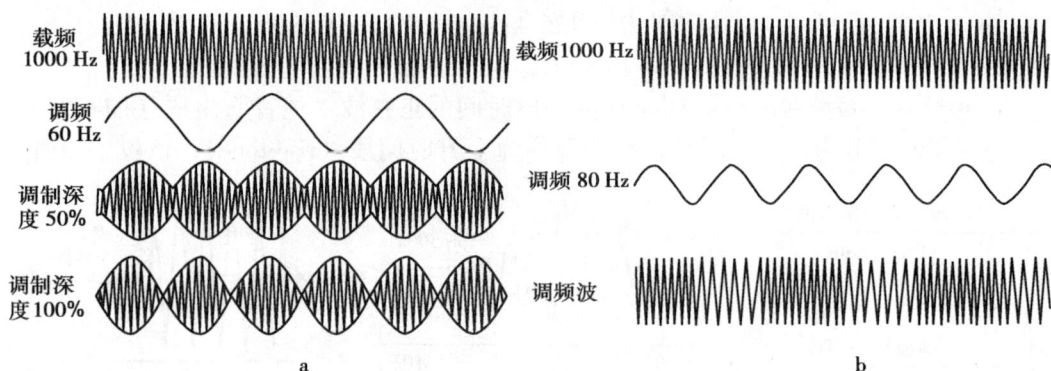

图 6-21　调幅音（a）和调频音（b）的声波波形

（二）刺激声源的极性

刺激声源的极性（polarity）以耳机膜片的初始运动方向来确定，当耳机膜片的初始运动方向朝向鼓膜，外耳道内空气受到压缩而变得稠密，此声源称为密波（condensation，C），规定为正性（positive，P）；耳机膜片的初始运动方向远离鼓膜，外耳道内空气变得稀疏，此声源称为疏波（rarefaction，R），规定为负性（negative，N）。

（三）刺激声源的强度

反映声音强弱（强度，intensity）的声学参量是声压级（sound pressure level，SPL），讨论某一点的声压级，是指该点的声压 P 与参考声压 P_0 的比值取常用对数，再乘以 20 的值，数值结果用分贝（dB）表示。有时也称分贝为声压级的单位。声压级习惯上常流行 SPL，但目前国际上采用推荐符号 Lp。声压级的计算公式为：

$$Lp = 20 \lg P/P_0$$

式中参考声压 $P_0 = 2 \times 10^{-5}$ 帕 $= 20$ 微帕 $= 2 \times 10^{-4}$ 微巴。

作为级差单位，dB 可以应用于声学、力学、电学等领域，在使用中，通常要指明 dB 是以什么参量为基准，基准不同，dB 含义不同。以下简单介绍几种听力学范畴常用的不同基准的 dB 值含义：

1. dB SPL　声压级，以参考声压 $P_0 = 2 \times 10^{-5}$ 帕为基准，声级计直接测量的物理量。

2. dB peSPL　峰等效声压级，主要用于对短声的评价。通过示波器观察传声器监测来自耳机的声信号输出，然后以相同频率和振幅的纯音代替短声或短音，用声级计测出的量值。

3. dB（A）　A 声级，是模拟人耳对 40 方（响度级）纯音的响应。A 声级对高频敏感，对低频不敏感，与人耳对噪声的主观感觉相同，常用于测听环境噪声的评价。

4. dB HL　听力级，即一组听力正常青年人的平均听阈，参考声压为听力零级。

5. dB nHL　听力正常人听力级，以特定刺激声（如 click）测试一组正常听力人群获得的平均听阈。

6. dB SL　感觉级，以受试者对测试信号的主观听阈为基准。

（四）刺激声源的重复率

刺激重复率（pulse per second，pps）是指刺激声源的种类选定后，确定这样的声源每秒钟出现多少次。刺激重复率慢，诱发电位的波形分化比较好，但是测试时间会相对延长；刺激重复率快，可缩短测试时间，但诱发电位的波形分化程度减弱，对应波的绝对潜伏期会发生明显变化。不同的听觉诱发电位使用的刺激重复率是有区别的。

五、耳蜗电图及其临床应用

耳蜗电图（electrocochleogram，ECochG）是耳蜗电反应描记的简称，属于短潜伏期电位范畴，是听通路接受声刺激后，产生于耳蜗和初级耳蜗神经纤维的电活动，为电反应测听中的初级反应。大量研究证明，ECochG 反应为严格的单侧性，是诊断与鉴别诊断内耳疾病的重要方法之一。

在一定量声刺激条件下，内耳产生三种电位，它们是耳蜗微音器电位（cochlear microphonics，CM）、总和电位（summating potential，SP）和听神经复合动作电位（action potential，AP），ECochG 通常指上述三种电位的描记（图 6-22）。CM、SP 和 AP 是耳蜗电位中重要的成分，CM、SP 源于毛细胞的反应，AP 为神经反应。ECochG 是描述听觉感受器和神经功能完整性的一个理想指标。

（一）ECochG 的引导。记录 ECochG 的参数为：

1. 刺激声源　①种类：click（脉宽 0.1ms）、tone pip、tone burst；②强度：60 ~ 80 dB nHL（根据自己实验室的要求确定）；③极性：疏波，密波或疏密波交替；④重复率：10 次/秒。

2. 记录参数　①带通滤波：高通低截止频率：1.5 kHz ~ 3 kHz；低通高截止频率：10 ~ 100 Hz。②叠加次数：1000 ~ 2000 次。③扫描时间：10ms。

3. 电极　①种类：针形电极，银球电极，外耳道口电极；②位置：ⓐ记录电极（反转电极，inverting electrode）：鼓岬、外耳道深部（近后下缘鼓膜表面）和外耳道

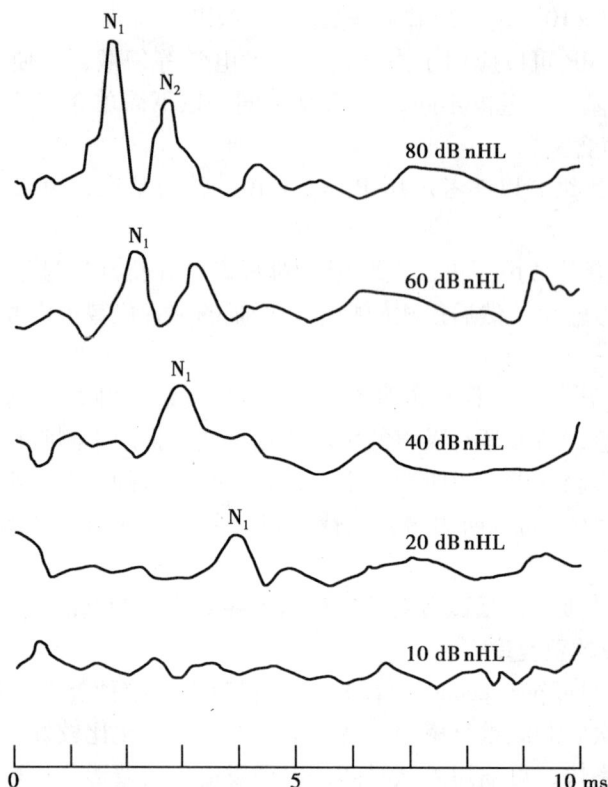

图 6-22　ECochG 波形和阈值（click）

口；ⓑ参考电极（非反转电极，non-inverting electrode）：同侧乳突，前额（发际下1cm）；ⓒ接地电极：眉间，对侧乳突。③极间阻抗：$<5k\Omega$。

在 ECochG 记录技术中，针形电极和银球电极的放置难度较大，给患者带来的痛苦也较大，目前在临床针形电极已基本上不使用，银球电极使用也比较少，多用外耳道口电极，易为患者接受。应当指出的是，由于声音的传播特性，在使用插入式耳机时，插入式耳机声导管的作用下，刺激声传到鼓膜的时间有一定的延迟（约 $0.9\sim1ms$），从而导致 AP 的 N_1 波潜伏期延迟，因此在定性、定量分析中一定要加以注意。

单纯用于记录 CM 时，带通滤波的高通低截止频率应随测试频率改变，避免因带通滤波的数值设定不合理而造成 CM 的畸变或记录不到。

（二）CM 的产生及特点

CM 来自柯替器毛细胞的表层，当基底膜活动时，外毛细胞纤毛受到剪切力而弯曲，毛细胞将此活动转变为电能，并传入突触而产生轴突的动作电位。因此，CM 为感受器电位，与刺激声源锁时、锁相，响应速度极快，潜伏期极短（或无潜伏期），不遵循全或无定律，波形和振幅可以和声音保持良好的线性关系，与刺激声的波形极其相似（图 6-23），振幅随着刺激声强度的增加而变大，可以总和。CM 产生于耳蜗毛细胞声-电转换的环节，准确反映该环节的功能状态以及在此之前的声学过程。限于目前的测试技术，真正诱发出的 CM 与换能器产生磁场而记录到的"CM"应加以区别。在相应的方法完善后，CM 的记录与分析在听力学中将占重要地位。

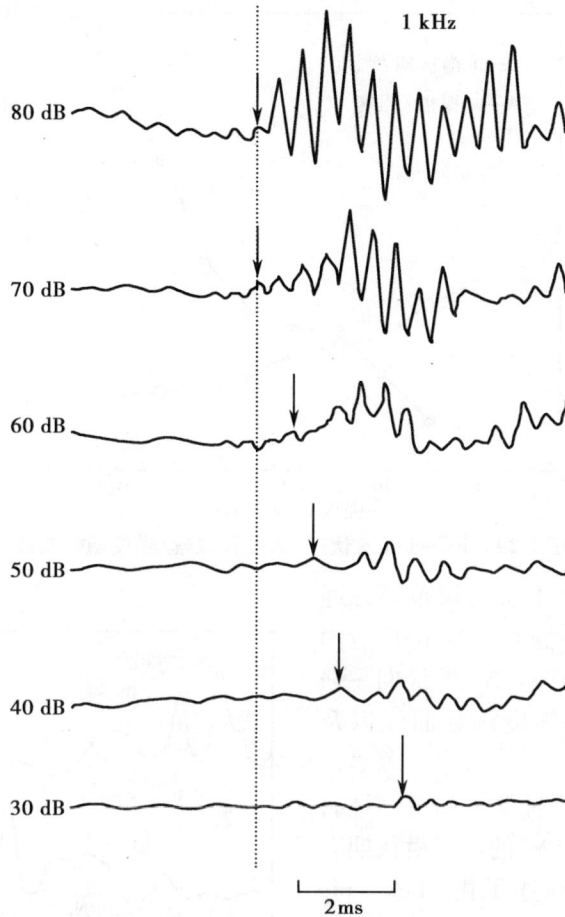

图6-23 典型 CM 图 (tone burst 1 kHz)

（三）SP 的产生及特点

SP 是声波传入内耳所引起的耳蜗直流电位的变化，产生机制尚不完全清楚，它是蜗内多种非线性成分的总和，故称其为总和电位，一般在较高的声音强度时出现。产生于基底膜的不对称的活动，SP 的振幅与基底膜的位移成正比，因此从蜗管处可以明显地记录到 SP。通常的观点认为"－SP"与兴奋性有关，表示了基底膜行波最大振幅，当基底膜向前庭阶位移时为"－SP"，反之，远离兴奋处的地方产生"＋SP"，即当基底膜向鼓阶位移时为"＋SP"，因此记录到的 SP 为 SP 的代数和（一般正常人耳的"－SP"成分较多）。SP 无潜伏期，后效应很短，阈值较高，常与 CM、AP 重叠在一起。

（四）AP 的产生及特点

采用一定量的短声（click）刺激，在 10ms 内可以记录到一组连续的反应波形，其中第一个波的幅值最大，称为听神经复合动作电位（AP），有时临床称其为 ECochG。典型正常人 AP 由 N_1、N_2、和 N_3 组成，各波之间相差约 1ms。

AP 是听神经纤维群体动作电位的总和，其极性始终是负性，随刺激声强度呈特定的非线性关系，在振幅—强度函数曲线（图6-24）中大体分三段，即低强度时呈低段，中强度时呈平台，高强度时呈陡段。

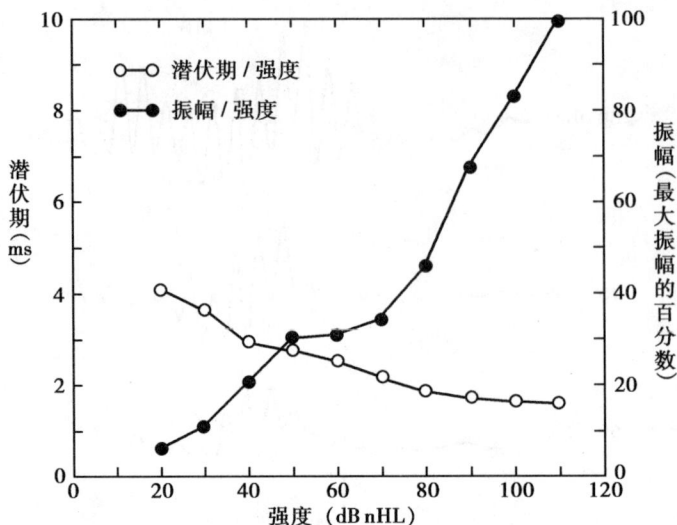

图 6-24　ECochG 潜伏期/强度和振幅/强度函数曲线

AP 的分析参量着重于时域范畴，通常测量 N_1 的潜伏期、振幅，AP 的反应阈值（指 N_1 的反应阈值）、N_1 潜伏期—强度函数曲线和振幅—强度函数曲线以及 SP/AP 的比值。

采用刺激声源的种类、频率不同，ECochG 曲线的形态和 N_1 的绝对潜伏期有所不同。图 6-25 中描述了由 click、pip 0.5 kHz、pip1 kHz、pip2 kHz、pip4 kHz 和 pip8 kHz 诱发的 ECochG，刺激强度为 80 dB nHL，刺激重复率为 10 次/秒，带通滤波 30~2 kHz，采样时间 10ms。可以看出，相同的记录条件，click 诱发的 ECochG 中 N_1 的绝对潜伏期最短，pip 0.5 kHz诱发的 ECochG 中 N_1 的绝对潜伏期最长。

（五）ECochG 临床应用

ECochG 属于客观听力检测方法，不依赖于患者的主观行为反应，检查结果具有可重复性和精确性，记录电极的位置靠近听觉系统的末梢结构，反应呈严格的单侧性，无对侧耳的反应与相互作用，因此测试过程中无须向对侧健耳或听力较好耳施加掩蔽。此外测试结果不受意识水平、镇静剂、睡眠等因素的影响，电位来源比

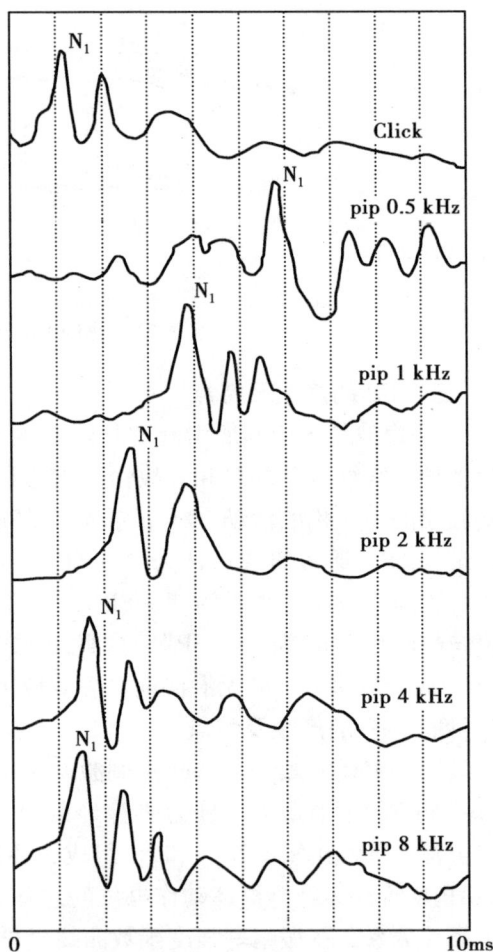

图 6-25　不同刺激声源诱发的 ECochG

较明确，能精确地对内耳病变进行定性、定量分析。

1. 根据电生理学的客观指标对听力损失进行鉴别诊断。

（1）传导性听力损失：ECochG 测试可以对传导性听力损失的损失程度做出客观评定。主要表现为 AP 中 N_1 的反应阈值升高，潜伏期/强度和幅值/强度函数曲线以同样的分贝（dB）值向高强度方向位移，与正常耳曲线相平行，两曲线之间的差距反映听力损失的程度。此外 AP 的波形形态、潜伏期和振幅及 SP/AP 比值均与正常耳相应阈上水平的特点相同。若以相同的刺激强度（例如 80 dB nHL）分析，传导性听力损失耳要比正常耳 AP 中的 N_1 振幅低，潜伏期延长。

（2）感音性听力损失：指各类病因造成耳蜗毛细胞损伤所致的听力损失，AP 的特征为高声强刺激时大部分为双相波（N_1、N_2 基本等幅），N_1 潜伏期延长，但部分患者的 N_1 潜伏期却在正常范围内，SP 不易识别，CM 阈值明显提高或最大刺激强度时依然引不出，CM 的消失是感音性听力损失的重要特征。

（3）神经性听力损失：由于听神经纤维的损伤或部分损伤，其活动的同步性变差，当病变严重时，AP 可以消失，而 CM 却正常或大致正常。病变较轻时，能够记录到 AP，N_1 的潜伏期延长（部分患者的 N_1 潜伏期可能在正常范围内）、振幅降低，阈值升高，能够见到 AP 的测试结果可能比主观听阈好的现象。

（4）听神经瘤：ECochG 的 AP 波形变宽，比正常 AP 波形宽大，CM 振幅增大。

（5）中枢性听力损失：包括从脑干至皮层的病变，一般不会影响 ECochG 的结果。

（6）非器质性听力损失：ECochG 完全正常。

2. 梅尼埃病、听神经瘤、突发性聋等耳科疾患进行相关分析。采用 ECochG 诊断梅尼埃病，特别是在与非迷路性眩晕的鉴别诊断中具有明显的价值，主要表现为①由于毛细胞变性，CM 有畸变，AP 与 SP 复合波变宽；②" – SP" 增高，使 – SP/AP 的比值大于的正常范围的高限。③AP 曲线中 N_1 的阈值升高，但高强度时 N_1 的振幅并无明显降低。

3. 作为客观测听方法评估儿童与疑难患者的听力水平。

4. 功能性聋与伪聋的诊断。

5. 听力损失治疗效果的客观评估。

6. 与听性脑干诱发电位同时记录，提供更清晰的 N_1 波，弥补听性脑干诱发电位中 I 波幅值低、阈值高的缺欠，更有利于脑干功能的诊断。

六、听性脑干诱发电位及其临床应用

70 年代初，Jewett 等先后发现听觉诱发电位，即现在人们称之为"听性脑干反应（auditory brainstem response，ABR）"，也有人称之为"脑干听觉诱发电位（brainstem auditory evoked potential，BAEP）"。经远场记录并给予短声刺激，10ms 内在颅顶或前额表面可描记出一组强弱不等的连续波形，即为前述的 ABR（图 6-26），反应波按前后出现的次序，依次被命名为 I、II、III、IV、V、VI 和 VII 波，其中最突出最稳定的成分是 V 波。

临床资料表明，波 I 和 N_1（ECochG 中的 AP）的绝对潜伏期相近（仅存在较小的差异），因此可以认为 I 波与 N_1 具有相同的发生源，是听神经纤维群体动作电位的总和。ECochG 属于近场记录，而 ABR 属于远场记录，由于引导电极的位置不同，可能是造成两者绝对潜伏期差异的原因之一。

原来认为耳蜗核神经元的突触后电位是 ABR Ⅱ波主要生理学基础,现在学者提出Ⅱ波与听神经颅内段的电活动有关,反映第1级神经元的活动。

大量资料表明,波Ⅲ来自耳蜗核或附近2级神经元活动,上橄榄神经核及其场电位与Ⅲ波的产生紧密相关,同时上橄榄核和四叠体的传入性神经冲动对Ⅲ波的形成同样重要,Ⅲ波明显来源于刺激的同侧和对侧。

外侧丘系复核的传入神经冲动构成Ⅳ波的神经动力学基础,亦有学者提出Ⅳ波的生理基础是外侧丘系复核(群)的树突突触后电位,是桥脑中第3级神经元活动的表现。

Ⅴ波的生理特性与Ⅰ~Ⅳ波不同,Ⅴ波来自下丘区,Ⅴ波反映出双耳的交互作用,其发生源与外侧丘系复神经核的Ⅳ波发生源相重合。正电压波Ⅴ来自下丘及外侧丘系纤维的终端部,而波Ⅴ后面的大而宽的负电压谷(SN10)则与下丘中的树突电位有关,多种资料倾向于Ⅴ波产生于下丘的中央核团电活动。

ABR 中Ⅰ~Ⅴ波反映脑干听觉系统中有特定的发生源,虽然目前Ⅰ波和Ⅱ波的发生源比较明了,但不能简单认为每一个波只是一个特定发生源的电活动。实际上在远场记录条件下,ABR 可以看成是一种涉及全部脑干听系结构,因此 ABR 发生源的研究虽然取得较大进展,但仍然是一个尚未完全解决的问题,虽然如此,却并不影响 ABR 的临床应用,大体可以认为Ⅰ、Ⅲ、Ⅴ波的神经发生源按脑干听通路,分别代表听神经、桥脑下段和桥脑上段(或中脑下段)的电活动。

（一）ABR 的引导

记录 ABR 的参数为:

1. 刺激声源　①种类: click(脉宽 0.1ms)、tone pip、tone burst;②强度: 60 ~ 80 dB nHL;③极性:疏波,密波或疏、密波交替;④重复率: 10 ~ 20 次/秒。

2. 记录参数　①带通滤波:高通低截止频率: 1.5 kHz ~ 3 kHz,低通高截止频率: 10 ~ 100 Hz;②叠加次数: 1000 ~ 2000 次;③扫描时间: 10 ~ 20ms。

3. 电极　①种类:针形电极,盘形电极;②位置:记录电极(非反转电极, non-inverting electrode),前额(发际下 1 cm)或颅顶正中。参考电极(反转电极, inverting electrode),接受声刺激耳乳突或耳垂。接地电极于对侧乳突或眉间。③极间阻抗 <5kΩ。

（二）ABR 波形辨认

辨认 ABR 波形时,大体依照下述原则:

1. 波Ⅴ通常在有效声刺激后,约 5.5 ~ 6ms 时出现的一个最明显的波峰,且起始于基线上方;波Ⅴ之后是一个大的负性波,位于基线以下。

2. 有效声刺激后约 1.5 ~ 2ms 时出现波Ⅰ,波Ⅰ与耳蜗微音器电位(cochlear microphonics, CM)不同,不因声刺激极性的改变而变化其反应极性。

3. 波Ⅲ出现在波Ⅰ和波Ⅴ之间,但不在中点,同侧的Ⅰ~Ⅲ波间期比Ⅲ~Ⅴ波间期延长 0.1 ~ 0.4ms。

4. 波Ⅱ、Ⅳ和Ⅵ在临床测试与分析中不经常使用,但在降低声刺激强度时,以上各波提前消失的过程可以帮助波Ⅰ、Ⅲ、Ⅴ的鉴别。

5. Ⅳ波和Ⅴ波经常出现重叠现象,通常把它称为Ⅳ~Ⅴ复合体,图 6-26 列出了Ⅳ波Ⅴ波几种复合现象,亦是临床经常记录到的几种图形,分析Ⅳ波和Ⅴ波时应加以注意。

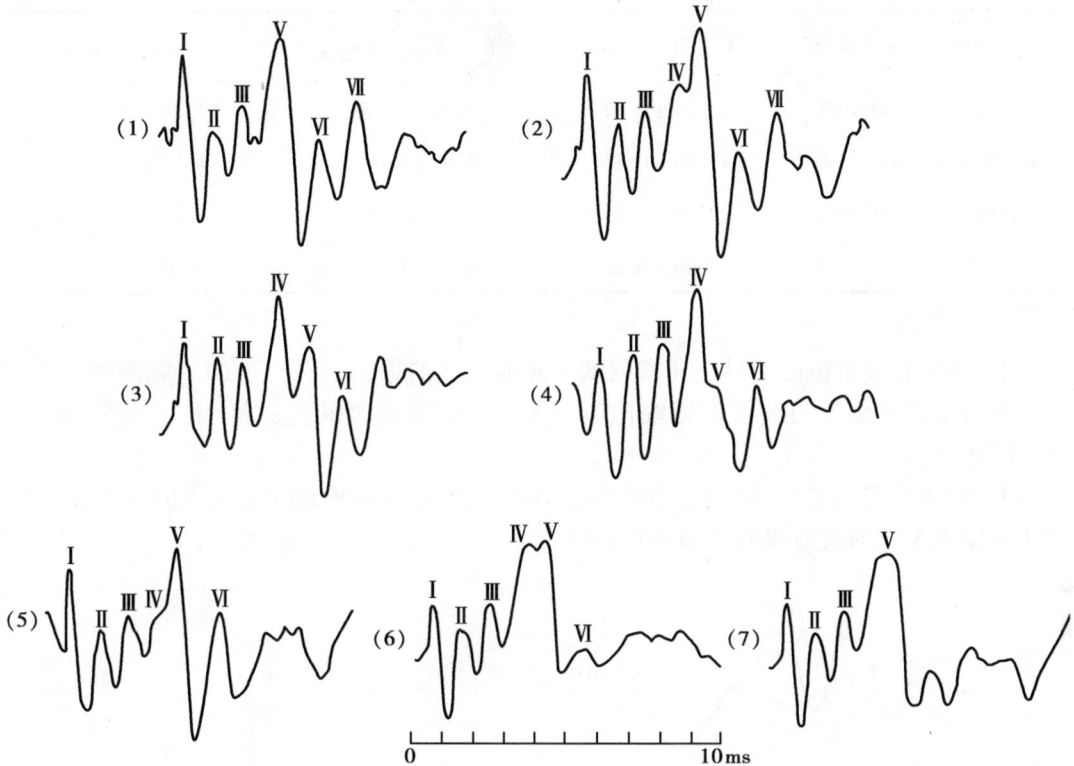

图 6-26 ABR IV波和V波的几种构型

（三）脑干听觉诱发电位测试（分析）参量

评价 ABR 的特性，分析相关的参量，基础与临床应用通常用下述指标：

1. ABR 反应各波的潜伏期，通常测量 I、Ⅲ、V 波，该潜伏期又称为绝对潜伏期。另外 ABR 的波间期：通常测量 I ~ Ⅲ，Ⅲ ~ V，I ~ V，该波间期又称为相对潜伏期。ABR 潜伏期（绝对潜伏期和相对潜伏期）的正常范围见表 6-6 和表 6-7，该表所提供的数字仅供参考，在实际使用中，应建立自己实验室的正常值。

表 6-6 ABR 各波潜伏期正常值和标准差

报告者	短声声级	I 波（ms）	Ⅱ波（ms）	Ⅲ波（ms）	Ⅳ波（ms）	V 波（ms）
胡岢	70 dBSL	1.69 ± 0.17	2.82 ± 0.17	3.94 ± 0.19	5.13 ± 0.20	5.80 ± 0.22
戚以胜*	80 dB HL	1.91 ± 0.27	3.07 ± 0.36	4.16 ± 0.30	5.35 ± 0.45	6.25 ± 0.45
李兴起	75 dBSL	1.63 ± 0.14	2.82 ± 0.17	3.91 ± 0.17	5.01 ± 0.15	5.74 ± 0.20
魏保龄	80 dBSL	1.50 ± 0.10	2.60 ± 0.10	3.80 ± 0.30	5.00 ± 0.30	5.70 ± 0.30
徐丽荣	80 dBSL	1.76 ± 0.18	2.75 ± 0.24	3.84 ± 0.29	5.09 ± 0.34	5.77 ± 0.28

*扬声器给声

表 6-7　ABR 波间期正常值和标准

报告者	短声声级	I ~ Ⅲ波（ms）	Ⅲ ~ V波（ms）	I ~ V波（ms）
胡岢	90 dBSL	2.25 ± 0.17	1.86 ± 0.15	4.11 ± 0.21
戚以胜 *	100 dB HL	2.28 ± 0.15	1.83 ± 0.19	4.11 ± 0.17
江敏	75 dBSL	2.33 ± 0.23	1.92 ± 0.24	4.24 ± 0.27
徐丽荣	80 dBSL	2.09 ± 0.03	1.92 ± 0.04	4.00 ± 0.08

* 扬声器给声

2. ABR 各波幅值的测试　通常测试 I 波和 V 波的振幅。在一定的声刺激强度和重复率条件下计算波 V 与波 I 的振幅比值（V/I）。通常婴幼儿：V/I ≥ 0.5，成人：V/I ≥ 0.5 ~ 1。

3. ABR 反应阈值　该阈值实际是指 ABR 各反应波中 V 波的反应阈值（图 6-27）。听力正常人 V 波的反应阈值 ≤ 30 dB nHL。

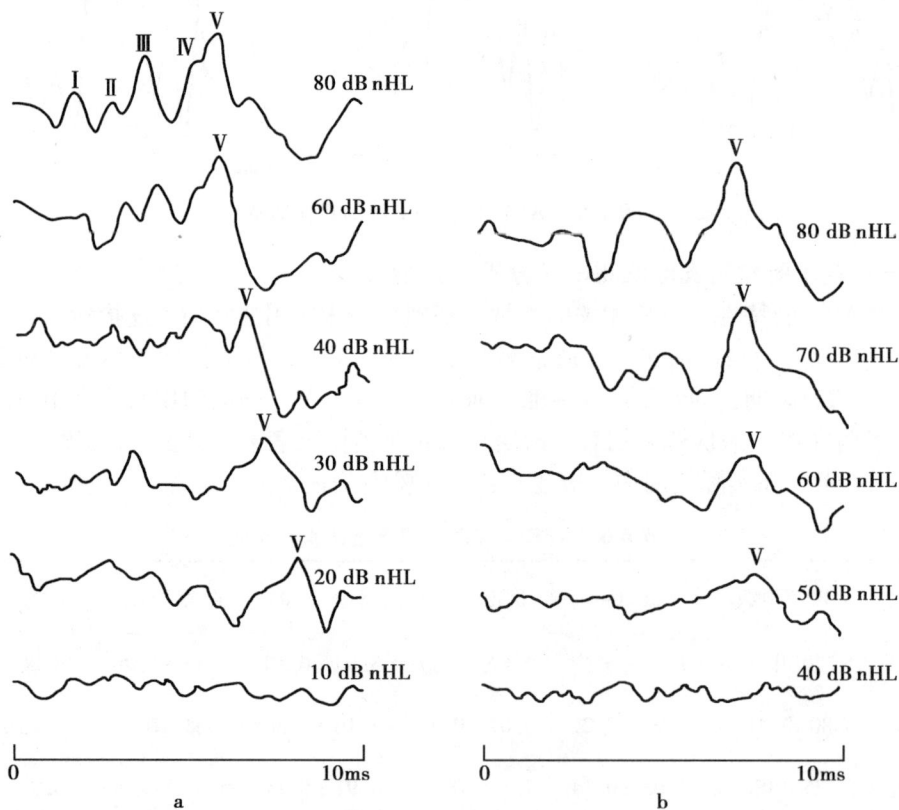

图 6-27　ABR 反应波形及其阈值
a. 阈值为 20 dB nHL；b. 阈值为 50 dB nHL

4. ABR 波 V 潜伏期—强度函数（latency-intensity，L-I）及其斜率　潜伏期—强度函数又称输入—输出函数曲线，计算斜率时，至少取三个刺激强度，其范围应大于

30 dB,最好包括 40~60 dB nHL 的强度水平（图 6-28）。

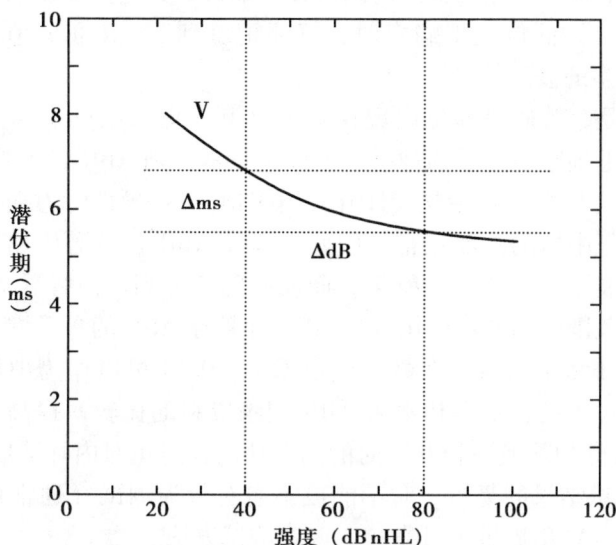

图 6-28　波 V 潜伏期—强度函数曲线及斜率

5. 两耳波 V 潜伏期差值

两耳潜伏期差值一般 < 0.44ms（成人），通常在临床 ≥0.44ms 者认为异常。正常新生儿为 ≤0.02±0.20ms。

（四）ABR 的临床应用

ABR 不仅在理论上对感觉信息的换能过程及其传递性质的研究提供了可靠的方法，而且为临床耳神经学的研究提供了客观指标。ABR 大致在临床听力学的三个方面发挥重要作用：

1. 鉴别听力损伤

（1）判别婴幼儿和难于受试的受试者的听力是否受损。

（2）ABR 技术记录早产儿和新生儿的听觉诱发反应作为一种有效的听力筛查手段用于早期发现听损伤。

（3）当 ABR 测出听损伤时，一定要理解 ABR 反应本身很大程度上依赖于神经发放的同步作用。鉴于短声的特性，主要反应中高频范围的听功能。

（4）进 ABR 分析或对结果做出解释时，必须注意肌体发育因素的影响。

（5）有些神经系统受累时，能影响 ABR 测试结果的解释。

注意：ABR 仅反映外周的听功能和脑干听通路的神经传导功能，并不代表真实的听力！

2. 听功能异常的定位

（1）ABR 测试常用于帮助定位听觉通路的病变，即鉴别耳蜗和蜗后病变，判定脑干听通路功能异常的部位。耳蜗性听力损失除 ABR 阈值依听力损失的程度有不同的提高外，潜伏期强度函数曲线比正常人更为陡峭，潜伏期亦可相应延长。而蜗后听力损失的 ABR 特点为①ABR 阈值依听力损失的程度有不同的提高；②蜗后损伤的部位不同，对应的 ABR 各波相继消失，能记录到的波波幅降低；③轻微蜗后病变时，ABR 各波可以记录到，但各波潜伏期明显延长，波间期亦明显延长；④严重蜗后听力损失时，ABR 各波可能记录不到；⑤低位脑干病变时，仅能记录到Ⅰ、Ⅱ波；⑥高位脑干病变时，ABR 可以记录到更多的波。

应引起注意的是，若病变部位出现在脑干以上（更高位皮层病变）时，因脑干段功能在正常范围，毛细胞换能后的神经冲动传递正常，则 ABR 各项参量在正常范围。

（2）传导性听力损失（包括先天性外耳道闭锁）。传导性听力损失统常为传导结构的损伤，从耳蜗始至中枢的功能正常，因此，气导 ABR 各波潜伏期延长，波间期在正常范围内，主要是波Ⅰ潜伏期延长所至，而反应阈值升高。但骨导 ABR 的潜伏期、波间期和阈值在正常范围。因此可以用气导 ABR 和骨导 ABR 的参量综合分析预测听力。

（3）鼓室成形术术中监测。在鼓室成形术中，ABR 可以作为中耳、内耳机能状态的客观指标，即通过术前、术中和术后 ABR 记录资料的比较，提高手术的成功率。如用 ABR 随时监测镫骨切除或底板开窗时的内耳功能，避免对内耳造成不必要的损伤。

3. 行为听觉测试结果的复核　对不能或不愿对行为测试（通常称为主观测试）做出正确应答反应者，ABR 提供了可靠的、客观测试方法。

（1）研究中作为测试、评价指标。通常 ABR 用于人工听觉术后的功能评价，在开放声场中测试 ABR，比较术前与术后的测试结果，判断人工听觉的植入效果等。

（2）耳毒性药物和抗癫痫药物等均可对听神经造成损伤，且与药物的剂量和使用时间长短有关。因此对使用这一类药物的患者用 ABR 进行动态观察是相当重要的。

七、40 Hz 听性相关电位及其临床应用

40 Hz 听性相关电位（40 Hz-auditory event related potential，40 Hz-AERP）是一种稳态听觉诱发电位，因此又称为 40 Hz-稳态诱发电位（40 Hz-steady state potential，40 Hz-SSP）。1981 年 Galambos 等首先报道了这种反应，其采用短纯音 0.5 kHz 为刺激声源，40 次/秒的刺激重复率，在 100ms 的采样时间内记录到一组反应波形，被命名为 40 Hz-AERP。40 Hz-AERP 反应波形接近于正弦波，波间期约 25ms（图 6-29）。

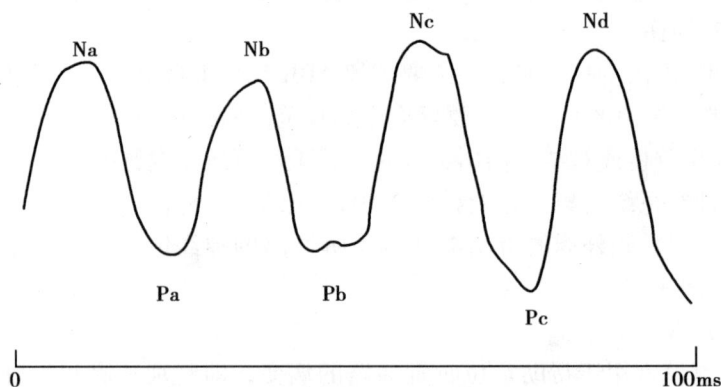

图 6-29　典型 40 Hz-AERP 图（tone burst 0.5 kHz）

40 Hz-AERP 反应的重复性好，反应稳定可靠，波形容易辨认，记录也十分便利。

由于该反应常用频率为 0.5 kHz 的短纯音诱发，因此有较好的频率特性，尤其适合对低频听功能的判断。

（一）40 Hz-AERP 的引导，记录 40 Hz-AERP 的参数为：

1. 刺激声源 ①种类：click、tone pip 或 tone burst；②强度：60 ~ 80 dB nHL；③极性：疏波，密波或疏密波交替；④重复率：40 次/秒。

2. 记录参数 ①带通滤波：a. 高通低截止频率 100 Hz；b. 低通高截止频率 10 Hz；②叠加次数：500 次；③扫描时间：100ms。

3. 电极 种类：针形电极，盘形电极

（1）位置 ①记录电极（非反转电极，non-inverting electrode）：前额（发际下 1 cm）或颅顶正中；②参考电极（反转电极，inverting electrode）：接受声刺激耳乳突或耳垂；③接地电极：眉间或对侧乳突。

（2）极间阻抗：<5kΩ。

（二）40 Hz-AERP 波形辨认

40 Hz-AERP 在 100ms 的采样时间内，呈现 4 个间隔大约 25 毫秒的一个特定的稳态反应波形，其波形类似于 40 Hz 的正弦波，依照反应波形的特征，被命名为 40 Hz 听性相关电位，依出现的顺序命名为 Na、Pa、Nb、Pb、Nc、Pc 和 Nd（图 6-29）。

40 Hz-AERP 中的 40 Hz，主要是指反应波形的特点，并不是指声刺激的固有频率，也不是指声刺激的重复率，是在刺激声源重复率为 40 次/秒，采样时间为 100ms 的条件下所记录到的一种稳态反应的波形特征。

（三）40 Hz-AERP 测试（分析）参量

科研与临床对 40 Hz-AERP 反应分析的参量主要包括各反应波的潜伏期、振幅与阈值，由于 40 Hz-AERP 反应的波幅变异比较大，各波的潜伏期变化甚微，因此在科研和临床应用中主要分析 40 Hz-AERP 反应的阈值（图 6-30），即判断能引起 40 Hz-AERP 反应的最小刺激声强度。听力正常人 40 Hz-AERP 的反应阈值≤40 dB nHL。依反应阈值的高低，作为临床判断听损伤的标准。

（四）40 Hz-AERP 的临床应用

自 Galambos 等（1981 年）报道了 40 Hz-AERP 在听力学方面的应用后，到目前为止，40 Hz-AERP 在临床和科研中得到了广泛的应用，并作为一种听功能测试的常规。

1. 低频刺激声（如 0.5 kHz 的短纯音）可以诱发出稳定的 40 Hz-AERP，因此能较好地反映低频的听功能状态。

2. 40 Hz-AERP 的反应阈值接近纯音听阈，对低中频的行为听阈有较好的复核作用。

3. 鉴别诊断脑干病变及多发性硬化症。

4. 了解听障儿的残余听力，有助于助听器的选配。

5. 对 ABR 未引出患者听力的进一步评估。

6. 可以作为新生儿听功能的筛查。

40 Hz-AERP 使用的刺激声源通常是 0.5 kHz 短纯音，鉴于 0.5 kHz 短纯音的声学特性，对低频听功能的反应极佳，弥补了 ABR 临床应用的不足。因此，ABR 和 40 Hz-AERP 两类测试方法在评价听功能方面，起到了优势互补的作用，两者同时应用，可以

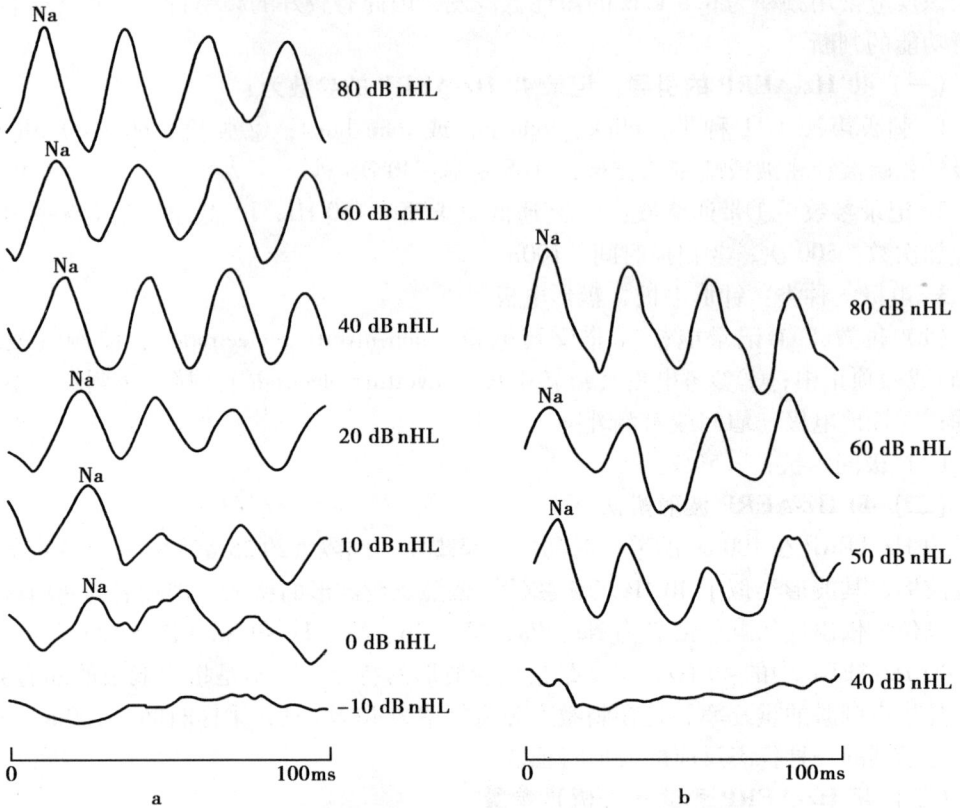

图 6-30　40 Hz-AERP 的反应阈值
a. 阈值为 0 dB nHL；b. 阈值为 50 dB nHL

比较全面的评估听功能。

八、中潜伏期反应及其临床应用

中潜伏期反应（middle latency response，MLR）又称中潜伏期听觉诱发电位（middle latency auditory evoked potential，MAEP），经远场记录并给予短声刺激，100ms 内在颅顶或前额表面可描记出一组强弱不等的连续波形，反映的是丘脑-皮层的听觉通路的诱发电活动，被称为中潜伏期反应（图 6-31），而在 ABR 记录完善之前，MLR 被称为早期反应或早期皮层反应。该组诱发电位活动中，可能包含初级听皮层的早期反应。

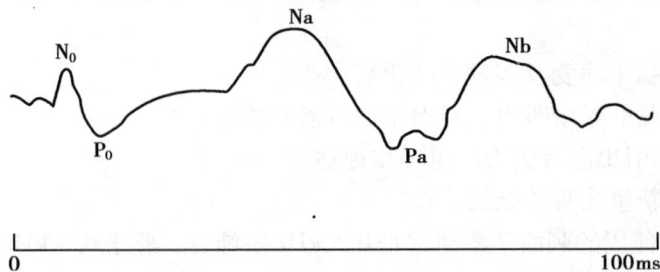

图 6-31　典型 MLR 图（click、80 dB nHL）

MLR 依反应波出现的先后，分别被命名为 N₀、P₀、Na、Pa 和 Nb。

MLR 的个体差异比较大，即使是同一受试者，状态不同时反应的变化（如波形、潜伏期和振幅等）也很大，并且容易被来自头皮和颈部肌肉的肌源性反应所干扰。

（一）MLR 的引导

1. 刺激声源　①种类：click、tone pip 或 tong burst；②强度：60～80 dB nHL；③极性：疏波，密波或疏密波交替；④重复率：5～10 次/秒。

2. 记录参数　①带通滤波：a. 高通低截止频率 100 Hz；b. 低通高截止频率 10 Hz。②叠加次数 500 次；③扫描时间 100ms。

3. 电极　①种类：针形电极，盘形电极；②位置：a. 记录电极（非反转电极，non-inverting electrode）在前额（发际下 1cm）或颅顶正中，b. 参考电极（反转电极，inverting electrode）接受声刺激耳乳突或耳垂，c. 接地电极在眉间或对侧乳突。③极间阻抗 <5kΩ。

（二）MLR 波形辨认与分析参量

MLR 反应主要由三相电位成分组成，构成 Na-Pa-Nb 反应波复合体（图 6-31），Na 和 Pa 是 MLR 的主要成分。随着刺激声强度的降低，MLR 各波的潜伏期稍延长，振幅降低。此外用短声诱发的 MLR 振幅比较大。

（三）MLR 的临床应用

1. MLR 可以为脑干以上中枢神经系统的病变提供参考。在临床应用中常与 ABR 测试结合，相互补充，提高对多发性硬化症、听神经瘤等病变的诊断。

2. MLR 可以由不同频率的刺激声（短声、短音或短纯音）所诱发，较低频率的刺激声源也可以诱发出 MLR，因此 MLR 的频率特异性比较好，可以用于评估纯音听阈等。

九、电刺激脑干诱发电位

1957 年 Miyamoto 证实，用微电流刺激人耳鼓岬可以使人产生听觉，提示听觉不仅可以来自于外界各种声刺激，而且还可以来自于电流对听神经的有效刺激，这两种刺激均可以产生相同的听觉效果，拓宽了听觉功能测试的方法和内容。电刺激诱发的听觉在科研和临床工作中，评价听觉功能，尤其是评价人工耳蜗植入术中和（或）术后的效果，是一种科学的、十分有效的客观测试技术，已普遍应用于临床和科研。

若把短声刺激改为电（流）刺激，采用与 ABR 相同的记录条件，也可以记录到一系列连续、小的反应波，波形的形态与 ABR 极其相似，且反应稳定、可靠，由于刺激源的类型为电流，称该反应为电刺激听性脑干反应（electrically auditory brainstem response，EABR）。典型的 EABR 波形见图 6-32。EABR 与 ABR 具有相同的发生源，记录到的波形形态与 ABR 极其相似，因此各波的命名与 ABR 各波的命名相同。

当使用电流作为刺激源时，刺激电流经人工耳蜗体外言语处理器和耳蜗内的植入电极系统的转换（图 6-33），直接作用于听神经，省略了声音传导的时间和听觉感受器耗时的环节，使得 I 波的出现时间要比 ABR 中 I 波出现的时间早，绝对潜伏期大约应在 1～1.5ms 左右出现，对应的 V 波的绝对潜伏期大约应在 4～5ms 左右出现，比 ABR 的 V 波的绝对潜伏期提前大约 2ms。由于采用电流刺激时产生伪迹的影响（目前尚无有效

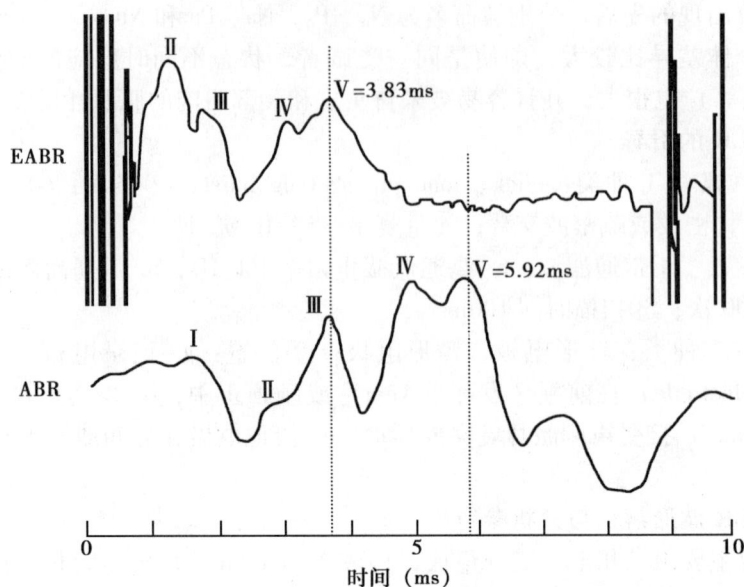

图 6-32　EABR 与 ABR 波形比较

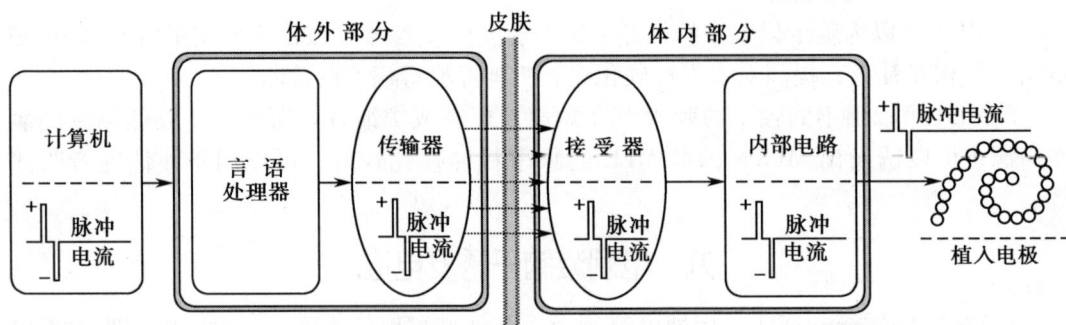

图 6-33　EABR 记录原理示意图

的特殊技术完全排除这种干扰），I 波常常被淹没其中，不易辨别，而Ⅲ、V 波极易辨认，其中以 V 波最稳定，随刺激电流的减弱，消失得也最晚，所以在进行 EABR 分析时，V 波是极其重要的指标和参量。

（一）EABR 的引导

目前国内使用澳大利亚 Cochlear 公司和美国 Advanced Bionics 公司等 EABR 测试设备的比较多。记录 EABR 时，除了使用这些公司的有关设备外，还应具备一台性能良好的诱发电位仪（带有外触发模式）。

记录 EABR 的刺激电流以交替极性的方波作为一个刺激，这种结构模式，可以尽量降低刺激伪迹对 EABR 反应波形的影响。电流刺激的强度用"电流级（current level，CL）"表示（图6-34），CL 的标度从 1～255（对数标度），相当于电流 10.2～1750 微安（μA）。鉴于目前计算"电流级（CL）"尚无统一的标准，因此在使用过程中，一定要仔细了解使用设备所对应的"电流级（CL）"的具体含义。

常规记录 EABR 的参数（以澳大利亚 Cochlear 公司的设备为例）：

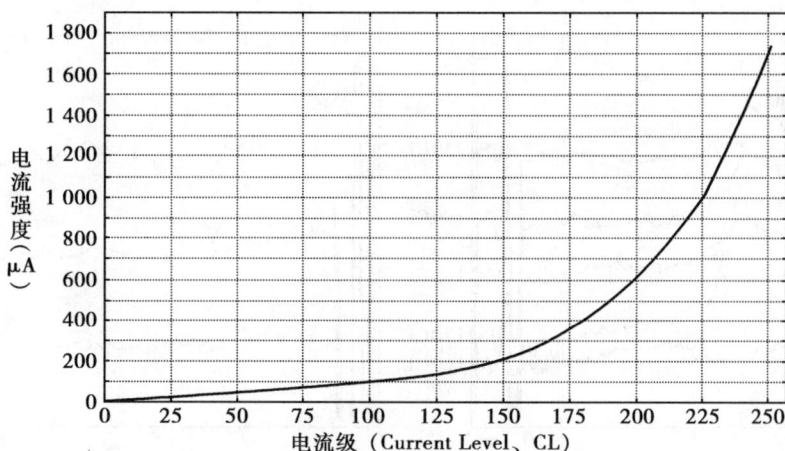

图 6-34　EABR 刺激电流强度曲线

1. 刺激电流强度　0~255CL，一般起始强度为 230CL。

2. 刺激的重复率　17~35 次/秒。

3. 前置放大器增益（Gain）　50~80μV。

4. 带通滤波　①高通低截止频率　3K~5K(Hz)；②低通高截止频率　10~100 Hz

5. 扫描时间（采样时间）　10ms

6. 叠加次数（求均次数）　1000~2000 次

7. 电极　①种类：盘形电极或针形电极；②位置：ⓐ记录电极（非反转电极，non-inverting electrode）在前额（前额发际下 1 厘米）；ⓑ参考电极（反转电极，inverting electrode）于对侧耳乳突；ⓒ接地电极于眉间（或颈部或肩部）；③极间阻抗：<5kΩ。

上述记录参数应当根据自己的测试条件和环境具体的情况加以调整，确保 EABR 能够记录到满意的波形。

（二）EABR 波形辨认与分析参量

EABR 技术中，反应波形的辨认关系到反应参量分析、测量的准确性，而且对临床诊断也产生直接影响。EABR 波形分化的好坏，取决于人工耳蜗设备的质量、人工耳蜗植入电极系统的位置和患者听神经残留的程度。当使用高质量的人工耳蜗设备，人工耳蜗植入电极系统植入的位置恰当，并且听神经残留的数目较多时，EABR 波形分化的就好，否则，当人工耳蜗植入电极系统的位置没有安装到位，或听神经残留的数目比较少时，EABR 波形分化的程度就差。

EABR 参量的分析与 ABR 参量的分析相同，包括各波的绝对潜伏期、波间期、振幅和反应阈值。EABR 反应阈值主要判断 V 波的反应阈值（图 6-35）。

（三）EABR 的临床应用

EABR 测试技术主要应用于人工耳蜗植入的术中和术后，尤其是术中监测，当人工耳蜗植入电极系统就位以后，通过 EABR 的测试可以快速、准确地判断电极系统植入的位置是否恰当，是否使更多的电极接触尽量多的听神经纤维，从而提高术后听力言语康复效果；科学、准确地判断患者听神经的功能状态；也可以通过 EABR 测试，准确判断

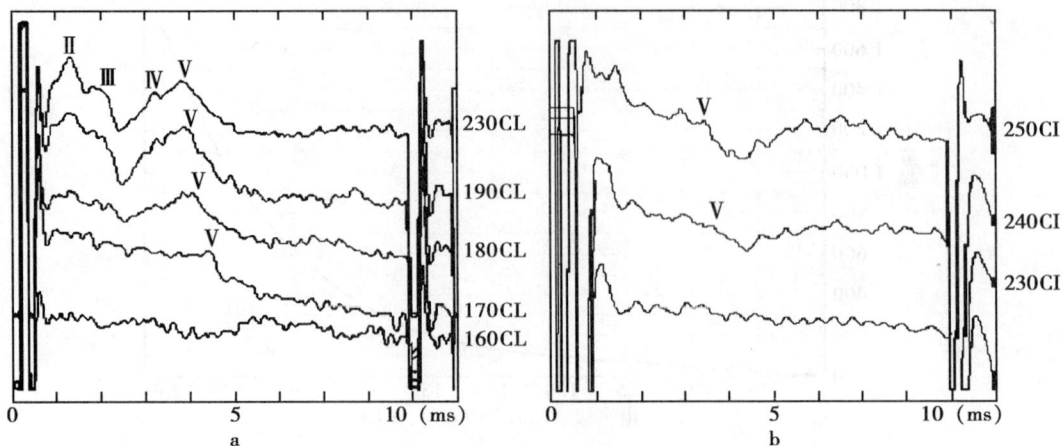

图 6-35　EABR 波 V 反应阈值
a：阈值为 170CL；b：阈值为 240CL

人工耳蜗装置的完好性。

在条件允许的情况下，凡是确定做人工耳蜗植入的患者，均应在手术中进行 EABR 监测，特别是婴幼儿，内耳先天发育畸形的患者，耳蜗纤维化和（或）骨化的患者，或者助听听阈较差的患者等等，一定要在术中进行 EABR 检测，确保手术的成功，为提高术后听力语言康复效果创造良好的条件。

（四）记录 EABR 的注意事项

1. EABR 用于术中监测时应当注意所选的记录设备，诱发电位仪必须具有良好的性能和抗干扰能力，用于 EABR 记录的各项参量必须满足并可以根据需要进行调整，同时应具备外触发模式，以便与电流刺激系统同步工作。

2. 安放电极的位置应当用脱脂棉和酒精仔细脱脂，选用导电性能良好的导电膏，确保极间阻抗在要求的阻值或以下；电极使用前应做消毒处理，避免患者感染，尤其是在使用针形电极时，使用前的消毒处理显得尤为重要。

3. 诱发电位仪的前置放大器应尽量靠近患者的头部，减弱外界各种干扰的影响。

4. EABR 的测试环境要求比较严格，尤其在用于术中监测时，对周围环境磁场干扰的要求非常严格。在人工耳蜗植入术中，同步使用的大型设备比较多，如心电监护仪、呼吸机、麻醉机等等，这些设备所产生的磁场较大，会影响 EABR 的正常测试。为了排除这些设备对 EABR 测试的影响，手术室应设有良好的接地线。

十、血管性耳鸣和肌源性耳鸣的监测

血管性耳鸣（vascular tinnitus，VT）是由于血管原因所引起的耳鸣，多因颞骨附近的动、静脉及其分支的畸形致使血管搏动的杂音产生。良性的颅内压也是引起 VT 的重要原因之一，听诊可闻与脉搏同步的耳鸣声。肌源性耳鸣（muscular tinnitus，MT）多为腭肌（腭帆张肌、提肌）咽鼓管咽肌，镫骨肌，鼓膜张肌阵挛所致，听诊可闻无典型节律的喀哒声，与脉搏不一致。VT 和 MT 均为客观性耳鸣，利用高灵敏微型传声器和诱发电位仪可以清楚地记录到有关的波形（图 6-36）。诱发电位仪应具有两通道以上，通常第一通道记录 VT 或 MT，第二通道记录心电图（ECG），两个通道同时采样。

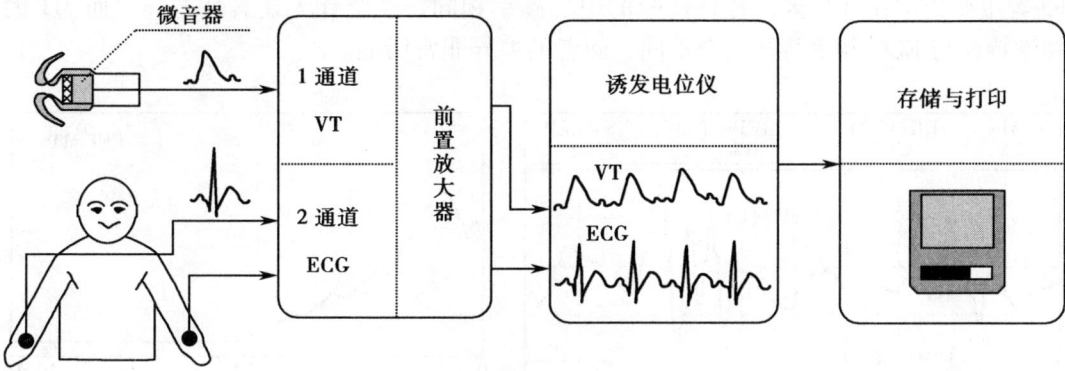

图 6-36 血管性耳鸣监测示意图

（一）记录参量

1. 增益：1 k μV。

2. 带通滤波：0.4～200 Hz。

3. 采样时间：5000ms。

4. 叠加次数：1 次。

5. VT、MT 记录：微型传声器插入外耳道，输出接入第一通道。

6. ECG 记录：标准肢体导联Ⅰ导，输出接入第二通道。

（二）波形辨认与分析参量

VT-ECG 和 MT-ECG 的波形见图 6-37 和 6-38。图中可以看出，VT 的波形随 ECG 波形的变化而变化，MT 的波形却无此特征，是随机出现的。另外 VT 的出现滞后于 ECG

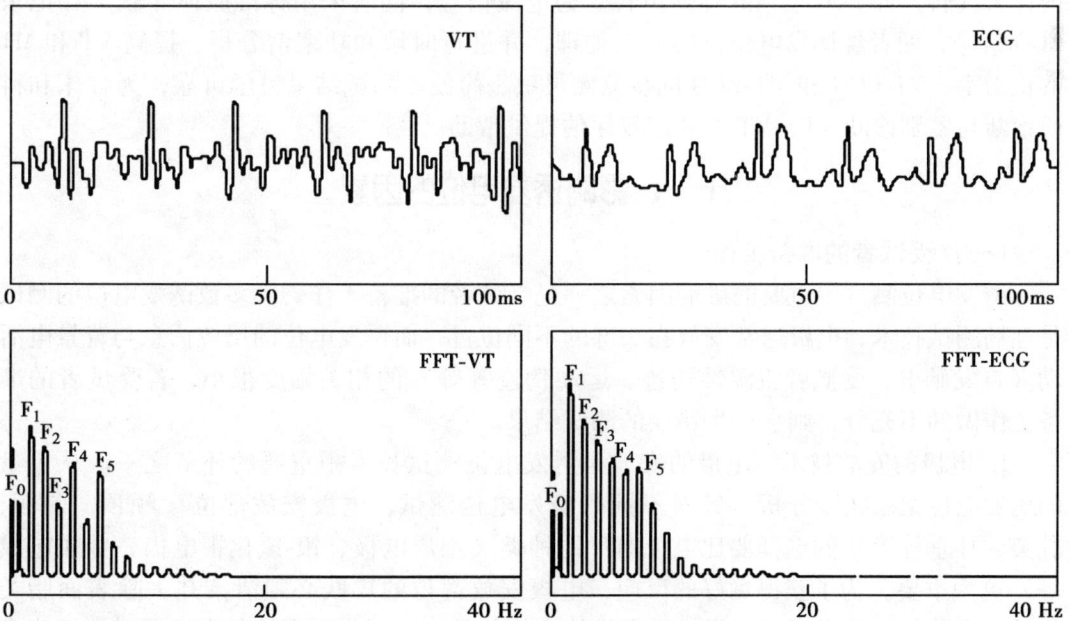

图 6-37 VT-ECG 的波形和功率谱分析

100～200ms。功率谱分析表明，VT 频谱特征与 ECG 频谱特征相同，特征峰 F1、F2、F3 等主要集中在低频区，各特征峰的中心频率相同，经统计无显著性差异。而 MT 的频谱特征与 ECG 频谱特征完全不同，两者的差异非常明显。

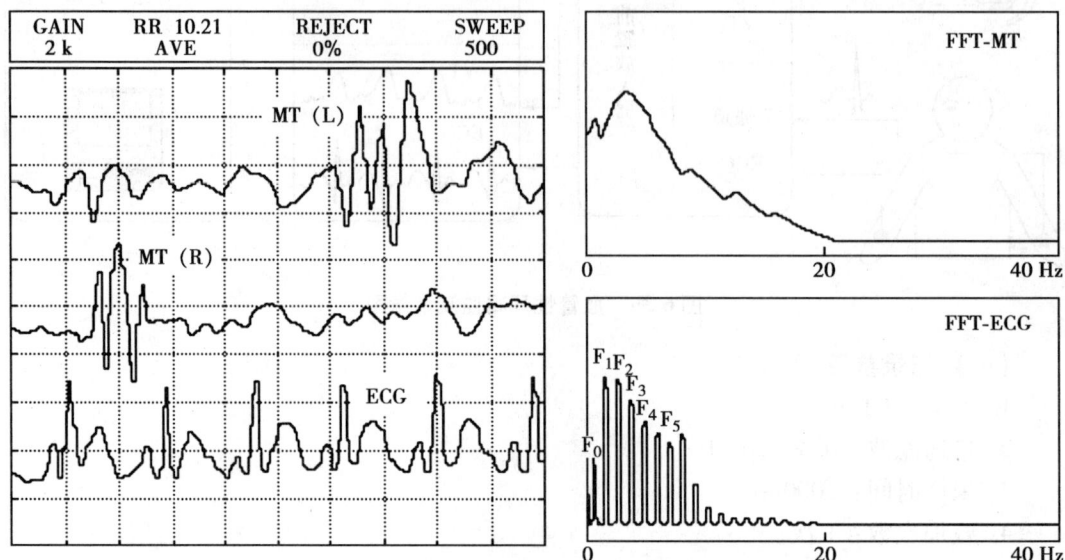

图 6-38　MT-ECG 的波形和功率谱分析

（三）临床应用

以往临床诊断常常依靠患者的主诉和听诊器听诊的结果作为依据，缺乏可靠的客观诊断指标，根据 VT 和 MT 产生的原理和特性，充分发挥诱发电位仪的功效，把外耳道内探头（传声器）收集到的耳鸣声转变为电流信号，同时采用标准肢体导联 Ⅰ 导记录 ECG 信号，两者经诱发电位仪的放大处理，并进行时域和功率谱分析，提高 VT 和 MT 的检出率。VT-ECG 和 MT-ECG 同步监测灵敏、简便、测试结果科学可靠，为临床和科研诊断与鉴别诊断 VT、MT 以及疗效评估提供帮助。

十一、影响诱发电位的因素

（一）受试者的准备工作

诱发电位测试中重要的影响因素之一是受试者的准备工作。大多数诱发电位的测试是远场测试技术，电极通常安放在头部的不同位置，而诱发电位的反应信息与背景电活动（自发脑电、受试者肌源性伪迹、运动伪迹等等）的相关幅度很小，若受试者的准备工作做的不充分，则会产生错误的测试结果。

1. 电极的安放技术　电极的安放是诱发电位测试技术中重要的环节之一。从大量的诱发电位记录实践分析，针对不同的诱发电位测试，电极安放部位（颅顶、前额、乳突、耳垂等等）的选择要比电极本身的种类（银质电极、银-氯化银电极、金质电极等）更为重要。为了获得良好的反应，电极安放部位的皮肤必须清洁并去除表面脂类物质，皮肤与电极之间要有足够导电性能良好的导电膏提供低阻抗的电通路，电极应牢固地附着在相应部位并使受试者感觉舒适，用以承受较长时间的测试过程，同时尽量排除运动伪迹的干扰。

2. 受试者的状态 受试者适宜的状态是受试者自觉舒适。受试者自觉不适或不安宁的状态会产生许多肌源性伪迹和运动伪迹等，将影响诱发电位的记录，严重时将无法记录。因此，要求测试前都应对受试者做适当的解释，消除不必要的恐惧感。

（1）成人：成人受试者最佳测试状态是仰卧状态或坐在卧椅上，卧位时头枕要适宜，可以最大限度地减少肌源性伪迹。测试过程中要嘱咐受试者保持安静，闭眼休息。

（2）儿童：6 岁以内的儿童，测试前可给予一定量的镇静药物，保证全身肌肉松弛，减少运动伪迹的干扰。

（3）受试着的年龄和性别的影响：人自生后 18 个月至 25 周岁，ABR 各波绝对潜伏期和振幅的变化比较小。年龄超过 25 岁以后，ABR V 波潜伏期逐渐延长，该延长是一个缓慢、渐进变化的过程，如 25～55 岁之间，正常受试者 V 波潜伏期延长 0.20ms，振幅降低 0.05μV。

ABR 各波绝对潜伏期和振幅与受试者的性别密切相关。大量研究提示，正常成人受试者女性在所有年龄组中，ABR V 波绝对潜伏期比男性绝对潜伏期短，振幅高。

（4）发育因素的作用：图 6-39 示正常早产儿妊娠周龄 28～37 周 ABR 各波的变化，该变化提示正常早产儿 ABR 绝对潜伏期随妊娠周龄的增加而缩短，标志着听中枢功能逐步发育、成熟的程度。另外，新生儿 ABR 各波绝对潜伏期比成人长。生后的几个月 ABR 各波绝对潜伏期呈规律性的缩短，近 2 岁时绝对潜伏期达到成人量值。因此，ABR 用于观测和评价听功能和中枢神经系统的发育、成熟是一种客观的，有价值的和可靠的检测手段。

（二）记录技术的调控

记录技术的调控，目的是把输入的诱发电位信号做最大增益，并将该信号输送到模-数转换器，增大信噪比，从而获得良好的诱发电位信息。通常通过调节前置放大器的增益来实现。另外，诱发电位测试设备常设有自动排斥伪迹的功能，原理是根据要求设置电压阈值，即设备本身可以自动舍弃任何超出设定电压的自发脑电均值等，从而保证测试的质量。

听性脑干反应的绝对潜伏期是声刺激参量（频率、强度、刺激重复率以及刺激包络上升时间）交互作用的结果，由于声刺激频率和包络的不同，绝对潜伏期会发生较大的变化。如低频短音诱发的 ABR 波 V 绝对潜伏期较高频短音诱发的 ABR 波 V 绝对潜伏期明显延长。刺激声信号的包络通常分为上升时间、持续时间和下降时间，研究表明，上升时间对诱发反应绝对潜伏期和振幅的影响比下降时间的影响大，诱发反应随上升时间的增加，反应波形的振幅降低，绝对潜伏期延长。因此，进行 ERA 技术的实验室必须建立自己实验室的正常数据范围，并确认正常的反应波形。

临床中最常用的刺激声是短声，短声的频谱依赖于耳机的频响特性和配备的耳垫，耳机频响特性的微小变化将改变短声的声学特性。目前听力测试通常使用 TDH-39 型系列的耳机，并配备 MX41/AR 耳垫。

（三）静电干扰

一个带静电的物体可在与其临近的另一物体表面感应产生极性相反的电荷,这就是静电电位。这两个带电物体相当于一个电容的两个极板,两者之间的电位差(电压)与电

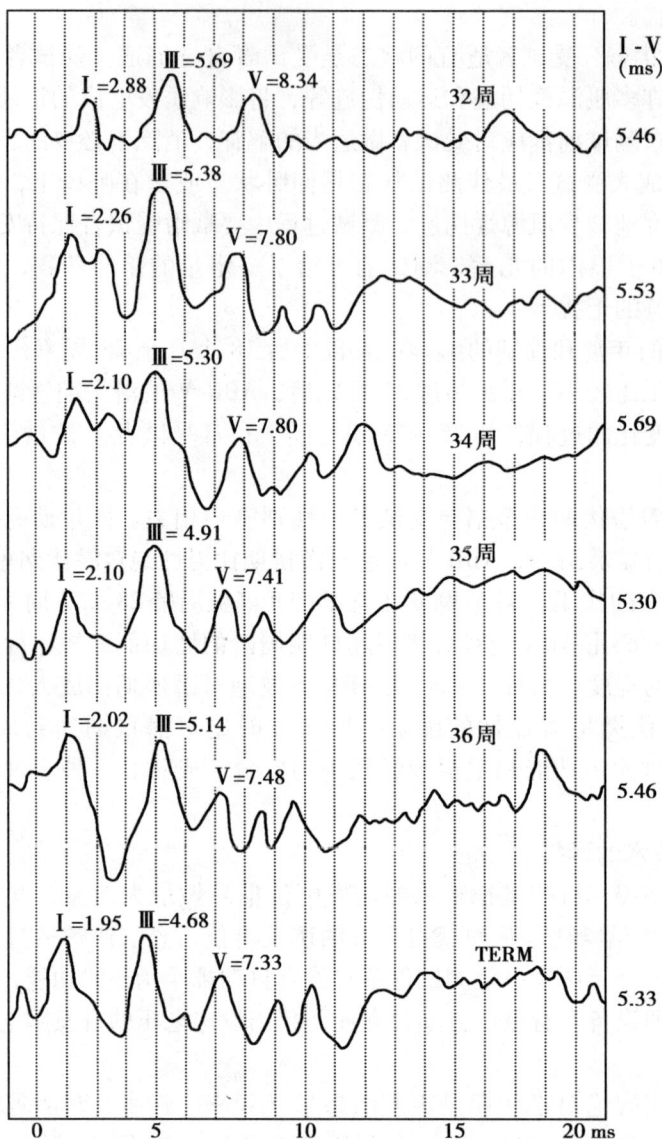

图 6-39 早产儿 ABR 随妊娠周龄的变化

荷的密度成正比,与两者之间的距离成反比。为有效地排除静电干扰,宜采取的措施:

1. 以接地良好的金属网进行屏蔽,金属网多采用大于 20 目的铜丝网,并配以良好的接地线,接地电阻 <2Ω。

2. 仪器接地时,应使用一个公用的接地点,否则两台仪器之间会产生一个较小的电位差,引起不必要的干扰。

3. 联接测听室内电源的电缆即使在没有电流通过时也存在一定的势能,所以不使用的电缆都应绝对切断(最好离开电源)。另外,使用的电缆最好采用屏蔽线,屏蔽层应良好接地。

(四) 磁场干扰

导体处在变化的磁场附近时,该导体会产生一个感应电压,这种感应电压的大小与磁场的变化率，以及垂直于磁场方向导体的截面积有关。该感应电压将对诱发电位产生极大的影响。对各种磁场干扰，宜采取的措施：

1. 被测试者的头部、电极导线以及记录设备前置放大器输入电路所构成的回路通过变化的磁场时，将产生一个随磁场变化的电位，此处称为干扰电位。干扰电位将随着所要记录的诱发电位一起放大与记录，结果造成诱发电位信号发生畸变。因此使用的电极导线应尽量短，并且相互靠近（必要时可编织在一起），缩小回路的截面积，将这种干扰降到最低程度。

2. 有些医院使用呼叫系统，而这些呼叫系统将使周围建筑物内的电线回路产生磁场。为了防止这些干扰，应在放大电路上安装一种特殊高频滤波器。

（五）射频干扰

射频电磁波在空间辐射传递中，记录诱发电位的各种电极及其导线都可视为导体，会把这种干扰引至记录诱发电位的放大器内，对诱发电位信号产生干扰。另外电源线也是一种导体，当其处于电磁辐射场中，也可将电磁波辐射干扰引入诱发电位记录系统。为了防止射频干扰，应在诱发电位记录系统安装高频滤波器，滤掉射频对记录系统的干扰，使用的导线应选用屏蔽线，屏蔽层良好接地。

（六）诱发电位仪的校准

诱发电位仪是一种定量测试技术，每一项技术指标和参量都有极其严格的要求，我国颁布了一系列有关用于听力测试设备的国标和检定规程，任何一个从事与听力学相关的单位和个人都应遵照执行。由于电子仪器和电声学器件的特性在长期使用中可能发生某些变化，甚至出现故障，影响诱发电位的测试结果的可靠性。因此诱发电位仪在使用过程中应当进行必要的校准，校准周期通常为一年。校准应送交有关的计量部门，不要自行校准。

（郭连生）

第七节　耳声发射

近代耳科学的研究发现：人耳具有极高的灵敏性和惊人的辨别功能，包括精细的频率辨别功能和宽大的听觉动态压缩范围。这一切说明，如此完善的耳蜗功能，似乎由一个"被动"的耳蜗难以完成。虽早在1948年Gold就从理论上提出，耳蜗内可能存在主动性生理的活动过程，但几十年并无相应的实验证据支持。

1978年Kemp发现了耳声发射（otoacoustic emissions，OAE）现象，其结果证明了耳蜗不仅可以被动地感受声音，而且还具有主动产生声音能量的功能。这一发现不仅对耳蜗生理功能和特性的阐述进行了重要补充，也为耳蜗生理机制的研究提供了新方法。至1980年他先后发表了一系列文章，内容涉及不同类型刺激声诱发的听力正常及听力受损耳的耳声发射。从此，做为一种客观、无创而敏感的研究手段日益被各国学者所关注，人们开始广泛研究耳声发射现象及其与听功能之间的关系。

一、耳声发射定义及其分类

（一）耳声发射定义

耳声发射是一种产生于耳蜗，经听骨链及鼓膜传导释放入外耳道的音频能量。其能量的产生来自于外毛细胞的主动活动。

（二）耳声发射分类

根据是否存在外界刺激声，以及由何种类型的刺激声诱发，耳声发射按其发生机理不同，可分作两大类。一类是自发性耳声发射（spantanous otoacoustic emission，SOAE），另一类是诱发性耳声发射（evoked otoacoustic emission，EOAE）。

自发性耳声发射（SOAE）是一种在没有外界刺激声条件时的耳蜗自发活动，在不采用任何声刺激的情况下，在耳道内记录到的耳声发射称为 SOAE。SOAE 通过外耳道内的小型灵敏麦克风记录，以频域形式显示。如图 6-40 所示，SOAE 是一种类似纯音的信号。

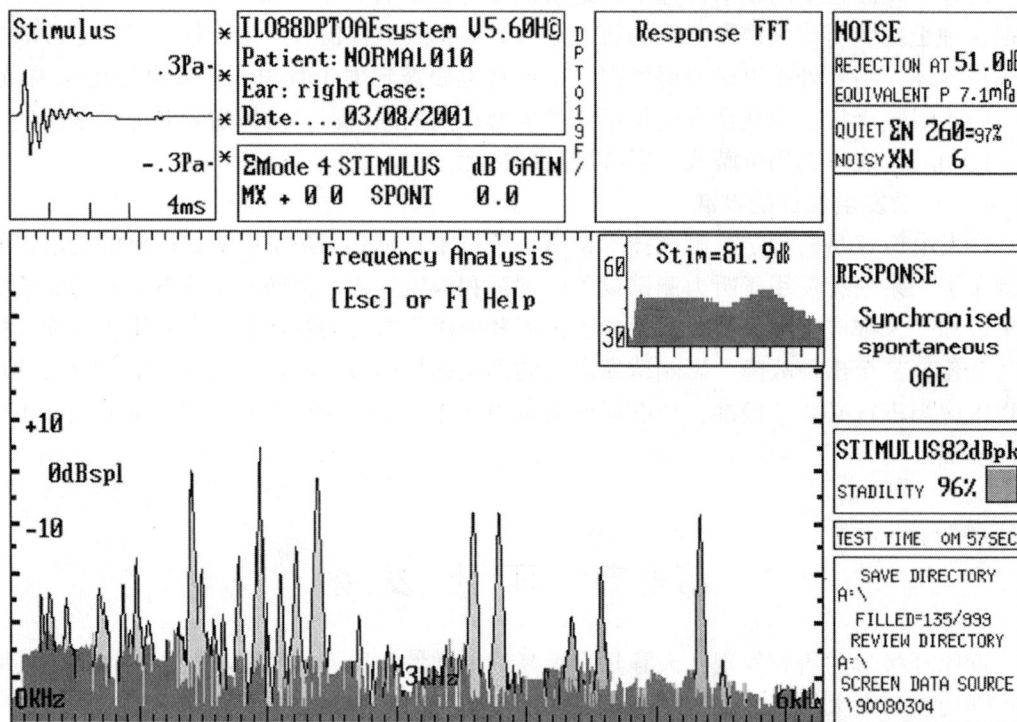

图 6-40　自发性耳声发射反应

诱发性耳声发射（EOAE），即通过外界不同的刺激声模式引起的各种不同耳蜗反应，其中临床上最常用的两种诱发性耳声发射是瞬态声诱发性耳声发射（transient evoked otoacoustic emissions，TEOAE）和畸变产物耳声发射（distortion products otoacoustic emission，DPOAE）。

瞬态声诱发性耳声发射（TEOAE）：利用瞬态声（如短声 click 和短纯音 tone-burst）做为外界刺激声，得到以时域显示的耳声发射反应称为 TEOAE，见图 6-41。

畸变产物耳声发射（DPOAE）：由两个具有一定关系（一定频率比和一定强度比）的纯音信号做为刺激声，诱发产生的耳声发射称为 DPOAE，这是一种以频域显示的OAE 反应，见图 6-42。

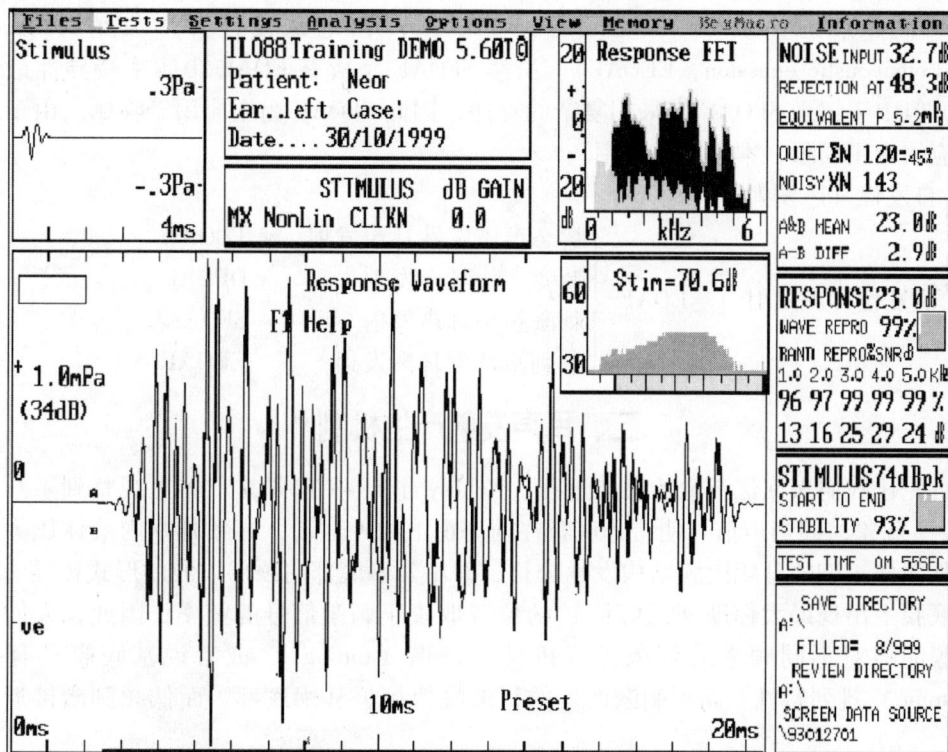

图 6-41　由短声诱发的 TEOAE 图

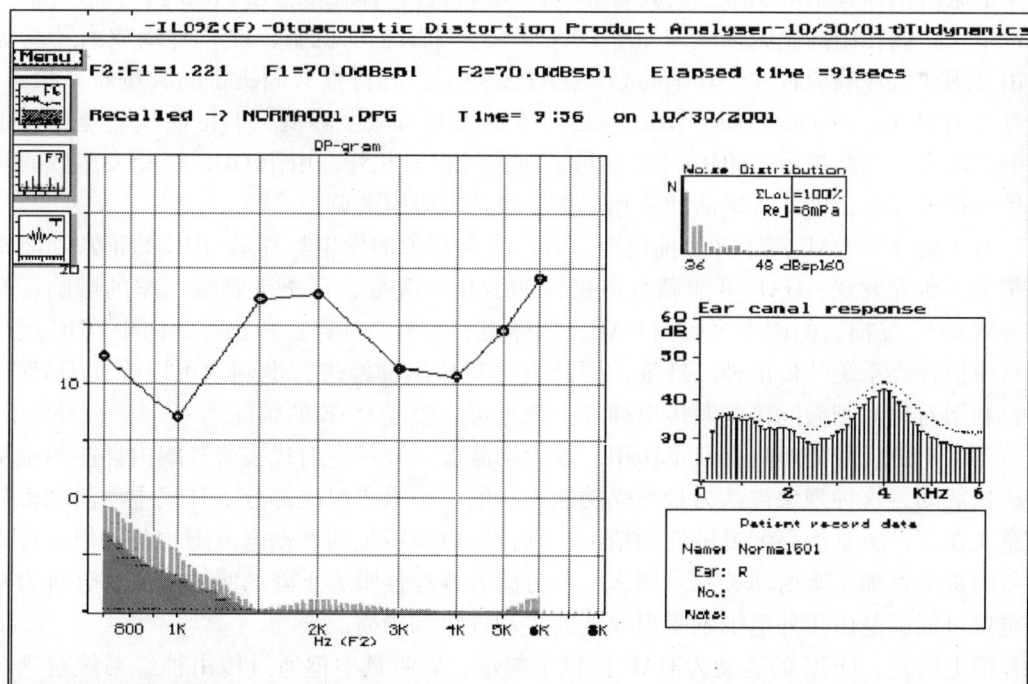

图 6-42　畸变产物耳声发射图

此外还有通过其它不同刺激条件引出的耳蜗反应，分别称为刺激频率耳声发射（stimulate frequency otoacoustic emission，SFOAE）和电诱发性耳声发射（electrical evoked otoacoustic emission，EEOAE）。虽然 SFOAE 是所有 EOAE 中频率特异性最好的一个，但由于记录 SFOAE 需采用复杂的算法，因此 SFOAE 尚未应用于临床。由于后二种反应的应用局限，本文不作介绍。

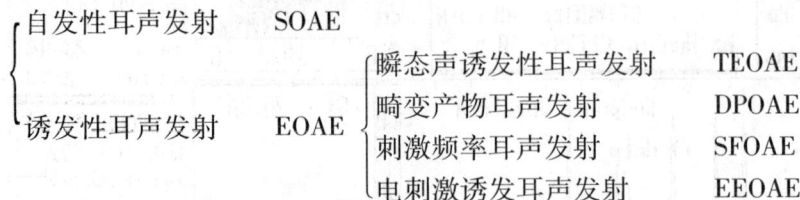

自发性耳声发射　　SOAE

诱发性耳声发射　　EOAE
- 瞬态声诱发性耳声发射　　TEOAE
- 畸变产物耳声发射　　DPOAE
- 刺激频率耳声发射　　SFOAE
- 电刺激诱发耳声发射　　EEOAE

二、耳声发射产生机制

首先让我们来回忆听觉的感知过程。Békésy 于 1949 首先在尸体上观察到了耳蜗的"行波"现象，即当声信号使镫骨底板在前庭窗上内外运动，导致耳蜗内液体压力的变化，从而使柔韧的耳蜗内膜结构发生位移，并由耳蜗底部向顶部以波的形式传播。行波在基底膜上出现最大幅度（或峰值）的位置取决于刺激信号的频率，因此，人们认为基底膜能够对不同频率的刺激进行机械"调谐（tuning）"或者说基底膜具有音位（tonotopic）排列特性。高频刺激产生的行波峰值接近耳蜗底部，而低频刺激接近耳蜗顶部。

随着科学技术的进步，当人们能够在活体上直接观察到耳蜗基底膜运动的时候，表明了健康的活体耳蜗对刺激强度具有非线性响应特性，即在低强度刺激时，行波峰值呈线性增长，而在中高刺激强度时呈非线性增长。耳蜗主动机制，即"耳蜗放大"功能是由耳蜗非线性响应特性、耳蜗的高敏感性及频率选择特性共同决定。大量研究报道：当外毛细胞（outer hair cells，OHC）受损或缺失时听敏度降低、调谐曲线变宽、不正常响应增多。因此提示，OHC 可能参与了放大过程；此外，由于 OHC 接受大多数的耳蜗传出神经纤维，因此耳蜗活动受到了更高级神经中枢的调控。

有实验证实 OAE 属于神经前反应，耳声发射现象的发生与耳蜗 OHC 的正常功能密切相关。研究发现：OAE 可随刺激声极性的变化而改变，且不受刺激速率的影响；许多导致 OHC 受损害的因素可影响 OAE，如爆震、缺氧、耳毒性药物等。由于 OHC 接受来自中枢神经系统的传出神经纤维，因此直接对传出神经进行电刺激可以改变 OAE 反应；利用对侧声刺激间接刺激传出神经系统也可以改变 OAE 的幅度。

耳蜗对声信号处理具有双重作用：放大和滤波。耳声发射代表着耳蜗内耗能的主动性机械活动，这种现象被认为是耳蜗功能正常的一个重要组成部分。耳蜗主动活动机制的意义在于：听觉的高度灵敏性和精细辨别性，以及听觉的宽动态范围均与耳蜗对传入信号的主动性加工有密切关系。那么，部分感音神经性听力下降的听阈提高、分辨力差及重振可能就是由于外毛细胞受损导致的主动性机制障碍。

综上所述，OHC 的运动为 OAE 提供了能量，而听觉中枢通过传出神经系统对这一机制进行调节。（参见听觉生理一章）。

三、耳声发射测试技术

（一）测试仪器

虽然耳声发射有许多不同种类，差异较大，但测量方法却有很多相似之处。所有耳声发射测量均以相似的硬件系统为基础，所不同的只是刺激声的特征及相应的信号处理方法。总之，完整的耳声发射测试程序是由扬声器按照不同方式给声，并经微型高灵敏麦克风拾取，经过平均、叠加、放大后，以频域或时域的形式显示或记录的声信号。

基本硬件结构框图见图 6-43。

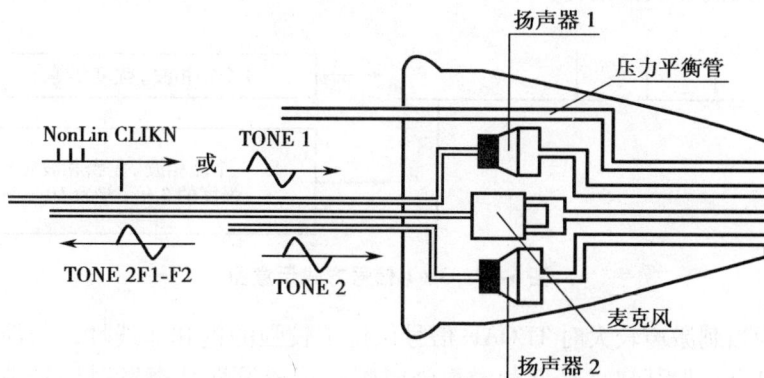

图 6-43　耳声发射测试系统的硬件框图

所有耳声发射测量均以上述硬件系统为基础，所不同的只是刺激声的特征及相应的信号处理方法，也正是它们决定了不同的耳声发射具有不同的特点。

常规耳声发射测试设备如彩色插页图 6-44 所示。麦克风和扬声器通常装在一个小小探头里，探头前端配有海绵或橡胶耳塞，可置于耳道内，耳道内的 OAE 信号通过高灵敏微型麦克风拾取记录。在 EOAE 测试中，麦克风同时记录耳道内的 OAE 信号及探头发出的刺激声信号。最后计算机会根据 OAE 的不同类型对输出进行分析。

（二）耳声发射信号的处理方法

由于耳声发射信号相对较弱，其信号处理要求较高，因此多采取一系列措施加以解决。包括去除噪声，消除伪迹，提高信噪比等。

1. 去除噪声　由于耳声发射信号弱，因此噪声抑制是测量的关键所在。耳声发射测量中的噪声包括：白噪声，这是测量系统固有的。非白噪声，包括传感器本身发出的噪声、测量设备通风装置的嗡嗡声、测试者的呼吸声等。目前传统的解决噪声影响方法主要有三种：分别是相干平均法、阈值截取法和带通滤波法，三者的优缺点见表 6-8。

表 6-8　去除噪声方法的优缺点比较

方　法	优　点	缺　点
相干平均法	简便易行	测量时间长
阈值截取法	提高信噪比	测量时间长
带通滤波法	简便	信号失真

2. 消除伪迹 伪迹是指在测量 TEOAE 时，外耳道对刺激声直接反射的回声信号，目前通常采用如下方法解决：

（1）时域加窗法：此法依据是①刺激伪迹在 5ms 内完全消失。②瞬态声诱发性耳声发射有 3～5ms 的潜伏期。其突出优点是伪迹去除的彻底、干净，方法简单易行；但是瞬态声诱发性耳声发射中的一些短潜伏期成分也被相应地去掉了。

（2）导出非线性响应方法：此法的依据是 ①伪迹为线性，随刺激声加大而加大；瞬态性诱发性耳声发射信号为非线性信号；②麦克风拾到的信号为线性和非线性信号的相加和。主要采用 3＋1 信号方式做相干平均（图 6-45），其结果即为去除了线性伪迹的实际耳声发射的非线性信号。

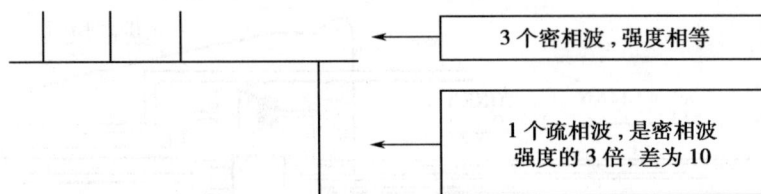

图6-45 3＋1 信号方式示意图

其优点为当刺激声较大时 TEOAE 信号保持了较强的饱和非线性，与简单的相干平均法相比更可靠。但其缺点是低刺激声强时瞬态声诱发性耳声发射信号主要为线性成分，此时不可采用这种方法。

（三）测试条件及注意事项

由于耳声发射信号相对较弱，其信号处理要求较高，测试条件比较严格，因此在测试各环节还要注意几个问题：

1. 测试环境 ①测试环境应尽量安静，周围环境噪声应控制在 30 dB A 以下；②新生儿筛查的测试环境，条件可适当放宽，但环境噪声不宜超过 45 dB A。

2. 测试者 ①要求具备基本的计算机操作常识；②技术软件操作熟练；③具有一定的听力学基础知识；④置换耳塞时动作要准确，操作宜轻柔。

3. 受试者状态 ①要求受试者一般状况良好，保持安静状态；②测试位置可取舒适体位，自然放松；③避免在感冒或患有其他影响中耳功能的疾病时进行测试；④尽量避免吞咽和粗重喘气；⑤乳儿可在自然睡眠中测试；幼儿可使用镇静剂。

4. 测试探头 测试探头的准确放置是测试成功的重要保证。探头的妥帖放置还可相应地减小环境噪声的影响。①测试前检查探头，注意勿使可置换的弹性部分遮盖麦克风和扬声器孔；②探头放置易平稳、妥帖，密闭于外耳道，其位置要紧密适度，通常其理想的频响范围是在 1～4 kHz 之间；③测试过程中要密切监测探头的工作状况。

（四）中耳功能测试

耳声发射反应是否能被记录到，在某种程度上与中耳关系极其密切。因为在耳声发射传导过程中，中耳功能对耳声发射具有直接而确定的影响。如果听骨链中断、鼓室积液、鼓膜穿孔或鼓室粘连等中耳疾病存在时，OAE 均会受到显著影响。因此，为保证耳声发射反应结果准确无误，通常在测试之前，要进行声阻抗等测试，以了解中耳功能状况。

148

（五）新生儿听力筛查注意事项

因为耳声发射测试快速、操作简便，故用其进行新生儿听功能筛查具有可行性。虽然该项检查阳性预测值高、结论判断标准稳定易于掌握，但在检查时仍需要注意以下几个问题：

1. 检查时间　新生儿出生后 1～3 天均可接受检查。选择日龄 2 天左右的新生儿进行初筛较为合适。

2. 外、中耳检查　耳声发射检查前应注意检查外耳道，排除外耳和中耳病变。如果筛查同时进行声阻抗检查则能得到更准确的信息。

3. 检测时机　多选定在午后新生儿进食入睡后的相对安静阶段。

4. 检测环境　作为听力筛查测试的环境噪声，达到 45 dB A 以下即可。

5. 检测方法　以瞬态诱发性耳声发射应用较多，也可使用畸变产物耳声发射。在判定有肯定的耳声发射反应波形后即可定为通过听力筛查。如果以 80 dB SPL 的短声刺激诱发耳声发射反应，在判定有肯定的耳声发射反应波形后即可定为通过耳声发射筛查。

四、耳声发射特性

耳声发射是一种客观的听功能检查手段，它依赖于耳蜗整体功能的完整，与耳蜗外毛细胞的功能密切相关。一般耳声发射自体具有良好的重复性和稳定性，但易受外耳、中耳和对侧声刺激的影响。几乎所有耳蜗功能正常的人耳均可记录到诱发性耳声发射；而在耳蜗病变时，一旦纯音听阈大于 35～50 dB HL（各家报道结果不同），耳声发射反应将减弱或消失。

（一）耳声发射的共性

1. 强度　一般反应强度较低，人耳多在 −5～20 dB SPL 之间。

2. 频率　诱发性耳声发射的频率多在 0.5～5 kHz 之间，以 1～4 kHz 为主。而 DPOAE 反应则出现于与两个刺激音有关的固定频率上。

3. 检出率　通常耳声发射的反应幅度和检出率随年龄增大而减小。婴幼儿的耳声发射反应幅度明显高于成年人。

4. 非线性　耳声发射具有随刺激强度增长的输出饱和性。

5. 稳定性　耳声发射在自体具有良好的重复性和稳定性。在以时域图形存在的耳声发射中具有明显的个体差异。

6. 锁相性　诱发性耳声发射的相位取决于声刺激信号的相位，并跟随其变化而发生固定的相位变化。

（二）自发性耳声发射特性

在不采用任何声刺激的情况下，在耳道内记录到的耳声发射称为 SOAE，通常以频域形式显示。

1. 正常听力人群中的检出率约 30%～50% 不等，出现如此大的差异可能与两个因素有关，第一是研究使用的样本数较少，第二是各研究采用的记录系统的敏感度不同。

2. 婴幼儿高于成年人，一些研究发现，新生儿 SOAE 检出率普遍高于成人，而也有研究认为新生儿与成人 SOAE 检出率之间没有显著的统计学差异。一项最新研究发现

4 周～12 个月的婴儿 SOAE 检出率明显高于儿童和青年人的 SOAE 检出率。

3. 女性多于男性；右耳的检出率高于左耳。同一受试者如果一耳记录到 SOAE，则另一耳出现 SOAE 的可能性将会大大提高。

4. 自发性耳声发射具有个体差异，检出个数与类型不同。SOAE 可单个出现，也可多个出现，在有 SOAE 反应的耳中，三分之二以上耳可记录到两个以上 SOAE，有些个体的 SOAE 反应可平均分布在整个频域范围内，而某些个体的 SOAE 反应可呈"丛状"表现。见图 6-46。

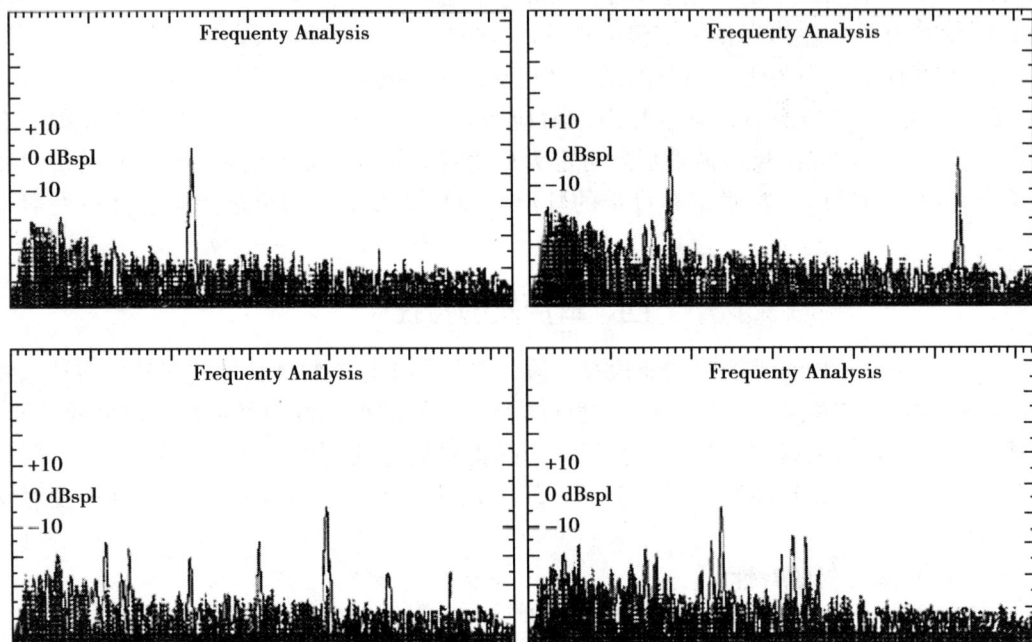

图 6-46　SOAE 反应的不同类型

5. 自发性耳声发射的频率在 0.5～6 kHz 之间，多数发生在 1～4 kHz 之间；其强度在 −10～20 dB SPL 之间。

6. SOAE 的频率和强度均较为稳定，但相对来说，个体的 SOAE 频率更为稳定，而强度则会稍有变化，但这种变化多在长期连续的观察中才能被发现。其强度变化的原因目前尚不清楚，但已有推测认为可能是由于中耳的压力改变所致。

（三）瞬态诱发性耳声发射特性

瞬态诱发性耳声发射是最先被发现的，短声诱发的瞬态诱发性耳声发射是目前研究报道最多的，它的存在与正常或接近正常的外毛细胞及听阈相关。现已广泛应用于临床听力学检查，并最常用于要求快速的、客观性的、无创性的新生儿听力筛查。TEOAE 是在瞬态声（如短声或短音）刺激耳蜗 4～15ms 后，在外耳道记录到的散频声反应。

1. 刺激方式　测试系统内单个扬声器工作，所发刺激声为 click 短声或短纯音，前者持续时间约为 80μs，频率分布在 1～4 kHz 之间，声强通常取 80 dB SPL。后者采用不同频率的短纯音为刺激声，具有频率特异性。

2. 信号采集与分析

（1）信号分别采集到 A 和 B 两套缓冲存储器内，并进行积分和统计处理；计算两套缓冲存储器内信号的相关率，及频域内信号的功率谱。

（2）为控制噪声和祛除伪迹，通常的给声构型采用三个等幅正相波，其后连接一个三倍于前者波幅的负相波；给声速率 80 次/秒或 50 次/秒。

（3）叠加次数：针对 TEOAE 测试技术中的叠加而言，片面地追求过多的叠加次数是不必要的。因为在外周听觉系统功能正常时，通过增加低噪声反应信号的叠加次数可提高信噪比，降低噪声干扰；但当功能异常时，无论叠加次数增至多大，也无法记录到 TEOAE 信号。如果信噪比较低，可适当增加叠加次数；反之，单纯地依靠增加叠加次数是没有意义的。

3. 典型的 TEOAE 信号为时域显示。瞬态诱发性耳声发射波相对于刺激的延迟时间约为 2～5ms，持续时间约为 15ms。此外，对记录下来的 TEOAE 结果还可进行频率谱分析、反应阈判定、重合相关性、稳定度分析等。

4. 瞬态诱发性耳声发射的检出率、频率及强度

（1）在听力正常人群的检出率接近 100%。未检出的原因目前机理并不十分清楚，但可能相关于中耳或耳道的解剖异常、仪器设备原因以及外界噪声等。

（2）通常认为瞬态诱发性耳声发射的频率分布与刺激声的声音特性有关，短声诱发的瞬态诱发性耳声发射反应频谱多在 0.5～4 kHz 之间。

（3）反应强度依赖于刺激声的强度、中耳的频率响应特性以及测试系统的情况等。

（4）儿童较成年人的反应幅度高大；但在 60 岁以上年龄段，瞬态诱发性耳声发射检出率明显下降，但多与听力下降直接相关，并非仅由于年龄因素所致。

（5）潜伏期：虽然高频成分的潜伏期较低频短，但鉴于其反应的混合性，其各频率成分精确的潜伏期是难于测量的。

（6）检测阈值：通常瞬态诱发性耳声发射的检测阈值较心理阈值低，所以不可能通过对瞬态诱发性耳声发射检测阈值的测量以求获得测试个体的心理生理阈值。相对于潜伏期来讲，检测阈值的临床应用价值更大，但在听力筛选测试中，检测阈值的测量并不是必要的。

（四）畸变产物耳声发射特性

畸变产物耳声发射是在两个具有一定频率比和强度比关系的纯音（primary tone）f_1 和 f_2 同时刺激耳蜗后，由耳蜗产生的、在外耳道中记录到的与刺激声有固定关系频率上的音频能量。是目前临床上经常使用的听力学检测手段，它能反映耳蜗性听力损伤的频率特异性特征。目前常用的测试内容主要包括 DPAOE 图（DP-Gram）、潜伏期（latency）、DPOAE 函数曲线（输入/输出函数，I/O function）以及 DPOAE 声抑制曲线（DPOAE suppression tuning curves）等。

1. 刺激方式与记录方法 记录 DPOAE 的设备相对较为复杂。测试系统经探头内的扬声器同时给出两个频率的初始纯音刺激声（f_1 和 f_2），因此需要两个微型扬声器协同工作。通常其原始音要求频率比为 $f_2/f_1 = 1.1～1.3$ 之间（1.2 更佳），幅度比为 $L_1/L_2 = 1$ 或固定一个差强值。探头内的麦克风同时采集反应信号，经放大、滤波、模数转换、叠加，再经过快速傅立叶变换（fast fourier transform，FFT），计算频域信号中固定频率的 DPOAE 反应幅值，并根据其与 f_2 频率的关系，输出至频率分析仪上显示和记

录，绘制成 DP 图。

2. DPOAE 的信号判定　通常较易判断，反应出现于与两个刺激音有关的固定频率上，遵循公式 $f_1 + n (f_1 - f_2)$ 或 $f_2 - n (f_1 - f_2)$，注意 n 为整数，表现为纯音样的窄带谱峰。强度以高于本底噪声 3 dB 为反应的确认标准，其中以 $2f_1 - f_2$ 处的反应幅值最大（图 6-47）。

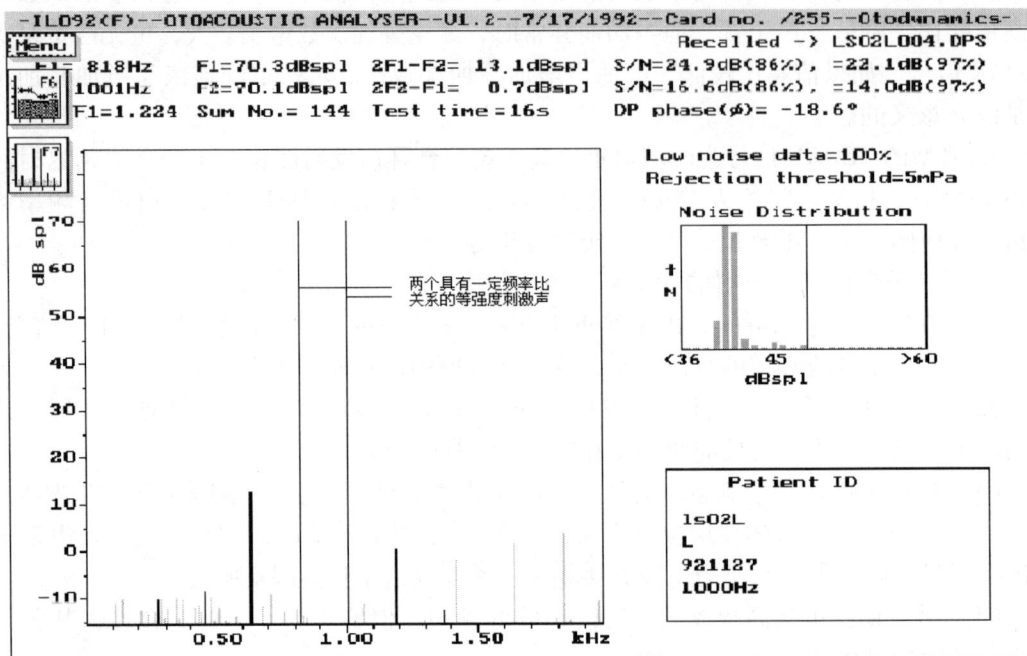

图 6-47　畸变产物耳声发射信号

3. 反应幅值分析　计算高于 DPOAE 的 $2f_1 - f_2$ 反应频率的连续 5 个频率，和低于它的连续 5 个频率声压的均方根值作为每个刺激声（f_2）频率点的本底噪声，并在 DP 图上分别显示其 SD = 1 和 SD = 2 的标准差置信区间。计算半倍频的均方根值（root mean square，RMS），以高出本底噪声 3 dB 的反应为 DPOAE 反应幅值。注意，不同设备的内部参数设置不尽相同。

4. 听力正常人 DPOAE 特性

（1）检出率、反应幅值和反应范围：DPOAE 的检出率一般均在 90% 以上，反应范围通常在 0.5 ~ 6 kHz 之间，反应幅值比初始音低 50 ~ 60 dB，但如果该耳存在自发性耳声发射，那么在相应的频率上也会得到较高幅度的畸变产物耳声发射反应，甚至可达到仅小于初始刺激音 20 ~ 30 dB 的水平。

（2）检测阈值和输入/输出曲线（I/O 曲线）：畸变产物耳声发射的检测阈值依赖于测试的噪声水平和测试仪器的敏感度。一般以能引出高于本底噪声 3 dB 反应时的刺激强度定义为畸变产物耳声发射的检测阈值。在不同频率上，依据刺激强度递减的程序得到一系列的畸变产物耳声发射反应，据此绘制输入/输出曲线，如图 6-48 所示，可见反应具有明显的饱和性。

在两个刺激音相等时，I/O 曲线的斜率接近于 1，呈线性关系，当刺激频率在 1 ~

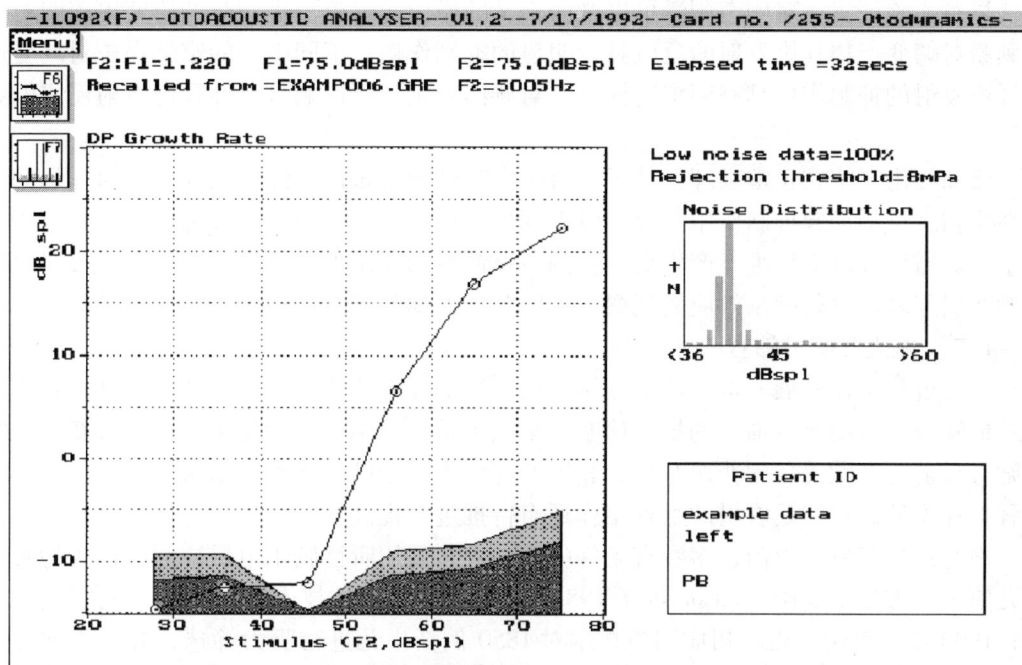

图 6-48　典型的输入/输出函数曲线图

3 kHz 时较 3 ~ 8 kHz 时的斜率大；若刺激强度达到 60 ~ 70 dB SPL 时，I/O 曲线会出现饱和现象；如果该耳存在自发性耳声发射时，则 I/O 曲线比较平坦，阈值变低，也会有切迹现象出现。目前有关 I/O 曲线的临床研究较多。

（3）潜伏期：畸变产物耳声发射的潜伏期可用相位、时间和波数等表示。f_2/f_1 的比率升高，畸变产物耳声发射的潜伏期缩短；刺激强度的升高也会使潜伏期缩短。其产生机制可能包括两种：当低强度刺激或低频比时，其潜伏期的产生机制类似于瞬态声诱发性耳声发射的潜伏期；而对高强度刺激和较大频比时的短潜伏期机制，目前认识不清。有关潜伏期的临床应用较少。

（4）外部因素影响及与其他耳声发射间的关系：药物、缺氧和声刺激可降低畸变产物耳声发射反应。对畸变产物耳声发射产生最大抑制作用的声音频率通常在两个原始音频率之间。畸变产物耳声发射与其他耳声发射的产生机制有其共同点，也有明显的差异。结果显示：在有自发性耳声发射存在时的畸变产物耳声发射反应幅值较高，并发生在某些特定的频率上。

五、耳声发射的临床应用

（一）听觉传出通路研究

研究结果已经证实，耳蜗不仅具有向上的听觉传入通路，而且还接受听觉传出神经系统的支配。听觉传出系统上起于桥脑的橄榄复合体，下止于耳蜗，即橄榄耳蜗系统（oliver-cochlea system，OCS），其中交叉的内侧橄榄耳蜗束纤维（medial oliver-cochlea system，MOCS）穿过耳蜗 Corti 隧道，形成放射束直接与外毛细胞形成突触联系。此纤维束分布不均匀，其特点是在蜗底的分布密度大，而在蜗顶稀少。

早有实验证实，对侧声刺激可以激活交叉的橄榄耳蜗束。进一步的研究更表明对侧声刺激对畸变产物耳声发射的反应具有明显的抑制作用；不同中心的窄带噪声对畸变产物耳声发射的抑制作用具有频率选择性；对侧纯音刺激可影响自发性耳声发射反应的频率等等。

已知传出系统在正常生理条件下具有一定基础的紧张性神经冲动发放，对耳蜗的主动性生物机械活动起抑制作用。分析以上现象，认为耳声发射的这种抑制效应是由于兴奋了内侧橄榄耳蜗束纤维，产生对耳蜗的负反馈抑制作用加强所致。因此，通过对对侧声刺激引起耳声发射抑制效应的观察，可以分析耳蜗和听觉传出神经系统的功能。

（二）新生儿听力筛查

这是近年工作开展非常迅速的领域。因为婴幼儿听功能的早期评估，尤其是新生儿听功能筛查，有助于听损伤的早期诊断、早期干预。应用诱发性耳声发射进行新生儿听力筛查目前已在欧美各国普遍开展，我国的部分省市也已经开始了这项工作，但工作普及程度还不够，特别是农村的筛查工作还有待推进与提高。

在耳声发射发现以前，多数有条件的医院大多采用听性脑干电反应测听作为检查新生儿听力的方法。美国 Johnson 等于 1983 年率先将 TEOAE 技术应用于新生儿听损伤监测；1993 年，美国罗得岛州应用该技术对 1850 例新生儿进行听力筛选，并报告此方法与 ABR 诊断方法比较的灵敏度及特异度分别为 96% 及 82%。此后，越来越多的学者认为 TEOAE 是新生儿多种听力筛选方法中的一种。目前应用诱发性耳声发射进行新生儿的听力筛选目前已在欧美各国普遍开展，美国婴幼儿听力联合委员会在 2000 年形势报告中，亦首先推荐采用 OAE 测试技术作为新生儿听力普遍筛选的方法。该筛选方案主要由听力筛选和听损伤诊断两个子程序组成。相对听性脑干电反应测听来讲，耳声发射更具有快速、简便、无创、灵敏和易操作的特点。

1. 新生儿 OAE 听力筛选方案　包括两部分内容：①初次筛选（初筛），在新生儿住院期间对其双耳进行 OAE 测试，未通过"初筛"者，出院后接受第二次筛选；②第二次筛选（复筛）：在婴儿出生 6 周后，对未通过"初筛"的婴儿进行 OAE 测试，仍未通过者要接受听功能诊断性检查程序。

2. 筛查的通过标准　目前，对 TEOAE 检查尚无公认标准。多数学者采用的通过标准包括三项内容：①套缓冲存储器中的信号重复率（reproducibility）≥50%；②总反应能量（response）≥5 dB SPL；③五个分析频率中三个以上频率的信噪比 ≥3 dB。

3. 正常新生儿的诱发性耳声发射阳性率为 100%。反应波形及反应频谱与成年人一样，但反应幅值较成年人为高，甚至仅比刺激音低 30 ~ 40 dB。

（三）耳声发射与感音神经性聋的频率特性关系

听力正常耳的诱发性耳声发射检出率接近于 100%，但在感音神经性听力损失检出率则随听力下降而降低，当听力损失超过 45 dB HL 时诱发性耳声发射的反应趋于消失。凡病变累及耳蜗引起的听力损失，都会同时引起耳声发射的下降或消失。其听力损失的频率与纯音测听间有良好的对应关系，如图 6-49。

对耳毒性药物或噪声暴露动物模型的研究显示，不同频率的听力损失也会出现耳声发射在不同频率范围内的反应下降或缺失。电镜显示耳声发射反应幅度下降的频率范围对应于耳蜗外毛细胞受损区域；同时畸变产物耳声发射的改变可出现在扫描电镜出现结

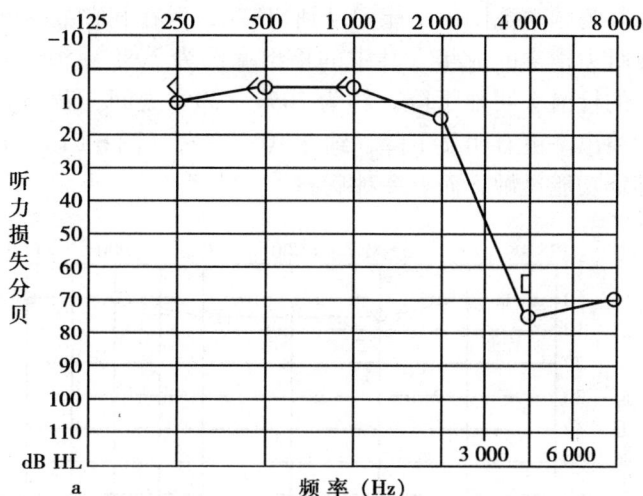

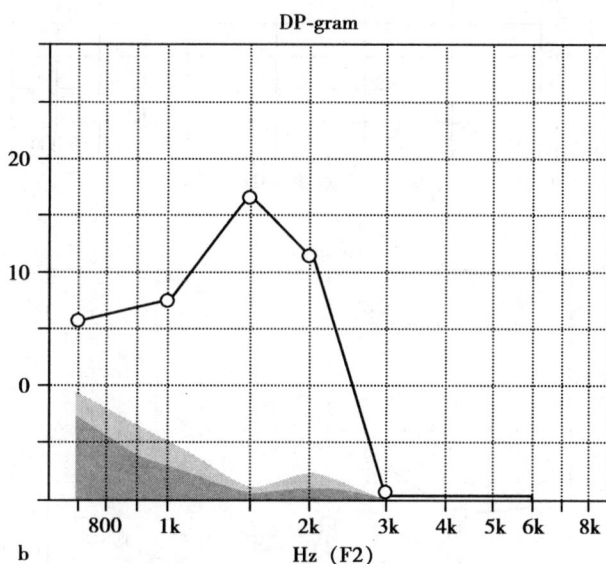

图 6-49 DPOAE 图与纯音听力图良好的频率对应关系

a. 纯音听力图；b. DPOAE 图

构改变之前，这一结论印证了耳蜗的功能性变化相对于结构性变化出现的更早。

（四）耳鸣与耳声发射的关系

一些研究者假设耳蜗的主动机制会引起"自振动"现象，正是这一现象导致出现耳鸣。但多数学者认为 SOAE 与耳鸣是相互独立的两种现象。耳鸣的原因非常复杂，常见的自觉性神经性耳鸣可以是神经源性，也可以是耳蜗性的；后者即可以由于异常的生理性电活动造成，也可以是由于基底膜的异常振动所造成。由于耳鸣与听力损失之间的关系复杂，一般认为耳鸣这一症状本身就意味着听觉系统某种程度的损害。大量的早期研究侧重于 SOAE 与耳鸣在音调上的匹配性，即耳鸣的音调与 SOAE 出现的频率是否一致。Penner 评估了 121 位耳鸣患者，发现仅有 2.4% 的耳鸣是由 SOAE 引起。

有些纯音测试听力正常的耳鸣患者其耳声发射检查可出现 DPOAE 部分频率反应的

155

减弱，见图6-50；耳鸣频率范围内不能记录到SOAE，但在其它范围可出现SOAE反应。自发性耳声发射在听力正常的成年人耳中的检出率约为30%～50%之间；而在有耳鸣的听力正常成人中的检出率明显下降，约为20%～30%之间，若同时具有听力下降则自发性耳声发射的检出率更有明显下降，约在10%左右（图6-51）。自发性耳声发射的存在常常标志着耳蜗功能灵敏，而非一种病态。

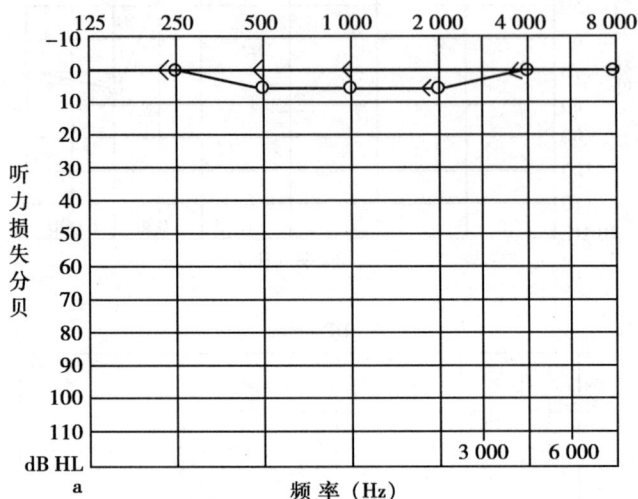

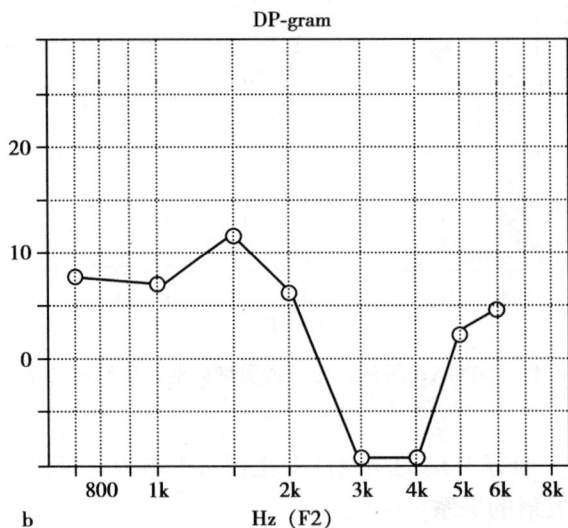

图6-50　听力正常耳鸣患者的 DPOAE 图出现改变（a，b）
a. 纯音听力图；b. DPOAE 图

值得注意的是，在绝大多数病例中所记录到的自发性耳声发射频率与可匹配的耳鸣频率无关；仅在极个别的病例报告中病人可明确地指出耳鸣音调与自发性耳声发射频率一致，并且该耳鸣可与外界纯音声相匹配，同时这种自发性耳声发射多可被外界纯音所抑制。可以认为只有当耳鸣的原因是由于耳蜗基底膜的异常振动引起时，耳鸣才会与自发性耳声发射统一起来，即耳鸣的频率与自发性耳声发射频率相统一。

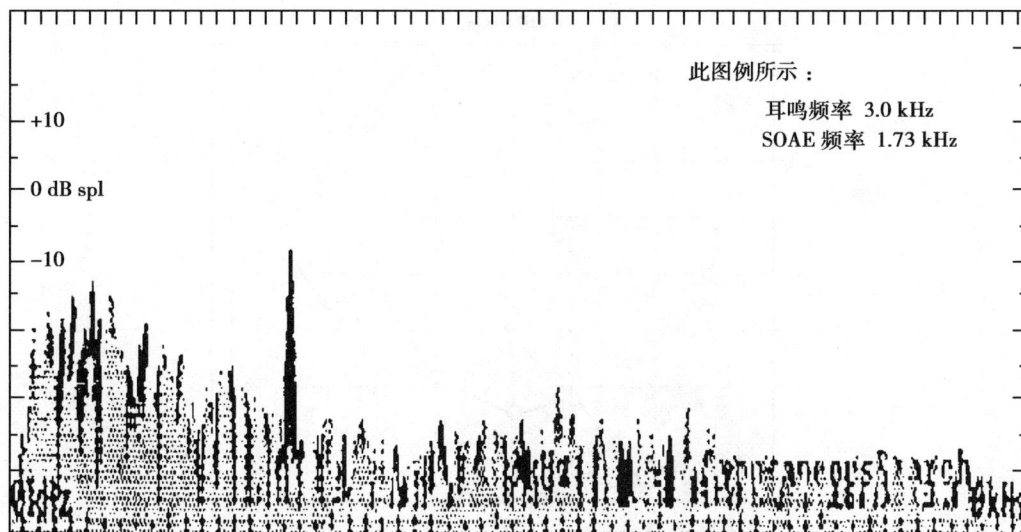

此图例所示：

耳鸣频率 3.0 kHz
SOAE 频率 1.73 kHz

图 6-51 听力正常耳鸣患者的 SOAE 与耳鸣频率不一致

总之，在绝大多数病例中所记录到的自发性耳声发射频率与可匹配的耳鸣频率无关；但应引起重视的是，在部分听力正常的耳鸣患者中出现有畸变产物耳声发射听力图的改变，其原因可能与耳蜗早期潜在性的损伤有关。这应引起听力学工作者的重视，因为在治聋手段匮乏的今天，早期发现、及时治疗早期潜在性的感音性听力损失是极其重要的。因此畸变产物耳声发射测试应作为耳鸣患者常规的听力学检查内容。

（五）梅尼埃病的耳声发射特点

梅尼埃病的主要病理改变发生在耳蜗，由于内耳的内淋巴压力发生变化，将产生一系列的流体动力学和机械动力学的改变，最终将导致耳蜗外毛细胞的病理性改变。由于耳声发射来源于耳蜗外毛细胞的主动活动，因此梅尼埃病的这种病理变化终将通过耳声发射反应所表现出来。临床观察发现，早期梅尼埃病耳可以记录到明确的耳声发射反应，以低频反应减弱为主，与纯音听力图的听力损失范围对应，见图6-52；随着听力损

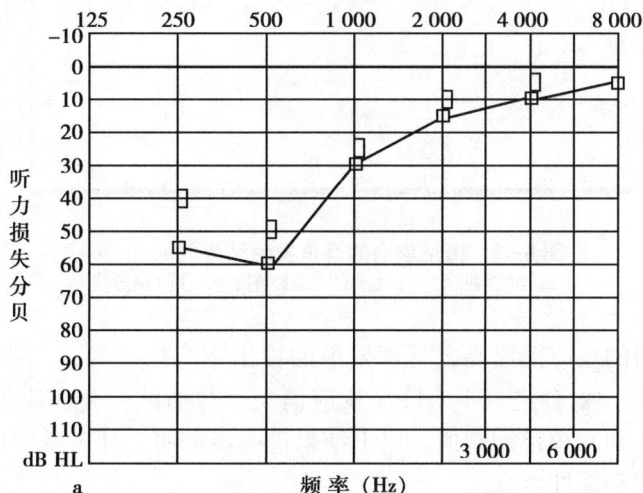

157

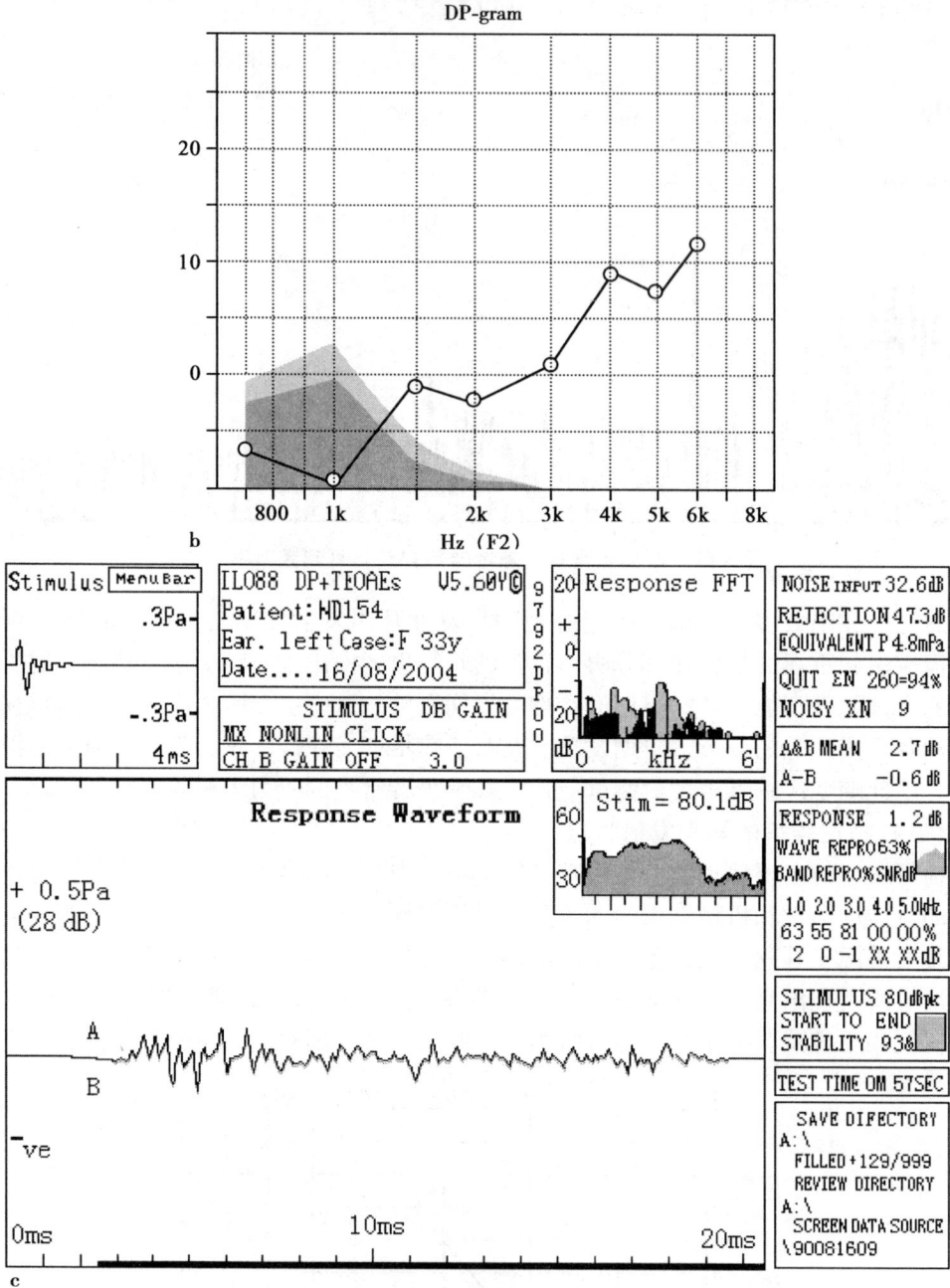

图 6-52　梅尼埃病的耳声发射结果 (a, b, c)
a. 纯音听力图；b. DPOAE 图；c. TEOAE 图

失加重，耳声发射的反应阈增高，耳声发射的检出率有所下降；当听力损失超过 40～50 dB HL 时，耳声发射会进一步下降至反应消失。甘油试验会在改善听阈的同时提高耳声发射的检出率和减小检测阈值。以上结果进一步证明，耳声发射可展示梅尼埃病所造成的病理性耳蜗功能性改变。

（六）听觉有害因素的听力学监测

1. 耳毒性药物监测　有些耳毒性药物在使用过程中会对听力产生影响，但为了临床疗效又必须用。所以在应用耳毒性药物时，为减少其药物的耳毒性作用，指导临床合理用药，提倡对受药者进行听力学监测。由于耳声发射较一般的纯音检查更具客观性和灵敏性，所以临床应用其作为监测方法更为合理便捷。

2. 职业病防护　现阶段对噪声性听力损失的治疗依然困难，防护是个关键。在噪声防护中值得注意的是尽早发现问题，及时调整工作并给予治疗，其关键强调一个"早"字。由于耳声发射测试客观、敏感、准确、可重复性强以及测试时间较短，同时其变化先于纯音测听，所以运用这种手段对噪声接触人群进行大规模的筛查和监测，具有实际价值和现实意义。

（七）在听力损失定位诊断中的应用

由于耳声发射是来源于外毛细胞主动活动的能量，因此其反应的好坏直接反映了耳蜗外毛细胞的功能，即应用耳声发射测试可为鉴别蜗性和蜗后听力损失提供依据。如果在感音神经性听力损失患者中引出了与听力正常人相似或者幅值加大的耳声发射反应，则可推测患耳的耳蜗外毛细胞功能良好。据此，临床医师可结合其他听力学检测结果，进一步分析判断患者听力损失的性质，为诊断和治疗提供充足的证据。

值得注意的是：在临床工作中发现，听神经瘤虽然属于蜗后病变，但有些患耳也不能引出诱发性耳声发射反应或仅出现幅度很低的反应。目前的研究结果认为，其可能原因与听神经瘤病变导致耳蜗供血障碍，使耳蜗外毛细胞受累，并引起耳声发射异常。

（八）听觉传出功能评价

生理条件下，听觉传出系统具有基础的神经冲动发放功能，行使对耳蜗主动机械活动的负反馈调节作用。研究表明：对侧声刺激可以激活交叉的橄榄耳蜗束，表现为对侧声刺激可使耳声发射反应出现明显抑制现象。因此，可以通过观察对侧声刺激引起耳声发射抑制效应的结果，分析听觉传出神经系统功能。

六、临床病案分析

1. 听神经病　听神经病（auditory neuropathy）的发现与研究进展与耳声发射技术的临床广泛应用密切相关。相对于其它感音神经性听力损失而言，本病具有明显的特殊性，耳声发射检查有助于这种特殊的神经性听力损失的诊断。其病变特点是：以青春期患者发病多见；听力下降多为双侧，初期多为低频听力损失，并有逐渐加重的倾向；患者有严重的言语听力障碍，表现为言语接受阈升高、辨别率下降；听觉脑干诱发电位不能引出或异常，与纯音听阈不符；耳声发射反应幅值较正常耳加大，且不能被对侧声刺激抑制。

本例为一 11 岁男性患儿，发现听力差一年，听力呈明显的波动性变化，否认家族史。检查所见：双鼓膜完整，ABR 检查示，左耳阈值 100 dB nHL，右耳 103 dB nHL 无反应。耳声发射检查结果见图 6-53。

2. 新生儿听力筛查中的假阳性与假阴性　所谓阴性结果，即听力正常新生儿且通过了耳声发射筛查；阳性结果就是听力异常的新生儿未通过筛查程序。因此，如果听力异常者通过了筛查程序，则称为假阴性；如果听力正常者却未通过筛查则为假阳性。

（1）假阳性的可能原因：①环境噪声或本底噪声过高，掩盖了反应信号；②新生儿外耳道、中耳中的羊水、皮脂等残渣在测试时未完全吸收；③某些微小的听损伤在筛查时虽未通过，但在复筛时已得到恢复。

讨论：由于耳声发射只是筛查方法，而不是确诊手段。因此如果一旦发现筛查呈阳性结果，一定要按照筛查程序，随诊观察，并最终做出正确的诊断。

（2）假阴性的可能原因：①耳蜗受损范围不大，健康的毛细胞、基底膜可产生近于正常的反应；②听损伤发生在听功能筛查之后；③可能存在某些蜗后病变。

讨论：一般而言，此种情况的发生率很低，但应引起高度重视。由于新生儿听功能筛查不能完全替代后续的小儿诊断性听力学检查，尤其对高危新生儿而言，后续随访工作尤为重要，以免延误诊断，错过最佳的干预时机。

3. 耳声发射检测技术在人工耳蜗术前听力学评估中的重要作用　当感音神经性听力损失患者或患儿家长进行人工耳蜗手术咨询时，特别是患儿在通过 ABR 评估听力的同时，一定要同时进行 OAE 测试。因为 ABR 无反应，既可能是重度听力损失，也可能

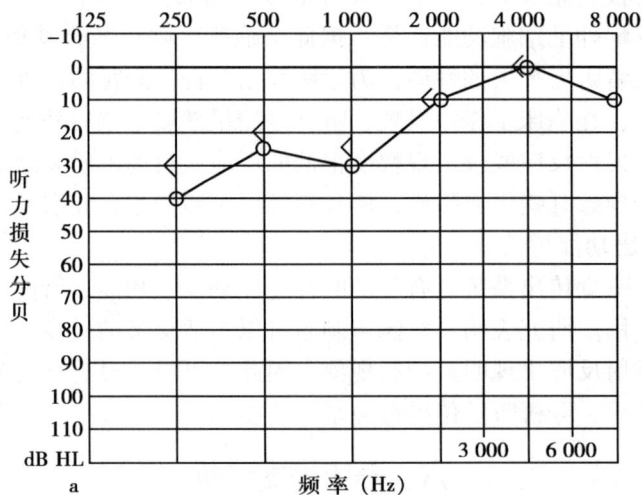

a　频率（Hz）

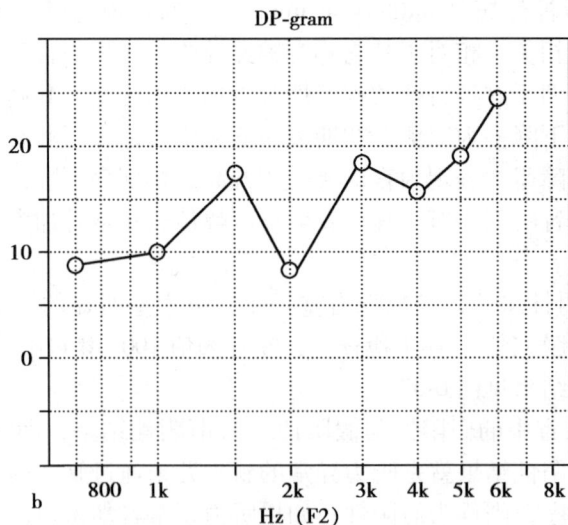

DP-gram

b　Hz（F2）

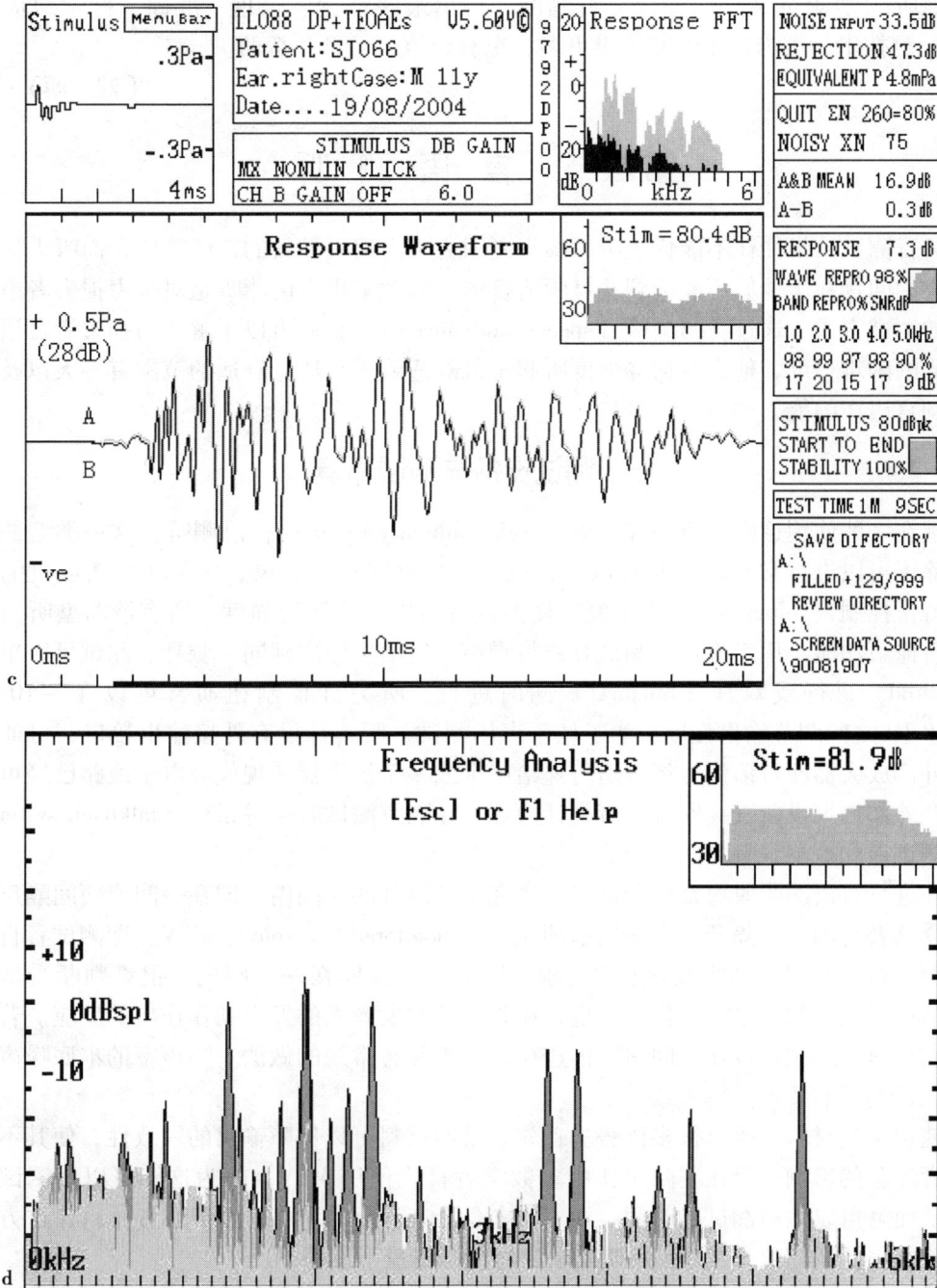

图 6-53 听神经病患者的耳声发射结果 (a, b, c, d)

存在蜗后病变的可能。例如：患儿 ABR 未引出、声导纳未引出但 OAE 正常，说明患儿的耳蜗功能正常，并非人工耳蜗手术的最佳适应证。因此，术前综合检查十分必要，也是避免出现术后不能达到理想康复效果的有效措施。

综上所述，耳声发射测试具有客观、快速、无创、简便易操作、重复性好、稳定性强的特点，同时具有良好的定位能力。但耳声发射对听力损失的定量性较差，因此宜结合其他听力学测试结果，综合分析判断，得出最终结论。合理、准确、科学地应用 OAE 检测技术，可为临床诊断提供更多、更有价值的信息和帮助。

（刘　博）

第八节　言　语　测　听

纯音测试结果往往不能代表听力损失者因为听力损失导致的言语障碍，而听力损失者最大的问题在于他们不能听到并且听清言语，因此采用言语测听是对听力损失者最为合理的测试方式。通过言语测听（speech audiometry），我们可以了解听力损失者言语感知方面的困难程度，他们在何等强度听起来最舒适或不舒适，舒适的范围有多大以及他们辨别言语声的能力如何。

一、测试设备与测试环境

现在一般使用诊断型听力计（diagnostic audiometer）进行言语测听，这一类型的听力计除了可以进行常规纯音测听以外，还具备能够连接麦克风、磁带/CD 播放机的功能。音量控制（volume unit，VU 表）使测试者得以监测输出强度。所有诊断型听力计均具备掩蔽功能，用于掩蔽非测试耳或将噪声、言语声输出到同一侧耳。测试可以单耳（monaural）进行或双耳（binaural）同时进行。听力计控制钮通常可以在 - 10 到 120 dB HL 之间调节输出强度。为了便于声场测试，听力计设有外接输出接口，可通过连接外部放大器使言语信号经声道传递给一个或多个扬声器。现代微电子线路已经可以将这些外部放大设备直接安置在听力计内部。在隔室测试时对讲系统（talkback system）便于测试者和被测试者之间的交流。

在进行言语测听时通常将受试者安排在单独隔开的房间内，即在一间或两间隔声室内将受试者与测试者隔开。在使用监测噪音（monitored live voice，MLV，即测试者自己朗读测试材料）时尤其要做到上述要求。因为若二人同在一房间内，很难判断受试者是对扬声器发出的言语信号作出反应，还是直接对发音人的发声动作作出的反应。若使用录制材料，测试可以在一间房间内进行，但不符合常规的做法。隔声室的本底噪声要求与纯音测听的要求保持一致。

使用录制材料测听有很多优势。首先，录制材料可以保障输出的一致性，使其不受测试者经验的影响。但在实际工作中多数学者喜欢使用 MLV，因为这样可以使测试比较灵活而且可以缩短测试的时间。而 CD 技术的使用大大弥补了磁带录音材料在这方面的缺陷，因此我们建议使用 CD 播放录制材料而尽量不使用 MLV。

二、言语测听时应注意事项

在进行言语测听之前，患者必须对将要测试的词汇有所了解。根据测试内容和方式的不同，患者可以采用口述方式回答，也可以采用笔写或辨认图片、物体的方式回答。

在一些测试中，尽管必须采用口述方式回答，但测试者需要了解这种方式同时具备优缺点。优点之一是测试者可以一边测试一边记分。同时，通过测试者与被测试者的言语交流，可以让后者放松并保持和谐的气氛。一个比较大的缺点是测试者可能对受试者的回答予以误解、误记。许多寻求听力评估的患者有言语、语言的障碍，这使得测试者难以理解他们的回答。文化水平低、平素以讲方言为主的患者更是如此，这增加了测试者对其回答的理解难度。同时，对口述回答的记分也常常会出现错误，这主要表现在听力学工作者常常将一些不正确的答案记为正确。

另外，许多听力计的对讲系统音质较差，这也导致了对受试者回答的错误理解。

采用笔写回答方式的测试需要在测试结束后进行记分工作。如果测试者需要即时判断受试者的回答正确与否，笔写方式往往不是理想的选择。但是这种方式可以避免测试者对答案的错误理解，并将受试者的错误之处永久地记录下来。此时测试时间可能会延长，测试结束时还需花时间评分。对于那些书写或拼写困难的受试者来说，笔写回答往往很困难。

由于小儿难以参加常规的言语测试，所以在测试儿童时常常使用图片或物体。测试时让受试儿童指认与测试词一致的图片或物品。特殊情况下这种方式也可用于难以完成常规测试的成人受试者。

言语测听中最重要的问题是无论采用何种方法，临床测试者必须告知受试者在测试过程中应该做什么。对成人和较大儿童，可以采用书面说明加口头解释的方法；对幼儿或个别成人可以加以手势、动作解释。在为患者进行解释时应让其佩戴助听器，或通过放大器、听力计上的麦克风进行。

如同纯音测听一样，言语测听中不能让受试者看到测试者的面部，尤其是在测试者采用自己朗读的方式给声时（MLV）。

三、言语阈值测试

纯音测听的理论同样适用于言语测听。如果知道了一位患者的言语阈值（speech threshold），将其与正常人的平均阈值相比较就可以了解其言语的听力损失程度。言语阈值有两种：言语觉察阈（speech detection threshold，SDT）和言语识别阈（speech recognition threshold，SRT）。

（一）言语觉察阈

言语觉察阈（SDT）是指受试者刚刚觉察到言语出现并辨认出它是言语时的最低声级分贝值。SDT有时也称SAT（speech awareness threshold）。SDT并不意味着听懂了言语的意义，而是仅仅感觉到了言语声的存在。测试SDT的一种方式是通过输出传感器（如耳机）让受试者听连续语声，并升高、降低输出声级直到找到受试者刚刚觉察到言语时的声级。

语句（sentences，句子）比单个的单词或词组更适合于测试SDT。测试时语句的朗读速度应该很快并且语气单调，这样可以避免出现峰值并且保证输出音量在VU表（或音量控制发光二极管）零值附近不会出现大的摆动。

SDT测试可先在左耳进行，也可先在右耳。测试双耳的SDT时，可通过声场扬声器测试，也可以在佩戴助听器以后测试。受试者可以口头回答，也可以举手或抬起手指示意，抑或通过按钮表示觉察到言语声。

（二）言语识别阈

言语识别阈（SRT）可定义为理解言语所需的最低声级，听力学中一般将听懂一半言语所需的声级定为阈值。SRT 在临床中使用的频率远高于 SDT。测试 SRT 的言语材料也有多种。

1. 测试材料 当今临床测试 SRT 最常用方法是使用扬扬格词（spondaic words，spondees），即两个音节均为重音且作用一致的双音节词。在英语词表中，Hudgings 等于 1947 年设计了包含 84 个词的词表，Hirsh 等于 1952 年将其减为 36 词，以增加听觉的同质性（homogeneity）和测试词的熟悉程度。有趣的是扬扬格词在日常英语中并不存在，测试词表中将一些日常的双音节词（如 baseball，hotdog，toothbrush）的重音予以轻微改动以符合扬扬格词的需求。无论是采取播放 CD/磁带，还是通过麦克风朗读，两个音节的发音峰值均必须保持在 VU 表的零值。这要求发音人接受一定的培训和训练。

（1）使用连续言语测试 SRT：告知受试者当其刚好能听懂/跟上所说内容时，请口头告知测试者，也可以用信号表示。常常以 5 dB 为一步升高或降低强度以寻求 SRT。

（2）使用扬扬格词测试 SRT：SRT 最常用的定义是正确复述 50% 扬扬格词所需的最低听力级。临床常常采用 Chaiklin 等（1964）的建议，每步增减 5 dB。Tillman 等（1959）发现，受试者若是熟悉词表，SRT 值可能会降低 4~5 dB。测试词汇的数量目前也存在争议，但一般认为至少应测试半表（25 或 18 个双音节词）。若要进一步减少词表的词数（如只测试 10 个词），尚需大样本的研究以证实小词表的功效。

使用录制材料时，一般在言语材料的首端有一段校准音（calibration tone）。校准音的长度足以让操作者将 VU 表的指针调整到零位。有时每个扬扬格词前有一个负载句（carrier phrase），如"请跟我说"。使用负载句是否有助于测试尚有争议。

2. 测试前的说明 由于有试验证明正常听力者依靠猜测可以使 SRT 降低约 4 dB，为了使 SRT 与纯音测试的 PTA 保持一致性，Burke 等（1978）认为不应建议受试者猜测。但是尚无在这方面的测试听障者实验数据，我们一般建议应鼓励受试者猜测，以增加其对测试词的注意力。也可以在测试前向受试者提供书面解说材料，甚至可以提供测试词（但顺序不应与测试顺序一致）。无论如何口头解说仍然是测试能否成功的关键因素，如："这项测试的目的是找到您能听到并复述一些词语的最小声音。我们会让您听一些词，每个词有两个字，如"热心、观察、书桌"等。每当听到一个词时，就跟着复述出来。即便是您听到的声音非常小，也要试着复述。您可以猜，只要您听到了就试着跟着说。请问我给您解释清楚了吗？"

基于若干学者研究，ASHA 于 1988 年提出了以下的 SRT 测试要素：①让受试者熟悉测试词表中将要使用的扬扬格词；②确定受试者熟悉词表中的词汇；③确定每个词都是受试者通过听觉辨认的；④确定测试者能理解受试者的反应。

通过使用听力计让受试者听词汇可以达到这些目标，而这与如何获取 SRT 的具体方法无关。

3. 测试的具体方法 Martin 等（1975）建议每步增减 5 dB（以往有每步 2 dB 等方法），这样既加快了测试速度又不影响测试精确度。同时 SRT 作为一项独立的测听项目，可用于检验纯音测听的准确性，因此测试之前无需知道纯音测听的结果。Martin 等（1986）建议的具体测试步骤如下：

（1）将开始音量设置到 30 dB HL。播放一个扬扬格词。如果回答正确，表明此值在 SRT 之上。

（2）如果回答不正确，将音量上调至 50 dB HL。播放一个扬扬格词。如果回答仍然不正确，每步增加输出强度 10 dB，每增加一次强度播放一个扬扬格词。如回答正确或已经到了听力计的最大输出，就予以停止。

（3）得到正确的回答以后，降低 10 dB 并播放一个词。

（4）若回答不正确，升高 5 dB 并播放一个词。如回答仍不正确，再升高 5 dB 直到得到一个正确的回答。

（5）从此点开始，每步增 5 减 10 dB，每步播放一个词，直到在一个确定的声级得到三次正确的回答。

（6）SRT 的定义为获得至少 50% 正确回答的最低声级，受试者在此声级最少有 3 次正确回答。

选择扬扬格词测试 SRT 的原因之一是，扬扬格词易于辨认，而且受试者猜测正确的可能性高。一旦确定了 SRT（50% 反应标准），无需增加多少强度受试者即可完全正确辨认出其余的全部词汇。如图 6-54 所示增加强度即增加可懂度（intelligibility）。

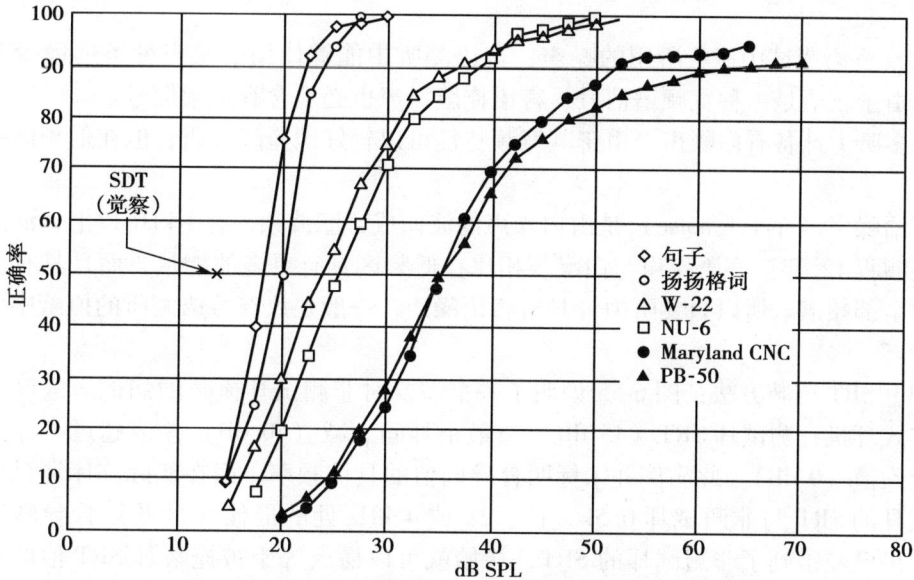

图 6-54 正常听力青年人对各种不同言语材料的识别-强度函数（performance-intensity，PI，function）。**W-22、NU-6、CNC、PB-50** 是指英语常用的单音节词表，主要用于言语识别得分的测试

记录 SRT 结果：获得每侧耳的 SRT 以后，应该分侧记录。若双耳测试或使用声场测听，则要予以特别说明。

SRT、SDT、PTA 之间的关系：SRT 值总是高于（需要较大输出音量）SDT。通常二者相差不超过 12 dB（Egan，1948），但由于听力图类型的不同其差异会有所变化。

多年以来有多种方法利用纯音听力图来预估 SRT 值，常用的方法是通过 0.5 kHz、1 kHz 和 2 kHz 的平均阈值预估 SRT（Fletcher，1950）。在某些情况下 SRT 值要明显低于（好于）PTA，例如高频陡降的听力图型。有时 SRT 又会高于（差于）PTA，例如中枢听觉系统障碍的老年患者。而对于非器质性听力损失患者来说，两者之间也存在不一致性。

4. 测试中的交叉听力与 SRT 的掩蔽

（1）SRT 测试中的交叉听力问题（cross hearing）：鉴于与纯音测听一样的原因，SRT 测试中也有交叉听力问题。现代科学认为声音的对侧传导是骨导所致，而非气导。当测试耳的 SRT 值减去耳间衰减值（保守的数值是一般耳机 40 dB，插入式耳机 70 dB）等于或大于非测试耳的骨导阈值时，交叉听力就是一个大问题。由于言语信号比较复杂，而骨导听阈又是通过纯音得到的，因此我们必须知道用哪一个频率的骨导阈值来预测是否需要掩蔽。ASHA（1988）根据 Martin 和 Blythe（1977）的研究结果建议，SRT 测试结果应该与非测试耳 0.5k、1k、2k、4 kHz 处最佳（最低）骨导阈值进行比较

即当 $SRT_{TE} — IA \geqslant Best\ BC_{NTE}$ 时，须要进行掩蔽

（式中：TE = test ear 测试耳；IA = interaural attenuation，耳间衰减；BC = bone conduction，骨导；NTE = non-test ear 非测试耳）

与纯音测听的规则一致，当发生交叉听力时 SRT 测试应采用掩蔽，以去除非测试耳一侧的影响并确保测试耳阈值的准确。为了防止过度掩蔽问题，可以使用插入式耳机。

（2）言语测试中掩蔽所用的噪声：言语测听中能够使用的噪声种类远远少于纯音测听。由于言语是一种宽频谱信号，言语掩蔽噪声也必须含有宽频信号。

许多听力计备有白噪声，由于其宽频特性可以较好地掩蔽言语，但在低频区强度往往不足。

言语噪声（speech noise）是由白噪声滤波而成，滤波频率在 1 kHz 以上，滤波速率为每倍频程 12 dB。言语噪声与白噪声相比在低频区具有更多的能量，而且具有与言语类似的全部频谱。所以只要听力计具有言语噪声，一般建议在言语测听的掩蔽中使用言语噪声。

（3）SRT 掩蔽方法：图 6-55 说明了一个需要对非测试耳掩蔽的病例。假设使用常规耳挂式耳机，测试耳 SRT（45 dB）与最小耳间衰减（40 dB）差值超过了非测试耳的骨导阈值（0 dB）。此病例并未标明骨导阈值的具体频率。而在实际临床测试中，是将测试耳的 SRT 与非测试耳 0.5k、1k、2k 或 4 kHz 处的最佳（最低）骨导阈值相比较。如果已经得到了非测试耳的 SRT，初始就可以播放等于被掩蔽耳 SRT 值的有效掩蔽强度。如果测试耳的 SRT 值改变不超过 5 dB（中枢掩蔽），最初的阈值就是正确的，掩蔽结束。这表明非测试耳并没有参与测试。如果听阈改变超过 5 dB，意味着事实上非测试耳听到了测试音，交叉听力导致了非掩蔽的结果。当初始的言语信号被对侧耳听到时，下一步需要用平台法掩蔽。

对言语的最大掩蔽与纯音测试一致。如果发生了交叉听力，患者的耳间衰减不会大于测试耳的 SRT 减去非测试耳的最低骨导听阈。当有效掩蔽的声级减去患者的耳间衰减大于或等于测试耳的最低骨导听阈时，就会发生过度掩蔽（overmasking，OM）。

$$OM = EM_{NTE} - IA \geqslant Best\ BC_{TE}$$

式中 EM_{NTE}：非测试耳有效掩蔽声级。

（4）平台法：扬扬格词 SRT 的平台法（the plateau method）或平台掩蔽法同纯音掩蔽一致。如果初始有效掩蔽显示 SRT 是由交叉听力产生，则 SRT 由非测试耳的噪声级

非测试耳　　　　　测试耳　非测试耳　　　　　测试耳

SRT
0 dB

IA=45 dB

SRT
45 dB

EM
0 dB

无需掩蔽

BC
0 dB

BC
0 dB

a

SRT
30 dB

SRT
45 dB

EM
30 dB

无需掩蔽

BC
0 dB

BC
0 dB

b

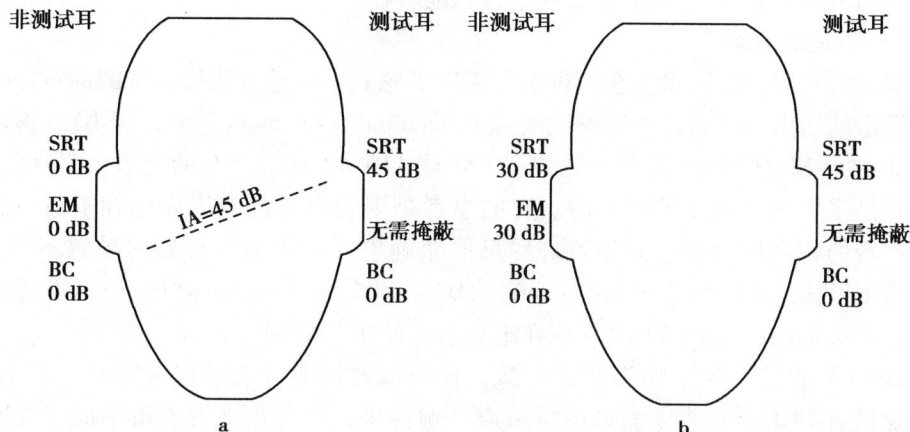

图 6-55　SRT 测试中可能出现的交叉听力

a 和 b 均显示了当测试耳的 SRT 与非测试耳的最低骨导听阈之差超过最低耳间衰减时
（40 dB），言语声传到了对侧。a 的非测试耳 SRT 值为 0 dB HL，而 b 为 30 dB HL。非测试耳
的 SRT 与交叉听力没有直接关系。测试耳的 SRT 要与非测试耳的最低骨导听阈相比较。对
SRT 的初始有效掩蔽级等于非测试耳的 SRT（即对 a 的 EM 为 0 dB），对 b 的 EM 为 30 dB

决定。此时，将非测试耳的噪声强度增加 5 dB，然后重新向测试耳播放扬扬格词。如
果 6 个词中受试者的正确回答少于 3 个，就将测试词的音量增加 5 dB，依此类推。当噪
声强度每步增加或减低 5 dB 至少 3 次而测试的阈值不受影响时，此时即为真正的 SRT
值。如同纯音测听一样，言语的平台受患者耳间衰减、测试耳的骨导阈值和被掩蔽耳的
SRT 值的影响。

（5）记录掩蔽的 SRT 结果：在记录 SRT 值之前，可能需要从对侧掩蔽获得的 SRT
值中减去 5 dB 的中枢掩蔽校正值（correction for central masking）。

尽管很难将 SRT 值作为诊断依据，但是其两大特点在临床工作中具有借鉴意义。
其一，SRT 是与纯音平均听阈比较的良好工具，尤其是鉴别伪听力损失；其二，SRT 对
听力损失的咨询过程可以有所帮助。

四、最适响度级与不适响度级

（一）最适响度级

最适响度级（most comfortable loudness level，MCL）为临床上常用的一项听力指标，即患
者听言语时感到最舒适的听力级。绝大多数正常听力者的 MCL 位于听阈上 40~55 dB。

MCL 的测定需要采用连续言语声（continuous discourse），这样当刺激信号强度随时
间而波动时受试者始终可以听到。可以使用冷连续言语声（cold running speech，无意
义持续言语）材料获得 MCL。

测试要求受试者指出听到的言语声何时感到最舒适。测试可以从比 SRT 高一点的
声级开始，逐渐增加声音强度。受试者要对每一个信号作出反应：“声音太小”、“声音
太响”或“这样最舒服”。应测试数次，在受试者第一次认为最舒适的强度上方、下方
测试 MCL。

MCL 可以通过耳机测试单耳或双耳，或通过声场测试。Martin 等（1998）调查发

现，美国的听力学家测试 MCL 主要用于评估助听器。

（二）不适响度级

临床上常常需要测试患者在何种声音强度下感到不舒适，比如在选配助听器时首先要保证设定的输出不能超过不适响度级（uncomfortable loudness level，UCL）。正常听力者的 UCL 常常超过听力计的最大输出（100 或 110 dB HL）。有的患者 UCL 可能会很低，尤其是采用 SRT 阈上值表示时。有的患者是因为声音的响度而感到不适，有的则是因为声音的物理压力而感到不适。尽可能明确患者是因为何种原因导致不适。UCL也被称为不适阈（threshold of discomfort，TD）、耐受级（tolerance level）、不适响度级（loudness discomfort level，LDL）。现在绝少有人使用"痛阈"一词。

测试 UCL 的言语声与 MCL 测试一致，让受试者说明或表示何时感到声音不舒适。要告诉受试者 UCL 会比刚才测试的舒适声音响得多，只有当声音响得不能忍受时才能称为不舒适。声场测试时要注意声音反馈的问题。

提醒：测试完 UCL 以后，一定及时将声级旋钮调回到最低。

（三）舒适响度的范围

舒适响度范围（range of comfortable loudness，RCL）即 UCL 和 SRT 的算术差值，一般我们称之为言语声的动态范围（dynamic range，DR）。正常听力者的 DR 常常为100 dB 或更大。感音神经性听力损失者（尤其是蜗性）的 DR 可能很窄，多伴有重振。在助听器选配和听力康复过程中往往需要使用 DR。如果测试 DR 比较困难，可以用SDT 和 UCL 的差值进行预估。

五、言语辨别测试

（一）概念

许多患者反映他们理解言语有困难，但是当言语声音增大后，这种困难就不存在了。若想使言语声音增大，可以采用让说话的人与听话的人相互靠近一些，或者让说话的人提高嗓门或使用声音放大系统等方法。当响度增加以后，绝大多数传导性听力损失者的言语辨别得以改善。

而感音神经性听力损失者则不同，他们不但抱怨听别人讲话有困难，而且在言语响度增加以后仍然不能清晰辨认声音。对这些患者来说，辨别言语困难所带来的烦恼远大于响度降低所带来的麻烦，所以我们常常听到患者说"我听见了，但是听不清"。

对患者的言语理解能力进行定量测定，可以在以下几个方面帮助听力学家：①有助于了解患者辨别言语的困难程度；②有助于对听觉系统病变的定位诊断；③有助于决定是否需要、及如何选择放大装置；④帮助临床人员预估治疗的效果。

评估言语辨别能力的方法有多种，如采用无意义音节、数字、单音节词、语句等，这时往往需要事先将材料录制好以便临床使用。测试可以采用开放项列（open set，open response）或封闭项列（closed set，closed response）的方法。若使用开放式回答，则受试者要在无限的发音中选择自己认为正确的答案。若使用封闭式回答，患者要在备选的答案中选择一个正确答案。

（二）言语辨别测试所使用的词表

1. 语音平衡词表 最初言语识别测试涉及到编辑语音平衡（phonetically balanced，

PB）词表，即表中的语音成分与其在日常言语中的比例保持一致（Egan，1948）。Egan 最初在哈佛心理声学实验室编辑了 20 个 PB 词表，每表 50 个词。在使用这些词表时，每个词得分 2%。

Hirsh 等人（1952）对 Egan 最初编辑的 1000 个词进行删减只保留 200 个词，其中 180 词来自 Egan 的词表。这 200 个词分成 4 个表，每表 50 个词，每表又拼凑成 6 个亚表。这就是著名的 CID W-22 测听词表。Ross 等（1962）发现词表在言语识别测试中存在微小差异，但这些差异不足以影响他们在临床工作中互换使用。

Martin 等（2000）比较了语音平衡词表和故意没有平衡的类似词表的辨别得分，受试者为听力正常者和感音神经性听障患者。这些词表的得分几乎没有差异，这使得我们对语音平衡的必要性产生了怀疑。

由于儿童不熟悉成人测听所使用的语音平衡词表，Haskins（1949）研发了 4 个 50 词的词表，其中所有的词均来自小儿词汇。测试材料可以通过磁带、CD 播放，也可由测试者朗读。记分方法与成人 PB 词表测试相同。使用这些测试材料时，年龄小于三岁半者得分明显降低（Sanderson Leepa & Rintelmann，1976）。

2. 辅音-词核-辅音词表　英语词表常常难以做到完全语音平衡，尤其是小词表，这是因为对于每个音素来说当它与其他音素并列时会有无限多的可能组合形式。Lehiste 等（1959）设计了 10 个 50 词的语音平衡词表。表中每个单音节词均含有一个辅音，接着是一个元音或双重元音（diphthong），再接着是另一个辅音。这就是所谓的辅音-词核-辅音词（consonant-nucleus-consonant，CNC）表，其记分方式与 PB 词表一致。1962 年二位作者对 CNC 表作了修改，将其中的一些人名、罕见词等予以剔除。

Tillman 等（1963）从 Lehiste（1959）的表中抽取了 95 个词，加入了自己的 5 个词，形成了 2 个 50 词的词表。后来 Tillman 和 Carhart（1966）又研发了 4 个 50 词的词表，这就是知名的 NU.6 词表（northwestern university test No.6），他们发现这些表具有很好的可靠性。这 4 个词表被随机拼成 4 种组合。NU-6 和 W-22 听觉测试是当今最常用的言语识别测试材料（Martin 等 1998），无论是在安静状态下还是在测试中加入噪声，二者得分均相似，只是 NU-6 的得分稍高。非常值得注意的是，患者对测试的反应如同对其他辨别测试一样，患者的得分会依据测试词汇的数量而改变，而录制材料时不同发音人对测试结果影响不大。这在噪声中的言语测试表现尤为明显。这可能是大家愿意使用一致的、商业化录制材料的原因。

3. 无意义音节词表　Edgerton 等（1979）研发了两张 25 词的无意义音节（nonsense syllable）词表。每个测试项含有两个音节，每个音节由一个辅音和其后的元音（CVCV）组成。Carhart（1965）曾指出，无意义音节太抽象，对于许多患者来说难以辨别，有时在 CVCV 实际测试中的确如此。为避免 PB 表全或无式的记分方式，无意义音节测试可以对每个音素记分。而在汉语测试中，我们很难找到无意义音节（几乎每个音节都有相对应的汉字），所以在实际操作中可以把每个单音节词的结果分成几种情况记下来分析：①全对（声、韵、调）；②韵母正确，其他错误，如"差 chā"答为"炸 zhá"；③声母正确，其他错误（此种错误较少）；④声韵母均正确，但声调错误，如"差 chā"答为"差 chà"，即一声答成了四声；⑤其他形式。这样可以指导我们分析患者的主要错误所在，并有针对性地进行人工耳蜗、助听器编程调试、语言发音训练等措施。

4. 用半个词表测试单词识别　使用半个词表（25 个词）测试将大大节省测试时间，每个词得分 4%。对此持反对意见者提出了以下看法：①用到的半张词表中可感知的声音信息可能少于未用的半张词表；②两张半表之间可能的确存在难度差异；③采用半表测试丢失了语音平衡特征。而 Tobias（1964）指出，在实际诊断测试中语音平衡并不需要，半表测试和全表测试一样。Thornton 等（1978）发现测试半表和测试全表（50个词）可靠性一致。Martin（1998）的调查则发现美国绝大多数听力学家喜欢使用半表（25 词）测试。

5. 封闭项列单音节词测试　封闭项列单音节词测试的出现（Fairbanks 1958）晚于韵律测试（rhyme test）。它是由 House 等（1965）将韵律测试进行改良而得到，共有 50个测试组。测试时让患者从 6 个押韵的词中选择一个。同时在测试耳一侧播放噪声。一半的测试词仅词首辅音不同，另一半仅词尾辅音不同。

Owens 等（1977）设计了加州辅音测试（California consonant test），共有两组 100个测试词，这一测试对高频听力损失患者的辨别困难十分敏感。测试时受试者从 4 个备选词中选出一个答案，高频听力损失者往往得分较低。

Wilson 等（1980）针对不能口答或不能笔答的患者设计了图片辨别测试（the picture identification test，PIT）。采用 CNC 单词作为测试词，将 4 个押韵词以图片形式排成一组。发明者在使用后指出，对于那些不能口述答案的成人受试者来说，PIT 能够较好地预估他们的言语识别能力。

对于年龄较小的儿童来说，他们不能接受成人的测试方式。Ross 等（1970）为此研发了图片辨认词汇可懂度测试法（word intelligibility by picture identification，WIPI）。这套测试共含有 25 张卡片，测试时每次出示 6 张，其中 4 张有可能被用作测试词，其余的 2 个只是作为陪衬（从不发音）以减少猜测正确的可能性。儿童需指认与他所听到的词汇相对应的图画。只要测试词在受试儿童的词汇范围以内，那么此方法对于儿童言语测试是有效的。但这种方法不太适用于 3 岁半以下的幼儿。

另外，Elliott 等（1980）编辑了西北大学儿童言语感知测试（the northwestern university children's perception of speech，NUCHIPS）。与 WIPI 类似，测试时给受试儿童一些图片，共 65 个测试项，每 4 个分为一组，测试单上 50 个词供记分。

6. 用语句测定言语识别能力　Jerger 等（1968）对使用单词测试言语识别提出了反对意见，主要基于单词测试不能提供言语时域方面的信息。日常连续言语声时改变着模式（pattern），因此使用时程长的语料会提供更接近实际生活的评估结果。Jerger 等人还陈述了开放项列测试存在的内在问题。而反对语句测试的主要原因是，具有同样言语感知能力的患者可能猜出的语句含义数目会差别较大。此外，批评意见还包括记忆、学习（重复使用的结果）作用以及记分方法。

Jerger（1968）和他的同事为此研发了合成语句辨别测试（synthetic sentence identification，SSI），其中每套测试材料含有 10 个合成语句，每个语句 7 个单词，包括名词、动词、宾语等，但语句并无意义。所有词汇选自 Thorndike 1000 常用词表。将句子录制成 CD 或磁带，受试者通过指认所听到的句子的号码来做出回答。测试中一些句子明显难于其他句子。由于早期的实验表明在安静状态下患者聆听语句并不十分困难，因此研究人员在播放合成语句的同时，在测试耳加入连续竞争言语声，竞争材料的输出强度不固定。

临床上使用不同的英语语句测试材料来测定患者的言语认知能力。其中常用的有 CID（the central institute for the deafness everyday sentences test，Davis 等 1978）日常短句。这个测试分为 10 组每组 10 个语句，50 个关键词。以答对关键词的百分数计算得分。

Kalikow 等（1977）研发了噪声中言语觉察测试（the speech perception in noise，SPIN），共含 8 组每组 50 个语句。仅将每句的最后一词作为测试词（test item），共有 200 个测试词。使用双声道 CD 或磁带录音，一个声道录制测试句，一个声道录制言语噪声（voice babble）。这样通过控制听力计上两个音量钮就可以调整二者的强度，产生不同的语噪比。SPIN 测试随后经过了多次改版。Schum 等（1992）发现很多老年听力损失者与年轻对照组相比，不能够利用上下文的信息提示。张华（1993）研发了汉语的 SPIN 测试方法并得到了应用。

另一语句测试称为连续言语测试（the connected speech test，CST，Cox，Alexander 等 1987）。其最新版本含有预试段落和 48 个由连续言语组成的测试段落，每个段落大约持续 30 秒，其中含有 25 个关键词用于记分，分为 5 个音量难度级每级 5 个关键词。测试时于测试耳一侧同时播放 6 人谈话语噪声作为竞争。受试者需要重复段落中的每个句子。可懂度得分基于正确重复关键词的数目来计算。鉴于 CST 具有其他语句测试不具备的良好的可靠性和有效性，现已作为诊断工具使用。

（三）言语识别测试中的交叉听力与掩蔽

当在阈上强度进行言语辨别测试时，发生交叉听力（cross hearing）的可能性大于纯音听阈测试。由于气导信号会通过骨导产生交叉听力，因此当增加信号强度时，对侧耳"参与测试"的可能性也就增加。另外，非测试耳的骨导听力越好，言语测试时测试耳一侧的言语信号就越容易传到对侧。每当刺激信号（如语音平衡词）的强度（即 PB 词的 HL 级）减去耳间衰减等于或大于非测试耳的最低骨导听阈时，交叉听力就很有可能发生，用公式表述如下（式中 $PBHL_{TE}$ 为测试耳处 PB 词的 HL 级）：

$$PBHL_{TE} - IA \geqslant Best\ BC_{NTE}$$

如同 SRT 测试一样，耳罩式耳机的耳间衰减至少为 40 dB，而插入式耳机为 70 dB。以上公式中最佳骨导是指非测试耳在 0.5k、1k、2k 或 4 kHz 处的听阈最小值。

每当 SRT 测试需要掩蔽时，同侧耳的言语识别测试也需要掩蔽。但临床上常常在言语强度超过 SRT 以后才需要进行掩蔽。Martin（1972）认为以下掩蔽方法是诸多方法中最有用的。被掩蔽耳的有效掩蔽强度为言语识别测试听力级（PBHL）减去 40 dB 的耳间衰减（插入式耳机减去 70 dB），加上被掩蔽耳的最大骨气导差：

$$EM = PBHL_{TE} - IA + ABG_{NTE}$$

用此式获得的有效掩蔽值仅仅是指当耳间衰减为 40 dB 或 70 dB 时，而当耳间衰减超过此值，这样计算出的有效掩蔽是不够的。

如同其他测试一样，要在记录单上注明非测试耳的有效掩蔽数值。

对中枢掩蔽的补偿：如果在获得 SRT 值时使用了对侧掩蔽，应在结果中减去 5 dB 的中枢掩蔽校正值。这在测试言语识别测试的音量听力级是尤其应予注意。如果测定的是 SRS 而非 SRT，要考虑 SRT 测试时可能会出现 5 dB 位移。此时，若在非测试耳播放噪声掩蔽，就要提高测试言语声的听力级以补偿言语信号响度的损失。

（四）　言语识别测试的操作

1. 测前准备　首先，测试者要帮助受试者了解要做什么、有什么测试内容、他们如何回答。测试者还要决定：①采用什么方式播放言语材料（播放录制材料或测试者朗读，我们推荐前者）；②使用何种材料；③反应的方式；④测试的强度；⑤测试是否需要多个声级强度；⑥是否需要在测试耳（或扬声器）播放噪声以增加测试难度，若需要则还要确定噪声的强度；⑦是否在非测试耳加用噪声，若需要则还要确定噪声的种类。

2. 测试前解释说明　即便有书面说明，测试者仍需向受试者口头解释测试事项。不能理解口头说明的人可能很难完成言语识别测试，测试过程中受试者仍然可能会使用手势、手语等方式回答。若受试者采用口语回答，要告知其麦克风位置以及如何回答。如果采用笔答，要选用合适的表格、硬纸板等。事先使受试者理解测试过程，会节省大量时间。

3. 测试信号、材料和回答方式的选择　无论是采用播放录音还是口语发音，均应通过监测听力计上的 VU 表控制音量。如果采用录音播放，其首端的校准音要足够长以便将音量指针调于 VU 表的零点。如果通过监测口语发音，测试者要坐在麦克风前直接发音。如果测试单音节词，建议测试词前使用负载句，负载句最后一词的音量要正好控制在 VU 表零位。尽量用同一强度（monotonous stress）发声，即便如此也不能保证测试词的音量峰值在零点。测试词之间的间隔要足以让受试者做出回答，一般为 5 秒。

受试者可以以重复测试词的方式回答，或在表格上写下答案，或在封闭项列测试表格上打钩/画圈，或指认图画。很难限定患者回答的标准方式，选择的关键在于回答时患者是放松还是处于紧张状态。

Martin（1998）等人的调查发现，美国听力学家最常用的词表是 W-22 PB，第二位的是 NU-6。原因可能是此二表在测试听功能方面的差异比其他材料要小得多。一种形式的测试材料可能适用于常规耳机测听，另一种可能适于特别诊断测试。

（五）　言语识别测试中的识别-强度函数

现代使用的许多词表来源于二次世界大战，那时的电子通讯系统已经能够传递言语。因此，当时的重要任务是设计军用通讯系统，使其在传递最少的声学信息的同时又能使收听方理解内容。因此，清晰度（articulation）一词在当时是指讲话方和收听方所能听清楚的程度（即通过通讯系统将两方连接在一起后系统传递发音的好坏）。而清晰度一词在现代听力学、言语病理学中常常指由舌、唇、腭和齿等结构发出的言语声的方式。

人们对 PB 词表的清晰度-增益函数（articulation-gain function）进行了研究，也就是在多个感觉级强度下获得辨知的百分数。正常听力者在 SRT 声级上 35～40 dB 处达到 PB 得分最大值（PBmax，100%）（见图 6-54）。对于很多感音神经性听力损失者来说，无论输出强度增加到多大，其 PBmax 都低于 100%。现在，语音平衡词表的识别-强度函数（performance-intensity function for PB word lists，PI-PB，现多简称为 PI-function）已经取代了原来的清晰度-增益函数一词。

（六）测试播放声级

测试过程中无论是对每侧耳设定一个 SRT 阈上强度作为输出音量，还是事先设定两耳采用同样的输出强度，受试者感受到的信号强度都是不一样的，这取决于听力损失的程度和听力图的类型。如果只在一个强度下测试，那么我们就无从知道言语识别率（speech recognition score，SRS）是否代表了患者的最佳状态（除非得分 100%）。理想的言语识别测试最少要在两个强度下测试。第一个强度为确保患者能听到绝大部分言语声（通常为 30~40 dB SL）。第二个强度为高声级（80~90 dB HL）测试，最好接近最佳状态，或者找到 PI 曲线。用于咨询目的的测试常常采用会话强度（50 dB HL），这样可以向被咨询者展示助听装置的潜在益处。

（七）竞争状态下的言语识别测试

许多听力学家认为，安静状态下测试言语认知能力不足以诊断患者日常生活中面临的交流障碍。所以常常在受试耳加入噪声或其他竞争信号，使得言语识别更加困难。操作中，信号和噪声的相对强度差异被称为信噪比（signal-to-noise ratio，S/N）。信噪比实际上并不是一个比值，而是信号强度（希望听到的声音）和噪声强度（不希望听到的声音）之间的差值。如若信号为 50 dB HL，噪声 40 dB HL，则 S/N 为 +10 dB；如若信号为 40 dB HL，噪声 50 dB HL，则 S/N 为 -10 dB。

（八）记录言语识别测试结果

测试完毕后，要在听力单上记录测试结果：测试词表序列号，正确辨认的百分数，测试强度，如果使用掩蔽则要标明有效掩蔽声级和噪声类型。如果使用噪声竞争测试，要记录信噪比和其他特别信息。

（九）言语识别测试中的问题

尽管研究表明 PB 词表对正常听力者、传导性听障者的实验-再实验可靠性比较好，但是对感音神经性听障者的可靠性就难以如此肯定（Engelberg，1968）。预期的实验-再实验一致性从 6% 到 18%，但是这些预估值未经过检验。Thornton（1978）得出的结论是，对特定个体的言语识别得分来说，其显著性差异取决于测试的项目和该项目的真值（true score）。从统计学的观点分析，最大的得分可变性位于得分范围的中部（接近 50% 处），最小可变性位于两极（0% 和 100%）。一般说来，增加测试项目可以减小差异。因此，我们很难根据患者言语识别得分的增减来估计其言语识别能力的改变。

Goetzinger（1978）列出了一个评估言语识别得分的表格（表 6-9）。尽管此表有助于临床评估，但不能生硬的直接换算。很多患者得分远远好于他们在日常生活中的表现，而其他一些患者则并非如此。言语识别测试有助于诊断，但是在预估实际交流能力方面远非完美的工具。

表 6-9 言语识别测试的预估指南

言语识别得分（%）	综合言语识别能力	言语识别得分（%）	综合言语识别能力
90~100	正常范围	50~60	较差，普通对话明显困难
75~90	轻微困难，可以通过电话交流	<50	非常差，可能无法进行连续对话
60~75	中度困难		

（十）言语识别与听性指数

根据个体在一定听力损失程度时听到言语信号的数量，可能预估出其言语识别能力。听性指数（audibility index，AI）一词源于清晰度指数（articulation index），后者原用于清晰度-增益函数测试中。

为了便于解释测试结果，最初的清晰度指数计算公式被简化（Clark，1992；Killion，Mueller，Pavlovic & Humes，1993）。AI 的简单计算方法就是在所谓"数点听力图（count the dot audiogram）"上数出位于听阈以下的圆点数。得到的数值为听障者在 1 到 2 米远处听到谈话言语能力的百分数。

一般来说，AI 下降，患者感觉到听觉障碍加重（Holcom 等 2000）。临床上，AI 反映了对日常会话言语（大约 50 dB HL）的识别能力。数点听力图可用作咨询工具，解释听力损失的影响、使用助听器后的效果等。

（十一）汉语测听材料

我国的言语测听工作，虽然开展较早，但普及程度比纯音测听、电反应测听和耳声发射等检测方法要差得多。原因之一可能是我国的词表没有得到多方验证、使用和推广，所以至今尚无被大家广泛接受的格式。表 6-10 是目前部分可以用于临床的词表。张华等（2005）首次完成的普通话测听材料（Mandarin Speech test materials，MSTM），由于声、韵、调平衡好，且经过等价性试验值得推广。

表 6-10　可用于评估测听的汉语词表

测　试　方　法	参　考　文　献
语言清晰度测试音节表	张家骅等（1963）
普通话和上海话词表和唱片	程锦元（1964，1966）
汉语清晰度测试基本词表	包紫薇（1985）
言语测听材料	沈晔等（1983）
汉语最低听觉功能测试（MACC）	张华等（1990）
汉语普通话和广州话言语测听材料	蔡宣猷（1963，1994）
普通话测听材料（MSTM）	张华等（2005）

小　结

言语测听包括测定受试者对言语的阈值-言语识别阈（SRT）、言语觉察阈（SDT）、最适响度级（MCL）、不响度级（UCL/LDL）、舒适范围/动态范围（RCL/DR）以及言语/单词识别得分（SRS/WRS）。言语测听的材料种类包括连续言语声、双音节（扬扬格）词、单音节词和语句。

言语测听扩展了纯音测听的范畴，有助于了解患者听力损失的程度、对响度的容忍度和言语识别能力。言语测听还有助于听觉系统的定位诊断和治疗。汉语言语测听的工作亟需得到普及。

（张　华）

第九节 小儿主观听力测试技术

儿童听力损失是一种隐蔽的残疾，婴幼儿不能表达他们的听力问题，听力损失往往不能及时察觉和及时医治，这将导致患儿言语和语言的发育迟缓，出现社会交往、精神发育和学习困难等问题。但是，由听力损失给儿童造成的负面影响，大多数是可以通过预防、早期发现及恰当处理降到最低程度，因此儿童听力损失的早期发现和诊断是至关重要的工作。

听力损失给儿童带来的负面影响的程度，取决于听力损失的程度、性质、持续时间和开始的年龄，此外，还包括早期训练的方法、强度；接受放大装置的时间和类型；以及儿童的视觉、心理、智能等因素，也包括儿童所处的文化环境和家庭支持程度等因素。

小儿主观测听技术在听力诊断和干预工作中处于中心地位，主要包括小儿行为测听技术和小儿言语测听技术。小儿行为测听是重要的主观听力评估。小儿的年龄、智力、交往能力和言语发育决定着小儿主观听力评估要比成人的测试面临更多的困难和挑战，临床医师的经验和熟练的技巧是成功评估的关键。这种测试需要小儿对声音产生反应并通过某种行为表现出来，通过这些反应检查者判断小儿的听阈。测试结果可表明听力损失的程度、性质（传导性、感音神经性、混合性）、听力图的类型和听力损失对患儿交流能力的影响。由于这种测试需要患儿的主动配合，因此患儿的年龄和成熟程度决定着检测结果的可靠性。

尽管目前有先进的客观听力检测设备，通过电生理检测方法可以获得各种反应阈值，但它不能完全反映小儿真实听力情况，小儿客观听力检测不能替代小儿行为听力测试。为使所有检查结果可靠，小儿听力评估常需要采用组合测试法，不能有所偏颇。Jerger 提出小儿的听力评估应包含：行为测听-听觉脑干诱发电位-声阻抗的组合测试法。

一、小儿行为测听

（一）行为观察测听

1. 测试目的　当刺激声出现时在时间锁相下观察者决定婴幼儿是否出现可察觉的听觉行为，评估婴幼儿听力状况。临床常用于 6 个月以内婴幼儿的听力测试，在其他年龄段可以作为辅助测试手段。

行为观察测听（behavioral observation audiometry，BOA）测试中最常用的刺激声是由"发声玩具"（noise-making toy）产生，也可使用录音的或电子发生器的刺激声，或使用宽带噪声和言语声作为刺激声。

2. 测试概况　对 6 个月以内的婴幼儿，用发声玩具进行的 BOA 测试，可以确定婴幼儿是否对刺激声做出适合年龄范围的行为反应。

6 个月以上的婴幼儿，BOA 测试可以补充视觉强化测听（visual reinforcement audiometry，VRA），测试的结果确定孩子的定位能力。对 VRA 测试结果的可靠性有疑点时，可用 BOA 再做进一步的证实。

有些病例中，如多发残疾的患儿不能使用条件化技巧测试听力时，可使用 BOA 测试方法，应用发声玩具和言语声作为刺激声，对听力做出基本评估。

在 BOA 测试中小儿很容易对刺激声产生习惯，因此正确的结论需考虑多方面的因素，婴幼儿的测试状态，刺激声的声学参数，可被接受的反应特性的认定，测试者主观判断对与错的认定等。测试中须掌握刺激强度、频率和范围的精确资料，掌握准确的给声时机，即最有可能诱发出可观察到的行为变化的时间。

①测试环境：测试应在隔声室中进行；②测试人员：用发声玩具进行 BOA 测试，一般需要测试者和观察者两人共同完成；③选择刺激声：BOA 测试中所使用的刺激声，应具备有效地引发出婴幼儿听觉反应的特性，同时刺激声所包含特定的频率要足够多，通过测试可以全面了解婴幼儿听力情况并可勾划出听力图的形状；电子发声器也可产生刺激声，它能较好地控制刺激声所包含的频率内容。宽带噪声和言语声也可以引发婴幼儿的听性反应，它比窄带噪声、啭音或纯音更为有效；④监测刺激声声压级：测试中监测刺激声对于正确解释受试婴幼儿听力情况十分重要。常可以选择现场监测、事先监测和事后监测等方法；⑤控制刺激声持续时间与间隔时间：测试 6 个月以内的婴幼儿最常用的刺激声持续时间为 3~5 秒。每次刺激的间隔时间至少持续 10 秒钟；⑥控制测试距离：正确的测试距离要保证测试耳、声级计麦克风、发声玩具三者距离相等。声源距离测试耳约 30~45 厘米，在耳后与外耳道的夹角约 20°~30°，并且使三者处于同一水平，声源置于孩子耳后，要确保在孩子视野范围以外；⑦反应方式：婴幼儿对刺激声的反应方式可以出现头慢慢转向声源方向；眼球转向声源方向；睁开眼睛；眉毛活动；停止活动或发出声音；四肢运动；眨眼；听眼睑反射（auropalpebra reflex，APR）；惊跳反射（startle）等。

婴幼儿的反应方式即听性行为，可以分为反射性行为和注意性行为。反射性行为包括惊跳（身体）反应，四肢抖动或缓慢移动，听觉-心跳反射，吸吮动作变化，眨眼，面部抽搐；注意性行为包括安静反应（活动减少），活动增加，屏住呼吸/或呼吸节律变化，开始发声，突然停止发声，开始或停止哭，眼睛睁大，寻找或定位声源，头转向声源，笑或者其他一些面部表情变化，皱眉，或者吃惊地叫。最普通的注意性行为是当婴儿听到声音时，他会先看父母，好像想找到声源。用发声玩具或声场信号作为婴幼儿听力反应评估的声刺激，是行为观察的基础。听力学家要能控制并解释由发声玩具引起的简单行为反应。这种测试没有条件化和强化刺激，只能作为听力正常或疑有听力损失的初级指标。

3. 测试程序　①当测试者采集病史，与患儿父母讨论有关问题时，观察者要与患儿尽快建立起亲近的关系，同时对患儿发育成熟程度迅速做出判断。6 个月的小儿能否坐稳，能否用眼睛追踪玩具，头部可从一侧转向另一侧。4 个月左右的小儿可让其处于浅睡眠状态；②先使用频带较宽的发声玩具作为刺激声。测试者尽可能给出轻的刺激声，观察者和测试者都要注意患儿的反应方式。若对刺激声无反应，进一步上升直到患儿出现反应。确定在 3 秒内做出与年龄发育相符的行为反应；③使用高频刺激声的发声玩具；④使用低频刺激声的发声玩具。在测试的全过程中要使用对照法；⑤最后再用强度最大的信号来引出惊跳反应。能够引起惊跳反应的发声玩具最好放在最后使用，尽量减少对患儿的惊吓；⑥解释测试结果。不同月龄 BOA 测试婴幼儿应当通过的测试级（图 6-56，图 6-57 和图 6-58），并做以下工作：

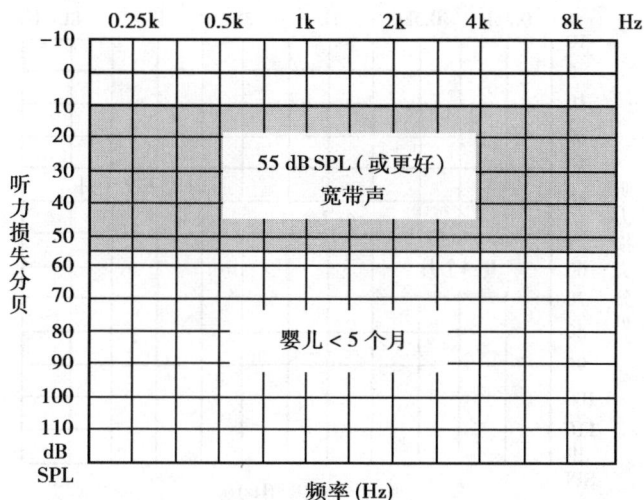

图 6-56 婴幼儿 BOA 听力筛查通过级
（用于小于 5 个月婴儿筛查）

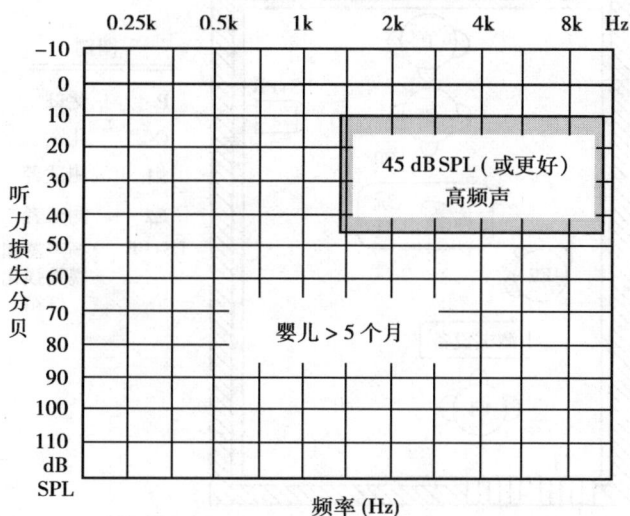

图 6-57 婴幼儿 BOA 听力筛查通过级
（用于大于 5 个月婴儿筛查）

听力测试的结果；可靠性和有效性的解释；声导抗测试的结果；言语接受能力测试的结果（如果可以得到）；最后结论的解释；对后续随访安排的解释。

（二）视觉强化测听

1. 测试目的 建立起对刺激声的条件反射，并同时吸引小儿转向奖励的闪光玩具。使用奖励的定向反射，激励小儿即使在刺激声本身不再有趣时，仍继续能将头转向声源方向。临床常用于 6 个月~2.5 岁年龄范围的小儿听力测试。

视觉强化测听（visual reinforcement audiometry，VRA）是将听觉信号与光、声和动物玩具结合起来。测试者的热情鼓励和玩具奖励可以激励小儿很好地完成测试。常用插入式耳机或声场（扬声器）来进行测试。声场条件下测得的结果只代表较好耳的听觉

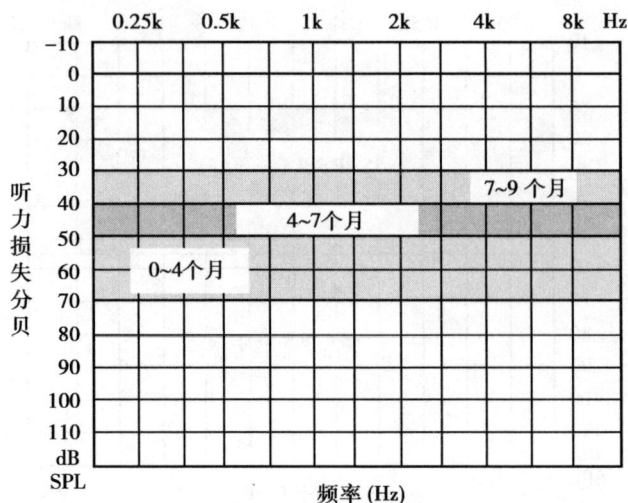

图 6-58　不同月龄使用发声玩具 BOA 测试反应通过级

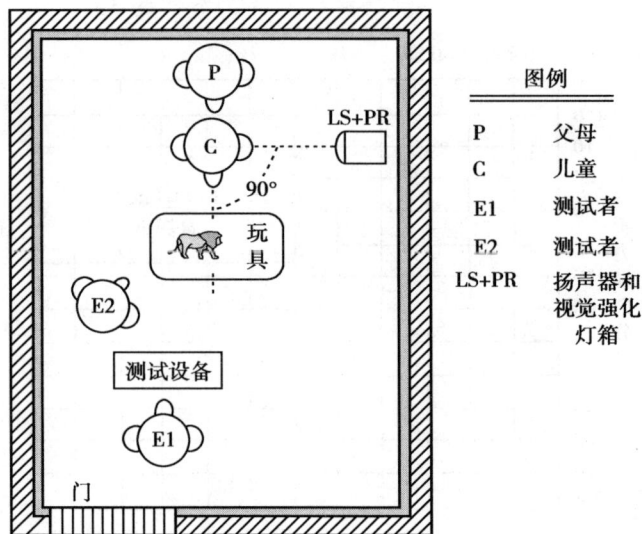

图 6-59　VRA 测试示意图

阈值。由于幼儿期的行为测听受到小儿的清醒状态、活动能力及注意力是否集中等因素的影响，所以，有时初次 VRA 的测试结果比实际阈值偏高，当小儿的各方面状态都比较好时，阈值会更准确。对于极重度听力损失的患儿，多次测试前的训练是十分必要的。

　　小儿视觉强化测听必须由两位受过专业训练的专业人员进行。只有掌握正确的测试方法，才能得到准确的结果。

　　2. 对测试人员的要求　①设备操作者：负责给出刺激声和显示奖励玩具。记录在声场中的测试结果；②观察者或分散注意力者：负责让小儿保持安静。在每次正确反应结束后不再追寻奖励玩具。帮助分析小儿对声刺激反应的情况。

　　3. 测试室条件和设备　①测试室：达到声学标准要求的声场；②测试用设备：选

用可以用于声场的双声道纯音听力计，刺激声包括纯音、啭音（调频音）、窄带噪声；头戴式耳机、插入式耳机、骨导刺激器（骨导振子）、扬声器、配有活动闪亮奖励玩具的灯箱、脚踏板；③受试儿和父母的座次：受试儿坐在声场校准点的椅子内。扬声器位置应与小儿的视线呈90°夹角。奖励强化玩具（木偶）通常在扬声器之上，使其仅在灯亮时才可看见。父母的座位安排应在远离扬声器的地方，一般坐在小儿的背后或侧后方。防止测试者把小儿寻找父母的转头误认为对刺激声的反应信号（图6-59）；④测试人员的安排：观察者坐在受试儿的对面。主测者可以坐在同一房间，要面对小儿或者在另一房间通过单面镜子观察，这时必须有对讲机系统，以便观察者与测试者能相互沟通。

4. 训练受试儿建立条件化 在条件化建立过程中，刺激声和奖励玩具要配对给出，直到小儿表现出自愿反应，应首先肯定小儿能听到给出的刺激声。

主测者给出刺激声，刺激声一般为啭音，强度为阈上 15～20 dB。观察小儿出现的任何行为反应。如出现转头、微笑以及表明听到声音的任何反应。当捕捉到这种信息时，迅速显示灯箱的奖励玩具，此时观察者应当引导小儿去看闪亮的玩具，并微笑晃动玩具让小儿感到游戏有趣。训练进行 2～3 次，直到条件化完全建立；或者开始条件化时，主测者给予的刺激声和奖励也可同时给出，训练进行 2～3 次后，仅给刺激声观察小儿能否自愿的做出反应，如果听性反应肯定，迅速跟随奖励木偶。

观察者的工作技巧在测试中尤为重要，与受试儿游戏时，要轻柔、安静，使其放松，不环视房间的四周，这项工作有极大的挑战性。在控制小儿活动中当刺激声出现时不能提供任何暗示线索。

注意小儿清晰的反应方式非常重要，如果受试儿有能力对刺激声做出完全的转头方式，应当把这种反应方式作为正式测试的正确听性反应的结果。此时可以肯定小儿对刺激声已建立起条件化。

对于重度或极重度听力损失患儿的条件化建立往往比较困难，因为即使孩子戴上耳机，听力设备可能给出的最大声输出的声音强度，也不能很好的引起患儿的注意，因此在测试中可以采用听觉-振触觉-视觉强化的训练方法，或者利用助听器进行多次测试前训练。

5. 测试的过程 在测试初期，可以使用以下两种方式中的任何一种，①Hughson-Westlake 法（纯音测听法），使用耳机寻找受试儿的听觉阈值，测试程序可以采用1 kHz 右耳；1 kHz 左耳；4 kHz 右耳；4 kHz 左耳，"填图"方法；②筛查法：给予"最小级"的声音，了解小儿是否能通过筛查。最小级（minimal level）指由于测试室声场的背景噪声和受试儿本身产生的噪声，不可能测出孩子的真正听觉阈值，如 5 dB SPL 声音在声场几乎是不可听见的，在声场测试中一般不能给出低于 20 dB SPL 的轻声，所以测出的值，仅为受试儿可听到的"最小级"。

在声场中测试，若受试儿能对 25～30 dB SPL 声音做出反应，即为通过筛查。主测者和观察者要相互多沟通，对每一个可疑反应做出决定。

6. VRA 测试成功的技巧 ①判断受试儿的能力：受试儿应当在很少的支撑下独立坐稳。可以控制自己头部、颈部的活动，头部可以很容易转向奖励玩具，并可看见奖励玩具；②分散受试儿注意力的玩具：测试用玩具必须与受试孩子年龄相适应，能有效地发挥分散其注意力的作用；③对受试儿注意力的控制：观察者必须能控制小儿的注意力。观察者要控制与受试儿玩耍的程度；④测试人员之间的配合：观察者时时处处都要十分谨慎，避免出现各种暗示。当刺激声出现时，避免动作停止、眼神漂移、表情变换等暗示信号。变换玩具玩的方式上，不要出现暗示动作。注意观察和提示父母避免各种暗示信号的出现，如面部表情的变化、身体的移动等。测试者和观察者的良好配合可以有效的快速的选择最佳给声时机；⑤最后进行耳镜检查和声导抗测试。

7. 解释测试的详细结果，包括 VRA 和声导抗内容。如：听力测试的结果；可靠性和有效性的解释；声阻抗测试的解释；言语接受能力测试的结果（如果可以得到）；最后结论的解释；对后续随访安排的解释。

（三）游戏测听

1. 游戏测听（play audiometry PA）测试目的　让小儿参与一个简单、有趣的游戏，教会他对刺激声做出明确可靠的反应。受试儿必须能理解和执行这个游戏，并且在反应之前可以等待刺激声的出现。临床常用于 2.5 ~ 6 岁年龄范围的小儿听力测试。但对于听力损失较重或多发残疾的患儿，无法进行可靠的、明确的交流方式，即使是 10 岁的患儿仍适用此方法进行听力测试。

2. 游戏项目和刺激方式的选择　应当选择一种恰当的、符合受试儿年龄的游戏项目。所选择的游戏项目，对受试儿应当简单、有趣且容易完成。

3. 训练受试儿建立条件化　充分利用已知的听觉行为观察的结果，选择恰当的初始刺激强度，确保条件化时所给的刺激声可以清晰听到。条件化刺激强度应在阈上15 dB或更高些。

训练的目的是让受试儿尽可能带上耳机，确立他能否独立完成所给定的游戏。训练时要十分耐心仔细地观察小儿的行为反应，检查所给刺激声是否能听到。若你不能确定患儿是否能听到刺激声，在条件化建立时可配合使用振触觉-听觉刺激方法：①训练开始首先要给孩子演示这种游戏，演示方法完全取决于被测试儿童的年龄大小。2 ~ 3 岁小儿需要耐心地使用手把手的演示方法。3 ~ 5 岁小儿只需要看你怎样完成这种游戏；②训练中的注意事项：为让受试儿能独立做出反应，需做 2 ~ 5 次演示。或者孩子已表现出非常渴望去参与完成游戏时，条件化建立目的已经达到。对年龄较大的儿童，首次给声间隔不要太长，控制在 3 ~ 5 秒之间。条件化过程中，可适当增加刺激的间隔时间，确保孩子在刺激声间隔时至少可等待 5 秒钟。完成以上步骤后，对不愿意带耳机的受试儿，现在可再试着给他带好耳机，再重复一次条件化过程，确定受试儿仍能正确完成这个测试游戏。

4. 正式测试　当受试儿条件化建立可靠后，通常采用的测听方式为纯音测听法。儿童不能像成人有较长时间集中注意力，测试时必须提高效率，让有效的听觉信息优先得到，这在小儿行为测听中是非常重要的。可以采用"填图游戏"的方法完成所有频率的测试。

采用同一个频率去测试每一侧耳，然后再转换到另外一个倍频程的频率，这种测试方法可能更为实用。测试程序为 1 kHz 右耳；1 kHz 左耳；4 kHz 右耳；4 kHz 左耳。分别测气导和骨导。有必要或可能，应做掩蔽。

5. 为了确保所获得的结果精确可靠，应注意以下情况　①注意受试儿的假阳性反应，一旦出现需要重新条件化，此时可以放慢测试速度停顿片刻，然后重新给予已引出明确反应的刺激频率和强度，重复 1~2 次反应结果，确保条件化仍可建立；②有些小儿在改变测试频率时，需要重新条件化；③若重测已经建立好的阈值时，受试儿根本不反应，需确定是否已经对测试失去兴趣或恢复测试后根本没有听到先前测试的刺激声；④声场中的测试结果，仅代表一侧好耳的听力状况。

6. 耳镜检查和声导抗测试　耳镜检查应在测试开始前尝试进行，如受试儿拒绝，应放在声导抗测试之前完成，并用简单的言语介绍这项检查，向他演示耳镜和探头不会引起疼痛。一般仅做鼓室图。

7. 测试者向父母解释测试的详细结果，包括 PA 和声导抗的测试结果。

（四）小儿行为测听的注意事项

1. 与父母的交往和问诊　在小儿听力评估工作中与患儿父母的问诊和交谈，对于准确获取小儿听力结果是至关重要的，一般听力学家会花费大量的时间用在与父母交谈上，因此听力工作者除应有正确的测试技巧，洞察小儿听觉能力和听觉行为能力之外，应具有良好的交谈艺术。

（1）谁发现孩子有听力问题？你认为你的孩子有听力问题吗？

（2）询问听力情况：0~4 个月：孩子安静睡觉时，突然响声能让他醒一会吗？突然强声会使孩子惊跳吗？4~7 个月：孩子对视野以外的声音能转头吗？5~6 个月时能反复咿咿呀呀发出各种声音吗？7 个月孩子能直接转向说话的人或声源吗？6~7 个月能咿咿呀呀说什么？6 个月能独立坐吗？7~9 个月：如果声音不在水平方向，孩子能不能直接找到声源？如果孩子没看到声源时，他会不会咯咯笑或者咕咕学语？孩子发出的声音有没有声调的变化？9~13 个月：孩子能转向并找到后面的声音吗？婴儿开始模仿一些声音并能发出大量不同的声音了吗？他们能发一些辅音（如 buh guh duh）吗？孩子是说 ma-ma-ma-ma 还是只是"mama"？孩子还能发出什么特殊的声音？13~24 个月：当你从另外一间屋子里叫孩子的时候，他能听见吗？孩子会用一些声音来回答你或是走过来吗？除了"妈妈"他还能说什么词？他的发音正常吗？

从这些问题以及患儿现在的发音、言语程度，听力学家可以获得听力损失起始时间及程度的线索。如果患儿目前的发音是尖锐的，并只能发出元音，可怀疑有早期重度听力损失的病史。如果发音质量很好，而又有重度听力损失，那么听力损失可能是近期开始的。如果孩子能讲一些词，且发音正确，那么听力损失也是近期的。这些线索有助于确定病因及听力损失发生的时间，有助于行为测听进行。

2. 与小儿交往的技巧　与所有年龄段的儿童相处的方法是，要与父母迅速建立轻松的关系，和父母愉快的交谈并使他们放松。你会发现患儿会在你们之间来回看，变得很放松，认为一切都很自然，也会很安心。许多医生不喜欢让父母在旁边，但是有父母在时，可以减少患儿的恐惧心理，通常会安静地配合测试，使测试会变得更快、更容易。

告诉受试儿你想让他做什么时，不要用询问的口气。在这种情况下，多大的受试儿都是一样的，不要问他们是否愿意做什么，通常他们会说"不"，而要用肯定愉快的口气，告诉他们应该要做的事情，这样受试儿会按照你期望的方式去做，但是如果你只是严格的要求他们去做你期望的，他们往往又会反对。

在受试儿听到声音后，应给予坚定热情的鼓励，这样会在他们心里形成一种定型的行为反应。无论是对听力正常还是听力损失的小儿同样适用。

3. 父母在听力测试中的配合 在小儿行为测听中，需要被测试者的良好配合。由于测试受到小儿身体发育特点、智力发育水平以及小儿听力损失程度和言语能力等因素影响，在进行这项听力检测时幼儿不可能完全像成人一样，积极主动配合听力检查，因此小儿的主观听力检测，还需要父母的积极参与。

首先，需要告诉父母要了解什么叫小儿行为听力测试以及整个测试过程，配合听力学家使小儿处于良好的测试状态。小儿应该尽可能在自然舒适的状态下，轻松愉快地完成检测。

(1) 刚出生的新生儿到 6 个月大的婴儿：对于这个年龄段的婴儿参加测试时，首先要保持良好的身体状况，比如无感冒发烧流涕、无腹泻等疾病。要经过充分睡眠，精神状态良好。4 个月左右或以下的婴儿可让其处于似睡非睡的状态下，要喝饱奶或糖水，换上清洁柔软的尿布，穿着的衣服不要过厚，以免影响肢体运动或引起婴儿的燥热不安，但也要注意保暖。使婴儿处于安静、舒适的状态下。

父母进入测试室后，应按照指定的位子坐好，放松情绪。可以让小儿舒适地平躺在父母的怀里，喂点奶或糖水。也可以让小儿坐在父母的腿上，用手扶好其腰部。测试开始时父母应尽量保持安静。当测试声音出现时，切记不能向小儿表现出任何暗示，比如手或身体的晃动；或探头去观察小儿的面部表情，在其眼前出现灯光阴影的变化；或随便讲话、发出不必要的声音，这些都可能影响测试结果的判断。当小儿哭闹或不安静时，父母应该能采用平时常用的安抚技巧，使婴儿尽快地安静下来进入测试状态。让父母了解小儿对母亲任何细微动作都非常敏感，会做出一定的反应。

(2) 7 个月的婴儿到两岁半的幼儿：婴幼儿已经具有一定的观察和判断事物的能力，身体的各种功能得到进一步的发展，尤其是身体的运动机制，已经可以很好地控制自己头颈部活动，对事物的专注能力也在快速发展，对各种言语声非常感兴趣，已经开始呀呀学语，喜欢与人交往。但由于听力的问题造成患儿的言语发育迟缓或未发育，一般会显得胆小或任性。

当这个年龄段的婴幼儿参加听力测试时，也应该让孩子经过充足的睡眠，精神状态良好。为了消除小儿对陌生环境的恐惧心理，父母和受试儿应该比事先约定的时间提前到达测试现场，先熟悉测试环境，保持精神愉快。进入测试室前要作好准备，如衣服厚薄合适、垫好尿布，也可以带上他喜欢的玩具。

父母进入测试室后，耐心听取测试医师对测试方法的介绍。一般受试儿应该单独坐在固定的椅子中，父母坐在他的身后。如果小儿害怕或不合作，也可以坐在父母的腿上。测试开始时，除了上述提到的不要给予任何暗示外，在声场测试中遇到较大的声音时父母不要惊慌，不然也会给小儿提醒有声音信号的出现，从而影响结果的准确判断。当小儿任性或不能很好配合时，父母不能着急，如不停的提醒、训斥甚至打骂，使小儿不知所措、情绪不佳或哭闹，这种做法反而让测试无法进行或结果不可靠。

(3) 两岁到学龄前儿童：对于 2 岁到 5 岁的幼儿，在游戏中教会他对各种声音做出明确的反应，从而可以准确判断听力情况。如果听力损失较重，父母发现也晚，小儿第一次参加游戏测听时，父母们不能期望在第一次测试阶段就能完成所有的测试步骤，甚至有些小儿无法接受首次测试（也包括 VRA 的测试）。对于这种情况父母要主动与测试医师交流，学习几种可以使小儿建立听性反应的方法，在融洽舒适的家庭环境中先期训练。测试医师根据训练效果安排几次复诊，最后利用"填图游戏"的方法，得到一个完整的听力图。

4. 听力学家对患儿父母的责任

（1）全面解释听力检查各种图形的内容。患儿能听到什么，不能听到什么。

（2）听力损失类型的解释。传导性听力损失和感音神经性听力损失，这些结论意味着什么，哪些可以通过临床治疗得到改善，哪些不行。

（3）向父母解释对孩子可行的全面完整的教育计划，包括听觉、口语或全部计划。应当指导父母参与每一步教育计划的制定，以便父母能决定选择哪种教育计划。一般通过适当的指导，父母都能做出自己的选择。

二、小儿言语测听

言语测听（Speech Audiometry）使用言语信号作为声刺激来检查受试者的言语觉察阈和言语识别阈的能力，是听力学检查基本技术之一。临床实践中，有时纯音听力可与言语能力不相符。因此，言语测听比纯音测听更符合人类正常生理表现，应用也更广泛。

言语测试在临床通常用于：①评价受试者对言语的理解程度，反映其在日常生活中的使用状态；②对听力损失的类型及程度进行分类，对损伤部位的定位诊断；③评价听力损失造成个体交流障碍的程度及对连续语篇的理解程度；④提供制定和实施康复计划需要的依据；⑤监测在医疗手段下的康复进展；⑥评估使用药物及手术等不同治疗手段的效果等。

小儿口头言语交流能力的发育，何时开始无确定的时间。出生后有节律的声音出现，是一种语前活动。可以认定有言语发育出现的开始年龄和顺序一般是"Cooing-laughter-模仿 Babbling-跟随-声带自如运动-单个词出现"婴幼儿第一次的声音应用是一种重复方式，它表明已经开始出现听觉反馈的最有效的回应。

小儿言语测听是综合的听觉功能评估，方法开发针对性较强，这与小儿听觉系统发育程度、心理状态、视觉、智力和反应能力有关。因此小儿言语测试的测试内容、形式设计、测试结果记录、结果分析等因素要具体考虑。

在内部因素中考虑小儿的年龄、词汇量、理解能力、学习能力、自我控制能力、有无其他疾病或残疾等。在选择测试项目、测试手段等时要根据患儿本身的特点进行。在外部因素中考虑反应方式的设计，测试人员的技巧等。

言语感知能力测试，需要受试儿配合参与，设计要使用较明确的反应方式。如果受试儿不明白测试要求、不能或不愿参加测试，则结果必然不能准确反映真实情况。在给声方式上，可以应用事先录制好测试材料，使用放音设备播放声信号。此方法易于建立统一标准和校准，多次使用有良好的一致性、可靠性、可比性；或者现场监控下直接用口语发音，此方法较灵活，易于掌控和实施，更适合于小儿；给声方式可仅使用听觉，评价开放言语识别技巧，或听觉和视觉信息同时使用，或仅使用唇读，评价视觉线索利用的技巧。

在测试反应形式上常采用开放式和封闭式：①封闭式是指给受试者固定数目的备选答案，从中选择听到的声信号。优点是对受试者要求较低可不具有说或写的能力，易于操作。存在机会概率，得分可能高于真实水平。封闭式测试，可了解小儿感知言语韵律的能力、对言语特征及词汇辨别；②开放式是指测试不提供备选答案，儿童听到声信号后可自由反应，反应的可能性没有数目上的限制。难度较大，不适合于所有年龄段的儿童，如当小儿无法作出口头反应、过于害羞而不予配合或表达能力欠佳说话含糊不清使检查者无法识别对错。开放式测试有助于评估小儿在真实环境下的交流技巧。

客观量表调查，通过监护人反馈的信息了解小儿日常生活中聆听技巧。此外，临床常对听力言语测试过程和小儿家居活动中的言语表达、交流方式给予摄像，用于康复前的言语评估及以后的设备调试和康复效果的评价比较。

对 2~5 岁儿童进行言语听力评估，一般先进行言语行为测试，以便得到孩子言语接受阈（speech reception threshold，SRT），对孩子的听力有初步了解。4~5 岁孩子可在耳机下完成言语接受阈测试，但 2~3 岁的孩子最好先在声场下测试或用言语声直接测试。

目前已有许多研究着眼于小儿言语识别测试研究，但在我国这一领域仍然尚未健全。词汇库的选择、反应方式和强化方式的运用，是影响小儿测听可靠程度及有效性的重要因素。目前还缺乏专门为小儿言语识别而开发的测试材料，不能适合临床测试要求。

目前国内常用于小儿测试评估材料有，林式五音测试、动物/玩具名称识别测试、身体部位指认测试、听觉数字测试、音素识别测试、单音节识别测试、双音节识别测试、短句测试等方法。有意义听觉整合量表（MAIS）用于 5 岁左右儿童；婴幼儿有意义听觉整合量表（IT-MAIS）用于 3 岁以下小儿。

（刘　莎）

第七章

前庭功能检查法

前庭系统由迷路、前庭神经、前庭神经核和前庭中枢及其所属径路共同组成，它是人体保持平衡及正常空间定位感觉的重要器官，并与人体其它系统有着广泛的联系，因此前庭系统功能障碍可导致平衡失调，而与其相关联的系统发生功能障碍亦可直接或间接地影响前庭系统的功能。由此可见前庭功能检查有助于眩晕的诊断与鉴别诊断，是耳科临床必不可少的检测方法之一。前庭功能检查是通过系列测试方法观察前庭自发性或诱发性体征，并根据其结果判断前庭系统的功能状态及病变程度、部位和侧别。

已知可引发眩晕的疾病甚多，对患者眩晕主述的评价过程是复杂的。因此，在尚未对眩晕患者作出完整的评估和正确的诊断之前，首先要详细地询问病史，包括现病史、既往史和家族史，只有对病情进行全面的了解，才可能获取有用的信息，并帮助我们正确地分析病情，掌握受试者局部和全身情况，从中获得有诊断意义的数据和结果。

病史询问过后，就应生成一初步的印象，并根据其选择出适宜该患者的检测方式。前庭功能检查包括自发体征检查法和诱发体征检查法两类，现就有关内容介绍如下。

（陈秀伍　刘　铤）

第一节　前庭性自发体征检查法

观察由于前庭功能障碍而出现的一系列自发的前庭体征及借助简单检查而显露其异常的方法称之为前庭性自发体征检查法，包括自发性眼震及平衡功能检查法。

一、自发性眼震

眼震是一种不自主、无意识而有规律（少数无节律）的眼球往返运动。眼震是一种体征而不是疾病，常与眩晕同时发生。在自然状态下，当人体取正坐位，眼平视前方，不加任何刺激，受检者自身存在的一种眼震称"自发性眼震"（spontaneous nystagmus）。现在一般主张用广义的自发性眼震概念，把狭义的自发性眼震和改变眼位（或改变头位）引起的眼震都归属于自发性眼震。它是前庭眼动系统与视眼动系统在不同水平上，双侧兴奋性不对称，使双侧相对应眼外肌兴奋性不对称所致。

（一）眼震的几个要素

眼震有下列几个重要因素，对这些因素的分析，有助于病因和病理定位诊断。

1. 眼震形式 ①急跳性眼震，占眼震的绝大多数，其特点是具有速度不同和交替出现的两个时相，即眼球向一个方向缓慢转动（慢相，亦名第一时相或反映相），继之向相反方向的突然跳跃式的回复运动（快相，亦名第二时相或震颤相）。有节律，多由前庭系统疾病所引起；②摆动性眼震，无快慢相，每个方向偏移的速度及振幅相等，是对称性波动，多见于眼病；③跳跃式眼震，具有两个快相，先为在注视方向的迅速跳动，继之为逆向跳动，每个双急跳之间是间歇期，为眼性眼震；④类摆动式眼急动，为眼球迅速往返急动，在 Frenzel 眼镜下，其振幅变大，频率变小，且可见快慢相，临床意义不明（图 7-1）。

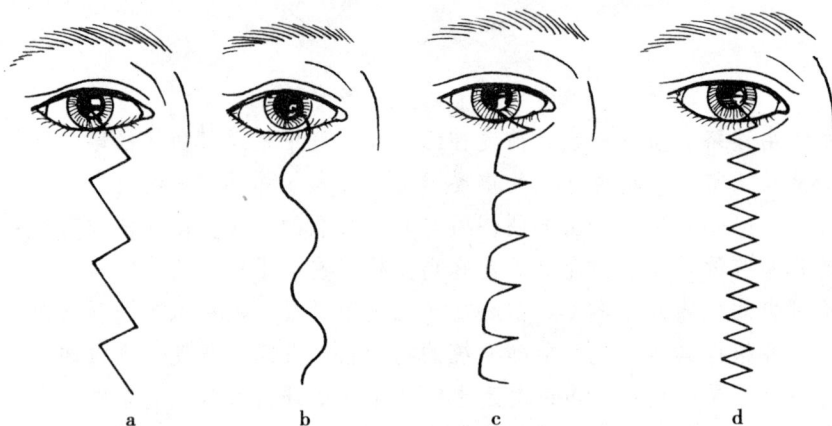

图 7-1 眼震图
a. 急跳性眼震；b. 摆动性眼震；c. 跳跃式眼震；d. 类摆动式眼震

2. 眼震震形 眼震震形有水平、垂直、水平旋转、斜角、集合退缩、分立、跷板样等类型，水平和水平旋转性眼震多由外半规管病变引起，垂直性眼震多为中枢性或先天性眼震，或由单一的垂直半规管受刺激时产生。两根垂直半规管同时受刺激时产生旋转性眼震。斜角性眼震多为视觉系统病变引起。

3. 眼震方向 因快相较慢相易识别，故临床上以快相方向代表眼震方向，可分为向左、向右、向上、向下、顺时针、逆时针等方向。随着凝视方向改变或头位改变而改变方向的眼震，称方向改变型眼震。如无方向改变则为方向固定型眼震。前者为周围性病变，后者为中枢性损害。眼震的方向通常以箭头表示，←右向；→左向；↑↓上下向；↘↗和↖↗斜向；→←集合型眼震；←→分开型眼震。

4. 眼震振幅 眼震振幅的大小与其频率成反比。分为大、中、小三种，眼球位移5°（1mm）以下者为小幅；5～15°（1～3mm）者为中幅；15°（3mm）以上者为大幅（图 7-2）。前庭末梢性病变常为中小幅度，中枢性病变常为粗大幅度。

5. 眼震频率 每分钟的眼震次数。<40 次/分钟者为慢频；40～100 次/分钟者为中频；>100 次/分钟者为快频，频率对鉴别中枢性与末梢性眼震有一定价值，中枢性眼震频率慢，后者频率快。

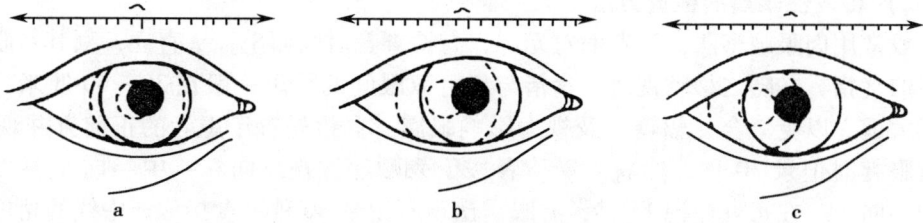

图 7-2　水平眼震振幅示意图
a. 小幅；b. 中幅；c. 大幅

6. 眼震强度　分为Ⅲ度。Ⅰ度眼震，仅在患者向眼震的快相侧注视时才出现，而正视或向另侧注视则无；Ⅱ度眼震，患者向前方注视时出现眼震，向快相侧注视时更加显著，但向慢相侧注视时眼震消失；Ⅲ度眼震，患者向慢相侧注视时也出现眼震，向正前方和快相侧注视时更加明显。Ⅰ度眼震很难与末位眼震区别，Ⅱ、Ⅲ度眼震表明存在前庭器质性病变。

7. 持续时间　短者数秒钟，长者终身不消失。持续1个月以内者为短暂性或自限性。一般来说，末梢性眼震的持续时间较短，持续数分钟或数小时，在数星期内就会由于代偿作用而消失，常伴显著眩晕症状；中枢性眼震持久，可持续几年而自觉症状轻；眼性眼震则可终生存在，但不伴眩晕等自觉症状。

临床采用六边形图（图7-3）简便记录自发及向各方凝视眼震，六边形图表示五个注视方向，在哪个方向出现眼震，以箭头表示。箭头表示眼震的方向，箭身表示眼震的振幅，箭尾表示眼震的速度。

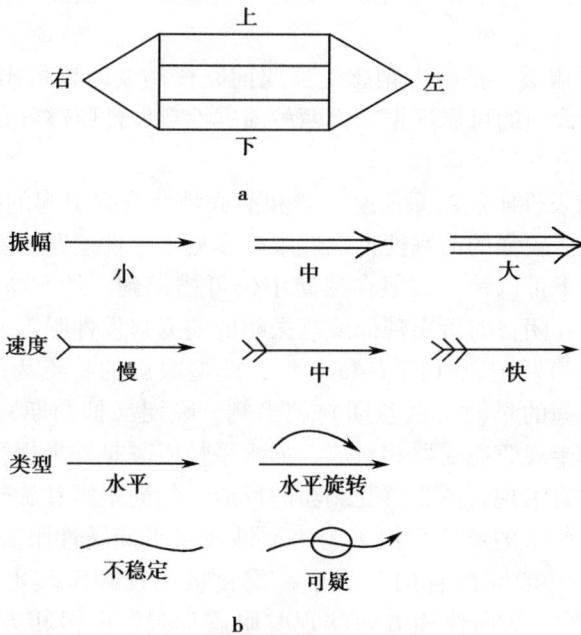

图 7-3　自发性眼震记录法
a. 眼震六边形图案记录法；b. 示眼震方向、
幅度、速度等要素记录方法

（二）自发性眼震的检查方法

一般常用肉眼观察法，患者面对光源，与检查者对面而坐，头直立，嘱其双眼注视检查者的食指，并随之移动视线。食指与患者双眼间的距离一般在 30～60 厘米，不宜太近或太远，以免集合（辐辏）及视力影响眼震。食指先置于患者的正前方并观察 15 秒，有眼震时记录 30 秒，然后令受检者按下列顺序注视。向右→中→向左→中→向上→中→向下，在每处注视 15 秒，有眼震出现时记录 30 秒。食指偏离中线的角度不应超过 30°，否则可诱发末位性眼震（end-point nystagmus）。记录眼震的形式、方向、强度、振幅、频率等。

不少自发性眼震不能被肉眼直接观察所发现，为便于观察小幅的眼震，可给受检者戴一副 +20D 的透镜。这种透镜既可消除视力对眼震的影响，又可放大眼震振幅，便于观察。如在透镜的镜框角上附加照明（Frenzel 眼镜）则既可消除视力的影响，又可使眼震的观察更为精确、细致。戴上上述眼镜后，前庭性眼震将变得更加清晰易见，而眼性眼震却因相当于闭眼时看不见视靶而变得不显著，因而还有助于眼震的鉴别诊断。

除上述外表观察法外，还有结合膜血管观察法和眼底血管观察法等，近来临床上逐步采用眼震电图描记的方法对眼震进行客观记录。自发性眼震可在定标后描绘，患者直坐、头端正，直视正前方，作睁眼和闭眼记录。如头位不正（如卧位或侧位等）或眼球不向正前方看，可分别出现位置性眼震或凝视性眼震。此外，正常人闭眼记录的眼震电图，20%～25% 可出现慢相角速度小于 7°/秒的水平眼震。上述情况均应与自发性眼震相鉴别。

（三）自发性眼震的分类及其特点

自发性眼震的分类最好根据其原发病变的部位来进行，因此可分为前庭性和非前庭性两大类。

1. 前庭性自发性眼震　前庭末梢感受器或前庭核病变时皆可出现前庭性自发性眼震，故不能作为定位诊断的可靠证据。但两种前庭性自发性眼震各自具有其特点，下面分别介绍两种前庭性自发性眼震。

（1）前庭末梢自发性眼震：系前庭终器和前庭神经受损引起的眼震，常见于中耳、内耳及前庭神经病变。较强的前庭性自发性眼震多见于急性迷路病变，它经过一段时间后，在有光线的情况下可以消失，但在黑暗中仍可描记到。约 50% 的一侧半规管功能减弱或麻痹的病例，在闭目时可出现低或高振幅的前庭自发性眼震。

前庭末梢眼震之简便记录（图 7-4a～d），此型眼震的特点为①有节律，具有快、慢两相，其快相在疾病的早期（激惹期）朝患侧，晚期（抑制期）转向健侧。眼震快相与受刺激平面内的半规管感受器相对应，如水平性眼震是外半规管感受器受刺激的反应，垂直性眼震是垂直半规管感受器受刺激的反应，斜向眼震和旋转性眼震是不同平面内的半规管感受器受刺激的反应，但多为水平性或水平旋转性眼震（眼震电图不能直接绘出旋转性眼震，一般需配合肉眼观察，或直接用视频眼震电图仪绘出旋转性眼震），垂直性眼震少见；②向快相方向注视时眼震加强，向慢相方向注视时减弱或消失；③一般为中频、小幅、强度多为 Ⅰ～Ⅱ 度；④易受视固定抑制，睁眼时眼震减弱或消失，黑暗处或闭眼时由于消除固视眼震明显加强；⑤无论向哪个方向看，眼震的幅度速度有变化，但方向无变化；⑥持续时间短，易于代偿，1～2 周后消失；⑦眼震快相和视物旋转方向相同，倾倒和指示偏差与眼震慢相方向相同；⑧均伴有眩晕症状，可伴有耳鸣、听力损失；⑨眼震与其他伴发的体征间有一定规律性关系。这些特点，可作为临床诊断疾病的依据。

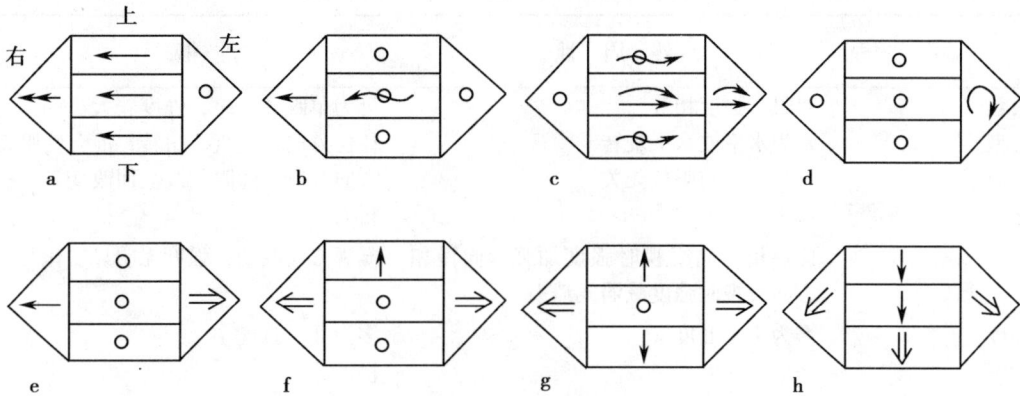

图7-4　前庭性眼震示意图（a～h）

（2）前庭中枢自发性眼震：常见于小脑及脑干之炎症、肿瘤、畸形、椎基底动脉供血不足及脑外伤等病变，如小脑后下动脉栓塞产生延髓外侧综合征（Wallenberg's syndrome），颅颈结合部畸形如扁平颅底、Arnold chiari 畸形及多发性硬化等病变产生前庭中枢性眼震，愈近大脑皮质的病变引起自发性眼震的机会愈少。

前庭中枢性自发性眼震的特点为：①类型不一致，但多半属单一的水平性、旋转性、垂直性或斜性，有时也可见多向性眼震（向何方注视眼震的快相即朝向该方）和分离性眼震（双眼眼震的快相方向不一致）。更少见者有单眼性、退缩性和集合（辐辏）性眼震；②频率较慢；③强度视病变部位而异，越接近前庭末梢越强；④不易疲劳，持续时间较久；⑤方向常向注视侧（图7-4e～h）；⑥注视时加剧，遮眼时减弱；⑦眼震和眩晕的强度与自主神经反射不成比例，在眼震与其他伴发的前庭反应之间无一定的规律性表现。桥小脑角肿瘤脑干与小脑同时受损，向病侧及健侧均出现眼震，向肿瘤侧为大幅度、慢频率凝视麻痹性眼震，向健侧为小幅度、快速前庭麻痹性眼震。此眼震称 Bruns 眼震，是桥小脑角肿瘤特有体征，有诊断价值。前庭中枢性与外周性自发性眼震之鉴别要点见表7-1。

2. 非前庭性自发性眼震，包括生理性、眼源性、药物性眼震和小脑自发性眼震等。

（1）生理性自发性眼震：Fluur 等发现，50 例正常人闭目时描记，有86%出现垂直性自发性眼震，其中80%眼震向上，6%眼震向下，另外14%的受检者出现垂直性眼球运动，但无快慢相。Coats 发现正常人闭目描记可有20%～25%出现低或中等强度（最大可到7°/秒）的水平性自发性眼震。无论垂直性或水平性，这种在正常人中描记到的自发性眼震并不反映有任何病变，它们可能是前庭系统自身出现误差的结果。

在睁眼注视前方时可以出现"自主性眼震（voluntary nystagmus）。是受检者有意识地控制眼球摆动的结果，可能是由于这种人有一种"非常"的能力控制辐辏系统。其特征是没有快慢相，但频率较快，幅度低，呈水平性摆动，因疲劳而不能持久，一般不超过20～30秒，在同一家族里可有几个同胞兄弟发生。Keyes 报告（1973），在同一家族里有二代人发生自主性眼震。因此，他认为自主性眼震属遗传性的，并提出把自主性眼震改名为"自主性眼球摆动（voluntary ocular oscillations）。这种眼震在正常受检者中并不少见。

表7-1　前庭中枢性和外周性自发性眼震的鉴别要点

眼震	外 周 性	中 枢 性
眼数	双眼，强度相等	可为单眼或一眼，强度较大
震型	常为水平或水平旋转	任何方向，垂直，扭转，混合性眼震
方向	方向固定与眼位无关	方向改变，随眼位改变而改变
振幅	细小	粗大
	向快相方向凝视时强度加强，向慢相方向凝视时强度减弱或消失	凝视方向改变，强度无明显变化
强度	多为Ⅰ～Ⅱ度	多为Ⅱ～Ⅲ度
频率	快	慢
持续时间	较短，不超过3周	较长，持续数月以上，甚至数年
随时间变化方式	开始时较明显，以后逐渐减弱	持续，随时间延长而加强
固视	减弱或消失	眼震增强
过示和倾倒	向慢相方向	不定或向快相方向
眩晕	均伴有眩晕症状，重	无眩晕或虽有眩晕，但症状较轻
耳部症状	常合并耳听力损失、耳鸣	常无
其他脑神经症状	无	有
自发性眼震与其他伴发的前庭反应之间的关系	有一定的规律性	无规律性

（2）眼源性眼震　包括先天性眼震，眼病性眼震（ocular nystagmus）和隐性眼震（latent nystagmus）。

1）先天性眼震：出生时即有眼震存在但不被察觉，属眼源性眼震的为视觉障碍性和眼球运动障碍性眼震。①视觉障碍性眼震：分中心视觉障碍和视觉传入结构障碍二种，前者常见于角膜混浊、先天性白内障、高度屈光不正等导光系统疾病；后者如视网膜萎缩或剥离、黄斑部瘢痕及视神经萎缩等原因。在向前方注视时，常出现无快慢相眼摆动，向两侧注视时可变为急跳型眼震，幅度大，频率和节律随视觉障碍程度而异，快相向注视侧为原发运动，缓慢自动回到中间位是继发的慢相，病程较长，不伴前庭症状，婴幼儿视力差者常有此眼震。患者看书过久可伴发与眼震同步方向相反的摆头动作，以保持眼球稳定于视标，借以维持最好视力。②眼运动障碍性眼震：主要因传出机制障碍而眼运动不平衡所致，表现为水平急跳型或摆动型眼震，虽为双相运动，但左右侧不对称，为使视轴处于中线位而形成特殊头位，此时视力最好。亦有患者靠头部摇动维持眼球中央凝视位，保持清晰视野。病人无主观振动幻视，闭目时眼震消失或减弱。此外，先天性眼震患者的视动性试验反应异常，正常时视动眼震快相与视动刺激方向相反，而先天性眼震的视动眼震与视动刺激方向一致。根据以上特点，先天性眼震容易诊断，很少需要治疗，50%能自行改善。

2）眼病性眼震：常伴发于某种视觉系统疾病，致视力障碍明显。其中较为典型的为矿工性眼震，是长期在昏暗环境中工作，因黄斑部视力不足造成眼肌和视网膜疲劳，两眼视轴不断移动而引起眼震，20 世纪 20 年代英国医生根据该体征多见于矿工而命名为"矿工性眼震"，特点是暗处很明显，在光线充足环境中可逐渐消失。此点与先天性眼震相区别。

3）隐性眼震：原因不明，常见于视觉功能和眼肌功能障碍者，遮其一眼可出现眼震，呈水平型向遮蔽侧，掩盖视力较差侧或双侧都掩盖则不出现眼震，此种眼震可持续终生。此种眼震应与潜在的前庭眼震鉴别。前庭性者注视时有抑制，且方向固定；隐性者单眼注视时出现，方向有变化。

（3）药物诱发性眼震：可诱发眼震的最常见药物为巴比妥类、组胺、苯妥英钠、乙醇、鸦片等，各种药物所产生的眼震均相似，可同时为水平和垂直性。低剂量巴比妥中毒影响平稳跟踪，出现扫视跟踪及视动性眼震 OKN 异常；中等剂量出现向注视侧水平眼震；大剂量出现向上眼震，很少有向下的垂直眼震。冰水刺激一耳时，可产生相同侧慢相而无向对侧快相，若中毒昏迷严重抑制脑干功能，慢相也不出现。巴比妥中毒冷水能诱发眼震者，表明大脑联系完善。临床上常应用眼震判断苯妥英钠在血液中的浓度。耳毒性药物如氨基糖苷类中毒可引起急性前庭症状，包括眼震及自主神经反应，代偿形成后症状才消失。药物性眼震并无一定规律，均应密切注意用药史并采取相应处理措施。

（4）小脑自发性眼震（spontaneous cerebellar nystagmus）：小脑病变可损害视跟踪系统，出现扫视性跟踪，称"齿轮状跟踪"曲线，有其自身特点，一旦确定，对小脑疾患有一定定位诊断价值。其特征为：①离患侧方向凝视时眼震幅度增加、速度减慢；②注视时增强，闭眼或全暗室内睁眼减弱；③眼震快相方向决定于注视方向；④注视时眼球保持不住；⑤眼球向凝视方向快动，回位方向慢动。

3. 罕见眼震及眼动　此类眼震及眼动与前庭系统无关，属先天性或其他中枢性病变，在作眼震检查时应加以区别，仅述几种常见之眼震及眼动。

（1）少见之异常眼震：

1）上跳性眼震（upbeat nystagmus）：见于桥脑延髓交界处的梗塞、肿瘤、多发性硬化等病变。向上凝视时加强。

2）下跳性眼震（downbeat nystagmus）：最常见原因为颅底枕颈椎结合部病变，如扁平颅底，小脑扁桃体下疝（Arnold chiari 畸形），使延髓下部或颈髓上部受压。一种为典型凝视麻痹性眼震，另一种发生于向下凝视时，其快相向下，向下凝视时加强，患者最大苦恼为振动幻视（oscillopsia）。

3）核间型眼肌麻痹（internuclear ophthalmoplegia）：即共济失调性眼震，又称内侧纵束综合征，正常人眼内收比外展快，而此种病人，眼从正中向双侧跟踪视靶移动时，病变侧内收不全麻痹，该眼外展时出现一连串急跳眼震，但集合运动时有正常内收力，临床上不易与展神经麻痹鉴别。Spiller(1924)认为该综合征系被盖广泛破坏影响到内侧纵束引起的双侧核间型眼肌麻痹，常见于脱髓鞘病变。单侧多见于血管病变，因脑干血管中央无交叉，穿通支梗死可引起单侧病变，所有核间肌麻痹者扫视异常，跟踪基本正常，作冷热或视动试验时，快相向外展眼时增强，用眼震电图能更早更精确检出本征。

4）跷板样眼震（see-saw nystagmus）：特点为一眼向上向内扭转，另眼向下向外扭转，眼震周期基本恒定，频率有变化，机制不清，多数病人有双颞侧偏盲，病变常在蝶鞍或第三脑室，如颅咽管瘤、垂体瘤。视力及视野正常。

5）聚合退缩性眼震（convergence retraction nystagmus）：非真性眼震，这是一种戏剧性的异常眼动，是由于中脑顶盖和前顶盖区（Tectal and Pretectal region of the midbrain）受损所引起。当病人企图随意性地向上扫视时所有的眼外肌一起收缩，且因内直肌优势力量而出现集合运动，眼球呈有规律地退缩和集合。在视动性眼震和前庭性眼震快相期（非随意性扫视）向上时也产生类似的现象。集合退缩性眼震通常伴有中脑功能异常的其他体征，如向上凝视、瞳孔异常、调节痉挛、眼睑退缩、垂直复视和眼球歪斜（skew deviation）。这些体征构成 Parinand 综合征。松果体瘤最常引起这种综合征，累及到中脑顶盖或前顶盖区的其他肿瘤和血管损害也可引起这种综合征。

6）周期交替性眼震：周期交替性眼震为水平或水平旋转急跳性眼震，眼动方向及振幅呈现节律性变化，从一个方向变至另一个方向，开始幅度大，随后减弱，持续 1~6 秒，继之以无眼震期 4~20 秒，然后再次出现方向相反的眼震，如此反复形成周期性。眼震常有一侧方向的优势，病因不清，可为先天性眼震的一种类型，很多典型周期交替性眼震病人有共济失调等小脑病变体征，多数病人有脑外伤、椎基底动脉供血不足、脑炎、梅毒、多发性硬化、Arnold-chiari 畸形等。

7）反跳性眼震（rebound nystagmus）：为凝视性眼震的一种类型，Hood（1973）等报道，小脑疾病可出现反跳性眼震，特点为当眼从中央向一侧偏 30°时，出现急跳眼震，经 20~30 秒后衰退，振幅减小，速度减慢，眼急速回到中央，然后向对侧发生急跳眼震。有时眼还处在偏斜位时就发生反向眼震，机制不清，一种解释是抑制后促进，向一侧凝视时眼回到中央，原先抑制侧反而兴奋，形成反跳眼震，可见于小脑萎缩、枕大孔区疾病、脑血管疾病和药物中毒。

（2）异常眼震样眼动 异常眼动，很像眼震实际不是眼震，统称眼震样眼动。

1）视测距障碍（ocular dysmetria）：其特点为眼球扫视时出现超越目标的过冲（overshoot），尤其是向中心位时更甚，且发生代偿性眼球摆动，直至终点达目标时才停止。亦可出现扫视不足，称欠冲（undershoot），这与在小脑疾病的患者身上做指鼻试验见到的肢端运动测距障碍（lim dysmetria）相似，常见于小脑疾病的患者，正常人可出现轻微扫视性过冲和欠冲。

2）眼扑动（ocular flutter）：为短促的爆发性快速水平眼球钟摆样摆动，于努力作固视，再固视时发生，往往没有延迟时间和常在几个扫视跟踪之间频繁出现，且是非随意性的，其时间不长于数秒钟，此时出现视物模糊。扑动可发生于原位，此乃小脑对眼位维持系统失去控制的表现，提示小脑或血管病变。

3）方波跳动（square wave jerks）：本质上是一种注意不稳定。其特征是非随意性、无节律、波幅各异。通常在离开扫视目标后，约经 200ms 的延迟时间再扫视目标时注视不稳定。在某些健康人中闭眼时可出现，如果睁眼时仍持续出现，则可能是一种病理表现。

以上三种现象可在小脑疾病患者身上见到，且三种现象常同时在同一病人身上存在，这些现象可能都是由于脑干扫视系统脱离了正常的小脑控制作用所致。

4）眼阵挛（opsoclonus）：表现为两眼持续、随机地共轭性扫视，方向和幅度各异，这种持续失调的眼动，不受注视影响，发生在注视之前或其后，是精细扫视运动受损的表现，常伴有共济失调和其他小脑体征。可发生于神经母细胞瘤的患儿，预后不良，成人见于脑部转移癌，病理检查常发现小脑齿核部位有改变。

5）眼肌和腭肌阵挛（ocular and palatal myoclonus）：眼阵挛伴非自主、有节律性腭肌颤动，伴腮源性肌肉如喉、面、膈肌同步阵挛。眼阵挛可为摆动或旋转性，频率变化40～200次/分钟，入睡后眼阵挛消失，醒后又出现。曾报道，此类患者对冷热试验无反应，并有报道快相消失，慢相存在。最常见的原因是脑血管意外，但脑部肿瘤、外伤、多发硬化症亦可引起。

6）眼飘动（ocular bobbing）：表现为突然、无节律、共轭向下的眼球跳动，然后缓慢回到中位。可有双眼飘动及单眼飘动，见于桥脑损伤和出血。出现这种眼动者预后不良。

（殷善开　冯艳梅）

二、平衡功能检查

正常人在一般状态下由于前庭系统和与其保持密切关系的视觉、本体感觉的参与及合作，而明确自己在空间的正确定位关系，即使在闭目或动态状况下亦可确定自身的方位并保持平衡。当前庭功能减退或受到病理性、生理性刺激时各方面的协调关系混乱，表现为平衡功能失调的肢体和躯干体征。

静平衡检查

1. 闭目直立试验，亦称昂白（Romberg）试验　受检者闭目直立、双足并拢、双手相互扣紧放置于胸前并向两侧拉紧或双臂向前平伸，观察其站立时的稳定程度。由于迷路病变者于倾倒发生之前有短暂的潜伏期，因此检查所用时间不得少于60秒。前庭功能正常者站立平稳无自发性倾倒，异常者则依病变部位或程度的不同而有向不同方向的倾倒发生。迷路病变者多向前庭功能减弱的眼震慢相一侧倾倒，倾倒方向可随头位改变；小脑病变者自发性倾倒方向始终朝向患侧或向后倾倒，并且倾倒方向不受头部位置的影响；脊髓痨患者的倾倒方向亦不受头位影响，但其倾倒的特点为无固定方向的晃动，并以腿部的晃动为主。因此手扶外物（如树干、墙壁等）可以站立，眩晕时则不能如此。

2. Mann试验　此试验实际为Romberg试验的一种加强试验，该试验对肌张力的改变较前者更为敏感，因此在临床应用普遍。检查时受检者闭目站立，双足前后踵趾相连，迷路病变者左右摇晃不定或向前庭功能减弱一侧倾倒。

3. 伸臂试验　被检查者闭目直立，双臂向前平伸。正常情况下迷路对眼、躯干、肢体和肌肉运动的张力作用，使相互间协调共同保持身体平衡。测试时正常人双臂间及躯干均无明显偏斜。单侧迷路受损者，躯体向前庭功能低下一侧倾斜，典型的表现是功能低下侧的手臂及肩膀位置都低于对侧。例如，当右侧迷路受损时，患者典型的体征是：头及躯干扭向右侧，双臂与头部均向右侧偏斜，左臂在上，右臂向下（图7-5），自发性眼震快相向左，行走向右侧偏斜。如双侧迷路均受累，则身体左右晃动方向不固定，小脑病变时常表现为共济失调，随意运动的速度、范围、力量及方向均发生变化。

4. 过指试验（past-pointing test）检查者与被检查者面对而坐，将手臂伸出，双手握拳，食指向前伸直，令检查者与被检查者平伸的指尖相互接触，随后让被检者将前臂垂直上举之后迅速放下，食指尖再次与检查者相触，先睁眼反复重复几次，直至被检者学会，再让其闭眼反复重复数次，本测试即可两臂分别依次进行，亦可双臂同时操作。

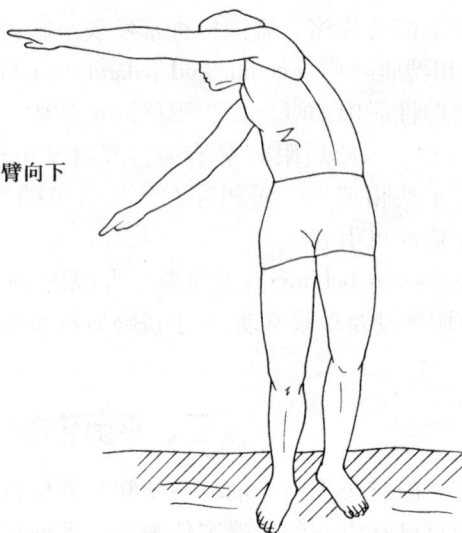

1. 向左的自发性眼震
2. 头部转向右
3. 躯干扭向右
4. 双臂偏向右侧，左臂向上，右臂向下
5. 有向右倾倒倾向
6. 闭目行走时步态偏向右侧

图 7-5　伸臂试验

双臂同时测试要求检查者与被检查者双手食指尖接触之后将双臂快速上举，放下时双手食指尖再次与检查者双示指同时接触并反复重复几次。测试动作要迅速，当过指出现时检查者应以双食指轻轻接住受检者的食指，以防受检者因受到暗示而有意矫正过指。此外还应保持肩及上臂和肘部关节的协调运动，才可避免过度内收和外展的过指体征出现。正常人在睁闭眼状态下均无过指现象，单侧迷路病变患者表现为睁眼时无过指，闭眼时双手均向前庭功能较低一侧过指，而小脑病变者的过指仅表现为一侧手臂的偏移。

5. Quix 试验　受检者站立，双足平行分开，与肩同宽。上臂向前平伸，手握成拳，食指向前伸出，保持本姿势 60 秒，观察患者有无上肢的上、下、左、右偏移及手指震颤、身体移位等异常表现。当出现双手同时向患侧偏移，且移动幅度一致表现时，应考虑前庭末梢性病变；如双手均有偏移，同侧的偏移幅度超过对侧，呈现出移动不对称体征时，则应考虑为中枢性病变；在一侧小脑病变的急性期本检查体征应为闭眼时，同侧上肢向健移动，并慢慢地逐渐停止移动，或患侧上肢向下部和外侧移动；患侧手臂有轻微颤动亦应视为小脑损害的体征。

6. 闭目垂直书写试验　受检查者端坐于桌前，身体不与周围物体接触，左手放置于膝上，右手悬腕执笔，在预先铺好纸张的桌面上从上至下书写文字或符号，每个字大小为 $3 \sim 5cm^2$，纵向长度大约 $15 \sim 20cm$，先睁眼直写一行，再闭眼纵写一列，以二行文字左右偏斜 $<10°$ 为正常，$>10°$ 则应考虑前庭功能异常。在外周性病变中约 65.4% 书写结果为异常，字偏向患侧，即字体向前庭功能低下或眼震慢相一侧偏斜；小脑损伤共济失调者则表现为闭目书写时字迹模糊不清，难以辨认（图 7-6）。

7. 踏步试验　受检者闭目站立于直径分别为 0.5、1.0、1.5 米的三个同心圆的中央，双臂向前平伸，在 1 分钟时间内原地踏步 50 ~ 100 步，注意观察受检者踏步结束时的位置、偏离圆心的距离以及偏斜的角度。视身体旋转 $>30°$ 及向前、后位移超过 1 米为异常。

| 睁眼 | 蒙眼 | 睁眼 | 蒙眼 |

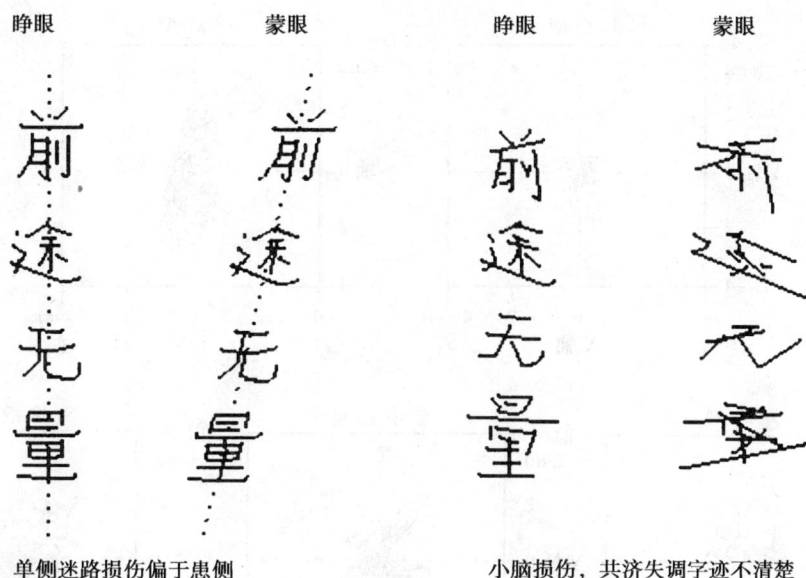

单侧迷路损伤偏于患侧　　　　　　　小脑损伤，共济失调字迹不清楚

图 7-6　闭目垂直书写试验

8. 行走试验　蒙住受检者双眼，令其先前行 5 步，再后退 5 步，依照此顺序反复重复 5 次，结束时测量起点与终点之间的角度偏离差，如偏差 >90° 则表明双侧半规管功能不对称。

9. 姿势描记法　姿势描记法（posturography，PSG）是用于检测前庭脊髓反射功能的一种较为先进的检查方法。姿势描记仪由静态传感平台，X-Y 记录仪和信号处理微机三部分组成。测试时压力平板的压力静态传感器可记录人体站立时重心移动的轨迹，并将其数据采集后传至微机，经系列处理获得每瞬间重心投影点与平台中心的距离参数，绘出重心移动轨迹的图形。

检查时受检者赤足站立于平台上，双眼目视前方，两臂自然下垂，睁眼及闭眼各测 60 秒，测试内容主要为人体重心晃动位移曲线的图形、轨迹长度、面积及速度。人体重心晃动轨迹可分为中心型、前后型、左右型、多中心型和弥散型五种基本类型（图 7-7）。

正常人重心晃动轨迹的总长度较为恒定，但面积大小参差不齐，图形的形态是以中心型为主，弥散型次之。前庭系病变者的测试结果大于正常值，中枢性病变的数值皆大于外周性病变者。目前此项检测指标有利于外周性眩晕和中枢性眩晕的诊断与鉴别，但不可单独以此作为定量的指标，必须结合临床及其他检查结果进行综合分析才可得出明确的定位诊断。

10. 动态平衡试验　前面介绍的仅为静态传感平台所检测的静止型重心移动姿势图描记法，近来动态重心平衡仪（computerized dynamic posturography，CDP）亦已逐步应用于临床。CDP 检测时被检者双足站立于检查台所指定的位置，根据前方屏幕提示信号按先后顺序向前、后、左、右及斜方等方向做最大限度的身体重心移动，仪器同时记录下平台平移、倾斜、旋转或跨步时睁眼注视和闭眼状态下人体朝各方向重心移动的情况，并进行生物反馈信号分析，综合评价人体动态平衡功能。

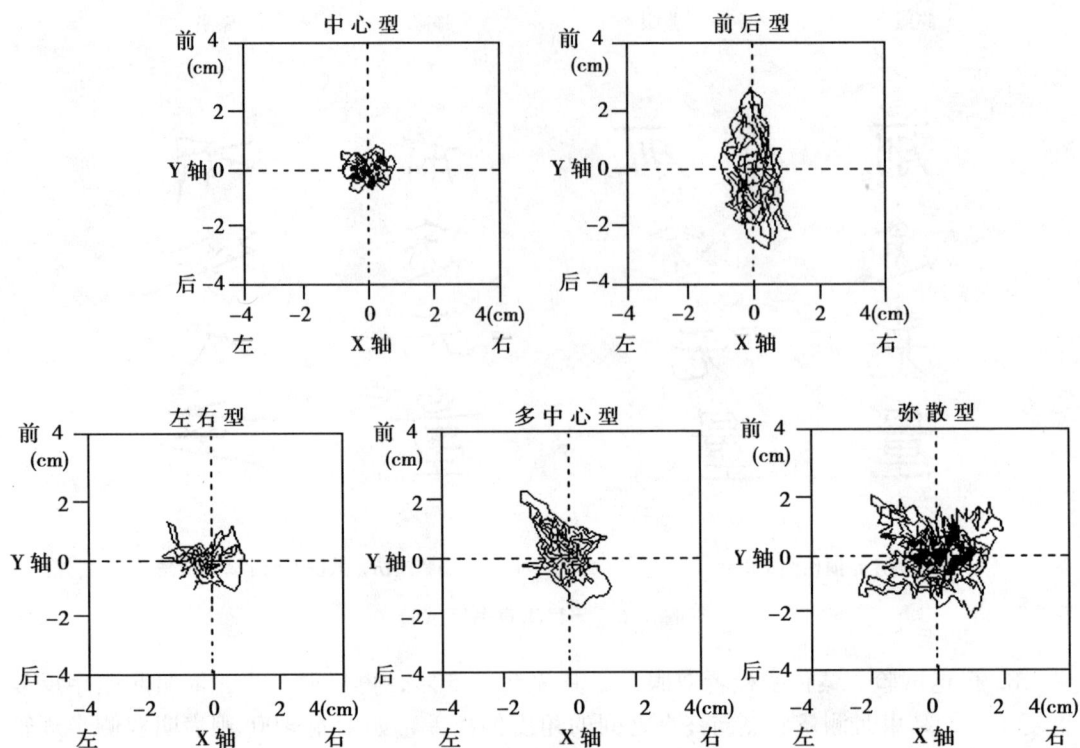

图 7-7　人体姿势描记平面图形分类

（陈秀伍　刘　铤）

第二节　前庭诱发体征检查法

随着前庭检查方法的不断开发，目前已有许多检查可经过适宜或不适宜刺激来使前庭器官产生系列反应，检查者可从中了解前庭系统的功能与状态。前庭诱发体征检查法主要为半规管功能检查、瘘管试验及位置性眼震试验，检查时均以眼震作为观察的主要指标。通常半规管检查是以外半规管的检查为主，垂直半规管检查仅适用于飞行员筛查等精细检测项目。

由于此类检查以眼震作为观测点，因此在进行前庭诱发体征检查检查之前，应常规进行一些必要的检查：①眼部一般检查：了解眼球的运动情况，注意双眼视力的差别程度，有无自发性眼震或斜视；②耳部常规检查：观察外耳道是否通畅，有无畸形，及时清理耵聍，注意鼓膜有无炎症或穿孔，对于外耳道有湿疹者应局部涂油膏予以保护；③脑神经检查：了解其他脑神经的感觉和运动有无异常，注意观察步态和运动的协调性，有助于中枢性与外周性眩晕的诊断与鉴别；④颈部功能检查：如怀疑位置性眩晕，应在实施位置试验之前确认患者有无颈椎病史，并于检查中予以关注。此外，检查开始前要向患者及家属做好宣教工作，解释测试内容，消除患者的紧张情绪，叮嘱其检查时配合，保持睁眼状态等。

一、位置性眼震

1. 位置性眼震（positional nystagmus test）　位置性眼震是指仅于某特殊的头位而引出的眼震。临床常用诱发体位为五种，通常检查时按如下顺序进行：①端坐位；②仰卧位；③仰卧左侧头位；④仰卧右侧头位；⑤仰卧悬头位。每个位置各观察30秒，如若干头位出现微弱水平性眼震应视为正常，但出现明显的眼震均属异常现象。当检查由一种位置变换为另一种位置时，要求转动动作缓慢，整个过程要超过1秒，以减轻运动所产生的影响。为避免引发颈性眼震，转头时亦可让患者将头部与躯干同时向左或向右侧转动。

位置性眼震可分为中枢性和外周性两种。中枢性眼震常于多种头位出现眼震，且无潜伏期，引发后眼震持续时间较长，并可反复于同一头位引发，被称之为无疲劳现象，此性眼震由中枢神经系统病变引起，如小脑病变、第Ⅳ脑室肿物等。外周性眼震仅限于某一头位出现，潜伏期约3~5秒，持续时间短（5~30秒），重复检查时眼震可减弱或消失，临床常以其眼震的方向恒定性和疲劳现象作为与中枢性眼震鉴别的要点，外周性眼震常因位觉砂器官病变引起，与椭圆囊退行性病变有关，也可是急性迷路炎早期的重要体征。

2. 变位性眼震（positioning nystagmus test）　亦称良性阵发性位置性眼震或阵发性眼震。其特点是眼震常于快速变换头位时诱发，末梢病变多有疲劳现象，中枢病变无疲劳表现，但部分可出现垂直性眼震。

3. 摇头性眼震（head shaking nystagmus）　受试者可在暗室重佩戴Frenzel镜睁眼观察，如采用ENG测试可提高检查的敏感性，有条件者行VNG测试则检查结果更为直观可靠。

试验令受试者将头部向左右两侧摇摆，20秒内摇头20次（速度2 Hz），所诱发的眼震即为摇头性眼震。

结果分析：①眼震向对侧，多为前庭外周性损害，亦可见中枢性损伤；②眼震向患侧，常为恢复期的特有表现；③摇头眼震中末期所出现的短暂微弱的反向眼震，可考虑为前庭系的重振反应。

4. 扭颈试验　检查中受试者先取端坐位，随后，令其按下列顺序行快速扭颈试验：①头部取正中直立位；②头位迅速改变，向左侧扭颈90°；③快速还原至直立位；④头部向右侧转颈90°；⑤随后再次还原为直立位，操作时上述每一头位均应保持15秒。一旦于某一头位发现诱发性眼震，就应令患者保持该头位不变，仅身体先后沿左右方转体60°。如转体后无眼震再现则可确定先前的眼震系扭颈试验所诱发的眼震；如果转体后仍有眼震即应考虑为位置性眼震存在。自发性眼震有时可因扭颈试验而加强、减弱或消失，扭颈试验常用于颈性眩晕的诊断和鉴别，疑有严重颈椎病者应慎用，以防发生危险。

二、旋 转 试 验

1. 巴拉尼（Bárány）旋转试验　Bárány于1907年首先使用，因刺激较强，反应过大，临床早已不用，现以此试验说明旋转试验时各种反应间的关系。

受试者闭目，正坐于旋转椅上，头前倾30°，使双侧外半规管处于水平位置，然后推转椅按顺时针方向旋转，转速为1圈/2秒，在旋转刚开始的1~2圈，右侧半规管内的内淋巴由于惰性关系而向壶腹流动，左侧半规管内的内淋巴则离开壶腹流动，结果出现快相向右的水平性眼震，亦称旋转中眼震，此时系旋转试验的第一阶段，该阶段仅持续数秒即逝。随后在旋转的中期，内淋巴克服了运动初期的惰性影响，二者间不存在相对运动，其转速与管壁一致，随之进入了无眼震反应的安静期，即第二阶段。当旋转10圈后使其骤然停转，即刻观察眼震的方向、强度、持续时间，由于旋转停止时半规管内淋巴液随惯性作用而继续作顺时针方向流动，此时半规管壁相对不动，二者之间的运动差使内淋巴液在右侧半规管内作离壶腹流动，在左半规管内作向壶腹流动，因此出现快相向左的水平型旋转后眼震，此时为旋转试验的第三阶段（图7-8），此时眼震频率中等，强度Ⅰ~Ⅱ度，持续时间约25~30秒。5分钟后检查者为被检者依上述方法及转速行向左的，按逆时针方向转动的旋转试验，检查结果与顺时针方向相反，两侧的旋转后眼震持续间差应<5秒。

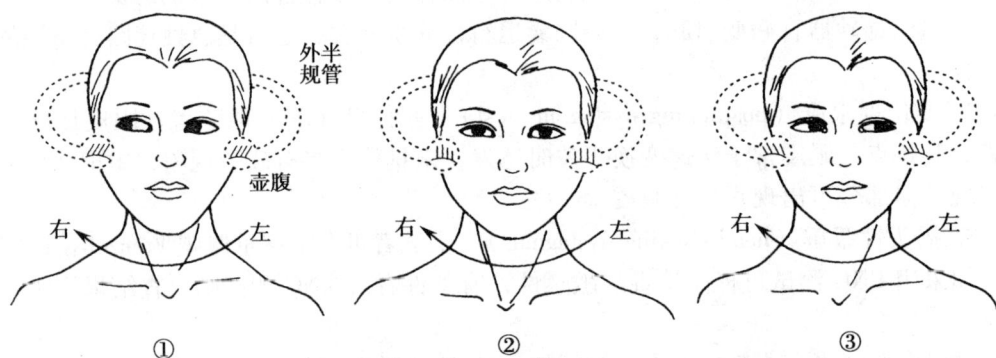

图7-8　旋转试验（向右方）的三个不同阶段

旋转试验结束时会随之产生一系列反应，例如出现旋转性眩晕时其转动方向与眼震快相方向一致而与躯体的倾倒、双手过指、扭颈、眼震慢相、内淋巴流动、纤毛摆动的方向及终顶的方向相反，上述反应之间所呈现的规律性关系见前庭生理章。在旋转试验停止时应尽量注意先行过指试验检查，因肌张力改变的持续时间短于眼震等体征的持续时间。

旋转试验还可采取多种头位，如头后仰60°及前倾120°等，不同头位可用于检测不同位置半规管的功能。

旋转试验优点甚多，如所产生的角加速度属生理性刺激，不受过多外界因素影响，可用于中耳炎鼓膜穿孔者等，但此项检查亦存有一些不足，例如，旋转时刺激过于强烈超出阈值范围数十倍，使晕动病、高血压、冠心病及脑血管病人难以承受；再者，所测结果难以定位为某一侧半规管的反应，而多是成对半规管功能的总和，因此试验结果不能用于前庭功能的定量评估。

2. 阻尼旋转摆动试验　阻尼旋转摆动试验简称扭摆试验（torsion swing test），是一种新型的旋转试验。由于测试采用电脑控制电动转椅而精确调节角加速度，定量发放刺激强度，并以模拟及数字分析技术准确处理所得资料。本检查不仅客观记录眼震，还可将测试过程中被检者方向变动的主观感觉纪录在图纸上，使试验结果较客观地反应前庭系统的功能。

下面简单介绍检查方法：受试者坐于电动转椅上，头前倾30°，电动转椅按设定的数值向左右方向交替摆动10次，每次摆动时间为20秒，从最大摆动角度180°开始，经10次阻尼摆动转椅自动止于0°。在摆动的同时以水平笔和垂直笔分别记录下水平眼震和垂直眼震，另一对笔记录转椅左右方向交替摆动的正弦曲线，并嘱受检者把转椅左右方向变动时的主观感觉同时用信号按钮打在正弦曲线上（图7-9）。

扭摆试验观察的主要参数如下：

（1）眼震总数：当电动转椅向右摆动时产生右向眼震，向左摆动时产生左向眼震，分别以"R"和"L"；表示右向眼震的总数及左向眼震的总数。双侧眼震之差与总数之比值为

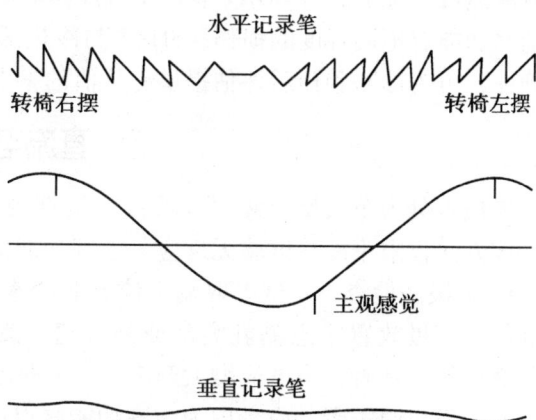

图7-9 阻尼旋转摆动试验示意图

$$\frac{R-L}{R+L} \times 100\%$$

（2）眼震振幅：选择摆动中眼震幅值总和最大的一次左向和右向眼震进行测量，结果分别以 A_R 和 A_L 表示。计算方法如下：

$$\frac{A_R - A_L}{A_R + A_L} \times 100\%$$

（3）扭摆试验正常值：双侧眼震次数之差 < 23%，振幅之差 < 24%，如差值超出正常范围应考虑前庭或中枢性病变。此外应注意单侧前庭功能已代偿时，眼震总数法和振幅计算法可能均正常；单侧减弱且尚未代偿时常表现为优势偏向，两种计算结果多数超出正常值；急性迷路后或中枢病变常出现优势偏向，但定位诊断尚有难度，应结合多项检查综合分析避免误诊。

3. 正弦谐波加速试验（sinusoidal harmonic acceleration test，SHAT） SHAT 是目前较新的前庭功能检查。患者保持清醒状态，头前倾30°静坐于声光屏蔽室之电动转椅上。记录电极分别固定于眉宇间和双侧外眦部，红外线摄像系统随时监测患者的状态和眼球运动情况。采用 0.01 ~ 0.64 Hz 倍频正弦角加速度刺激，速度峰值50°/秒，经计算机分析系统得出相位、增益值和非对称性等重要参数。相位（phase）指输入输出的时相关系，即头位与眼位之间的关系，测试时随转椅朝不同方向及角加速度旋转，受试者呈现出与旋转方向相反的眼震，之后眼震又随旋转速度的减低而逐渐减弱，直至消失。增益（gain）指转椅峰速（头位移）输入幅度与眼峰速（眼震位移）输出幅度的比值，正常范围在 0.88 ~ 1.02 之间。非对称性（asymmetry）指左向眼震与右向眼震的增益，即可将左向与右向峰值相比较，亦可计算整个慢相增益，作为眼动曲线的左右对称性比较，正常人应基本对称。

殷善开等试验结果报告 SHAT 分为 5 种类型：Ⅰ型各频率增益值均异常，伴多频相位值异常；Ⅱ型多频增益值异常，伴相位异常；Ⅲ型仅低频相位值异常；Ⅳ型将单个频率增益或相位值异常，无一定趋势者归于此型；Ⅴ型各频率相位、增益均在正常范围。双侧冷热反应降低患者 SHAT 表现型可反映双侧前庭功能降低的状况，Ⅰ～Ⅳ型结果表明前庭功能有不同程度的损伤。SHAT 与冷热试验的高度一致性增加了前庭功能检查的准确性，可为诊断和预后评估提供有价值的参考数据。

三、直流电反应

本检查分为单极反应和双极反应，是直接利用直流电刺激前庭神经而诱发前庭反应。该方法仅限于冷热试验无反应，前庭功能低下人群的前庭中枢与外周功能的判别。

1. 单极法检查　受试者取端坐位。取盐水纱布包裹电极，将负极置于单侧手掌心或颈部，正极放置于患侧乳突部或外耳道。逐渐增加电流量，对试验结果进行分析：①前庭功能正常者，当电流增大至 1～6mA 即出现向对侧眼震；②刺激电流超过正常量较多始诱发出眼震者，应考虑为前庭功能减退，电流 >15mA 仍无反应，则系较严重之前庭损伤。

2. 双极法检查　正负电极分别置于受试者双侧耳屏处，眼震随电流方向而产生，当正极位于右侧即出现向左侧的旋转性眼震，反之则结果相反。

四、冷 热 试 验

冷热试验是前庭诱发试验中最重要的部分，也是最常用的方法之一。试验时患者取仰卧位，头抬高 30°，此时外半规管处于垂直位（图 7-10），通过外源性温度刺激可造成离温度源最近的半规管的一端和远端之间出现明显的温度梯度，从而引发半规管内的淋巴液发生流动。此检查能选择性地刺激和评估水平半规管的功能。试验时采用冷热水或空气为刺激源，使外耳道皮肤的温度先发生改变，随后温度的变化传至内淋巴并分别刺激左、右侧半规管，使迷路内淋巴液因温度变化而按"热升冷降"之物理特性产生流动。当灌注热水时，外半规管外侧最先感受到温度的变化，该处内淋巴液温度升高，密度降低，淋巴液向上流动，随后壶腹终顶出现向椭圆囊方向的偏曲，内淋巴发生向壶腹流动，兴奋性产生并引发快相向刺激侧的水平型眼震与眩晕等系列前庭反应（图 7-11）。当进行冷刺激时，内淋巴因发生离壶腹流动（抑制性），而产生

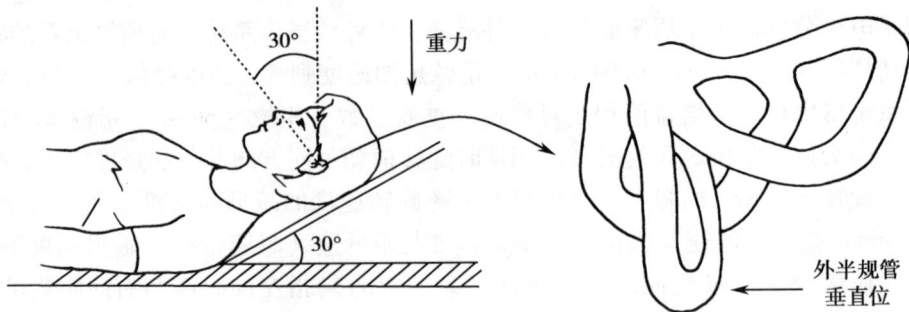

图 7-10　温度试验标准体位示意图

向刺激耳对侧方向的眼震。可根据单侧刺激时眼震反应的潜伏期、眼震强度、持续时间、眼震方向及两侧反应之差别大小来判断左右耳半规管的功能状态。此外，由于垂直半规管距离外耳道相对较远，所接受到的热刺激强度较低，因此垂直半规管的温度试验结果并不可靠。

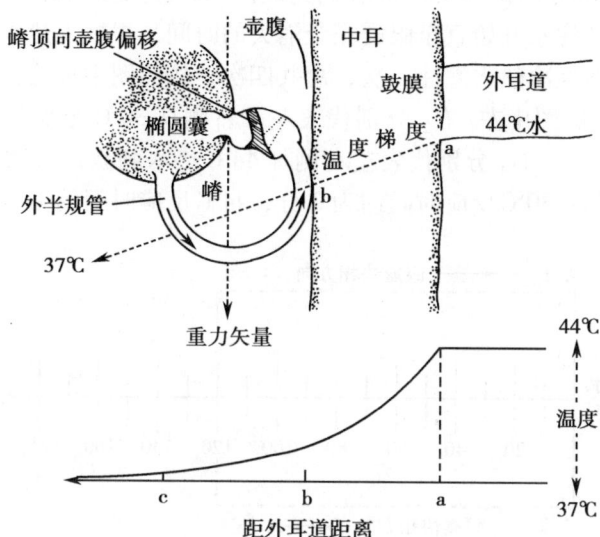

图 7-11　外半规管热试验机理图

临床冷热试验是以眼震持续时间的长短和眼震方向作为主要的观测指标。一般眼震幅度大、持续时间长、潜伏期短表明前庭兴奋性高，反之兴奋性相对较弱。冷热试验的优点在于无需特殊专业设备，操作简单快捷，可辅助眼震定性及眩晕的初步定位分析，有益于基层普及与应用，但若要进行深入的定性定量分析，则应选择眼震电图检查来详细记录并分析肉眼难以捕捉到的系列眼震信息。

温度试验种类繁多，主要方法包括：大量刺激法、微量刺激法、冷热空气刺激法、药物降温法、冷热交替法、改良冷热交替法等，目前很多方法临床已较少使用，现仅就常见经典法予以介绍。

1. 双耳冷热变温试验　此试验方法较传统，属大量刺激法之范畴。试验时患者取仰卧位，头抬高30°，此时外半规管处于垂直位，将特殊储水器内放入400ml，30℃冷水或44℃热水，（两次不同温度的试验间隔应>1分钟），储水器置于头部上方60～70cm 处，容器底部用 Y 型管连接，其下方各接一根橡皮管，于两条管的末端连接橄榄球后分别插入双侧外耳道。将同等容量及温度之热水同时匀速灌入双侧外耳道。试验结果无眼震出现则表明两侧半规管功能对称；若某一侧功能减弱，则会出现眼震，通常冷水刺激时眼震朝向功能减弱侧，热水刺激时眼震朝向功能较高一侧。正常人无眼震或仅有 I 度以下微弱眼震，以出现>II度～III度的眼震为阳性反应。

2. 冰水检查法　受检者取仰卧位，头前倾30°。以5ml 冰水注入外耳道，随后观察其眼震反应，如无眼震则继续注入，每次递增5ml，直至30ml，灌注时随时注意观察体征，一旦发现眼震则停止再次注水。灌注 10ml 以上出现眼震可视为半规管功能减弱，>30ml 仍无反应则为半规管麻痹，本检查尚难用于精细定量分析。

3. Hallpike 冷热试验法　本检测方法临床最为常用。受试者取仰卧位，头下部垫一木制斜板枕，该板与水平面呈30°角使水平半规管始终保持于垂直位。将高于和低于体温7℃，即44℃和30℃的冷热水分别储存于保温箱内，保温箱高于被检者头部约60cm，箱底接管及内径为4mm 的橄榄头，40 秒内完成注水，注入量约250～500ml 时，令其睁眼直视前方，记录从注水开始直至眼震完全消失的时间，根据先热水后冷水，先右耳后左耳的顺序，双耳各经冷热水灌注一次，总共四次，按照图中描绘方法将每次检查结果标入图内（图7-12），图中左₁右₂分别代表左、右侧耳 30℃冷水刺激，诱发眼震的方向与刺激侧别相反；左₃右₄分别代表左右侧耳 44℃热水刺激，所诱发的眼震方向与刺激侧别一致；正常值：30℃反应时间约为 2 分，44℃反应时间约为 1 分 40 秒。

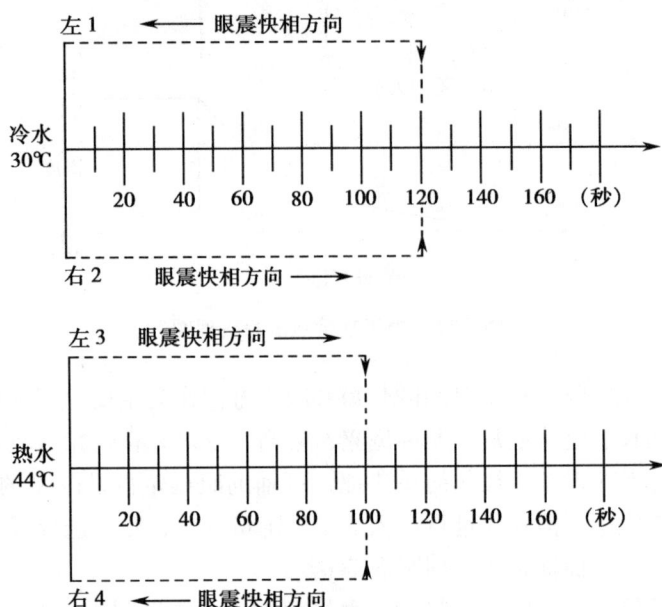

图7-12　ENG 冷热水试验记录示意图

4. 冷水半量试验　试验可分为三个步骤进行。第一步：取 20℃，5ml 冷水注入一侧外耳道，观察其反应，以出现快相向对侧，持续 1～2 分钟眼震为正常，观察 5～10 分钟，如未出现眩晕及眼震则转入下一步升级检查；第二步：取 10℃，20ml 冷水灌注于同侧外耳道，一旦出现眩晕及眼震反应，即可诊断为轻度半规管麻痹；对于无反应者，可将检查再次升级至第三步：以 0℃，20ml 冷水刺激，若仍无反应，则可做出该侧半规管完全麻痹之诊断。本检测方法较为简便可靠并省时。

5. 微量刺激法　取 5ml 冰水注入受试者外耳道，使之与鼓膜接触 15～20 秒，正常时出现眩晕和快相向对侧的水平旋转性眼震，潜伏期 20～40 毫秒，持续约 2～3 分。如潜伏期短于 8 秒则表示迷路兴奋性高，若经历 30ml 冰水刺激仍无眼震反应，则表明其迷路功能丧失。双耳检测者两侧测试间隔不得 <5 分钟。

6. 冷热空气试验　正常人及鼓膜穿孔者均可以冷热空气代替水行冷热试验。试验采用冷热刺激器，气流量掌握于 10L/分左右，温度分别为 50℃和 20℃，刺激持续 40～

60 秒。中耳炎鼓膜穿孔者常因鼓室内过于潮湿或干燥等问题而引发出反向眼震，给检查结果的判断带来干扰。例如，鼓膜穿孔者如鼓室腔过于潮湿时，即使行热空气灌流检查，亦会因水分的蒸发而引发相当于冷刺激的结果，出现反向眼震。为校正本误差，试验时可适当延长刺激时间来消除异常影响。此外，鼓膜穿孔时如鼓室过于干燥，灌流时可因空气直接刺激进入中耳而使刺激增强。冷热气刺激眼震反应的正常值为 1 分 55 秒和 2 分 8 秒。

冷热试验虽简单易操作，但目前检测方法尚未统一，试验可能受外界多种因素干扰，尤其手工注水时可因操作技术不熟练而导致刺激强度控制不准，试验结果不够精确，临床应予以注意。

冷热试验结果分析：①半规管轻瘫（canal paresis，CP）：正常人接受左右耳冷热刺激时眼震的总时值应大致相等，如双耳冷热反应总时值相差 >40s，则表明总时值小的一侧半规管轻瘫，该侧有前庭周围性病变存在。双侧半规管麻痹者虽总时值相等，但两侧均有明显缩短或无眼震反应；②优势偏向（directionnal preponderance，DP）：正常情况下，向左侧方向的眼震与向右侧方向眼震反应参数的总和应基本相等，如差别超过 40s 则表明向总时值大一侧的优势偏向，其临床意义尚未肯定，可能与椭圆囊或中枢病变有关；③半规管轻瘫与优势偏向共存：此类结果反应综合病变，应考虑半规管与椭圆囊疾病同时存在，可结合临床进一步检查定位；④前庭中枢性病变：可有粗大的垂直性、斜性或反向眼震，部分眼震无明显快慢相之分。

五、瘘管试验

利用耳屏按压法或采用 Siegle 耳镜气球鼓气法造成外耳道内空气压力发生改变。骨迷路有瘘管者压力直接经瘘管传入，刺激引发内淋巴液流动，从而引发一过性眩晕及眼震，临床称其为瘘管试验（fistula test）阳性，常见于慢性化脓性中耳炎。

（陈秀伍　刘　铤）

第三节　眼震电图检查法

眼球震颤是前庭系统疾病的主要体征之一，眼震电图（electronystamography，ENG）是以眼震作为观察指标的一种客观的前庭功能检测方法。近年，随着科技的进步电子计算机技术已广泛应用于医学领域，ENG 检测技术发展极为迅速，已由早期的单导电子管式人工计算的机型发展为电子计算机控制的多导式自动数据检测的多种先进机型，且多数均具有配套的电动转椅设施，使 ENG 即可记录到一般肉眼可见的眼震，也可记录到肉眼难以观察到的微弱眼震，通过对其图形的统计分析可了解前庭系统的生理病理状态，为中枢性或周围性病变的定位诊断提供重要信息。

一、ENG 一般原理

我们知道眼球作为一个双极性的球体，角膜带正电荷，视网膜带负电荷，巩膜起绝缘作用使角膜和视网膜之间形成电位差，其电轴与视轴一致，当眼球处于正位时电位差约为 1mA，在头面部构成一电场，眼球运动时该电场即发生相应的空间相位变化，如在眼球两侧各放置一个电极，则微小的电位变化可经放大器及记录设施记录（图7-13），亦或由计算机采集分析，经统计处理后即为 ENG。ENG 仅记录在同一电极平面内的眼球运动，如水平或垂直型眼震；而旋转型眼震因其运动仅沿视轴发生，两极间不产生电位差，所以不能经 ENG 记录。角膜-视网膜电位差常常受到多种因素的影响，如光刺激、情绪波动均可导致电位迅速上升，当暗适应 10~20 分钟及情绪稳定后电位可降低，但20~30 分钟后又可再次升高，测试时应引起注意。

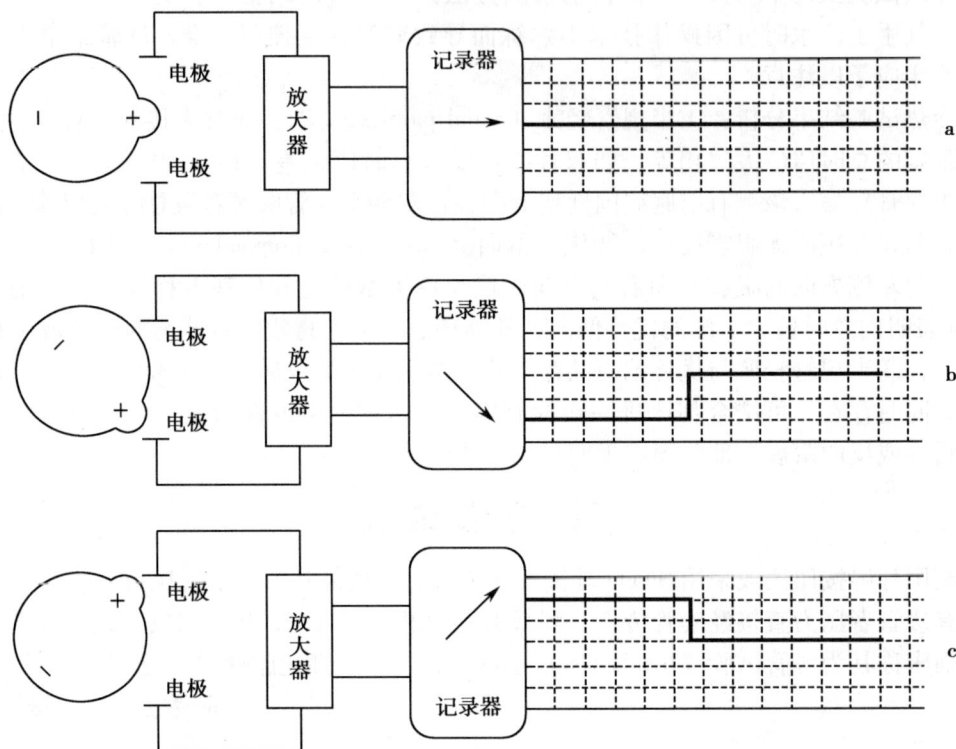

图 7-13　ENG 记录示意图

a. 眼球向前正视时无明显电位差，基线位于记录图正中；b. 眼球向左转时，产生的电位差使记录笔向下描记；c. 眼球向右转时，产生的电位差使记录笔向上描记

眼震电图仪由电极、信号调节器、前置放大器、功率放大器和输出转换器这几个主要的部分构成，各个部位功能完好是检查成功的保证。

二、ENG 记录程序

（一）检查前期准备

1. 对受试者和检查者的要求　①受试者在检查前 24~48 小时内禁止服用中枢神经系统兴奋或抑制类药物，避免饮用含酒精性饮料，以防因药物所致的前庭激惹或抑制现象出现；②检查前尽量空腹或少量进食，避免刺激后发生呕吐；③检查前应向受检者详细介绍检查中应保持的头位、可能出现的头晕反应和持续时间以及何时需要其配合心算或计算时要求口述出声以保持皮层的觉醒度等注意事项；④检查前应详细询问病史，做耳科常规听力检测，了解外耳道及鼓膜情况；注意有无心脑血管疾病、位置性眩晕和颈椎病史。

2. ENG 检查禁忌证　①外耳道炎、鼓膜穿孔者避免做冷热水温度试验；②眩晕急性发作期可只行自发性试验，避免诱发性刺激；③24～48 小时内服用过中枢兴奋或抑制剂；④心脑血管疾病急性发作期；⑤癫痫、颅内压升高、严重精神病、智障者和配合困难的儿童。

（二）安装电极

放置电极前以酒精或乙醚棉球轻拭眼周及眉间周围皮肤，充分脱脂后便选用银/氯化银制成的圆盘状电极（直径 0.5～1cm）。采用两个导联分别记录眼球的水平及垂直运动。水平电极放置于双眼外眦外侧约 0.5cm 处，垂直电极分别放置于一侧睑裂中线的眉稍上缘和眶下缘处，诸电极分别以胶布或不干胶固定，使之与皮肤紧密帖服，尽量将二者间阻抗值降到最低。电极放置部位如图 7-14 所示。向上的眼震与右向水平型眼震图形一致，向下的眼震与左向水平型眼震图形一致（图 7-15a，b）。

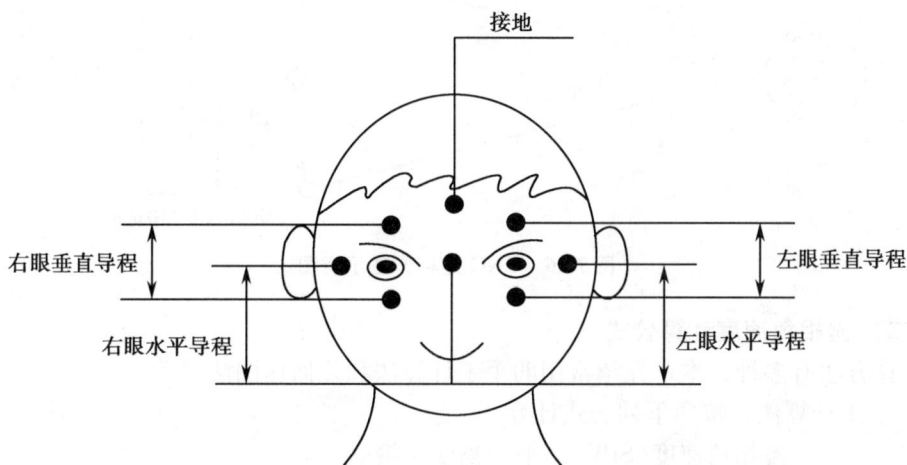

图 7-14　ENG 记录电极位置示意图

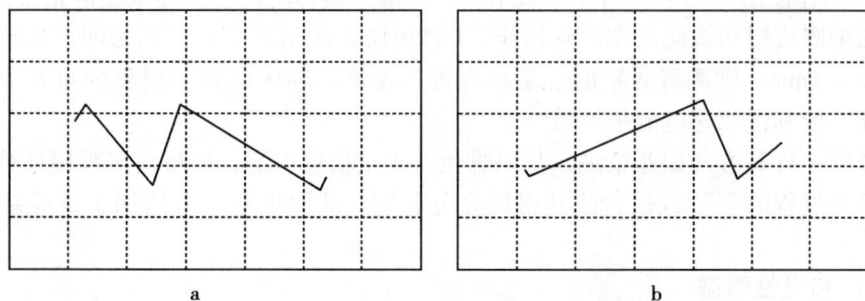

图 7-15　不同方向水平和垂直型眼震的典型图形特征
a. 眼震向右或向上；b. 眼震向左或向下

三、ENG 常规检测项目

（一）定标

定标（calibration test）主要是检测受检者双眼按灯标移动点的角度从一个部位向另一部位注视时眼球的目标追踪能力。定标时将眼球位移定量，使眼球转动到一定角度时，ENG 记录笔便移动至一定距离，依照眼球转动角度与移动距离之比（转动角度/mm）计算出眼震慢相角速度的大小。定标操作时嘱受试者取坐姿，注视前方视靶上移动的光标，光标从正中先后移动到视靶左右两端，眼球亦应由正中快速追逐至左右两侧的光点。以往为便于手工计算，通常先将视夹角确定为 10°，其后调整放大增益，将记录笔描绘幅度定位为 10° ＝ 10mm 为准，具体操作方式如图 7-16 所示。

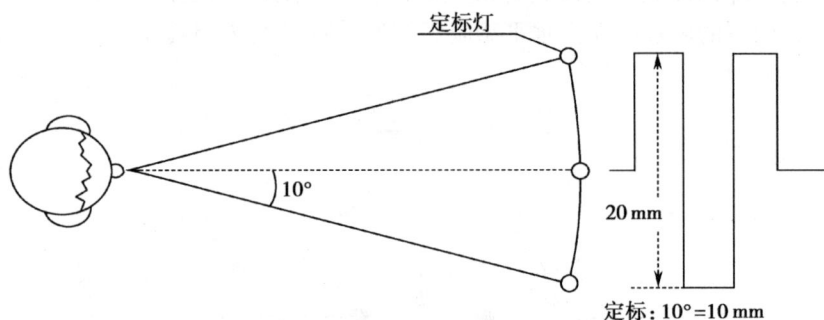

图 7-16　ENG 定标方法示意图

（二）慢相角速度计算公式

计算方法有多种，本章介绍常用的手工计算法和几何作图法：

1. 手工计算法：按照下列公式计算。

$$慢相角速度（SPV）＝平均幅度×频率$$
$$＝（总幅度/次数）×（次数/时间）$$
$$＝总幅度/时间$$

2. 几何作图法　图 7-17 中，a 表示 1 秒内描笔偏移的高度，即眼震慢相振幅；b 表示，沿图中眼震慢相线向两端画延长线，1 秒内所走距离系眼震慢相时间；如定标值已确定为 1° ＝ 1mm，则测得的幅值既是眼震慢相速度。临床试验一般至少对五个眼震波进行计算，取其慢相速度的平均值。

尽管以上计算方法如此精细，却仍难免有大量信息遗漏，故目前多采用计算机收集处理试验全过程的有效数据，使其得以充分利用，从而更有效地增加了试验结果的可靠性。

（三）自发性眼震

受试者取坐位，双眼直视正前方，并分别于睁眼、闭眼和左右 30° 各凝视 30s，记录有无自发性眼震（spontaneous nystagmus）。自发性前庭性眼震一般表现为水平性眼震，有明显的快慢相之分，向快相凝视时眼震加强，睁眼凝视时眼震受抑制，闭眼时眼震明显加强；中枢性自发性眼震的特征与其相反，为睁眼时加强，闭眼时减弱或消失；自发性眼性眼震眼球呈钟摆样摆动，无快慢相之分，睁眼时出现，闭眼时消失。

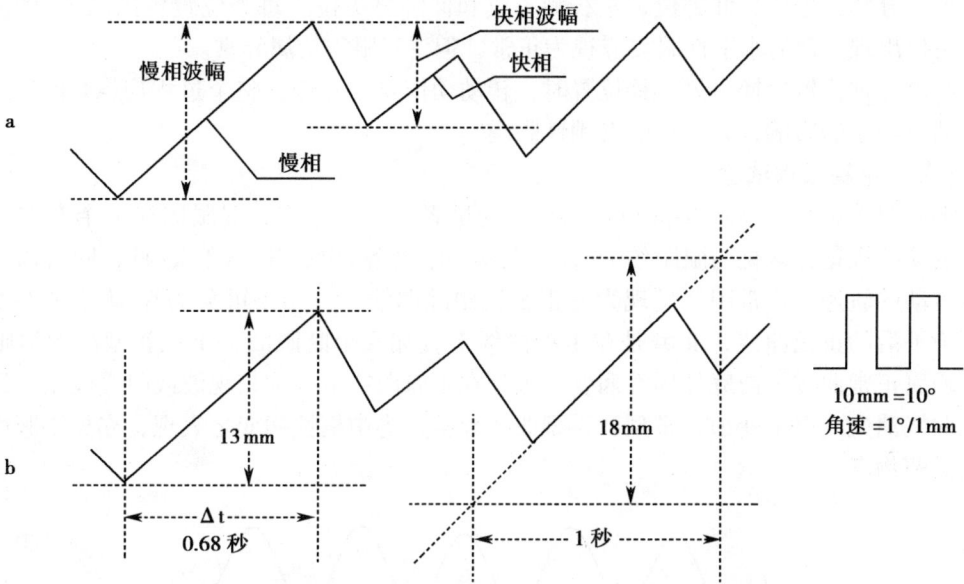

图 7-17 ENG 波幅和慢相角速度测试方法示意图
a. ENG 波幅测试示意图；b. ENG 慢相角速度测试示意图

(四) 扫视试验

扫视试验 (saccade test) 是眼球的一种快速运动，视线从一点转向另一点时，眼球会发生快速转动。当扫视运动超越或难以达到后一目标，即可认为视测量障碍，称过冲或欠冲现象 (图 7-18)。小脑病变时视测距障碍，可有欠冲或过冲表现。如扫视眼速过慢，潜伏期延长可为脑干病变。正常人及前庭外周性病变应为典型的小振幅小方波。

(五) 位置性眼震

在不同标准体位所诱发的眼震为位置性眼震 (positional nystagmus test)。诱发体位

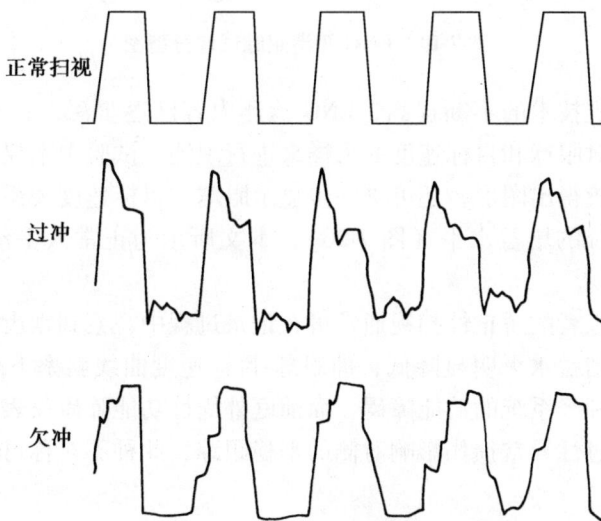

图 7-18 ENG 扫视试验分类图

共 5 种，分别为坐位、仰卧位、左右侧头位和仰卧悬头位。每个位置各记录 30 秒，如若干头位出现 <7° 的水平性眼震应视为正常，但 >7° 眼震均属异常。

在由一种位置变换为另一种位置时，转动动作要求缓慢，整个过程应 >1 秒，以减轻运动所产生的影响，并避免引发颈性眼震。

（六）平稳跟踪试验

平稳跟踪试验（smooth pursuit test）：受试者端坐于暗室，双眼固视一个左右往返匀速运动的视靶，该靶与眼距约 1m，左右摆动幅度各 20°，30 ~ 60 次/秒，同时描记下眼球运动的轨迹。正常图形呈现为一正弦视跟踪曲线，其结果可分为 Ⅳ 型（图 7-19），Ⅰ 型为平滑的正弦曲线；Ⅱ 型是在 Ⅰ 型曲线上叠加几个眨眼波，Ⅰ、Ⅱ 型波形清晰可辨，均属正常曲线或前庭外周性病变。Ⅲ 型在正弦曲线上叠加扫视波或眼震波型；Ⅳ 型正弦曲线消失或严重变形，Ⅲ 型和 Ⅳ 型曲线异常，为中枢性病变之表现，亦见于服用巴比妥类药物者。

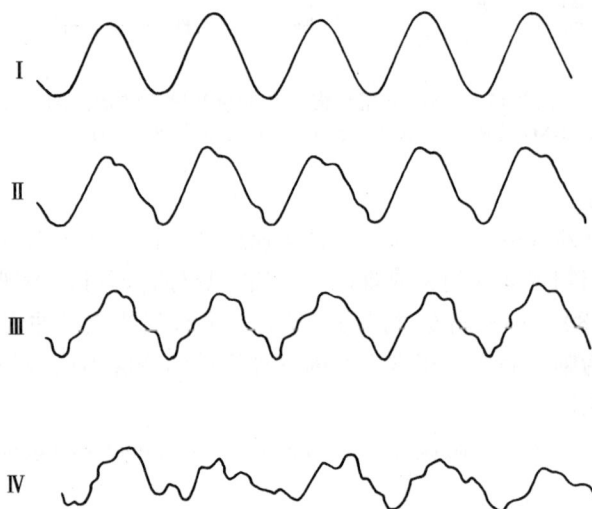

图 7-19　ENG 平滑跟踪试验分型图

近年随着计算机技术的不断提高，ENG 检测内容已逐步深入，平滑跟踪试验的精确度亦可通过不断对眼球和目标速度的采样来进行观测。试验中不仅可除去扫视波而将眼球与目标速度比较得出图形，还可进一步显示眼球与目标速度关系曲线的斜率，该斜率表示平滑跟踪系统的增益水平（图 7-20），本文所示为正常人平滑跟踪试验的 ENG 图及眼速图。

平滑跟踪障碍患者的矫正性扫视通常可在记录过程中观察到锯齿样波形，这类患者的平滑跟踪系统的增益水平明显降低，即眼球-目标速度曲线斜率下降。平滑跟踪的明显异常可反映中枢神经系统的功能障碍，而前庭外周性功能障碍仅表现为眼球向慢相一侧运动所产生的一过性异常损伤影响对侧的平稳跟踪，此种不对称可随眩晕症状的缓解而在几周内消失。

（七）视动性眼震试验

视动性眼震试验（optokinetic nystagmus test，OKN）是在视觉刺激情况下，由正常

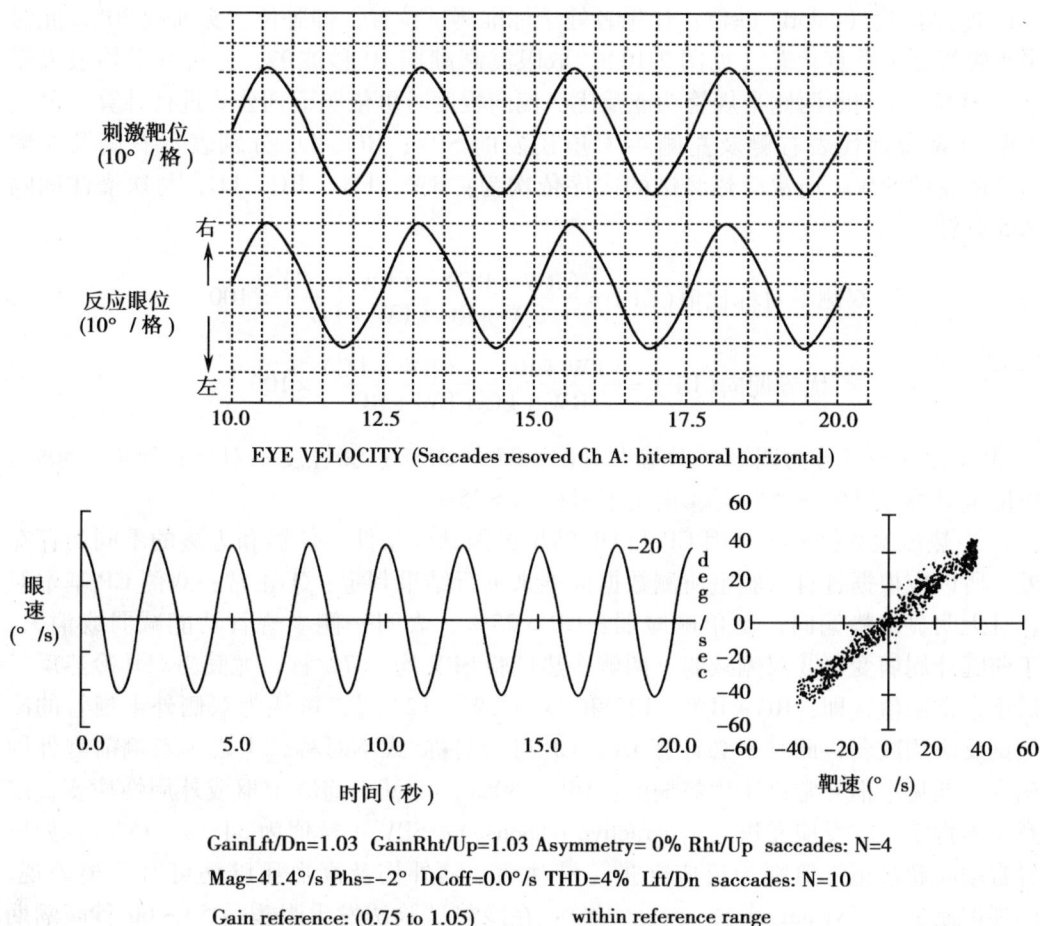

刺激靶位
(10°／格)

反应眼位
(10°／格)

右

左

EYE VELOCITY (Saccades resoved Ch A: bitemporal horizontal)

眼速
(°／s)

时间（秒）

靶速(°／s)

GainLft/Dn=1.03　GainRht/Up=1.03　Asymmetry= 0%　Rht/Up　saccades: N=4

Mag=41.4°/s Phs=−2°　DCoff=0.0°/s THD=4%　Lft/Dn　saccades: N=10

Gain reference: (0.75 to 1.05)　　　　　within reference range

图 7-20　正常人平滑跟踪试验的 ENG 图及眼速图

脑干反射产生的一种生理性眼球运动。例如，人在高速公路飞驰的汽车中注视窗外快速移动的电线杆、树木等物体时，双眼持续注视并跟随着移动的物体，为使物体成像始终落于视网膜黄斑部，眼球会出现反射性反跳，此时就产生了快慢相交替性眼震，其眼震方向应与移动物体的方向相反。

　　ENG 检查时，当受检者注视前方顺时针或逆时针方向匀速转动的视动鼓或光标时，可引出快相与转鼓方向相反的眼震。迷路、前庭神经病变视动性眼震多正常；视动系统异常发生于病变侧的视动性眼震将会出现因受抑制而减弱或消失，如大脑颞叶、枕叶后部、前庭诸核或内侧纵束病变时就可出现异常不对称性反应；同时应注意自发性眼震慢相角速度 >8°时，双侧视动性眼震可有异常不对称现象，计算时必须减去患侧自发性眼震的慢相角速度，用二者之差值与对侧相比较。此外，还应随时排除一些眼性异常，如斜视、单眼盲和眼肌麻痹所带来的异常的视动性眼震。

　　常见异常检查结果：①单侧或双侧视动性眼震增益减少；②单侧或双侧试动性眼震缺失；③节律、振幅形态异常，两侧不对称；④出现反向眼震。

　　（八）冷热试验

1. 冷热试验（caloric test）：让患者处于标准测试位置，仰卧位，头前倾30°，此时水平半规管处于垂直状态（见图7-10）。取眼震高潮期10秒波形，分析其平均最大慢向速度SPV。在判断两侧半规管功能及优势偏向程度时可依照下列公式进行计算。公式中RW、LW分别代表右侧及左侧44℃所诱发的SPV；RC、LC分别表示右侧及左侧30℃所诱发的SPV。通常冷热测试的次序依次为：RW，LW，RC，LC，每次灌注间隔应为5分钟。

$$双侧不对称比值(CP) = \frac{(RW + RC) - (LW + LC)}{RW + RC + LW + LC} \times 100$$

$$优势偏向(DP) = \frac{(LW + RC) - (RW + LC)}{RW + LC + LW + RC} \times 100$$

CP结果一般可分为四级：①基本对称：0%～25%；②轻度不对称：26%～50%；③中度不对称：51%～75%；④重度不对称：>75%。

2. 冷热试验数据分析　因CP和DP结果可因试验条件、仪器和方法的不同而存在误差，所以应根据各自试验室所测数据标准来进行结果判定：①正常：双侧CP基本对称，且无明显优势偏向；②单侧减弱：CP>25%，表明一侧半规管功能减弱或消失，见于前庭外周病变；③双侧减弱：两侧冷热试验SPV均<7°/秒，尤其当双耳冷热反应均低于正常限值，即：RC + RW < 12° 和 LC + LW < 12° 时，可认为双侧外半规管的冷热测试反应均减弱，此时不必计算DP，CP可为对称/或不对称，考虑为双侧前庭外周性病变，偶见中枢异常；④优势偏向：DP>30%，可见于前庭中枢或外周性病变，定位意义不肯定；⑤反应亢进（hyperactive response）：SPV正常值为34°/s～75°/s，如反应异常增高超过正常值则为反应亢进，晕动病、脑外伤及高血压脑病可有此类表现；⑥固视抑制试验（visual suppression，VS）：在冷热试验诱发出眼震后50～60秒高潮期时段，让受试者睁眼注视前方光标，正常人及前庭末梢病变者可完全或部分抑制冷热刺激所诱发的眼震（图7-21），中枢病变及眼性眼震者睁眼时眼震不受抑制，甚至有所增强，称为固视抑制失败。下列计算公式将VS定量化，结果可作为辅助诊断的重要参数：$VS = \frac{SPV_{睁眼} - SPV_{闭眼}}{SPV_{睁眼}} \times 100$。a. 正常：VS≥50%；b. 固视抑制减弱：VS = 50%～10%；c. 固视抑制消失：VS<10%；d. 固视期间眼震增强：VS为负数；⑦自发性眼震状态下ENG结果的判定：检查者在上述ENG检测项目中若发现自发性眼震应进行详细记录，常规观察项目包括眼震强度、方向。记录非自发性眼震方向的眼震诱发结果时，可根据自发性眼震的SPV值，经简单计算得出左右侧冷热试验中诱发性眼震被抵消的量，以确定该侧SPV的真实大小。

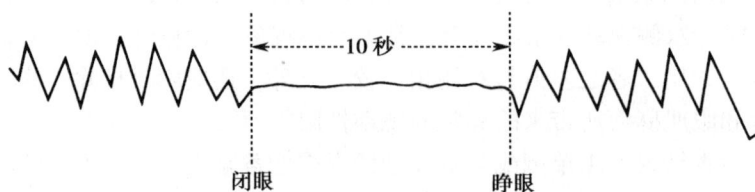

图7-21　ENG固视抑制试验记录图

上述各项是 ENG 检测的基本系列，条件完善的试验室还可增设旋转试验或其它深入细致的检查，以补充各项检测之不足。此外，ENG 试验易受诸多外界因素影响，患者近期所服药物、测试期间的觉醒状态以及操作者的经验等均可影响检测结果的准确性，因此，测试前应向受检者讲明有关注意事项，避免非技术性干扰。

ENG 检测能采集到肉眼难以观察到的眼震，应用计算机技术还可以对多个反应结果进行精确记录分析，其中最有价值的检测数据是眼震慢相角速度的相关参数。图 7-22 显示 1 例正常人双耳经 30℃ 和 44℃ 水刺激所引发的眼震反应。从图中可以观察到从刺激开始，到眼震出现，直至反应高峰及眼震逐渐减弱与消失的全部过程，对比图中相对于时间的散点表现，可以观察出眼震的变化规律。

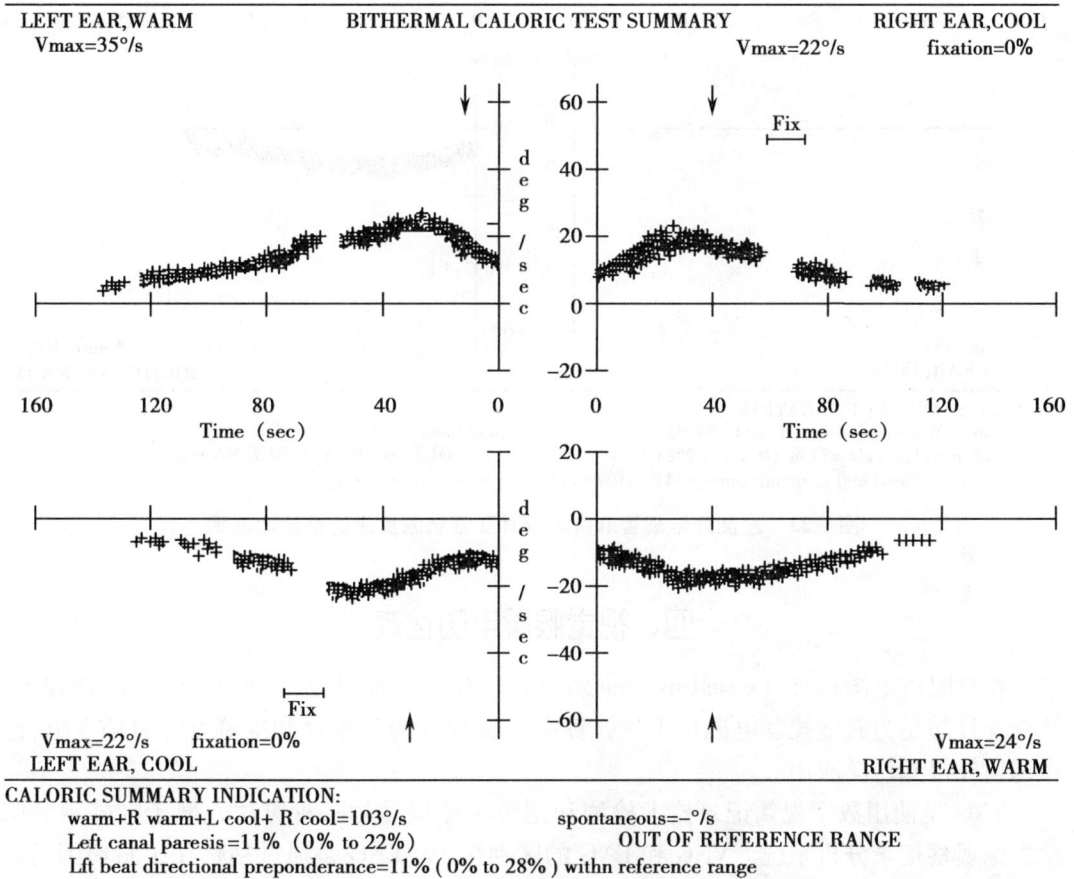

图 7-22　正常人双耳冷热温度刺激反应慢相速度图

图 7-23 是 1 例眩晕患者在双耳冷热温度刺激下所引发的眼震反应的慢相速度图，检测结果表明左侧水平半规管功能减退（CP = 71%），但无明显优势偏向（DP = 24%），该检测结果为前庭外周性障碍提供了诊断依据。

总之，ENG 检测技术有利于信息的快速综合分析，有助于前庭性、中枢性和眼性先天性眼震的定性、定量分析，为疾病的诊断、鉴别及病变定位提供帮助，还可为疾病疗效评定提供数据，ENG 是临床神经耳科学中重要的检查内容。

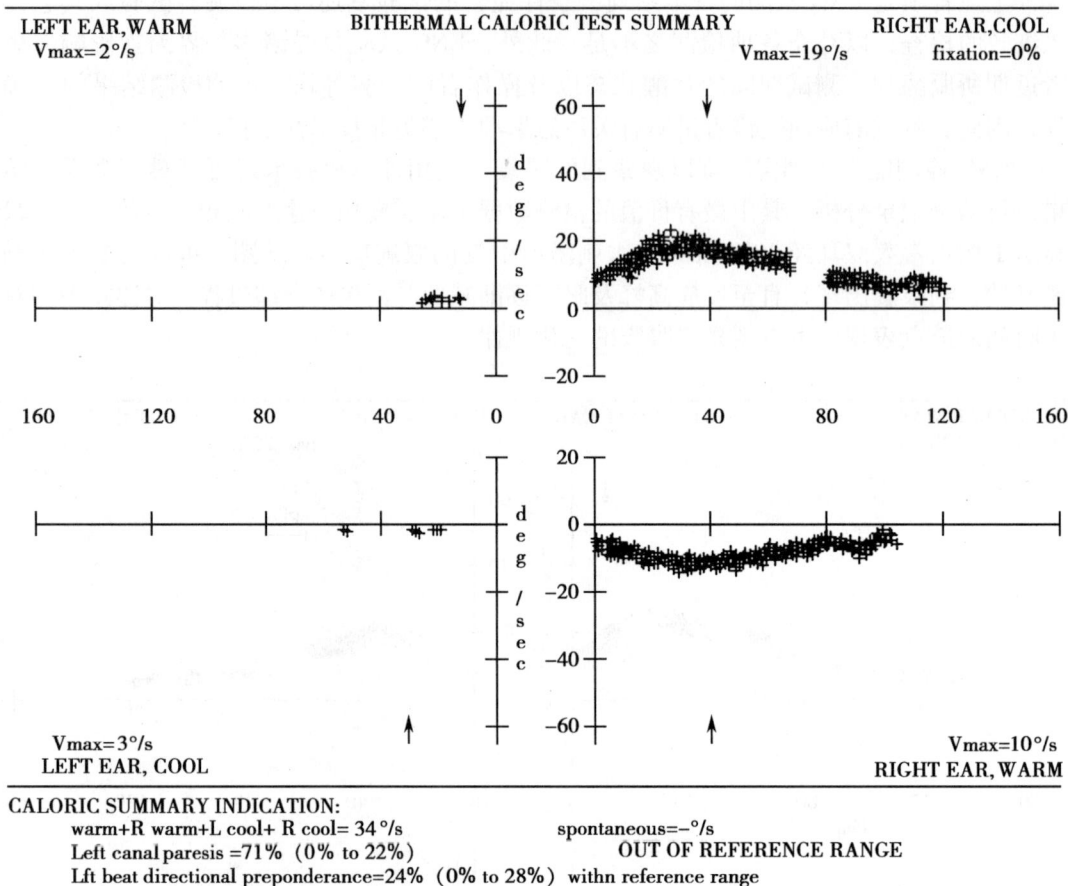

| LEFT EAR,WARM | BITHERMAL CALORIC TEST SUMMARY | RIGHT EAR,COOL |
| Vmax=2°/s | | Vmax=19°/s fixation=0% |

Vmax=3°/s
LEFT EAR, COOL

Vmax=10°/s
RIGHT EAR, WARM

CALORIC SUMMARY INDICATION:
　　warm+R warm+L cool+ R cool= 34°/s　　　　spontaneous=−°/s
　　Left canal paresis =71%（0% to 22%）　　　OUT OF REFERENCE RANGE
　　Lft beat directional preponderance=24%（0% to 28%）withn reference range

图 7-23　左侧外半规管麻痹者双耳双温刺激反应的慢相速度图

四、视觉眼震电图检查

　　视觉眼震电图检查（visual nystamography，VNG）　测试是一种记录眼震的新技术，其开发目的是为有效控制电磁场干扰，提高眼震检查的可靠性和准确性。目前 VNG 已在国内外得到广泛应用。

　　VNG 是使用数字视频记录技术检测和记录眼球运动的一种方法，属于红外视频眼动影像观察记录分析系统。VNG 和 ENG 的区别在于：ENG 是通过粘贴在眼睛周围的多组电极测量角膜-视网膜之间的电势差变化，间接地获取眼球的电位变化，而 VNG 除保留原 ENG 诊断和操作的优点之外，还淘汰了原有的电极，取而带之的是非接触性红外摄像目镜，采用红外视频技术，实时观察和记录分析各种眼动影像，通过分析眼睛的视频图像，追踪其瞳孔的中心位置来定位瞳孔，并直观的从显示器上观察到水平、垂直和旋转型眼震，计算出旋转型眼震的角度及角速度，为临床中枢性及外周性眩晕的定位诊断提供了全新的诊断依据（图 7-24，图 7-25）。

　　与 ENG 比较，VNG 系统是在计算机基础上，又进行了多方位整合，系统额外配置了具有红外摄像功能的眼罩、光学视靶投影仪、内置硬盘、记录分析软件、提供检查报

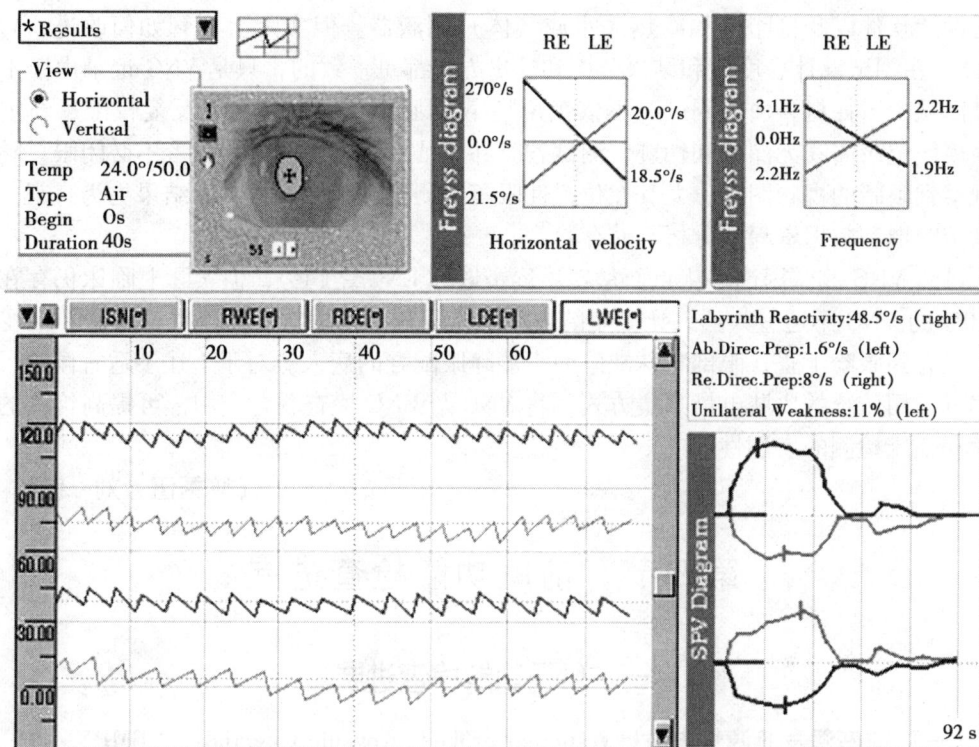

图 7-24　正常人 VNG 温度试验记录图及检查报告

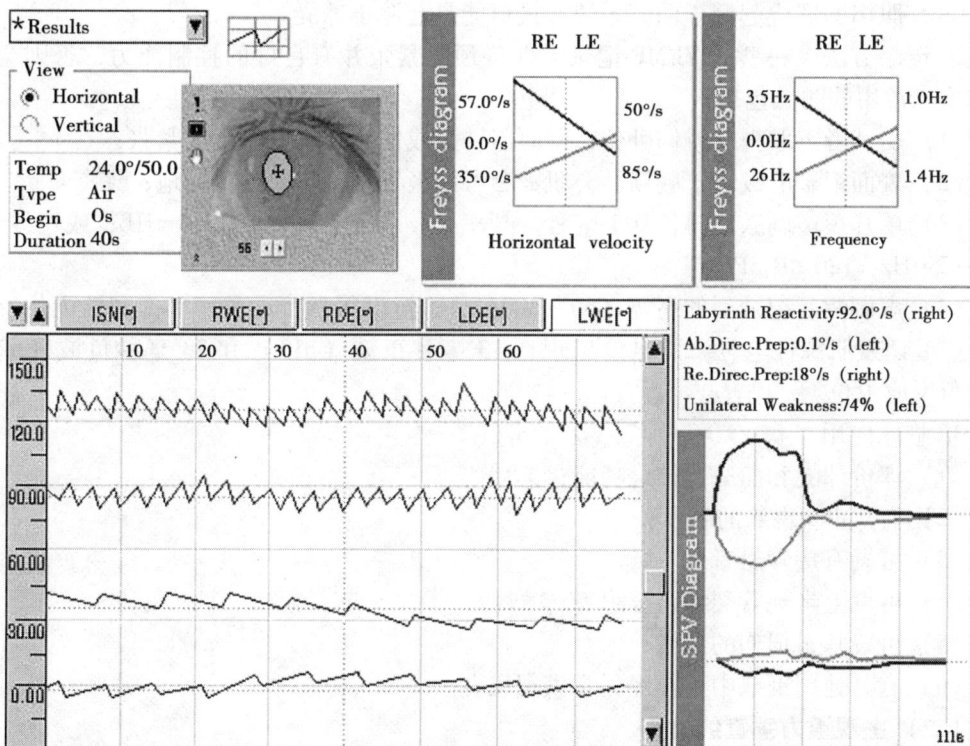

图 7-25　VNG 温度试验记录图
检查结果显示左侧半规管麻痹，优势偏向向右

告的设计软件以及打印机和冷热（水或气体）刺激器。但实际上不管如何改进，VNG和 ENG 在测试设计、度量和结果分析和输出方面都是一致的，只是 VNG 记录由于不用电极而减少了耗材，由于测试时不依赖角膜-视网膜电位，而免去了反复校准重新定标之繁琐使记录曲线无漂移和伪迹、测试省时并且结果可靠。测试中患者不必闭眼，随时能观察到眼睛的视频图象，尤其在位置性眼震的测试过程中，检测的结果更为直观，更有助于图形和数据资料的分析与储存。

虽然 VNG 测试因诸多优点而呈现出逐步取代 ENG 之趋势，但实际上临床仍存在着约 10% 的 VNG 不适宜人群，比如年龄较小的儿童和个别根本不能忍受佩戴眼罩的受试者，还有因眼睑下垂、眼部特殊缺陷而不能睁眼配合的病人。对于上述不适宜佩带目镜者仍可采用传统的皮肤电极采集方式，将 VNG 与 ENG 检查联合应用，可提高检查的灵活性和临床检测的实用性。

（陈秀伍 刘 铤）

第四节 前庭功能检查进展

一、耳石功能检查进展

（一）前庭诱发肌源性电位（vestibular evoked myogenic potentials，VEMP）

1. 定义 由高强度的短声或短纯音诱发的颈肌（胸锁乳突肌）短潜伏期肌电图（EMG），肌肉的反应起源于前庭系统，最可能是起源于球囊。

2. 记录方法 典型的 VEMP 记录需保持颈肌紧张并有良好的控制能力，否则会影响结果。常用的测试包括：

（1）受试者可取坐位或仰卧位，同时需转头或使头倾斜以产生肌紧张；

（2）表面记录电极置于胸锁乳突肌，参考电极置于胸骨，前额接地；

（3）单耳短声刺激，时长 0.1 毫秒，频率 5Hz，强度 95～100 dB nHL；或短纯音：500～750Hz，120 dB SPL。

（4）声刺激后记录到的高幅（60～300μV）、短潜伏期（8 毫秒）抑制性电位反应即为前庭诱发肌源性电位。该电位出现在 13 毫秒正波（p13）和 23 毫秒负波（n23）的正负反应电位。

3. 临床应用

（1）评价球囊和前庭下神经功能；

（2）有 Tullio 现象的患者；

（3）可疑有瘘管患者；

（4）可疑上半规管裂综合征患者；

（5）可疑耳石损伤的患者；

（6）有其他周围或中枢神经异常表现患者。

（二）主观重力垂直线检查

主观重力垂直线检查（SVV）为受检者睁眼看垂直线光靶，并调节垂直线达到主观认为"垂直"为止。在 1G 条件下，这是一个比较稳定的参数，暗室条件和明室条件测试均可。超重环境下 SVV 与实际重力垂直线不符，其与力场作用于人体的角度密切相关，但波动范围较大。

正常人 SVV 分布比较集中，在偏离实际重力垂直线 -3.0°~3.0°的范围波动，一旦偏离此范围皆为异常。

二、姿势平衡检查进展

姿势平衡检查包括静态姿势平衡检查和动态姿势平衡检查（dynamic posturography）两种，其中静态姿势平衡检查已在临床应用多年，这里不作介绍。动态姿势平衡检查是一种动态重心稳定性试验，特指人在平台动态活动中，对自身获得的平衡能力评估。特别应该强调的是：该测试是以本体感觉、视觉和前庭觉为整体的统合测试原理为原则。设备以计算机为控制中心，变化项包括可动平台的操作如前后平动或以双踝为轴心的转动以及视觉刺激等。测量时要监测来自双脚的压力变化，如压力测量和摆角测量以及身体重心得评估。可进行感觉整合能力测定和运动协调控制以及运动反应适应能力测定。

1. 主要测试参数

（1）潜伏期；

（2）重心对称性；

（3）幅度；

（4）适应性。

2. 姿势图的结果分析

（1）姿势图是一项功能性测试，报告应对结果进行描述；

（2）出现异常潜伏期时可能表现为前庭功能障碍型、表面依赖型、前庭本体觉功能障碍型、视觉优势型等。

（3）如出现严重的运动协调能力异常，应进一步做中枢神经系统功能测定。如表现为对小幅平台移动产生夸大的反应，甚至有时随测试状态变难而结果没有明显变差的迹象等相矛盾的结果时。

（4）对于重心对称性、幅度以及适应性异常的患者进行动态姿势检查，有利于前庭康复与物理治疗的指导与评价。

3. 动态姿势图检查的优点

（1）对平衡功能的全面整合测试；

（2）自然而耐受良好的外界生理性刺激；

（3）易于管理。

4. 动态姿势图检查的局限性

（1）是对人体平衡的整体功能性测试，定位诊断的局限性明显；

（2）设备昂贵，操作复杂，儿童患者管理复杂。

三、关于前庭反应频率带宽特性的研究进展

前庭反应的频率性研究已经起步，其中涵盖中、低频测试的温度试验、转椅试验以及摆动试验已在临床广泛应用。相对而言，高频范围的前庭检查项目刚刚起步，其临床应用还有待进一步研究，主要包括：

（一）头部主动摇头试验

头部主动摇头试验包括高频前庭动眼反射实验（high-frequency VOR test）和摇头实验（Head-shaking test）。目前比较流行的检查项目是前庭自旋转试验（vestibular autorotation test，VAT），相比转椅试验而言，其主要优点是测试仪器携带方便，价格便宜，操作简单，测试时间短。

1. 定义　是指在受检者主动头部摇动的同时记录眼动反射。

2. 检查要点　常用的测试频率包括两部分：0.5～0.8 Hz（持续6秒）和0.8～6 Hz（持续13秒）。测试的关键是要求受检者在头动过程中，眼睛始终盯住前方的靶心；测试包括水平方向和垂直方向的摇头性眼震。

3. 结果分析　主要从以下几个参数进行分析，包括相位（周期）、增益（强度）和对称性（左右侧）等。同时要注意在分析结果时应考虑到频率的影响：当摇头频率在1 Hz以下时，视跟踪和前庭眼系统会被激活；而频率在1 Hz以上时，只有前庭眼系统会被激活。

4. 临床应用

（1）可测试水平方向及垂直方向的前庭眼反射；

（2）可以测试前庭的高频响应特性。

5. 应用的局限：①测试高频运动过程中对头眼协调的技术难度稍高；②眼震的快相和慢相区分困难；③结果可能会受到颈眼反射的影响。

（二）脉冲刺激试验（impulsive testing of semicircular canal function），也称头脉冲试验（halmagyi test，HIT）

1. 定义与方法　用＞1 Hz和＞200°/s的角速度刺激相应的半规管观察前庭眼动反射。

2. 临床意义　有前庭眼动反射，不出现扫视为阴性，即正常受检者；无前庭眼动反射，出现扫视为阳性，即异常。

（三）动态视力检查

1. 动态视力检查（dynamic visual acuity test，DVA）定义与方法　受检者以频率为0.5 Hz的速度主动摇头，同时注视Sneellan视力表，观察眼动反应并记录分析。

2. 临床意义　正常人可使视力下降一行，而前庭功能丧失的患者视力可下降5行。

（四）振动诱发眼震检查

1. 振动诱发眼震检查（vibration induced nystagmus）定义与方法　在乳突部给予100 Hz的振动诱发出的眼震反应。检查时受检者取直坐位，乳突部刺激，持续时间5秒。

2. 临床意义　是一种简洁的外周前庭功能测试方法，但其定量性评估尚待进一步研究。

（刘　博）

第八章

新生儿听力筛查及听力损失婴幼儿的言语发育

新生儿听力筛查，又称新生儿听力普遍筛查（universal newborn hearing screening, UNHS），是近年来兴起的跨越在耳鼻咽喉科、妇幼保健科和康复学科之间的具有较大潜力的一项系统化社会化优生工程。

新生儿听力筛查、小儿听力学诊断、听力及言语疾病早期干预、康复和治疗工作的迅速开展，为医务工作者留下了较大的医学实践和思考空间；同时，新生儿听力筛查这项系统工程，为我国医学领域不同范畴不同专业的学者、生物工程学的学者以及其他社会工作者提供了机遇和挑战。势将促进我国小儿耳鼻咽喉科学、小儿听力学、儿科学、围产科学和教育康复学的发展。

目前，我国大部分地区刚刚开展听力筛查这项工作，如何顺利开展并达到相应的标准，筛查后如何确认，如何做到有效的跟踪与随访，这些问题将在以下的章节中阐述。

第一节　听力筛查的系统化和标准化

一、听力损失的概念

美国婴幼儿听力联合委员会（Joint Committee on Infant Hearing，JCIH）2000 年形势声明中确定了听力损失的概念，即指"永久性双侧或单侧，感音性或传导性，在言语频率区（500~4000 Hz），其听损失平均 30~40 dB HL 或高于这一数值"。

新生儿和婴幼儿听力筛查，就是从众多的群体中将可能有听力损失的新生儿及婴幼儿筛选出来，对其实施听力学及医学诊断。在实施听力学诊断的过程中，应该遵循此项原则，对接受检查者进行跟踪随访，确认听力损失的程度及性质，最终达到早期干预的目的。因此，明确听力损失的概念对于新生儿和婴幼儿听力的确认是非常有必要的。

二、听力筛查的系统化原则

2000 年美国发表了"早期听力检测和干预项目的原则和指南"　（principles and

guidelines for early hearing detection and intervention programs）。文中提出了"早期听力检测和干预"（early hearing detection and intervention，EHDI）的概念；文中还明确指出，新生儿听力"普遍筛查"不仅仅是指筛查，还应包括听力学诊断以及干预、康复和治疗等。2004 年 5 月在意大利米兰召开的欧洲新生儿听力筛查诊断和干预国际会议又进一步提出了，"超越早期听力检测和干预：婴儿听力科学和临床实践（beyond early hearing detection and intervention：infant hearing in science and in clinical practice）"的概念，会上使用"系统"两字，进一步加强化了系统工程的整体概念。2004 年 12 月在香港召开的"婴幼儿听力学最新发展"国际会议上专家们呼吁，新生儿听力筛查需要制定有效的策略和系统的质量管理体系，才能保证这项工作的顺利实施。

参与此项工程的耳鼻咽喉头颈外科学、听力学、围产科学和妇幼保健科学、儿科学、心理学、统计学、预防医学及生物工程学的工作者，都应该明确听力筛查系统化的重要性和必要性，协同攻关，解决难题。

三、听力筛查的标准化流程

我国地域辽阔、人口众多，有着庞大的新生儿及婴幼儿群体，要将听力筛查这项系统工程有序地进行下去，需要依托一定的工作原则和遵循一定的标准，包括筛查、诊断及干预的原则和标准。

根据国外和我国实施新生儿听力筛查的经验，各地卫生保健和行政部门也相继制定适合当地情况的政策和方案。我们也提出了一套适合我国国情的听力筛查方案，按照北京市 0～6 岁儿童听力筛查诊断管理办法，听力筛查流程如图 8-1 所示。此外，根据卫生部《新生儿听力筛查》培训教材，对于具有以下高危因素的新生儿及婴幼儿，3 周岁

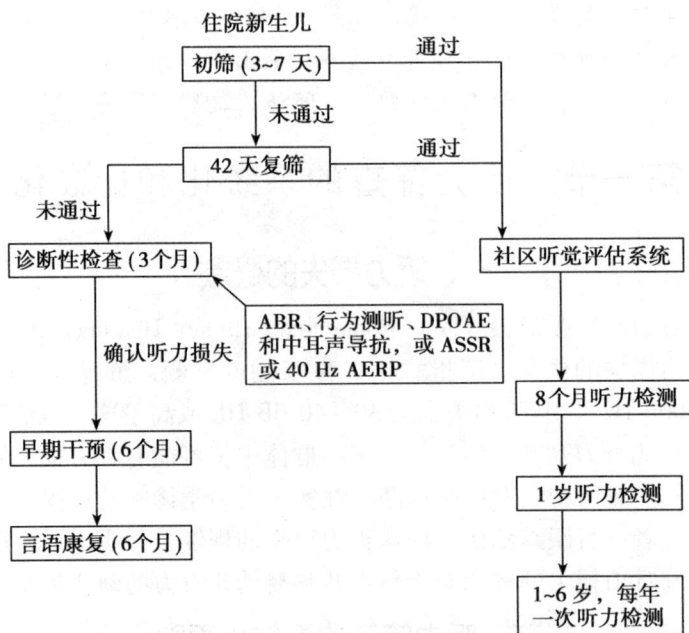

图 8-1 听力筛查流程图

以前需接受连续的跟踪和随访，每 6 个月接受一次听力学监测。

（一）新生儿（出生至 28 天）**需连续跟踪和随访的指征**

1. 在 NICU 住院 48 小时及以上者；

2. 有感音神经性或传导性听力损失相关综合征的症状或体征者；

3. 有儿童期永久性感音神经性听力损失的家族史者；

4. 颅面部畸形，包括外耳道和耳廓异常；

5. 孕母宫内感染，如巨细胞病毒、疱疹、风疹、弓形虫和梅毒等；

（二）婴幼儿（29 天至 2 岁）**需连续跟踪和随访的指征**

1. 双亲或监护人对婴幼儿听力、言语或语言发育的延迟表示忧虑；

2. 儿童期永久性听力损失家族史；

3. 合并有已知听力损失的综合征；

4. 与感音神经性听力损失相关的出生后感染，包括细菌性脑膜炎；

5. 孕母宫内感染，如巨细胞病毒、疱疹、风疹、弓形体和梅毒等；

6. 新生儿期的危险指标，特别是具有换血治疗指征的高胆红素血症；与机械给氧有关的新生儿持续性肺动脉高压（如气管插管等），以及需体外膜给氧（extracorporeal membrane oxygenation，ECMO）；

7. 与进行性听力损失相关的综合征，如神经纤维瘤病、骨质硬化病和 Usher 综合征；

8. 神经退行性障碍，如 Hunter 综合征，感觉运动神经病，Friedreich 运动失调，Charcol-Marie-tooth 综合征；

9. 颅脑外伤；

10. 反复发作或持续性分泌性中耳炎 3 个月以上。

四、听力筛查的标准化信息管理

实施新生儿和婴幼儿听力筛查，从众多的群体中将可能有听力损失的新生儿及婴幼儿筛选出来并对其进行长期的追踪和确认，并非一件易事。而面临众多和杂乱的数据，如何将其有效地管理和利用起来，更是当前的一项重要课题。

为了保证筛查工作的顺利进行，做好数据的统计与管理工作，北京市耳鼻咽喉科研究所与首都医科大学附属北京同仁医院信息中心共同研究开发了新生儿听力筛查管理系统，实践表明，数据管理系统至少应该明确以下几项内容。

（一）新生儿听力筛查管理系统的应用范围

包括基本信息，高危信息，听力筛查、听力诊断、听力干预、听力-言语康复的全部内容。

（二）新生儿听力筛查管理系统的功能

1. 数据录入　依据新生儿听力筛查系统过程中所涉及的各个项目设计录入。可全面覆盖新生儿基本信息、高危因素、筛查信息、听力诊断信息、声放大及其他助听装置信息、言语康复信息。并可完成查询功能。

2. 数据查询　包括基本查询、附加条件查询，并可根据用户要求自行设计所需查询条件。其中基本查询以各录入项目分类进行查询；附加查询以筛查工作的进程分类进行查询。查询获得的数据可以直接打印，或导出至 Excel 中保存。

3. 报表管理　包括通知单和分类统计。通知单用于统计 1 个月或 42 天、3 个月及 3 个月以上应进行复查、诊断、干预康复的儿童，提示医务工作者及时完成追踪、随访工作，对筛查工作进行有效的质量控制。分类统计分为初筛、复筛和诊断三个阶段，各阶段统计数据以美国 JCIH 2000 年《早期听力检测和干预的原则和指导方针》为基础。

4. 数据的系统管理　包括字典管理、自定义查询、系统背景设置、操作员管理、权限管理、系统设置、操作员日志。本部分主要对该系统的使用人员进行管理，根据权限管理设置操作人员操作密码和优先级，低权限人员可进行数据录入、查询、统计等操作，高权限人员还可进行数据修改、删除，自定义查询条件等。

5. 帮助功能　根据需要，提供有效的帮助。

第二节　听力筛查后的确认、跟踪与随访

一、概　　述

我国 1994 年颁布的《中华人民共和国母婴保健法》，提出要在全国逐步开展新生儿筛查。1999 年中国残联、卫生部下发《关于确定爱耳日的通知》中，将新生儿听力筛查纳入到妇幼保健的常规检查项目。为了从根本上解决我国出生缺陷高发的状况，卫生部基层卫生和妇幼保健司于 2002 年 8 月颁布了《新生儿疾病筛查管理办法》，2002 年 9 月由中华医学会主持，在杭州举办了第一届全国新生儿听力筛查会议以来，新生儿听力筛查工作在全国各地逐渐开展起来。

随着新生儿听力筛查工作的不断深入和普及，未通过听力筛查的新生儿及婴幼儿就诊人数不断增加，且就诊的年龄越来越小，如何确立筛查后的听力评估体系和教育体系，是新生儿听力普遍筛查工作的关键所在。目前而言，如何对未通过听力筛查的新生儿及婴幼儿实施有效的跟踪、随访，如何正确确认听力损失的程度、性质和类型，是摆在耳鼻咽喉科医师面前的一项重要课题。同时，听力损失以及听力损失的研究、预防和治疗也是耳鼻咽喉科工作者永久的课题和义不容辞的责任。

二、筛查的对象及方法

筛查的对象一般为住院期间生后 3～7 天的新生儿。以下将北京市海淀区妇幼保健院听力筛查作为实例介绍。2002 年 1 月至 2003 年 10 月期间在该院出生的 14785 名新生儿，生后 3～7 天接受了听力初筛和 1 个月或 42 天的听力复筛，采用英国 Otodynamics 公司生产的 ILO288 型耳声发射仪的快速筛查程序进行听力筛查，两次听力筛查双耳或单耳未通过者转诊至首都医科大学附属北京同仁医院和北京市耳鼻咽喉科研究所接受听力学及医学评估。以下重点介绍就诊婴幼儿的听力确认方法和追踪随访的结果。

三、诊断方法

常规耳鼻咽喉科检查后，施行下列听力学诊断性检查：听性脑干反应（ABR）、畸变产物耳声发射（DPOAE）、中耳声导抗测试和行为测听，必要时行颞骨 CT 检查。

（一）听性脑干反应检查

采用美国 Nicolet 公司生产的 Spirit 诱发电位仪，刺激声为交替极性的短声（click），脉宽 0.1ms，刺激声起始强度 80 dB nHL，刺激重复率 11.9 次/秒，分析时间 10ms，带通滤波 10 ~ 3 kHz，叠加次数 1000 次，电极：前额为记录电极，声刺激侧乳突为参考电极，眉间为接地电极，极间阻抗 < 5kΩ。以 ABR 波 V 反应阈 ≤ 30 dB nHL 作为 2 k ~ 4 kHz 范围听力正常的指标；以 V 波反应阈 > 30 dB nHL 作为听力损失指标，分级如下，轻度：31 ~ 50 dB nHL，中度：51 ~ 70 dB nHL，重度：71 ~ 90 dB nHL，极重度：≥ 91 dB nHL。同一人存在不同等程度的听力损失时，以听力损失较轻一侧耳为准计算。

（二）畸变产物耳声发射（DPOAE）检查

使用英国 Otodynamics 公司生产的 ILO92 型耳声发射仪，测试条件：同时使用两个刺激纯音 F1、F2，且 F1 = F2 = 70 dB pe SPL，F2：F1 = 1.22；刺激声 F2 的频率点为 696 Hz、1001 Hz、1501 Hz、2002 Hz、3003 Hz、4004 Hz、5005 Hz 和 6006 Hz。通过标准为每个分析频率点 DP 的值在正常范围，每个分析频率点 DP 的值应大于该点噪声值 3 dB SPL；观测的 8 个频率中至少有 4 个频率通过即为通过。

（三）中耳声导抗检查

采用美国 GSI 公司生产的 GSI-33 型声导抗检查仪，探测音采用 226 Hz。通过标准为鼓室图 A 型，鼓室压力在 ± 100mmH$_2$O 范围，声顺幅度为 0.3 ~ 1.6ml，外耳道容积为 0.5 ~ 1.0ml。

（四）行为测听

对于大于 6 个月可以配合检查的幼儿，进行视觉强化测听（visual reinforcement audiometry，VRA）。以稳定的听阈为准，听阈 ≤ 30 dB nHL 为正常。

（五）诊断标准

听性脑干反应、畸变产物耳声发射、声阻抗和行为测听检查均达到通过标准者，作为听力正常。由于对婴幼儿听力损失性质的诊断有相当大的难度，本研究以声阻抗检查结果为主，结合其他临床检查结果进行全面判断，如中耳鼓膜的变化、ABR 的骨气导差值以及颞骨 CT 检查的结果等。传导性听力损失：声导抗测试显示鼓室图为 B 型或 C 型，鼓膜异常改变，ABR 骨气导差 ≥ 15 dB nHL，或检查显示鼓室有积液；感音神经性听力损失：声导抗鼓室图为 A 型，DPOAE 和/或 ABR 异常，ABR 无骨气导差，或颞骨 CT 检查无中耳异常改变。

四、结　果

（一）TEOAE 筛查结果

14785 名新生儿接受听力筛查，未通过初筛和复筛者共 106 例（212 耳），男 68 例，女 38 例，筛查阳性率为 0.72 %（106/14785）；双耳未通过 56 例（112 耳），占 52.83 %，单耳未通过 50 例，占 47.17%，共 162 耳，左 90 耳，右 72 耳。

（二）初诊及确认年龄

图 8-2 示 106 例初次接受听力学评估婴幼儿的初诊年龄，高峰为 3 个月，其余主要集中在 2 个月和 4 个月。图 8-3 示初次检查听力损失的 71 例中接受进一步检查 69 例的确认年龄，高峰为 6 个月，其余多集中于 8 个月和 9 个月。

（三）初诊听力检查结果

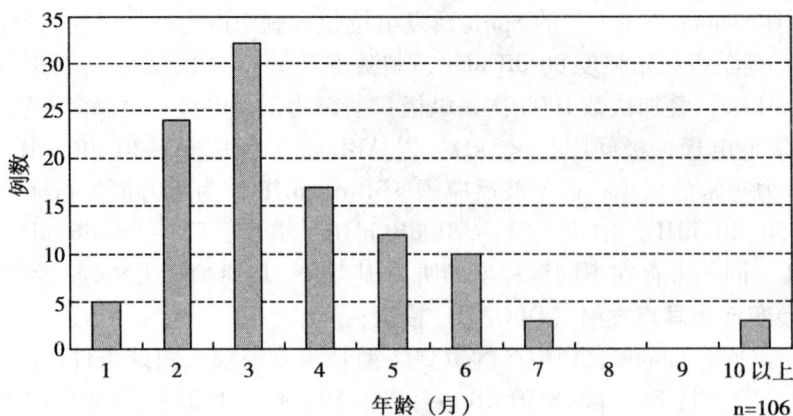

图 8-2　初诊年龄

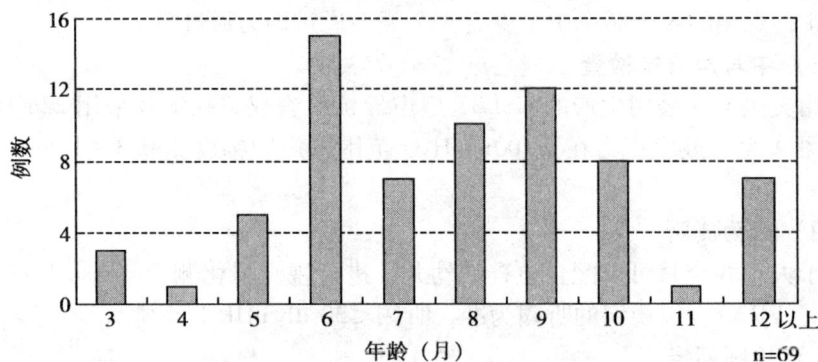

图 8-3　确认年龄

图 8-4 示初诊听力检查结果，双耳正常 35 例（33.01%），听力损失 71 例（66.98%）。听力损失分布及所占百分比见表 8-1，其中单耳 38 例，占 35.84%，双耳 33 例，占 31.13%。听力损失中轻度 41 例，占 38.67%；中度 18 例，占 16.98%；重度 6 例，占 5.66%，极重度 6 例，占 5.66%。

表 8-1　初诊单耳与双耳听力损失分布　　　　　　　　　　n = 71

	例　　数			百分比（%）		
	单耳	双耳	合计	单耳	双耳	合计
轻度	24	17	41	22.64	16.03	38.67
中度	8	10	18	7.54	9.43	16.98
重度	2	4	6	1.89	3.77	5.66
极重度	4	2	6	3.77	1.89	5.66
合计	38	33	71	35.84	31.13	66.98

初诊听力检查的结果，除双耳正常 35 例（33.01%）外，表 8-2 示初诊听力损失的程度与性质。听力损失 71 例中，传导性听力损失 36 例，占全体的 33.96%，其中单耳 21 例（19.81%），双耳 15 例（14.15%），轻度 26 例（24.52%），中度 10 例

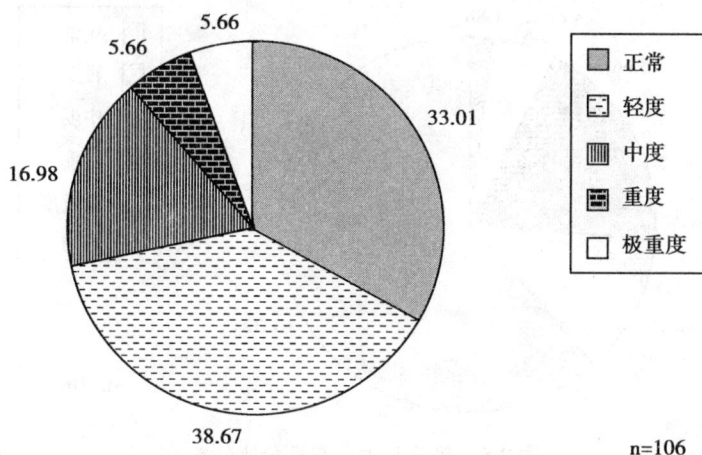

图8-4　初诊听力分布百分比（%）

（9.43%），无重度及极重度；感音神经性听力损失35例，占全体的33.01%，其中单耳17例（16.06%），双耳18例（16.98%），轻度15例（24.52%），中度8例（7.54%），重度6例（5.66%）；极重度6例（5.66%）。

表8-2　初诊听力损失程度与性质比较　　　　　　　　　　　n=71

程度	传导性（例数）			感音神经性（例数）			百分比（%）		
	单耳	双耳	合计	单耳	双耳	合计	传导性	感音神经性	合计
轻度	16	10	26	8	7	15	24.53	14.15	38.68
中度	5	5	10	3	5	8	9.43	7.55	16.98
重度	0	0	0	2	4	6	0	5.66	5.66
极重度	0	0	0	4	2	6	0	5.66	5.66
合计	21	15	36	17	18	35	33.96	33.02	66.98

（四）确认听力检查结果

1. 初诊听力损失71例中69例接受了听力确认，其中30例正常，加上初诊正常的35例，双耳听力正常者共65例（61.32%），最后确认听力损失39例（36.79%），2例单耳轻度听力损失者，因家长不愿意来复诊通过电话随访，听力无明显改变，占1.88%（图8-5）。单双耳听力损失分布及所占百分比见表8-3，听力损失39例中单耳15例，占14.15%，双耳24例，占22.64%。听力损失中轻度13例，占12.26%；中度14例，占13.21%；重度6例，占5.66%；极重度6例，占5.66%。

2. 最后确认听力损失的程度与性质见表8-4，听力损失39例中，传导性听力损失15例，占全体的14.15%，其中单耳6例（5.66%），双耳9例（8.49%）；双耳中度的3例中1例合并腭裂，另1例合并小耳畸形，此2例CT均证实有中耳畸形；另外8例接受颞骨CT检查，5例显示有不同程度的中耳乳突炎。感音神经性听力损失24例，占全体的22.64%，其中单耳9例（8.49%），双耳15例（14.15%），接受颞骨CT检查的9例中2例为双侧内耳畸形，1例为单侧内耳畸形。

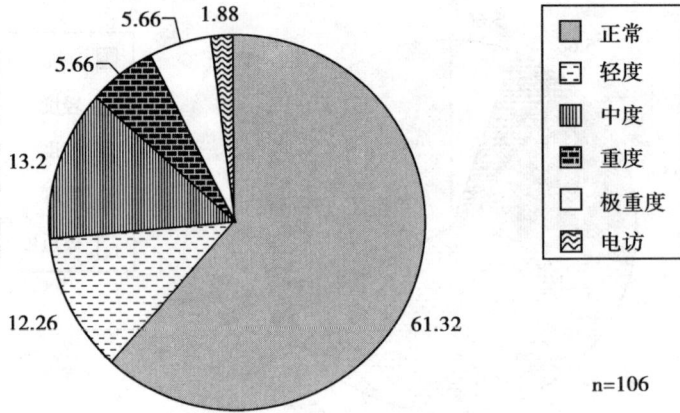

图 8-5　确认听力分布百分比（%）

表 8-3　确认单耳与双耳听力损失分布　　　　　　　　　　　　n = 39

程度	例　数			百分比（%）		
	单耳	双耳	合计	单耳	双耳	合计
轻度	3	10	13	2. 83	9. 43	12. 26
中度	6	8	14	5. 66	7. 55	13. 21
重度	2	4	6	1. 89	3. 77	5. 66
极重度	4	2	6	3. 77	1. 89	5. 66
合计	15	24	39	14. 15	22. 64	36. 79

表 8-4　确认听力损失程度与听力损失性质比较　　　　　　　　n = 39

程度	传导性（例数）			感音神经性（例数）			百分比（%）		
	单耳	双耳	合计	单耳	双耳	合计	传导性	感音神经性	合计
轻度	2	6	8	1	4	5	7. 55	4. 72	12. 27
中度	4	3	7	2	5	7	6. 6	6. 6	13. 2
重度	0	0	0	2	4	6	0	5. 66	5. 66
极重度	0	0	0	4	2	6	0	5. 66	5. 66
合计	6	9	15	9	15	24	14. 15	22. 64	36. 79

3. 最后确认听力损失 39 例中有 23 例接受了行为测听检查（表 8-5），重度 6 例和极重度 6 例两项结果完全吻合，而轻度 4 例中有 2 例吻合，中度 7 例中有 5 例吻合。

表 8-5　确认 ABR 与行为测听结果比较（n）

听力损失程度	确认 ABR		行为侧听		结果吻合	
	单耳	双耳	单耳	双耳	单耳	双耳
轻度	3	10	0	4	0	2
中度	6	8	3	4	3	2
重度	2	4	2	4	2	4
极重度	4	2	4	2	4	2
合计	15	24	9	14	9	10

（五）初诊与确认听力变化比较

1. 听力损失程度与例数变化　图 8-6 可明显看出，初诊轻度听力损失所占例数最多，而确认正常所占例数最多。从初诊到确认，正常的例数（从 35 例增加到 65 例）和轻度听力损失的例数（从 41 例减少到 13 例）的变化较大，而中度听力损失（从 18 例减少到 14 例）的变化较少，重度和极重度听力损失无变化（图 8-7）。

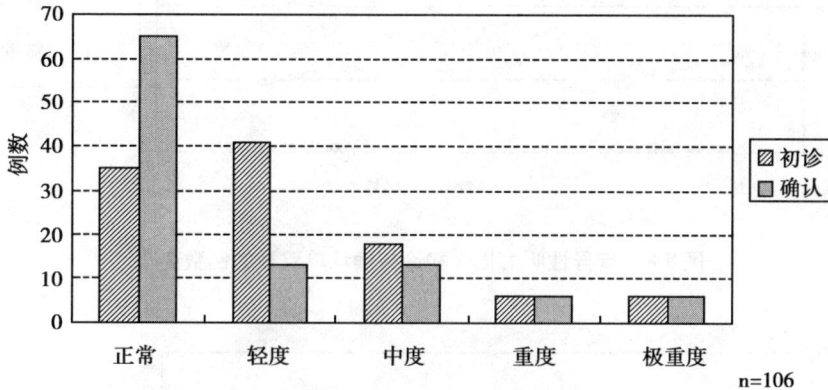

图 8-6　初诊与确认例数分布

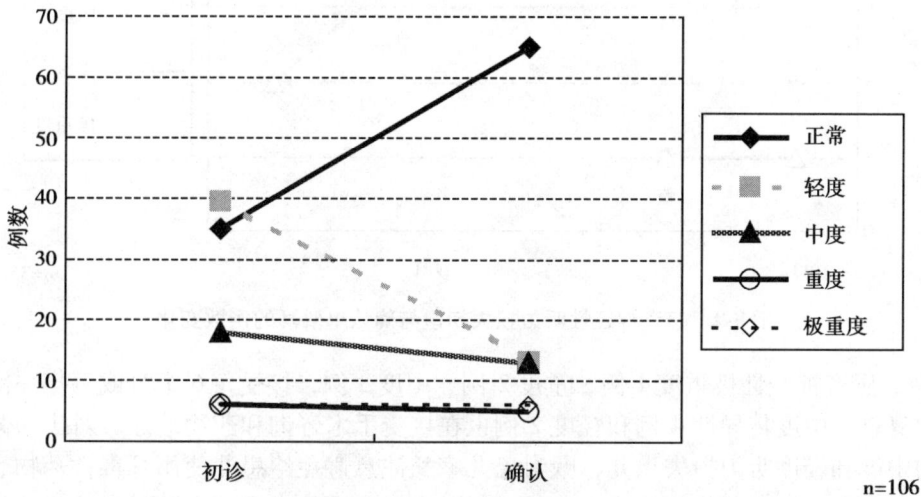

图 8-7　初诊与确认听力变化

2. 听力损失性质与例数变化　传导性听力损失中，单耳轻度（从 16 例减少到 2 例）的变化最大，其次为双耳轻度（从 10 例减少到 6 例），无重度和极重度病例（图 8-8）。感音神经性听力损失中，亦为单耳轻度（从 8 例减少到 1 例）的变化最大，其次为双耳轻度（从 7 例减少到 4 例），重度和极重度无变化（图 8-9）。

（六）确认后的干预

确认双耳听力损失 15 例，其中感音神经性重度 4 例和极重度 2 例均在 6 个月前佩戴了助听器，正在接受言语康复训练；感音神经性中度 5 例和轻度 4 例正在接受助听器咨询和跟踪；传导性中度 3 例和轻度 6 例正在接受手术咨询和药物治疗。单耳听力损失

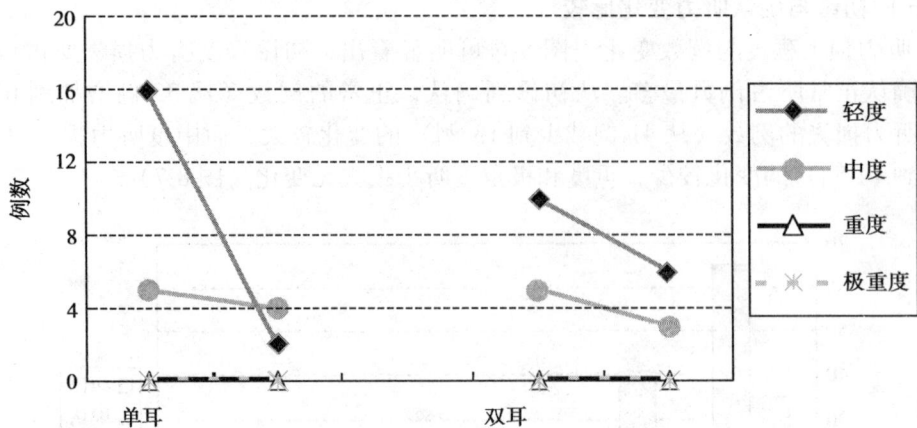

图 8-8　传导性听力损失初诊与确认单双耳的例数变化

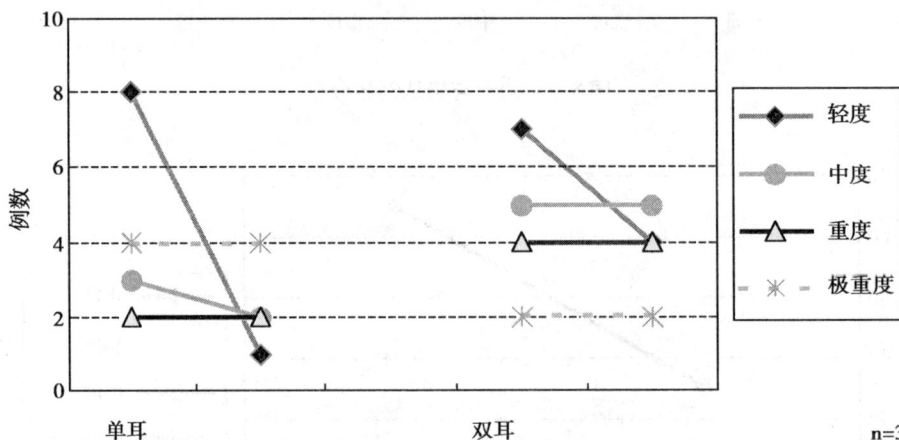

图 8-9　感音神经性听力损失初诊与确认单双耳的例数变化

15 例中，感音神经性极重度 4 例、重度 2 例、中度 3 例，接受每 6 个月或每年一次的定期听力复查，中度传导性 4 例和轻度 2 例也在接受手术咨询和药物治疗。对于未佩戴助听器的中度和轻度听力损失患儿，嘱咐患儿家长注意避免给患儿使用耳毒性药物、注意避免噪声刺激和剧烈的头部碰撞；另外，平时说话适当将声音放大，尽量使患儿能听见说话声，以利于言语的发育。对于确认听力正常的婴幼儿，如发现听力不好应及时就诊；对于具有高危因素的患儿，最好每 6 个月接受 1 次定期的听力学检查直至 3 岁，以便对迟发性听力损失及时发现。

五、听力筛查和确认听力损失的相关问题

（一）筛查仪器的选择

国外研究表明，耳声发射和听性脑干反应的联合应用，或与自动式听性脑干反应（automated auditory brainstem response，AABR）的联合应用，被认为是有效的听力普遍筛查模式。目前我国初筛多采用 OAE 进行筛查，少数采用 AABR，初步诊断检查使用

ABR。本研究对象的初筛和复筛均使用了 TEOAE，符合国际惯用的标准。

尽管本组采用了系列的听力学诊断方法，均未发现听神经病的患儿存在。考虑这是由于单纯的 OAE 筛查不能反映蜗后病变，不能将听神经病例筛选出来。因此，建议有条件的地方最好使用 OAE + AABR 联合进行筛查，以免漏筛听神经病的病例，特别是对于具有听力损失高危因素的新生儿和婴幼儿，推荐使用 AABR 进行筛查。

（二）筛查通过率的性别差和左右耳差

本组听力筛查未通过 106 例，男 68 例，女 38 例，未通过的 162 耳（单耳 50 例 50 耳，双耳 56 例 112 耳）中，左 90 耳，右 72 耳，筛查结果显示性别差异和左右耳差异明显，此结果与 Newmark 和 Cassidy 报道的女婴比男婴、右耳比左耳通过率高的结果相一致。Newmark 认为这是由于听神经和脑干反应存在左右耳差和性别差的缘故。

在筛查的过程中，还应该注意女婴比男婴、右耳比左耳通过率高的现象，也就是说，男婴比女婴、左耳比右耳的未通过率高。明白这一现象，对于给家长解释阳性结果时也是至关重要的。

（三）听力损失的确认比率

听力损失的发病率国外报道为 1‰~3‰，国内局部地区的统计资料亦表明，新生儿听力损失亦具有较高的发病率 3‰~6‰。据国内近期报道，未通过听力筛查新生儿及婴幼儿确认听力损失的比率分别为 68.53%（61/89）、98.2%（55/56）和 5.98%（7/117），本组资料最后确认听力损失的比率为 36.79%（39/106），本组患病率为 2.64‰（39/14 785）。

以上各报道听力损失确认比率的差异很大，考虑一方面是由于研究对象所在的地区和采用的筛查仪器不同、其次是确认的方法和标准不同、再次是转诊和确认的时间不同，使结果没有可比性。这也提示，我们需要制定统一的筛查和确认标准，才能实行质量监控，才能使结果具有可比性。

（四）未通过筛查的"阳转阴"

需要强调的是，本研究中，接受诊断检查的 106 例患儿中初诊正常例数所占的比例高达 33%，初诊检查正常例数一部分确实属于假阳性，即可能由外耳道盯聍、噪声干扰和仪器自身特点所造成；而大部分属于自然的正常改善，这部分可称为"阳转阴"，而不能一概以假阳性定论。本研究诊断检查使用 ABR、畸变产物耳声发射和声导抗检查的方法，更有利于对听力损失程度和性质的诊断，目的是达到准确评估听觉系统的完整性。

从初诊到确认的整个过程看，重度或极重度听力损失者的听力基本无改变，而轻度和中度听力损失者转化为正常或听力改善所占的比例高达 30% 以上，这说明婴幼儿期轻度和中度听力损失存在可变性。

不论是传导性和感音神经性听力损失，由轻度转化为正常者所占的比例较大，中度听力损失者的转化居其次，其中轻度单侧的传导性听力损失听力改善者所占的比例最大。此结果提示，中耳功能改善后引起听力改善的情况，应在追踪随访时特别注意。

（五）确认年龄

通过分析来院进行诊断性检查婴幼儿的年龄发现，初诊年龄的高峰集中在 3 个月，确认年龄的高峰集中在 6 个月，基本达到美国婴幼儿听力联合委员会推荐的 3 个月前进行诊断及 6 个月前进行干预的标准。但详细分析发现，3 个月前就诊者，多为重度或极重度听力损失的婴幼儿，而轻~中度听力损失婴幼儿的复诊年龄多为 8~10 个月，与国外推荐的 6 个月前进行诊断的标准尚存在一定差距。这就提示在今后的工作中应注意对轻度和中度听力损失婴幼儿的跟踪和确认。

通过比较接受行为测听和 ABR 检查的例数和听力情况，可以看出轻度或单侧听力损失者接受行为测听的比率明显低于中度以上或双侧听力损失者，这一结果提示，家长对听力损失的了解程度与听力损失的程度相关。从预防听力损失的观点看，对于单侧听力损失者，应该引起家长对保护患儿健侧耳的高度重视，定期做听力检查。

从本研究结果看，从初诊到最后确认，重度和极重度以上听力损失者的听力基本无改变，而轻~中度听力损失者的听力有改善和正常化的趋势。重度以上听力损失者，3 个月内的早期诊断和 6 个月内的早期干预是可行的和有效的；而轻~中度听力损失者，应进行至少 2 次以上听力检测和半年以上追踪，综合分析各项检测结果后才可得出正确诊断。基于初诊后轻~中度听力损失者的听力变化情况，我们建议，当听力筛查未通过时，关键在于如何恰当地向家长进行解释，既不要引起家长的过分担忧与紧张，也不要造成家长的不重视和不配合随访的现象发生。

（黄丽辉　韩德民）

第九章

颞骨影像学检查

第一节　内耳的影像学解剖

　　CT 是临床检查耳部疾病的常规方法之一，目前随着 CT 技术的不断发展和完善，对中、内耳结构的显示越来越清晰，其方法和手段也多样化，并且方便实用。MRI 成像具有特征性，对内耳迷路及内耳道病变具有重要意义。因此，掌握 CT、MRI 影像学解剖是诊断疾病必不可少的条件之一。

　　1. 耳蜗（图 9-1，2，3，4）　耳蜗形态为蜗牛状，蜗轴向外下方倾斜，与矢状面夹角约为 50°，长度约 32mm，高度约 5mm，围绕蜗轴旋转 2½ ～ 2¾ 周。耳蜗基底周最为

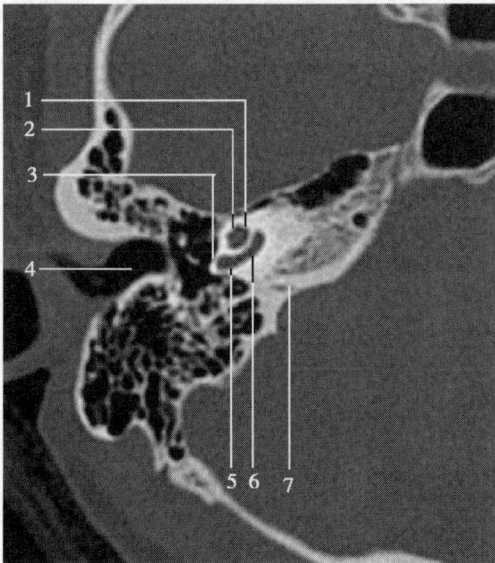

图 9-1　横断面 CT
1. 耳蜗中间周;2. 耳蜗顶周;3. 鼓岬;4. 外耳道;
5. 骨性螺旋板;6. 耳蜗基底周;7. 耳蜗水管

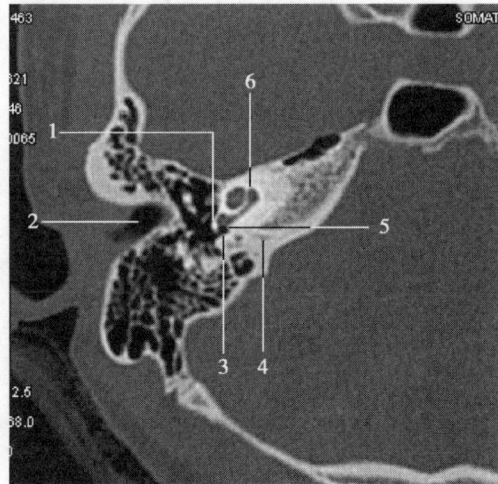

图 9-2　横断面 CT
1. 岬下脚; 2. 外耳道; 3. 蜗窗龛;
4. 耳蜗水管; 5. 蜗窗; 6. 耳蜗

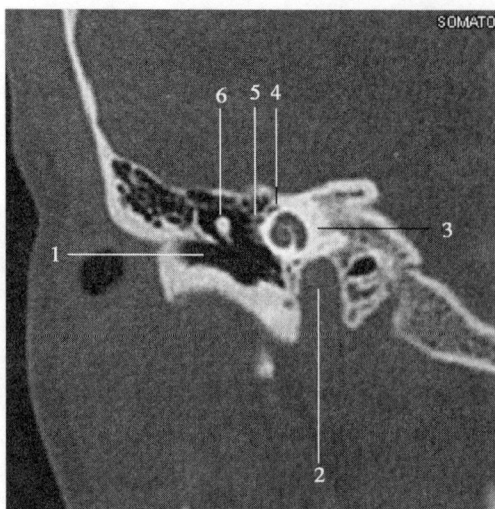

图 9-3 冠状面 CT
1. 外耳道；2. 颈动脉管；3. 耳蜗；
4. 面神经管迷路段；5. 面神经
管鼓室段；6. 听小骨

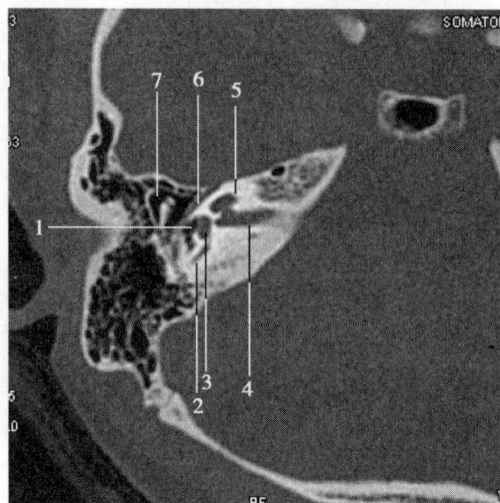

图 9-4 横断面 CT
1. 前庭窗；2. 后半规管；3. 前庭；
4. 内耳道；5. 耳蜗；6. 面神
经管鼓室段；7. 上鼓室

宽大，中间周次之，顶周骨质较薄不易显示。耳蜗管内有前庭阶、鼓阶和中阶相互伴行，前庭阶与鼓阶内充满外淋巴，中阶充满内淋巴。基底周中间隐约可见条形密度稍高影，与耳蜗伴行，为骨螺旋板，骨螺旋板将蜗管分为前后两部分，前部为前庭阶与中阶，后部为鼓阶。耳蜗基底周与内耳道相连，蜗神经经过蜗孔与内耳道的蜗神经相延续。耳蜗的外侧，即鼓室的内侧壁为鼓岬结构，鼓岬的后下方为蜗窗龛，蜗窗龛的前内方为蜗窗，有第二鼓膜封闭。耳蜗顶周的上方，可见垂直于颞骨长轴的管道为面神经管迷路段，后端与内耳道相延续，前方略膨大的部分为面神经膝部，亦称面神经前膝或第一膝。

2. 前庭及半规管（图 9-5，6，7）前庭位于耳蜗的后方，内耳道的外侧，横断面呈"卵圆"形，前后径较左右径宽，左右径不超过 3.2mm。前庭的外下方可见较大的开口为前庭窗，冠状面显示较为清晰，后下方较小的开口为蜗窗。半规管在 CT 上可以在多个层面显示，由于三个半规管基本相互垂直，因此无论在横断面或者冠状面多形成断面，外半规管大致平行于横断面层面，横断面显示较好，外半规管呈马蹄状，穹隆部略向后外，基底部连于前庭，外半规管后部可见一圆形结构为后半规管的断面。

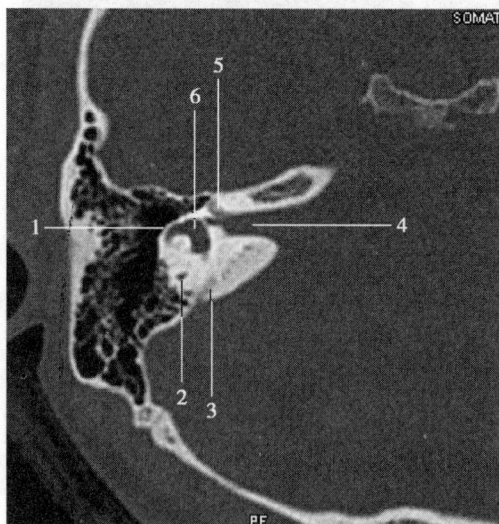

图 9-5 横断面 CT
1. 外半规管；2. 后半规管；3. 前庭水管；
4. 内耳道；5. 面神经管迷路段；6. 前庭

在外半规管的下方常常可见面神经管鼓室段通过。后半规管基本平行于颞骨长轴，上半规管垂直于颞骨长轴，横、冠状面在同一层面均不能同时显示全貌。上半规管后脚与后半规管前脚形成总脚，典型的总脚层面，横断面表现为三个圆点，内侧圆点为总脚，前方圆点为上半规管，后方圆点为后半规管。

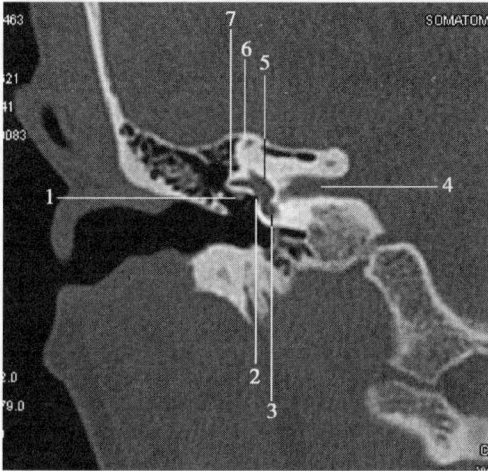

图 9-6　冠状面 CT
1. 面神经鼓室段；2. 前庭窗；3. 耳蜗基底周；4. 内耳道；5. 前庭；6. 上半规管；7. 外半规管

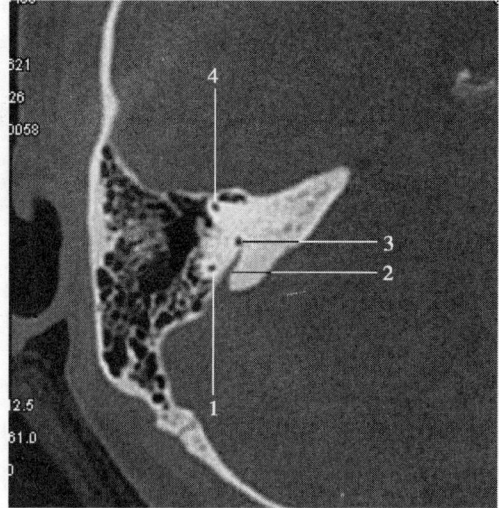

图 9-7　横断面 CT
1. 后半规管；2. 前庭水管；3. 总脚；4. 上半规管

3. **耳蜗水管**　耳蜗水管在耳蜗基底周层面出现，位于耳蜗的后方，由前外向后内走行，呈"喇叭"状，外侧较狭窄，起始于耳蜗基底周，内侧较宽，开口于桥小脑角。耳蜗水管左右各一，形成倒"八"字形（图 9-8）。

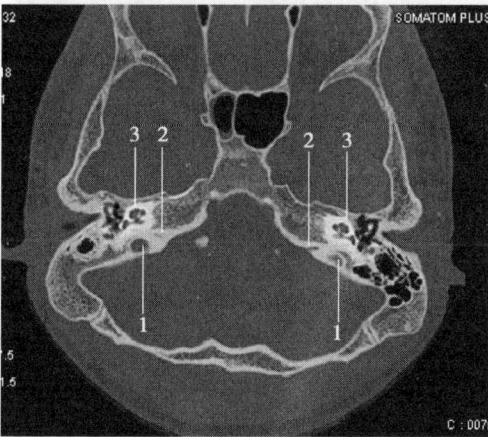

图 9-8　横断面 CT
1. 颈静脉球窝；2. 耳蜗水管；3. 耳蜗

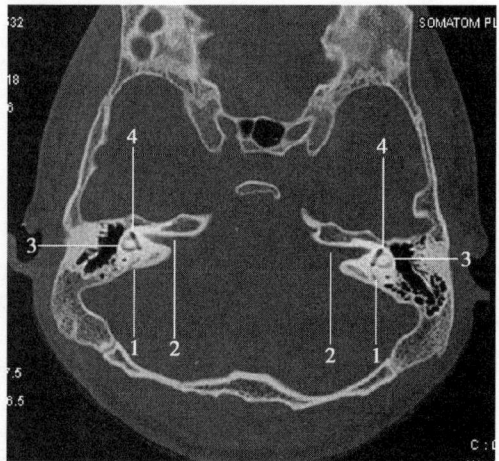

图 9-9　横断面 CT
1. 前庭水管；2. 内耳道；3. 外半规管；4. 上半规管

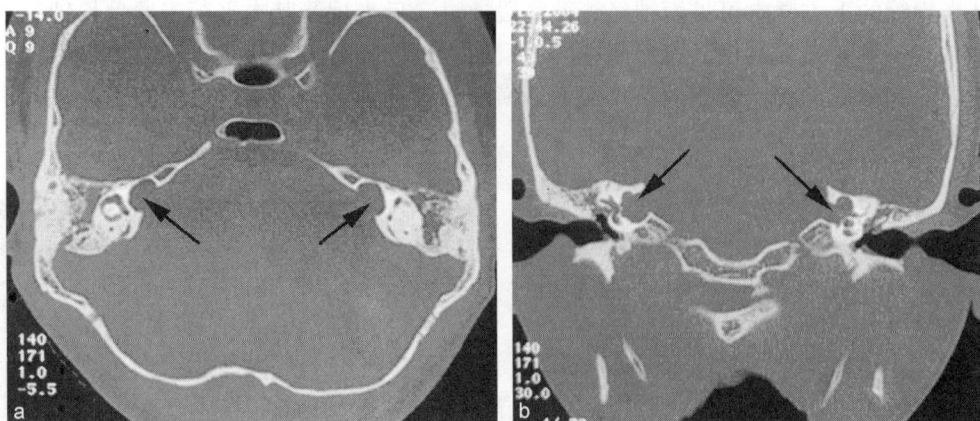

图 9-10　a 与 b 为同一患者，横、冠状面 CT 显示双侧内耳道呈
"壶腹"状，两侧对称，属于正常变异
a. 横断面；b. 冠状面

4. 前庭水管　前庭水管为骨性管道，起始于前庭的内侧壁，开口位于后颅窝岩骨的表面，前庭水管的长度 6～12mm，与周围组织的气化程度有关，成人前庭水管分长、短肢两部分，两者相交为直角，呈"J"形。前庭水管内包含着内淋巴管和内淋巴囊，内淋巴管长度仅为 2mm。横断面可以显示前庭水管，它位于岩骨后缘表面，由前内向后外走行，左右各一，呈"八"字形（图 9-9）。冠状面位于后半规管的内侧，呈卵圆形，当异常扩大时较为明显。斜矢状面显示较为清晰，由前上向后下走行。

5. 内耳道　内耳道位于岩骨的上方，左右对称，形态较多，最常见为"喇叭口"状，也可呈"壶腹"状（图 9-10a，b），无论形态如何改变，双侧对称是非常重要的，它有助于 CT 判断听神经瘤。内听道有蜗神经、前庭神经以及面神经通过，MRI 可以显示神经走行，垂直于内听道的矢状面可以显示神经之间的关系，前上方为面神经，前下方为蜗神经，后方分别为前庭上、下神经（图 9-11）。

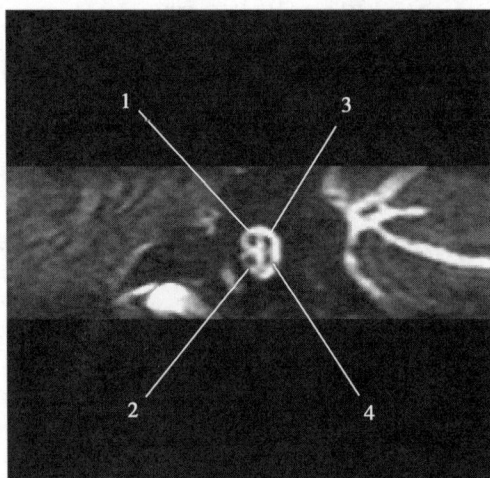

图 9-11　MR T$_2$WI 垂直于内耳道底的
斜矢状面重建图像
1. 面神经；2. 蜗神经；3. 前庭
上神经；4. 前庭下神经

第二节　内耳先天发育畸形的影像学表现

先天性内耳发育畸形比较少见，发病率为 1/2000～1/6000，分为骨迷路发育异常和膜迷路发育异常两类，后者影像学目前尚不能诊断，本节不予描述。骨迷路发育畸形

种类较多，胚胎时期的不同阶段发育障碍，影像学表现不同。以下介绍常见的几种类型。

1. Michel 畸形（Michel aplasia）　Michel 畸形为内耳发育畸形最严重的一种类型，较为少见，占先天性内耳发育畸形不足1%，为胚胎第3周发育障碍所致，诊断较为容易，表现为内耳结构完全未发育（图9-12）。

2. "共腔"畸形（common cavity deformity）　前庭和半规管形成的"共腔"，为第4~5周胚胎发育停止所致，此时听板已分化成"听囊"期，耳蜗未开始分化，Corti 器已分化，但神经细胞稀少或缺如（图9-13）。影像表现耳蜗不见，内耳道底常发育不良，前庭与半规管形成卵圆形的"空腔"。

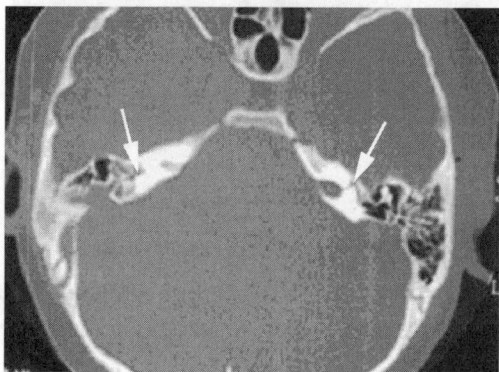

图 9-12　双侧 Michel 畸形，双侧内耳骨迷路完全未发育，仅可见内耳道

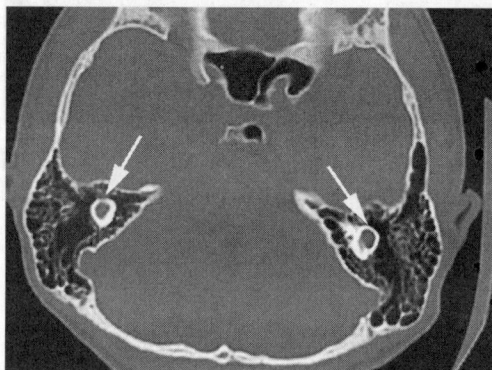

图 9-13　双侧内耳未发育，前庭半规管融合成腔，属于"听囊期"（箭）

3. 耳蜗未发育（cochlea aplasia）　胚胎时期第五周发育障碍。表现为耳蜗缺如，半规管、前庭可见。此类型仅占耳蜗发育畸形的3%（图9-14a，b）。

4. 耳蜗发育不全（cochlea hypoaplasia）　胚胎第6周发育停止所致。耳蜗发育不全

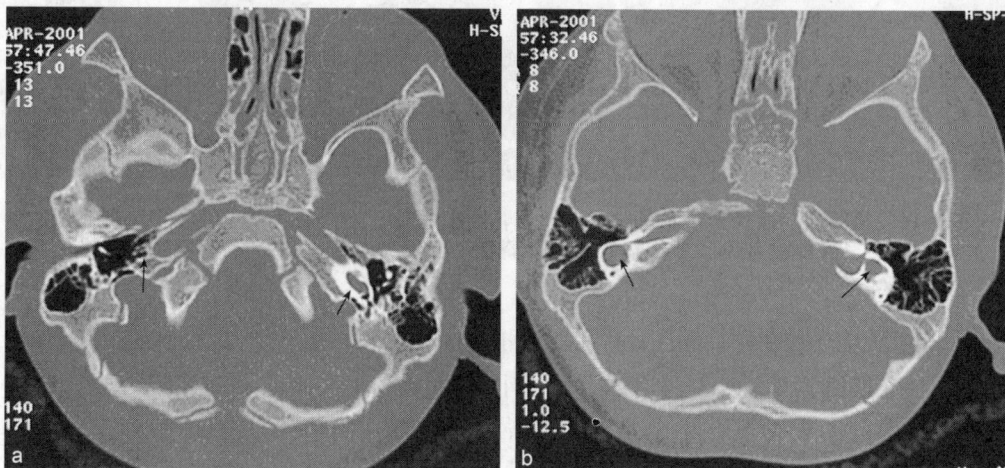

图 9-14
a. 右侧耳蜗完全未发育；b.（与图9-14a 为同一患者）双侧前庭扩大，外半规管短粗

表现为耳蜗周数不足，1 周或不足 1 周，占耳蜗发育异常的 15%。前庭、半规管虽发育，但明显发育畸形（图 9-15a，b）。

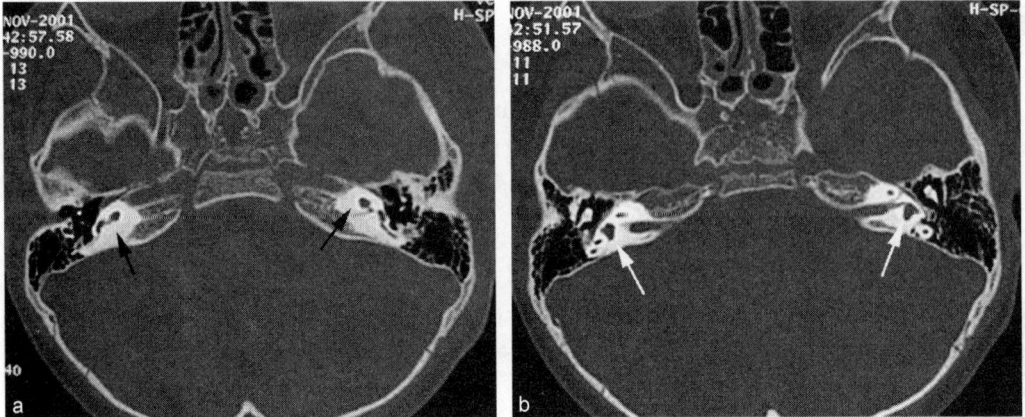

图 9-15
a. 双侧耳蜗发育一周，左侧发育小；b. 与图 a 同一患者，双侧前庭及外半规管发育畸形

5. Mondini 畸形（Mondini deformity）　Mondini 畸形为第 7 周胚胎发育停止所致，耳蜗发育 1.5 周，骨性螺旋板及蜗轴缺如，中间周和顶周融合，两者之间无间隔，亦称"空耳蜗"（图 9-16a，b）。Mondini 畸形合并前庭、半规管、内淋巴管或内淋巴囊发育畸形，约占 20%。

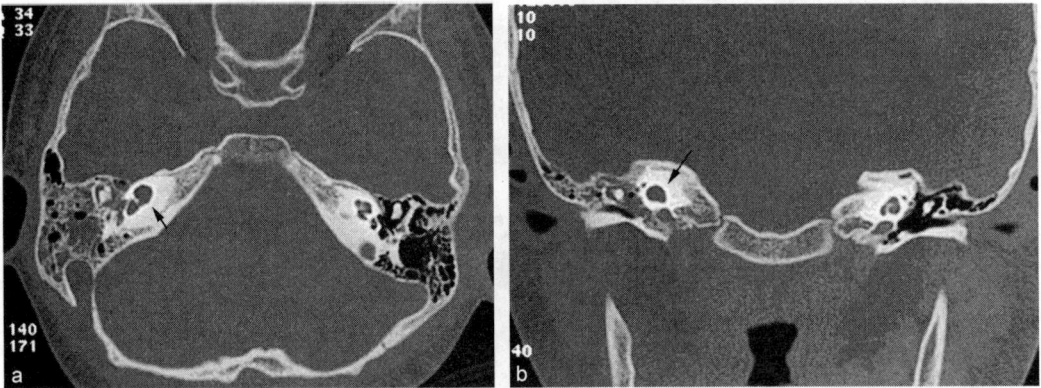

图 9-16　横断面、冠状面示右耳蜗发育 1 周，缺少蜗轴，呈"空耳蜗"（箭头），鼓室及乳突蜂房可见"软组织"影为脑脊液。左侧耳蜗正常，并可见蜗轴
a. 横断面；b. 冠状面

6. 半规管发育不全（semicircular canal dysplasia）　半规管发育在胚胎的第 6～8 周进行，发生于椭圆囊始基，三个半规管并非同时形成，上半规管和后半规管先形成，其次为外半规管。半规管发育不全常合并耳蜗发育不良。单纯后半规管缺如见于 Waardenburg 综合征和 Alagille 综合征。外半规管发育不良常合并前庭扩大（图 9-17a，b），多数无临床表现，CT、MRI 检查偶然发现。

7. 大前庭水管（large vestibular aqueduct）　前庭水管扩大是临床较为常见的一种内

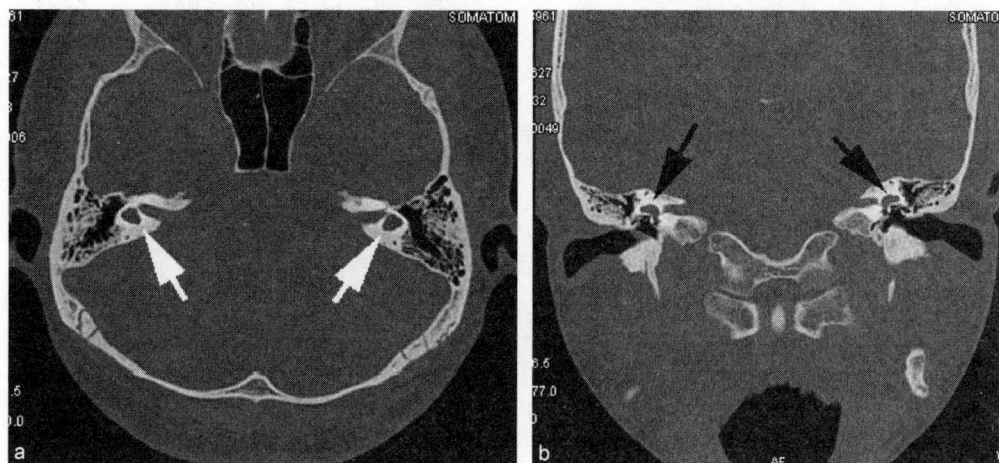

图 9-17 a 与 b 为同一患者，双侧前庭扩大，外半规管短粗
a. 横断面；b. 冠状面

耳发育畸形，可单独发生或伴有耳蜗、前庭和半规管发育畸形。发病原因复杂，如药物、遗传等因素。临床表现为不同程度的先天性听力损失，波动性听力下降，偶尔轻微的头外伤导致听力的突然下降。前庭水管为骨性管道，起始于前庭的内侧壁，开口位于后颅窝岩骨的表面，前庭水管的长度 6~12mm，与周围组织的气化程度有关，成人前庭水管分长、短肢两部分，两者相交为直角，呈"J"形，矢状面 CT 显示较为清晰。前庭水管内包含着内淋巴管和内淋巴囊，内淋巴管长度仅为 2mm，位于短肢和长肢的近端。内淋巴囊位于前庭水管的末端。

前庭水管扩大影像学诊断较为重要，CT 对诊断前庭水管扩大较为准确，一般总脚与开口之间的中间宽度大于 1.5mm 即可确认为扩大，也有人认为开口宽度大于 2.0 毫米确定前庭水管扩大，正常前庭水管 CT 横断面在岩骨后缘表面仅可见较细的骨质裂隙，异常时明显扩大。正常人 MRI 不易显示内淋巴管和内淋巴囊，当前庭水管扩大时，MRI FSE T_2WI 可清晰的显示扩大的内淋巴管和内淋巴囊。正常前庭水管一般左右径小于 1.4mm，大于 1.4mm 可确诊为扩大（图 9-18a，b）。

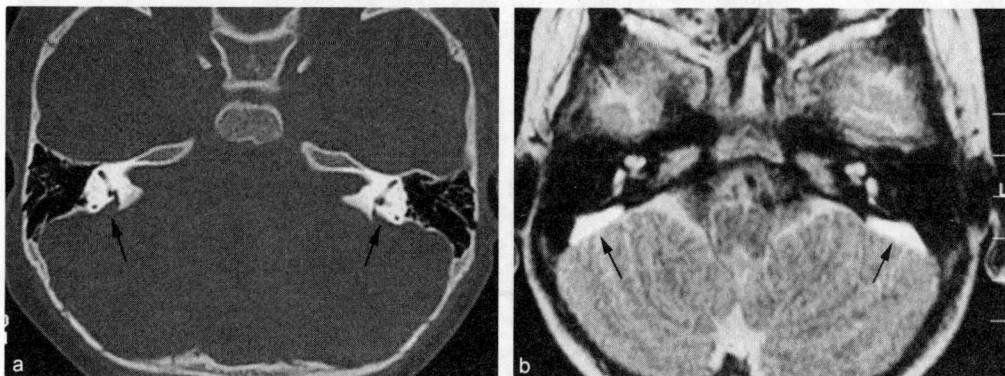

图 9-18
a. 双侧前庭水管扩大 CT 横断面示双侧前庭导水管扩大，呈"三角形"（箭头）
b. MRI 3D FSE T_2WI 示内淋巴囊扩大，呈高信号影（箭头）

8. Waardenburg 综合征（waarden-burg's syndrome）　发病原因不明，一般属于常染色体显性遗传，为先天性外胚层发育异常所致。临床表现主要有：①眉内侧增生肥大；②内眦部和泪小点向外侧移位；③部分或全部虹膜呈浅蓝色；④鼻根宽阔；⑤前额白发；⑥先天性耳聋。诊断标准为至少具备以上症状三种，或具备以上症状两种，但有家族遗传史。Waardenburg 综合征为内耳结构的发育畸形，可表现耳蜗、前庭以及半规管发育不良。本综合征影像学特点为后半规管缺如，一般在其他各种先天性

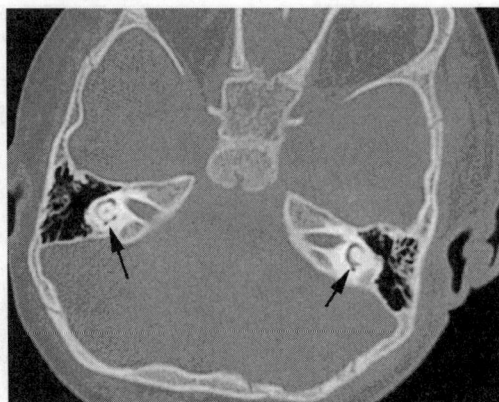

图 9-19　Waardenburg 综合征
CT 显示双侧后半规管未发育，双侧
外半规管正常（箭头）

内耳发育畸形中，极少见后半规管发育畸形。Waardenburg 综合征患者缺少 Corti 器，耳蜗神经节萎缩，前庭功能消失，并且膜迷路发育异常，这些表现目前影像学检查尚不能发现。（图 9-19）

9. 内耳道发育畸形（malformation of the internal auditory canal）　内耳道发育畸形主要包括内耳道狭窄和内耳道未发育。内耳道扩大临床最多见于听神经瘤，单侧多见，双侧较少见，由于先天发育的内耳道扩大不多见，如果听力保持正常，仍然考虑正常变异。内耳道直径小于 3mm 为内耳道狭窄（图 9-20a，b），当内耳道直径 1～2mm 范围时，耳蜗神经常未发育，应进行 MRI 检查，确定耳蜗神经的发育情况。有时内耳道底发育不良，构成外淋巴与内、中耳的异常通道，通过此途径可引起脑膜炎以及脑脊液耳漏或鼻漏。个别情况在镫骨底板发育不良或切除镫骨时，脑脊液从前庭窗涌出，称为"井喷（stapes gusher）"。

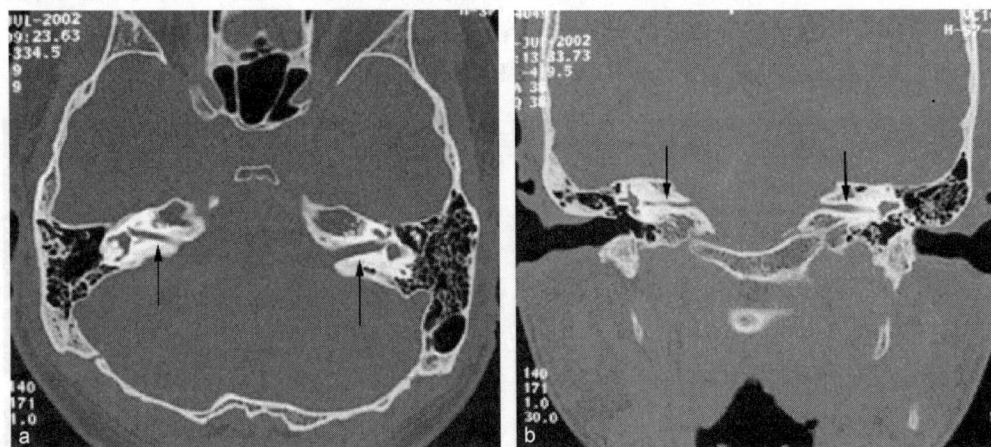

图 9-20　内耳道狭窄
a. 横断面示双侧内耳道狭窄，右侧较明显（箭头）；
b. 冠状面示双侧内耳道狭窄，呈细线状（箭头）

第三节　耳硬化症

耳硬化症（otosclerosis）又称耳海绵症，基本病理特征是骨迷路的发育不良，被含有丰富血管和结缔组织的物质所溶解和吸收，并且逐渐骨化。病变早期发生在骨迷路中层的致密骨质，以后逐步可累及骨内膜和骨外膜。病理变化分为三个时期：充血期，溶解期和硬化期。影像学表现主要显示溶解期和硬化期，充血期不能显示。实际病变溶解期和硬化期可并存，或者三者交替进行。病变可以发生在骨迷路的任何部位，可发生在一个或多个部位。病变范围广泛者可累及耳蜗、蜗窗、半规管和内耳道。

一、临 床 表 现

耳硬化症多为遗传性，女性多发。①进行性听力下降，多为双侧。早期表现为传导性，由于镫骨固定所致。晚期表现为混合性，较少单纯累及耳蜗形成感音神经性听力损失；②耳鸣：多为低频音，进行性加重；③Willis 错听：在嘈杂的环境中较安静的环境中感觉听力好。

二、影像学表现

临床常常依靠耳镜、电测听以及音叉实验等手段，这些检查并不能够判断病变的范围和程度。CT 能够显示前庭窗和镫骨底板的病变范围，因此临床怀疑耳硬化症和术前估计病变的范围时，CT 检查是至关重要的。

1. 前庭窗型　发生在前庭窗或前庭窗周围软骨裂隙，根据病变的范围和程度不同，影像学表现不一。活动期的耳硬化症，亦称耳海绵化期，由于钙化不充分，可表现前庭窗较正常宽大。成熟的耳硬化症仅累及前庭窗边缘时，则表现为前庭窗狭窄。病变广泛时，镫骨底板和前庭窗边缘均受累，镫骨底板增厚，前庭窗完全消失，并被较厚的骨质取代，甚至被钙化灶封闭。耳硬化症可以累及镫骨底板的前庭面、前庭窗边缘以及前庭（图9-21），蜗窗受累可以是单独发生或者通过前庭窗的病变波及到蜗窗，由于蜗窗较小，对膜迷路内液体压力的改变影响不显著，因此蜗窗病变对听力影响不大。

2. 耳蜗型　正常 CT 可以清晰显示耳蜗骨迷路结构，边缘锐利，密度较高，由致密骨质形成蜗牛状。耳硬化症累及耳蜗时，形态和密度发生以下三种改变，应引起注意：①一般硬化灶在 1mm 大小或更大，CT 可以发现；②硬化灶在密度

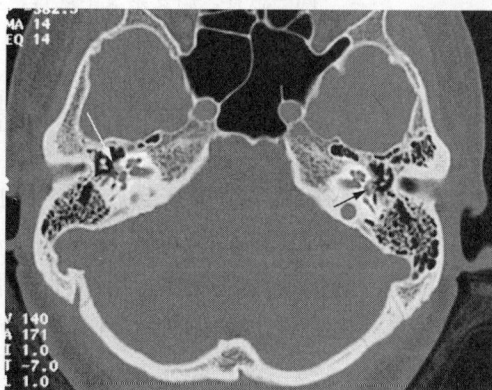

图9-21　横断面 CT 双侧耳硬化症，前庭窗型，右耳仅累及前庭窗前缘，可见前庭窗前缘硬化的"斑块"，呈高密度影（白箭头）。左耳累及镫骨，表现为镫骨底板明显增厚，并且边缘不规则（黑箭头）

上与正常骨迷路有差异；③正常骨迷路的密度较高，对比周围和骨迷路内表面可以区别耳硬化症病变。耳蜗型耳硬化症可以先累及耳蜗基底周的一小部分和邻近的前庭窗部分，并向基底周扩散，甚至累及其他结构。耳硬化症病变发生于骨迷路的软骨层，活动期的特征是骨小梁疏松并且呈网状，含有大量的血管、成骨细胞和破骨细胞。病变可以是单发或多发，表现为病变区的骨密度减低，鼓岬部骨质变薄、骨迷路的连续性中断，大的或融合的病变可使骨迷路部分或完全消失，骨迷路内的矿物质脱失带局限在部分迷路区域或全部耳蜗，当累及耳蜗基底周或更多时，耳蜗表现为"双环"征（图9-22a，b），这是耳蜗型耳硬化症的典型表现。成熟期病灶产生密度较高的骨质，病变表现为局限或广泛的骨质增厚，当有新的破骨细胞作用时，边缘可以不规则呈花边状改变。海绵化和硬化同时出现，可见密度增高和减低区交替出现，呈"马赛克"表现。

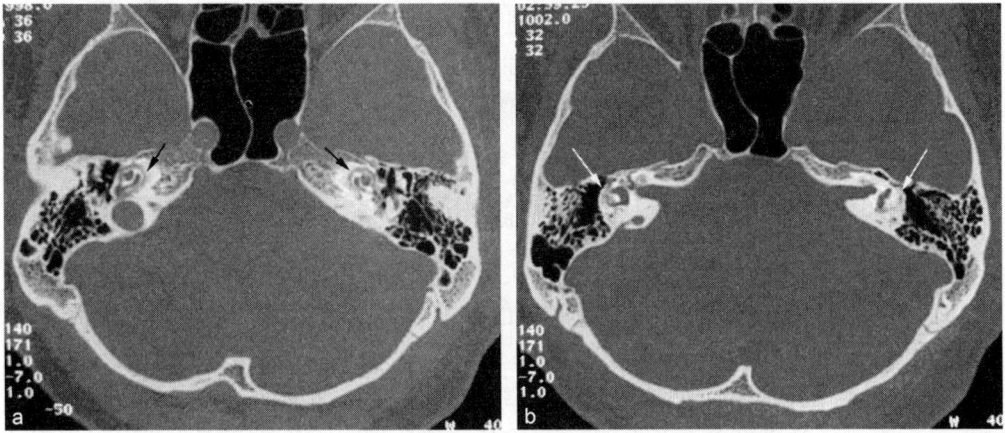

图9-22　横断面CT
a. 耳蜗型耳硬化症，病变累及耳蜗全部基底周，表现为"双环"征　b. 与图a为同一患者，病变累及半规管，表现为半规管内骨质模糊不清

第四节　迷　路　炎

迷路炎是指膜迷路感染所致疾病，临床症状可表现为感音神经性听力损失、眩晕，症状可以自行缓解，也可反复发作。根据病因学分类可分为以下几种类型：耳源性迷路炎，脑膜源性迷路炎，出血性迷路炎，外伤性迷路炎等。根据病原学分类有以下几种：病毒性、细菌性、自身免疫性和梅毒性。病毒性迷路炎多来源于上呼吸道感染。

耳源性迷路炎常常继发于中耳炎，炎症多经过前庭窗、蜗窗等薄弱环节进入膜迷路，也可经外半规管进入膜迷路，此时多为胆脂瘤破坏外半规管所致。医源性较为少见，当临床实施镫骨切除或者迷路开窗术时可引起迷路炎。脑膜源性迷路炎在儿童多见，常继发于脑膜炎，为细菌感染，感染多经过以下途径：炎症经过内耳道底进入前庭；炎症经过蜗神经孔进入耳蜗顶部；炎症经过耳蜗水管进入耳蜗基底周。出血性迷路炎和外伤性迷路炎较为少见，麻疹和流行性腮腺炎是引起出血性迷路炎的主要原因。外伤性迷路炎继发于外伤后骨折、外淋巴瘘合并感染。

影像学表现：病变可发生在耳蜗、前庭和半规管等结构。病变早期炎性细胞浸润和纤维组织形成，膜迷路闭塞，CT 常常为阴性，MRI 表现为等 T_1，等 T_2 信号。骨化形成后，CT 表现为骨迷路内不同程度的骨化影，累及耳蜗时表现为蜗轴密度增高，螺旋板增宽。累及前庭时，前庭内可见高密度骨质影，前庭变小。晚期膜迷路完全闭塞，被致密的骨质所取代，CT 表现骨迷路内大量均匀一致骨质结构形成，膜迷路腔消失，MRI 表现为低信号（图 9-23，24，25，26，27，28）。

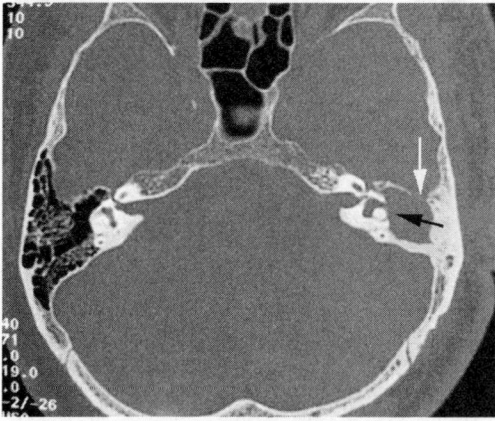

图 9-23 胆脂瘤型中耳炎继发迷路炎，上鼓室明显扩大，外半规管外缘破坏（黑箭头），鼓室盖破坏（白箭头）

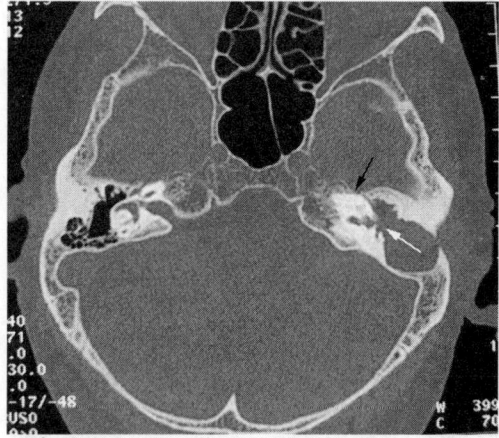

图 9-24 胆脂瘤型中耳炎继发迷路炎，病变累及前庭、前庭窗（白箭头），耳蜗明显骨化，耳蜗密度增高，膜迷路消失（黑箭头）

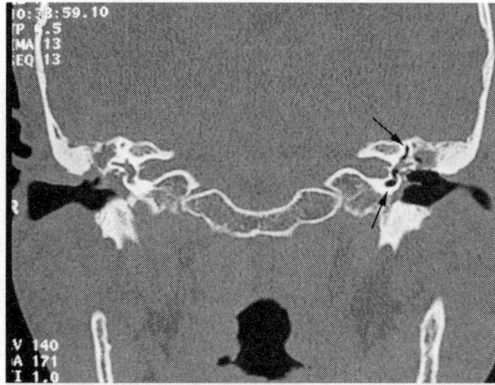

图 9-25 中耳炎继发迷路炎，中耳腔内可见高密度影，听小骨破坏，耳蜗及半规管内可见气体影（箭头）

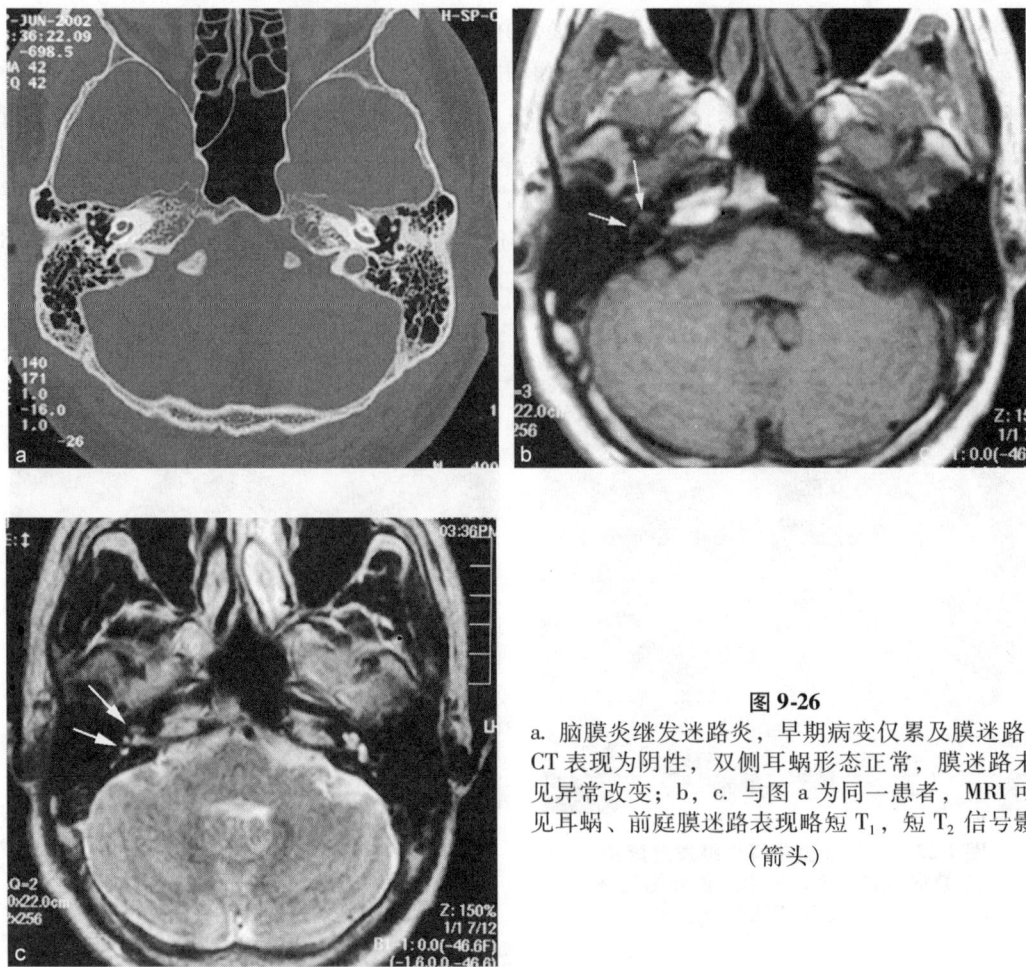

图 9-26

a. 脑膜炎继发迷路炎，早期病变仅累及膜迷路，CT 表现为阴性，双侧耳蜗形态正常，膜迷路未见异常改变；b，c. 与图 a 为同一患者，MRI 可见耳蜗、前庭膜迷路表现略短 T_1，短 T_2 信号影（箭头）

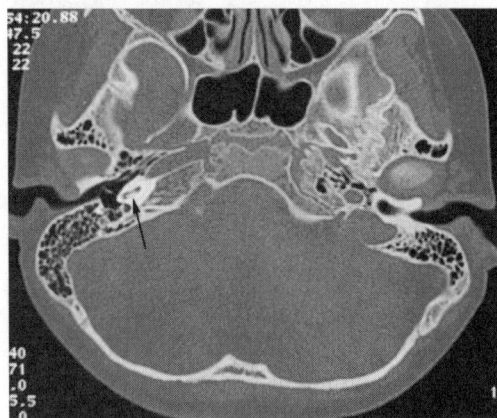

图 9-27　骨化性迷路炎累及耳蜗，骨性螺旋板明显增厚，表现耳蜗基底周内可见"条状"高密度影，与耳蜗基底周相伴行

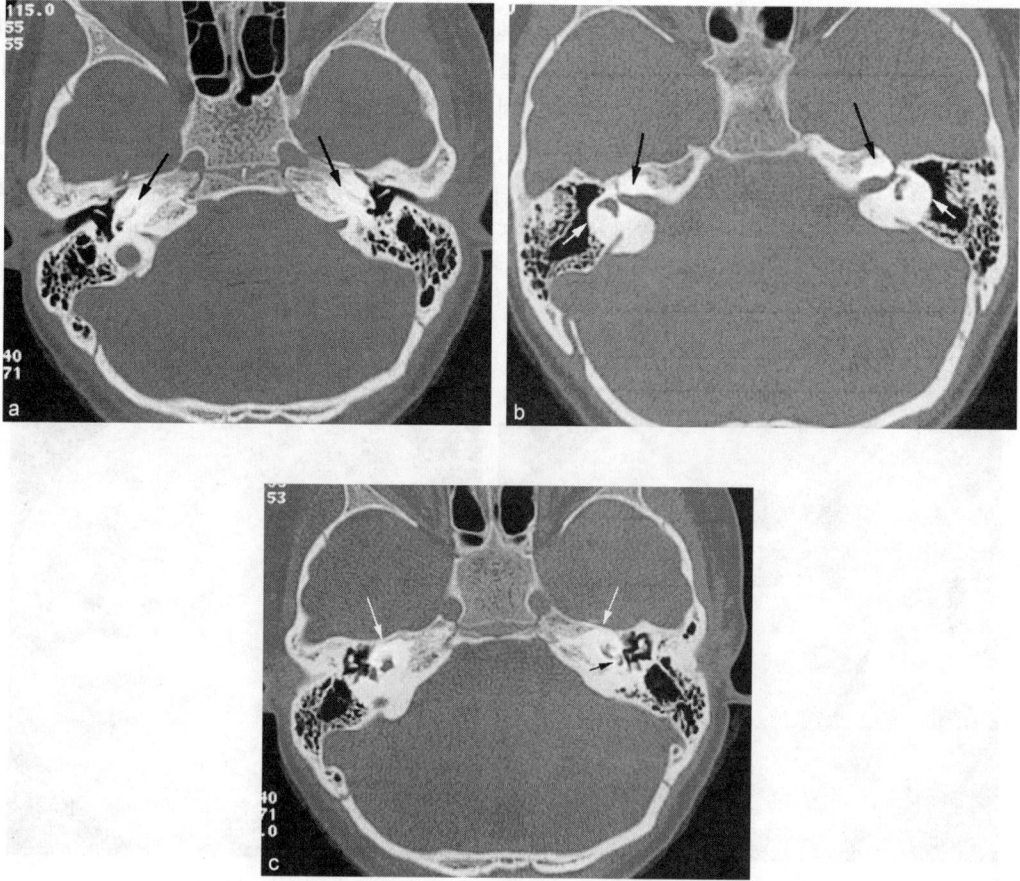

图 9-28 横断面 CT

a. 骨化性迷路炎，累及耳蜗，双侧耳蜗明显骨化，耳蜗基底周膜迷路部分密度增高（箭头）；b. 骨化性迷路炎累及耳蜗半规管，耳蜗顶周（黑箭头）及半规管（白箭头）骨化，膜迷路完全骨化，表现均匀一致的骨化影；c. 骨化性迷路炎累及耳蜗及蜗窗龛，双侧耳蜗密度增高，基底周及中间周界限不清（白箭头），蜗窗龛可见点状高密度影（黑箭头）

第五节 先天性脑脊液耳漏

脑脊液耳漏主要见于外伤、手术及内耳发育畸形，外伤性脑脊液耳漏常常由于鼓室盖断裂引起脑脊液耳漏，手术操作不当或者病变破坏鼓室盖亦可引起脑脊液耳漏。先天性脑脊液耳漏在临床相对少见，由内耳发育异常所致，临床表现为先天性听力损失，常有脑膜炎症状，可反复发作，多为金黄色葡萄球菌、肺炎球菌、流感嗜血杆菌感染。

先天性脑脊液耳漏多见于 Mondini 畸形，脑脊液经过蛛网膜下腔与内耳相通，内耳再与中耳相通。这种异常沟通的途径，多经过内耳道底到达前庭或耳蜗，再经过前庭窗或蜗窗与中耳相通，其中以前庭窗多见，主要由于镫骨发育不全所致。并非所有患者均有脑脊液耳漏，当镫骨底板相对完整时，一般不会出现脑脊液耳漏。由于机体抵抗力降低时，常常仅表现脑膜炎症状，因此在临床诊断应引起注意，特别是在行手术治疗过程中，一旦镫骨切除或迷路切除时，脑脊液耳漏会大量涌出，常称之为"井喷"。CT 检查对临床诊断具有重要意义，可明显看到内耳道底骨质不完全，造影检查更有意义，可见到造影剂通过蛛网膜下腔进入到耳蜗、前庭，甚至进入到鼓室及乳突蜂房。MRI T$_2$WI 可以显示膜迷路、中耳腔内脑脊液信号（图 9-29a，b，c，d，e，f，g，h）。

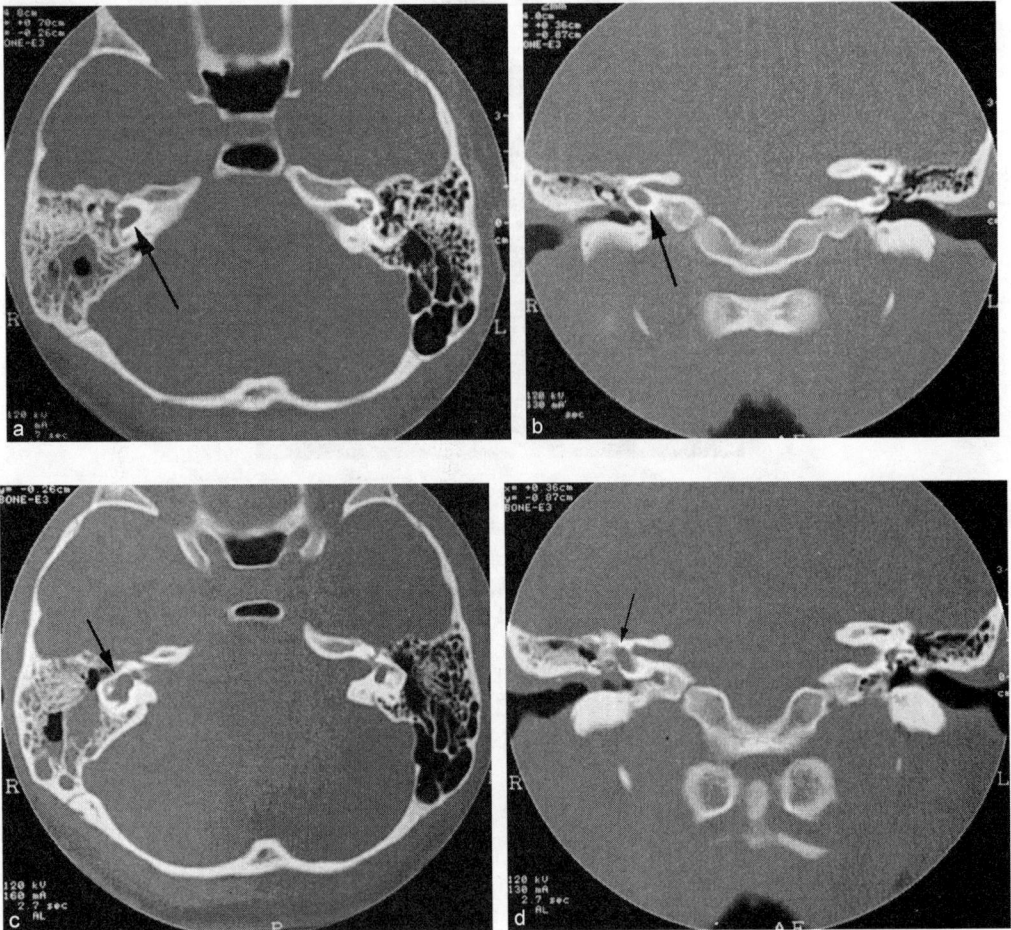

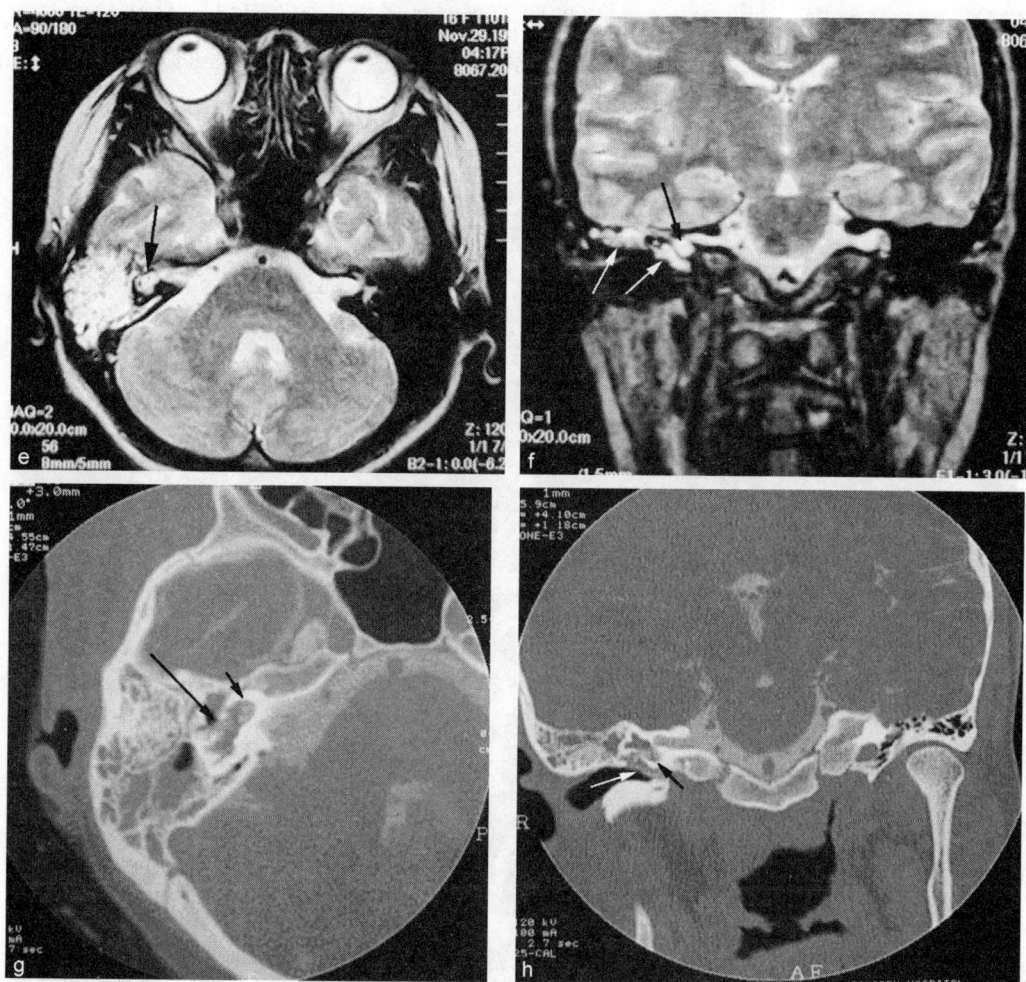

图 9-29　横断面 CT

a，b. 横断面及冠状面 CT 右耳 Mondini 畸形合并脑脊液耳漏，耳蜗发育一周，蜗轴缺如（箭头）。鼓室及乳突蜂房可见高密度影；c，d. 与图 a，b 为同一患者，双侧前庭扩大，外半规管短小（箭头）；e，f. 与图 a，b，c，d 为同一患者，MRI 可见鼓室、乳突蜂房及前庭内脑脊液信号影，呈长 T_2 信号；g. CT 脑池造影检查，横断面显示耳蜗内较高密度的造影剂（短箭头），并且经过前庭窗进入中耳（长箭头）；h. CT 脑池造影检查，冠状面可见耳蜗内造影剂（黑箭头）。与图 d 比较，下鼓室内软组织影密度增高，说明造影剂进入鼓室（白箭头）

第六节　岩　尖　炎

　　岩尖炎是指颞骨岩部骨质的化脓性炎症，好发生于气化的岩部骨质。临床症状有头痛、发热及耳漏，严重者可以有脑膜炎和颅神经的症状，最易受累的是三叉神经和展神经。三叉神经痛、外展神经瘫痪及耳漏同时存在称之为岩尖综合征，岩尖综合征也可出现在其他疾病，并非岩尖炎所特有。岩尖炎的发病机制尚有争议，少数认为原发于血栓性静脉炎，通过静脉丛逆行感染所致；多数认为继发于中耳炎，气化的岩尖蜂房和乳突气房相通，炎症较易通过中耳进入到岩尖。

　　影像学表现：CT 主要表现为骨质破坏，急性期表现为溶骨性骨质破坏，岩尖边缘不完整，并且不规则，密度不均匀，慢性期主要以骨质增生硬化为主。MRI 呈略长 T_1、长 T_2 信号，增强扫描明显强化，病变常常累及局部脑膜。此外 MRI 可以显示病变的范围以及与周围结构之间的关系（图 9-30a，b，c，d，e，f）。

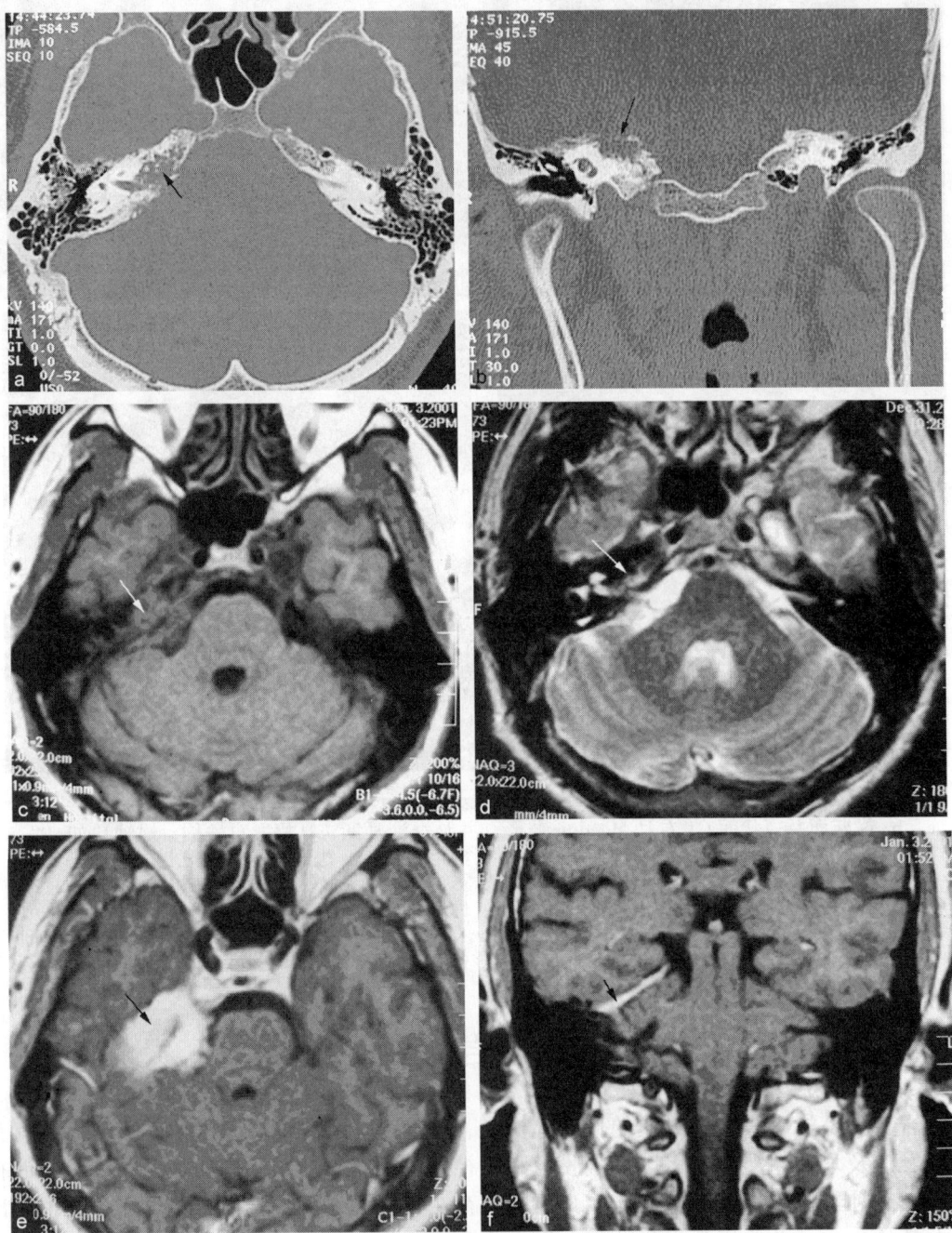

图 9-30

a，b. 横断面及冠状面 CT 为岩尖部炎症 岩尖部骨质破坏，边缘不规则，累及内耳道前后壁；
c，d，e，f. MRI 表现为略长 T_1、长 T_2 信号影，增强扫描明显强化，并且累及硬脑膜

第七节 听 神 经 瘤

听神经瘤是桥小脑角区最常见的肿瘤之一，其次为脑膜瘤和胆脂瘤。听神经瘤原发于听神经鞘 Schwann 细胞，常常引起听力障碍，临床较为常见。一般多为单侧发生，神经纤维瘤病Ⅱ型表现双侧听神经瘤。多数发生于前庭上神经，极少数发生于前庭下神经和蜗神经。

影像学诊断目前主要依靠 CT 和 MRI，CT 可以清晰显示内耳道骨壁的改变，可表现为内耳道不同程度的扩大。肿瘤较大时，内耳道可以明显扩大，一般不易漏诊；当肿瘤较小，不足以引起内耳道骨质改变，或者内耳骨质仅仅发生微小变化时，往往会导致漏诊。CT 诊断听神经瘤有一定的局限性，主要有以下原因：第一肿瘤位于内耳道，并且较小，未造成内听道骨质的明显变化；第二肿瘤位于桥小脑角，常常与脑组织呈等密度，平扫不易显示；第三 CT 对于软组织的分辨率明显不如 MRI。CT 诊断听神经瘤应密切结合临床症状，在观察内耳道时不但要注意内耳道大小，而且要观察形态改变，有时大小改变不明显，形态可以有改变，应结合横断面和冠状面，分别观察各壁左右是否对称。个别情况即使 CT 增强扫描未显示肿瘤，亦不能排除肿瘤存在，必要时应进一步行 MRI 检查。

MRI 诊断听神经瘤有明显的优越性，在一定程度上弥补了 CT 的不足，它可以显示微小的听神经瘤并且无创伤，甚至可不使用造影剂，因此已逐步取代 CT 气脑池造影。MRI 可以显示肿瘤实质部分，位于桥小脑角的听神经肿瘤一般呈略长 T_1（与脑组织相比）、略长 T_2 信号，囊变部分呈长 T_1、长 T_2 信号，增强扫描肿瘤实质明显强化。位于内耳道的小听神经瘤 T_1WI 较脑脊液信号高，T_2WI 较脑脊液信号低，增强扫描明显强化。3DFSE 重 T_2WI 进一步提高脑脊液与肿瘤的分辨率，可以显示微小听神经瘤（图 9-31a，b；图 9-32a，b，c，d，e）。

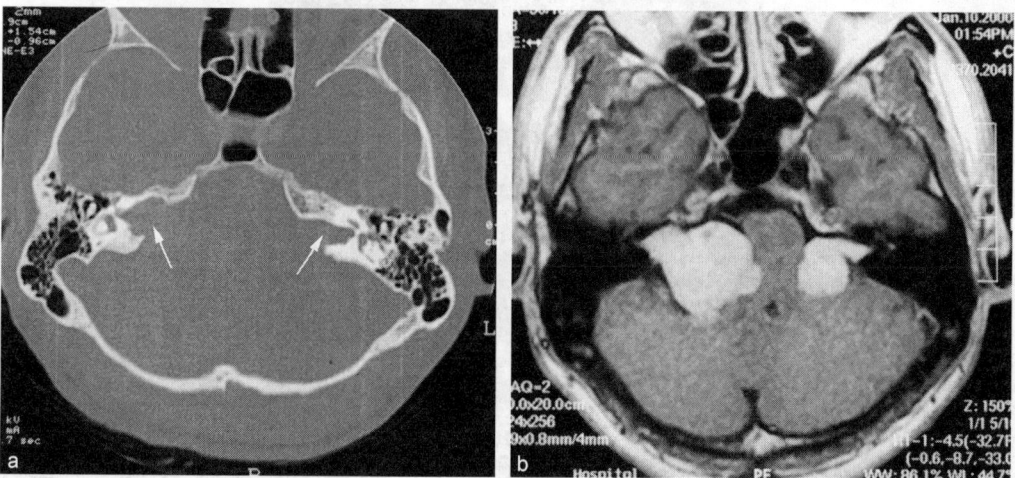

图 9-31
a. 横断面 CT 示神经纤维瘤病Ⅱ型，双侧听神经瘤，两侧内耳道明显扩大，右侧较为明显；
b. 与图 a 为同一患者，MRI 增强扫描肿瘤明显强化（箭头）

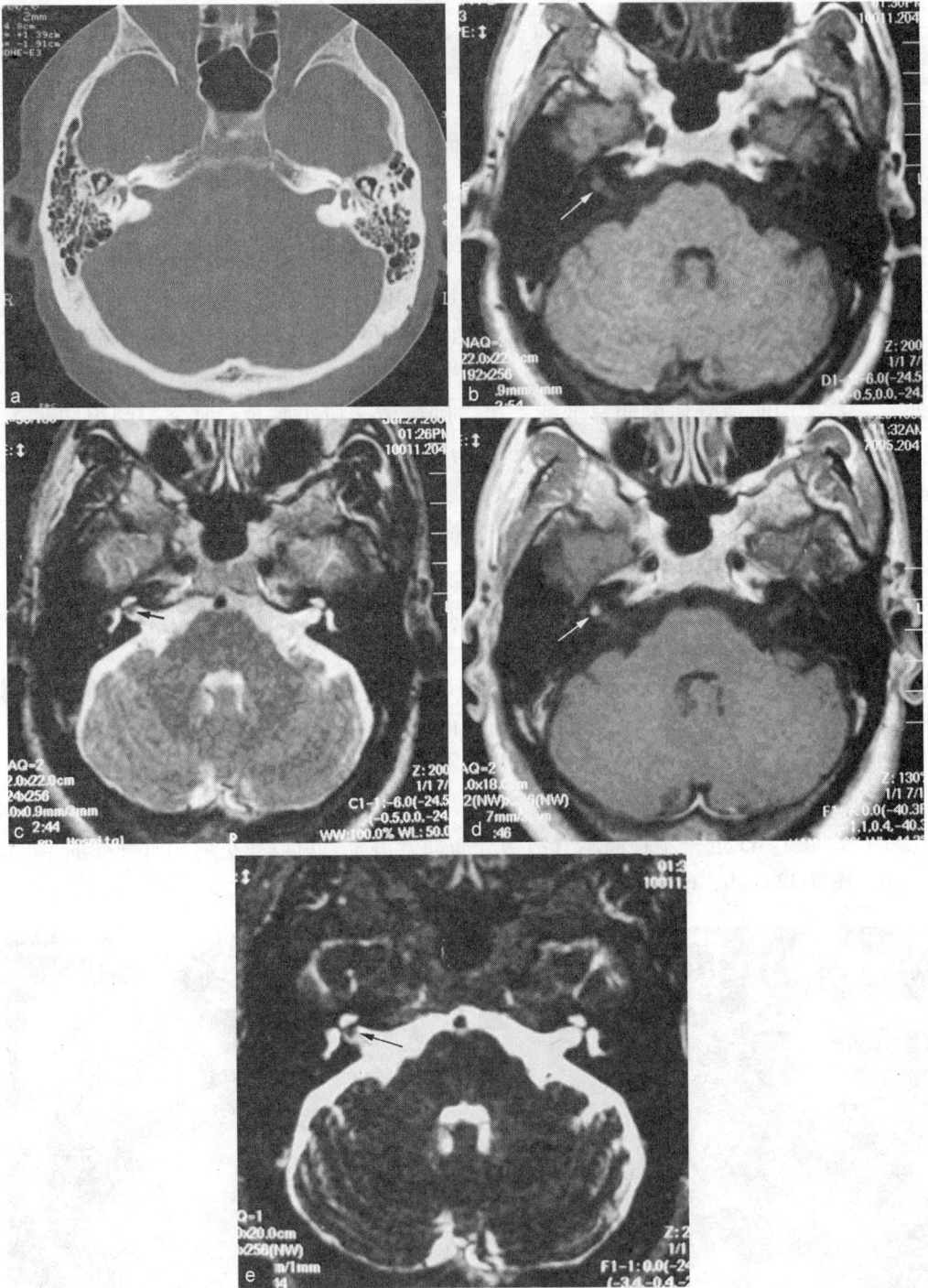

图 9-32

a. 内听道微小听神经瘤，CT 表现为阴性，双侧内听道形态、大小正常；b，c，d，e. 与图 a 为同一患者，MRI 表现为短 T_1、短 T_2 信号（与脑脊液信号相比较），增强扫描明显强化（图 d），3D FSE T_2WI 内听道底充盈缺损部分为肿瘤（图 e）（箭头）；b. MRI；c. MRI；d. MRI

第八节 原发性胆脂瘤

原发性胆脂瘤亦称先天性胆脂瘤，临床无耳漏病史，症状常常表现为面神经麻痹，中晚期可表现为听力下降，常不易早期诊断。

原发性胆脂瘤可发生在颅骨的任何部位，在颞骨多发生于颞骨岩部，常常破坏面神经管迷路段，导致面瘫，严重者甚至破坏耳蜗、半规管等结构，导致听力损失。CT 表现为颞骨岩部有明显的骨质破坏区，边缘清晰、锐利，形态不规则，呈膨胀性改变。肿瘤不但可破坏岩部及其骨迷路，甚至可以突入中耳腔、中颅窝。MRI 呈等 T_1、长 T_2 信号，增强扫描无强化。MRI 可以显示肿瘤组织与脑组织的关系，对指导手术具有重要意义（图 9-33a，b，c，d）。

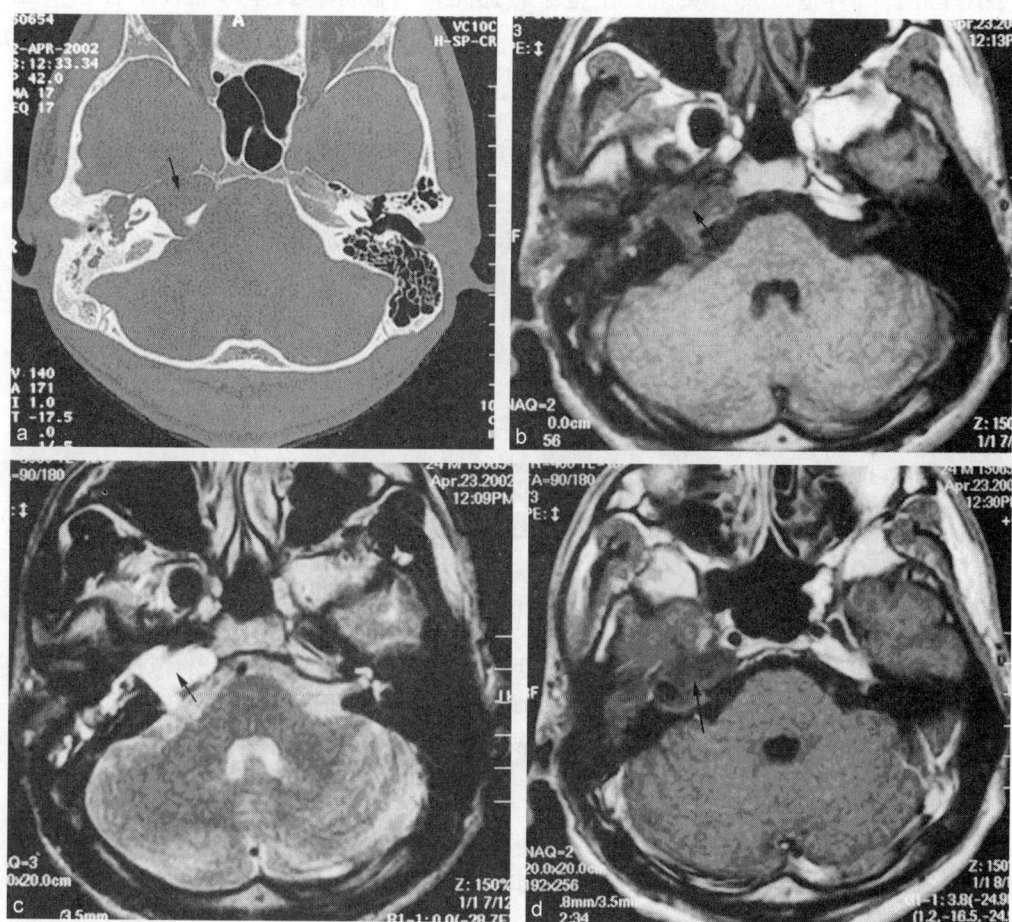

图 9-33

a. 岩尖部原发胆脂瘤，横断面 CT 显示岩尖部骨质破坏，边缘光滑、锐利并累及耳蜗（箭头）；b，c，d. 原发性胆脂瘤 MRI 肿瘤表现为长 T_1、长 T_2 信号，增强扫描肿瘤无强化（箭头）

第九节　血管球瘤

　　血管球瘤又称化学感受器瘤或副神经节瘤，根据发生的部位分为颈静脉球瘤和鼓室球瘤。颈静脉球瘤发生于颈静脉球窝或其周围的化学感受器，起自于颈静脉球部血管外膜和迷走神经耳支（Arnold）的球体。鼓室球瘤发生于舌咽神经鼓室支（Jacobson）的球体，肿瘤位于鼓室内的鼓岬部。临床上女性多见。肿瘤主要是由咽升动脉供血，也可由耳后动脉和枕动脉供血。

　　根据病变发生的部位及肿瘤大小的不同，影像学表现差异较大。CT 可以清晰的显示骨质破坏的范围以及软组织肿块。颈静脉球体瘤多表现为颈静脉球窝扩大，并且骨质边缘不规则，伴有明显的软组织肿块形成，增强扫描明显强化，肿块较大时可以累及中耳腔、外耳道以及岩尖，甚至整个骨迷路均有破坏。鼓室球瘤较小者，仅在鼓岬部形成小的软组织影，较大者可充满整个鼓室，包绕听小骨，甚至突入外耳道（图 9-34a，b）。

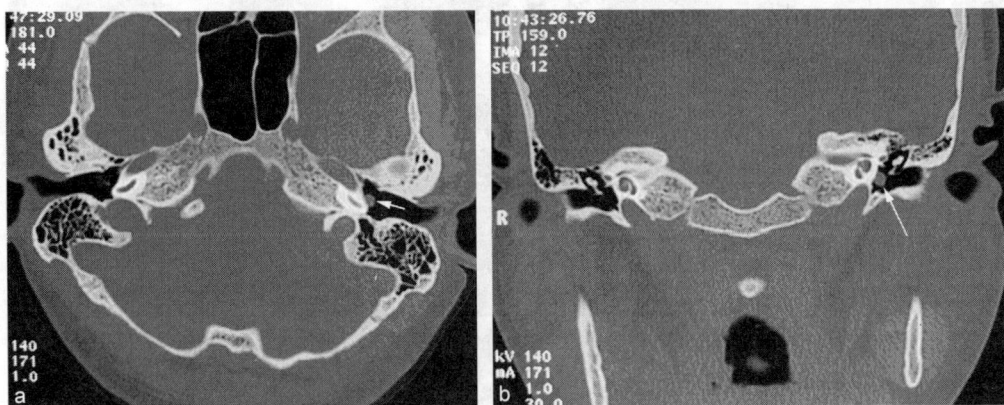

图 9-34
a，b. 为同一患者，CT 横、冠状面显示微小鼓室球瘤，位于鼓岬部

　　MRI 对诊断血管球瘤具有一定的特异性，可以充分的显示软组织的范围和周围的界限，肿块一般呈等 T_1、长 T_2 信号，增强扫描明显强化。肿瘤实质内常常可见到点状和蜿蜒迂曲的血管流空影，称之为"胡椒盐"征，此征象对诊断颈静脉球瘤具有重要意义（图 9-35a，b，c，d）。

　　数字减影血管造影（DSA）对诊断和治疗此病具有重要意义。DSA 不但能够显示肿瘤的供血情况，同时通过术前的栓塞治疗，能够减少术中出血量，对手术能够顺利、彻底切除肿瘤起到重要作用。

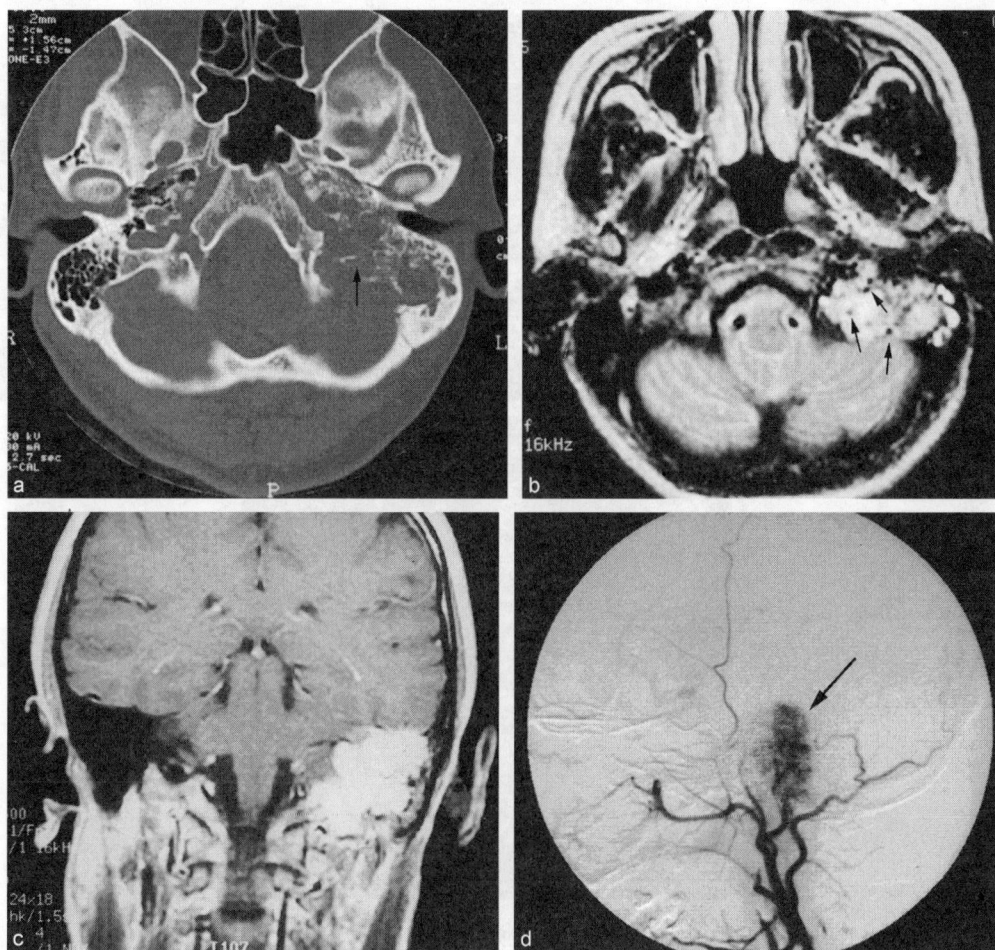

图 9-35
a. 左侧颈静脉球瘤 CT 显示颈静脉孔广泛骨质破坏，边缘不规则，累及岩尖、乳突及枕骨；
b，c. 图 b 肿瘤呈长 T_2 信号影，并可见多个血管流空信号影（箭头），图 c 增强扫描明显强化；d. 颈外动脉造影，肿瘤明显染色（箭头）

第十节 岩部骨折

根据骨折线走行的方向，颞骨骨折大致分为纵行骨折和横行骨折，其中纵行骨折多见，横行骨折 20% 发生在岩部，较为少见，多数是由枕部的外力所致。横行骨折即骨折线垂直于颞骨长轴，骨折线常常贯穿岩部，并且累及耳蜗、前庭、半规管等骨迷路，内耳道亦可受累，临床表现为感音神经性听力损失。CT 是诊断迷路骨折的首选方法，一般需要横、冠状面扫描观察较为全面（图 9-36a，b，c）。

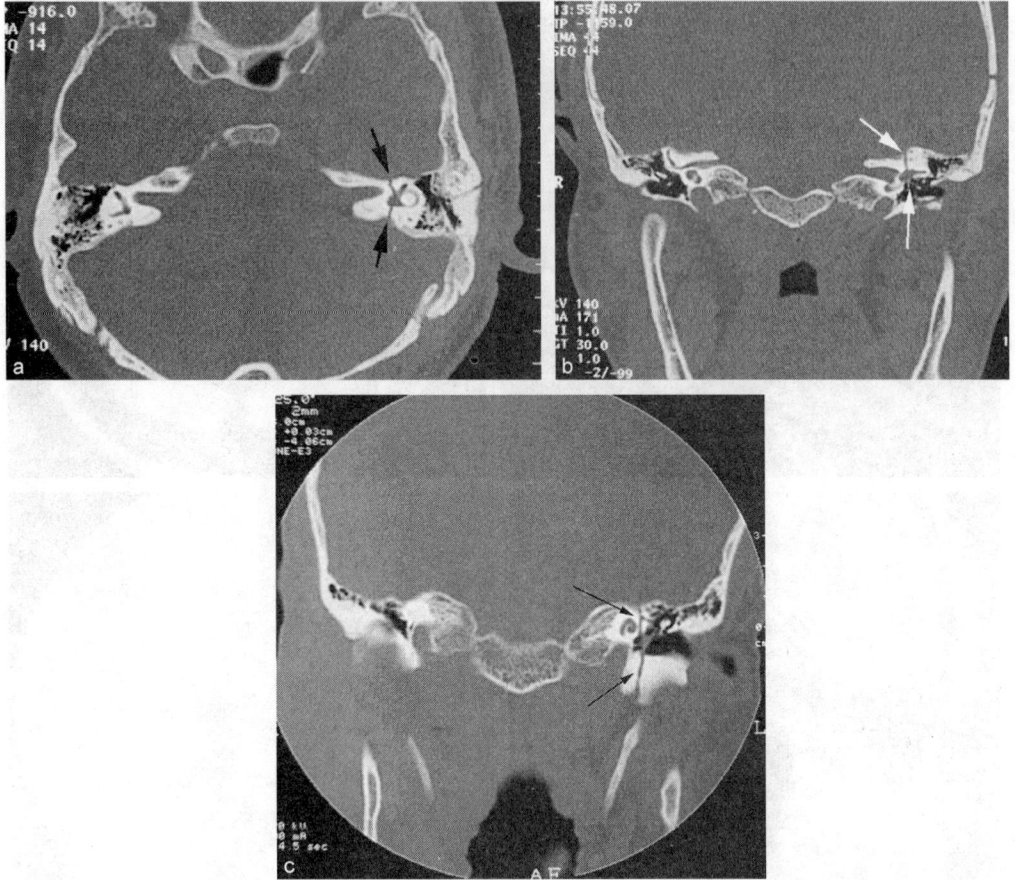

图 9-36

a. 颞骨岩部骨折　横断面 CT 可见岩部横行骨折线，骨折线穿过总脚；b. 颞骨岩部骨折　冠状面 CT 显示骨折线穿过前庭，并累及前庭窗（箭头）；c. 颞骨岩部骨折　冠状面 CT 可见骨折线穿过颞骨岩部，累及面神经管迷路段、耳蜗及骨性外耳道下壁（箭头）

第十一节　面神经鞘瘤和面神经纤维瘤

　　面神经瘤多为面神经鞘瘤，少数为面神经纤维瘤，可以发生在颞内段面神经的任何部位，以面神经膝部最为多见。临床主要表现为面神经麻痹，并且进行性加重，有时可伴有听力下降。

　　CT 主要表现为面神经管扩大及面神经管破坏，病变沿着面神经管走行蔓延。发生在膝部的面神经瘤较大时可突入颅中窝，面神经瘤边缘的骨质可向前突起，形成"抱球"征。发生在鼓室段和乳突段的面神经瘤，除面神经管破坏以外，在中耳腔和乳突内形成软组织影。因此，当面神经管异常增宽，并伴有软组织影形成时，应考虑此病。MRI 可以显示肿瘤，表现为略长 T_1、长 T_2 信号，增强扫描明显强化。一般情况下，准确掌握面神经走行，结合临床症状不难诊断本病（图 9-37；图 9-38a，b，c，d）。

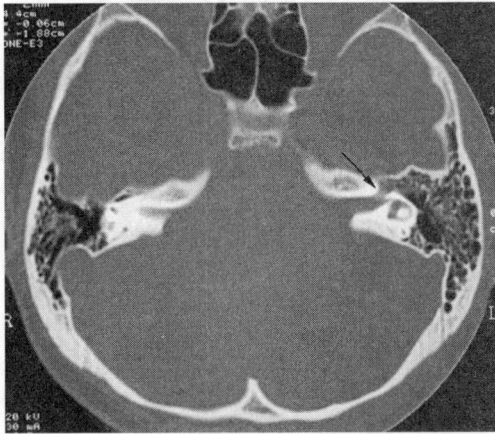

图 9-37　面神经瘤　发生于
面神经迷路段，横断面 CT
显示面神经管迷路段明显增
宽（箭头）

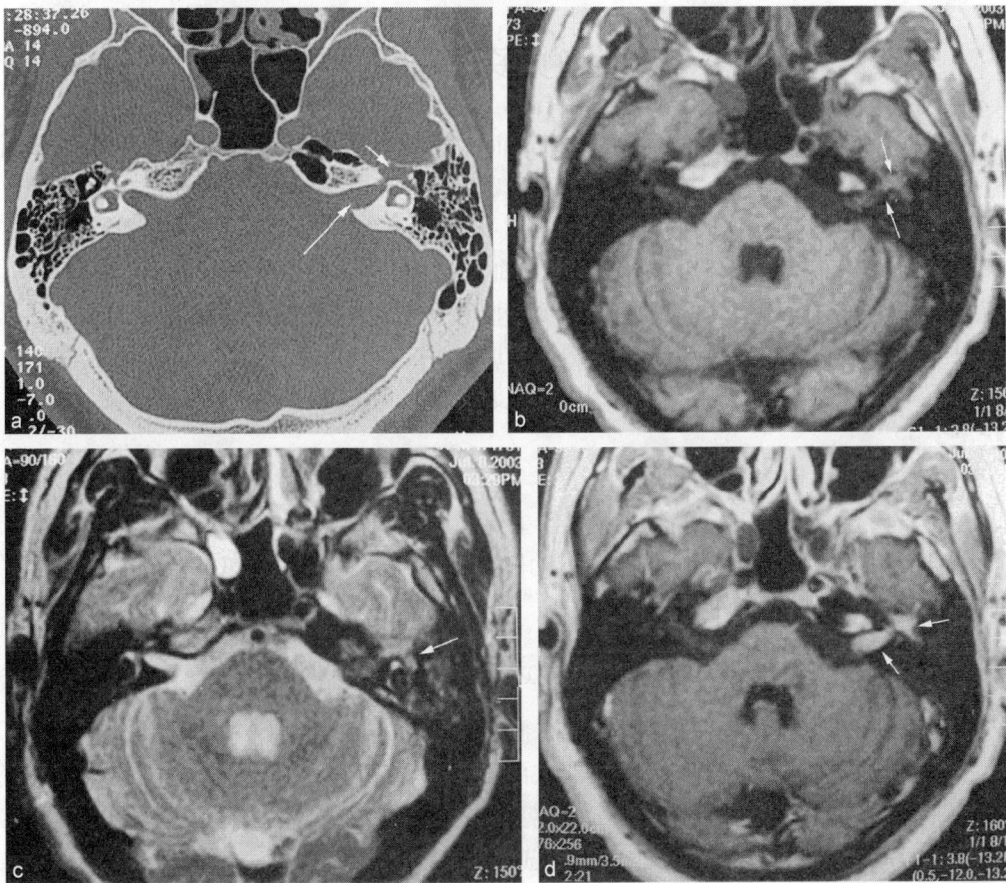

图 9-38
a. 横断面 CT 示，内听道、面神经管迷路段、膝部、鼓室段增宽（箭头）。面神经瘤发生于面
神经内听道段、迷路段、膝部及鼓室段前部；b，c，d. 与图 a 为同一患者，MRI 显示肿瘤呈
略长 T_1、长 T_2 信号，增强扫描明显强化

（刘中林）

第十章

其他相关检查法

第一节　经颅多普勒超声检查

经颅多普勒超声检查（transcranial Doppler，TCD）技术在缺血性脑血管病的诊断上占据重要地位，具有无创、实时血流监测、费用较低、容易重复、可在危重患者床边检查。

多普勒超声可提供以下诊断信息：①血管狭窄部位；②狭窄程度；③狭窄范围；④颅内和颅外侧支循环建立的情况；⑤颅内血管代偿潜力和自身调节能力。

利用多普勒超声原理，通过探头发出脉冲超声束（一般是 2MHz）。聚焦在 50mm 距离，经过改变取样容积大小和深度可以选择观察某条血管某一定节段的血流状况。

选择有利于超声穿透的部位作为超声窗，将探头置颧弓上方（颞窗）或上睑处（眶窗）、枕骨下（枕窗），可测出颅内各主要动脉的血液变化。

枕窗可测椎动脉（VA），小脑后下动脉（PICA）、基底动脉（BA）的血流速度及其流向。各项定量指标如下。

一、流速定量指标

1. 收缩期峰速（Vs）　收缩期的最高血流速（cm/s）。

2. 舒张期末峰速（Vd）　为舒张期末的最高血流速。

3. 平均峰速（Vm）　为完整心动周期的平均最高流速，很少受心率、收缩力、血管外周阻力等因素的影响，其值代表供血速度，生理意义很大。

4. 两侧流速差（BVD）　$BVD = Vm_1 - Vm_2$，个体内两侧流速基本对称，若 MCA 两侧收缩期或舒张期末流速差大于 20cm/s 者为异常。

5. 两侧流速差百分率（PBVD）　$PBVD\% = (Vm_1 - Vm_2)/Vm_2 \times 100$ 反映双侧脑动脉流速差与高侧流速的比值。

二、脉动指标的定量

1. 脉动指数（PI）　PI＝Vs－Vd/Vm，是评价动脉顺应性和弹性的指标，和动脉压及血管阻力有关。

2. 阻力指数（RI）　RI＝Vs－Vd/Vs。血管阻力变化的指标。

3. 脉动传导指数（PTI）　是 MCA 的 PI 与同个体的另一条动脉的 PI 的百分率。个体差异较 PI 小，比较稳定。

三、临床应用

1. 颅内动脉狭窄和闭塞　TCD 检测颅内动脉狭窄和闭塞准确性为 88%，敏感性为 73%，特异性为 95%。因动脉狭窄程度不同，TCD 所见各异：①动脉狭窄程度在 75% 以下，动脉流速增快，频谱增宽，音谱粗糙；②超过 75% 的严重狭窄时速减慢；③大动脉完全闭塞时，多普勒探测信号消失。

2. 脑血管痉挛　TCD 诊断脑血管痉挛（VSP）的敏感性较高，有 VSP 时血流速度明显加快，且可先于症状数小时至数天出现，为早期检测血管痉挛的重要手段。

3. 短暂性脑缺血发作　TCD 对椎-基底动脉系统短暂性脑缺血发作（TIA）检测异常率为 54%～80%，表现为血流速度异常，频谱充填或有血管杂音。

4. 锁骨下动脉狭窄和锁骨下动脉盗血综合征　左右两侧椎动脉起始于锁骨下动脉近端。锁骨下动脉近端狭窄和闭塞后，远端的压力下降，造成椎动脉与锁骨下动脉间压力差倒转，导致椎动脉血流倒流至锁骨下动脉，引起盗血现象。临床上出现椎-基底动脉供血不足（VBI）的症状。

用 4MHz 连续波探头可以发现锁骨下动脉近端有高速的血流。椎动脉颅外和颅内段血流部分或者全部血流反向，患侧上肢活动后盗血增加。

VBI 在经颅多普勒超声诊断中的特点：①平均血流速度（VM）减慢：VBI 多数是在脑动脉硬化的基础上出现。由于粥样硬化斑的沉着和血管壁增厚，血管弹性明显减退，血流量减少；②脉动指数（PI）增加；PI 是反映周围血管阻力增加，可使血流量减少。还有：供血指数（SBI）降低；音频信号异常；频谱灰度增加；频谱图波形（SGW）异常；脑血流量（CBF）减少。

综合国内外作者报道 VBI 中 TCD 异常率为 54%～80%。主要表现为血流速度减低、增高、频谱充填和出现血管杂音。在出现椎-基底动脉血流异常的同时亦可伴有颈动脉系血流速异常。还发现 VBI 发作期的 TCD 异常率明显高于缓解期。多数认为 VBI 患者的血流速度增高系动脉狭窄或痉挛所致，而低流速则由椎-基底动脉供血障碍所致。

第二节　眼震电图在 VBI 中的作用

眼震电图（ENG）可以识别出前庭功能异常或病损部位是在中枢，还是在外周，正确符合率在 80% 以上。

ENG 检查是诊断眩晕疾病病因的主要手段之一，尤其对 VBI 的诊断。眩晕的病因很多，对同时伴有多种症状和定位体征者多无困难，对以单纯阵发性眩晕为主而缺乏其它伴随症状和体征者诊断比较困难。多数眩晕患者通过 ENG 检查均可发现周围性或中枢性改变，为眩晕的诊断提供证据。

椎-基底动脉供血不足（VBI）患者病变多较轻微，症状为一过性。在 ENG 检查中可以通过转颈试验取多种头位，直接挤压椎动脉或刺激其上的交感神经丛，人为地加剧椎动脉狭窄程度，诱发其发病，使隐匿的体征表现出来，提高了轻微 VBI 患者的诊断率。

VBI 的主要供血区在小脑、脑干、内耳和大脑半球的后下部。内听动脉缺血时可出现阵发性眩晕、恶心、呕吐，持续数分钟到几十分钟，很少超过几小时；转颈时出现水平或旋转性眼震。在做冷热试验时可出现单侧或双侧前庭功能低下。当供血障碍累及脑干、小脑时，可出现摆动、倾倒、浮沉、摇晃感，持续数分钟、几小时或更长时间，可合并头痛及平衡障碍。在转颈时多出现水平、旋转性眼震，也可出现垂直性眼震，同时可有凝视试验阳性、视测距障碍试验阳性、视跟踪试验Ⅲ型曲线和视动试验不对称等中枢性改变。但这些中枢性变化缺乏特异性。

转颈试验是人为地影响一侧椎动脉，使椎-基底动脉系统供血减少。当动脉硬化管腔变窄或由于颈椎病变压迫而致椎-基底动脉系统的某一部位发生供血不足或存在潜在性供血不足时，在一侧椎动脉被阻断后另一侧椎动脉不能代偿，因而出现相应部位的供血不足和相应的 ENG 改变。转颈试验阳性为 VBI 特征性的表现。通过转颈试验，VBI 患者 ENG 诊断率可达 95.7%，在目前的常规检查中诊断率为最高。ENG 应作为老年眩晕患者的首选检查。

ENG 方法简便，无损伤、无痛苦，通过转颈试验可发现早期无临床症状的 VBI，有很大的临床应用价值。

第三节　BAEP 在 VBI 中的临床应用

给予声音刺激时在脑干听觉通路不同水平的相应体表点引出的脑干听觉诱发电位（BAEP）。一般给以高频短声刺激。

给声音刺激后可观察到 7 个波，用 Ⅰ ~ Ⅶ表示。

Ⅰ波代表耳蜗神经的电活动。

Ⅱ波起源于耳蜗神经核。

Ⅲ波起源于桥脑上橄榄核。

Ⅳ波、Ⅴ波起源于中脑下丘核。

Ⅵ波起源于内侧膝状体。

Ⅶ波起源于听放射。

Ⅳ波常附于Ⅴ波上或不易检出，Ⅵ、Ⅶ两波极不规则，故多以前数波为主要指标。BAEP 的分析包括波形、波幅、各波之间的波峰间期及各波绝对潜伏期。其中潜伏期最有临床实用价值。

椎-基底动脉短暂性脑缺血发作、异常率可达 65.2%，BAEP 可动态观察脑干受累情况，有助于判断疗效及预后。脑干血管病变的 BAEP 表现不是特异性改变，需做 MRI 影像检查才有助确诊。

BAEP 有助于内耳缺血与中枢性（脑干）缺血的鉴别。BAEP 及 TCD 二项检查联合用于 VBI。48 例 VBI 病人在间歇期进行 BAEP 和 TCD 检查，结果 TCD 异常率为 83.3%，BAEP 异常率为 68.75%。二者联合应用有助于病变部位的定性、定位诊断。

第四节 放射性核素在脑缺血中的作用

头部单光子计算机体层成像（SPECT）是用影像重建的基本原理，利用放射性示踪剂的生物过程。放射性示踪剂注入血液循环后，按脑血流和脑代谢进行分布，并以 CT 技术进行断层显影和重建以达到了解脑血流和脑代谢目的。SPECT 在发现脑血流量减低区的时相上较头部 CT 及 MRI 发现为早。SPECT 可了解脑血流状况，预计病变的严重程度，推测脑缺血半暗带，指导治疗，判断患者的预后意义重大。PET 是利用 CT 技术和弥散性放射性核素测定局部脑血流量和局部脑代谢的最有效工具。它能为卒中的治疗提供以下参数：①脑缺血后脑细胞的生理性改变；②提示脑梗死后局部脑血流量（CBF），包括半暗区、异常灌流、缺血区中心、周围和旁区的氧代谢；③测定氧代谢率、糖利用率与 CBF 的相对值增高或降低，对缺血性卒中的预后提供估计；④能清楚地反映脑梗死后的血流变化全过程，即发生在脑梗死后的急性期以及 10~20 天时血流变化，提供过度灌注的最好特征。

第五节 其他辅助检查

数字减影血管造影（DSA）为脑血管造影技术中的金标准。常用技术为经股动脉穿刺血管造影。由于具有其他非侵入性检查，故 DSA 不作为首选方法。新的磁共振技术包括弥散加权磁共振成像（diffusion-weighted MRI，DWI）及灌注敏感性的磁共振成像（Perfussion-Sensitive MRI，PWI），可检测到局部脑血流情况，故又称"动力学 MRI"。缺血性改变在 DWI 上显示为高信号影，PWI 显示相关的血容量分布及局部脑血流。DWI 及 PWI 在数分钟内即能成像。动物试验显示，DWI 在早期缺血 10~30 分钟即可显示异常影像特征。DWI 在人脑缺血检测中效果更好，但在脑后循环中研究尚不充分。

（余华峰）

第十一章 ·······

内耳病诊断方法与原则

第一节 内耳病的临床表现与病史采集

由于特殊感觉系统（位听系统）受病损，内耳病均有明确的临床特点，如能充分采集有关病史，多数病例可从分析病史中初步获得印象诊断。因此应该充分重视病史的采集和分析。内耳病的主要症状为耳鸣、听力损失和眩晕。医生应根据患者的主诉询问有关症状的特点，发生发展的过程，伴发哪些症状，过去诊治的情况和效果，还应注意分析既往史和家族史。下列各点可帮助采集和分析内耳病史，以期能考虑选择何种检查项目，获得较明确的临床诊断及采取合适的处理方案。

一、耳　鸣

1. 何侧耳鸣，单侧还是双侧？是否仅限于某一侧耳，或是常变换另一侧耳？双侧耳鸣往往感鸣声在顶部位，如患者说不清何侧耳鸣，可能有两种情况，双侧耳鸣或两侧交替发生耳鸣。如仅限于某一侧则应考虑该侧耳蜗或耳蜗后有病变，如听神经瘤初起可能仅感单侧耳鸣。如双侧交替发生但并无规律可循，则可能与供血不足，颈椎病或其他全身性疾病有关。

2. 耳鸣属高调还是低调，像外界何种声音？患者常根据自己的生活经验描述，如远处蝉鸣或秋虫声，也有诉如风声、沸水声、海浪声、放气声。梅尼埃病和突发性听力损失等发病时往往低频混夹高频声耳鸣，患者形容风雨声夹带蝉鸣或大风声夹带哨声。还有感耳鸣如纺织娘发出节奏快速的高频声。梅尼埃病发作期过后耳鸣渐减轻，如远处秋虫声，间歇期间如感耳鸣加重，并添加如风声或放汽声（类似白噪声）则往往预示眩晕即将复发。

3. 耳鸣是持续性还是阵发性？持续多长时间？是否有节律？如有，则快慢如何，是否与脉律一致，或较脉律快？何种情况下加重及减轻？客观性耳鸣多呈低频有节律响声，但有少数脉管性耳鸣如乳儿啼哭声，医生也可凭听诊器听到，切不可不加检查而误认为是"幻听"（见耳鸣章）。

4. 是否感患耳听力不如过去？无论感到患耳听力下降与否，均应作听力检查，首先是纯音听阈检测。如一侧持续性高调耳鸣，测听未见异常，经适当治疗耳鸣不减，也不能完全排除蜗后占位病变，应追随检查。

二、听力损失

患者多统称为'耳聋'，医生应了解听力损失的程度。言语频率范围内听力损失，患者感到明显的'耳聋'。轻度高频听力损失时患者可能认为听力正常。采集病史时需注意下列诸点。

1. 何时开始感患侧耳听力下降，有无先兆，发生发展的情况如何？如突然一耳听力下降并很快发展成重度听力损失，应考虑是否由于内耳供血故障引起。血管痉挛、血栓形成、栓子栓塞、管壁突然受压迫以及血液病或糖尿病等引起的内耳出血等原因均应进一步检查排除。如初起较轻逐渐加重则应考虑是否存在逐渐增大的蜗后肿瘤。

2. 单侧还是双侧？如为双侧，同时发病还是一侧先发病，间隔多久另耳才发病？双耳同时听力下降应考虑是否为全身性疾病引起。药物和化学物耳毒性作用也可致双耳同时罹病。先天性梅毒性听力损失耳可一耳先发病，相隔数日或数周后另耳才发病。

3. 听力下降前有无诱因，如饮烈性酒、情绪波动或过度劳累等。耳毒性药物引起的听力损失可在停药3个月后才感觉到，分析病因时不应忽略。

4. 梅尼埃病、自身免疫性内耳病和大前庭水管综合征往往呈波动性听力下降，少见于其他感音神经性听力损失。

5. 有无可引起听力损失的全身或局部疾病？高血压、高血脂、糖尿病、病毒感染、脑系感染、头部外伤、接触强声或毒物等。

6. 听力损失前后是否发生过其他的症状或体征，如头痛、心悸、发热、枕颈部疼痛、头晕或眩晕、视力减退等均可有助于分析病情，获得印象诊断。此外，在听力损失发生和加重的过程中还可感耳内闷堵不适。不仅在梅尼埃病，突发性听力损失及各种原因引起急性内耳供血故障时也可感患耳闷堵，此时检查可发现患侧外耳道及耳外周皮肤触觉减退，重症者甚至可呈现患侧角膜反射迟钝。不过听力损失的患者在治疗一段时日后耳鸣减轻，闷堵发木感消退，会感到患耳清爽起来，复测纯音听力可能并无明显改善。

三、眩　晕

1. 眩晕的特点如何？耳源性眩晕属'真性眩晕'，多为感外景围绕身体旋转，闭目后则感自身向相反方向转动。扶住墙壁和桌椅等物并不能保持平衡。眩晕较重时即使取卧位或坐位也会感觉床或椅带着身体一起旋转翻倒。如患者眩晕时扶物或策杖就可站稳，散步活动可以减轻，则应考虑这不是内耳病所引起。

2. 发作是突然迅起还是缓慢渐起？持续多长时间，如何缓解？耳源性眩晕发作多较迅速，多数在数小时内逐渐缓解。如缓慢渐起，逐渐加重，持续多日而不缓解者多非内耳病所引起。

3. 是否反复发作？一般间歇期有多长，有无频繁发作眩晕的阶段，近半年来发作频度及最近一次发作时间和情况如何？反复发作眩晕并有波动性听力下降的为梅尼埃病和大前庭水管综合征。仅呈现反复眩晕而无听力症状的有位置性眩晕和复发性前庭病。

梅尼埃病发展到一定阶段可能频繁发作眩晕，持续 3 至 6 月后又进入一较长的间歇期。其他的内耳病无此特点。至于蜗后占位病变、内耳道耳硬化病变及早期小脑蚓部肿瘤等可有持续头晕及步态不稳且阵发性加重，患者可能说成阵发性眩晕，如详询病史及进一步检查可以鉴别。

4. 伴发哪些症状？这些症状在哪些情况下加重或减轻？眩晕常伴发苍白、冷汗、恶心、呕吐等自主神经系症状。如病变累及耳蜗则有耳鸣及听力损失等症状。耳源性眩晕往往在头部活动时加重。梅尼埃病患者发作眩晕时常向一侧闭目静卧，头部一有活动眩晕和恶心等不适立即加重。如眩晕等不适并不因头部活动加重则应慎重考虑颅内病变所引起。良性发作性位置性眩晕多在向患耳侧卧时发作短暂性眩晕，坐起后再感短暂性眩晕。

5. 发病前有无感冒、头部外伤、过度劳累及失眠等？眩晕发作与经期有无关系？前庭神经元炎发病前可能有病毒感染史。发热或头部碰撞可引起大前庭水管综合征发病或症状加重。感冒、劳累、紧张及失眠等可能是梅尼埃病、位置性眩晕和复发性前庭病的发病诱因。这类疾病易在围经期发作。

6. 既往史中应注意有无晕车、偏头痛、颈椎病、高血压或低血压、高血脂、糖尿病等病史。近期服何种药物？儿童和青少年有晕车史或偏头疼史较易发作眩晕，反复发作而无听力症状，往往诊为（前庭）植物神经不稳定、良性发作性眩晕或复发性前庭病。颈椎病或颈肌扭伤后引发眩晕并不少见。视力如何，有无复视？新配眼镜是否合适？均应注意询问。如能明确病因治疗收效较好。血压不正常固然可引起眩晕，血压的骤升骤降更易引发眩晕。如高血压患者服降压药不当，血压迅速下降，脑供血不足易于引起眩晕。此外发作眩晕后一直服止晕药、镇静、镇定药或安眠药，未适时停服，也可令头晕等不适迁延不愈。这种情况可发生于两种情况，给药（如乘晕宁）过多而未能及时复诊，或患者求治心切到多处就诊取药，以致服药过多、过久。因此，医生应询问此前诊治的情况效果如何，作为制定治疗方案的参考。

采集和分析内耳病史时还应注意遗传因素和心理因素。询问家族史需要细心，如父母年轻时易晕车而年长后已不易晕车，或隐性遗传性听力损失等类家族史容易被忽略。心理因素可能成为发病或令症状加重的主要原因，应注意下列诸点。

(1) 询问病史时尽量避免暗示，应让患者说出自己的感受，避免提示是否有某种具体的感觉。一般说医生也应避免提出可能伴发的某种症状，但有时也不应拘泥于此点，例如特发性突发听力损失有近半数患者可能伴发眩晕，而且多为先听力损失后晕。突发性听力损失初发即来诊时医生需视情况向患者说明可能伴发眩晕，否则患者服药后不久眩晕发作，则可误认为医生用药不当，同时对治疗失去信心，停止用药而另行就医。

(2) 从患者进入诊室起，在询问病史的整个过程中都需留心观察患者的体质、表情、举止、谈吐中是否有夸大病情或过于强调症状与痛苦，或因症状困扰及疗效不佳等原因产生悲观失望，甚至厌世的情绪。

(3) 留心患者是否体弱多病、睡眠不佳、较敏感、多猜疑，是否与家庭成员或工作同事有矛盾？对女性患者尤应注意这些方面。医生需在发现问题后耐心解释，表示同情，从患者的角度考虑，及时帮助患者建立信心，解除疑虑和悲观的情绪。针对患者的具体情况订出治疗或康复方案，尤应注意心理方面的治疗。

（4）癔病性眩晕患者可能有不合理的倾诉和戏剧性动作，如感身体向万丈深渊下坠或向天空飘浮，眩晕时经人扶持可以行走或身体左右摆动作走钢丝姿态，但能保护自己不跌倒。也很少会与听觉或自主神经方面的症状有联系。同样癔病性听力损失也很少伴有前庭方面的症状，也多无耳鸣。二者均有精神受刺激的病史或其他癔病史，并可能复发。

（刘　铤）

第二节　听觉系统疾病的定位诊断原则与方法

一、概　述

听力损失（包括耳聋）是一个症状，是听觉系统的病变表现出的功能改变，从外耳到大脑皮层的听觉通路上任何部位及附近的病变都可以有听力损失，病变多种，表现不一，因此，听力损失是耳鼻咽喉科范围内的一个重要课题，鉴别诊断的任务就是通过分析听力损失的特点及其伴随症状，作必要的检查，判断听力损失的病因及病损部位，为治疗和预防提供依据。

听觉系统疾病的定位诊断程序必须从功能整体结构着眼。许多听力学试验仅能测试暂时的或局部的功能，在评估测试结果时，我们必须超越最初的研究发现，以更好地确定结果的可靠性和解释的准确性。我们不仅必须关心一个试验什么样的条件是适当的，而且要关心在什么样的环境下是不适当的。例如，耳蜗存在问题，不能提供同时有无中枢问题的证据。由于患者处于前驱症状期，或在听觉系统内一个或几个水平存在多处损伤，对个别的试验显示了不典型的反应。这样，就需要一组试验，仔细的检查和对结果的精确的分析才能提供整体听觉评估的基础。

听力学资料，无论多么详尽和全面，仅是表现有复杂听力问题的患者的整体评估的一个方面。对已知的或怀疑有耳蜗和（或）第Ⅷ对脑神经损伤的患者需要多方面的诊断评估，包括耳科学的检查、眼震电图、内耳道体层像和增强 CT 的神经放射学研究。

在听力学诊断方面，Fowler（1928）以响度平衡程度开创了精确诊断听力学的世纪。此前，听力测试只能揭示听力损失是传导性的还是感音神经性的。然而，交替双耳响度平衡试验和其后的程序能够区分耳蜗和第Ⅷ对脑神经病变。诊断听力学的另外重要标志是声导抗测试和为确定中枢听觉系统功能的实验项目的进展。这些进展促进了神经耳科学的迅速发展。

在定位诊断时，应根据临床研究的需要仔细选择检查项目。在大样本的人群研究中必须考虑各种试验项目的价值。从任何单一的试验要获得适当的听力评估的足够信息是不可能的。至少要应用正确掩蔽的气、骨导测试，包括扬扬格阈、词辨别试验的言语测听、包括鼓室导抗图和声反射的声导抗测试。另外，还包括一个或几个下列试验：音衰试验、静态声顺测量、声反射衰减试验。这些基础试验项目的结果和病史一起提供了大量的信息。

关于提供听觉系统受累水平的最佳信息的试验：SISI 试验在描述耳蜗病理方面有帮

助。一般来说，病损部位越高，推荐的实验项目越多。阈上听力学试验，如声反射阈和反射衰减、语音平衡词得分率-强度函数曲线（PI-PB），Békésy 舒适响度测试（BCL），对第Ⅷ对脑神经问题产生了比阈程序更好的诊断资料。

听觉功能和第Ⅷ对脑神经病变的研究应该包括有年龄和听力损失程度相匹配的其他感音神经性听力损失的对照组。临床可见一些患者在 ABLB，SISI，Békésy 测听和阈音衰减实验（TDT）显示完全为耳蜗病变，但词识别得分和纯音敏感之间存在明显的矛盾的情况，许多这样的病例尽管耳蜗的发现占优势，手术证实有听神经瘤。诊断的作出必须谨慎，应全面考虑病史、听力学的、前庭的、神经学的和其他体征。

听力学诊断在不断发展，现在听力学家已从神经听力学诊断的常规程序如 ABLB，Békésy 测听，TDT，SISI 移向更新的更客观的方法，如镫骨肌反射，ABR 等。但不应放弃常规的方法，首先，常规的方法在耳蜗和第Ⅷ对脑神经病损的鉴别诊断中仍有参考价值；第二，常规的方法已被修改为在检测小的病损和病变的早期的"敏感"的程序。最后，也许是更重要的，这些程序还有诊断神经肿瘤以外的应用价值。

中枢听觉试验在这个程序中也有较大价值。在许多情况下，特别是老年患者，中枢失功能原因多较复杂。

常规程序，经适当解释，能对梅尼埃病、耳硬化症、噪声性听力损失、耳药物中毒、合并有变态反应和糖代谢损害的波动性听力损失的诊断提供有意义的贡献。

ABR 在一些情况下可以正确的应用和解释。但高频听力损失引起 V 波异常或缺失可导致一定数量的假阳性。在作出诊断时，不能仅根据单一的实验结果。一些程序，如 ABR，必须和常规测听和病史相结合解释。ABR 可能是估计听觉系统完整性的最好方法之一，如果我们仅依靠电生理的资料，不用其他程序作系列的、在一个时期内的纵向的补充研究，也会出现严重误差。

听力学诊断模式应根据临床情况而改变，若干研究者已经质疑经典的对听神经瘤损伤位置试验的听力学定位的能力。在小听神经瘤患者中问题可能更大。在由于听神经瘤对耳蜗供血血管的继发的压迫或两者并存，并非耳蜗的原发病损，而联合有耳蜗和第Ⅷ对脑神经病变的患者中，若干听力学程序已显示有耳蜗症状。有报告听神经瘤的患者中，18%以耳蜗性听力损失占优势。为早期诊断小听神经瘤，镫骨肌反射，包括反射衰减和 ABR 现在被认为是诊断听神经瘤的有力的听力学测试。

声反射试验在 85%的听神经瘤病人产生异常表现。即使是小的肿瘤的患者，也有71% ～100%声反射的结果是异常的。但无瘤假阳性的结果较高。虽然声反射的潜伏期和上升时间也增加了其诊断价值。但仅用声反射试验检测听神经瘤是轻率的。

ABR 在诊断听神经瘤方面的精确性为 93% ～100%。即使在小的听神经瘤的患者，也有令人印象深刻的精确率。

ABR 有着超出听神经瘤诊断方面的广泛的重要的临床应用。在高危新生儿和难以测试的儿童估计听觉系统的完整性，估计怀疑伪听力损失的患者，多发性硬化和其它脱髓鞘病变，中枢听觉系统病变的诊断，Ⅶ、Ⅷ对脑神经手术期间损伤的诊断。虽有证据 ABR 在诊断听神经瘤方面部分或全部被新一代的增强 CT 扫描替代，即使在小于 2 毫米的听神经瘤。但声反射和 ABR 成本低，增强 CT 对 10%的患者有副作用。

二、诊断和鉴别诊断的过程

听力损失的诊断和鉴别诊断应包括病史的采集、系统检查和耳镜检查、听功能检查、前庭功能检查及影像学检查。

（一）详细采集病史

包括本次发病的时间、过程，听力有无波动，主要症状，伴随症状，可能的诱发因素。病毒感染所致突发性听力损失患者可提供流感、感冒、上呼吸道感染、咽痛、鼻窦炎、腮腺炎、疱疹、风疹等，或与病毒感染者的接触史，这些可能发生在听力损失的前几周。血管病变可提供心脏病、高血压史，也可有糖尿病、动脉硬化、高脂血症或其他影响微血管系统的系统性疾病史。膜迷路破裂患者多有一清楚的用力或经历气压改变的病史，如困难的排尿、排便、咳嗽、打喷嚏、弯腰、大笑等或游泳、潜水、用通气管或水下呼吸器的潜水或异常的飞行活动。另外还有头外伤史、过去和现在的用药史等。

（二）全身检查

重点应针对神经系统、心血管系统、凝血系统、代谢系统和免疫系统。

（三）耳鼻咽喉科常规检查

（四）血液检查

全血计数＋分类，血小板，血沉，出凝血时间，凝血酶原时间，部分凝血酶原时间，电解质，血糖，血脂，甲状腺功能，血清学包括各种病毒抗体和梅毒血清试验、免疫学检查。

（五）听觉功能检查

听功能检查通常分为主观测听法和客观测听法两大类。前者包括音叉检查、纯音测听、Bèkèsy 测听和言语测听等方法。后者包括声导抗测试、条件反射测试、诱发反应测听、耳声发射测试等不需患者作出某种行为反应的测听方法。显然前者受患者主观因素影响较多，而后者较少受患者主观因素的影响。但任何测听方法都或多或少地受被检查者的配合程度、检查者的技术水平的影响。

1. 纯音测听法　纯音测听法是最基本的听功能检查方法，为此，国际标准化组织、我国国家技术监督局声学标准化委员会制定了一系列的标准，详细规定了听力计的要求、校准、操作方法、气骨导听阈和年龄、性别的关系等标准，以使我们的测听结果准确、可靠，相互之间有更大的可比性，并能和国际接轨。

根据纯音测听气骨导听阈可以判断听力损失的程度、性质和部位。根据听力曲线的形状（平坦型、缓降型、显降型、陡降型、上升型、谷型（或槽型）、切迹型、"山"型）可以推测耳蜗内病损的部位和某些病因。

纯音阈上功能测听（响度平衡试验、短增量敏感指数试验、音衰减试验）和自动描迹测听可提供鉴别耳蜗和蜗后病变的资料。

响度重振又叫复响，是听力损失感觉到的刺激声的响度异常增长的现象，多为耳蜗病变的表现。测试有无响度重振的方法主要有响度平衡试验、短增量敏感指数试验。但文献报告听神经瘤患者也有一定比例的重振阳性。

音衰减试验是根据听觉疲劳现象设计的。听觉疲劳是指人耳受到连续音持续刺激引起的听敏度降低的现象。听觉疲劳常为蜗后病变的表现，因此，将音衰减试验阳性作为蜗后病变的一个诊断指标。

根据自动描迹测听法描记出的听力图曲线幅度（峰谷间）及脉冲音和连续音两条曲线之间的关系判断耳听力损失病损的部位。正常连续音曲线的幅度在 5～15 dB 之间，若小于 3 dB 可能提示声强辩差阈小，为耳蜗病变的表现。Bèkèsy 将脉冲音和连续音两条自描曲线的关系分为 4 型，Ⅰ 型：两条曲线重叠，幅度 10 dB 左右，多为正常听力和传导性听力损失；Ⅱ 型：从 1 kHz 或 1 kHz 以后连续音曲线开始下降到脉冲音曲线下方，但呈平行关系，二者差距不超过 20 dB，提示耳蜗病变；Ⅲ 型：从 100 Hz 到 0.5 kHz 开始连续音曲线急剧下降到脉冲音曲线以下 40 dB 或 50 dB，甚至降到听力计最大输出限度，多为蜗后病变的表现；Ⅳ 型：在低于 1 kHz 的频率处连续音曲线开始下降到脉冲音曲线之下，分开 25 dB 以上，但未达听力计最大输出，也是听神经病变的表现。

2. 言语测听　言语测听是利用言语的标准样本作为测试信号，经言语听力计发送，测试受试者的言语听阈和言语辨别得分等的一种方法。言语信号比纯音信号更接近日常生活，听觉器官的功能不仅要感知声音，更要辨别声音和理解语言，因此在某种意义上讲，言语测听比纯音测听更能反映受检者的听功能情况。传导性听力损失者仅表现为言语识别阈提高，而言语识别得分不受影响，耳蜗病损所致感音性听力损失者不仅言语识别阈提高，而且言语识别得分也降低。

3. 声导抗测试　声导抗测试法是近几十年发展起来的临床常规客观测试法，主要测试项目是鼓室导抗图和声反射。鼓室导抗图是记录声能在中耳的传递状态判断中耳病变。声反射的测试以了解患者的听敏度及作听功能损害的定性和定位诊断。

除根据鼓室导抗图的形状鉴别中耳病变的性质外，还可通过分析曲线峰的幅度和坡度获取鉴别中耳病变的资料。

声反射是声导抗测试的另一个重要项目，在听力损失的程度、定性和定位诊断中有重要价值。

有文献报告 5 dB 的气骨导差距 50% 引不出声反射。耳蜗及蜗后性听力损失都可引不出声反射，但由于耳蜗病变可能有响度重振，即使纯音测听听力损失较重，仍可引出声反射，一般认为声反射阈与纯音听阈的差在 60 dB 以下提示有响度重振。有学者认为声反射阈高于正常值 15 dB，鼓室导抗图正常，或纯音听阈小于 65 dB HL，声反射引不出者应除外蜗后病变。

由于非交叉的声反射振幅比交叉的声反射振幅大，二者的振幅比受年龄和周围听觉状态的影响较小，正常情况下，二者的振幅比在 1.20～1.50 之间，当小于 1.00 或大于 2.00 时需进一步检查以除外中枢病变。

声反射衰减是临床判断耳蜗病变和蜗后病变的一个较简便的方法，因为蜗后病变存在听觉疲劳现象，在 10 秒钟持续声刺激过程中反射的振幅逐渐降低，当 5 秒钟内声反射振幅降低 50% 以上者为声反射衰减阳性，提示有听觉疲劳。

声反射潜伏期在耳蜗病变者可能缩短，蜗后病变者可能延长。

鉴于声反射弧经过低位脑干，因此可通过分析交叉与不交叉声反射的关系诊断脑干病变。病变在给声耳同侧上橄榄核复合体，出现所谓单座式声反射；病变在给声耳同侧的听神经、耳蜗核，表现为对角式声反射；当病变在斜方体平面的脑干中线，表现为水平式声反射；监测耳的中耳或面神经病变，出现垂直式声反射；面神经及听神经合并病变，斜方体及耳蜗核平面的脑干中线病变，听神经及耳蜗核病变，上橄榄复合体病变等，引出倒 L 式声反射；广泛的脑干尾部病变，双侧严重的感音神经性听力损失或中耳病变，致所有交叉和不交叉的声反射均消失。

4. 电反应测听　利用听觉系统对声、电刺激反应中所发生的电变化过程作为客观指标来评估听力和判断病变部位的方法。包括 ECochG、ABR、MLR、40HzAERP、SVP、P300、CNV、MASTER 等。

耳蜗电图（Electrocochleagram，ECochG）产生于耳蜗，包括耳蜗微音电位（cochlear microphonics，CM）和电位（summating potentials，SP）及动作电位（action potentials，AP）。梅尼埃病耳蜗电图表现为波形异常、反应阈升高、波宽异常和 –SP/AP 的比值异常增大，输入/输出曲线浅部缺失，仅有陡部，反应阈时潜伏期缩短。蜗后听力损失 AP 反应阈明显低于 ABR 反应阈，可引出正常或接近正常的耳蜗电图波形。但由于 CPA 肿瘤对内听动脉的压迫或肿瘤毒素的作用，ECochG 可表现有 –SP 异常增大。也有表现波形异常。内耳梅毒可表现为膜迷路积水样的耳蜗电图改变。

听性脑干反应（auditory brainstem responses，ABR）产生于耳蜗神经和低位脑干，目前多认为其 I 波来源于耳蜗神经的近耳蜗端，II 波来源于耳蜗神经的近脑干端，III 波来源于耳蜗核，IV 波主要来源于上橄榄核，V 波可能主要来源于外侧丘系和下丘。在听力损失的定位诊断中主要用于桥脑角占位性病变、听神经病和影响听觉通路的中枢神经系统疾病的诊断，许多神经系统疾病影响听觉脑干都会引起 ABR 参数的改变，这些病变包括：多发性硬化（文献报告 60% 有 ABR 异常）、脑干脑炎、脑梗塞，脑外伤、脑干胶质瘤、白质营养不良、桥脑中央髓鞘溶解症、中脑病变（松果体肿瘤、血管意外和畸形）、幕上病变（丘脑和大脑肿瘤、脑血管疾患）。

听性中潜伏期反应（auditory middle latency response，MLR）和（40 Hz auditory event related potential，40HzAERP）：听性中潜伏期反应又称初级皮层反应，40 Hz 听性相关电位又叫 40 Hz 稳态反应，是用 40 次/秒的重复声刺激使 40 Hz 频谱成分被加强了的 MLR。关于产生 MLR 的解剖部位目前仍在研究中，现有资料表明 MLR 是多个听觉中枢结构参与和相互作用的产物。人 Pa 波可能是源于颞叶初级听皮层，Na 波产生于皮层下结构。关于 40HzAERP 产生源的解剖部位尚无统一的认识，一些研究认为这个反应来源于中脑或丘脑。可用于上脑干和颞叶病变的诊断。

颅顶慢电位（SVP）可能来源于皮层听 II 区，主要用于较高水平听觉中枢电生理功能评估。

5. 耳声发射　耳声发射产生于耳蜗，经听骨链逆行传递到外耳道内的声频能量，是耳蜗内 OHC 主动过程的结果。耳声发射的记录使我们有了评价 OHC 功能的方法。主要用于鉴别耳蜗和蜗后病变；诊断感音性听力损失。

6. 中枢听觉功能主观测试方法　中枢听觉功能测试方法包括测试耳蜗核及耳蜗核以上的中枢听觉通路的传导和处理功能的方法，除前述的各种客观测试法外，还有一些主观测试方法。

掩蔽级差测试（masking-level-difference，MLD）：测试掩蔽噪声对所给信号的掩蔽作用。脑干病变者掩蔽级差缩小。

滤波言语测试：用有特定截止频率的声信号进行测试，颞叶病变者滤波言语识别率下降。

交错扬扬格词测试（staggered spondiac word test，SSW）：是一种评价中枢听觉功能的方法，是将一对对扬扬格词用双耳两分的试验方法，产生左耳先，右耳后，及左不竞争、左竞争、右竞争、右不竞争等聆听条件进行测试，最后累计错漏听数，计算耳效应、次序效应和颠倒数，评价中枢听觉功能。临床研究发现，校正扬扬格（C-SSW）错误率更有临床意义。一般认为，脑干下部病变者 C-SSW 小于 5%，脑干中部病变，C-SSW 为 6%～15%，脑干上部病变、听皮层病变、胼胝体/前联合病变者，C-SSW 16%～100%。

（六）前庭功能检查

必要时需作前庭功能检查，主要包括自发性眼震、凝视眼震、位置性眼震、瘘管试验、Romberg 试验及眼震电图检查进一步了解前庭功能。

（七）影像学检查

影像学检查是听力损失必不可少的诊断手段，CT、MRI 和动脉造影是听觉通路病变的现代诊断技术。CT 或增强 CT 用于了解颞骨内病变，包括中耳和内耳病变、先天性外、中、内耳畸形、内耳道及桥脑角病变所致的听力损失。

MRI 有很高的组织分辨率，而且是一种无创的检查技术，其在听力损失诊断中的价值正逐渐显示出来，主要用于桥脑角、岩尖、病变扩展至颞骨外及影响中枢听觉通路的病变。

在岩尖胆脂瘤和胆固醇性肉芽肿的鉴别诊断中 MRI 有独特的作用。MRI 在听神经瘤和桥脑角肿瘤的诊断中被誉为"金标准"，注射对比剂后肿瘤被明显增强，因此，阳性率不仅高于 CT，还优于 ABR。在多发性硬化和多发性腔隙性脑梗塞引起的听力损失者中，MRI 也明显优于 CT。但在 1998 年 1 月我们接诊了一位感音神经性听力损失患者，桥脑角 MRI 未见异常，7 个月出现面瘫，再作 MRI 显示桥脑角直径约 2.3 厘米的肿瘤。另外，虽然 MRI 在检查占位性病变和血管性病变引起的听力损失方面有其优势，仍有一些 ABR 显示异常，而 MRI 未见异常，这说明仍有一些病变表现了功能的改变，目前影像学检查尚不能显示其形态学方面的改变，如听神经病、耳蜗神经炎等。

近年，随着 3T 和 4T MRI 用于临床，一些学者利用在声刺激期间，听觉中枢相应部位血流的改变行功能性 MRI（fMRI）研究，观察到中枢听觉处理过程中的改变，或许将来可用于中枢听觉处理障碍的定位诊断。

从脑干到初级皮层和联合听觉皮层的中枢听觉系统有一个复杂的功能机构，听觉处理功能的神经影像学已经用于形象化并确定处理简单声刺激时脑活动的空间分布。

三、各种听力损失的特点

（一）传导性听力损失

传导性听力损失是由外、中耳病变所致。典型的传导性听力损失的听力学表现是很容易与感音神经性听力损失相鉴别，但有时由于患者主、客观原因不能配合，或由于测试者的操作误差，也会给传导性听力损失的听力学诊断造成困难。

1. 纯音测听　传导性听力损失纯音测听表现为骨导听阈正常，气导听阈升高，存在一定的气骨导差距，差距越大，传导性听力损失程度越重，但传导性听力损失气导损失一般不超过 60 dB。

传导性听力损失纯音气导曲线一般都比较平坦，但如病变主要影响传音结构的劲度，听力损失以低频为主，如耳硬化症镫骨部分固定、听骨链粘连及鼓膜内陷等；当病变主要影响传音结构的重量或使比重增加时，听力损失可能以高频为主，如鼓室有渗出物或鼓膜肿胀等。

2. 言语测听 传导性听力损失的言语识别阈升高；言语听力曲线的形状和正常听力相似，但平行右移，右移的分贝数相当于纯音测听言语频率听力损失的均值；言语识别得分不受影响。

3. 声导抗测试 鼓室导抗图可帮助了解鼓室传音系统的状态，耳硬化症、鼓室硬化症、鼓膜增厚或瘢痕等使中耳传音系统劲度增高，鼓室导抗图为 As 型。鼓膜松弛、萎缩或愈合性穿孔、听骨链中断等使中耳声导纳增大，鼓室导抗图为 Ad 型。鼓室内积液、分泌性中耳炎、鼓室内较大肿物、鼓膜穿孔伴咽鼓管完全阻塞，使鼓膜及中耳系统不活动，劲度显著增高，或鼓室内基本无气腔或气腔极小时，出现 B 型鼓室导抗图。C 型鼓室导抗图提示中耳处于负压状态，由于咽鼓管功能不良或鼓室内有液体引起。

鼓室导抗图仅为判断中耳传音系统的状态提供一定信息，但鼓室导抗图正常并不等于中耳完全正常，有时听骨链固定、鼓室胆脂瘤、鼓室副神经节瘤等未影响鼓膜活动，可见正常鼓室导抗图。

4. 电反应测听

（1）耳蜗电图：传导性听力损失的耳蜗电图表现为反应阈升高；反应阈时潜伏期与正常听力耳反应阈时潜伏期相同；输入-输出曲线向右平移，平移的分贝数与听力损失的分贝数一致。

（2）听性脑干反应：传导性听力损失听性脑干反应的改变与耳蜗电图改变相似点外，还表现为各波潜伏期延长，延长的程度各波一致。骨导听性脑干反应阈正常，或呈与纯音测听骨导听阈一致的改变。

5. 耳声发射 耳声发射的记录依赖中耳传音系统的完整性，一般来说传导性听力损失不能记录到任何形式的耳声发射。

6. 影像学检查 CT 用于了解颞骨解剖学的畸形、变异、病变的程度和范围，有助于正确制定传导性听力损失手术治疗计划，避免可能的并发症，如乳突气化的程度可以很差，也可以超出颞骨的界限，岩锥可完全没有气房，也可广泛地气化，了解这些气化的类型和范围帮助判断病变特别是炎症蔓延的途径。

7. 中耳病变的内镜检查 内镜检查在传导性听力损失的诊断和鉴别诊断中占据非常重要的位置，既直观，又简便易行，较少受设备条件的限制，内镜包括常规耳镜、电耳镜、鼓气耳镜、显微镜和近年用于临床的冷光源硬管耳内镜。常规耳镜及电耳镜可了解外耳道的大小、有无分泌物及其性状、新生物、胆脂瘤、异物、炎症、外伤、鼓膜的形态是否正常、有无穿孔、穿孔的大小及部位、鼓膜有无粘连、鼓室粘膜病变情况、鼓室有无积液、锤骨柄是否完整等。鼓气耳镜可以观察鼓膜的活动度。不同角度的冷光源硬管耳内镜更能了解上、下、前、后鼓室的病变情况。

8. 咽鼓管功能和鼻咽部检查 严格地说中耳病变所致的听力损失都应检查咽鼓管功能，因为这些疾病的发生、发展及转归和咽鼓管功能有着不同程度的关系。

鼻咽部病变可引起咽鼓管咽口的机械阻塞、炎症、分泌物积聚和/或气流的改变，影响咽鼓管的功能引起中耳病变，表现为传导性听力损失。还要指出的是有些儿童腺样体肥大伴发分泌性中耳炎，本应是传导性听力损失，常被误诊为感音神经性听力损失，而贻误了治疗，给患者听力、言语、交流能力和身心发育造成了难以弥补的损失。

（二）感音神经性听力损失

感音神经性听力损失包括耳蜗病变引起的感音性听力损失或蜗后病变表现的神经性听力损失。多年来，听力学家一直在努力发展鉴别耳蜗性和蜗后性听力损失的方法。

1. 听力学检查　原则上应包括全部听力学检查，如纯音测听、言语辨别率测试、声导抗测听、听性脑干反应、耳蜗电图、畸变产物耳声反射及阈上功能测试。

耳蜗性听力损失主要听力学指标是：ABLB、SISI 和 Metz 重振（声反射阈-听阈）试验阳性，如膜迷路积水有 OHC 病变症状，ECochG 的-SP/AP 比值增高。耳声发射异常。

蜗后性听力损失主要听力学指标是：ABLB、SISI 和 Metz 重振（声反射阈-听阈）试验一般为阴性。声导抗测试声反衰减阳性。ABR 诊断蜗后病变主要指标是：波潜伏期延长；双侧波 V 潜伏期差升高；波间期延长；双侧 Ⅰ-Ⅴ 间期差延长；仅有 Ⅰ 波或 Ⅰ、Ⅲ 波；波异常或缺失（特别在听力相对好的情况下）；同侧未引出，对侧上述参数异常；声刺激重复速率增加，波 V 潜伏期和波间期异常延长；振幅 V/I < 0.5；ECochG 和 ABR 联合应用：用 N1 潜伏期作 Ⅰ 波潜伏期参考值，ECochG 的阈值好于 ABR 阈值。耳声发射可正常。

另外纯音听阈曲线的性状可以提供听力损失鉴别诊断的许多信息，如以低频为主的听力损失多见于梅尼埃病和听神经病；高频感音神经性听力损失多见于药物中毒或血管病变引起的听力损失；4kHz 的切迹多为噪声性听力损失。

2. 前庭功能检查　一些耳蜗性听力损失可伴有前庭病变，必要的前庭功能检查有助于定位的鉴别诊断，包括自发性眼震、凝视眼震、位置性眼震、瘘管试验、Romberg 试验，必要时作眼震电图、正弦谐波加速试验、姿势图等检查进一步了解前庭功能。

3. 影像学检查　内耳、岩锥和桥脑角病变引起的听力损失定位鉴别诊断中 CT 和 MRI 起着重要作用，怀疑蜗后或神经系统病变时应作必要的放射学和影像学检查。如颈椎像、桥脑角或头颅的 CT 或 MRI。桥脑角肿瘤内耳道像的假阴性率较高，耳蜗神经病和脑梗塞 CT 扫描也可阴性，到目前为止，MRI 是公认的"金标准"。

（1）主要内耳病变的 CT 检查：①先天畸形：前面已经提到先天性内耳畸形诊断中 CT 的应用。随近年来用于治疗听力损失的人工耳蜗植入术的开展，CT 被广泛地用于估计内耳的结构是否正常，有无先天畸形，畸形的程度和范围，蜗管是否存在，骨化的范围和程度。②创伤：内耳很少受颞骨纵行骨折的影响，当骨折线与岩锥的纵轴成直角横跨岩锥时，CT 显示骨折线向外可通过鼓岬、前庭、外半规管和后半规管，向内可通过前庭、前和后半规管总脚、耳蜗和内耳道底。③闭塞性迷路炎（obliterative labyrinthitis）：CT 可显示由于先天性或后天性原因引起的内耳结构的空腔闭塞。④耳硬化症：耳硬化症影响耳蜗引起感音神经性听力损失，CT 可发现单一的窗周病灶到耳囊内脱矿物质的多发病灶。当病灶扩大时，这些病灶融合，在增厚的耳囊内形成一条脱矿物质的条带。病情加重可以引起耳囊轮廓的完全吸收。借助于 CT 的灰度值可定量估计耳蜗骨囊受损的程度。

（2）主要岩锥病变的影像学检查：①颈静脉球瘤：颈静脉球瘤来源于颈静脉窝和颈静脉球的化学感受器，注射造影剂的 CT 检查可见一个增强的软组织块，且颈静脉窝扩大。肿瘤扩大时，颈静脉孔的分隔被侵蚀，下鼓室底被侵蚀后肿块长入鼓室，岩锥的后下方和邻近的枕骨边界不清。大的肿瘤可突出于后颅窝的硬脑膜外，并沿颈静脉向下到颅底以下。MRI 可最好地显示肿瘤对颈内动脉和颈静脉的影响程度，在 T_1 和 T_2 像上，肿瘤表现为中等强度的组织块，其间含有血管形成的小信号缺损区；②先天性胆脂瘤和胆固醇性肉芽肿：注射对比剂后两种病变的 CT 改变均为轻度增强的囊包绕的低密度的囊性区。MRI 可用于鉴别这两种病变，在 T_1 像上，先天性胆脂瘤产生相当低密度的信号，在 T_2 像上为高密度的信号。而胆固醇性肉芽肿在 T_1 和 T_2 像上均为高密度的信号，并常常含有含铁血黄素沉积产生的信号缺损区。脑膜瘤 CT 显示在邻近的岩锥产生骨肥厚或溶解改变。注射对比剂后 MRI T_1 信号强度明显增加表现为颅内的软组织块；③Paget 病：由于严重的脱矿物质 Paget 病的岩锥显示特定的洗涤样的表现。病变常从岩锥向外扩展，可累及耳囊，耳囊起初变薄，然后完全消失；④桥脑角病变的影像学检查：a. 听神经瘤：过去，桥脑角肿瘤的诊断依赖于增强 CT 或内耳道充气 CT，现在静脉注射增强剂的 MRI 已经代替了 CT 成为桥脑角肿瘤的最佳诊断手段。注射增强剂前 T_1 像见肿瘤比脑脊液亮，与灰组织块等强度；在 T_2 像上神经瘤比脑组织亮，与脑脊液等强度。注射对比剂后 T_1 像上肿瘤组织块明显增强，可检出 1 毫米直径的小肿瘤。注射对比剂前的 T_1 像很重要，以和脂肪瘤和动脉瘤等其它肿瘤相鉴别。b. 脑膜瘤：脑膜瘤来源于延伸进内听道的脑膜，其在临床和影像学上的表现与听神经瘤相似；⑤内耳道发育异常：内耳道发育异常可对听力造成影响。

4. 纤维内耳镜检查　纤维内耳镜检查可以发现过去从未发现过的内耳疾病，但这是一个有创的检查方法，仍在研究过程中。

四、中枢性听力损失

关于中枢听力损失的研究和报告很少，近年，随着临床听力学的进展和先进的影像学技术及设备进入临床，中枢听力损失的定位研究也在深化。

Laureys 等报告了一例合并有初级听皮层受损的中枢听觉损伤病例，46 岁女性，脑血管意外（CAV），MRI 显示受累区域主要在中脑动脉供血区，累及了绝大部分左侧半球的初级听觉皮层区。此前，没有注意到有听力损失，此后诉有听觉困难，纯音听阈正常，如反应和下一个项目之间有足够的时间间隔，双耳言语识别试验也是好的，持续时间模式，强度辨别，MLR 试验的结果显示双耳均异常。右耳听觉融合试验，二重听觉言语试验有明显不足。这有意义地证明了已知的关键听觉区域的损坏和中枢听觉试验结果之间的很好的关系。

历史上一直认为中枢听力损失是和双侧颞叶半球受累有关，最近的发现提示可能其他皮层和皮层下结构受损也会引起中枢听力损失。Musiek 等报告一例中脑内听觉结构的双侧受累也导致了中枢听力损失，21 岁男性，蛛网膜下腔出血影响下丘，用中到晚潜伏期的听觉诱发电位测试提示有意义的听觉缺陷，外周电生理测量指示有正常的功能，患者参加了 14 周的康复项目，虽然患者最初对声音无反应，随访到第 10 个月时患者获得了大部分听觉能力。这个病例证明了可能合并下丘损伤的听觉损伤的范围，这种情况扩展了我们对中枢听力损失可能的解剖关系的理解。

可用 P300、负适配、畸变敏化言语测试更高中枢病变。

近来有文献报告用 fMRI 研究中枢听觉处理障碍。

（倪道凤　王　剑）

第三节　前庭病变定位诊断的原则和方法

前庭系统包括迷路内的前庭终器、前庭神经、前庭神经核及各前庭中枢径路。前庭系统的中枢部分有着广泛的神经联系，这既为发展前庭功能的检查方法提供了条件，也增加了前庭系统疾病定位的复杂性。要讨论前庭系统病变的定位诊断原则和方法难度很大，好在本书的重点是内耳病，而且在本篇已介绍了各种前庭功能检查方法，无疑，这些方法不仅提供定性和定量诊断的资料，也能提供定位诊断的资料，本书下篇的各论中还将分别就主要的本系统疾病进行讨论，这里我们将侧重点放在内耳前庭终器病变的定位诊断上，介绍一些进展性的内容。

一、概　述

前庭由内耳终器的半规管和耳石器两部分组成，提供我们关于头部的加速及相对于重力的运动和方向的感觉信息，然后被第Ⅷ对脑神经以脉冲的频率编码传送给中枢神经系统。这些来自外周的信息和来自其他感觉系统的信息在前庭核处聚合，经中枢综合分析得到在空间中头和体位及运动的向量，即重力惯性向量（gravitionertial vector）的感知，使我们能自由地作全方位的运动。

加速度和角加速度对前庭系统的作用可影响到整个中枢神经系统，包括与睡眠、视觉、听觉、体位感觉、运动、消化、认知，甚至学习和记忆有关的大脑的功能。前庭解剖的研究已经证明其在脑干、丘脑、基底节、海马、小脑和大脑皮层的广泛联系。前庭系统内生理活动的来源修改了许多中枢神经系统神经元的发放，包括：固有的小脑神经元、脊髓的和脑干的运动及中间神经元、上丘和大脑皮层神经元。例如，视觉感受野的方向可能被头位的改变而改变。所有这些感觉处理很大程度上是无意识的，仅仅是当它发生下列故障的时才有前庭系统的感知，如前庭神经元炎、梅尼埃病、迷路积水、良性阵发性位置性眩晕等。

前庭的研究随新的工具、技术和观念的出现近来有许多重大进展。这些进展体现在中枢和外周前庭系统的研究及在陆地和微重力学环境下的研究中。在理解生物力学的贡献方面已取得进展，包括迷路内压力、静纤毛的硬度、弹性恢复力以及壶腹嵴顶到半规管神经反应动力学的形成。半规管的堵塞不能完全阻止阻塞管的活动，但改变了反应的相和增益，有效地重测了反应的动力学。低频反应被衰减，高频反应是正常的增益，但是与对照组相比相位提前了（phase-advanced）。

对前庭核的功能已有新的认识。以前，假定这个核仅仅是传递前庭的信息到整个轴突而不对信息作实质的处理，现在的研究显示的与头部运动有关的信号当头固定或被动旋转时在核中表达，当头自由运动时或作有意运动时没有表达，新的研究工具允许我们能够在头自由活动情况下的实验中检测相对于重力惯性向量的脑部反应。

随之，外周迷路功能的临床试验也有进展，现在有可能检查单一半规管的功能，以及用一个简单的头托（head trust）程序了解某个中枢通路的完整性。

对外周前庭系统深入的研究显示了有五种基本功能活动：内淋巴流动的生物力学，包括头旋转时内淋巴的压力，壶腹和静纤毛的弹性恢复力。在每一个毛细胞顶部的换能器的可变性。感受器毛细胞电压敏感性基底外侧电流的变化，毛细胞基底侧面的离子流和对终器神经反应的动力学修饰的影响。对某种感受器电位释放的递质的量的变化。对每一毛细胞释放的某一递质量相应的突触后反应的变化。

关于半规管和耳石器的生物力学，生物力学被分为宏观力学、微观力学和纳米力学。半规管的宏观力学是关于作用到半规管整体结构的物理力，如内淋巴液体和由于其物理性质引起的管成分的反应。这样，在这个分析中支配液体流动的物理规律显得突出了。相反，在耳石器，确定反应的是耳石和相对于这些颗粒在上皮的物理附着的惯性。反应的微观力学是毛细胞感觉毛对其附属结构的附着，如壶腹或耳石上皮和位觉砂，而纳米力学是纤毛束本身内部的分子运动，如门控弹性机制或其它的给于能量到换能过程的动作。

前庭眼反射是传统研究的课题，因其神经控制结构简单，即三个神经元弧。这个领域已被广泛研究了。外周前庭器官，特别是半规管确定了头内的参照系。这个参照系的概念已被阐明，并扩展到其它标志性定向结构。表明前庭系统在确定肌体方位感方面的重要性，并强调了补偿和前庭适应之间的不同。

对前庭核在感觉信号的信号处理方面的作用提出了新的观点。直到最近，还认为前庭核的作用是接受前庭初级传入神经纤维终端的信息，仅是转递和分配得到的信息到整个中枢神经系统的靶位上。新的研究结果显示前庭神经元的反应高度依赖于他们所发放的动作背景。来自前庭神经的直接单突触输入的前庭脊髓神经元的放电被运动时动作信息修正。运动前庭中枢的活动被头部运动的动作信息动态控制。这些神经元并不编码意志控制的头部运动，头部的内源性主动运动产生的空间信号有效地被消除。结果，前庭脊髓神经元选择性地察觉外源性的头部摇动，并仅将这些整个头部运动的被动的成分转变成控制信号促成反射行为，保持体位的稳定。这样，即使很大的头部急速活动，前庭脊髓神经元的发放速率并不受影响。主动的头部活动产生的信号从细胞发放中消除，仅留细胞能察觉被动的非预期的运动信号。这一发现的功能意义是：个体能快速的定向头部运动，探测环境并维持头和身体的稳定，即使非预期的外力产生的头部摇动。在接受初级前庭神经元传入后，前庭核神经元执行复杂的信号处理是非常重要的。这些高级的信号处理通常被认为是由大脑皮层完成。这一发现是我们朝向理解感觉前庭信息处理的重要一步。

血流、血压和体液的调节也是在前庭系统的控制之下。在日常生活中有重力惯性加速度施加在肌体上，体感的和内脏的感受器与前庭系统结合参与了察觉在空间中的体位。这一信息帮助调整体位的主动活动。

分子科学已经为我们对神经生物学的理解作出了很大的贡献；前庭科学也从这些新颖的技术中获得很大益处。前庭小脑绒球被局部解剖定位于和半规管在同一线上。Purkinje 细胞的单一或复杂的峰活动随视动和（或）相对于管轴的前庭刺激作最佳调整。前庭小脑绒球在控制补偿性眼运动方面既影响视动反应又影响前庭眼反射，在视动反应方面的作用比前庭眼反射的作用更突出。前庭小脑绒球在这些反射中起着加强增益和相导的作用。

前庭眼反射是一个补偿性的可塑性行为。这个反射的增益（眼速度被头速度相除）在日光下常为1。这样对每一个头的运动总是一个等数，方向与眼的运动相反。这些反射性的眼运动保证视靶常在视网膜凹上，保证清楚的视力。然而，这个反射的增益是可塑的，在整个生命中随头的大小、眼和耳的相互关系的改变而被改变。活动眼和驱动反射的回路与小脑密切联系，形成多种联系和神经回路。

二、前庭疾病的定位诊断

前庭的基础研究是临床诊断和治疗前庭系统疾病的基石。虽然在搞清楚所有有关前庭系统的正常和不正常的问题以前，观察和经验治疗仍将伴随我们；但是从分子生物学到数学模型的广泛研究给了我们最乐观的方法；这将使我们最终成功解决前庭疾病问题。临床前庭功能试验可以评估单个半规管反应的异常。使我们能够查明特殊的前庭障碍的部位和原因。例如，确定特殊的前庭异常是双侧还是单侧的，如是单侧的，病变是在左边还是在右边，还应确定病变是外周的还是中枢的。除了病史和体征外，下列的临床试验在大多数情况下能为我们解决常见的难题。

（一）半规管功能激动试验对半规管病变的定位诊断价值

正常的个体，即使是限制在一个平面的头部运动也将至少引起一对半规管功能变化，从而通过激动一侧半规管并抑制另一侧半规管而形成来源于脑干信号的前庭眼反射。

用在略斜的平面转头引起的前庭眼反射来说明这一原理，这主要是由外半规管引起的水平眼球运动。当向左转头时，左侧外半规管的初级神经元的活动增加而右侧外半规管神经元的活动减少；有研究证实在正常静止状态下松鼠猴该神经元的放电速率是90次/秒。因此左侧前庭神经内侧核内Ⅰ型位置前庭中止（position vestibular pause，PVP）的二级前庭神经元活动增加，这些神经元支配眼代偿性向右转动，这就是前庭眼反射（VOR）；这一结果包含2个方面的原因：①左侧外半规管初级神经元的直接激动和②右侧外半规管初级神经元的间接去抑制（disinhibition）。换言之，水平前庭眼反射是一个由双侧外半规管组成的推—拉系统的正常活动。

然而直接的激动和间接的去抑制是潜在的不对称的。虽然在激动方向（"on" direction）快速转头的反应中前庭神经元放电速率可表现出无明显饱和的线性增加，但是在抑制方向（"off" direction）却可以使放电速率降低到0。这可能证实前庭眼反射中的非线性、速度依赖性成分存在的真实性，该部分可能来源于初级神经元不规则的放电。相反，传入神经规律的放电可能是前庭眼反射的线性成分，甚至在头部高速运动时也不表现出饱和状态。因为大多数的二级半规管神经元比初级神经元对角加速度具有更低的静息速率和更高的敏感性，所以在抑制方向快加速更易静止，致使反应的不对称性在前庭神经核内的二级PVP神经元水平表现更明显。

上半规管和后半规管神经元功能与此类似。例如，混合垂直-扭转VOR，当头在右上左后半规管平面（即RALP平面）作向前的顺时针方向旋转时出现的反射就是由于右侧前庭神经核的二级神经元激动引起的，这一神经元的活动是由于右侧上半规管初级神经元的直接激动和左侧后半规管初级神经元的间接去抑制引起的。然而正如外半规管的情况一样，直接的激动和间接的去抑制是固有的不对称的。来源于上后半规管的初级和二级神经元的放电速率当头在 RALP 或 LARP（左上右后半规管平面）激动方向快速旋转时也表现为线性的无饱和性的增长，而在抑制方向上却可以为 0。

1. 单侧半规管传入阻滞　上述固有的不协调或非线性半规管反应不仅被双侧迷路间的相互作用所掩盖而且也能通过实验方法人为地掩盖从而进行测试和分析前庭功能：也就是用数学的方法分析对低加速正弦旋转的反应，这种方法忽略了切断阈值（threshold cutoff）和方向的不对称，仅计算兴奋方向刺激的反应。

对单侧前庭传入完全阻滞的患者用"脉冲式头旋转"的方法测试前庭眼反射（VOR）可得到有意义的结果。"脉冲式头旋转"是快的、低幅的（10～20°）、中速（120～180°/s）、高加速度（3000～4000°/s）的头部被动旋转。检查者紧紧扶住患者的头部并且随机快速的在侧滑平面向左或向右旋转，或是在左前右后平面或左后右前平面向前或向后旋转。患者凝视一米外的目标。为了尽量减小颈眼反射、视跟踪反射或球囊系统的影响，只分析代偿性的眼运动，这些眼运动发生在头部加速后的 150ms。为了表示 VOR 结果，动眼的速率以头动速率的函数表述。

在正常受试者，侧滑平面上对"脉冲式头旋转"的水平 VOR 反应速率值是 0.94 ± 0.08（SD），头部速率是 122°/S。相反，对左前右后或左后右前平面的"脉冲式头旋转"的垂直-旋转 VOR 速率仅为 0.7～0.8；这可能是因为正常个体滚动旋转 VOR 值低于垂直倾斜 VOR。

单侧前庭传入阻滞（uVD）后在病变同侧侧滑平面对头脉冲的 VOR 只能由有功能的单一半规管引起，这样该反应就严重受损。动眼速度的增益随着头部运动速度的增加而相应的减弱，并且在 0.20 左右达到饱和。相反，在病变对侧的前庭眼反射却只是中度减弱，最大速度增益可以达到 0.92。

单侧前庭传入阻滞后，对左前右后或右前左后平面上头脉冲式的垂直扭转前庭眼反射与水平前庭眼反射有相同的表现。对指向病变侧前、后半规管的头旋转——即头部向正常前、后半规管对侧旋转时的前庭眼反射也基本消失。运用脉冲试验可以发现垂直半规管的选择性功能受损；例如急性前庭上神经炎只影响前、外侧半规管神经；急性前庭下神经炎只影响后半规管神经。脉冲试验对于鼓室内注射庆大霉素治疗梅尼埃病也是一种了解治疗效果的方法。

在实践中，如果前庭眼反射是完全正常的，那么患者在头部向各个方向转动时都可以保持视觉的稳定。如果前庭眼反射严重的减弱，那么患者将不能维持视觉的稳定并且需要快速的扫视 1 到 2 次，这样临床医生就可以发现异常。例如：如果当头向左侧旋转时，患者表现出快速的向右侧扫视以维持视觉的稳定；这就表明患者左侧半规管的功能减退。同样如果患者头部向后并向逆时针旋转时表现出向下的扫视则表明患者的右侧后半规管功能不正常。通常，半规管功能减退需要足够严重才能观察到明显的代偿性扫视眼动。

2. 半规管阻塞　半规管阻塞引起内淋巴流动受阻从而阻止其活动。早在 Ewald 时期的方法目前仍被用于治疗难治性的良性阵发性位置性眩晕（BPPV）。BPPV 的病因是半规管内的耳石脱落，通常是后半规管，引起嵴顶（cupular）的易位因此引起眩晕和眼震。因为不管是动物或人在半规管阻塞后都可以表现出诸如自发性眼震等静态症状，所以可以想象如果迷路已经被破坏，则来源于阻塞半规管的初级传入神经继续放电。人类和几内亚猪、松鼠猴一样，头脉冲试验可以发现受阻塞的半规管。高加速的前庭眼反射缺失在人类和几内亚猪是永久性的。

单侧前庭传入阻滞在灵长类动物和人类可以形成永久性的前庭眼反射缺失的现象已经被用于诊断和治疗前庭疾病。这些现象的诊断意义就是说明单侧前庭传入阻滞可以产生病变侧前庭眼反射的严重而持久的缺失。例如，朝向病变侧的侧转头脉冲可以产生临床上明显的指向正常侧的扫视。常规用于测试人类和实验动物的低频低加速度的正弦试验是人为地严格限制在外半规管的窄的线性反应，并且不能用于发现或监测单侧前庭病变。只有高加速头被动旋转才能发现现代偿性眼运动中的缺失。

然而，一些冷热试验发现外半规管功能减退的患者在脉冲试验中却表现正常，而一些脉冲试验结果异常的患者的冷热试验结果却是正常的。这一发现暗示半规管病变和耳蜗病变一样存在频率缺陷性：脉冲试验主要反映 4 ~ 5 Hz，冷热试验的主要频率是 0.025 Hz 左右。因为脉冲试验和冷热试验反映的是半规管功能的不同方面，所以要了解上、后半规管功能不仅需要脉冲试验而且需要冷热试验。

（二）垂直半规管功能的冷热试验对半规管病变的定位诊断价值

当高于或低于体温的空气或水进入外耳道时，前庭系统就会受到刺激而引发眼震，主要是水平眼震：患者仰卧并使用热水时或患者俯卧并使用冷水时眼震快相朝向刺激侧。这是由于热力原因引起外半规管内形成热对流使得液体由外半规管流向壶腹所造成。

对外半规管的静水力学刺激或半规管神经的电刺激产生旋转轴垂直于半规管平面的眼震。因为冷热刺激引起的眼震主要是水平眼震因此可以推测主要是刺激了外半规管所引起。同时冷热刺激传导至垂直半规管产生的热倾斜形成了眼震的垂直组成部分。这是冷热刺激检测垂直半规管的理论基础。然而，为了解冷热刺激眼震的水平、垂直和旋转部分并进行分析，要用眼震三维旋转轴结构的数学纠正方法。随着眼动测量技术和数学三维旋转理解的进步已使得对冷热刺激的垂直眼震测量投入到实际应用成为可能。

在恒河猴和人类，冷热刺激可以影响所有的三对半规管。在人类，外半规管受到的刺激最大，前半规管的受影响强度是外半规管的 30%，后半规管则是 10%。通过固定头部，向耳道注水形成温度变化，单个的垂直半规管可以产生反应；这时检测的垂直半规管的平面是垂直的（与重力方向一致）。另一个垂直半规管平面则是水平的（与重力方向垂直）。记录在这些位置的眼震的旋转和垂直成分可以反映处于垂直向的垂直半规管的功能。再旋转头部 90° 就将原处于水平向的垂直半规管变为垂直向的（与重力方向一致）。

1. 外半规管的方向改变（Reorientation）　如患者取坐位头前倾 30°，这时外半规管是水平的，上、后半规管则是垂直的（与重力方向一致）。热刺激右耳则几乎不会产生眼震反应，这是由于外半规管处于水平位置。没有由垂直半规管引起的眼震可能是因为该热源的中心低于前后半规管的最低点，因此在半规管的两端的压力是一样的。如果患者这时向后 90° 成仰卧位，患者的外半规管就是垂直位（与重力方向一致），而垂直半规管则是与重力方向成 45°角；冷热刺激右耳就产生了明显的眼球慢相向左、逆时针方向、向上的眼震。当分析外半规管平面眼震时，可以清楚的发现不仅仅右侧外半规管受到激动，而且右侧的前后半规管也受到了激动。

2. 前半规管的方向改变　如患者仍保持仰卧位头向右旋转 45°，在这时右侧的上半规管平面相对于重力方向处于水平位，右侧的后、外半规管则是与重力方向一致处于垂直位。热刺激右耳可以产生慢相向左的水平、CCW 的扭转型眼震。对眼震进行半规管向量分析时可以发现主要是右侧外半规管的激动，同时有少许的右侧后半规管的激动。如患者头部向左旋转 90°成为左偏 45°位时，患者的右上半规管平面相对于重力方向是处于垂直位，右后半规管平面则相对于重力方向是水平位。眼震向量分析发现激动的是右侧的上半规管，而后半规管和外半规管则没有被激动。

在这个实验中，外半规管的反应是令人感兴趣的。当右侧的前半规管水平时，右侧的外半规管嵴顶（cupula）位于大约向右 60°（从头顶看），在重力垂直的外半规管平面内，在热源的上方。在这个位置的热刺激可以形成明显的左侧慢相期。当头部位置变成右侧前半规管成重力垂直时，水平眼震就减少到前一位置的 20%，这个结果显示出嵴顶与热源之间位置对反应强度有重要影响。

3. 后半规管的方向改变　患者仰卧位，头部向左旋转 45°。在这时，右侧的后半规管是与重力水平的，而上半规管和外半规管是与重力垂直的，热刺激右侧的迷路可以产生向左、CCW 和向上的慢相眼震。进行向量分析，右侧外半规管和上半规管的激动程度是相等的。头部再向右旋转 90°使得右侧的后半规管与重力垂直，右侧上半规管成为与重力水平。理论上讲，这将使得右侧前半规管不激动而激动右侧的后半规管。向量分析发现前半规管不仅是不激动而且受到抑制——右前半规管向量实际是反向的。相反右侧的后半规管激动很小，只达到最大外半规管活动的 1/10 和最大前半规管活动的 1/3。

4. 半规管热反应的决定因素　在成熟完整的动物或人类，由单个半规管引起的热性眼震的程度是经半规管的嵴顶的静水压力函数。通过资料分析总结出下列原因影响半规管两端的温度差异并形成跨半规管嵴顶的静水压力。

（1）半规管的大小。包括半规管横截面积和半规管曲线半径的大小。

（2）重力加速度。

（3）半规管平面相对于重力的倾斜度。指的是半规管平面和重力水平面之间夹角的余弦值。

（4）热源相对于半规管平面的位置。如果热源与半规管平面成直角将使反应程度降低到最小；同样如果位于半规管平面内的热源处在该平面的最高或最低点该反应也会降低到最小。若热源在平面内最高点和最低点之间将使该反应达到最大。

（5）热源上方嵴顶（cupula）的高度。

基于以上的情况，可以得出当位于热源和嵴顶（cupula）之间的半规管成重力垂直时，热反应强度最明显。然而从最近对恒河猴 6 个半规管的研究得出除了内淋巴对流外还有别的机制可以形成眼震，至少对冷热刺激是这样。这些机制可能包括壶腹神经活动的抑制，受刺激半规管内淋巴液收缩以及通过速度储备动眼速度相对于重力的再适应等。

（三）球囊功能的诱发反应测试（VEMP）在前庭疾病定位诊断中的应用

1. VEMP 的原理　短时、高强度、单耳短声和短纯音可以使处于张力性收缩的胸锁乳突肌产生大的，短潜伏期的抑制性电位。选择性切除前庭神经可以使发生于 13ms 和 23ms 的正负电位消失，但是仅有神经性听力损失的患者则不能使之消失。换句话说，即使患者听不见声音也可以引出正常的 p13-n23 反应。诱发电位的后部组成部分并不具有 p13-n23 的特性，该部分可能并不依赖前庭神经的传入纤维。

基于上述的原因把 p13-n23 反应称为前庭诱发肌源性反应（VEMP）。和 ABR 等神经诱发电位不同，VEMP 是由肌肉细胞或运动单位的同步放电形成。作为肌源性反应，VEMP 的强度是脑干电位的 500 到 1000 倍，大约是 200μV。在紧张性收缩的胸锁乳突肌单个运动单位所记录到的 VEMP 比从表面记录到的 VEMP 的同步放电频率更低。

用平均矫正肌电图测得的 VEMP 的振幅和刺激短声的强度以及胸锁乳突肌的收缩强度成线性相关。由于胸锁乳突肌收缩强度的不足可以引起 VEMP 振幅的降低从而产生错误的结果。传导性听力损失可以导致刺激强度减弱从而不能引出 VEMP。在传导性听力损失的患者，可以通过将刺激足板 tap 放置在前额或通过骨振器以及将直流电刺激乳突的方法引出该反应。

支持 VEMP 来源于球囊受刺激的观点有两个。首先，球囊是对声音刺激最敏感的前庭末梢器官，这可能是因为球囊正好位于镫骨底板的正下方，这是接受通过鼓膜振动传送的强声刺激的最佳位置。第二，除了前庭神经中的声敏感神经元外，大多数来源于球囊斑到达外、下前庭神经核的神经元也对振动可发生反应。VEMP 通过对来源于球囊经同侧前庭脊髓内侧束到达胸锁乳突肌运动神经元的双突触反射的测量来反映前庭功能。

2. 记录方法　任何记录脑干诱发电位的仪器都可以用来测量记录 VEMP。由于在叠加时 VEMP 的振幅和短声的强度以及胸锁乳突肌的收缩强度成线性相关，所以保证声源被准确校准和作为背景的胸锁乳突肌电图活动的测量就显得非常重要。造成 VEMP 的缺失或小于 50μV 的两个原因是传导性听力损失或胸锁乳突肌收缩不足。

3. VEMP 的临床应用

（1）上半规管裂口：动物和人的骨迷路上第三个开口可使声音直接刺激前庭系统。上半规管与颅中窝裂口患者不仅可表现为声音或压力导致的眼震而且表现为异常强烈、低阈值的 VEMP。在正常个体 VEMP 的阈值和听性反射一样有一个阈值，通常是 90 ～ 95 dB nHL。上半规管裂口患者的 VEMP 阈值比正常个体低 20 dB 左右，而其振幅在 100 ～ 105 dB 时可异常的增高（＞300μV）。如果在 70 dB 时可以持续的引出 VEMP 说明患者有上半规管裂口。

上半规管裂口患者的听力变化也很让人感兴趣。患者发现他们对骨导声音的敏感性很高。例如：他们可以听见自己的眼睛运动、心脏跳动。他们自己的咀嚼声音如此之大以至于在进食的同时不能听见别人的说话声。他们可以听见放置在象膝盖等骨性突起地方音叉的声音。听力检查发现患者低频听力表现出气导听阈提高而骨导听阈却更低。这种情况容易和耳硬化等引起的听小骨固定相混淆。

（2）梅尼埃病：VEMP 在梅尼埃病和迟发的内淋巴积水患者表现不是过大就是过小。在某些病例，脱水剂的使用可以减小太大 VEMP 的幅值，也可以增大太小的幅值。VEMP 也可以用来监测鼓室内注射庆大霉素治疗梅尼埃病的用量。

（3）前庭神经炎和良性阵发性位置性眩晕：患前庭神经元炎后，大约有 1/3 的患者会在 3 个月内发展为后半规管的良性阵发性位置性眩晕（BPPV）。会发展为 BPPV 的患者 VEMP 是完整的，而不会发展成为 BPPV 的患者的 VEMP 则是不完整的。换句话说就是完整的 VEMP 预示着前庭神经元炎后来可能会发展为 BPPV。出现这种现象的原因可能是由于只有支配前半规管、外半规管和椭圆囊的上前庭神经受累才会表现为 BPPV。因为前庭下神经支配的是后半规管和球囊，所以后半规管 BPPV 的表现和 VEMP 的保存提示下前庭神经一定是分离开的。有一些资料支持这一结果：在只有上前庭神经受累的前庭神经元炎患者表现出后半规管脉冲 VOR 的保存。短声诱发 VEMP 缺失的患者也通常表现为电流诱发 VEMP 的缺失，这一点说明病变的真正部位应该是前庭神经而不是迷路，或者不仅仅是迷路。

（4）听神经瘤：尽管大多数听神经瘤患者有同侧的听力丧失，还有部分患者表现为前庭共济失调。因为大多数"听神经瘤"患者病变起源于前庭神经，主要是前庭下神经。VEMP 的传导通路包括前庭下神经，因此大约 4/5 的听神经瘤患者表现为 VEMP 振幅降低或者缺失。由于 VEMP 并不依靠耳蜗或者外半规管的功能，所以 VEMP 对怀疑有听神经瘤的患者很有诊断价值，因为患者可能由于极度的听力下降不能引出 ABR，甚至测量外半规管功能的冷热反应测试也是正常的。

（5）多发性硬化：VEMP 在中枢前庭通路受累的疾病中也可以表现出异常，尤其是多发性硬化等白质病变的患者。多发性硬化主要累及前庭脊髓内侧束——内侧纵束的延长，该部位通常是被脱髓鞘病变累及的部位。

（四）功能性磁共振在眩晕诊断中的应用

Suzuki 在冷热刺激条件下对 10 名正常人行功能性磁共振（functional magnetic resonance imaging，fMRI）成像，比较精确地找到位于岛回、顶内沟、颞上回、海马、扣带回和丘脑的激活区域；顶内沟激活区域表现为右侧优势。Fasold 也进行了类似的试验，发现在前庭信号处理过程中广泛的皮层网；同时发现不管刺激的侧别，前庭皮层区域都表现为右侧优势，这与目前空间定位皮层网络右侧偏向的观点一致。

虽然目前 fMRI 刚开始用于前庭皮层的研究，将来有可能在前庭病变中枢定位研究中发挥作用。

前庭疾病定位诊断的进展有赖于科学观点、方法和技术的进步。尽管已经取得了一些上述进展，但在临床实际运用中和动物实验的理想条件相比，会受患者许多全身因素的影响，还必须结合其他的检查结果，例如听力学测试结果、高分辨 CT（如诊断前半规管裂缝）、遗传学诊断方法等，才能作出接近实际的诊断。而且还需要不断发展新的更准确、客观和可靠的检查方法。

（倪道凤　王　剑）

下 篇

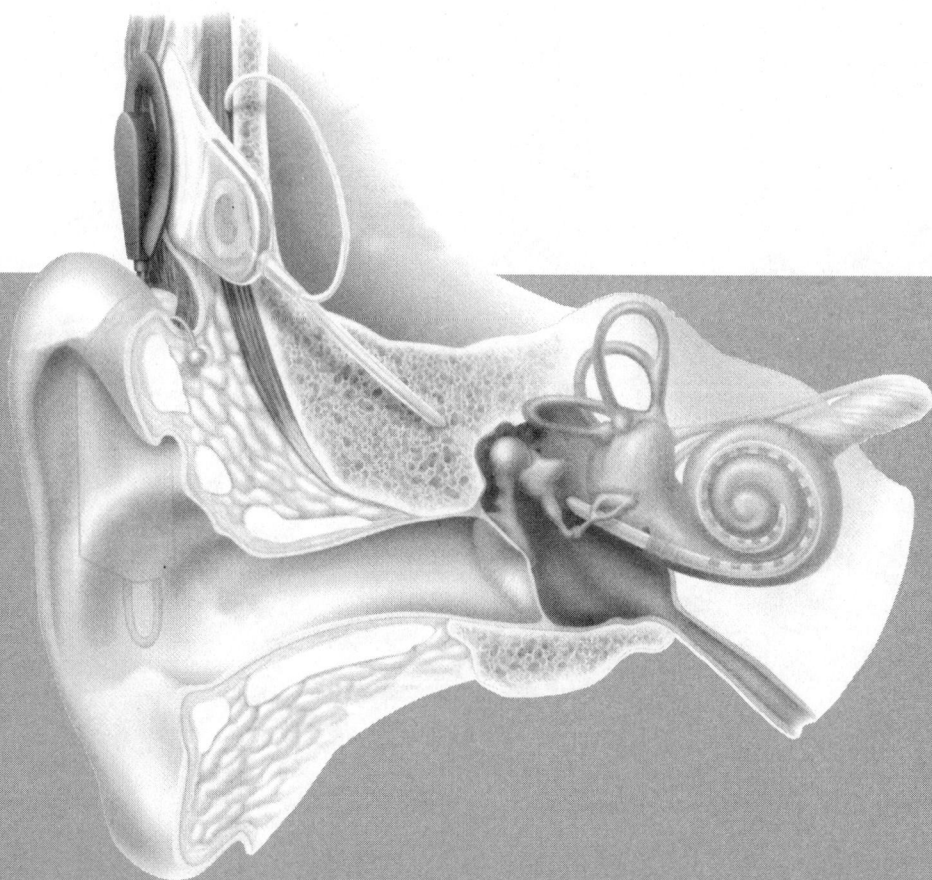

第十二章 ▪▪▪▪▪▪▪▪

听力损失的流行病学

第一节　听力损失的现状、分级及听力残疾的定义

一、流行病学（epidemiology）的一般情况

据世界卫生组织（WHO）1985 年估计全世界有听力残疾者 4000 余万，1992 年开始在印度、印度尼西亚、肯尼亚等国家进行了 WHO 的耳及听力损失调查方案的调查，在 1996 年初步估计全世界有 1.2 亿听力残疾人，其中欠发达国家约 7800 万，发达国家约 4200 万。2001 年增加到了 2.5 亿。我国据 1987 年全国残疾人抽样调查结果，当时有听力和言语残疾约 1770 万人（2.04%），占我国各类残疾人总数（约 5264 万人）的 34.3%，其中归因于感音神经性听力损失约 63%（如老年、药物、噪声、遗传、高热、妊期疾病、外伤等所引起），传导性听力损失约 14%（中耳炎），其他约 6%，原因不明约 17%。

二、听力残疾的定义及听力损失分级

据 WHO 预防听力损失和听力损失项目报告（1991 年，日内瓦）和项目进展第一次磋商会议报告（1997 年，日内瓦），对听力残疾的定义及听力损失的分级作如下推荐：

1. 听力残疾定义

（1）成人：较好耳 0.5 kHz、1 kHz、2 kHz 和 4 kHz 4 个频率永久性非助听听阈级（hearing threshold level）平均值 ≥41 dB nHL。

（2）儿童（15 岁以下）：较好耳 0.5 kHz、1 kHz、2 kHz 和 4 kHz 4 个频率永久性非助听听阈级平均值 ≥31 dB nHL。

2. 听力损失程度分级：以较好耳 0.5 kHz、1 kHz、2 kHz、4 kHz 4 个频率的平均听阈级计算，轻度 26 ~ 40 dB，中度 41 ~ 60 dB，重度 61 ~ 80 dB，极重度 ≥81 dB nHL。

第二节　听力损失的流行病学

一、新生儿及儿童听力损失流行病学

听力损失是婴儿出生时常见的异常之一，其发生率为 1‰ ~ 3‰，在新生儿重症监护病房（NICU）可高达 2% ~ 4%。这种情况如不能及时发现并予以干预，将严重影响患儿的发声、言语及认知的发育，给家庭和社会造成巨大负担。听力损失如能尽早发现并确认和干预，则可使听力损失儿的言语和认知功能尽可能得到正常发育。

2000 年 5 月 ~ 2003 年 3 月，林倩等采用瞬态诱发耳声发射进行新生儿听力普遍筛查；对复筛未"通过"者，于生后 3 个月采用听性脑干反应和 40 Hz 相关电位予以诊断。新生儿及婴幼儿先天性听力损失患儿占同期接受新生儿筛查总数 5.73‰；母婴同室（WBN）中的患病率为 3.67‰，新生儿重症监护病房（NICU）中听力损失的患病率为 20.02‰。

Kaewboonchoo 等（1995）对济南市 6 ~ 19 岁健康在校学生 442 人进行了听力调查，纯音测试 0.5 kHz、1 kHz、2 kHz、4 kHz、8 kHz 5 个频率。每个频率的听阈都在 35 dB HL 以下的属正常，否则属异常。结果 10% 听力异常（男 40 人，女 5 人）。

Khayria 等（1997 ~ 2000）对沙特阿拉伯的四个主要省随机抽取 6 个月到 15 岁的儿童 10000 人行耳科和听力调查，其中 9540 人拥有完整的资料，男 4189 人，女 5153 人。调查分问卷和听力检测（声场测听，耳机纯音测听，声导抗测试）两部分。测试失败或可疑的儿童转诊到上级医院进行全面的听力学评估。结果 13% 的儿童有听力损失，1.27% 为左耳，2.26% 为右耳，9.47% 为双耳。在所有测试儿童中感音神经性听力损失占 1.5%（142 人），混合性听力损失 1.1%（106 人），传导性听力损失 10.4%（993 人），其中 1.1% 为急性化脓性中耳炎，1.3% 为慢性化脓性中耳炎，8% 有中耳疾病伴渗出。

二、成人听力损失流行病学

美国国民健康调查（1986 ~ 1995）抽取 18 岁以上的 107100 个白人，17904 个黑人，信息反馈率为 61% ~ 63%。十年间听力损失患病率白人为 11.0% ~ 12.7%，黑人为 5.9% ~ 8.5%，白人和黑人重度双侧听力损失的患病率分别为 0.7% ~ 1.1% 和 0.1% ~ 0.5%。

Magnus SK 等（2002）对瑞典的一个省进行抽样调查，根据出生日期和四位数的安全码进行限定，从人群中选取 20 ~ 80 岁（这些人群经调查问卷证实无职业噪声接触史）590 人（男 330，女 260）。经过耳镜检查、纯音测听、声导抗测试，并填写是否应用助听器、噪声暴露、其它耳疾、持续性耳鸣及其他听力问题的问卷。有耵聍者先取出后再做纯音气导测听 0.25 kHz ~ 8 kHz 8 个频率，将人群按性别和年龄进行分析，将 0.5 kHz、1 kHz、2 kHz、4 kHz 4 个频率听阈的平均值（M4）来评估听力损失的程度。结果显示听力损失在相对健耳（BE）M4≥25 dB 的患病率为 16.9%，M4≥35 dB 的患病率为 7.7%，M4≥45 dB 的患病率为 3.3%，M4≥65 dB 的患病率为 0.2%。

Wilson 等（1999）从澳大利亚南部地区随机抽样 15 岁以上的人群 n = 9027，首先进行听力问卷："在安静的屋子里，你听别人讲话是否有困难?"，选择（a）听大声仍困难；（b）听正常声音困难；（c）听小声困难；（d）无困难。对前三个答案回答"是"的人为自觉性听力损失，对选第四个答案的则属正常听力。然后对受试者进行耳镜检查和听力学评估。纯音气导听阈测量 0.25 kHz ~ 8 kHz 8 个频率，骨导测 0.5 kHz ~ 4 kHz 4 个频率。问卷结果显示 9027 人中 1378 人（15.3%）有自觉听力损失，其中的 689 人（50%）接受了第二步测试，没有自觉听力损失的人中 300 人被随机抽出，237 人接受测试。结果显示 BE M4 ≥ 25 dB 患病率为 16.6%，M4 ≥ 35 dB 患病率为 6.9%，M4 ≥ 45 dB 患病率为 2.8%，M4 ≥ 65 dB 患病率为 0.5%。

澳大利亚蓝山听力研究(1997 ~ 1999)对悉尼南部地区的 2015 个 55 ~ 99 岁居民用老年听力残疾筛查表(hearing handicap inventory for the elderly-screening vertion, HHIE-S) 和纯音测听进行调查。HHIE-S 由 10 个问题组成，包括是否有自觉听力损失，潜在的危险因素，如工业或职业噪声暴露史，听力相关的疾病，家族史，耳毒性药物，耳科手术，及有无配戴助听器等。如果 HHIE-S 得分大于 8，则认为有听力损失。第一个问题是"你是否感觉有听力问题?"，听力测试气导 0.25 kHz、0.5 kHz、1 kHz、4 kHz、6 kHz、8 kHz 6 个频率，如果 2 kHz 和 4 kHz 之间听阈相差 20 dB 则加测 3 kHz。当 0.5 kHz、1 kHz、4 kHz、8 kHz 听阈大于 15 dB 时，加做骨导。对资料完整的 2003 人进行分析，轻中重度听力损失患病率分别为 39.1%、13.4%、2.2%。分析 HHIE-S 第一个问题和综合问卷均提示有 39.4% 的人患有听力损失。

Cruickshanks 等（1998）对美国威斯康辛州 48 ~ 92 岁的人群进行了调查，就自觉性听力损失，耳毒性药物，噪声暴露史，其他潜在危险因素进行问卷，并进行了耳镜检查，纯音和声导抗测试。纯音气导测听 0.25 kHz ~ 8 kHz 8 个频率和 0.5，4 kHz 骨导测量。听力损失程度标准为 0.5 kHz，1 kHz，2 kHz，4 kHz 4 个频率平均值 > 25 且 ≤ 40 dB 为轻度听力损失，> 40 且 ≤ 60 dB 为中度听力损失，> 60 dB 为重度听力损失。如果在较差耳的气骨导差在 0.5 kHz，4 kHz 两个频率大于等于 15 dB 则是传导性听力损失。所选 4541 人中 3753 人接受了听力检查，平均年龄 65.8 岁，女性 57.7%，男性 42.3%。听力损失的患病率为 45.9%，其中 58.1% 为轻度听力损失，30.6% 为中度听力损失，11.3% 为重度听力损失，少部分（8.1%）为传导性听力损失。

第三节　影响听力损失患病率的因素

一、种族、性别和年龄

美国国民健康调查结果十年内听力损失患病率白色人种为 11.0% ~ 12.7%，黑色人种为 5.9% ~ 8.5%，白色人种患病率高于黑色人种，种族内无统计学差异。按年龄分组，每年龄组白色人种患病率均高于黑色人种，相同种族各年龄组十年内患病率无统计学差异。

Wilson 等对澳大利亚的 15 岁以上的成人的调查显示，男性的听力损失高于女性，在某些情况下，男性的比例几乎是女性的两倍，随年龄增加听力损失的比率增加。

Magnus S K 等的调查结果表明按年龄分组统计结果,小于 50 岁的人群 BE M4≥25 dB 的患病率为 1.6%,而 70 ~ 80 岁年龄组患病率为 73.8%,BE M4 ≥ 25 dB 男性比例为 16.6%,女性为 17.2%,随年龄增加听力损失的比率增加。在性别方面除 50 ~ 60 岁组 男性的比率高于女性,其余组性别因素的影响无显著差异。

Cruickshanks 等对美国威斯康辛州的调查显示听力损失的患病率随年龄增长而增 加,男性比女性更易受影响,Logistic 回归分析表明年龄每增长五岁,其患病率增长的 危险性就增加几乎 90% ($r = 1.88$),而男性的危险率比女性高四倍 ($r = 4.42$)。

二、社会经济条件及教育

济南市听力调查研究结果表明城市儿童听力损失的患病率低于农村儿童,这与地区 的社会经济差异有关。

Zakzouk 等对沙特阿拉伯儿童中耳炎及听力损失流行病学调查表明生活在社会经济 不发达的地区孩子患病率明显增高。

Cruickshanks 等对美国威斯康辛州受教育程度与收入和听力损失患病率呈反相关。

三、遗 传 因 素

Zakzouk 等的研究表明父母有亲缘关系的孩子中耳炎和听力损失的患病率高于父母 无亲缘关系的孩子。

Sakihara 等（1987 ~ 1991）对哥本哈根市引起听力损失的遗传因素进行回顾性分析 研究,主要人群为老年,平均年龄为 70 岁,共 1265 人（男性 31%；女性 69%）。诊断 遗传性听力损失的标准是:有家族性听力损失史（如父母、祖父母、兄妹、姑表兄妹 等）,并排除外界因素引起的听力损失（如噪声暴露史,中耳炎,头外伤,梅尼埃病 等）,听力图为 U 型,双侧对称低频听力损失,或曾有过耳硬化症手术史。每十年为一 年龄段分组,遗传性听力损失患病率为 3.2‰,随年龄增加患病率从 0.8‰ 升高到 9.4‰,其中女性的患病率（4.1‰）高于男性（2.1‰）。

四、外伤和疾病史

山东省调查研究 Logististic 回归分析表明头外伤增加了城市在校儿童听力损失的患 病率,且头外伤不仅导致高频听力损失,也会导致低频听力损失。

Zakzouk 等认为其他因素例如早产和低体重儿也是听力损失的危险因素。儿童期的 急性中耳炎导致听力损失通常发生在上呼吸道病毒感染,并可能合并细菌感染。4.8% 的重度听力损失和 18.75% 的极重度听力损失由脑膜炎引起。

（卜行宽　刘　丞）

第十三章

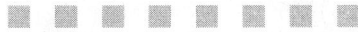

遗传性听力损失

遗传性听力损失包括非综合征性听力损失（nonsyndromic hearing impairment，NSHI）和综合征性听力损失（syndromic hearing impairment，SHI）；NSHI 是指除听力受损外基本无其他异常，SHI 是指听力损失伴有其他多型症状和体征。几乎所有 NSHI 和绝大部分 SHI 是孟德尔单基因遗传病，极少数 NSHI 和 SHI 是母系遗传的线粒体基因突变引起的，极个别罕见的 SHI 是由于大的染色体异常。另外，老年性听力损失可能与多基因遗传有关，由遗传因素和环境因素共同作用引起。遗传性听力损失具有非常高的遗传异质性，据估计 NSHI 听力损失基因可能超过 100 个，SHI 基因可能更多。

与遗传相关的听力损失疾病很多，表现也多种多样。有些听力损失疾病具有遗传倾向，但与许多后天性因素有关，尚未发现明确的遗传学分子基础或基因异常，如老年性听力损失、噪声性听力损失等，这些疾病目前未列入遗传性听力损失的范畴。遗传性听力损失是指由来自亲代的致听力损失基因或新发生的突变基因所导致的耳部发育异常或代谢障碍，以致出现听力损失。在遗传性听力损失中，除部分综合征性听力损失由于外耳或中耳畸形导致传导性听力损失外，感音神经性听力损失占绝大多数。先天性听力损失中约 50% 为遗传性听力损失，成人中遗传性感音性听力损失约占全部感音神经性听力损失总数的 20%。随着医学技术的进步，非遗传因素所致的听力损失疾病逐渐减少，而且随着遗传学的发展，对遗传性听力损失的认识逐渐加深，遗传性听力损失的发病比例将会更高。

第一节　遗传性耳畸形

一、先天性外耳畸形

（一）耳廓畸形

先天性耳廓畸形（congenital auricular monstrosity）的病因分遗传和环境因素。遗传因素有染色体异常和常染色体显性遗传单基因病。环境因素有放射线、药物和毒物、病毒等。根据畸形的不同类型，可采用不同的手术治疗。

（二）先天性外耳道闭锁

先天性外耳道闭锁（congenital atesia of external ear canal）常与耳廓畸形并存，根据畸形程度，分为 4 型（参见相关书籍）。为不完全显性遗传。采用手术治疗，治疗目的在于提高听力、矫正耳廓外形。

（三）先天性耳前瘘管

先天性耳前瘘管（congenital preauricular fistula）是由于胚胎第一鳃弓发育不全而遗留的先天畸形，临床常见。是常染色体显性遗传单基因病。对无发炎史的耳前瘘管，可不予处理，有炎症史的应手术切除。

二、先天性中耳畸形

先天性中耳畸形与遗传的关系还不很清楚。中耳畸形包括：鼓室壁畸形、鼓室腔畸形、听骨链畸形、前庭窗和蜗窗畸形、其他结构（咽鼓管、面神经、血管）畸形。对中耳畸形，必要时可手术探查，重建听力。

三、先天性内耳畸形

先天性内耳畸形多由遗传因素所致，分为单纯内耳畸形和复合性内耳畸形，后者常为全身综合征合并内耳表现的形态异常，临床多归纳于综合征性听力损失。

1. Michel 型　常染色体显性遗传。内耳完全不发育，为未分化的胚胎始基，或一单纯圆腔，内含感觉结构的痕迹。可单耳或双耳。CT 有助于诊断。

2. Mondini 型　常染色体显性遗传。耳蜗前庭发育不全，耳蜗为一单曲小管或卷曲成 1 周半或 2 周。螺旋器和螺旋神经节发育不全，内淋巴管和球囊扩大，内淋巴囊变位，耳蜗水管不通，前庭结构发育不全。单耳患病，可有残余听力，前庭功能正常。

3. Mondini-Alexander 型　常染色体显性遗传。骨迷路和膜迷路均有障碍，蜗管发育不全，基底周螺旋器和神经节细胞病变最明显。高频听力损失，前庭功能正常。

4. Scheibe 型　多为常染色体隐性遗传，少数为性连锁遗传。最常见的内耳畸形，蜗管球囊发育不全，球囊和蜗管呈未分化的细胞团，中阶萎陷，前庭膜覆盖在未分化的细胞团和血管纹上，血管纹和螺旋器呈结缔组织的纤维状，球囊壁扁平，倒塌在原始的感觉上皮和耳石膜上，耳蜗神经纤维和神经节细胞减少。骨迷路发育正常，球囊和膜性半规管充分发育。

1987 年 Jackler 根据 63 例 98 耳先天畸形的放射学（多轨迹断层或 CT 扫描）检查结果，结合胚胎发生学进行分析，提出了新的分类方法，主要根据耳蜗正常与否首先分为两大类。

（一）耳蜗未发育或发育不全

1. 内耳未发育（complete labyrinthine aplasia）　即内耳（包括耳蜗和前庭终器）完全缺如，这一型相当于 Michel 畸形。

2. 耳蜗未发育（cochlear aplasia）　耳蜗缺如，前庭和半规管正常或发育不全。

3. 耳蜗发育不全（cochlear hypoplasia）　小耳蜗，前庭和半规管正常或发育不全。

4. 耳蜗隔部不全（incomplete partition） 小耳蜗，耳蜗内间隔完全或部分缺如，前庭和半规管正常或发育不全。

5. 共同腔（common cavity，囊状耳蜗，囊状内耳） 耳蜗和前庭形成一个共同腔，其内部结构缺如，半规管正常或发育不全。

（二）耳蜗正常

1. 前庭-外半规管发育不全（vestibule-lateral semicircular canal dysplasia）：前庭扩大，外半规管短而扩大，其余半规管正常。

2. 大前庭水管（enlarged vestibular aqueduct）：合并正常的半规管，前庭正常或扩大。

Jackler 认为，Michel 畸形为妊娠第 3 周出现的胚胎发育障碍所致，共同腔出现在第 4 周，出现在第 5 周的为耳蜗未发育，第 7 周时，耳蜗已发育了 1 周半，此时的发育障碍可导致经典的 Mondini 畸形——小耳蜗并蜗内间隔不全。但他也认为，这种理论可能并不完全。

有学者指出，在先天性感音神经性听力损失中，仅有约 20% 在放射学检查中可发现内耳畸形，因此，Jackler 的分类也是不完全的，如 Seibe 畸形就不可能在目前的影像学检查中识别。

另外，人们常常把内耳畸形和全聋联系在一起，而 Jackler 对 63 例 98 畸形耳的听力检查结果显示，其平均听阈为 75 dB HL，如 Mondini 畸形患儿高频听力可以比较好；同时，听力下降呈进行性加重，Jackler 对 5 岁以上儿童 26 耳进行的随诊观察显示，其听力下降了 27 dB（未说明时间），但是一般不会以全聋（>120 dB HL）而告终。

Jackler 的分类除了包括耳蜗以外，首次注意到前庭和半规管的畸形。不仅是内耳畸形，Jackler 还注意到内耳道（IAC）畸形：内耳道狭窄和内耳道扩大。

第二节 遗传性非综合征性听力损失

一、常染色体显性遗传非综合征性听力损失

常染色体显性遗传性非综合征性听力损失（DFNA）约占遗传性听力损失的 7.5% ~ 10%，在家系中呈垂直遗传，每代后裔均有患病个体。绝大部分患者表现为学语后听力损失，即后天性听力损失，发病年龄可从数岁到老年，常为进行性感音神经性听力损失，多见首先从高频听力开始下降，也有从低频开始受损的。有些病例可以伴有眩晕症状。由于存在外显不全及遗传背景的差异，同一个家系中不同患病个体之间的起病时间和症状可能存在差异。表 13-1 为已经克隆和（或）定位的 DFNA 的染色体位点及基因。

二、常染色体隐性遗传非综合征性听力损失

常染色体隐性非遗传性听力损失（DFNB）约占遗传性听力损失的 40%，在家系中常隔代遗传。绝大部分患者表现为语前听力损失，即先天性听力损失，多为重度以上或全聋。DFNB 患者中约有 40% 是 GJB2 基因突变的 DFNB1 型，约 10% 是 SLC26A4 突变的 DFNB4 型。表 13-2 为已经克隆和（或）定位的 DFNB 的染色体位点及基因。

表 13-1　DFNA 基因定位和克隆情况

	表　型	定　位	基　因
DFNA1	学语后，进行性，低频听力损失	5q31	HDIA1
DFNA2	学语后，进行性，高频听力损失	1p34	GJB3，KCNQ4
DFNA3	学语前，非进行性，高频听力损失	13q12	GJB2，GJB6
DFNA4	学语后，进行性，中-全频听力损失	19q13	
DFNA5	学语后，进行性，高频听力损失	7p15	DFNA5
DFNA6	学语后，进行性，低频听力损失	4p16.3	WFS1
DFNA7	学语后，进行性，高频听力损失	1q21-q23	
DFNA8	学语前，非进行性，中/全频听力损失	11q22-24	TECTA
DFNA9	学语后，进行性，高频听力损失，伴前庭症状	14q12-q13	COCH
DFNA10	学语后，进行性，中或全频听力损失	6q22-23	EYA4
DFNA11	学语后，进行性，中/全频听力损失	11q12.3-q21	MYO7A
DFNA12	学语前，非进行性，中/全频听力损失	11q22-24	TECTA
DFNA13	学语前，非进行性，中/全频听力损失	6p21	COL11A2
DFNA14	学语后，进行性，低/中频听力损失	4p16.3	WFS1
DFNA15	学语后，进行性，中/高频听力损失	5q31	POU4F3
DFNA16	学语后，波动性，高频听力损失	2q24	
DFNA17	学语后，进行性，高频听力损失，蜗管退化	22q	MYH9
DFNA18	学语后，进行性，高频听力损失	3q22	
DFNA19	学语前，非进行性，高频听力损失	10(pericentr)	
DFNA20	学语后，进行性，高频听力损失	17q25	
DFNA21		预留	
DFNA22	学语后，进行性，高频听力损失，伴前庭症状	6q13	MYO6
DFNA23	学语前，非进行性听力损失，低频轻、中度，高频中、深度听力损失	14q21-q22	
DFNA24	学语前，非进行性，低/中频听力损失	4q	
DFNA25	学语后，进行性，高频听力损失，发病年龄偏晚	12q21-24	
DFNA26	学语后，进行性，高频听力损失	17q25	
DFNA27	学语后，进行性，高频听力损失	4q12	
DFNA28	学语后，进行性，中/高频听力损失，7 岁开始听力损失，15 岁左右达重、深度听力损失	8q22	TFCP2L3
DFNA29		预留	
DFNA30	学语后，进行性，高频听力损失	15q25-26	
DFNA31		预留	
DFNA32	学语后，进行性，高频听力损失	11p15	
DFNA33		预留	
DFNA34	学语后，缓慢进行性，高频听力损失	1q44	
DFNA35		预留	
DFNA36	学语后，迅速进行性，高频听力损失	9q13-q21	TMC1

续表

表　型		定　位	基　因
DFNA37	学语后,进行性,高频听力损失,逐渐波及中低频,早龄开始发病	1p21	
DFNA38	学语后,进行性,低频听力损失	4p16.3	WFS1
DFNA39 *	学语后,进行性,高频听力损失	4q21.3	DSPP
DFNA40		预留	
DFNA41	学语后,进行性,高频听力损失	12q24-qter	
DFNA42			
DFNA43		2p12	
DFNA44	20 岁后开始全频下降	3q28-29	
DFNA45		预留	
DFNA46		预留	
DFNA47	10 岁后开始进行性听力损失,中、重度	9p21-22	
DFNA48		12q13-q14	
DFNA49		预留	
DFNA50		预留	
DFNA51		9q21	

　　* 该型不属于综合征性听力损失,Xiao 等报告 3 个家系中,2 个家系牙齿发育不全和听力损失联合,1 个家系只有牙齿发育不全,称牙齿发育不全-1 综合征(Dentinogenesis imperfecta 1 syndrome,DGI 1 syndrome)。3 个家系的患者均发现有 DSPP 基因(dentin sialophosphoprotein gene)突变,认为 DSPP 基因与听力损失和牙齿发育不全是相互独立的关系。

表 13-2　DFNB 基因定位和克隆情况

表　型		定　位	基　因
DFNB1	学语前,非进行性,全频听力损失	13q12	GJB2
DFNB2	学语前/后,非进行性,全频听力损失	11q13.5	MYO7A
DFNB3	学语前,非进行性,全频听力损失	17p11.2	MYO15
DFNB4	学语前,非进行性,全频听力损失,部分病人前庭水管扩大	7q31	SLC26A4
DFNB5	学语前,非进行性,全频听力损失	14q12	
DFNB6	学语前,非进行性,全频听力损失	3p14-p21	TMIE
DFNB7	学语前,非进行性,全频听力损失	9q13-q21	TMC1
DFNB8	学语后,进行性听力损失	21q22	TMPRSS3
DFNB9	学语前,非进行性,全频听力损失	2p22-p23	OTOF
DFNB10	学语前,非进行性,全频听力损失	21q22.3	TMPRSS3
DFNB11	学语前,非进行性,全频听力损失	9q13-q21	TMC1
DFNB12	学语前,非进行性,全频听力损失	10q21-q22	CDH23
DFNB13	学语后,进行性听力损失	7q34-36	
DFNB14	学语前,非进行性,全频听力损失	7q31	

续表

	表 型	定 位	基 因
DFNB15	学语前,非进行性,全频听力损失	3q21-25/1or9p13	
DFNB16	学语前,非进行性,全频听力损失	15q21-q22	STRC
DFNB17	学语前,非进行性,全频听力损失	7q31	
DFNB18	学语前,非进行性,全频听力损失	11p14-15.1	USH1C
DFNB19	学语前,非进行性,全频听力损失	18p11	
DFNB20	学语前,非进行性,全频听力损失	11q25-qter	
DFNB21	学语前,非进行性,全频听力损失	11q	TECTA
DFNB22	学语前,非进行性,全频听力损失	16p12.2	OTOA
DFNB23	学语前,非进行性,全频听力损失	10p11.2-q21	
DFNB24	学语前,非进行性,全频听力损失	11q23	
DFNB25	学语前,非进行性,全频听力损失	4p15.3-q12	
DFNB26	学语前,非进行性,全频听力损失	4q31	
DFNB27	学语前,非进行性,全频听力损失	2q23-q31	
DFNB28	学语前,非进行性,全频听力损失	22q13	
DFNB29	学语前,非进行性,全频听力损失	21q22	CLDN14
DFNB30	学语前,非进行性,全频听力损失	10p	MYO3A
DFNB31	学语前,非进行性,全频听力损失	9q32-q34	WHRN
DFNB32	学语前,非进行性,全频听力损失	1p13.3-22.1	
DFNB33	学语前,非进行性,全频听力损失	9q34.3	
DFNB34		预留	
DFNB35	学语前,非进行性,全频听力损失	14q24.1-24.3	
DFNB36		预留	
DFNB37	学语前,非进行性,全频听力损失	6q13	MYO6A
DFNB38	学语前,非进行性,全频听力损失	6q26-q27	
DFNB39	学语前,非进行性,全频听力损失	7q11.22-21.12	
	学语前,非进行性,全频听力损失	6q21-q23.2	GJA1
	学语前,非进行性,全频听力损失	Chr.7	PRES

三、X-连锁遗传

X-连锁遗传性听力损失（DFN）发病率较低,女性携带者不发病,男性携带者发病并能将疾病遗传给女儿。其中 DFN1 型首先是在 1960 年报道的一个挪威家庭,当时只有听力损失症状,但在后来的回访中发现患者相继出现了视觉障碍、肌张力障碍、骨折和智力缺陷。因此,DFN1 实际属于综合征性听力损失。DFN3 型表现为混合性听力损失,其中感音神经性听力损失可呈进行性下降,该型可能误诊为耳硬化症,如行镫骨撼动术,则可能导致外淋巴瘘,出现全聋。表 13-3 是已经克隆和（或）定位的 DFN 的染色体位点及基因。

表 13-3　X-连锁遗传 NSHI 基因定位和克隆情况

	表　型	定位	基因
DFN1	学语后，进行性，高频听力损失，低龄开始听力损失，逐渐出现进行性肌张力障碍、痉挛、吞咽困难、智力退化、偏执、皮质盲	Xq22	DDP
DFN2	学语前，非进行性，全频听力损失	Xq22	
DFN3	学语前，非进行性，全频混合性听力损失，镫骨手术时有"镫井喷"	Xq21.1	POU3F4
DFN4	学语前，非进行性，全频听力损失	Xp21.2	
DFN5		撤消	
DFN6	学语后，进行性，高/全频听力损失	Xp22	
DFN7		撤消	
DFN8		预留	

四、线粒体基因突变

线粒体基因突变致听力损失发病率较低，呈母系遗传。线粒体 12S rRNA 基因 1555 A→G 突变是氨基苷类抗生素耳毒性听力损失的遗传易感因素，在这些家系中要注意避免药物性听力损失。表 13-4 是一些线粒体基因及突变与听力损失的关系。

表 13-4　NSHI 线粒体突变基因

基因	突变	听力损失表型	部分患者伴有症状
12S rRNA	1555 A→G	氨基苷类抗生素耳毒性听力损失，学语后听力损失	无
tRNASer（UCN）	7445 A→G	学语前/后进行性听力损失，累及频率可不一致	掌趾角化症
	7472 插入 C	学语前/后进行性听力损失	共济失调、构语障碍、肌阵挛等神经系统功能障碍
	7511 T→C	学语前/后进行性听力损失	细胞色素氧化酶活性降低

第三节　遗传性综合征性听力损失

综合征性听力损失同样具有各种不同的遗传方式。因综合征的变化多样性，综合征性听力损失的遗传背景更为复杂，迄今已报道涉及到听力受损的综合征超过了 400 个，本文将归纳总结比较常见和重要的一些综合征。有些综合征因临床表型的差异分为不同的亚型，但这些不同的亚型都是由不同的基因致病。因此，从病因学的角度来看，每个亚型实质上是不同的疾病。

一、常见的综合征性听力损失

（一）Alport 综合征

　　Alport 综合征（Alport syndrome），又称肾病和听力损失综合征（Nephropathy and deafness syndrome），因首先由 Alport 于 1921 年首先对此症进行描述而命名（详见相关章节）。

　　实验室检查：血尿，蛋白尿，低磷酸血症，氮质血症，肾钙质沉着症，肾小球基底膜超微结构改变，抗甲状腺抗体异常。

　　治疗：助听器。

（二）鳃-耳-肾综合征

　　鳃-耳-肾综合征（Branchio-Oto-Renal syndrome），首先由 Melnick 将该名称用于描述有鳃裂及耳部异常的综合征。

　　遗传特征：常染色体显性遗传，致病基因为位于 8q13.3 的 EYA1 基因，人 EYA 1 基因是果蝇"缺眼（eye absent）基因"的同源基因。

　　临床表型：75% ~90% 的有听力损失，可为传导性、感音神经性或混合性听力损失；耳蜗异常，Mondini 内耳畸形，镫骨固定；耳前凹陷（80%），耳廓畸形（35%），骨性外耳道狭窄（30%）；支气管瘘；鳃裂瘘管或囊肿（60%）；肾异常（65%），包括先天发育不全或先天萎缩、多囊肾，肾回收系统异常等；其他异常尚有：脸型细长，泪道发育不全，腭骨高拱，腭裂等。

　　治疗：根据耳部异常或畸形酌情行听骨链或外耳道手术。

（三）Jervell & Lange-Nielsen 综合征

　　Jervell & Lange-Nielsen 综合征（Jervell & Lange-Nielsen syndrome），又称聋哑-心脏综合征（surdo-cardiac syndrome），先天性听力损失及功能性心脏病（deafness congenital and functional heart disease）。

　　遗传特征：常染色体隐性遗传，致病基因是位于 11p11.5 的 KVLQT1 基因和 21q22.1-q22.2 的 KCNE1（Isk）基因。

　　临床表型：感音神经性听力损失，高频损失较重；晕厥，心脏病，可急性发作致死。

　　实验室检查：心电图 Q-T 间期延长。

　　治疗：助听器。

（四）Norrie 综合征

　　Norrie 综合征（Norrie syndrome），又称假性神经胶质瘤（pseudolioma）。

　　遗传特征：X 染色体连锁遗传，致病基因为位于 Xp11.3 的 Norrin 基因。

　　临床表型：进行性听力损失（发病较晚）；视网膜假性瘤，虹膜萎缩，视网膜病，先天性失明；隐睾，性腺机能减退；小头畸形；智力障碍。

　　治疗：对症治疗。

（五）Pendred 综合征

　　Pendred 综合征（Pendred syndrome，PDS），又称甲状腺肿听力损失综合征（Goiter-deafness syndrome）。是最常见的综合征性听力损失，1896 年首先由 Vaughan Pendred 描述该综合征的临床特征。

　　遗传特征：常染色体隐性遗传，致病基因为位于 7q31 的 SLC26A4 基因。

　　临床表型：先天性感音神经性听力损失（100%），前庭功能障碍，耳蜗 Mondini 畸形；甲状腺肿(80%)，甲状腺功能正常或代偿性减退(40%)；好发甲状腺癌；智力障碍。

实验室检查：高氯化物分泌实验阳性，甲状腺激素合成障碍，颞骨 CT 示前庭水管扩大（85%）。

治疗：听力康复，甲状腺手术。

（六）Stickler 综合征

Stickler 在 1965 和 1967 年因对本征的详细描述，而以其名字命名为 Stickler 综合征（Stickler syndrome）。

遗传特征：常染色体显性遗传，有 3 个致病基因，分别为位于 12q13.11-q13.2 的 COL2A1、6p21.3 的 COL11A2、1p21 的 COL11A1，不同的疾病基因在表型上也稍有不同，临床分为 Ⅰ、Ⅱ、Ⅲ型。

临床特征：Ⅰ型，听力损失（偶为传导性听力损失）；眼病（近视，视网膜脱落，青光眼，失明）；扁平脸，腭裂；漏斗胸，二尖瓣脱垂；脊柱侧弯，驼背，关节病，蜘蛛状指（趾）。Ⅱ型，玻璃体病，视网膜病，余同Ⅰ型。Ⅲ型，听力损失；腭裂，小颌，舌下垂；漏斗胸；关节病，第四、五跖骨短。

治疗：对症、手术治疗。

（七）Treacher Collins 综合征

Treacher Collins 综合征（Treacher Collins syndrome），又称下颌-面骨发育不全（Mandibulofacial dysplasia），最先由 Treacher Collins 发现。

遗传特征：常染色体显性遗传，致病基因为位于 5q32-q33.1 的 TCOF1 基因。

临床特征：外耳小、耳廓畸形，耳部小附属物，双侧听力损失（传导性听力损失占 55%，常伴高频感音神经性听力损失）；面部外形独特，对称性颞骨发育不全，面部较窄，低颧骨；睑裂下斜，下眼睑缺损。

治疗：对症、听骨链和外耳畸形的手术治疗。

（八）Usher 综合征

因英国眼科医生 Charles Usher 最先强调该征的遗传特性，本病以其名字命名 Usher 综合征（Usher syndrome）。分为 3 型，其中Ⅰ型又分为 A-F 亚型，Ⅱ型分为 A-C 亚型。

遗传特征：常染色体隐性遗传。Ⅰ型，USH1A 的致病基因位于 14q32，未克隆；USH1B 的致病基因为位于 11q13.5 的 MYO7A 基因；USH1C 的致病基因为位于 11p15.1 的 USH1C 基因；USH1D 的致病基因为位于 10q 的 CDH23 基因；USH1E 的致病基因位于 21q，未克隆；USH1F 的致病基因为位于 10q21-22 的 PCDH15 基因。Ⅱ型，USH2A 的致病基因为位于 1q41 的 USH2A 基因；USH2B 的致病基因位于 3p23-24.2，未克隆；USH2C 的致病基因位于 5q14.3-q21.3，未克隆。Ⅲ型，USH3 的致病基因为位于 3q21-q25 的 USH3 基因。

临床表型：Ⅰ型，重度先天性听力损失，前庭功能异常（迷路缺陷），儿童期出现症状的色素性视网膜炎，白内障，视力下降，智力迟滞，精神障碍，共济失调。Ⅱ型，中、重度听力损失，前庭功能正常，10 岁后开始发病的色素视网膜炎，视力下降。Ⅲ型，进行性听力损失，前庭功能减退，色素视网膜炎发病年龄是变化的，白内障，视力下降，智力迟滞，精神障碍，共济失调。

治疗：助听器，对症。

（九）Waardenburg 综合征

Waardenburg 综合征（Waardenburg syndrome），又称先天性听力损失-眼病-额部白发综合征。

遗传特征：常染色体显性遗传，有 3 个致病基因，分别为位于 2q35 的 PAX3 基因、3p14.1-p12.3 的 MITF 基因、2q35 的 PAX3 基因，临床上相应分为 Ⅰ、Ⅱ、Ⅲ型。

临床表型：Ⅰ型，听力损失（双侧 20%，单侧 15%，异位眼眦（100%），高/宽鼻根（90%），彩色虹膜（35%），白额发（30%），提早毛发灰白（20%）。Ⅱ型，无眼眦异位，余同Ⅰ型。Ⅲ型（Klein-Waardenburg），屈曲指和上肢其他缺陷，余同Ⅰ型。

治疗：助听器。

（十）MELAS 综合征

MELAS 综合征（MELAS syndrome）分别代表线粒体 RNA 肌病（mitochondrial myopathy），脑病（encephalopathy），乳酸酸中毒（lactic acidosis），中风样发作（stroke-like episodes）。

遗传特征：线粒体 DNA 遗传（母系遗传），致病基因为 tRNALeu（UUR）基因（3243A→G）。

临床表型：进行性感音神经性听力损失；白内障，偏盲，大脑皮质损害性失明；间歇性突发性头痛、偏头痛，脑病，中风样发作，癫痫大发作，痴呆；肌肉瘦弱，肌病；乳酸酸中毒；间歇性呕吐。

实验室检查：血清乳酸浓度高，运动时更高；肌肉病检可见不规则红色纤维；电镜下可见多种形态的线粒体。

治疗：对症治疗。

（十一）MERRF 综合征

MERRF 综合征（MERRF syndrome），又称肌阵挛性癫痫伴肌纤维断裂（myoclonic epilepsy and ragged red fibers，MERRF）。

遗传特征：线粒体 DNA 遗传（母系遗传），致病基因为 $tRNA_{Lys}$ 基因（8344A→G、8356T→C）。

临床表型：感音神经性听力损失；肌阵挛性癫痫，共济失调，肌痉挛；肌病，肌肉瘦弱。

实验室：肌纤维断裂，血清丙酮酸和乳酸浓度增高。

治疗：对症治疗。

二、合并皮肤病变的遗传性综合征性听力损失（表 13-5）

表 13-5

综合征名	遗传特征	临床表现
白化病-听力损失综合征	X 染色体连锁显性遗传，Xq26.3-q27.1	感音神经性听力损失。皮肤局部色素沉着过深或过浅，呈花斑状
Allgrove 综合征	AR，12q13	感音神经性听力损失。色素沉着过度，无泪，消化道弛缓不能，肾上腺机能不全，植物神经功能紊乱

续表

综合征名	遗传特征	临床表现
心面皮肤综合征	AD，12q24.1	感音神经性听力损失，鼻梁塌陷。腭裂，腭骨高拱，前额突出，小下颌。萎缩性皮炎，鱼鳞癣，毛发稀疏，眉毛和睫毛缺如。房间隔缺损，肺动脉狭窄。眼球震颤，斜视，眶距宽。智力迟钝，中枢神经系统发育不全
心肌着色斑病	AD	感音神经性听力损失，多发性皮肤色斑。先天性心脏病，肺动脉高压
Cockayne 综合征	I型为 AR，Chr.5，由于 DNA 切割-修复基因 8（ERCC8）的突变导致发病。II型为 AR。10q11，由于 DNA 切割-修复基因 6（ER-CC6）的突变导致发病。III型为 AR。基因未定位和克隆	感音神经性听力损失。侏儒征，早老面容，小头畸形，鸟样外貌。精神缺陷，小头畸形，颅内钙化，神经缺陷，视网膜色素异常，对光敏感
先天性角化不良症	X 连锁遗传。Xq28，角化不良基因 1（Gene encoding dyskerin；DKC1）致病。AR 型，基因未定位和克隆	鼓膜变薄，中耳畸形，感音神经性听力损失，易患鼻咽癌。皮肤网状着色过深，皮肤萎缩，指甲营养不良。食道狭窄或憩室，消化道出血，口腔及肛门粘膜白斑，肝硬化。智力迟钝。贫血，全血细胞减少症，17% 患者有恶性肿瘤。生长迟缓，易患感染
Forney 综合征	AD，基因未定位和克隆	镫骨足板固定，先天性传导性听力损失，能理解一般言语。面部色素斑，虹膜斑点。颈椎融合，腕骨、跗骨融合。先天性二尖瓣关闭不全
KID 综合征（又称角膜炎-鱼鳞癣-听力损失综合征）	AR 型和 AD 类型，基因未定位和克隆	感音神经性听力损失。鱼鳞癣样红色角化上皮，主要累及颊部、鼻部、颏部、耳及四肢，滤泡状角化过度，手掌及脚底角皮病，指（趾）甲增厚并发育不全。在儿童期即可发生充血性角膜炎，常伴角膜溃疡，最终常部分失明
雀斑综合征	AD，基因未定位和克隆	感音神经性听力损失。皮肤棕色斑点。眶距过宽，眼球震颤。肺动脉狭窄。生殖器畸形。生长明显迟缓
Tietz 综合征	AD，基因 3p14.1-p12.3，小眼畸形相关转录因子（MITF）基因突变导致发病	完全性的神经性听力损失。全身性的皮肤色素沉着不足。虹膜呈蓝色，眉毛缺失
荨麻疹、听力损失和淀粉样变性综合征	AD，基因 1q44，CIAS1 基因突变导致发病	进行性感音神经性听力损失，内耳 Corti 器缺如，蜗神经萎缩或基底膜钙化。复发性荨麻疹，周期性关节炎，肾脏浸润性淀粉样变

综合征名	遗传特征	临床表现
先天性听力损失-角化厚皮病及指(趾)挛缩	AD,13q11-q12 基因,GJB2(Connexin 26,Cx26)基因	先天性感音神经性听力损失。角化过度,厚皮病,手指及脚趾挛缩
Waardenburg 综合征	Ⅰ型 AD,2q35,致病基因为 PAX3 基因。ⅡA 型 AD,3p14.1-p12.3,致病基因为小眼转录因子(MITF)基因。ⅡB 型 AD,1p21-p13.3,致病基因为小眼转录因子(MITF)基因。Ⅲ型 AD,2q35,致病基因为 PAX3 基因	感音神经性听力损失,特点是低频区损失重,而在 6 kHz~8 kHz 听力可正常,毛细胞、螺旋神经节细胞或血管纹缺陷。鼻梁宽,鼻骨和人中短。局部白化病,额发和睫毛白色,头发早期变灰白。唇、腭裂。虹膜异色症,虹膜基质发育不全,眼底白化病。Ⅰ型和Ⅲ型有内眦外移,Ⅱ型无内眦错位
着色性干皮病	根据培养成纤维细胞接受放射性紫外线照射后 DNA 的修复能力,将着色性干皮病分为 9 组(A 至 Ⅰ组),大多为 AR,但 B 组和 G 组为 AD。致病基因 9 个位点:19q13.2-13.3,9q22.3,13q33,2q21,3p25,16p13.3-p13.13,17p12-p11,6p21.1-p12,13q33	感音神经性听力损失。皮肤对日光明显过敏,发生雀斑,出现"盐和胡椒面"样的皮肤表现。第二阶段的特点为皮肤萎缩和毛细血管扩张,常有脱发。唇和舌色素沉着,可发生唇的鳞癌。畏光,结膜炎。好发乳头状瘤,其它好发肿瘤包括角化性棘皮瘤、鳞状细胞癌、基底细胞癌、黑色素瘤、纤维肉瘤、血管肉瘤、血管瘤和纤维瘤。神经系统异常

三、合并骨骼病变的遗传性综合征性听力损失（表 13-6）

表 13-6

综合征名	遗传特征	临床表现
软骨发育不全	AD,4p16.3,致病基因为成纤维细胞生长因子受体 3 基因(Fibroblast growth factor receptor-3 gene；FGFR3)	婴幼儿期反复出现中耳炎,可由于听小骨融合而导致传导性听力损失,少数有混合性听力损失。鼻梁扁平,前额突出,巨头畸形,面中部发育不良。上呼吸道阻塞。腰椎畸形,髂骨发育不良,骨盆短而宽,入口狭窄。短肢畸形,三叉手,短指(或趾),关节活动障碍。肌张力减退,神经系统症状
Apert 综合征	AD,10q26,致病基因为成纤维细胞生长因子受体 2(Fibroblast growth factor receptor-2)基因	传导性或混合性听力损失,低位耳,偶见小耳畸形,常伴中耳炎,与腭高拱及腭裂有关。鼻梁塌陷,后鼻孔狭窄或闭锁。鼻咽和鼻孔开口小,可发生呼吸受阻及肺心病。扁头畸形,前囟迟闭,前额高宽,面型扁平,颅骨畸形,下颌突出。眼眶变浅,眶距增宽,睑裂下斜,眼球突出,斜视。颈椎椎体融合,桡肱骨骨性连接,腕骨融合,并指(趾),拇指、趾骨增宽。室间隔缺损,主动脉骑跨。气管软骨异常,幽门狭窄,食道闭锁,肛门异位。肾盂积水,隐睾病,阴道闭锁。智力迟钝

续表

综合征名	遗传特征	临床表现
Baller-Gerold 综合征	AR，基因未定位和克隆	耳廓低位，后倾，传导性听力损失，鼻梁突出。颅缝愈合（冠状缝，人字缝），圆塔形颅，前额扁平，小颌、小口畸形，腭骨高拱。睑裂下斜，内眦赘皮，眼距过宽。脊椎异常，桡骨缺如或发育不全，尺骨短，弯曲，腕骨融合，腕、掌骨或指骨缺如，拇指缺如或发育不全。先天性心脏病。肛门前移、闭锁，女性可有直肠阴道瘘，肾脏畸形。智力迟钝
肢弯曲综合征	AD，基因 17q24.3-q25.1，由于 SOX9 基因（SRY-box 9 gene）突变引起	低置耳，耳廓软骨发育不良，传导性听力损失。鼻梁塌陷，小鼻，鼻孔上翻。脊椎畸形，髂骨弓小，骨盆出口较大，髋关节脱位。四肢畸形，头颅畸形，前囟门和骨缝增宽，面部窄小。睑裂缩小，眼距增宽。小颌畸形，腭裂。短肢畸形，生长停滞。先天性心脏病。气管、支气管软化，呼吸窘迫，呼吸暂停。胸廓小，胸骨钙化不全，11 对肋骨。泌尿、生殖器发育不良，性别倒错。肌张力下降，嗅球、嗅束缺失，脑积水
锁骨-颅骨发育不良	AD，基因 6p21，目前认为是侏儒相关转录因子 2 基因（Runt-related transcription factor 2 gene；RUNX）突变引起。AR，少见。基因未定位和克隆	传导性听力损失。鼻根宽，鼻梁塌陷，鼻窦发育不全。囟门迟闭，顶骨隆起，颅骨缝间骨畸形，额骨、枕骨、顶骨隆起，颅盖增厚。颌面部发育不全，腭裂，腭骨高拱。牙齿紊乱，牙畸形，牙齿异位，牙萌出延迟，额外牙，牙槽囊肿。锁骨发育不全，肩胛骨小，胸腔狭窄，肩活动范围受限，肋骨短，颈肋畸形。骨硬化，骨骼变脆。脊椎前移，侧后凸。耻骨联合增宽，钙化延迟，股骨头宽，股骨颈变短，髂骨翼发育不全，髋关节紊乱，短指（或短趾）畸形
Coffin-Lowry 综合征	X 染色体显性遗传。Xp22.2-p22.1，目前已发现该疾病是由于 RSK2 基因（RPS6KA3）的突变引起	感音神经性听力损失，大耳廓，宽鼻，鼻孔前倾。口腔、颌面畸形。眶距过宽，睑裂下斜，眉弓突出，眉毛偏外侧。颈椎前弯症，鸡胸，脊柱后侧凸。手指短粗，指尖呈锥形，手指伸展过度，前臂丰满，扁平足。二尖瓣关闭不全，心腱索短而融合。内脏神经异常，肠憩室病。肺气肿，智力迟钝，肌张力减退，梗塞性脑积水，颈部神经根脊髓病变

综合征名	遗传特征	临床表现
颅-骨干发育不良	AR 或 AD，基因未定位和克隆	可有混合性听力丧失。鼻扁平，鼻腔狭窄，鼻窦及乳突不发育。颅骨肥厚和硬化。面骨肥厚，弯曲和增大，牙齿咬合紊乱，下颌骨硬化和肥厚。骨过度生长引起泪管阻塞，视神经萎缩，颅神经受压，头痛，智力障碍和癫痫。骨干硬化、发育异常、增宽
颅-干骺端发育不良	AD 型，基因 5p15.2-p14.1，小鼠进行性关节强直基因的人类同源基因（Human homolog of the mouse progressive ankylosis gene，ANKH） AR 型，基因 6q21-q22，未克隆	颞骨改变产生传导性或混合性听力损失，表现为中、重度听力损失（30 dB ~ 90 dB）。鼻梁增宽，由于鼻腔狭窄引起慢性鼻炎，张口呼吸。颅骨额、枕、颅底骨肥厚和硬化，最为显著的是额鼻骨肥厚，呈"狮面"畸形。第Ⅱ，Ⅶ和Ⅷ对脑神经受压，约30%患者出现面神经麻痹，头痛或眩晕。眼距过宽，视神经受压可引起失明
Crouzon 综合征	AD，基因 10q26，由于成纤维细胞生长因子受体 2 基因（FGFR-2）突变所致	传导性听力损失，外耳道闭锁，鼻中隔偏曲，可出现鸟嘴样鼻。腭弓肿胀，牙列不齐，颅缝早闭，短头畸形，前额突出，颌骨发育不全。颈椎异常。视神经萎缩，眼球突出，眶距增宽，斜视，角膜炎或结膜炎。睡眠呼吸暂停综合征。头痛，癫痫，智力缺陷
骨弯曲变形发育不良	AR，基因 5q32-33.1，致病基因为 DTDST 基因（Diastrohpic dysplasia sulfate transporter gene）	新生儿耳廓囊性肿块，耳廓软骨肥厚，耳廓硬化，听力损失，耳廓软骨钙化变形，外耳道狭窄。鼻梁变矮，鼻中部增宽，鼻孔张开。喉、气管狭窄，声嘶。肋软骨钙化，脊柱后侧凸，颈椎发育不全，颈椎后凸、半脱位、椎间隙变窄。手指短、向尺骨偏斜，拇指近端嵌入、活动度加大及侧翻，指间关节挛缩及固定。膝关节脱位，马蹄内翻足。髋部屈曲挛缩、半脱位。管状骨短、增厚，干骺端增宽、变平及不规则
DOOR 综合征	AR 或 AD，基因未定位和克隆	感音神经性听力损失。皮肤出现多汗性的外胚层发育不良。指甲变形或发育不良，营养不良，出现小裂缝。手指呈弓形纹。拇指三节指畸形，末节指骨发育不良。智力障碍，癫痫发作。圆锥形牙，先天性无牙症
骨硬化不良	AR，基因未定位和克隆	进行性耳硬化症。前囟未闭，额部和顶部突出，颏部狭窄。颅骨增厚，副鼻窦缺失，骨孔缩小。软骨发育不良，骨硬化，易骨折。扁椎畸形，椎体密度增高。鸡胸。肢体短缩并有弯曲。颅神经压迫导致视神经萎缩、展神经麻痹、面瘫，以及痉挛和反射亢进等。智力障碍。皮肤萎缩斑，指甲变平。少牙畸形或钙化不良伴有迟萌，牙釉质发育不全

续表

综合征名	遗传特征	临床表现
Engelmann 综合征	AD，19q13.1，致病基因是转化生长因子 β1（Transforming growth factor-beta-1，TGFB1）基因	进行性的混合性听力损失。颅底硬化，累及下颌骨，龋齿。眼球突出，视神经受压迫，复视。脊椎骨硬化，脊柱侧凸。骨干增粗，骨皮质增厚，骨髓腔狭窄。弓形腿，外翻足。肌肉萎缩，头痛。骨髓发育不良，贫血
进行性骨化纤维发育不良	AD，4q27-q31，未克隆	传导性或感音神经性听力损失。进行性异位骨化，常见于颈部、脊椎和肩部周围区域，背颈部僵硬。新肿块出现时，表面皮肤变红，有时伴有疼痛。结缔组织内一些区域易于骨化，特别是脊髓旁肌，四肢带状肌及咀嚼肌。也常见关节囊，关节韧带和足底筋膜受累，最终都有运动受限和生理性残疾。大脚趾畸形，逐渐形成趾骨融合，拇指短，小指弯曲变形，手关节运动受限。胸壁固定导致肺储备降低，多数患者死于呼吸衰竭。患者常秃头，多数为中年女性
Fountain 综合征	AR，基因未定位和克隆	重度的先天性感音神经性听力损失。颅顶增厚，面部水肿，粗糙面容。唇、颊部肿胀，唇部肉芽肿。手短而粗，末节指骨增粗。智力迟钝，癫痫
高磷酸盐血症	AR，基因未定位和克隆	感音神经性听力损失。身材矮小。巨头畸形，颅骨受累较轻，颅盖增厚，颅骨密度岛状增厚。骨质疏松，易碎。进行性的骨骼畸形，四肢骨变曲。蓝巩膜，视网膜变性，视网膜血管样条纹。头痛和高血压，可有心脏扩大。肌肉无力，影响行走。高磷酸盐血症
遗传性低磷酸盐血症	Ⅰ型 X 染色体连锁显性遗传。Xp22.2-22.1，未克隆。Ⅱ型 X 染色体连锁显性遗传。基因未定位和克隆	感音神经性听力损失。维生素 D 抵抗性佝偻病，脊椎和关节强直，椎管狭窄，弓形足。胃肠道磷酸盐吸收障碍。脊索压迫。肾钙质沉着症。低磷酸盐血症，碱性磷酸酶升高
Keutel 综合征	AR，12p13.1-12.3，疾病基因是人类基质 Gla 蛋白编码基因（Gene encoding the human matrix Gla protein，MGP）	感音神经性听力损失，耳廓、喉软骨钙化，鼻梁塌陷，小鼻翼。末节指骨短，手指鼓槌状，肋软骨钙化，膝、肘部骨骺呈斑点状。面中部发育不良。肺动脉瓣狭窄，室间隔缺损。气管支气管软骨钙化。智力障碍
Klippel-Feil 综合征	从形态学可分为 3 型，其中 Ⅰ型和Ⅲ型为 AR，Ⅱ型为 AD，大多数为散发。8q22.2，未克隆	可有传导性、感音神经性或混合性听力损失，感音神经性听力损失最为常见。由于外耳畸形，听骨链畸形或内耳的结构异常引起。喉软骨畸形，发音障碍。颈椎椎体融合，半脊椎畸形，骶骨发育不全。先天性心脏病，室间隔缺损

综合征名	遗传特征	临床表现
Klippel-Feil 畸形-传导性听力损失-阴道缺如	遗传方式不明，有认为该病与 Rokitansky-Kuster-Hauser 综合征为同种疾病。基因未定位和克隆	传导性听力损失，颞骨及听小骨畸形。颈椎的 Klippel-Feil 畸形（2 个或多个颈椎融合）。肾脏缺如，异位肾。阴道缺如
Kniest 发育不良	AD,12q13.11-q13.2,致病基因为 II 型胶原基因(COL2A1)	青春前期出现传导性及或感音神经性的听力损失，常见复发性中耳炎及呼吸道感染。儿童期明显的营养不良型身材矮小。巨头畸形，扁平脸型。近视，视网膜剥离，白内障。腭裂。扁椎畸形。握拳无力，关节腔狭窄
Madelung 氏畸形	不是常染色体突变，而是由于假性常染色体基因 SHOX 或 SHOXY 的突变引起。基因 Ypter-p11.2，Ypter-p22.32	听骨畸形导致的传导性听力损失，鼓膜及外耳道正常。头颅大小正常。骨及软骨发育不良。桡骨下端变形及尺骨后移位畸形，前臂短，桡骨和尺骨呈弓形，尺骨远端向背侧脱位，胫骨短。肘、腕关节运动受限。脊柱裂，智力正常。身材短小，肢中部短
Marfan 综合征	I 型 AD，15q21.1，肌原纤维蛋白基因（FBN1 基因）致病。II 型 AD，3p25-p24.2	混合性听力损失。腭骨高拱，腭部狭窄，小颌畸形，下颌退缩，磨牙发育不全，牙列拥挤。长头畸形，细长脸型。眼球内陷，晶状体异位，近视，眼球长轴过长，角膜变平，视网膜剥离，虹膜发育不良，早期青光眼，白内障，睑裂下斜。脊柱侧、后凸畸形，脊柱前移，腰骶部脊髓膨大。鸡胸、漏斗胸、胸廓畸形。蜘蛛样指综合征，关节活动度过大，关节挛缩，踝关节内转导致扁平足，膝后弯，髋突出，早期出现关节炎。主动脉根部扩大，主动脉反流，二尖瓣关闭不全，升主动脉瘤，主动脉破裂。二尖瓣脱垂，充血性心衰，肺动脉扩张，三尖瓣脱垂，二尖瓣腱环过早钙化。腹部疝，切口疝。自发性气胸，肺大泡，严重的可致肺气肿。肢体细长症，高身材，长骨过度生长
Mohr-Tranebjaerg 综合征	X 染色体隐性遗传。Xq22，致病基因是 TIMM8A（DDP）基因，该基因的突变也可导致 Jensen 综合征	进行性的学语后感音神经性听力损失，言语能力正常。近视，视敏度下降，视野狭窄，视网膜电图异常。易骨折。肌张力异常，智力障碍等
Nance-Sweeney 软骨发育不良	AD，6p21.3，致病基因为胶原 II 型基因（COL11A2）	进行性重度感音神经性听力损失，鼻梁下陷呈鞍鼻。腭裂。扁椎畸形，腕骨融合，骨骺增宽

续表

综合征名	遗传特征	临床表现
成骨不全综合征	Ⅰ型 AD,17q21.31-q22,7q22.1,致病基因是 COL1A1 或 COL1A2 基因。Ⅱ型 AD,外显不完全。17q21.31-q22,7q22.1,致病基因是 COL1A1 或 COL1A2 基因。Ⅲ型 75% 为新的常染色体显性突变,25% 为 AR,17q21.31-q22,7q22.1。致病基因是 COL1A1 或 COL1A2。Ⅳ型,AD,17q21.31-q22,7q22.1。致病基因是基因 COL1A1 或 COL1A2	在 20 岁以后、30 岁以前开始出现传导性听力丧失,可出现混合性或感觉性神经性听力损失。传导性听力损失是由于耳硬化,镫骨足板骨性强直。镫骨脚骨折和镫骨萎缩也使听敏度下降。病理学表现不同于耳硬化症。脊椎、长骨畸形,轻度骨质疏松,在儿童期可出现程度不一的多发骨折,骨折愈合后常无变形。青春期后骨折可减少,妇女停经后或男性 60~80 岁又可增多。颅骨缝间骨畸形,关节活动度过大。蓝巩膜。皮肤薄,易擦伤。三角形面型,颞部突出,上颌发育不全,下颌前突。无症状性二尖瓣脱垂。偏后脑,枕骨大孔受压综合征可引起多性神经症状以及急性脑干受压而死亡。Ⅱ型在围产期为致死性,常为早产。Ⅲ型传导性听力损失为主。Ⅳ型又称伴正常巩膜的成骨不全综合征
纹状骨病伴颅骨硬化	AD,多数为女性。基因未定位和克隆	混合性听力损失,程度不一,高频听力损失较重。鼻梁宽大,婴儿时有鼻阻塞。颅骨硬化,顶骨增大,出生时即较明显,以后逐渐生长。方形面型,前额突出,眼距增宽。脊柱侧凸,脊椎前移。手足畸形,指细长,第 3~5 指末节指骨弯曲变形。腭裂、小舌及舌下垂。先天性心脏病
骨硬化病	先天性或恶性型,又称常染色体隐性骨硬化症Ⅰ型:AR。16p13,11q13.4-q13.5。由 T 细胞免疫调节 1 基因(T-cell immune regulator 1 gene)的突变引起,也可由 Cl 离子通道 7 基因(CLCN7 基因)的突变引起。成人或良性常染色体显性型。又称常染色体显性骨硬化症Ⅱ型。AD。1p21,未克隆	进行性的感音神经性听力损失,一般认为是由于听神经受压所致,乳突和鼻窦充气不良。巨头畸形,前额突起,颅面骨致密,由于致密骨压迫面神经孔致面瘫。颅盖骨也有相似表现,无板障结构,神经血管穿出的孔道狭窄。骨髓炎,骨骼密度均匀增大,病理性骨折。骨干、干骺端和骨骺累及程度相同。失明、眼外肌麻痹、眼球震颤、致密骨压迫视静脉引起视神经萎缩。体重过低、无法生存。脑积水、手足抽搐。全血细胞减少症。低血钙、高血磷、碱性磷酸酶增高
耳-面-颈综合征	AD,8q13.3,是 EYA1 的邻近基因缺失致病	传导性听力损失,耳廓突出,耳甲腔大,耳前瘘管。鼻根塌陷,鼻腔狭窄。长脸型,颈长,颈部瘘管。翼状肩,肩部塌陷,锁骨低置。轻度智力障碍

综合征名	遗传特征	临床表现
Paget 病	AD，有遗传异质性。6p（PDB1 型），18q22.1（PDB2 型），5q35-qter（PDB3 型），5q31（PDB4 型）。PDB2 型是由于 18 号染色体上的 TNFRSF11A 基因突变引起，该基因编码 RANK 蛋白（一种对于破骨细胞形成很重要的蛋白）	主要是感音神经性听力损失，也可能为混合性听力损失。骨骼的 Paget 病（畸形性骨炎），累及颅骨及腿部长骨。常累及脑神经引起症状。好发肿瘤：骨巨细胞瘤，骨源性肉瘤
Pirre-Robin 综合征	AR，同时也包含一种 X 染色体连锁遗传亚型。基因未定位和克隆，伴胎儿软骨发育不良的亚型定位于 6p21.3	混合性听力损失，耳廓畸形。上呼吸道阻塞，声门下狭窄常见。舌下垂，小颌畸形，下颌骨发育不全，50% 有腭裂。可有胎儿软骨发育不良。可有多指、少指畸形及手指弯曲变形、畸形足。先天性心脏病。新生儿呼吸窘迫症，吸入性肺炎是常见的死亡原因。智力障碍。新生儿喂养困难
近端指关节粘连和听力损失	AD，17q22，致病基因是 Noggin（NOG）的基因（编码 Noggin 蛋白）	镫骨固定、传导性听力损失。近端指间关节强直、腕骨或跗骨融合、足部多生骨
骨硬化狭窄	AR，17q12-q21，致病基因是 sclerostin 编码基因（Gene encoding sclerostin；SOST）	儿童期出现混合性听力损失，鼻根宽平，常有嗅觉缺失。骨皮质增生肥厚，管状骨密度增加，骨干无塑形。膝外翻、并指。面部发育不良、下颌前突、牙齿畸形。突眼、视神经萎缩、斜视、眼球震颤、视力丧失。体重和身高超出正常。新生儿面神经麻痹，多为单侧，也可见于成人，面部感觉迟钝。颅内压增高、共济失调。干骺端发育不良、股骨呈烧瓶样
Smith-Magenis 综合征	报告的都是散发病例，遗传关系和遗传方式不明。基因 17p11.2，与该部位染色体丢失有关，非单个基因缺陷。染色体 17p11.2 部位中区缺失	传导性和/或感音神经性听力损失。鼻梁宽，嗓音嘶哑。短头畸形，面中部发育不良，宽脸。脊柱侧凸。短指（或）短趾畸形。先天性心脏病。学语迟缓、智力障碍、行为障碍、睡眠障碍、过度兴奋、大脑结构异常、周围神经疾病。肾脏畸形
Stickler 综合征	AD，12q13.11-q13.2，致病基因为 COL1A2 基因。AD。1p21，致病基因为 COL11A1 基因。AD。6p21.3，致病基因为 COL11A2 基因	Ⅰ 型：混合性听力损失（偶为传导性听力损失），眼病（近视、视网膜脱落、青光眼、失明），漏斗胸，二尖瓣脱垂，脊柱侧弯，驼背，关节病，蜘蛛壮指（趾）。Ⅱ 型：玻璃体病、视网膜病，余同 Ⅰ 型。Ⅲ 型：听力损失、腭裂、小颌、舌下垂、漏斗胸，关节病，第四、五跖骨短

续表

综合征名	遗传特征	临床表现
Treacher Collins 综合征	AD，基因定位于 5q32-q33.1，致病基因是 Treacle 基因（TCOF1）。TCOF1 基因有 25 个编码外显子，最常见的突变是 24 号外显子 5 个碱基的缺失（4135-4139delGAAAA）	耳廓畸形、传导性听力损失、耳部附属物、盲端瘘管。腭裂、腭咽关闭不全、巨口畸形、下颌骨、颧骨发育不良，面部外形独特，通常为双侧对称异常
Van Buchem 综合征	AR，基因 17q11.2，未克隆	进行性的感音神经性听力损失。颅骨肥厚。视神经受压导致神经萎缩、失明。全身骨骼硬化、长骨骨皮质增厚。头痛、脑神经压迫导致麻痹。血液中磷酸盐浓度过高

四、合并其他畸形或病变的遗传性综合征性听力损失（表 13-7）

表 13-7

综合征名	遗传特征	临床表现
Alport 综合征	AD，基因未定位和克隆。AR，有遗传异质性。基因 2q36-q37，致病基因是 COL4A3 或 COL4A4 基因。X 染色体连锁遗传。基因 Xq22.3，致病基因是基底膜胶原 α-5 链编码基因（COL4A5）	30%～50% 患者有感音神经性听力损失、主要影响高频音。晶状体前囊脆弱、圆锥形晶状体、前极性白内障、近视。肾炎、肾病综合征，可导致肾功能衰竭。血尿、肾泡沫细胞、低磷酸盐血症、蛋白尿、氮质血症、肾钙质沉着症、肾小球基底膜超微结构改变，抗甲状腺抗体
Alstrom 综合征	AR，基因 2p13，未克隆	进行性的感音神经性听力损失。常有黑棘皮病。中心性视力下降、色素性视网膜炎、眼球震颤。糖尿病、肥胖、非胰岛素依赖性。肾病
共济失调-听力损失-智力迟钝综合征	AR，基因未定位和克隆	进行性的感音神经性听力损失。共济失调，智力迟钝
Bardet-Biedl 综合征	有外显率修正的隐性遗传。基因 BBS1 定位于 11q13，BBS2 定位于 16q21，BBS3 定位于 3p13，BBS4 定位于 15q22.3，BBS5 定位于 2q31，BBS6 定位于 20p12，致病基因是 MKKS 基因	感音神经性听力损失。色素性视网膜病。多指（趾），并指（趾）和短指（趾）畸形。高血压。肝纤维化。糖尿病、肥胖。智力障碍，但无痉挛性截瘫。肾功能异常或严重的肾功能衰竭。生殖器发育不全
鳃-耳-肾综合征	AD，基因定位于 8q13.3，由于 EYA 1 基因（eyes absent-1 gene）的突变导致发病。该基因是果蝇的"缺眼（eye absent）"基因的人类同源基因	听力损失（75%），其中大约 30% 是传导性听力损失，20% 为感音神经性听力损失，50% 为混合性听力损失。耳蜗异常，Mondini 型内耳畸形、镫骨固定、耳廓畸形（60%），包括环状、杯状、下垂、扁平或发育不全，耳前或耳轮前凹陷（70%～80%）。听小骨的畸形包括镫骨和砧骨的融合、不连接、镫骨弯曲，外耳道狭窄或闭锁，

综合征名	遗传特征	临床表现
		耳前软骨附生物，颞骨异常和乳突气化不良。鳃裂瘘管或囊肿（60%），瘘管位于颈部的外下 1/3，通常在胸锁乳突肌的中点，向内开口于扁桃体窝，多为双侧。肾脏发育不全或先天萎缩，肾重吸收系统异常，多囊肾。重度肾脏异常包括肾缺失，多囊肾和肾肥大。细长脸形，面部或下颌不对称畸形和面神经麻痹有报告
鳃耳综合征	I型 AD，基因 8q13.3，致病基因是果蝇的"缺眼（eye absent）"基因的人类同源体——EYA 1 基因（eyes absent-1 gene）。II型 AD，基因 1q31，未克隆	I型：耳廓畸形，包括环状、杯状、下垂、扁平或发育不全，外耳道狭窄或闭锁，耳前软骨附生物和耳前凹陷。听小骨的畸形包括镫砧骨的融合、不连接及异常的镫骨弯曲。颞骨异常和小乳突伴气室不充气。内耳异常包括耳蜗异常、Mondini 型内耳畸形。听力丧失约占 75%，30% 为传导性听力损失，20% 为感音神经性听力损失，50% 为混合性听力损失。细长脸形，面部或下颌不对称畸形和面神经功能不全。腭骨高拱、腭裂、悬雍垂裂、味觉流泪症。鳃裂瘘管或囊肿，瘘管位于颈部的外下 1/3，通常在胸锁乳突肌的中点附近，向内开口于扁桃体窝，多为双侧。II型：外耳畸形，耳前瘘管或囊肿，先天性传导性或混合性听力损失。唇连合处凹陷
白内障-共济失调-听力损失-智力迟钝综合征	AR，基因未定位和克隆	学语后感音神经性听力损失。先天性白内障。轻度智力迟钝，本体感觉障碍、共济失调、多发性神经疾病、深部腱反射缺失、肢端感觉缺失。身材短小
颈-眼-听觉综合征	遗传方式不明，均为散发病例，绝大多数患者是女性，不能完全排除非遗传因素。基因未定位和克隆	感音神经性、传导性或混合性听力损失，一般在 10 岁以下发病。可出现耳前赘生物、耳廓畸形、外耳道闭锁或缺失、听小骨异常或缺失、镫骨肌腱骨化、镫骨固定、半规管异常、骨迷路发育不全（Mondini 畸形）。面部不对称，可能有面瘫、腭裂。轻度或严重精神发育迟钝。假性视乳头水肿，单侧或双侧 Duane 综合征（外展神经麻痹，眼内收时眼裂变窄且眼球内缩）。一个或多个颈椎融合或有时与胸椎融合的 Klippel-Feil 异常为该综合征特点颈部粗短且呈蹼状，弯曲、伸展和侧向运动受限
角膜萎缩和感音神经性听力损失综合征	AR，基因未定位和克隆	进行性的感音神经性学语后听力损失。先天性的角膜营养失调、萎缩，角膜混浊

续表

综合征名	遗传特征	临床表现
Cowchock 综合征	X 染色体连锁隐性遗传，基因 Xq24-q26.1，与 Charcot-Marie-Tooth 病的致病基因可能为邻近基因	感音神经性听力损失。Ⅱ型运动-感觉神经病，智力迟钝，幼年期出现肌无力
颅面-听力损失-手综合征	AD，基因 2q35，未克隆	感音神经性听力损失，鼻发育不良，鼻骨小或缺如，裂隙样鼻孔。 扁平面型、小下颌、眶距过宽。尺骨偏离
Pendred 综合征	AR，7q21-34 SLC26A4 基因	感音神经性听力损失（100%），高氯化物分泌实验（+），前庭水管扩大，Mondini 畸形（85%），甲状腺肿（80%），甲低（40%）
Norrie 综合征	X 染色体隐性遗传，Xp11.3。Norrin 基因突变导致	进行性听力损失（发病较晚）。视网膜假性瘤、虹膜萎缩、视网膜病、先天性失明。隐睾、性腺机能减退、智力障碍
Usher 综合征	常染色体隐性遗传，USH1B，11q13.5，MYO7A 基因。 USH1C，11p15.1，USH1C 基因。 USH1D，10q，CDH23 基因。 USH1E，21q。 USH1F，10q21-22，PCDH15 基因。 USH2A，1q41，USH2A 基因。 USH2B，3p23-24.2。 USH2C，5q14.3-q21.3。 USH3，3q21-q25 USH3 基因	Ⅰ型：重度先天性听力损失，前庭功能异常（迷路缺陷）。儿童期出现症状的色素视网膜炎，白内障，视力下降。智力迟滞，精神障碍，共济失调。 Ⅱ型：中～重度听力损失，前庭功能正常。10 岁后开始发病的色素视网膜炎，视力下降。 Ⅲ型：进行性听力损失，前庭功能减退。色素视网膜炎发病年龄是变化的，白内障、视力下降。智力迟滞、精神障碍、共济失调
Cowden 综合征	AD，10q23.3，PTEN 基因（Phosphatase and tensin homolog gene）的突变引起	感音神经性听力损失，喉息肉，有时可影响发音。巨头畸形、"鸟样"面容、上下颌发育不全。白内障、血管纹病变、近视。小口畸形、腭骨高拱、阴囊舌、口腔乳头状瘤。漏斗胸、少女乳房发育、乳房纤维囊性增生、男性乳房女性化、乳房纤维瘤。肠息肉、结肠憩室。阴囊积水、精索静脉曲张。阴道囊肿、卵巢囊肿、平滑肌瘤。脊椎后、侧凸。面部丘疹，肢端角化症。皮下脂肪瘤。抽搐，意向性震颤，Lhermitte-Duclos 病，12% 有轻中智力障碍，精神运动迟钝。小脑神经节瘤，表现为抽搐、震颤。甲状腺肿、甲状腺腺瘤，甲亢或甲状腺机能减退，甲状腺炎。好发肿瘤：乳腺癌、卵巢肿瘤、宫颈癌、子宫腺癌、甲状腺滤泡细胞癌、膀胱移行细胞癌、结肠腺癌、脑膜瘤

第四节　耳　硬　化　症

耳硬化症（otosclerosis）系骨迷路的局限性海绵状骨质疏松，病变始于骨迷路的中层，好发于前庭窗的窗前裂，病变结果有新骨形成、导致镫骨固定而有明显的传导性听力损失。耳硬化症表现明显的家族性和种族性，本病在欧美白种人中较多，Cawthorne称约占听力损失人中的47%。我国较少。患者中女性较多，一般于20~30岁间发病。

遗传特性：常染色体显性遗传，外显率较低、约为25%~40%。目前已定位3个耳硬化症的基因位点，分别为15q26.1-qter、7q34-q36、6p21.3-22.3，致病基因尚未克隆。

临床表现：为隐袭起病的渐进性缓慢加重的传导性听力损失，早期多为单侧听力损失，大多发展为双耳患病，多伴有耳鸣、韦氏误听，检查可见鼓膜变形，有时可透见鼓岬病灶处充血所构成的Schwartze征（约20%患者可见），听力损失在早期以低频、气导为主，后期可呈混合性听力损失，盖莱试验阴性，声阻抗检查可显示阻抗值增高，镫骨肌反射消失。

治疗：镫骨手术提高听力，助听器也有帮助。

（谢鼎华　肖自安）

第十四章

内耳创伤

内耳创伤时可以单独出现某一症状，如听力损失、耳鸣或眩晕，亦可以几种症状同时出现。内耳创伤（inner ear injury）的原因可以有机械性外伤，也可以与相邻部位的损伤有关：如气压和声损伤等。

第一节　迷路震荡

迷路震荡（concussion of the labyrinth）是指内耳膜迷路在受到声波频率以下的刺激后出现的震荡性损伤。频率一般为 10~20 次/秒，常与脑震荡同时存在，多不伴有颞骨骨折。

一、病因和病理

多因头颅外伤，如自高处坠跌伤、枕部或颞骨受到机械重击，也可因强力爆炸所致的空气振动冲击波等。在动物实验中，其病理改变可见到膜迷路各部位及内耳淋巴间隙有轻重不等的出血，前庭膜移位，支持细胞的脂肪变性、水肿，随之出现无菌性迷路炎，严重者可致螺旋神经节变性和听神经的损伤。

二、临床表现

由于迷路震荡常与脑震荡同时存在，故大多数患者多在脑震荡一过性昏迷后，诉说有旋转性眩晕、耳鸣、听力损失伴头痛、恶心、呕吐及平衡障碍等，轻者可以在外伤后立刻出现上述症状，当转动头位或体位变换时症状加剧。严重者常以脑震荡首诊于神经外科。极少数病人在数天后伴发有焦虑不安、不思饮食、失眠、话多、癔病性失语及其他精神症状。

检查：受伤后当时可有自发性或诱发性眼震，多为水平或水平旋转型，快相向患侧，严重者不愿睁眼，不能坐起或行走，平衡失调多在能行动时才被查出。

三、诊　断

1. 病史　有明确的外伤史或爆炸冲击波暴露史。

2. 根据症状和体征诊断并不困难，只是在头颅外伤后，迷路震荡常被忽略，多在脑震荡缓解后方就诊于耳鼻咽喉科。

3. 纯音测听及 ABR 检查　表现为多种变化，一般无听力改变，但在临床观察中多有轻度感音神经性听力损失，极少数病人出现中度感音神经性听力损失。

4. 平衡障碍检查，轻者在受伤短时间内可出现闭目直立或行走时偏倒一侧，甚至书写试验异常。

5. CT 和 MRI 检查多为正常。

四、治　疗

因迷路震荡很少单独存在，故早期治疗的重点主要针对头颅外伤。原则为卧床休息、营养脑神经、减轻出血、消除水肿、对症处理、预防感染。

营养神经治疗为主要治疗，可给予 Vit B_1、Vit B_{12}、Vit C、能量合剂、脑神经生长素等；对频繁恶心、呕吐、迷路震荡较严重者，可给予 Vit B_2，并注意纠正水电解质平衡紊乱；对有兴奋不安、多语者应严密观察，适当地给予镇静剂；对有精神抑郁或反应迟钝者，可给予咖啡因和 B 族维生素；对有癔病性失语症者，可用针刺疗法或暗示疗法。此外还要特别注意患者的精神状态，保持身心愉快，配合治疗，则有利于恢复和减少颅脑外伤后综合征的表现。

五、预　后

眩晕和平衡障碍一般半年后逐渐消失，但听力损失多不易恢复，特别是一部分感音神经性听力损失的患者，听力更不易恢复。极少数同时有严重脑震荡的患者可在伤后遗留有脑外伤综合征，但数年后可逐渐减轻。

第二节　颞骨骨折-迷路骨折

迷路骨折是指内耳骨迷路在外力作用下发生裂隙或断裂骨折。单独出现迷路骨折的非常少见，常于颞骨骨折（temporal bone fractur）时伴发有迷路骨折（tympano labyrinthine fracture），故将颞骨骨折和迷路骨折一并叙述。

一、病因及病理

内耳骨迷路深藏于颞骨岩部，颞骨岩部的骨折，多因头颅机械性打击，尤其是颞枕部打击、坠跌、车祸和战争等。根据颞骨骨折缝与岩部长轴的关系将颞骨骨折分为以下四种类型（图 14-1）。

1. 纵形骨折　较为常见，约占 70% ~ 80%，骨折缝与颞骨岩部长轴平行，骨折线常经过岩锥，起自颞骨鳞部，经过外耳道后壁、中耳顶壁，沿颈内动脉管至颅中窝的棘孔附近。骨折缝一般是沿骨迷路前方，并不贯穿骨迷路，故常无内耳损害。亦可从鼓室

纵形骨折

横形骨折

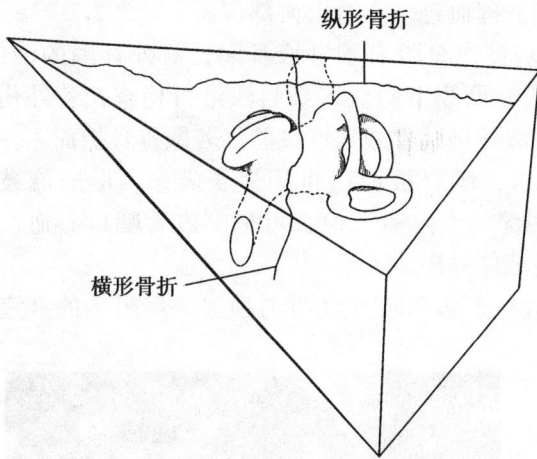

图 14-1　颞骨骨折示意图

延至咽鼓管顶壁，主要破坏中耳。

2. 横形骨折　约占 20%~30%，骨折缝与颞骨岩部长轴垂直，常起自颅后窝枕骨大孔、颈动脉孔，横向岩锥、内耳道至颅中窝的破裂孔和棘孔附近。这样骨折缝一般通过骨迷路，使骨迷路的外侧壁、前庭窗、蜗窗破裂，故常有耳蜗、前庭和面神经的损伤，而同时伤及中耳者较少见。

3. 混合性骨折　多见于头颅严重的机械碰撞、挤压，致头颅多发性骨折，造成颞骨同时有横行和纵形的骨折线，使外耳、鼓室和骨迷路同时受伤。

4. 岩尖部骨折　骨折缝深在于岩尖破裂孔部。此型骨折常引起颈内动脉破裂而发生大出血而死亡。

二、临床表现

1. 外耳道出血　颞骨纵形骨折时，有鼓膜破裂者多有外耳道出血，一般出血量不多，数日后逐渐停止。少数患者鼓室顶壁骨折严重时，血液可在鼓室内积聚形成血鼓室，积血可经咽鼓管咽口，由口腔或鼻腔流出。颞骨横行骨折时，一般无外耳道出血，若同时有外耳道裂伤时可有血迹。

2. 脑脊液耳漏　如颞骨骨折同时伴有硬脑膜和鼓膜的撕裂，则可以发生脑脊液耳漏。初起耳内溢液常混有血液，渐变为清澈液体，量较多，每遇卧位、咳嗽、用力时，脑脊液耳漏更甚，平静坐位时量略减少。

3. 听力减退　迷路骨折后患者常出现耳鸣、听力损失。横行骨折呈严重的感音神经性听力损失或全聋；纵形骨折者常呈传导性听力损失；混合性骨折呈现混合性听力损失；中耳粘膜在各型骨折中均可有撕伤，致使中耳充满血液，加重听力损失。

4. 眩晕　迷路损伤后患者出现眩晕、恶心、呕吐，尤其在颞骨横行骨折时可有长时间的持续性眩晕，可以为迷路损伤，也可以为迷路外原因，如前庭中枢的损伤、颅内出血或水肿等。

5. 周围性面瘫　颞骨横行骨折发生面瘫约占 50%，纵形骨折时面瘫的发生率约为 20%。如骨折线经过内耳道，骨折片压迫或撕断面神经，可在外伤后立刻出现同侧周围性面瘫，亦可以由于外伤后的血肿、水肿或感染，在伤后数天逐渐出现上述症状。

三、诊　断

1. 病史　有明确的外伤史。

2. 首见体征为耳内出血，如鼓膜未破裂，则血液积存于鼓室而使鼓膜呈蓝色（图 14-2，见彩插）；如鼓膜破裂者则见外耳道有血流出，此时不可忽略外耳道皮肤裂伤而致的出血，故应在病情允许的情况下仔细清理血迹，查清出血部位。

3. 对最初为外耳道出血的患者应特别警惕是否有脑脊液耳漏，对外耳内的液体，要每日定期观察，做"手帕变硬试验"或蛛网膜下腔注入染料法进行检查，若外伤后立即有清亮液体自耳内流出，则可以收集液体做脑脊液定性试验。若颞骨骨折而不伴有鼓膜破裂或鼓膜虽曾破裂但已愈合的患者，脑脊液流出将积聚于鼓室，形成液鼓室（liquotympanum），并可经咽鼓管流入鼻咽部，于内镜下检查可见咽鼓管咽口有血性半透明的液体流出，或低头后自鼻腔有清亮液体溢出。

4. 鼓室内有积液或积血时，纯音测听检查常为传导性听力损失，声阻抗的鼓室图为 B 型，若迷路骨折较严重时，患者呈现严重的感音神经性听力损失，镫骨肌反射消失。ABR 测试可以客观地显示患者听力损失的情况。

5. 迷路骨折可有自发性水平型眼震，快相向健侧，冷热水试验患耳呈半规管性瘫痪，Romberg 试验时向患侧偏倒。因在颞骨骨折的初期常因呼吸和循环中枢受到危害，患者生命处于危急状态，因此前庭功能的检查应在生命体征平稳后进行。

6. 面瘫检查　颞骨骨折合并有面瘫时多为周围性面瘫。

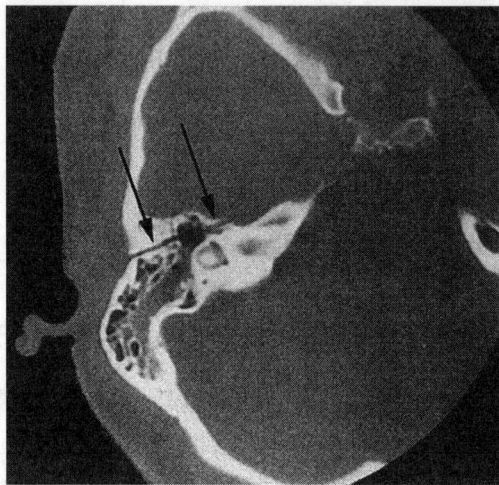

图 14-3　CT 轴位扫描：颞骨纵形骨折

7. 在 X 线片，颞骨横行骨折更易显影，而迷路骨折因影像的重叠常不易看到，X 线上未见有骨折者，也不能排除颞骨骨折，需进一步行头颅、颞骨 CT 检查。

8. CT 检查　是诊断颞骨骨折和迷路骨折的重要手段，从颞骨 CT 容易判断骨折类型。高分辨率螺旋 CT 可清晰显示骨迷路和内耳道的情况（图 14-3～5）。如能结合 MRI 检查则更可以清晰地判断内耳道、面神经和听神经的损伤情况。

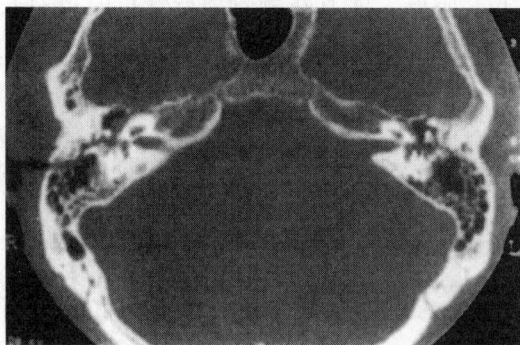

图 14-4　CT 轴位扫描：右颞骨乳突部纵行骨折（箭头示右乳突骨折）

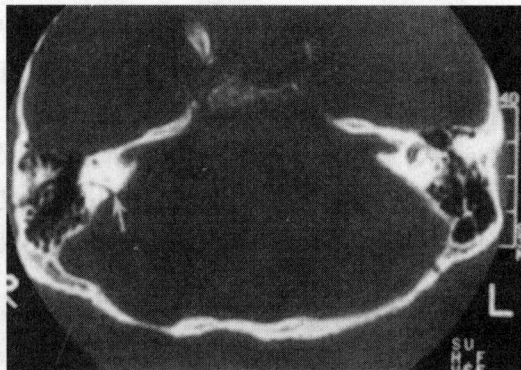

图 14-5　CT 轴位扫描：右后半规管骨折（箭头处骨折线贯穿后半规管）

四、治　疗

1. 抢救生命　颞骨骨折的初期常因呼吸和循环中枢受损，生命处于危急，故应首先抢救生命，注意生命体征的变化，维持呼吸道通畅，吸净分泌物，改善颅内缺氧，必要时做气管切开术，同时应该维护循环系统的功能，控制出血和休克，注意补液和输血，解除颅内压升高等。

2. 控制感染　颞骨和迷路骨折后应特别注意防止感染，如加强耳部消毒，严格各项无菌操作，清除外耳道积血和污物，隔绝一切外来感染，全身应用足量有效的抗菌药物，以防止颅内和迷路内化脓性感染。

3. 对症处理　眩晕严重者应卧床休息，给予前庭抑制剂，如眩晕停、地西泮等镇静止吐药，注意镇静药物的应用需无呼吸中枢的病变，如有呼吸和循环中枢受损，应慎用镇静剂。伤后有频繁呕吐者，要注意补充液体，纠正水电解质平衡紊乱。

4. 脑脊液耳漏处理　对脑脊液耳漏者，如病情允许，患者宜取坐位和半坐位，以减少脑脊液耳漏，适当限制入水量。外耳严格消毒后，用大量无菌敷料紧密包扎耳部，当被脑脊液浸湿后要立即更换敷料，禁止做外耳道填塞，以防逆行引起颅内感染。如伤后2～3周仍有脑脊液漏，由耳神经外科医师进行脑脊液漏修补术。

5. 恢复功能　及时给予神经营养药物，生命体征平稳，全身健康条件允许的情况下好转，病情允许后，可尽快考虑恢复听神经和面神经的功能，依病情需要进行面神经减压术、吻合术等。

五、预　后

颞骨纵行骨折，主要伤及中耳，若无继发感染，多预后良好。颞骨横行骨折伤及迷路所致的听力损失为严重的感音神经性听力损失，常难以恢复。眩晕多在伤后2～3周逐渐减轻、消失，但个别患者持续时间可长达半年左右。

如伴有面神经的损伤，其功能恢复的时间和程度，与面神经受损的程度、损伤后处理时间的早晚、手术方法等密切相关。如及时处理，部分病人可望在手术后6～12个月逐渐恢复功能，但对面神经损伤严重、全身病情希重、病情又不允许及早手术的患者，即使保守或手术治疗，功能亦很难恢复，遗留永久的周围性面瘫。

若迷路骨折累及鼓岬或在两窗附近，因此处的内软骨层无再生能力，常遗留潜在的骨折缝。若中耳感染易并发化脓性迷路炎，甚或沿此侵入颅内，造成各种颅内并发症。

第三节　迷路膜破裂综合征

Goodhill 提出的迷路膜破裂综合征（labyrinth membranes rupture syndrome），是指蜗窗膜、前庭窗膜、蜗管膜、膜性迷路等任一部位破裂，引起内、外淋巴交通、脑脊液与淋巴交通，淋巴流入中耳腔，引起听觉及前庭症状。外淋巴瘘（perilymph fistula）其定义是骨性迷路缺损或蜗窗、前庭窗膜破裂，造成中耳与内耳的异常沟通，外淋巴流入中耳腔引起听觉及前庭功能障碍。

病因及病理

（一）创伤性

1. 直接创伤　由于直接创伤导致头部、耳部钝挫伤，或由于外界暴力、坠跌、碰撞而致颞骨骨折引起膜迷路破裂。

2. 间接创伤　任何可引起脑脊液或中耳压力升高之因素，所引起的损伤。

3. 医源性创伤　手术中对两窗或半规管损伤而致的外淋巴瘘。

（二）获得性

1. 由于患者本身的中耳病变，如骨疡型或胆脂瘤型中耳炎、结核性中耳乳突炎、中耳肿瘤皆可破坏骨迷路，导致迷路膜破裂，形成瘘管。

2. 各种传染病，如中耳梅毒、AIDS 等也可以为其致病原因。

（三）先天性

先天性外淋巴瘘是因胚胎发育过程中，某些裂隙或通道未能闭合所致，如胚胎期窗前裂的持续存在、蜗窗、前庭窗的先天性瘘管、镫骨足板缺损、Mondini 畸形、颅骨发育不全等。

根据破裂部位分迷路内瘘及迷路外瘘。迷路内瘘系指蜗管基底膜、前庭膜、膜半规管壁、球囊及椭圆囊破裂引起内外淋巴腔相通。迷路外瘘则系指骨迷路、蜗窗膜、镫骨足板或其环韧带破坏，外淋巴就瘘入鼓室和乳突，或蛛网膜下腔与外淋巴腔相通。两者合并存在者称为内外淋巴复合瘘。

（四）原因不明

故称特发性。也有学者认为并不存在特发性。

1. 病理机制　一是由于炎症、肿瘤、创伤等直接引起骨迷路的破坏，另一是由于窗膜内外压力发生异常变化而致，发生窗膜破裂可通过以下两个途径：

（1）内爆破径路：中耳压力发生突然而强烈的变化。用力吹气、飞行时突然下降、潜水时鼻咽腔压力突然急剧升高，经由咽鼓管向内传至中耳，使鼓室腔内压力急剧增加，作用于蜗窗或前庭窗致膜破裂而形成瘘管。急剧声创伤时，可致鼓膜向内明显移位，也可致中耳压力升高，而损伤蜗窗及前庭窗膜。单独的窗膜破裂，耳蜗及前庭症状并不严重，如同时发生膜迷路破裂，引起内外淋巴混合，K^+ 进入外淋巴，神经的兴奋传导受到阻滞，且部分受损的膜迷路随着淋巴压力变化而浮动，刺激耳石器及半规管的感觉细胞而引起前庭症状的发生。同时，可出现迷路内出血，内耳微循环紊乱，故症状更为明显。颞骨病理学也发现，外淋巴瘘可致膜迷路积水，故也为引起位听症状的原因。

（2）外爆破径路：由于强烈的全身用力，如举重、猛烈的咳嗽以及擤鼻时突然的屏气，致颅内压突然升高；脑脊液压力升高后脑脊液经由蜗水管（cochlear aqueduct）及内耳道的神经血管周围的小孔流至外淋巴，造成外淋巴量增加，压力升高，引起两窗的膜破裂。蜗水管短而粗的先天异常，是发生膜破裂的主要因素，此已被实验所证实，有学者在做狗的动物实验中发现：脑脊液压力在 16kPa（120mmHg）时，即可致迷路膜破裂。此外脑脊液压力增高后，还可使蜗内膜破裂。

2. 临床表现　临床症状，轻重不一，不同的致病原因出现的症状严重程度亦有所不同。其主要表现为：

（1）眩晕：因损害程度表现各异，轻者仅有平衡障碍感，仅 ENG 上记录到，体位及头位改变时加重，尤其是患耳朝下时加重。严重者多为突然强烈的旋转性眩晕，伴恶心、呕吐，明显的失平衡，亦可出现位置性眩晕。

（2）听力损失：多为感音神经性，也可为传导性或混合性的听力损失，其听力损失类型、程度不一。颞骨骨折、膜迷路破裂者表现为突发性听力损失，亦可为中、高频率听力损失。耳手术后的听力损失多呈波动性。但目前较多的学者认为，波动性听力损失为本病听力损失的主要表现。先天性者为缓慢进行性，主要为感音神经性，亦可为混合性。

（3）耳鸣：可为低频，也可为高频，但以高频声耳鸣为多见，也可为流水声。听力损失及耳鸣于弯腰取重物、咳嗽时加重。

（4）如为获得性原因而致，患者常常伴有原发病的诸多症状，如耳内有血性分泌物、头晕、头痛等。

（5）如由于先天性而致，常可有阵发性或持续性的脑脊液耳漏或（和）鼻漏，或反复发作的脑膜炎病史。

3. 检查

（1）外耳道及鼓膜检查：观察鼓膜是否完整，外耳道深部是否有血性半透明液体流出，鼓膜颜色有无改变。不同原因所致的鼓膜表现差异较大，由于外伤所致的鼓膜最初多为血性或脑脊液积聚鼓室，鼓膜常可见有液体平面或变为蓝色。若为先天性常有脑脊液鼓室征象。

（2）纯音听阈检查：了解听力损失程度及类型。患耳朝上侧卧 30 分钟，作纯音听阈测试，并与头位变动前比较，如某一频率的听阈提高 ≥ 10 dB，则考虑有迷路膜的破裂。

（3）耳蜗电图：SP/AP 比值大于 0.4，但无特异性。

（4）ENG 检查：可发现自发性眼震及位置性眼震。

（5）瘘管试验：较常用的检查方法。①Hennebert 试验：最早用于检查先天性内耳梅毒，但现在已广泛应用于检查鼓膜完整的迷路瘘管。检查时采用鼓气耳镜对外耳道加压或减压，也可用声导抗仪的压力装置施加正负压力进行检查。并在 Frenzel 眼镜下观察或 ENG 记录，如出现水平、旋转、水平旋转、垂直或斜向粗大的眼动称为 Hennebert 征阳性或称客观性 Hennebert 征，负压时易出现，无潜伏期，但有疲劳现象。如被检者仅出现晃动感、眩晕感、倾斜感，则称为 Hennebert 现象或主观性 Hennebert 征。分泌性中耳炎、鼓膜瘢痕、耳硬化症、梅尼埃病可出现阳性。晚期迷路瘘管患者多呈阴性。故依本试验诊断是否存在瘘管时，应结合其他临床征象综合判断。②Lucoe 试验：用于鼓膜有穿孔的病例，外耳道加、减压时可出现水平或水平旋转眼动，典型者眼动方向随加减压而异。加压时快相向同侧，减压时向对侧，但检查时眼震方向不全遵循此种规律，俯卧及患耳朝上时更易引出。③声眼反射（sono-ocular reflex）试验：也称 Tullio 现象试验，用 ENG 记录。用纯音听力计给声，通常采用 1000 kHz 纯音，强度为 100～110 dB SPL，给声时间为 5 秒，因本试验有时仅于某一频率刺激时才出现阳性结果，故也可继续用 0.25 kHz、0.5 kHz、2 kHz、4 kHz 频率检查。对严重听力损失或常规刺激声强未引出阳性结果时，刺激声强度可适当增加，但应注意不能超过不适阈。检查时如记录到眼动，称为 Tullio 眼征；给声时头向对侧突然移动称为头征，如仅有眩晕感则称为 Tullio 现象阳性。除有瘘管者外，感音神经性听力损失、膜迷路积水耳、也可出现阳性。发生的机制为声波致半规管中外淋巴移动或直接刺激壶腹嵴所致。本试验进行时之先决条件是中耳的传音机构必须完整。④荧光素试验：静脉注射入荧光素，30 分钟后荧光素可通过血脑屏障进入脑脊液中，如有瘘管存在，脑脊液中的荧光素进入中耳，而观察到。但由于小血管的荧光反应，或因手术损伤血管漏出而可出现假象。⑤外淋巴液的特殊蛋白质检查：可应用二度空间蛋白电泳技术，发现相对分子质量为 30000 的蛋白质及 β-2 转铁蛋白。β-2 转铁蛋白除通过二度空间的蛋白电泳技术外，还可用免疫电泳法检测。但免疫电泳技术需 2.5~3 小时才能完成，而且在手术时，于鼓室腔内采集之标本量甚微，目前的检查法灵敏度不高，致无法应用于临床。

4. 诊断　外伤、手术或强体力活动后突然发生听力及前庭的症状时可考虑此诊断。一些检查试验的结果，仅为辅助的诊断依据。而手术探查发现瘘管及在该处可见清亮液体流出，应是最终的诊断依据，虽然有时判断困难，但瘘管修补后症状、体征的消失也可诊断。

5. 治疗

（1）全身处理：各种外伤引起者常有脑震荡、迷路震荡，应首先抢救生命，注意生命体征的变化，必要时行气管切开术。

（2）对症处理：患者应卧床休息，头高位，避免用力、擤鼻及弯腰等动作，预防便秘。目的是减少淋巴的漏出，以期数天内自行愈合。眩晕较重者应用前庭抑制剂，如安定类药、眩晕停等；伴有频繁恶心、呕吐者应用止吐药，同时补液注意纠正水电解质的平衡紊乱。

（3）去除病因：治疗原发病的炎症。

（4）手术治疗：若病程较长，6 个月后仍有眩晕，应作手术探查。术中压迫同侧颈静脉，局麻病人可嘱患者用 Valsava 法，以有助于发现瘘管。确认瘘管或膜破裂处后可用筋膜填塞并用生物胶加固修补。

（5）预防感染：适当应用抗生素，以防感染。

6. 预后　由于外伤所致常合并有内耳柯替器的损伤，即使迷路膜破裂愈合，也遗留有轻重不一的感音神经性听力损失。眩晕多在膜破裂愈合后恢复。

第四节　气压损伤

气压损伤（barometrical injury）是指大气压的突然变化引起的内耳损伤，单纯的内耳气压损伤较少见，多同时合并有中耳损伤。本病多见于高气压作业的人员，如飞行员、潜水员和隧道作业工人。

一、病因及病理

当飞机凌空而上时，大气压逐渐降低，中耳鼓室处于相对的高压状态，若鼓室内外的气压差达到 15mmHg（约相当于飞机在 152 米高度），鼓室内的气体即可冲开咽鼓管外逸，使鼓室内、外的气压重新获得平衡。以后每当鼓室内外的压力差达到 11.4mmHg 时，咽鼓管就开放一次。当飞行急剧下降时，以及潜水、沉箱、高压氧舱等作业时，气压变化过于急剧，咽鼓管咽口突然受到压迫不能自动开放，或咽鼓管本身原有狭窄肿胀者，此时外界空气皆不能通过咽鼓管进入中耳。当鼓室内形成负压，与外界压力差达 15～30mmHg 时，即发生中耳粘膜充血、鼓膜内陷、锤骨柄前后充血及光椎变形，压差更甚者，鼓室粘膜层与纤维层剥离，其间贮有血清性漏出液。甚至粘膜下出血或鼓室内积血，对内耳两窗也有很强的刺激作用，使内耳有渗液、出血和膜迷路积水而致内耳功能障碍。当鼓室内、外的压力差达到 100～150mmHg 柱时，鼓膜可发生破裂，同时对内耳造成更为广泛的、严重的损伤。当高压作业后，如减压幅度太大，速度太快，由于高压时溶解于血液与组织中的多量气体释出而形成气泡，导致耳蜗血管内气栓栓塞，致组织缺血、缺氧、水肿；而细胞内的气泡可挤压细胞结构而造成组织损伤。另外，气泡进入内、外淋巴中，可使内、外淋巴的液体交换发生紊乱，直接损伤耳的结构。如骨管内液压增加过大，均可出现迷路膜破裂。

二、临床表现

1. 当飞机上升时，由于中耳压力较外界气压高，耳内可有闷胀不适的感觉，但因咽鼓管有自动调节作用，使中耳内、外的压力随时取得平衡，故症状不明显，仅有咽鼓管阻塞时，方有耳鸣、耳闷和重听感。

2. 当飞机急速下降或快速潜水时，鼓室内处于相对负压状态，患者会首先出现耳痛，若鼓室内外压力差达 60mmHg 时，耳痛甚剧，伴有耳鸣及听力减退，鼓室负压继续增加，上述症状也逐渐加重，耳痛可放射至颞部、腮部及面颊等处。若鼓室内外压力差达 100～150mmHg 时，鼓膜发生破裂，同时可伴有内耳损伤，此时患者耳内如闻炸裂之声，突觉耳内刺痛，听力锐减，伴眩晕及恶心、呕吐，严重者可发生休克。当鼓膜破裂后，鼓室内外的压力反趋平衡，对内耳的损伤也略有减轻。

3. 患者可同时伴有气压损伤的其它全身症状，如头痛、头晕、憋闷感及呼吸困难等。

三、检　　查

检查可见轻者鼓膜内陷、充血，尤其沿锤骨柄充血更为明显；重者鼓膜上可现瘀血斑（图 14-6，见彩色插页）；若鼓室内有积液，可透过鼓膜隐约可见一液平面，含有气泡（图 14-7，见彩色插页）；若鼓室内积血，鼓膜下部可呈暗红色或淡蓝色（图 14-8，见彩色插页）；若鼓膜有破裂，多发生在紧张部前下方，呈裂隙或针尖状，也有严重者呈现为大穿孔，可见穿孔周边有新鲜血迹，或血迹流入外耳道。受伤后短时间内可见有眼震。

四、诊　　断

1. 病史　有高压作业史或乘坐飞机、潜水史。

2. 症状和体征　在压力急速变化时，出现耳痛、耳闷、耳鸣、听力损失及眩晕、恶心、呕吐等症状及各种体征表现。

3. 听力检查 变化较大，可因中耳和内耳损伤的程度不同而表现有传导性、混合性或感音神经性听力损失。

4. 前庭功能检查 在急性期患者内耳受损，前庭功能障碍为主要症状，不易做详细检查，以免增加患者痛苦，急性期后，如单纯中耳的气压性损伤，前庭功能多正常。如有内耳的损伤，前庭功能多有下降。

五、治 疗

原则：调节和平衡鼓室内、外的气压，预防感染，对症治疗和消除造成咽鼓管阻塞的各种因素。

1. 在飞行、潜水急速下降中出现症状者，可立即重回原位置，再缓慢下降，同时吸入含氦的氧气。

2. 飞机着陆或潜水出水后患者立即送入气压舱治疗或吸入含氦的氧气。因为氦的分子量较轻，弥漫力较氮约高出 2.5 倍，故含氦的氧气（一般氦与氧之比为 4:1）易进入咽鼓管以提高鼓室内压力，吸入 5~10 分钟后，症状多可消失。一般给吸气流量为每分钟 8 升，压力在 12mmHg。此方法对已有鼓室积液或积血者无效。

3. 用 1%~2% 麻黄素收敛鼻腔及鼻咽部，或先用 Valsava 法再用 Polizer 法吹张。目的是消除咽鼓管的阻塞，以平衡鼓室内外气压。

4. 对症处理 可应用止痛剂，镇静剂，使患者卧床休息，恶心、呕吐严重者给予补液以保持水电解质平衡，同时注意改善内耳微循环，给予血管扩张药、神经营养剂及止血、消肿等，如鼓室有积液或积血，应及时做鼓膜穿刺术或鼓膜切开术。

5. 预防感染 可给口腔含漱剂及全身应用广谱抗生素预防感染，如中耳鼓膜有穿孔，应保持外耳的干燥和清洁。

6. 辅助治疗 可选择物理疗法，促进炎症吸收。

7. 病因处理 急性期后，主要针对咽鼓管功能不良加以治疗，特别注意鼻咽部及咽鼓管咽口周围淋巴组织增生者，应采取有力措施消炎、消肿；对咽鼓管开放机能不良者，可用直流电刺激咽鼓管咽口部位，以增进咽鼓管的肌张力。

六、预 防

1. 凡对从事飞行、潜水等职业的人员，应该加强卫生宣传教育，说明及时吞咽、打哈欠、下颌运动等动作对开放咽鼓管及调节鼓室压力的重要意义，并使其掌握 Valsava 吹张法。及时治疗鼻咽、口腔及牙齿等各种疾病。

2. 当飞机降落，尤其在 4000~10000 米范围内下降时，发生气压性创伤较多见，故此时应提醒乘客注意，不可睡眠，多作吞咽动作，如嚼口香糖、喝开水，或做捏鼻闭口咽鼓管吹张法，乳儿不能作上述动作，这时母亲可予以哺乳。

3. 若有上呼吸道感染的患者，需彻底治愈后方可乘飞机或潜水。

第五节 创伤后膜迷路积水

创伤后膜迷路积水（endolymphatic hydrops by injury）是指各种创伤而致的膜迷路

内积水，是创伤后所致眩晕的病因之一。Schuknecht 和 Gulya 将膜迷路积水分为先天性、获得性和特发性三种类型，在获得性类型中，创伤性为其原因之一。而特发性是指梅尼埃病。

一、病因及病理

病因可由各种外界创伤而致。已知的创伤原因有声创伤、迷路震荡、内耳开窗术及其他内耳手术和颞骨创伤等。患者在有明确的头或（和）耳创伤后数月至数年出现症状。故又有迟发性或继发性膜迷路积水之称，以与特发性膜迷路积水（梅尼埃病）相区别。创伤后膜迷路积水的发病率约占膜迷路积水的 1%，其发病机制尚不明确。患者可以在受伤侧耳出现症状和体征，称为同侧型，亦可以在受伤的对侧耳出现症状和体征称为对侧型。据学者推测，同侧型者可能因创伤致前庭终末器官变性所致，对侧型的发病机制，可能为损伤后之病变耳之内耳的抗原物质经血循环到达对侧耳使其致敏而发生积水，其机制类似于交感性眼炎。

二、临床表现

根据听力损失及前庭功能情况可分为同侧、对侧两型。同侧型者，创伤耳有严重的听力损失，对侧耳听功能及前庭功能正常；对侧型者，创伤耳有严重的听力损失，对侧耳有波动性听力损失及前庭功能低下。其临床表现与梅尼埃病基本相同。

三、诊　断

1. 病史　近期或数年前曾有头颅创伤史，尤其是耳或乳突部创伤、气压伤及内耳手术史。

2. 症状　有典型的眩晕、耳鸣、耳胀及波动性听力损失。

3. 体征　患者双外耳及鼓膜常无异常表现。

4. 听力学检查

（1）纯音测听和阈上功能检查：纯音测听骨气导曲线以平坦型和上升型较多见。

阈上功能的检查有助于听力减退的病变定位诊断，常比前庭检查更有价值。表现为双耳（交替）响度平衡试验阳性，SISI 百分比高，言语辨别最高得分低于 60%，阈音衰变测试的结果一般为 20%～35%。

（2）客观听功能检测：有声阻抗测试（镫骨肌声反射）和耳蜗电图。耳蜗电图表现 −SP/AP 比值增大。而 ABR 检查对膜迷路积水的诊断意义并不大。耳声发射检测瞬态诱发性耳声发射减弱或不出现，畸变产物耳声发射幅值下降，并与纯音听力减退的频率范围相对应。

（3）甘油试验：阳性。

5. 前庭功能检查　患者在发作期，以前庭症状表现为重，故一般只作自发性和位置性眼震检查，而不作其他诱发性前庭功能检查，以免增加患者痛苦。发作过后，前庭功能检查的结果可在正常范围之内，或表现为患侧或双侧前庭功能减退。

四、治　疗

创伤后膜迷路积水的治疗在发作时以减轻患者痛苦，对症处理；间歇期以争取听力好转和防止复发；长期频繁发作患者，药物治疗无效，听功能已丧失，且耳鸣扰人严重者，可考虑手术治疗。

具体用药和手术方法参见梅尼埃病的治疗。

第六节　其他内耳损伤

一、盲管伤或刺伤

常由于尖细的金属或高速度的金属异物，如子弹弹片或金属碎屑进入组织而致；此伤有进口而无出口，异物常存留于组织中，伤口细小、深在。这种损伤往往同时合并有内耳周围组织，如中耳、外耳和颅内的损伤。盲管伤的伤口看似较小，但对深部组织的损伤，尤其是颅内的损害严重。

多见于战争、军事演习或意外事故，平时生活中较少遇到。临床表现可立即出现剧烈眩晕、恶心、呕吐、耳鸣、听力损失及颅内损伤的表现，常可因此而丧生。故以抢救生命为治疗之首要措施。

二、声　损　伤

强声可造成急性内耳损伤和慢性内耳损伤详见相关章节。

三、电磁波内耳损伤

高电压电场、通讯用电磁波、γ射线、超声波等可引起人听觉、心血管、消化、神经、内分泌及代谢等多器官的功能紊乱和疾病，在内耳的损伤方面可引起耳鸣、听力损失和眩晕等症状，这些损伤又与患者暴露的时间、电磁波的频谱、波长和强度等均有密切关系，也越来越受到耳科医师的关注。

（路　虹）

第十五章

自身免疫性听力损失

Mccabe(1979 年)首次提出自身免疫性感音神经性听力损失的概念,在后来的研究发现自身免疫性损害不仅可累及耳蜗,也可累及前庭。故 McCabe 又将自身免疫性感音神经性听力损失称为自身免疫性内耳病(autoimmnune inner ear disease,AIED)。进一步研究发现其损害可累及第Ⅷ对脑神经。自身免疫性内耳疾病是以进行性、波动性、双耳或单耳感音神经性听力损失为特点,可伴有耳鸣、眩晕、病程为数周、数月或数年。听力检查结果:为耳蜗性,蜗后性或混合性听力损失。此病虽不常见,其发病机制也不太清楚,但用免疫抑制剂治疗有效,迄今国内外不少耳科学者对此已作了较多的研究。

一、发病机制与病理生理

目前该病的发病机制仍然不十分清楚, 有以下的观点:

(一) 免疫应答

耳蜗是一个能接受抗原刺激并产生免疫应答的器官, 内淋巴囊 (endolymphatic sac, ELS) 在内耳免疫应答中具有重要作用。耳蜗的毛细血管是无孔毛细血管, 而内淋巴囊的毛细血管是有孔毛细血管, 体循环中抗体可循此途径进入内耳。内淋巴囊周围分布有淋巴管, 淋巴囊内含有大量的单核细胞及相互作用的淋巴细胞、巨噬细胞及其他免疫活性细胞, 内淋巴囊周围有淋巴管结构及肥大细胞, 外淋巴液中有含有以 IgG 为主的免疫球蛋白和少量的 IgM、IgA。在正常无刺激的情况下, 内耳存在免疫反应所必要的成分。故认为内淋巴囊是内耳处理抗原, 产生局部免疫反应的潜在部位。

手术破坏内淋巴囊或切断内淋巴管后, 可出现抗原显著减少, 炎症反应和耳蜗损害减轻, 间接表明内淋巴囊可能是免疫反应的部位。同时, 单纯内淋巴囊局部免疫也可诱导出听功能障碍及前庭功能减退, 表明抗原可通过内淋巴囊和囊周间隙激活免疫系统, 因此可以认为内淋巴囊是内耳抗原物质进入全身的途径之一, 内淋巴囊是接受抗原刺激并产生免疫的器官。采用同种内耳组织作抗原免疫豚鼠, 可造成自身免疫反应所致的内耳损伤, 并呈现感音神经性听力损失。若破坏 ELS 而未伤及其他内耳结构再作次实验, 则所造成的内耳损伤和听力损失的程度均有减轻, 提示 ELS 再次病发病机制中是一个重要的部位，但除 ELS 系统外，还可通过其他途径造成自身免疫性内耳损伤。

（二）热休克蛋白

国内、外许多学者使用同种或异种动物内耳组织抗原注射均诱导出实验性自身免疫性感音神经性听力损失的动物模型，故认为：自身免疫性内耳病是一种器官特异性自身免疫病。初步筛查出的内耳特异性抗原有 68kD 蛋白，Bloch 等利用氨基酸序列分析、单克隆抗体免疫组化和免疫印记技术对牛内耳组织 68kD 抗原进行分析，证实 68kD 的内耳抗原是热休克蛋白 70（heat shock proteins，HSP7O），并指出抗 68kD 自身抗体常出现在进行性自身免疫性内耳病患者的血清中，而且与疾病的进程和皮质类固醇治疗效果有关。68kD 的检测结果与此病是否处于活动期有关，在病情稳定后 68kD 消失，在用激素治疗后 68kD 也表现为弱阳性或消失，这表明热休克蛋白与自身免疫性内耳病有关，但它不能作为诊断 AIED 的主要手段，可能对指导临床用药有意义。

（三）Ⅱ型胶原

国内、外也有学者认为 68kD 抗原并非耳蜗特有，Yoo（1982）等发现梅尼埃病和耳硬化症患者血清中抗Ⅱ型胶原抗体升高。之后他们用Ⅱ型胶原成功地在豚鼠诱导出自身免疫性内耳损伤和自身免疫性内淋巴积水的动物模型，并认为Ⅱ型胶原的自身免疫是自身免疫性内耳病的病因。Ⅱ型胶原在自身免疫性内耳病内耳损伤中起一定的作用。Ⅱ型胶原广泛分布于内耳、中耳及外耳，因此Ⅱ型胶原致敏所诱发的自身免疫性病变可能累及整个外耳、中耳和内耳。

（四）病毒感染因素

病毒可改变组织抗原性，激活 B 淋巴细胞，分裂增殖发展成为浆细胞产生抗体，还能直接损害免疫系统。病毒感染可促使辅助性 T 淋巴细胞释放 γ 干扰素，而使上皮细胞在表面表达Ⅱ型胶原，引起免疫应答。病毒感染可使内耳血管纹、内淋巴囊和基底膜下血管上皮细胞发生改变，产生特异性抗体，形成自身免疫性内耳损害。

（五）内耳组织抗原

在外伤、中毒、手术和感染等情况下，由于血-迷路屏障被破坏，内耳隐蔽抗原（segueslered antigen）与免疫细胞接触，被视为"异己"，启动免疫应答。在自身免疫性内耳病患者血清中可检测到抗内耳组织特异性抗体，使用同种或异种动物内耳组织抗原可诱发动物自身免疫性内耳损伤。

（六）全身性自身免疫病

一些全身性自身免疫病，如结节性多动脉炎、Cogan 综合征、Wegener 肉芽肿、Behcet 综合征、复发性多软骨炎、系统性红斑狼疮，类风湿性关节炎等。这些自身免疫疾病形成的循环免疫复合物，由于血流动力学的原因和内耳的特殊结构，即内耳血管纹血管结构类似肾小球毛细血管和脑脉络膜丛，血流在此流动缓慢。抗原抗体复合物可非特异性地沉积在血管纹，引起内耳免疫病理改变、血管纹萎缩和其他一些内耳代谢性损伤。引起听功能或和前庭功能受损，因此自身免疫性内耳病也可能是全身性自身免疫病在内耳的表现。

病理生理：

主要病理改变是在内耳，包括耳石器整个膜迷路的体液或细胞免疫反应；免疫复合物沉积于内耳基底膜毛细血管的结果。病理表现为：不同程度的膜迷路积水；螺旋神经节细胞变性、数目减少；血管纹及蜗轴中、小血管出现炎性改变，鼓阶或内淋巴囊内有炎性渗出和炎性细胞浸润；以及毛细胞变性和血管纹萎缩等。

二、临 床 特 点

1. 自身免疫性内耳病临床表现通常为波动性、进行性双侧感音神经性听力下降，病程多为数周至数月，有血清免疫性异常。其临床特点有：

（1）多发于中年女性。

（2）双侧（不对称性）或单侧快速进行性、波动性、蜗性和（或）蜗后性听力下降。

（3）可伴有耳鸣、眩晕、耳内闷胀感，偶有面瘫。

（4）病程较长，可持续数周、数月或数年。

（5）可伴有类风湿性关节炎、系统性红斑狼疮等其他全身性自身免疫病。

在诊断自身免疫性内耳病时应注意与外伤、遗传、药物中毒、桥小脑角肿瘤等疾病引起的感音神经性听力损失相鉴别。

2. 实验室检查

（1）非特异性免疫学检查：①体液免疫，血清中免疫球蛋白、补体、循环免疫复合物（CIC）、C反应蛋白、抗"O"、类风湿因子。抗核抗体（ANA）、抗线粒体抗体（AMA）、抗内质网抗体（AERA）、抗层粘素抗体（Au）、抗血管内皮抗体（Am）、抗内膜抗体（ASA）、抗平滑肌抗体（ASMA）等。抗体检测对此病诊断意义不大，但有助于内耳病预后判断，ANA阳性患者的病情一般较ANA阴性患者严重；②细胞免疫，T细胞亚群测定、淋巴细胞转化试验等。

（2）特异性免疫学检查：抗内耳组织特异性自身抗体的检测用动物内耳组织作底物片，对可疑患者的血清用免疫组织化学技术进行检测，目前应用的主要为免疫荧光技术和免疫酶标测定技术。本组检查具有较大的诊断参考价值，有基底膜抗体、螺旋神经节抗体、内及外毛细胞抗体、螺旋韧带抗体、内耳血管抗体、前庭感觉上皮抗体、Ⅱ型胶元抗体等检测，以及对内耳组织抗原特异性的淋巴细胞转化试验和白细胞移动抑制试验。目前尚未能确定和提取与此病相关的内耳特异性抗原和抗体，但一般认为抗68kD自身抗原的反应是此病发病的基础。

三、诊 断

由于目前无法行内耳活检，不能提供免疫病理的确切证据，故自身免疫性内耳病的临床诊断只能依据症状、实验室检查和治疗反应进行综合判断。1994年全国自身免疫性内耳病专题学术研讨会上制定的诊断参考标准：

1. 进行性、波动性、双耳或单耳感音神经性听力损失，听力检查结果可为耳蜗性、蜗后性或混合性。

2. 可伴有耳鸣、眩晕。

3. 病程为数月、数日，也可能为数年。不包括突发性听力损失。

4. 排除噪声性听力损失、药物中毒性听力损失、外伤性听力损失、遗传性听力损失、早老的老年听力损失、桥小脑角疾病和多发性硬化等。

5. 免疫学参数的改变：包括组织非特异性抗体、抗内耳组织特异性抗体、淋巴细胞亚群、白细胞移动抑制试验、淋巴细胞转化试验等检测。必须指出：这些检测结果如为阳性，对诊断有重要参考价值，如为阴性，并不能排除本病。血清免疫球蛋白、血沉、类风湿因子、CIC 的检测等也有一定参考价值，但必须综合判断。

6. 伴有其他免疫性疾病，如类风湿性关节炎、血管炎、桥本甲状腺炎、肾小球肾炎等。

7. 进行试验治疗，对高剂量类固醇药物和环磷酰胺等免疫抑制剂有一定效果。

本病是目前少数几种经恰当治疗可得到较好疗效的内耳疾病之一，要及时早期诊断。

四、治　疗

现在临床上一般采用类固醇药物和环磷酰胺等免疫抑制剂治疗，具体治疗方案：

1. 试验治疗　环磷酰胺 60mg（或 2mg/kg），每日 2 次；强的松龙 30mg，隔日 1 次，治疗 3 周。若听力曲线任意 3 个频率听力平均提高 15 dB，或言语分辨率提高 20% 以上，提示治疗有效，可进行全量治疗。需注意有激素禁忌证者不能用，如高血压、糖尿病、消化性溃疡或出血性疾患等。

2. 全量治疗　药物及其剂量同试验治疗，共 3 个月，然后停用环磷酰胺，继续强的松龙治疗 2 周。如听力保持稳定，则 2 周内停药；如听力下降，再用全量治疗 3 个月。长期较大剂量应用糖皮质激素必须注意其副作用，表现为满月脸、向心性肥胖、皮肤变薄、痤疮、多毛、骨质疏松及低血钾等，停药或减药后症状减轻。在环磷酰胺应用的过程中，每周查白细胞计数，如低于 5×10^9/L 则应停用该药。

3. 血浆置换疗法　血浆置换疗法（PMP）的原理是通过血浆置换去除血循环中的自身抗体、抗原物质、免疫复合物、补体等，阻断自身体液免疫反应。如果同时排除致敏淋巴细胞阻断自身细胞免疫反应则称为淋巴细胞血浆置换法（LPMP）。该法的优点是避免长期用药的毒副作用，但费用昂贵。

目前，通过系统评价仍然没有一种公认的有效治疗方法。因此我们建议在科研和临床中完善试验设计，以提高方法学质量，来寻找治疗自身免疫性内耳病的最佳方案。研究应在提高方法质量学的基础上，首先确定某种药物是否有效（以安慰剂作比较）。如果有效，再确定哪一种药物疗效最好；最后在联合用药方案规范、疗效判断指标统一的基础上，比较哪一种方案疗效最好。开展前瞻性研究，通过对大样本病例的临床观察，统一分析因素、终点指标。开展多中心的高质量的随机对照试验（randomized controlled trails，RCT）研究。应注意其毒副作用，同时还要考虑经济和社会价值等多种因素，选择最佳方案，使患者获得满意的治疗效果。

（梁传余　古庆家　诸小侬）

第十六章

感染性听力损失

第一节　病毒感染性听力损失

一、流感感染性听力损失

（一）病因病机

流行性感冒（influenza）简称流感，是由流感病毒（influenza virus）或其变异株引起的急性全身性疾病。流感的传染源主要是急性患者，次为隐性感染者。主要借空气飞沫传播，直接接触亦起一定传播作用。间接接触传播的机会较少。

侵入内耳途径：

1. 流感病毒在进入血流引起全身进行性感染时，病毒侵入膜迷路的血管纹后，再侵入内淋巴系统，造成内耳组织损伤。但外淋巴可不受侵犯。

2. 病毒可经内耳门侵害听神经和内耳，首先损害螺旋神经节，然后侵犯内淋巴系统。

3. 中毒型流感，具有明显的神经系统和血管系统损害，包括听神经和内耳损害；而且高热本身就可引起内耳损害。

4. 流感病毒引起大疱性鼓膜炎或急性中耳乳突炎时，病毒可经前庭窗和蜗窗侵入内耳。

5. 受流感病毒感染的孕妇，病毒可经脐带血循进入胎儿听器，出生后可能为聋哑儿。

（二）临床表现

一般流感不常引起听力损失。若病毒随血流进入内耳，听力损失多为双侧突然发生。若同时伴有急性中耳乳突炎时，患侧的听力损失则增重。因在流感发病期内耳症状被全身症状掩盖，故常在恢复期才察觉听力下降，对幼儿患者需注意听力变化。

（三）诊断

1. 询问病史　是否在流感的流行季节及流行地区，有无流感病史及有无高热不退等表现；如为婴幼患儿尚需追询其母亲孕期有无流感病史。

2. 耳部检查　可伴有急性中耳炎、急性中耳乳突炎的体征。

3. 听力学检查　多为双耳感音神经性听力损失（SNHL）。

4. 前庭功能检查　流感能引起全身病毒感染，前庭会遭受损害。

5. 影像学检查　如合并中耳炎或中耳乳突炎时，或合并有支气管炎、肺炎及脑炎时，应考虑作相应的影像学检查；如疑为先天性听力损失，应了解听小骨、半规管、内耳道、蜗窗及耳蜗等有否变化。

6. 血清学检查　检查恢复期血清抗体，如阳性则有新感染可能（人类可反复患感染）。

（四）治疗

1. 发现听力损失，如查血清抗体为阳性，应疑似流感尚未完全恢复或有新的感染，可试用金刚烷胺或甲基金刚烷胺治疗。

2. 继发感染的治疗，如急性化脓性中耳炎或化脓性中耳乳突炎时，应局部及全身选用抗生素（亦可用磺胺）治疗。

3. 预防并发症　有人主张用神经氨酸酶抑制剂，扎那米韦（zanamivir）和奥斯他韦（oseltamivir，达菲）进行防御治疗，以减轻发病程度和减少伴发症。目前主要用奥斯他韦：如在流感发病 36 小时内用药，在儿童可使症状减轻 29%，新发中耳炎减少44%；若用于季节性或家族预防亦有效：在未接种疫苗的健康人中使用奥斯他韦，在流感活动期亦能使流感发生率减少 70%，此药对已接种疫苗的高危老人也有效；感染病人发病 48 小时内服用可减少家庭接触者发病的危险。

4. 听力及言语康复治疗　用于双耳重度听力损失患儿。

二、流行性腮腺炎感染性听力损失

（一）病因病机

流行性腮腺炎（epidemic parotitis）的病原体是腮腺炎病毒（mumps virus），这是一种急性传染病。腮腺炎患者和隐性感染者为本病的传染源。飞沫传染是主要传播方式。其次为接触传染。妊娠期母体感染本病毒，可导致胎儿发育异常。

侵入内耳途径：

1. 病毒可经中耳侵入内耳，亦可沿面神经侵入内耳。根据临床观察，听力损失常出现在先发腮腺炎侧或是腮腺炎较重的一侧耳。

2. 病毒随毒血症的血循环侵入内耳膜迷路，引起病毒性迷路炎。

3. 腮腺炎并发症为脑膜炎、脑炎或多发性神经炎时，病毒可直接侵入听神经核或其他听中枢部分。

（二）临床表现

本病多发生于 6~10 岁的儿童，可在前驱期、发病期突然发生，亦可恢复期出现。多为重度永久性听力损失或全聋，单侧耳居多。Baloh 报告认为腮腺炎病毒感染是儿童单侧 SNHL 的最常见原因。因双耳听力损失者少，致聋哑者亦极少。听力损失的发生与临床症状的轻重无特定关系，临床症状很轻或无症状的"亚临床型"者，有时也会引起单耳全聋。如前庭同时受累，可伴有眩晕、恶心及呕吐等症状；约半数患者伴前庭功能减退，在儿童因代偿或适应性强而反应轻微。在一般人群中，据统计腮腺炎病毒感染听力损失的发病率为 5/10 万。可有因腮腺炎尚未恢复的伴发病，如面瘫，可与听力损失同时存在。

（三）诊断

1. 询问病史　注意是否在腮腺炎流行季节及地区，有无接触史及发病史，如为小儿患者更应仔细追询小儿本人及家族中有无腮腺炎或可疑腮腺炎发病史，如为幼儿要询问母亲孕期内有无腮腺炎病史或有否本病直接接触史。

2. 耳部检查　如无其他合并症，耳部结构标志多正常。

3. 听力学检查　多为单耳严重听力损失或全聋。

4. 前庭功能检查　冷热试验患侧前庭功能减退甚至消失。

5. 影像学检查　如疑为腮腺炎病毒引起的先天性听力损失患者，更需要影像学手段了解有无内耳畸形。Comacchio 等认为 MRI 在腮腺炎引起突发性听力损失和眩晕的诊断中有重要意义。

6. 病毒血清学检查　腮腺病毒抗体形成后存留时间较长，所以腮腺炎恢复期或疑为"亚临床型"的听力损失患者，可通过血清学和病毒分离进行判断。

（四）预防与治疗

1. 腮腺炎期预防听力下降　①注意隔离、休息及口腔卫生，多饮水，进流质；②如发热应对症处理；③应用抗病毒剂；④服用以清热、解毒及消肿为主要功效的中医药；⑤采用丙种球蛋白等免疫调节剂，但勿用普通免疫球蛋白。

2. 腮腺炎恢复期或恢复后不久听力下降　酌情继续应用原发病腮腺炎的疗法。

3. 对腮腺炎恢复期后相当长时间才就诊的听力损失患儿，要重点保护健耳或较好耳的听力。

三、麻疹感染性听力损失

（一）病因机制

麻疹（Measles，Morbilli，Rubeola）的病原体是麻疹病毒（Measle virus），是一种急性全身性感染性疾病。

传染源是麻疹患者，患者的口，鼻，眼，咽分泌物及痰，尿，血（尤其白细胞中）均含有麻疹病毒。自潜伏期至出疹后 5 日均有传染性，以前驱期传染性最强。

呼吸道飞沫传染：为主要传染途径。母婴传染：母亲孕期感染麻疹时，病毒可循血流经胎盘血流或因阴道粘膜麻疹病毒向上蔓延侵入子宫及胎儿体内。亦可在分娩过程中直接接触麻疹母亲产道中的病毒，感染新生儿。此外，亦能经眼结膜传染。

（二）侵入内耳途径及临床表现

1. 麻疹致听力损失的发生率较高，可能与下列因素有关。

（1）在病毒血症时期，病毒直接侵入内耳，引起病毒性迷路炎；病毒亦可经内耳道底的血管神经周围的间隙侵及内耳。

（2）病毒从蛛网膜下腔经耳蜗水管进入内耳及内淋巴系统。

（3）病毒侵犯听神经，引起听神经炎，以至皮层听觉中枢受害。

（4）伴发脑炎、脑膜炎时，既能损害听觉中枢，病毒又能经内耳道或沿耳蜗导管侵入耳蜗。

（5）中耳有麻疹病毒感染时，病毒可经前庭窗和蜗窗进入膜迷路。

（6）母体孕期感染麻疹病毒可经胎盘血流或阴道粘膜向上返至子宫而侵及胎儿听器。

2. 临床表现　常为双侧对称性重度 SNHL，可伴耳鸣，少数患者伴有头晕等前庭症状，50% 以上的患者出现前庭功能减退。据国内统计，约 10% 的后天性听力损失及 20% 的后天性聋哑为麻疹引起。麻疹常伴发急性化脓性中耳炎（继发细菌感染），但不是听力损失的主要原因。

（三）诊断

1. 依据病史、耳部听力学及前庭功能检查，如上述各病毒性听力损失。

2. 病毒血清学检查　因临床所见麻疹感染听力损失患者，病程均较长，一般可用补体结合试验作参考。

（四）预防与治疗

1. 注射麻疹疫苗，已很少有麻疹发生。如已感染麻疹，应隔离治疗。有人主张在出疹前肌内注射丙种球蛋白 15 ~ 30ml 或静脉点滴恢复期血清 50ml，约 80% 的麻疹患者可减轻症状；预防并发症。

2. 如已有双侧严重听力损失，则注意保护残存听力及康复治疗。

四、风疹感染性听力损失

（一）病因机制

风疹（Rubella）又称德国麻疹（German Measles），是由风疹病毒（Rubella virus）引起的一种急性传染病。传染源是风疹患者和病毒携带者。

风疹病毒经呼吸道进入人体后，在上呼吸道及颈部淋巴结处增殖以后进入血液，引起病毒血症，播散至身体其他部位，出现各种临床表现。出疹可能是一种抗体-病毒复合物的炎症反应，并非病毒侵犯血管内膜所致。

风疹分为后天性感染风疹和先天性风疹两种。

（二）侵入内耳途径及临床表现

1. 先天性风疹综合征（Congenital Rubella syndrome）　孕妇在妊娠头 3 ~ 4 个月感染风疹，可发生流产、死产、早产或胎儿畸形。这种胎儿畸形称为先天性风疹综合征。胎儿畸形约 50% ~60% 常见的有先天性白内障、视网膜炎、青光眼、听力损失、牙齿缺损、先天性心脏病、骨发育异常、小头、智力障碍、消化道畸形、肝脾肿大、黄疸及血小板紫癜等。先天性风疹在我国少见，欧美人发生率较高。

风疹患者致听力损失的原因大致与麻疹患者相同。

2. 临床表现　风疹感染多为双侧 SNHL，约 1/3 为单侧，听力曲线多呈平坦型，少数呈高频听力缓降型，可伴耳鸣及前庭症状。后天性风疹感染，所致听力损失程度较轻，先天性风疹所致者听力几乎完全丧失，而且常不被及时察觉。风疹非流行期风疹感染听力损失的发生率为 6%，风疹流行后期发生率为 33% 。Alford 报告在 141 例先天性风疹综合征患儿中有 96 例出现耳听力损失。小儿常伴发中耳炎表现。

（三）诊断

1. 依据病史　听力损失出现时间及其治疗情况。

听力学及前庭功能检查　选择适宜的听力检查方法。

2. 病毒血清学检查　如检测特异性 IgM 抗体，若阳性则表明近期感染过风疹。

（四）预防与治疗

1. 风疹感染不久发生的听力损失，可用抗病毒剂金刚烷胺及改善内耳微循环药物；听力损失重者可配助听器。

2. 由于妊娠早期感染风疹与胎儿先天畸形密切相关，有人主张当孕妇接触风疹患者后，应立即注射两种球蛋白 6～9ml。对儿童、青年女性及已知血清阴性的成年女性，可推荐接种风疹病毒减毒疫苗，或 1 岁至青春期的儿童尽可能接种风疹疫苗或联合疫苗。如孕妇在妊娠 3～4 个月内感染风疹，应中止妊娠。

五、天花感染性听力损失

（一）病因病机

天花（Smallpox）的病原体是天花病毒（Smallpox-virus），是一种烈性传染病。自 1796 年 Janner 发现并推广种痘以来，天花发病率明显下降。1977 年以后世界上消灭了天花。但由于停止种痘年代已久，人群抵抗天花的免疫力极低。

本病的传染源是天花患者，从出疹期到结痂期均有传染性。出疹时传染性最强。传染方式以飞沫直接接触为主，也可通过患者的疱疹、痂皮、污染物、大小便间接接触传染。

天花病毒经呼吸道侵入人体，在淋巴结内初步繁殖后进入血流，侵入肝脾等器官的单核-巨噬细胞系统大量繁殖，然后再进入血循形成严重的病毒血症，很快侵害皮肤、粘膜、内脏、脑及神经系统，因易遭继发感染而出现脓毒血症。

（二）侵入内耳途径及临床表现

1. 导致天花患者听力损失的因素。

（1）在病毒血症期，全身脏器都有可能受感染。

（2）可引起脑膜炎等颅内感染，病毒可循脑膜经内耳门侵犯听神经及内耳。

（3）继发感染引起脓毒血症，不仅出现神志不清及肝脾肿大等严重中毒表现，并能加重或产生听力损失。还能引发咽、口、鼻、肺及肾等处的并发症。

（4）患者可呈稽留型高热，出现惊厥或昏迷，尤其在脓疱出现后或继发脓毒血症时，患者体温再度上升，这种高热本身也能成为致听力损失因素。

2. 临床表现　多为幼儿及儿童，双侧 SNHL，甚至全聋。但易被全身症状所掩盖，往往直至患儿不会说话时才引起父母的注意。

（三）诊断

1. 根据病史。

2. 耳及面部检查　注意耳局部结构情况，面部及身体别处有无"麻斑"。

3. 听力及前庭功能检查　结果如临床表现。

（四）预防与治疗

1. 最有效的是接种牛痘疫苗预防，美替沙腙预防天花也有效。

2. 听力及言语康复。

六、单纯疱疹感染性听力损失

（一）病因病机

单纯疱疹（herpes simplex）是一种由单纯疱疹病毒（herpes simplex virus，HSV）引起的传染性疾病。传染源为患者和病毒携带者。疱疹液、唾液、大便、尿及生殖器分泌液均含有 HSV。人是人类 HSV 的唯一宿主，约 30% ~ 90% 的成年人曾感染过 HSV-Ⅰ，原发性 HSV-Ⅰ 感染多发生在 5 岁以内婴幼儿时期。

1. 接触传染　HSV-Ⅰ 主要经呼吸道、消化道及皮肤粘膜密切接触传播，如飞沫吸入、接吻、合用污染食具及器具等。HSV-Ⅱ 主要通过性生活传染。

2. 母婴传染　胎儿可在母体子宫内感染，新生儿出生时经母体生殖道感染。

（二）侵入内耳途径及临床表现

1. HSV 侵入内耳途径

（1）新生儿疱疹，多见于早产儿和新生儿，常在生后 4 ~ 6 天发病，病情严重，易致死亡，少数幸存者几乎皆遗留有永久性大脑功能障碍。

（2）疱疹性湿疹为原发感染，常见于儿童，严重者可损伤脑及内脏或继发感染，未危及生命者可有听力损失。

（3）播散性疱疹型，严重者可发生脑炎、脑膜脑炎、弥漫性内脏损伤及严重病毒血症，幸存者有听力损伤。生殖器疱疹偶可引发脑炎，损伤听力。

2. 临床表现　单纯疱疹引起听力损失机会很少。如为皮肤疱疹多在单侧颊部及面部，如致听力损失多单侧；播散性疱疹、疱疹性湿疹性脑膜脑炎时听力损失可为双侧；宫内胎儿感染，出生后多有双耳严重听力损失，较难恢复。

（三）诊断

1. 病史询问。

2. 耳部检查　如无中耳炎等耳部合并症，局部标志正常。

3. 听力及前庭功能检查。

4. 影像学检查　有中耳合并症或为了解内耳有无发育畸形时应用。

（四）治疗

1. 对单纯疱疹未愈的患者，同时治疗疱疹及听力损失

（1）局部治疗：患者面部有疱疹，可用 10% 醋酸铝湿敷或用 2% 龙胆紫涂敷，但禁止使用皮质激素软膏。继发感染可用多种抗生素软膏，如中耳感染有分泌物可滴用抗生素液等。如有伴发病，请有关科室协助治疗。

（2）全身治疗：少数严重患者，可选用阿糖腺苷、吗林呱、干扰素及免疫球蛋白制剂等。无环鸟苷被认为是最有效的药物，2.5 ~ 7.5mg/kg 加入 5% 葡萄糖溶液内稀释成 1g ~ 6g/L，静脉滴入，每 8 小时一次。

2. 对单纯疱疹已愈的患者

（1）注意保护残余听力。

（2）听力及言语康复。

七、水痘-带状疱疹感染性听力损失

（一）病因病机

病原体是水痘-带状疱疹病毒（Varicella-zoster Virus，V-Z 病毒），为一种急性传染病。

V-Z 病毒经上呼吸道及皮肤等处侵入人体，并首先在局部繁殖，再侵入淋巴、血液和网状内皮细胞，向全身扩散。在免疫力低下时病毒可以侵入内脏器官及神经系统。

唯一传染源是本病患者。一般从发病日至皮疹全部结痂干燥为止，都有传染性。主要通过空气飞沫传染，也可由接触新近被病毒传染的衣物、文具、用具等受传染。患者鼻咽分泌物及皮疹内的病毒，有很强的传染性。

母亲在妊娠头 4 个月感染 V-Z 病毒，可能生出先天性畸形综合征的婴儿。婴儿和学龄前儿童最易受 V-Z 病毒感染，如母亲本身免疫力不足时，6 个月之内的婴儿亦可能感染水痘。病后可获持久免疫力，但血中抗体不能清除神经节中的病毒，虽不再生水痘，却仍可发生带状疱疹。

本病遍及世界各地，易感者感染后 90% 发病，多在冬春季，水痘约 2～4 年发生一次周期性流行。

（二）侵入内耳途径及临床表现

1. 病毒感染内耳原因可能有以下几种。

（1）病毒沿血流向全身播散过程中，可直接侵害内耳。

（2）母体被感染生出的先天性畸形综合征婴儿，表现为低体重、眼缺陷、四肢发育不良、皮肤瘢痕、小颌及有脑脊髓炎等，亦有听神经或听皮层损害。

（3）严重病毒感染者会伴发脑炎及或脑膜炎，还会并发急性脑病及内脏脂肪变性（亦称 Reye 综合征），这都可伤及听神经或内耳。

（4）病毒侵犯脑神经，最易受累者有 Ⅴ、Ⅶ、Ⅷ、Ⅸ、Ⅹ 等脑神经，可单一受累或多神经受累。耳部发生带状疱疹，可以累及听神经，约 50% 伴有面瘫（占面瘫的 2%～7%），面瘫患者中约一半有不同程度的永久性面神经功能障碍。

2. 临床表现　听力损失多单侧，以高频损失为主，程度轻重不等，轻者经治疗一般可以恢复，重者多不可逆。如螺旋神经节和前庭神经节受累，可伴耳鸣、恶心、呕吐、眩晕及眼震等症状。病毒侵犯的神经分布区，发生在耳部者则有耳痛。如侵及膝状神经节运动和感觉纤维，出现面瘫、耳痛和外耳道疱疹三联征（Ramsay-Hunt 综合征）；耳周淋巴结肿大压痛，有流泪、涎腺分泌及味觉损害。创面愈合后可出现阵发性疱疹后神经病。

（三）诊断

1. 水痘-带状疱疹病史　如为小儿患者应追问母亲孕期内有否本病感染史。

2. 耳部检查　如为耳带状疱疹患者，局部也许有或遗留有疱疹迹象。

3. 听力学及前庭功能检查。

4. 影像学检查　如伴有耳部并发症或面瘫未恢复者，应检查中耳乳突及面神经。

5. 病毒血清学检查　对 V-Z 病毒感染未愈的听力损失患者，应进行血清学检查。

（四）治疗

1. 抗病毒治疗　用于发病初期即伴有听力损失的带状疱疹患者。如阿昔洛韦（Acycloyir）0.2g/次，口服，5 次/天，或泛昔洛韦 0.25g/次，口服，3 次/天，连用 7天；若疱疹为泛发型、播散型或严重型者可静脉滴注阿昔洛韦 5mg/kg（一次 0.5g），2～3 次/天或每 8 小时/1 次，连用 7 天。同时，酌用：止痛剂、止痒剂、退热剂、营养神经剂、免疫调节剂及皮质类固醇激素等药物，但局部不涂敷糖皮质激素软膏。

2. 改善耳蜗微循环及营养神经治疗　可用于听力损失不久的患者。

3. 康复治疗。

八、巨细胞病毒感染听力损失

（一）病因机制

巨细胞病毒（cytomegalo virus，CMV），亦称细胞肥大病毒。CMV 感染（cytomegalo virus infection），又称巨细胞包涵体病（cytomegalic inlusion disease）、全身性涎腺病毒病（generalized salivary gland virus disease）。

本病的发病机制目前尚不明确。一般认为与机体的免疫状态有密切关系。CMV 自皮肤粘膜进入人体内，经淋巴细胞及单核巨噬细胞血行播散至全身。

患者及隐性感染带病毒者为本病的传染源。CMV 可以长期或间歇的自唾液、尿液、粪便、精液、乳汁、宫颈及阴道分泌物排出，即使血清中有特异性抗体，但仍可继续排出病毒。

1. 母婴传染（先天性传染）　孕妇感染 CMV 后，可经胎盘传给胎儿。

2. 接触性传染　如围产期新生儿经产道或母乳传染；接吻和性交传染；接触被污染的手、脚、用具及餐具等传染；男性同性恋性接触也是重要感染途径。

3. 医源性传染：如输入含有 CMV 的新鲜血液或接受含有 CMV 供体的组织及器官可被传染。肿瘤患者长期使用免疫抑制剂也可导致 CMV 感染。

本病遍及全球，无季节性和地域性，年龄越小易感性越高，症状亦越重，是新生儿期最常见的先天性感染病毒。在欧美国家活产婴的抗体阳性率为 30%～80%，新生儿排毒率为 1%～3%（生后 3 周可自尿液或唾液中分离出病毒）。我国资料显示 CMV 抗体阳性在 90%，DNA-DNA 杂交阳性率为 20%～70%。

（二）侵入内耳途径及临床表现

1. CMV 是现今引起神经障碍和先天畸形的主要传染因子，在先天性感染患者中 30%～65% 出现先天性或迟发性 SNHL。CMV 感染内耳，可能与下列因素有关：

（1）CMV 感染早期孕妇，引起胎儿经胎盘的病毒血症或感染晚期孕妇，病毒经羊水使胎儿受到感染，病变累及中枢系统、肺及肝脏等，从而造成胎儿听觉损害或出生后常有先天性发育畸形。

（2）CMV 病毒血症，可侵入各种组织和体液内，引起间质性炎症、灶性坏死及肉芽等，亦可直接侵入内耳及听神经组织。

（3）CMV 引发脑膜炎或脑炎时，病毒可经内耳道沿听神经或经耳蜗水管进入内耳。

（4）后天性 CMV 感染，易累及脑神经和中枢神经系统，包括听神经。

（5）CMV 可侵犯内耳非神经上皮，引起病毒性迷路炎。外淋巴中也曾培养出 CMV。

2. **临床表现** 先天性 CMV 感染致听神经损伤者，多为新生儿或婴幼儿；如为后天性 CMV 感染致听力损失者，婴儿、儿童及成人均有，以幼小儿童为多，多为双侧。先天性 CMV 感染几乎均为双耳重度 SNHL 或全聋。约 25% 的婴儿有听力损失，其中重度者达 10% ~25%。CMV 具有较长潜伏期和被激活再发的特性。先天性感染者在出生时仅 5% ~10% 有听力损失及发育畸形等症状，无症状者占 90%，但可在出生后数月到数年后出现迟发 SNHL 症状，听力呈渐进性下降。

Fowler 等对 307 名无症状 CMV 感染患儿进行听力筛查，7.2% 发生 SNHL，半数为双耳，听力从轻度高频损失到极重度损失，50% 听力进一步恶化，20% ~30% 出现波动。可伴有前庭病变。经治疗前庭功能可恢复或被代偿，但听力损失多难以恢复。

3. **伴发症** 可伴有中耳感染等表现。

（三）诊断

1. 依据病史。

2. 听力学及前庭功能检查。

3. 影像学检查 用于有中耳炎、面瘫等情况。

4. 病毒血清学检查 CMV 感染后潜在病毒携带者较多、而且时间长，又能在机体免疫力低下时被激活再发病，应作血清抗体检测，作为诊疗的参考。

（四）预防与治疗

1. 药物治疗：对 CMV 感染发病期就诊的听力损失儿，可采用静脉点滴 Ganciclovir（更昔洛韦），白细胞介素-Ⅱ与其他抗病毒药合用，对男性同性恋精液中的 CMV 的抗体有抑制作用；二羟丙氧甲基鸟嘌呤是较有效的药物，但可造成中性粒细胞减少。无论采取何种疗法，对孕期 CMV 感染者应慎重，以免药物对胎儿发育的不良影响。

2. 目前研究的抗先天性 CMV 感染疫苗，应是有效的方法。

3. 出生后 2 周内进行听力筛查及进行长期听力评估很重要，早期发现，早期干预。

九、流行性乙型脑炎感染性听力损失

（一）病因机制

流行性乙型脑炎（epidemic encephlitis）简称乙脑，是由乙型脑炎病毒引起的中枢神经系统的急性全身性传染病。病毒主要侵犯大脑，又称大脑炎。

乙脑病毒进入血液后，形成病毒血症，出现脑部广泛炎症、脑水肿及脑缺氧等病理变化，很快出现严重和险恶的临床表现。如不侵犯中枢神经系统则成为隐性感染者。

乙脑是人畜共患的自然疫源性疾病，家禽、家畜及野生动物均可成为其传染媒介，所以动物感染在其传播中起重要作用。我国能传播乙脑的蚊虫有 26 种，主要有库蚊、伊蚊和按蚊，其中三喙库蚊尤甚。蚊虫吸血后，病毒在肠内增殖后，再移行至蚊虫唾液腺增殖，数量增至 5 ~10 万倍。经 10 ~12 天后，经叮咬传给人和动物。

我国乙脑流行于夏秋季，约 80% ~90% 发生在 7、8、9 三个月。除新疆、青海、西藏及东北部分地区外，均有流行。

（二）侵入内耳途径及临床表现

1. 乙脑病毒致听力损失的主要因素。

（1）是其在病毒血症期侵袭脑实质，造成脑实质广泛炎性损伤、脑水肿及脑缺氧，持续高热及严重抽搐或惊厥可进一步加重脑组织损害，使听神经或听中枢受累。

（2）乙脑病毒随血行播散可同时侵入膜迷路，病毒循脑膜经内耳门侵犯听神经及内耳。

（3）本病从初热期至极期一直处于高热稽留状态，能造成或加重听力损伤。

2. 临床表现　患者多为无免疫力的 10 岁以下的儿童，尤其 2~6 岁的儿童发病率最高。为听力损失而就诊者可能在乙脑恢复期，大多就诊时间较晚。若听力损失不重或双耳听力损失程度有轻有重，家长未及时发现听力损失而延误就诊。近几年，在儿童和青少年中广泛开展预防接种，成年人和中年人尤其老年人发病人数逐年增多，在乙脑恢复期不仅有听力损失，重症患者还可有神经迟钝、痴呆、失语、多汗、流涎、吞咽困难及面瘫等病征。乙脑感染所致听力损失多为 SNHL。前庭功能乙脑治愈即可恢复或被代偿。

（三）诊断

1. 依据乙脑患病史。

2. 听力学及前庭功能检查，结果如临床表现。

3. 血清学检查　可能有阳性发现，一般可作病毒补体结合试验作参考。

4. 影像学检查　如患者原有慢性化脓性或卡他性中耳炎时，应予以考虑。

（四）治疗

1. 乙脑对症法　用于乙脑早期因听力损失就诊的患者和乙脑恢复期尚未全愈因听力损失就诊的患者。目前认为细胞免疫功能低下与乙脑发病有关，在乙脑早期可用干扰素及其诱导剂。

2. 保护残存听力及言语康复治疗。

第二节　细菌感染性听力损失

一、流行性脑脊髓膜炎感染性听力损失

（一）病因机制

流行性脑脊髓膜炎（epidemic cerebro spinal menigitis），简称流脑。由奈瑟氏脑膜炎球菌引起的化脓性脑膜炎。

脑膜炎球菌借菌毛粘附于鼻粘膜，在鼻咽部繁殖；当人体免疫力低下或菌体毒力较强时则自鼻咽部粘膜进入血循环，仅少数人发展为败血症，侵犯脑脊膜并突破血脑屏障，形成化脓性脑脊髓膜炎。

患者是本病的唯一传染源，带菌者为散布传染的主要因素。病原菌存在于患者或带菌者的鼻咽部，在流行期间鼻咽部带菌率可高达 50%。

1. 飞沫传染　鼻咽部分泌物的病原菌随咳嗽、喷嚏排出，由其飞沫直接从空气进入呼吸道而感染。

2. 接触传染　哺乳、接吻等密切接触，以 2 岁内婴幼儿易感染。因病原菌在体外生活力较弱，通过玩具、用具等间接传染的机会较少。

本病大流行一般由 A 群菌株引起；我国受感染者亦以 A 群为主，B 群占极少数。

在人口密集、交通频繁的城镇约每 8～10 年一次小流行，每 20～30 年一次大流行。不同菌株的脑膜炎球菌，致病性不同，A 群发病率最高，B、C 群次之，Y 群相对较低。

多发生在冬春季，易感人群感染后约 60%～70% 成为带菌者，25% 呈出血型，约 7% 表现为上呼吸道炎，仅 1% 表现为典型的流脑表现。

（二）侵入内耳途径及临床表现

1. 流脑是引起感染性听力损失的最常见原因，可能与下列因素有关：

（1）在流脑的菌血症及败血症中，脑膜炎球菌及其释放的内毒素可随血流侵害内耳；若是重症或爆发型流脑可出现播散性血管内凝血（DIC）亦波及内耳时，将加重内耳损伤。

（2）在脑脊髓膜炎期，感染可经耳蜗水管和内耳道侵入内耳。

（3）脑膜脑炎型可发生脑水肿，颅压增高，易形成脑疝，亦能损伤听神经及听皮层。

（4）流脑时颅底出现化脓性改变及粘连，能直接压迫侵犯视神经、面神经及听神经，造成视力和听力损失及面瘫；在流脑期可有视神经和听神经损伤，神经干受侵犯后，出现炎性改变或炎症遗留的瘢痕牵拉压迫，亦可有听神经核细胞水肿、溶解。

（5）流脑病程中高热显著，小儿可伴惊厥，有中毒症状时尤甚，所以高热为致听力损失因素之一。

（6）迁徙的流脑化脓病灶，引起中耳乳突炎，则可能通过前庭窗和蜗窗感染或损伤内耳。

2. 临床表现　流脑患者，儿童多于成人，流脑感染性听力损失亦以婴幼儿多见。有时在有脑膜刺激征之前出现内耳症状，但在婴幼儿患者难以察觉。多为双侧 SNHL，程度重或全聋，伴有耳鸣及眩晕等症状。轻型流脑造成的听力损失，经治疗可有改善。前庭功能障碍，亦可在康复后被代偿，但听力难以恢复，甚至有的还继续加重。可能与下列因素有关。

（1）外淋巴间隙受侵后约 2～3 周出现肉芽组织，数月后形成新骨，侵犯蜗管由狭窄以至堵塞；

（2）受侵犯的听神经细胞，水肿、溶解；

（3）慢性脑膜炎球菌血症，可以间隔数日、数周或数月复发一次，加重病情。

有学者报告，儿童流脑患者合并 SNHL 的发病率为 3%。Grove 等报告流脑的致听力损失率为 12%。邓元诚报告 1362 例传染性听力损失中流脑引起者占 24.9%；另调查 410 例后天性聋哑儿，由流脑引起者达 35.1%。国内其他学者报告的流脑致听力损失发生率为 0.7%～2%。

流脑引起听觉系统的主要病理变化，为螺旋神经节的神经元减少，萎缩及变性，内毛细胞和外毛细胞及听神经纤维不同程度的变性和破坏。

3. 伴发症　可伴慢性化脓性中耳炎、面瘫及视力障碍等。

（三）诊断

1. 依据病史、听力学及前庭功能检查，结果符合本病的临床表现。

2. 影像学检查　如伴发耳部感染或有面瘫，应检查中耳、乳突部及面神经。

（四）治疗

1. 抗感染治疗　隔离治疗，在流脑病程发展期内因听力损失就诊的患者或因耳鼻咽喉部有迁徙感染的患者，须用抗感染治疗，可酌情先用磺胺嘧啶、青霉素 G、氨苄青霉素及氯霉素等。

2. 改善耳蜗微循环及营养神经治疗。

3. 听力及言语康复治疗。

二、化脓性脑膜炎感染性听力损失

（一）病因机制

细菌性脑膜炎（bacterial mentingitis），又称化脓性脑膜炎（purulent meningitis），多为脑膜炎双球菌、流感嗜血杆菌及肺炎链球菌，引起的蛛网膜、软脑膜的化脓性炎症。

（二）侵入内耳途径及临床表现

1. 细菌性脑膜炎引起内耳损伤的原因与流脑相似。

2. 临床表现　听力损失多在细菌性脑膜炎发病早期出现，以双侧 SNHL 为多，重者全聋，轻度及中度者较少；Swartz 报告细菌性脑膜炎治愈后有 10% ~ 20% 的患者有神经系统症状，其中 20% 的患者有 SNHL。流感嗜血杆菌感染引起重度听力损失发生率为 1.8%，但亦有报告可高达 3.6% ~ 20%。脑膜炎双球菌感染致听力损失者多为重度，流感嗜血杆菌感染致听力损失者多较轻。听力可好转也可加重，最后听力固定水平需在脑膜炎治愈后一年左右才能判定。可伴有耳鸣、眩晕、平衡不稳等前庭症状。

（三）诊断与治疗同流脑感染性听力损失。

三、其他可引起听力损失的细菌感染

引起听力损失的细菌感染还有伤寒杆菌、猩红热乙型链球菌、白喉杆菌及布鲁氏杆菌等。这些感染性听力损失多为致病菌的外毒素和内毒素随血运侵入内耳，损伤前庭耳蜗感受器和神经组织所致。常呈双侧 SNHL，以高频损失为主，可伴耳鸣和眩晕，轻重不一，与病原菌毒性和感染的程度有关。诊断和治疗原则与感染性听力损失相同。

第三节　内耳特殊感染性听力损失

一、结核感染性听力损失

（一）病因机制

结核杆菌（mycobacterium tuberculosis）是致结核病（tuberculosis）的病原菌。

传染途径：主要传染源是排菌的肺结核患者，尤其痰涂片阳性，未作治疗者及长期排菌的空洞型肺结核患者。主要传染途径是经呼吸道吸入患者咳嗽或打喷嚏时喷出的带菌飞沫，小于 $10\mu m$ 的痰滴可进入健康人肺泡，或因其轻而较长期飘浮于空气中，通风不良的室内带菌飞沫被吸入后也可发生传染。其次是经消化道进入人体，饮用未经消毒的含有牛型结核菌的牛乳，可引起肠道结核感染。

（二）听力损失及伴发症表现

1. 听力损失原因

（1）原发结核的肺部原发灶，尤其肺门淋巴结内的结核菌，常有少量进入血循环，进而播散至全身各器官。如发生结核性脑膜炎及结核性颞骨炎，会造成听力损失。

（2）急性粟粒型肺结核，随血行播散到全身，可能侵犯脑膜、脑组织、颞骨及迷路。常伴发结核性脑膜炎、结核性迷路炎，会伤害听力。

（3）结核性中耳乳突炎，可从相邻组织的结核病灶如腺样体结核及鼻咽部结核等，经血行、淋巴系统受到感染，结核菌又经咽鼓管侵入中耳及乳突，进而侵犯内耳，多见于婴幼儿。

（4）结核性脑膜炎，不仅使脑血管发生闭塞性病变，同时会使听神经受到严重的炎性浸润，造成听力损失。

2. 临床特点　结核感染听力损失绝大多数为 SNHL，但结核性中耳炎侵犯内耳后则为混合性听力损失，结核性中耳炎的特征之一是隐袭性和无痛性起病。有稀薄呈水样或乳白稍带黄色、无臭耳溢液或有臭味脓液，若混合感染则有热痛感。听力损失出现较早，迅速加重，听阈常在 50 dB ~ 60 dB（HL），鼓膜常呈多发性穿孔并能迅速融合为单个大穿孔，鼓室鼓膜水肿苍白，鼓室内有大量苍白或粉红色肉芽组织形成，面神经管和迷路管破坏使可出现面瘫和眩晕，乳突骨壁破坏可形成多发性耳后瘘管。耳后淋巴结肿大，无压痛。若伴有活动性肺结核，可有低烧，倦怠，食欲差及咳嗽等。

（三）诊断

1. 询问病史　注意个人和家族中人过去和现在有无结核感染史，个人有无结核接触史。如为幼儿患者，要询问患儿母亲孕期及哺乳期内有无结核病及用药史。

2. 耳部检查　注意有无中耳炎病征。

3. 听力学及前庭功能检查　结果如上述。

4. 患耳内有可疑病变组织时，可做病理检查，有助于诊断。

5. 如伴有肺结核的患者，痰检很重要，是诊断的主要依据，亦是判定疗效和随访病情的重要指标。

6. 结核菌素试验　包括 OT 试验（old tuberculin，旧结素）、PPD 试验（purifide protein derivative，PPD，结核素的纯蛋白衍生物）及国际上常用的 PPDR T23 试验。

7. 影像学检查　如耳乳突、胸部及 X 线拍片等。胸部 X 线拍片是肯定或排除还有否肺部结核的必要手段，而且对选择治疗方法等具有重要价值。

（四）治疗

1. 抗结核治疗　与结核病专科协同处理，患者应隔离。

2. 改善耳蜗循环及营养神经治疗。

3. 局部治疗　耳部有分泌物时，同慢性化脓性中耳炎的治疗，如清除耳内脓液及紫外线照射，X 线放射线照射耳部等。倘伴有鼻、咽及喉部结核时，亦应作局部治疗，如伴鼻结核时可用 3% 链霉素液滴鼻，伴鼻或咽部溃疡或肉芽时可用 3% 三氯醋酸涂布或灼烧。同时有剧烈疼痛反应时应服用镇痛剂或少量 1% 的卡因喷雾患处。

4. 手术治疗　结核感染听力损失患者，若中耳乳突病灶内有死骨形成、有耳后瘘管或局部引流不畅，患者一般状况比较好或允许时，应施行乳突手术清除病灶；伴有面瘫的患者应行面神经成形术。伴有喉结核出现严重呼吸困难应及时做气管切开术。

二、麻风感染性听力损失

（一）病因机制

麻风病（ieprosy）是由麻风分枝杆菌（mycobacterium ieprae）引起的慢性传染病。麻风杆菌通过皮肤和粘膜的皮损部位侵入人体后，如机体免疫力低则易发病。主要侵犯并生存于皮肤、粘膜、周围神经、淋巴结及单核巨噬细胞系统的器官内。

传染途径：麻风患者为其唯一传染源。

1. 麻风患者直接接触　与具有传染性的麻风患者接触为主要传染方式。目前公认瘤型麻风、界线类麻风患者皮肤和粘膜等组织中含有大量麻风杆菌，传染性强。但不遗传，亦不胎传。

2. 间接接触　如患者咳嗽或喷嚏飞沫，穿着或使用多菌型患者的衣物或日用品或使用带有麻风杆菌的针头进行注射或纹身亦均可遭致感染。但经消化道感染迄今未被证实。

（二）听力损失及伴发病表现

1. 听力损失原因　虽然麻风杆菌主要侵犯周围神经，很少侵犯脑神经或中枢神经，但仍能引起听力损失，这可能与下列因素有关：

（1）结核样型麻风（TT）的主要病变与结核菌引起的结核病变相似，在急性病变中神经组织发生变性甚至有脓肿形成；慢性病变中神经束膜及神经内支持组织会发生高度变性。Decanadio 等报告麻风患者有耳蜗听神经的特异性损害。Mann 亦认为麻风患者的听觉障碍系耳蜗病变所致。

（2）麻风杆菌能使全身器官受累，如面神经受侵犯出现面瘫，亦可累及听神经。

（3）麻风杆菌如果侵犯患者的颞骨，则有可能波及耳蜗。

2. 听力损失特点　耳廓是麻风病变常见部位，耳垂更为多见，如波及软骨可造成耳廓畸形。Singh 认为 TT 型麻风反应可致前庭功能紊乱。听力损失性质，如为麻风引起的中耳炎患者，则为传导性或混合性听力损失，如为麻风杆菌侵害耳蜗，则为感音神经性听力损失。

3. 伴发症　Pinkerton 先后于 1932 年及 1938 年和 Guns1955 年发表了麻风在耳鼻咽喉部表现特点的论文。萧轼之（1953）、胡名享和徐怀三（1958）报告了麻风患者耳鼻咽喉部病变的调查。根据统计，麻风的耳鼻咽喉部症状，以鼻部最多，有麻风性鼻炎、鼻中隔穿孔及麻风性咽病、麻风性喉病等局部伴发症表现。

（三）诊断

1. 麻风诊断　根据病史、临床表现、病菌检查及组织病理等资料，经缜密综合分析，可作出正确诊断。诊断麻风病应慎重无误，否则会带来不良后果。

2. 耳听力损失及伴发症诊断

（1）询问病史：应清楚有无麻风感染史及直接或间接接触史，并询问何时出现听力损失及有无中耳炎史。

（2）耳、鼻咽部检查，符合麻风病特点。

（3）听力学及前庭功能检查，结果如上文所述。

（4）影像学检查：用于耳部、鼻部或喉部病变需要进行检查时。

（5）伴发症检查：在免疫力低下的瘤型麻风，可多系统、多器官受到侵害，其症状和体征几乎涉及临床各科。

（四）治疗

1. 隔离及抗麻风治疗，应由专科处理。

2. 改善耳蜗循环及神经营养治疗　如用血管扩张剂等。

3. 对症治疗　如大剂量维生素 C 静脉注射，止痛，1% ~3% 链霉素液滴鼻，2.5% 碘甘油涂擦咽部；如有溃疡防止继发感染或破伤风感染，尚有恢复神经功能的治疗等。

4. 手术治疗　如遇急性喉水肿而致喉梗阻或窒息时即行气管切开术；在全身抗麻风治疗后如鼻中隔穿孔可行修补；如耳垂特别肥大可行矫形术；严重神经炎当药物治疗无效时可行神经松解术等。

三、梅毒感染性听力损失

（一）病因机制

梅毒螺旋体（treponema pallidum，TP）是梅毒（syphilis）的感染病原，传染性很强。

本病的特点是病程的长期性、潜匿性和反复破坏性，几乎可侵犯全身各器官，有各种各样的临床表现，亦可多年无症状和体征而呈潜伏状态。

（二）传染途径

梅毒患者是唯一传染源。

1. 性接触传播　这是主要传播途径。未经治疗的患者在感染后一年内最具有传染性。

2. 接触传染

（1）直接接触：如接触患者的病变部位或分泌物、握手、接吻、哺乳及妇科检查等，梅毒螺旋体可经破损皮肤或微小伤口感染。

（2）间接接触：如接触到患者的病灶或被尿道、阴道分泌物污染的衣物、器具、便器及其他用品等，即可遭致传染。

3. 输血传染　各期梅毒患者均有传染性，尤其二期梅毒患者，其血中存在大量梅毒螺旋体，受血者可直接患二期梅毒。

4. 母婴传染　多在妊娠四个月后经胎盘感染胎儿或在分娩时患梅毒孕妇病变经皮肤擦伤感染新生儿。

（三）听力损失伴发症表现

1. 听力损失原因　后天二期和三期梅毒、早期和晚期先天梅毒及以上各期的复发梅毒，均能发生听力损失。

2. 临床特点　梅毒感染性听力损失，由后天二期和三期梅毒引起者多见于中年。后天二期梅毒之急性迷路炎、脑膜炎和神经梅毒，多侵犯一耳而致听力损失，亦可侵犯耳廓、中耳乳突和岩骨，引起混合性听力损失。后天三期梅毒约 1% 出现神经梅毒。早期先天性梅毒约 10% 患儿发生神经梅毒，约 3% ~38% 出现听力损失，亦有些病例听力损失为其唯一症状。晚期先天性梅毒神经病变发生率为 16.6% ~33%，听力损失可突然发生，亦可渐进加重，多双耳或双耳呈不对称性听力损失。先天性梅毒引起的听力损失及其他耳部症状的轻重和发病年龄早晚有关。发病早者，常为双耳突发性听力下降，多伴有眩晕等前庭症状，听力损失程度多严重；较晚发病者，亦可双耳先后突然发生听力下降，亦可呈波动性或进行性听力下降，少数病例还伴有发作性耳鸣、眩晕、恶心及呕吐等症状，早期听力损失以低频为主，晚期听力曲线呈平坦型，言语识别率降低。前庭功能下降或丧失。于50岁左右始发病者，听力损失一般较轻。先天性梅毒的听力损失可发生在任何年龄，以青少年多见。

（1）后天二期梅毒性听力损失患者，可伴发梅毒性鼻炎、咽炎、喉炎、舌炎、扁桃体炎、骨髓炎及神经炎等的症状和体征。早期先天性梅毒在鼻、咽及喉部的损伤特点与该期在这些部位的表现相似。

（2）后天三期梅毒性听力损失患者，主要伴发树胶肿在全身各处，尤其在小腿和面部引起的损害，如口鼻周围永久性皲裂、鼻中隔穿孔、上腭破坏、出现鞍鼻、喉部有瘢痕粘连、重度声嘶、关节畸形、阿-罗瞳孔（Argyll-Robertson's pupil）及主动脉瓣闭锁不全等临床表现。晚期先天性梅毒在咽部和喉部的表现，分别与该期相似和相同。

（3）先天性梅毒性听力损失患儿，多发育不良，老人面孔，95%以上有皮肤损害；出生后1个月多出现特殊的梅毒性鼻炎（syphilitic rhinitis）；常见骨损害，伴发上腭穿孔、鼻中隔穿孔、间质性角膜炎、膝关节强直及发育畸形等，如郝秦森牙（Hutchinscn's teeth）等，全身淋巴结肿大和肝脾肿大。

（四）诊断

1. 梅毒诊断　依据病史、临床表现、梅毒血清反应阳性及暗视野梅毒螺旋体检测阳性，即可确诊，一期梅毒的早期血清反应可为阴性。梅毒诊断必须按梅毒分期标准。梅毒的硬下疳，应与软下疳、生殖器疱疹相鉴别；二期梅毒应与玫瑰糠疹、银屑病及湿疣等相鉴别；晚期梅毒应与神经和心血管等脏器疾病相鉴别。

2. 听力损失及伴发症的诊断

（1）询问病史：成人听力损失患者询问有否梅毒史。成年已婚女性应问生育史（有否流产、死产史）、对可疑胎传梅毒患儿要追问其父母有否性病史，已是梅毒患者须询问梅毒和听力损失的治疗情况。

（2）耳部检查：可伴发梅毒性中耳炎。

（3）听力学检查：依年龄和病情，选合适听力检查方法。

（4）前庭功能检查：前庭功能可减低、丧失及正常。迷路瘘管试验可出现假阳性（Hennebert综合征），还可出现旋转试验与冷热试验结果相矛盾的现象，即一种试验反应低下，而另一种反应正常或接近正常。

（5）实验室检查：有多种方法可选。脑脊液VDRL试验，特异性高，假阳性少。此外，分子生物学技术检测：梅毒螺旋体DNA，对先天性梅毒和神经梅毒有一定的敏感性和特异性。

（6）影像学检查：如伴发梅毒性中耳乳突炎，或有骨质破坏等。

（7）伴发症检查：有其他科伴发症时，请相关科协助。先天性梅毒性听力损失常伴发角膜实质炎和郝秦森齿，称为"先天性梅毒三联征"，应邀眼科及皮肤科专家协助诊治。

（五）治疗

1. 驱梅治疗　用于梅毒尚未治愈的梅毒感染性听力损失患者。青霉素为首选药物，如对其过敏可改用红霉素、氯霉素或头孢霉素等。

目前认为，伴有神经、视力和听力异常的梅毒患者，应考虑脑脊液检查；如有脑脊液异常或有无法解释的神经症状和体征，应按神经梅毒处理。妊娠期梅毒，为母子健康及防止胎儿听器等器官发育异常，应积极慎重治疗。

2. 应用改善耳蜗循环及神经营养药物。

3. 对症治疗

（1）梅毒未治愈的听力损失患者

①在患耳有内淋巴积水现象，可出现类似梅尼埃病症状。用青霉素治疗，可持续应用到临床前庭症状缓解和听力改善为止。晚期先天性梅毒如在 10 岁左右出现感音神经性听力损失，同时伴眩晕、恶心、呕吐及耳鸣症状，驱梅及肾上腺皮质激素，可使听力改善、症状减轻。

②可用免疫调节剂，因感染梅毒至发病与机体免疫力有关，近来伦敦帝国学院学者的研究报告指出免疫变化可致梅毒爆发，改善患者的保护性免疫力有助于提高疗效。

（2）梅毒治愈的听力损失患者　如梅毒已治愈仍有听力损失，则听力改善的希望很小，可行听力及言语康复治疗。

四、艾滋病感染性听力损失

（一）病因机制

获得性免疫缺陷综合征（acquired immunodeficiency syndrome，AIDS）简称艾滋病（AIDS）是由人类免疫缺陷病毒（human immunodeficiency virus，HIV）引起，故艾滋病又称人类免疫缺陷病毒病。

HIV 进入人体血液后，引起两种主要病理变化：

一是造成机体不可逆转的免疫功能缺陷；可使机体细胞免疫功能部分或全部丧失。二是招致机体机会性继发感染或出现继发性突变细胞组织。使平时不致病的、致病的和条件致病的多种病原微生物如病毒、真菌、细菌、原虫及支原体等乘虚而入，在体内器官或组织中增殖，产生各种不同的临床表现；因免疫监视功能低下，可致或增加恶性肿瘤发生的机会。

（二）传播途径

AIDS 的传染源是 AIDS 患者及 HIV 感染者或携带者。目前流行病学只证明血液、精液、宫颈分泌物及乳汁有传播作用。

1. 接触传染　包括同性和异性之间的接触。处于血清抗体阳性（血清阳性期）及 AIDS 发作期的患者，传染性极强。目前，世界范围内通过性接触传染的病例占 3/4，我国约为 20%。

2. 血液传染　如输入含有 HIV 污染的血液、血液成分或血液制品（如第Ⅷ因子），移植或接受 HIV 感染者的器官、组织或精液，与静脉注射药瘾者共用 HIV 污染的未经消毒灭菌的注射器及针头，或 HIV 污染的针头刺伤皮肤，牙刷剃须刀等伤及皮肤均可受到传染。在我国一些地区经血液传染为主要传播途径。

3. 母婴传染（围产期传染）　受 HIV 感染的母亲，可在孕期经胎盘、产时经产道及产后经母汁哺养而传染给胎儿、新生儿及婴幼儿。母婴感染的几率为 15% ~30%。

4. 迄今尚无证据说明 HIV 可借空气（咳嗽、打喷嚏）、食物、餐具、昆虫（蚊子叮咬）、握手、拥抱、电话、游泳、眼泪而传染。

（三）临床表现

AIDS 是累及人体各器官各组织的全身性疾病，患者多在 20 ~49 岁之间，临床表现十分复杂，本文不做赘述。

1. AIDS 引起听力损失的原因，可能有下列几种：

（1）HIV 对神经有亲和力，可直接侵犯听神经。

（2）AIDS 急性期 HIV 引起脑膜炎、脑膜脑炎及多发性神经炎，可波及听神经。

（3）AIDS 慢性期 20% ~40% 出现神经系统病变，能直接引起亚急性脑膜炎，脑炎及脑部淋巴瘤等，既可致 AIDS 痴呆及脊髓病变，又可波及听神经。

（4）AIDS 慢性期可出现机会性多病原体的严重继发感染，如带状疱疹尤其弥漫性疱疹病毒感染及真菌，结核杆菌，隐球菌可引起脑膜炎，易损伤听神经；或引发中耳炎直接侵袭内耳。

（5）AIDS 慢性期出现中耳、内耳或颞骨继发恶性肿瘤可侵犯听神经。

（6）治疗 AIDS 继发感染的某些抗生素药物有耳毒性作用进而引起听力损伤。小儿 AIDS 患者常伴有包括听神经在内的神经系损害，直接由脑膜炎或中枢神经系统感染引起。

2. 听力损失可突然发生，亦可逐渐加重。性质为感音神经性，程度轻重不一，亦可听力丧失。可伴耳鸣、耳疼痛及眩晕。Mati Castro 等连续观测 30 例 HIV 感染者的听力情况，40% 有听力损失，33% 有纯音测听结果不正常及脑干诱发电位异常，56% 以高频听力损失为主的感音神经性听力损失。AIDS 感染听力损失，多单耳出现，亦有同一患者相隔 2 年以上先左耳后右耳突发性听力损失的报告。

3. 伴发症　AIDS 患者约有 40% ~70% 出现耳鼻咽喉头颈部病变，如卡波西（kaposi）肉瘤是一种多发性出血性肉瘤。

（四）诊断

根据感染史、疫区史、接触史、临床表现及实验室检查，可作出诊断。

诊断 AIDS 应按照我国制定的 AIDS 诊断标准。

（五）治疗

1. 因 AIDS 感染听力损失，可出现在 AIDS 的不同阶段。应由专科酌情，应用特异性抗 HIV 药物治疗 AIDS，耳科协助处理。

2. 用改善微循环及营养神经药物：有报告对一名 29 岁男性 HIV 感染出现左耳突发性听力损失的患者，用 Piracetam（吡拉西坦，脑复康）10g/天静脉点滴连续 3 天后有良效。Piracetam 是中枢神经系统激动剂，能增加胆碱受体的数量。

3. 实施手术　如 AIDS 患者继发化脓性中耳炎，在应用广谱抗生素治疗的同时，如配合早期手术引流，可提高疗效。

4. 对症处理　如 AIDS 患者进食困难时可用鼻饲或静脉注入高营养的食，贫血时可输血，有喉梗阻时应给氧或气管切开；此外，如注意口腔卫生、皮肤卫生及全身电解质平衡等。

五、其他感染性听力损失

疟疾可引起感染性听力损失，有两方面的原因：疟原虫感染引起和治疗用药引起，也可能两者并存。疟疾多发于热带和亚热带地区，在我国南方较多见。此病由疟原虫感染引起，传染源为带疟原虫患者。传染途径有二，由疟蚊传播或由输血传染。疟原虫滋养体进入人体，侵入红细胞，并在其中繁殖，然后破红血球而出，进入血液中，引发寒冷交替症状。原虫破坏大量红细胞产生疟疾色素，患者有面色萎黄、倦怠、口苦、食欲不振的临床表现。体内网织内皮组织增生，导致脏器供血不良，加之屡发高热和贫血，损伤内耳和神经，引起耳鸣、感音神经性听力损失，多以双侧高频听障为主。而用于治疗的药物，如奎宁等抗疟药多具耳毒性也可引起听力损失，或使已发生的内耳症状加重。奎宁易溶于酒精，如与酒同服可能疗效好，但往往使内耳损伤加重，引起双耳重度至极重度听力损失，难于恢复。

其他如回归热螺旋体、斑疹伤寒立克次体等也可损伤内耳和听神经，引起双耳以高频为主的感音神经性听力损失。

（董明敏　谢卫民）

第十七章

迷路炎

迷路炎（labyrinthitis）又称内耳炎。根据感染来源的不同，可分为：

1. 耳源性迷路炎（otogenic labyrinthitis，tympanogenic labyrinthitis）　中耳的炎症或/和其产生的毒素经蜗窗、前庭窗、鼓岬或迷路瘘管侵犯内耳。亦可经血液进入迷路，但少见。其中以急性或慢性化脓性中耳炎引起者较多，少数为手术、外伤后继发感染，结核性中耳炎、中耳癌等中耳肿瘤引起者临床上少见。

2. 脑膜源性迷路炎（meningogenic labyrinthitis）　无论是细菌性、病毒性或很少见的真菌性脑膜炎，均可引起迷路炎，这些病原体往往经蛛网膜下腔逆行向迷路感染。其传播途径有：①经内耳道中听神经周围隙或血管周围隙到达内耳；②经蜗水管（cochle-ar-aqueduct）侵入耳蜗底周的鼓阶。脑膜炎时，迷路炎的症状常被严重的脑膜炎症状掩盖，及至发现听力损失时，迷路已遭破坏。

临床上根据病变范围及病理改变可分为局限性迷路炎、浆液性迷路炎及化脓性迷路炎。

一、局限性迷路炎

（一）病因

多为胆脂瘤腐蚀骨迷路所致，少数由手术或外伤所致，形成瘘管，故也称迷路瘘管（fistula of labyrinth）、迷路旁炎（paralabyrinthitis）。病变多位于外半规管隆凸处，偶尔位于鼓岬处。迷路周围气房丰富者，感染后易患本病。

（二）病理

局限性迷路炎（circumscribed labyrinthitis）的炎症仅局限于局部的骨迷路及其骨内膜，此型临床上多见。瘘管大多位于外半规管（75%以上，McCabe，1978），亦可发生于上、后半规管，前庭，耳蜗或整个迷路，但少见。瘘管一般为单个，个别患者可发生2个以上瘘管。当迷路瘘管仅局限于迷路骨质，而骨内膜保持完整时，瘘管不与外淋巴隙相通。骨内膜穿破后，瘘管即与外淋巴隙相通。组织学上可见局部骨内膜增厚，但膜迷路通常无炎性改变。病变处常有肉芽组织形成，瘘管也可被胆脂瘤包膜或结缔组织所封闭，少数因新骨生成而阻塞迷路各管道。瘘管若被肉芽组织、胆脂瘤包囊、结缔组织

340

等封闭，则可阻止细菌侵入外淋巴隙，从而使炎症局限于局部的骨迷路内。瘘管位于鼓岬者，因耳蜗处的外淋巴隙较宽大，炎症易扩散而发展为弥漫性迷路炎，破坏迷路全部，预后较差。少数情况下，瘘管可因新骨形成而封闭，因而自愈。

（三）临床表现

阵发性眩晕，多有长期慢性化脓性中耳炎病史。眩晕多在头位快速变动、屈体、行车受震、耳内操作（如挖耳等）、压迫耳屏或擤鼻时发作。可伴有恶心、呕吐，持续数分钟至数小时不等。中耳乳突炎急性发作期间症状加重。上述症状与瘘管所在部位、大小及是否被肉芽组织堵塞等有关。临床上约有10%左右的瘘管可无任何症状。

（四）检查

1. 自发性眼震　眩晕发作时可见自发性眼震，因病变刺激半规管的壶腹嵴，迷路多呈兴奋状态，故眼震方向多向患侧。患者则向健侧倾倒。亦有人认为自发性眼震方向与瘘管所在半规管的具体位置（壶腹侧或管侧）有关，既可向患侧，亦可向健侧，亦可不出现眼震。

2. 听力检测　听力损失的性质和程度与中耳炎病变程度一致，基本属于传导性听力损失，一般仅有中等度听力减退，瘘管位于鼓岬者，则听力损失较重，可呈混合性听力损失。

3. 瘘管试验　瘘管试验阳性，即向内耳加压时出现眩晕及眼震，但若瘘管为肉芽组织所堵塞可为阴性。重者可引起向眼震慢相侧的倾倒。瘘管试验阴性者，不能排除瘘管存在，但假阳性者甚少。

4. 前庭功能试验　前庭功能检查大多正常，或患耳迷路表现为亢进。前庭功能检查宜在发作间歇期进行，不宜行冷热水试验，以免炎症扩散，而应改为冷热空气试验。旋转试验比较适宜。

（五）诊断

慢性化脓性中耳炎，尤其是胆脂瘤型中耳乳突炎病人，若出现阵发性或激发性眩晕，首先应考虑本病。有乳突或镫骨手术外伤史者亦应疑及本病。

（六）治疗

1. 前庭症状发作时应卧床休息，进行对症治疗，给予镇静剂，呕吐较频应适当输液并可加用类固醇激素药物，如地塞米松等，待症状平复再行乳突手术。

2. 乳突手术　在抗生素控制下行乳突手术，彻底清除病灶，探查瘘管。若瘘管较大，通常在手术清除附近病灶时，患者即诉眩晕，视物旋转，甚至出现恶心、呕吐。此时应注意尽量避免用吸引器直接吸引瘘管，可用棉片覆盖之，继续进行手术。瘘管大多位于外半规管，特别在气化不良的乳突更是如此，少数瘘管位于前庭窗，甚至鼓岬。在气化型乳突，胆脂瘤侵犯范围甚广者，瘘管可位于后或上半规管，应予注意。在清除瘘口及其周围病灶时，不应用刮匙搔刮瘘管口；若在剥离瘘口周围病灶时，瘘管口的胆脂瘤包囊已一并脱离而去，此时应立即以清洁棉片将瘘口覆盖。待病灶完全清除后，可用颞肌筋膜将瘘口覆盖，并用浸有抗生素的明胶海绵将其固定。对较大的瘘管，则须用适当大小的乳突骨皮质修补之，或使瘘管口缩小，然后再用筋膜将其覆盖。术后注意使用足量有效的抗生素预防迷路感染。若迷路反应较重，可适当加用地塞米松静滴。

二、浆液性迷路炎

（一）病因

浆液性迷路炎（serous labyrinthitis）是以浆液性或浆液纤维素渗出为主的内耳弥漫性非化脓性炎症。当急性、慢性化脓性中耳炎或岩锥炎时，毒素经蜗窗、前庭窗或迷路瘘管进入内耳所致。中耳乳突手术的反应所致，如内耳开窗术，镫骨手术后因损伤内耳可发生此病。急性化脓性中耳炎患者，因毒素可吸收入迷路而发生浆液性迷路炎。

对蜗窗膜的超微结构研究发现，蜗窗膜的内侧面可自由通过体积达 500nm 的分子。蜗窗膜具有明显的通透性，是中耳内的细菌和毒素进入外淋巴间隙的重要途径之一。

（二）病理

一般为无菌性炎症，膜迷路充血，内、外淋巴间隙有浆液性渗出物及淋巴细胞浸润，常无组织破坏。治疗恰当可恢复正常，若治疗不当则可发展成化脓性迷路炎成为坏死迷路。本病耳蜗受损的程度一般比前庭重。内耳病变的程度同毒素侵入内耳的数量有关。

本病的病理改变为：首先，在蜗窗膜上出现炎性细胞浸润，临近蜗窗膜的鼓阶外淋巴间隙中有浆液或浆液性纤维素性分泌物沉积。病变进一步发展，炎症则从耳蜗底周向顶周蔓延，然后向前庭阶和全外淋巴系扩散。严重者，毒素和炎症细胞通过基底膜进入内淋巴系统。内耳的感觉上皮逐渐发生退行性变，底周的外毛细胞首先受损，而血管纹的损伤则较轻微。急性浆液性迷路炎可有膜迷路积水，合并感觉上皮部分退行性变以及少量纤维组织增生而告终。

（三）临床表现

本病发展迅速，患耳听力减退，并出现眩晕、自发性眼震、呕吐和恶心。患者多取健侧卧位。若浆液性迷路炎从迷路瘘管发展而来，则多表现为原有的症状突然加重，眩晕持续时间延长，或者因眩晕、平衡失调而卧床不起。

（四）检查

1. 检查时可见自发性眼震，为水平-旋转性。早期眼震属刺激型，即眼震快相向患侧，前庭功能检查表现亢进，该期持续时间短暂，随后患耳迷路功能由亢进转为抑制或消失，眼震表现为麻痹型，即眼震快相向健侧。待迷路内浆液渗出物吸收后，眼震及眩晕逐渐消失。当患者直立时，常向患侧偏倒。

2. 听力检查 听力明显减退，为感音神经性听力损失，重振试验阳性，言语识别率正常或略下降，但并非全聋。病变较轻者，听力多可恢复正常。部分患者仅表现为隐袭性进行性高频下降型感音神经性听力损失。因患者常常合并中耳炎，听力损失可呈混合性。

3. 发生于急性中耳炎的患者，可有耳部疼痛。上述症状经 3～5 日治疗可逐渐恢复正常，少数可发展为化脓性迷路炎。

（五）诊断

主要与化脓性迷路炎相鉴别，浆液性迷路炎患者的内耳功能常部分存在，而化脓性迷路炎患者的内耳功能永久丧失。临床上重症或晚期浆液性迷路炎在临床上很难与化脓性迷路炎鉴别。有时仅能根据前庭和耳蜗功能状况进行回顾性分析。

（六）治疗

1. 急性化脓性中耳炎所致本病者，应卧床休息，在足量应用抗生素的同时，给予对症治疗，严密观察病情，注意听力变化，维持电解质平衡。

2. 胆脂瘤型中耳炎引起者，应在足量有效的抗生素控制下进行乳突根治术。待慢性浆液性迷路炎发展为化脓性迷路炎，其预后较差。

3. 仅表现为隐袭性进行性高频下降型感音神经性听力损失，无前庭症状者，可根据中耳病变情况择期手术。

三、急性（弥漫性）化脓性迷路炎

（一）病因

化脓菌侵入内耳，引起迷路广泛的化脓性病变，称化脓性迷路炎（supprative labyrinthitis）。可使包括神经感觉上皮在内的膜迷路全部遭到破坏，严重者感染可经内淋巴管、蜗水管或内耳道等处向颅内扩散，威胁生命。

1. 外伤和耳部手术，如颅底骨折、鼓膜切开、乳突手术、内耳手术等，均可损伤内耳，若合并感染可发生此病。

2. 急性化脓性中耳炎时感染可经前庭窗或蜗窗蔓延至内耳。

3. 继发于局限性迷路炎或弥漫性浆液性迷路炎。

4. 脑膜炎时感染经内耳道侵入迷路也可发生此病。肺炎球菌Ⅲ型或溶血性链球菌引起的急性化脓性中耳乳突炎向内耳蔓延可引起出血性迷路炎，此种迷路炎可迅速转变为化脓性。

（二）病理

迷路炎开始化脓前，一般均经历一段短暂的浆液性渗出过程，随后外淋巴隙内出现多形核细胞浸润，含有大量白细胞及纤维素性渗出物的外淋巴可迅速穿过膜迷路，进入内淋巴系统，使整个迷路蓄脓，并伴有组织坏死，肉芽形成。若治疗及时，引流通畅，病人抵抗力强，本病将以迷路硬化（labrinthic sclerosis）而告终，或为"死迷路"。此时内淋巴隙内由纤维组织和新生的骨组织充填，其间有时可见含有嗜酸性液体的囊腔；骨螺旋板、蜗轴、骨迷路的内膜可能有部分被吸收，代之以新生的纤维组织或骨组织。这些新生的纤维组织或骨组织可能来源于血管周围的间质细胞。间质细胞先分化为成纤维细胞，成骨细胞可直接从间质细胞或从成纤维细胞分化而来。若在硬化的迷路内潜藏部分化脓性病灶及肉芽组织，在一定的条件下感染活动并向颅内蔓延，导致颅内感染，此种迷路的慢性炎性病变可转为隐匿性迷路炎（latent labyrinthitis）。

（三）临床表现及检查

1. 急性化脓期

（1）重度的眩晕、恶心、呕吐，自觉外物或自身旋转，患者不能坐起，常取健侧卧位，不敢睁眼，不能活动。

（2）患者有自发性眼震，快相向健侧。当眼震方向较明显从健侧转向患侧时，须警惕有颅内并发症的可能。

（3）病初患耳听力即完全丧失，常因其他症状显著，患者多未注意。患耳有耳鸣症状。

（4）体温一般不高，若有发热、头痛、脑脊液压力升高，脑脊液中有白细胞增多，则提示感染已向颅内蔓延。迷路感染可经内耳道、内淋巴囊、耳蜗水管或穿破后半规管骨壁侵入颅内，发生脑膜炎、小脑脓肿、硬脑膜外脓肿及颅内静脉窦栓塞等并发症。

2. 代偿期　在急性化脓期症状消失后约 3~5 周，逐渐进入代偿期。

（1）眩晕及自发性眼震消失，患者平衡功能逐渐恢复，可自由活动。

（2）患耳听力完全丧失。

（3）患耳冷热试验、旋转试验、瘘管试验均无反应。

（四）治疗

1. 卧床休息，头部固定，全身应用足量抗生素。密切观察病情变化，以便及时发现和处理颅内并发症。

2. 施行乳突手术或迷路手术　原则为 ①凡已显现颅内并发症者，宜行乳突根治术及迷路引流术；②据 Lund 观察，脑脊液细胞计数，可作为迷路炎手术的参考，脑脊液内细胞数达 $12~15/mm^3$，应行迷路凿开术；③乳突手术后发生弥漫性迷路炎者，感染扩散迅速，应立即行迷路引流术。

3. 术前的听力及前庭功能测试示内耳功能已完全丧失者，术中须切除镫骨足板，以利内耳引流，避免存在潜伏迷路炎引发颅内感染。

4. 注意补液，维持水电解质平衡。

四、迷 路 腐 骨

（一）病因

迷路腐骨（sequester of labyrinth）较少见。可发生于急性或慢性化脓性中耳乳突炎。迷路腐骨为迷路骨质坏死的结果，因此亦称之为坏死性迷路炎，或将其列为化脓性迷路炎的后遗症。

当迷路化脓时，迷路的骨皮质、骨松质及骨髓等结构均受到炎症侵犯时，则会出现坏死性骨髓炎，当迷路骨的缺血区和供血区之间的界线形成后，即出现死骨或称之为腐骨（sequestrum）。大多情况下，迷路腐骨的体积较小，数目可为一片或数片，有些死骨可以自动排出，严重者迷路或部分迷路均坏死，形成整块腐骨。

（二）临床表现及检查

1. 有化脓性中耳炎病史，脓液或多或少，常有恶臭。

2. 耳鸣、听力下降或丧失。可有眩晕、恶心和呕吐等症状。腐骨形成后，耳蜗及前庭功能全部或部分丧失。

3. 患侧可出现周围性面神经麻痹。

4. 部分患者在乳突手术后症状减轻，但鼓室或/和鼓窦区肉芽增生，持续流脓。

5. 颞骨 CT 示内耳有骨质破坏或有死骨形成。

（三）诊断

术前诊断常较困难。通常在施行乳突手术或术后换药时，才得以诊断。遇到下列情况时，应考虑有迷路腐骨存在的可能：①反复发作的慢性耳流脓、耳痛伴肉芽组织增生，内耳功能部分或全部丧失；②乳突根治术后患耳流脓不止，中耳乳突腔有较多肉芽，清除后多复发。

（四）治疗

使用广谱、足量、有效的抗生素。已松动、游离的迷路腐骨应予以小心取出。待腐骨取出后，所遗留的腔洞迅速为肉芽组织填满，继而创面上皮生长而愈合。

五、岩 锥 炎

岩锥炎（petrositis）又称岩尖炎、岩部炎。为颞骨岩部含气小房之化脓性感染，多发生于中年患者，常为急性。

（一）病因

通向岩尖部的气房可分为两组：后上组，即起自上鼓室和鼓窦，环绕半规管周围通向岩尖部；前下组，即起自下鼓室与咽鼓管区，并环绕耳蜗周围通向岩尖部。化脓性中耳乳突炎引起的岩锥炎，以后上组为多见。

（二）病理

其病理变化与急性融合性乳突炎相似，常为化脓性感染。骨壁腐烂，脓液可侵及岩尖部形成脓肿；侵及岩尖侧，发生颅中窝局部浆液性脑膜炎或脑膜外脓肿；侵及岩下部，沿颈动脉鞘向下蔓延，发生咽旁脓肿；侵及颅后窝，发生脑膜外脓肿；侵及脑膜下发生软脑膜炎；多数病人可发生瘘管，或经半规管后方与鼓窦相通，或经耳蜗下方与下鼓室相通；亦可经耳蜗前方与咽鼓管口附近相通，使脓液得以引流。

（三）临床表现及检查

1. 头痛　属神经性痛，因炎症刺激三叉神经眼支所致。患者觉患侧头前部疼痛，常有眼内及眼部四周疼痛，可放射到额、颞、颊、牙等部位，疼痛如刺、如钻，痛苦不堪。头痛以夜间为重，起始为阵发性，以后逐渐变为持续性。因三叉神经半月神经节正位于岩锥尖端的前面，而且眼神经最靠近骨面，疼痛即由此神经之炎症刺激所致。

2. 耳流脓 耳部脓液增加，如乳突手术后耳部脓液已无，而又突然大量流脓合并有三叉神经痛及体温升高，应考虑本病。

3. 体温　体温升高，但极少超过39℃。为脓毒热型，可持续数周。晨起大多正常，午后上升，脉搏加快。

4. 岩尖综合征（Gradenigo's syndrome）　三叉神经半月神经节及外展神经与岩骨尖部仅隔一层硬脑膜，岩尖部化脓性感染侵及该处硬脑膜时，即可引起此颅脑神经受累，从而出现上述三叉神经分布区域的疼痛，外展神经麻痹可引起的斜视及复视，再加上中耳流脓，即称为岩尖综合征，为局限性脑膜炎侵及第Ⅴ及第Ⅵ脑神经所致。

5. 迷路刺激症状　少数患者发生眩晕、恶心、呕吐、眼震等迷路周围炎症状，但前庭功能尚属正常。

6. 周围性面神经麻痹　多为暂时性轻瘫。

7. 白细胞数目稍增多，脑脊液压力微升。

8. 影像学检查　早期岩部气房模糊不清，阴影密度增高。至晚期，气房骨隔吸收，可显现骨质破坏区。

（四）诊断及鉴别诊断

1. 急性或慢性化脓性中耳乳突炎出现岩尖部综合征者，须疑似本病。

2. 乳突根治术后干耳一段时间后，耳内又持续大量流脓，鼓窦或鼓室内壁有肉芽生长，并出现瘘道者，应考虑为本病。

3. 本病应与急性蝶窦炎、急性迷路炎等相鉴别。

（五）治疗

1. 全身应用广谱有效抗生素。

2. 施行正规的乳突凿开术后，详细探查通向岩部的含气小房，用小刮匙或电钻经骨迷路之后或其前部凿一通道，引流病变区，多数患者经单纯乳突凿开术后可望痊愈。若岩部蓄脓，尤其是有多个脓腔形成，经引流仍不治愈者，须行岩尖切除术（apicoec-tomy），以彻底清除病变组织，方能治愈。

（赵玉林　秦兆冰）

第十八章 ■■■■■■■■

面神经疾病

第一节　面瘫常见病因

一、面神经运动神经元病变

病损位于皮层的运动神经细胞体或其向面神经核投射的突触。由于面部上份肌肉神经支配来自双侧神经纤维，所以表现为不完全性麻痹，主要影响面部下份的肌肉运动。无肌萎缩现象。因面部非随意运动受锥体外系控制，此时面部肌肉的随意运动受影响，但无表情缺失现象称为面瘫（facial paralysis）。

二、面神经核病变

属于下位运动神经元病变，病变范围可包括运动核本身及其神经通路各部分的突触。通常造成同侧面部肌肉随意运动和非随意运动功能损害。

桥脑部位的胶原细胞瘤、脊髓灰质炎、多发性硬化、脑干梗塞、脑出血可致面神经核病变。

三、面神经颅内段病变

病变位于从桥小脑角至内耳道之间的面神经。最常见为听神经瘤压迫。其他可能病因有脑膜瘤、三叉神经施万细胞瘤、面神经施万细胞瘤、表皮细胞瘤、小脑或桥脑胶原细胞瘤、转移癌、淋巴瘤、结节病、真菌感染、动脉瘤。岩部骨折亦可损及面神经内耳道段。

四、面神经周围性病变

损害位于从迷路段至面神经各分支。最常见的周围性面瘫的病因是 Bell 麻痹（Bell's palsy），常发病于受凉之后，多见于糖尿病患者、中年女性，目前推测病毒感染和微循环障碍使神经鞘膜水肿致骨管内面神经受压而发生神经功能受损。

Hunt 综合征系由带状疱疹病毒感染所致的膝状神经节炎，面瘫因感染引发的炎症损害和病毒直接损害所致。

慢性化脓性中耳炎因胆脂瘤或肉芽组织生长，可通过神经毒性或直接破坏面神经引起面瘫。

颅脑外伤、耳部手术、面神经肿瘤、腮腺肿瘤等均可致面瘫。

常见面瘫病因分类及分级分别见表18-1和表18-2。

表 18-1　面瘫常见病因分类

先天性	Bell 麻痹、肌强直性营养不良、Moebius 综合征、Melkersson 病
传染性	脑膜炎（急性、结核性）、疟疾、麻风、传染性单核细胞增多症、病毒感染（柯萨奇病毒，水痘、麻疹、带状疱疹，流感）、中耳炎、恶性外耳道炎、脑炎、结节病
外伤性	颅底骨折、面部损伤、中耳开放性外伤、产钳伤
代谢性	糖尿病、甲状腺功能低下、妊娠
中毒性	反应停、破伤风、白喉
神经性	急性感染性神经炎、多发性硬化、重症肌无力、米耶-古布累综合征
医源性	狂犬病疫苗、脊髓灰质炎疫苗、下颌阻滞麻醉
血管性	Wegener 肉芽肿、结节性动脉周围炎、结节病
肿瘤性	淋巴瘤、胆脂瘤、颈静脉球体瘤、神经纤维瘤（第Ⅶ、Ⅷ对脑神经）、脑膜瘤、转移癌、鼓室血管瘤、胚胎细胞瘤、肉瘤、骨硬化病、面神经瘤（圆柱瘤）、畸胎瘤、汉德综合征（慢性特发性黄瘤病）

表 18-2　面瘫分级

面瘫程度	分级	定　义
无面瘫	I	功能正常
轻度面瘫（不易察觉）	II	注意观察才能发现的轻度面瘫，轻闭眼即可使眼睑完全闭合，用力抬额时可见轻度额纹不对称，轻微联带运动，无面肌痉挛
中度面瘫（容易察觉）	III	明显但并不觉难看的面部不对称，可有皱额不能，眼睑可全闭合，口周肌肉运动有力但用力时不对称。联带运动、痉挛均可见，但不影响面容
中重度面瘫	IV	面容难看，皱额不能。眼睑不能完全闭合，用力时口周运动不对称。明显联带运动、痉挛
重度面瘫	V	轻微的面肌运动。眼睑不能闭合，口周轻度运动，联带运动、痉挛消失
完全面瘫	VI	无面肌运动，缺乏张力，无联带运动、无痉挛

（House and Brackman 1984）

第二节 面神经病变的定位诊断

一、面神经定位临床表现

1. 损害位于鼓索神经远端，仅有面肌麻痹。

2. 损害位于鼓索神经与镫骨肌支之间 面肌麻痹，舌前2/3味觉缺失，听力下降。

3. 损害位于膝状神经节与镫骨肌支之间 面肌麻痹，舌前2/3味觉缺失，听力下降（可伴有Ⅷ颅神经损害），听觉过敏（镫骨肌功能障碍）。

4. 损害位于内听道与膝状神经节之间 面肌麻痹，涎腺分泌和泪液分泌减少，舌前2/3味觉缺失，听力下降，听觉过敏。

5. 损害位于颅后窝 面肌麻痹，涎腺分泌和泪液分泌减少，听力下降（可伴有Ⅷ颅神经损害），听觉过敏（镫骨肌功能障碍），脑干或其他颅神经受损表现。

二、特殊检查

主要目的在于判断神经是否已经变性或者将要变性，并评估其变性程度。如神经尚未变性，则面瘫考虑为神经失用及脱髓鞘所致，因无严重神经损害，面瘫一般趋向于完全恢复。神经损害一般呈逐步加重表现而非突然而完全的损害。评估神经损害的进展速度对于预后估计及治疗十分重要，因为越早治疗效果越好；而病变开始进展速度缓慢者，神经变性的程度较轻。

1. 角膜反射试验 患者注视使眼球不动，将棉棒尖部于受试者视线外向患者眼部移动。双眼分别测试。

正常反应：轻触巩膜无瞬目反射。触及角膜出现瞬目反射。

异常反应：当棉棒触及角膜时，受试者有感觉，但只在对侧眼出现瞬目反射，说明面神经受损引起运动障碍。

当棉棒触及角膜时，受试者感觉下降且无瞬目反射，提示三叉神经受损。

2. 流泪试验 用0.5cm宽的滤纸片放在双眼下穹隆，5分钟后比较泪液渗湿的长度。病变一侧泪液渗透将减少或无渗湿。泪液分泌减少提示病变位于或靠近膝状神经节。需注意当已发生面瘫较长时间者行此项检查时，由于眼部干燥症可出现假阳性的结果。此外当结膜囊有泪液积存时，虽然总的泪液分泌已下降，也可出现假阴性的结果。

3. 镫骨肌反射 当镫骨肌反射可引出时，说明病变位于镫骨肌突起远端。此外一般认为当镫骨肌反射存在说明面瘫程度为不完全性，神经尚未发生完全变性，因而预后相对较好。

4. 涎腺分泌试验 用细管分别收集双侧颌下腺分泌的唾液，同时用柠檬汁刺激唾液分泌，在面瘫发生的第一天当唾液分泌减少25%以上时，预示恢复不完全。此检查较困难，反复检查时常引起局部感染。

5. 电味觉试验 当在舌部施予微小电流时，可感到一种金属苦味。为检测鼓索神经功能，可在舌尖部施予电流并可测出电味觉阈值。其意义在于可早于临床检查发现某些病变。面瘫患者的味觉功能恢复较面肌运动恢复要早数周。

6. 睑反射试验　于眶下神经孔处予电刺激眶下神经引起眼轮匝肌收缩。电刺激反应由桥脑反射和三叉神经反射共同构成。阳性反应说明面神经仍然保持解剖上的完整性。

三、电　诊　断

最大刺激试验和诱发肌电图（神经电图）对于查明早期神经变性具有较高价值，主要用于面瘫发生的第一周，而肌电图主要用于面瘫发生的第 4 至 14 天。

1. 最大刺激试验（maximal stimulation test，MST）　本试验的生理学基础在于神经受损后，损伤部位远端仍继续传递神经冲动。

刺激电极用导电胶贴于面部面神经各分支区域，将刺激加至 5mA 或受试者最高可耐受限度。分别测试颈、下唇、口、鼻、眼、额部，结果分为双侧相等，减低、消失。

（1）在面瘫发生的最初 3～5 天，本试验无意义，因为即使神经完全断裂，远端神经仍具有传递功能。面瘫发生 3～5 天后，在轻度损伤情况下，最大刺激试验的双侧反应相等。在 2～3 度损害发生时，反应减低。在 3 度以上损害发生时（此时末端神经出现变性），反应消失。

（2）当最大刺激双侧反应相等时，88% 的患者的面瘫可获完全功能恢复。当试验结果为反应减低时，完全恢复率下降为 27%。所有反应消失的患者愈后不良，将出现功能恢复不完全。

本试验的优点在于容易检查，费用低，可重复性好。

2. 诱发肌电图

本法与最大刺激试验类似，但是更精确，因其采用肌电记录仪记录并比较电位大小，而非靠肉眼观察面部收缩。

据 May 报导，在颞骨骨折所致面瘫的患者，当出现下列情况之一时，应手术治疗：①诱发肌电图突然完全消失时；②病程 5 天之后诱发电位降至对侧 10% 以下时；③CT 显示面神经管破坏，或面神经管未显破坏而伤后 6 个月面瘫无恢复者。

对于 Bell 面瘫，Fisch 指出病后 2 周内电位降至正常侧的 10% 或以下时，必须予以手术治疗。

3. 肌电图　肌电图记录骨骼肌纤维的电活动。使用针电极插入面肌肌腹，最开始可记录到电极刺入引起自发肌电活动，然后让患者收缩面部肌肉，同时观察运动电位的大小和形态，改变电极的部位以找到运动单元较多的电极位置，此时让患者用最大力量收缩面部肌肉，以发现可能存在的运动单元缺失。最后，让患者放松面部肌肉，并改变电极的位置，以记录肌肉的自发电活动。

面瘫发生后 10～20 天，如能记录到肌电图，可排除神经完全断裂。肌电图消失后又再出现，说明神经已再生。肌电图常常早于临床可见的肌肉运动出现。

小而短的多相波形为肌肉病变的特征波形，大而长的波形说明存在神经源性萎缩或对侧神经支配。

第三节　面神经修复

当面神经连续性未被破坏时，面瘫恢复情况一般如表 18-3 所示。

表 18-3　面神经损伤类型与愈后

损伤类型	愈后
神经失用	神经传导功能障碍，原因不明。2 周左右功能恢复
轴突断伤	部分轴突发生病变，再生需要时间。2 个月左右功能恢复
神经断伤	神经鞘膜已受损，可出现联带运动。6 个月左右功能开始恢复

完全面瘫的病例如经手术探查确定面神经形态完整，在施行舌下神经面神经吻合术前，最好观察一年，大多数病例在此期间面瘫恢复或至少开始恢复。有时尽管术中发现面神经完整，术后恢复也不完全，可有面肌力弱和联带运动出现。当患者处于清醒状态下无面肌张力减退时，一般面肌功能可完全恢复。

1. 术中面神经损伤　术中一旦发生面神经损伤，手术医生应根据损伤程度立即采取相应处理。

面神经鞘膜暴露，神经结构完整时，不需特殊处理，只需在术后记录中予以记录即可。

当面神经鞘膜被撕裂，而神经断损不超过横断面的三分之一时，局部不需特殊处理，神经损伤可自然愈合。当神经损伤范围超过横断面的三分之一时，应将神经完全切断，再行端对端吻合。当神经已完全离断时，如果可能应行端对端吻合或神经移植。

术后面瘫可为即刻发生或迟发性。对于即刻发生的面瘫可首先观察 2 小时，如 2 小时内面瘫恢复，则考虑为局部麻痹所致。同时应松解外敷料，因为有时包扎过紧也可致神经受损。如面瘫无好转，则应于术后 24 小时行探查手术。对于迟发性面瘫，应松解外敷料和填塞物，其他处理同 Bell 面瘫。

2. 手术时机　对于颞骨骨折、医源性损伤、颞骨内的外伤、神经瘤、颈静脉球体瘤、脑膜瘤、颞骨或腮腺恶性肿瘤手术所致面部神经损伤，应即时实施修复。

对于术后需行补充放疗的患者，有人（Pillsbury 和 Fisch）认为术后放疗影响面部神经功能恢复，而 Conley 认为放疗对面神经再生的影响十分轻微。

考虑到第 5 天起创面胶原纤维组织即开始生长，延迟手术时间将使操作变得困难，特别是在面神经的鼓室段和乳突段。另外，延迟手术时需切除神经断端纤维化及失用部分，有时较难判断需切除范围，而早期手术则无此虑。

总之，受损神经越早修复则愈后效果越好。对于术中切断面神经者，应立即行神经修复术。对于损伤数月的患者，不适行神经端对端吻合术时，也应行神经移植术。临床资料证明，有些损伤数年后的患者，也可出现良好轴突再生。

3. 神经修复技术　理想的神经修复应使每一神经束的近端与其相对应的末端相接。面神经内各神经束的排列从内耳道至鼓室段较整齐，乳突段和腮腺区各神经束是相互交织状排列，越位于远端越难保持束束对位缝合。神经外膜缝合是目前最常用的修复技术，一般选用 9-0 的尼龙缝线，10-0 的缝线过细而 8-0 的缝线过粗（图 18-1）。无论采用何种修复技术，下列几点均需注意：

（1）神经两端应对位良好，无张力。

（2）两残端应锐利切断，以利于神经再生。

（3）吻合时应避免神经再次受损。

（4）行端对端吻合时，两断端应保持平顺结合，避免扭曲。

（5）病程较长者行神经吻合术，如面神经舌下神经吻合术时，面神经残端应行病理检查，以保证吻合处未被纤维化，如已发生纤维化，应将其切除至健康部位为止。

4. 纤维蛋白胶的使用　对于在面神经修复时纤维蛋白胶的使用，不同的作者有不同看法。其优点有，神经断端更易对位，减少吻合时对神经的损伤，局部无永久性异物存留，操作更简便，在某些缝合技术难于施行的部位也可使用。使用纤维蛋白胶的不利方面在于，有可能存在目前未知的毒性，潜在的局部炎症反应，以及局部稳定性较差，一般其粘性只保持 3～4 天。

多数作者认为，使用纤维蛋白胶的术后恢复效果不如神经外膜缝合术。此

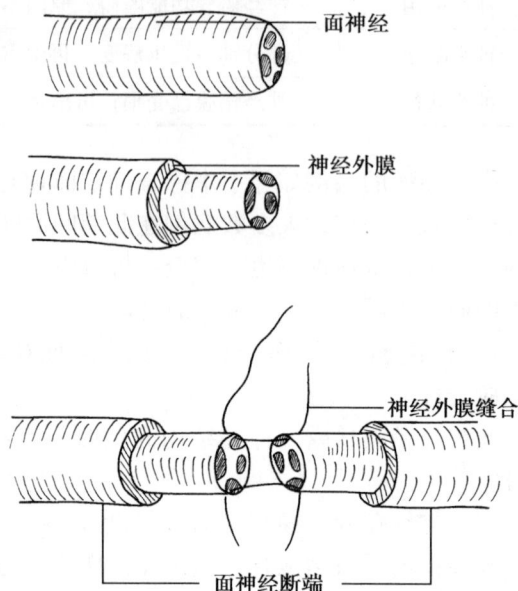

图 18-1　面神经端对端修复（神经外膜缝合）

外，应考虑肝炎和艾滋病传染的可能性。如采用自体血制作纤维蛋白胶则费用成本又大大提高。一般来说，尽可能采用神经外膜缝合技术，仅在内耳道段或桥小脑角区域采用胶原蛋白吻合法。

硅胶管和多微孔高分子材料行神经吻合目前尚无定论。有鉴于目前各种神经修复方法的不足之处，有人研究激光神经缝合方法，其原理是利用光凝固作用使神经两断端蛋白结构改变和胶原融合，可做为外膜尼龙缝线缝合法的补充。

在动物实验中证实，加用 α-促黑细胞素（α-MSH）比单用多孔高分子材料管或单纯神经外膜缝合术的效果要好。全身使用促肾上腺皮质激素泼尼松，局部使用神经生长因子在动物实验中均获得一定效果，但目前尚未经临床验证。

第四节　面神经替代技术

由于各种原因造成面神经断伤时，采用面神经自身重建的效果，在非随意运动方面总是优于面神经舌下神经吻合。因而在神经损伤较多无法行面神经端对端吻合术时，也应尽量考虑行神经移植。一般选用耳大神经、枕小神经等植于两断端之间行神经吻合（图 18-2）。但是在某些病例，比如行面神经吻合术一年之后无面神经功能恢复征象，或神经断损在脑干部位而无面神经近端可用以吻合时，可行面神经舌下神经吻合。

目前，面神经-副神经、面神经-舌咽神经吻合术因其副作用明显，已经不再使用。

神经替代须在面神经断伤远端健康以及无面肌萎缩时采用，同时牺牲了替代神经的功能，而且常有明显的联动现象出现。

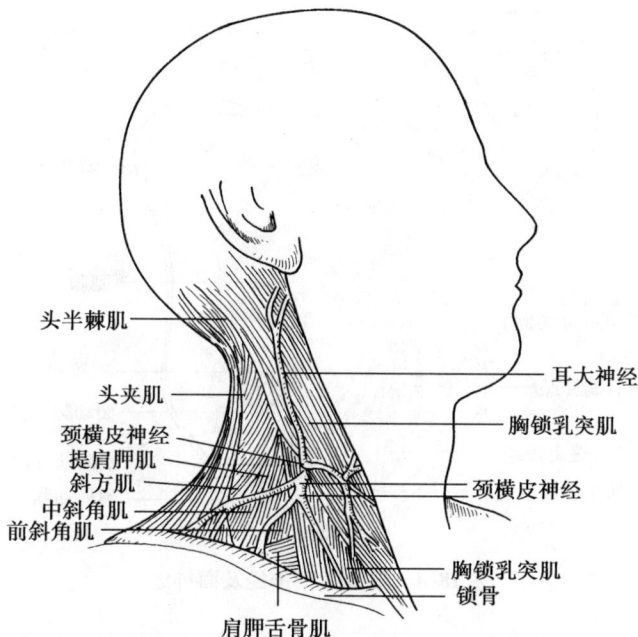

图 18-2　颈后三角（示各肌及耳大神经）

1. 舌下神经-面神经端端吻合术　当面神经颅外段、舌下神经、面部肌肉均完好，且患者愿意接受舌下神经功能丧失带来的不便，以及舌咽神经、迷走神经功能完好时，可考虑行舌下-面神经吻合术。下列情况时，应不做此手术。①仅一侧舌下神经功能完好；②双侧面瘫；③职业需要在公共场合说话者；④多神经功能受损或迷走神经功能受损时。施行舌下-面神经吻合者，常有面肌张力增高，面肌缺乏表情运动，咀嚼、吞咽、发音发生变化的情况出现。

手术方法如图 18-3、4 所示，切口起于耳屏上约 1cm 处，于耳垂处水平向后 0.5cm，然后在下颌角后 2cm 沿胸锁乳突肌走行，至舌骨大角处。剥离皮瓣，逐层深入显露面神经及舌下神经，于茎乳孔处切断面神经，舌下神经切断时应尽可能靠前以获得足够长度，将舌下神经向上与面神经吻合。

舌下面神经吻合术后都会出现面肌联带运动和群动，为减轻联带运动，在恢复期可采用锻炼和生物反馈治疗。某些严重的病例，可选择性切断部分面神经分支或用肉毒杆菌毒素局部肌肉注射。面神经梳理术可减轻面肌过度运动。此外，选择性面肌切除是效果最持久的治疗面肌运动过度的方法。

舌下-面神经吻合术后瞬目反射不可能恢复，将出现眼干燥，此时需行眼睑成形手术。

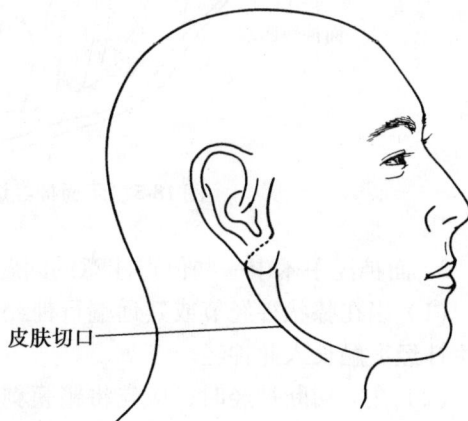

图 18-3　示舌下神经-面神经吻合术切口

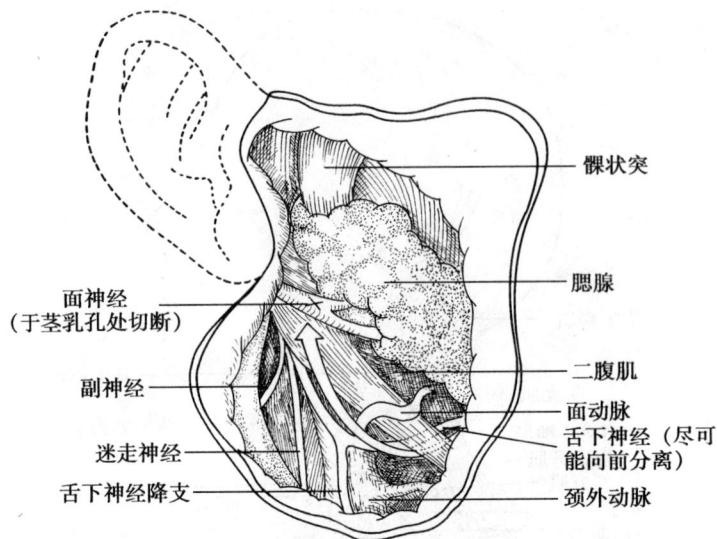

图 18-4　显露舌下神经及面神经

2. 舌下-面神经桥接吻合术　为保留舌运动功能，将面神经远端用皮神经接长后与部分切断的舌下神经吻合。此方法可使面肌张力对称性及运动能力恢复，而较少出现吞咽困难、咀嚼障碍和发音问题。

此外，亦有人报道将面神经远端直接与舌下神经行端侧吻合术（图 18-7）。

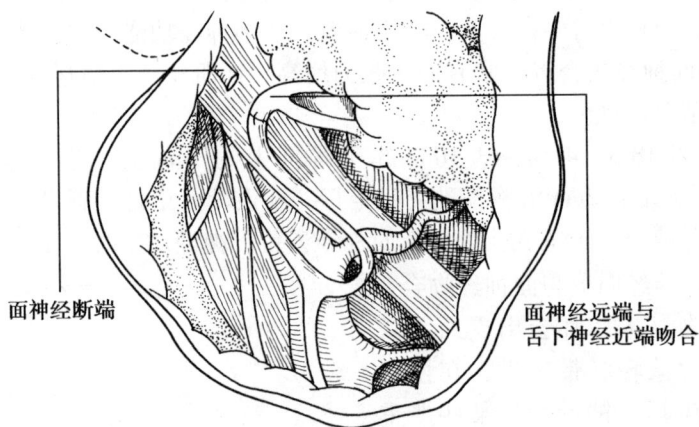

图 18-5　示面神经远端与舌下神经近端吻合

3. 面神经手术中一些值得注意的问题

（1）当在膝状神经节或其远端行神经接合术时，将岩浅大神经切断，将有助于防止再生神经突触长入此神经。

（2）在需切断神经时，应先将鞘膜剥离再切断，可减少对神经内部结构的损伤。

（3）手术操作中避免使用吸引器头直接吸引神经。

（4）注意保存神经滋养动脉。

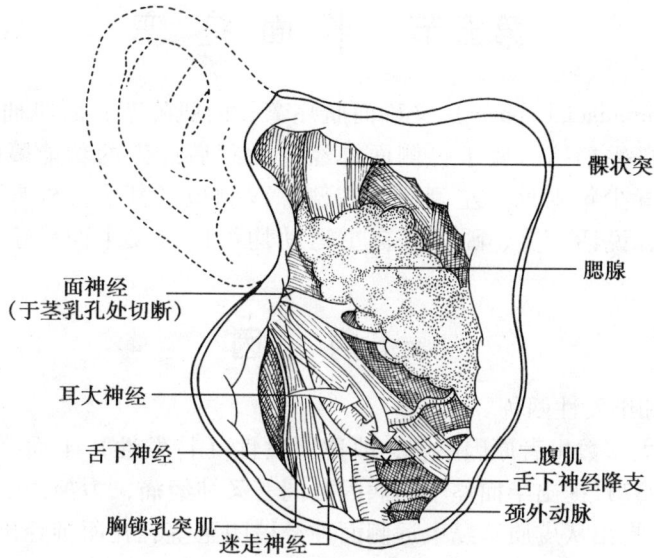

图 18-6　示面神经-舌下神经端侧吻合（1）

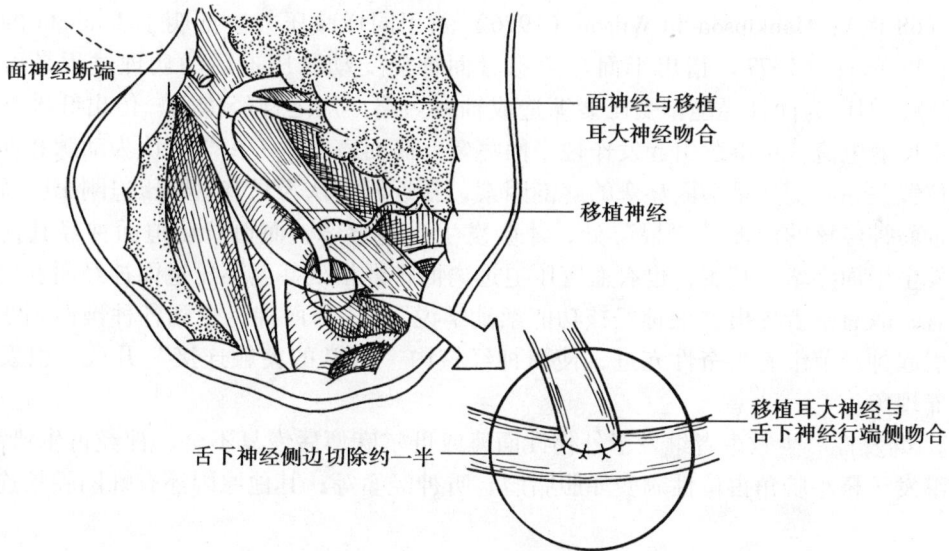

图 18-7　示面神经-舌下神经端侧吻合（2）

（5）行神经改道时，应用锐器剥离神经。

（6）在桥小脑角肿瘤手术中，应避免牵拉神经。

（7）术中操作采用高倍显微镜。

（8）患面神经瘤而面肌功能正常者，应在切除肿瘤同时行神经移植术。

（9）行神经移植时，移植段越长术后效果越差。

（宋为明）

第五节　半面痉挛

半面痉挛（hemifacial spasm）又称面肌痉挛、面肌阵挛、面肌抽搐等，为一侧面部肌肉发作性不自主抽搐，属于一侧面神经受激惹后产生的功能障碍症状群。患者多为中年女性，青少年少见，左侧多于右侧，双侧患者甚少。外界物理刺激、过度疲劳、情绪激动、说话、笑、瞬目等自主运动均可以诱发半面痉挛，部分患者可伴发三叉神经痛。

一、病　因

分为原发性和继发性两种。

1. 原发性　大多数患者原因不明，故称原发性（特发性）半面痉挛。微血管压迫学说：Dandy（1937）提出半面痉挛的病因类同三叉神经痛，为神经受压所致；Ehni 和 Woltman（1945）提出从皮质延髓束远侧面神经核团至茎乳孔面神经出颅处的任何损害均可引起本病；Campkell 和 Keedy（1947）报道 2 例三叉神经痛伴随半面痉挛，为基底动脉瘤压迫三叉神经、面神经所致；Gardner 和 Sava（1962）、Jannetta（1975）认为，面神经受颅内动脉压迫是半面痉挛主要原因，术中将动脉从面神经表面分离，取得显著疗效（68 例）；Hankinson 和 Wilson（1976）采用同样减压方法证明了 Jannetta 的手术效果；Bertrand（1977）指出半面痉挛患者面神经受动脉压迫后的病理过程是可逆的（15 例），但因为面神经髓鞘受压萎缩造成轴索短路，加之神经传入、传出纤维互相影响发生反射电流，可继续引起发作性半面痉挛。简而言之，不少学者认为动脉和面神经之间位置关系的变异是半面痉挛的解剖因素，新近研究认为只有血管压迫刚出脑桥又十分接近面神经核的面神经"根"处，才会发生半面痉挛，而血管压迫面神经其他部位很少发生半面痉挛。其实，也有血管压迫远离面神经根处甚至不压迫面神经而发生半面痉挛者，故有学者提出"面神经核功能紊乱学说"：认为面神经受到各种慢性刺激，逆向性引起神经节细胞兴奋性亢进，使面神经核内"异常的突触连接"开放，引发局灶性癫痫现象。

2. 继发性　少数患者继发于外伤性面瘫或贝尔麻痹后恢复不全、神经再生错乱等；也有继发于桥小脑角占位性病变如胆脂瘤、听神经瘤等；其他原因还有蛛网膜粘连、囊肿等。

二、临床表现

病情进展缓慢，早期痉挛常自一侧眼轮匝肌开始，眼睑跳动呈间歇性、不规则发作。然后，逐渐扩展到同侧面部表情肌，重者可累及到颈、肩肌群（但极少波及额肌），个别病例起病时即可累及整个面部。抽搐不能自主控制，呈电击样发作，眼睑紧闭，口角歪斜，抽搐时间短则数秒，长则数分钟，间歇期长短不定，睡眠中亦可发作。抽搐时多无面部疼痛，不伴肢体抽搐，发作频繁时可影响视力、言语与咀嚼功能等，镫骨肌受累时可发生听觉过敏和与面肌痉挛同步的耳鸣，长期持续痉挛性发作后可引起面肌联动与面肌无力。

三、诊　断

根据半侧面部发作性不规则抽搐、面部感觉正常、无其他神经系统阳性体征、脑电图正常、肌电图显示有肌纤维震颤而无失神经支配的征象，确定诊断不难。利用电刺激眶上神经，患侧眼轮匝肌及其他面神经支配的肌肉均同时收缩是其特点。颞骨高分辨率CT、颅脑 MRI、ABR 等有助于排除面神经瘤、听神经瘤、岩骨胆脂瘤等引起的半面痉挛。

四、鉴别诊断

本病需与以下疾病鉴别：

1. 特发性眼睑痉挛　双侧眼睑抽搐，常伴有精神障碍，肌电图示面肌不同步放电，频率正常，可能为锥体系统功能障碍。

2. 局灶性癫痫　为对侧中央前回皮质运动区病变所致，脑电图异常。

3. 面肌颤搐　为头面部个别肌束微细颤动，常侵犯周围眼睑肌肉，多为一侧，能自行缓解，可能是侵犯脑干、脑神经的良性病变。

4. 习惯性痉挛　为小型痉挛，面肌无目的地刻板式反复跳动，多为一侧，常在童年发病，情绪紧张可以加重。

5. 舞蹈病　锥体外系病变所致。

五、治　疗

因病因不明，缺乏特效治疗。

1. 药物治疗　中枢抑制剂、血管扩张剂、激素等药物均无确切疗效，选用安定、颠茄、苯妥英钠、卡马西平和痛定宁等药物，配合针灸、理疗等可缓解轻型患者的症状。

2. 面神经阻滞术　用 80% 的酒精 0.5ml 注入茎乳孔面神经主干处，可暂时阻断面神经的传导功能，解除痉挛发作，疗效可持续数月或 2~3 年（面瘫恢复可能不完全）；按面肌痉挛部位分别注射肉毒杆菌毒素（botulinum toxin）也可以暂时解除痉挛发作；其他方法如射频电热凝固面神经干等也有人采用，但疗效不理想。

3. 手术治疗　一般保守治疗无效、痉挛发作严重者可采用手术治疗。

（1）乙状窦后进路面神经显微血管减压术（Jannetta）：全身麻醉，耳后弧形切口，暴露乳突、枕骨、顶骨等，在横窦之下、乙状窦之后磨出骨窗。弧形切开硬脑膜，轻压小脑，进入桥小脑角区，可见：小脑上动脉横越三叉神经上方，小脑前下动脉居于面神经、前庭耳蜗神经之间，小脑后下动脉处在舌咽神经、迷走神经之间，基底动脉居舌咽神经、迷走神经和副神经腹侧。松解粘连的蛛网膜，将压迫面神经之血管（小脑前下动脉或小脑后下动脉及其分支）与面神经分离，间隔以小块颞肌。对于无明显血管压迫者，樊忠等借鉴 Lewis（1957）面神经梳理术对面神经颅内段进行纵行梳理。复位小脑，严密缝合硬脑膜。此术式疗效较好，复发率较低，且面瘫、听力损失、眩晕及其他并发症发生率较低。但毕竟属于颅内手术，风险大小在很大程度上取决于术者经验和能力，加上有效率在 80% 左右，部分患者不易接受。

（2）乳突入路面神经梳理术及面神经监控微创术：半面痉挛是面神经阵发性放电现象，不论触发面神经放电的具体原因，要引起面部任一部分肌肉明显收缩，必须具备到达该部分肌肉的全部或大部分神经纤维放电的同步性。这种异常放电同步性的确立机制可能很脆弱，远不如随意运动放电的同步性机制稳定。异常放电的同步性只存在于面神经主干（面神经核开始至出茎乳孔主干分叉之前），所以只要在面神经主干的任一部位破坏此同步性就有可能终止面肌痉挛，而不影响或仅轻微影响面肌的随意运动。Lewis（1957）采用局部麻醉，耳后切口，乳突部分切除，开放面神经垂直段骨管。切开面神经鞘膜，纵行切开面神经 1～1.5cm，中间以硅胶膜隔离，力求切断交叉分布之神经纤维，减少神经异常兴奋传导。王正敏等对此术式进行改进，采用全身麻醉，面神经监控，术中测定复合动作电位，期望通过微创面神经来改变不正常的放电同步性。此术式易为耳科医师掌握，不必开颅，风险较小，疗效令人满意，不仅痉挛消失，而且几乎不产生面部运动障碍。缺点是仍有部分患者复发。

（3）腮腺入路面神经选择性切断术：适用于其他手术无效者。耳前切口，暴露腮腺后缘，显露面神经主干及分支，切断痉挛严重的部分神经分支。刺激面神经主干，观察面肌反射是否减弱到合适水平（相当于原刺激反应强度 1/2 以下），重点是眼轮匝肌和口周肌群。根据术者经验做到痉挛完全消除、出现部分面瘫即可。部分面瘫可逐步恢复到正常水平，复发者可再次手术。王正敏等认为要做到面神经支配眼轮匝肌和口轮匝肌的神经支配 80% 以上被切断才会在手术当时终止面肌痉挛；术后有闭目不全和笑时口角歪斜；额支、颈支应予保留，否则术后抬眉运动丧失，而且静态时出现眉毛和下唇低垂，面容明显不对称，但保留额支、颈支又会出现额、颈两区抽动。此术式是颅外手术，比较安全，但术后可遗留轻度面瘫，复发率较高，而且每当面瘫恢复时，面肌痉挛有不等程度出现。

（夏　寅）

第十九章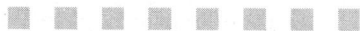

颞骨肿瘤

颞骨的肿瘤以及类肿瘤疾病临床种类很多，但是每种疾病的发病率不是很高，往往容易出现误诊。

第一节　发育不良性肿瘤

表皮样瘤、上皮瘤、脊索瘤和脑膜瘤是不同来源的新生物，原因是胚胎发育期间或者发育后某些细胞仍然继续生长造成的，因此将这类肿瘤归为发育不良性肿瘤。在全身正常发育的情况下，某些原发细胞的生长速度过快，呈肿瘤样生长。这些发育不良的肿瘤既可以是良性的，也可以是恶性的。

一、表皮样瘤

1. 病因及流行病学　表皮样瘤（epidermoid）包括先天性胆脂瘤，非常少见。其原因是扁平上皮在胚胎发育期间出现在不应出现的地方。年轻人多见。

2. 病理学检查　常为球形，被很薄的上皮包裹成囊袋，没有多层上皮以及上皮的附属结构，有时内容物为褐绿色，含有胆固醇结晶和脂肪酸。可以出现在颞骨、内耳道、桥小脑角等处。

3. 临床表现　初期常无明显症状。一般没有急、慢性中耳炎的病史以及临床表现，到耳鼻咽喉科就诊的首发症状常常是面瘫。病程缓慢，隐匿。还有一些患者表现出前庭-耳蜗症状，如缓慢发生的进行性传导性听力损失，眩晕等。发生在内耳道的先天性胆脂瘤可以三叉神经痛为首发症状。如果发生在中耳或乳突，可以伴有严重的炎症表现。老年患者可能出现大脑的症状，很难诊断。CT 和 MRI 检查可以帮助确定病变范围。可见低密度、囊状不规则的占位性病变。密度的不同有助于术前与上皮瘤相鉴别。

4. 治疗　治疗原则是完整地切除肿瘤。如果病变范围很广，涉及颅内，需要耳鼻咽喉科医生与脑外科医生一起合作进行手术。根据肿瘤的部位选择不同的手术径路。如果肿瘤位于中耳或筛骨，只有在紧急情况下才进行引流术，必须彻底清除病变才能避免复发。完整切除肿瘤后，预后很好。

二、上皮瘤和畸胎瘤

1. 病因、病理、流行病学　上皮瘤（dermoid）和上皮囊肿含有两种胚胎成分，即表皮和皮肤附属结构，以及脂肪样成分。而畸胎瘤（teratoma）则含有外、中、内三个胚层的细胞成分。畸胎瘤可以恶变。岩骨和桥小脑角的上皮瘤特别罕见。

2. 症状和诊断　症状主要与病变部位有关。岩尖部肿瘤出现三叉神经和外展神经麻痹，内耳道肿瘤主要出现面神经、位听神经以及三叉神经的症状。压迫咽鼓管可以出现中耳通气障碍，引起分泌性中耳炎。

3. 治疗　治疗原则是完整切除肿瘤。

三、脊　索　瘤

1. 病因、病理和流行病学　脊索瘤（chordom）是一种罕见的恶性肿瘤，来源于残余的脊索胚胎。脊索胚胎是脊柱的胚胎组织，以后发育成椎间盘的髓核。尸检证实有 0.5%～2% 的人在椎间盘以外的区域有脊索残余。脊索瘤最为公认的病因是胚胎发育障碍。其他病因还有外伤学说等。截至 80 年代初期，共报告了约 500 余例脊索瘤。其中有 1/3 位于颅底。发生于颅底的脊索瘤的患者的平均年龄比发生在下部脊柱的患者小 15 岁。脊索瘤形态多样，与脊索残余产生的时间以及转移的情况有关。肿瘤肉眼观可表现为分叶状，实体或充满浆液或粘液的囊状。可以出现坏死、钙化或出血。组织病理学检查的特征是凝胶-粘液状的组织基质，有结缔组织索穿过，其中有差别很大的不同的细胞群。

颅底的脊索瘤常位于蝶骨-枕骨和斜坡区域，然后向颅内或颅外发展进入一侧或双侧岩骨、蝶鞍以及鞍旁区域、海绵窦、桥小脑角。有时脊索瘤只发生在鼻咽部或椎旁软组织内。

2. 症状与诊断　发生在鼻咽部常引起鼻塞，挤压咽鼓管可以出现分泌性中耳炎的症状，有时还会出现吞咽困难。如果侵犯蝶鞍和海绵窦，则会出现垂体功能低下、第 Ⅲ、Ⅳ、Ⅴ、Ⅵ脑神经功能障碍。如果肿瘤侵犯岩骨和小脑桥角，则出现三叉神经、面神经、前庭耳蜗神经以及后组脑神经的症状。

CT 检查表现为质地均匀的占位性病变，约有 25% 的患者可出现钙化，使得影像学检查缺乏典型表现，增强均有强化。MRI 检查 T_1 像与肌肉信号强度相同，T_2 像呈不均匀高信号，肿瘤内钙化表现为低信号，可以将肿瘤与周围的软组织区分开来，大多数情况下有假性包膜。

3. 治疗原则　根据最近的观点，脊索瘤被认为是一种恶性肿瘤，尽管组织学检查并不总是符合恶性的条件。这就意味着手术不仅仅要完整地切除肿瘤，还要切除部分正常组织作为安全边界，而且还要注意保护脑神经的功能。手术径路主要取决于肿瘤的部位。常常需要采用联合径路，而且常常需要与脑外科医生一起合作进行。至今为止，尽管手术技术、设备不断改进，神经监护也广泛应用，但是仍然很难完全保留脑神经的功能。脊索瘤对放疗的敏感度很差，因此放疗不能作为唯一治疗的手段。在肿瘤切除术后，可以进行姑息性的放疗，剂量不要超过 80Gy。高能量的质子放疗也开始使用。对 90 例脊索瘤和脊索肉瘤的患者进行回旋加速器治疗后，随访 3～5 年发现有 78%～88%

的患者局部肿瘤得到控制，即 CT 检查发现肿瘤消失、缩小或不变。原则上脊索瘤可以通过淋巴或血行转移。肿瘤扩散到鼻咽部以后可以通过淋巴转移。

四、脑 膜 瘤

脑膜瘤（meningioma）是最常见的颅内肿瘤，约占颅内肿瘤的 18%。主要由蛛网膜细胞组成。脑膜瘤除了有一种退行发育性的肉瘤性脑膜瘤是恶性的以外，其他的大多数脑膜瘤都是良性的。生长方式为膨胀性生长。

1. 病因、流行病学　原则上岩骨区域的脑膜瘤有以下分型：

（1）颅外，原发或原始的岩骨脑膜瘤：原发于岩骨本身，由于在胚胎发育期间蛛网膜细胞进入岩骨产生。对诊断有重要帮助的是，岩骨脑膜瘤没有任何缝隙或骨管与颅内相通。截至 1982 年共报道了 22 例原发性岩骨脑膜瘤。只有 1 例是男性。平均年龄为 45 岁。这种肿瘤可以直接发生在面神经附近，因此长期被诊断为面瘫并不少见。原发性脑膜瘤也被称为 Recklinghausen 神经纤维病或多发性异位脑膜瘤。

（2）继发性岩骨脑膜瘤：原发于颅内，在岩骨附近，逐渐生长进入岩骨。大约有 30% 的颅内脑膜瘤生长在岩骨附近，包括蝶骨（8.6%），颞叶（8%），脑幕和颅后窝（7.3%），鞍旁（4%）等部位。虽然这种类型的脑膜瘤最多只占脑膜瘤的三分之一，但在复发的脑膜瘤中约占 50%。继发性脑膜瘤在临床上表现为鼓室内的新生物，并有相应的症状。以前术前很难与颈静脉球体瘤相区分。高分辨的 CT、MRI 以及血管造影可以提供更多的帮助。直到 1980 年，总共只报道了 55 例继发性脑膜瘤。

（3）桥小脑角脑膜瘤：大约有 9% 的岩骨附近的脑膜瘤位于桥小脑角附近。脑膜瘤也是桥小脑角第二常见的肿瘤。即使有最先进的影像检查技术，也很难将之与听神经瘤相鉴别。肿瘤较大时可见内听道口处的肿瘤基底宽大，是脑膜瘤的特征。临床症状与听神经瘤完全相同。

2. 治疗原则　唯一有效的治疗方法是手术切除。手术径路的选择要根据肿瘤的部位，生长方式，术前脑神经的功能情况来决定。从手术角度来看可以分为两种生长方式：

（1）膨胀性生长的脑膜瘤：对神经和血管等重要结构只是压迫影响，没有明显的粘连。这种情况较为常见，便于在手术中完整的剥离肿瘤，而不影响面神经以及前庭耳蜗神经的功能，有时术后神经功能甚至能够得到改善。

（2）斑块样生长，罕见，常沿着血管神经的走向生长，很难将肿瘤与血管神经分离，因此很难保留神经的重要功能。

大多数情况下选择能够保留听力的手术径路。经颞径路一般只用于较小的肿瘤，较大的肿瘤最好选择乙状窦后径路或者枕下径路。

第二节　颈静脉球体瘤

颈静脉球体瘤（glomustumor）又称为化学感受器瘤、非嗜铬性副神经瘤、副神经节（体）瘤等。是除了听神经瘤以外，第二常见的岩骨以及临近部位的肿瘤。它来源于颈静脉球区域的副神经节细胞，包括舌咽神经的鼓室支（Jacobsen 神经），迷走神经的颈丛和耳支（Arnold 神经）。在临床上至少将颈静脉球体瘤分成两大类：位于中耳和乳突的鼓室型颈静脉球体瘤和位于颈静脉球和邻近骨质的颈静脉型颈静脉球体瘤。本病女性多见。

1. 病理学检查　从组织病理学上可分为三种类型。血管型：含有大量丰富的血管；细胞型：主要成分是副神经节细胞；混合型。尽管绝大部分颈静脉球体瘤是良性的肿瘤，但是也有个别患者可以恶变，并发生转移。

2. 症状　根据瘤体的大小和范围不同，可以出现不同的症状。局限在中耳和鼓室的颈静脉球体瘤的主要表现为搏动性耳鸣和听力下降。听力检查表现为传导性听力损失。肿瘤进一步发展可以产生周围性面瘫。可以破坏鼓膜形成息肉，耳分泌物呈脓血性。颈静脉球体瘤可以侵犯第Ⅸ、Ⅹ和Ⅺ脑神经，出现吞咽困难、声嘶和误咽呛咳等症状。由于颈静脉球体瘤可分泌去甲肾上腺素，可以出现阵发性不稳定高血压、头痛、心动过速、心悸、脸红、体重下降等症状，但甚为罕见。

Brown 等人根据临床症状做出了肿瘤的分期：

0 期：听力下降和搏动性耳鸣

1 期：同 0 期 + 耳漏和（或）耳痛

2 期：同 1 期 + 面瘫

3 期：同 2 期 + 感音神经性听力损失、眼震和（或）一个后组脑神经的功能下降

4 期：同 3 期 + 多个脑神经功能下降以及中枢神经系统症状。

Fisch（1979）将颈静脉球体瘤分成四型：

A 型：瘤体局限在中耳。

B 型：瘤体局限在鼓室乳突，没有迷路下侵犯。

C 型：肿瘤侵犯颞骨迷路下和岩尖。

D 型：肿瘤侵入颅内。

3. 诊断　患者有搏动性耳鸣，伴听力下降。检查可见有蓝鼓膜，并有搏动感。鼓气耳镜可压迫肿块使之变白，搏动减弱（Brown 征）。进行 CT 以及 MRI 检查可以明确肿瘤范围。较小的颈静脉球体瘤，有时 CT 很难发现。CT 可见颈静脉窝扩大，边缘模糊不清。可见软组织肿块突入鼓室、乳突或颈部、颅后窝等处。MRI 检查 T_1 像表现为中等信号及血管流空影，T_2 表现为高信号，肿瘤内可见多处点状以及条状血管流空影，提示肿瘤血供丰富（花椒盐征），使用增强剂后有强化。在术前建议进行血管造影检查并进行栓塞，可以明显减少术中出血。

4. 治疗　颈静脉球体瘤对放疗不敏感。手术切除是主要的治疗方法。但从理论上来说，很难保证彻底切除肿瘤。需要根据肿瘤的部位及范围决定手术径路。限于中耳的颈静脉球体瘤（A 型）可以采用耳内切口，经耳道取出。B 型和 C 型颈静脉球体瘤要采用耳后径路。D 型则要采用经颞或改良颞下窝径路。颈静脉球体瘤可以说是耳鼻咽喉头颈外科难度最大的手术，不仅要求尽量彻底地去除肿瘤，而且还要注意保护面神经的功能，有时需要行面神经改路或神经吻合术。根据具体的情况，可能需要进行外耳道重建，听力重建的功能性手术。

第三节 面神经瘤

面神经瘤（facial nerve neurinoma）为原发于面神经的肿瘤。最常见的是面神经鞘膜瘤，面神经纤维瘤和其他性质的肿瘤如血管瘤较为少见。面神经鞘膜瘤来源于神经鞘膜的施万细胞，因此也叫施万细胞瘤，施万瘤或神经鞘膜瘤。神经纤维瘤则不仅仅只来源于施万细胞，还有神经外膜的成纤维细胞和纤维细胞，没有包膜，可恶变。中年女性多见。截至90年代初期，共报道了约200例面神经瘤。最常见的部位是乳突段。

1. 病理学检查　神经鞘膜瘤有包膜包裹，膨胀性生长。根据其中退行性囊性变的程度不同有不同的硬度。通常较小的肿瘤比较大的肿瘤硬。切面常为黄色或暗红色。显微镜下可见有序排列的细胞串，细胞核排成条栅状。

2. 症状与诊断　起病常较为隐蔽，病变早期常无明显症状。临床症状主要与肿瘤发生以及侵犯的范围有关。常见症状：面瘫、听力下降、眩晕、面部或耳部疼痛等。发生于腮腺的面神经瘤仅出现耳下包块和面瘫。

发生于鼓室段的面神经瘤膨胀生长，可使鼓膜后下部分膨隆；发生于乳突段的面神经瘤穿破外耳道后壁，检查可见外耳道肿块。CT及MRI检查可以确定肿瘤的部位及范围。与胆脂瘤不同之处在于增强CT有强化。MRI检查T_1像呈低信号，T_2像呈高信号，增强后有明显的强化现象。

3. 治疗原则　手术彻底切除肿瘤，然后根据缺损的情况决定面神经端端吻合或面神经移植术。预后较好。

第四节 其他内耳肿瘤和假性肿瘤

一、胆固醇肉芽肿

胆固醇肉芽肿（cholesteringgranulom）很少是先天性的，多半是岩骨气房通气障碍，气房内分泌物聚集所致。

1. 病理学检查　胆固醇肉芽肿由伴有囊性空腔的肉芽组成，含有黄褐色液体，可以看到结晶样物。在组织学上胆固醇结晶的所在部位有典型的纺锤样空腔，被炎性细胞，特别是大量的异物巨细胞包裹。岩尖是胆固醇肉芽肿在岩骨的好发部位。岩尖的气房差异很大，可以与蝶窦和筛窦相邻。因此岩尖胆固醇肉芽肿应该作为一种单独的疾病，与鼓室乳突的胆固醇肉芽肿区别开来。

2. 症状与诊断　颞骨胆固醇肉芽肿根据病变发生部位的不同可能出现不同的症状。主要症状有传导性听力损失、面瘫、三叉神经刺激症、外展神经麻痹等。CT可见边缘清楚的骨质缺损。其密度与脑组织接近。典型的病例可见囊性阴影，增强后没有强化反应。MRI的T_1像表现为低或中等信号，T_2像呈稍高信号。胆脂瘤的密度低于脑组织，增强后也不强化，MRI的T_1和T_2像均呈高信号。

3. 治疗原则　除个别情况外，实际上很难做到完全切除胆固醇肉芽肿，因此主要采用引流手术，主要是向中耳进行引流，个别情况下可以引流到筛窦或蝶窦。桥小脑角的胆固醇肉芽肿，如果听力没有保留价值，可以选择经迷路径路。如果听力仍有保留价值，则选择颅中窝径路。预后相对较好，但是一定要向患者交待有复发的可能。

二、脂　肪　瘤

1. 病因、流行病学　脂肪瘤（lipom）为良性的肿瘤，是胚胎性脑膜组织持续存在并畸形分化的结果，不能看成是异位的外胚层组织。颅内脂肪瘤的尸检阳性率为3‰，新生儿的尸检阳性率为5‰。9%的颅内脂肪瘤发生于内耳道和小脑桥角。因此这种肿瘤在颞骨出现的概率很低。

2. 病理学检查　颅内脂肪瘤是一种质地软，黄色富含脂肪的肿瘤，血管供应有很大的个体差异。多数情况下第Ⅷ脑神经被包裹在肿瘤之中，并发生粘连，手术很难分离。也可能与面神经发生粘连。

3. 症状与诊断　颅内脂肪瘤的特点是可以长期没有任何症状。如果肿瘤生长到一定程度，可以出现占位性病变的表现。CT 检查常表现为内耳道、桥小脑角处非特异性占位性病变，造影剂很少存留。磁共振能够很好的确定诊断，T_1 像表现为高密度，T_2 像表现为低密度，没有造影加强剂的蓄积。这些都是脂肪的特征。

4. 治疗原则　由于脂肪瘤生长速度缓慢，与周围的神经如第Ⅷ脑神经以及面神经粘连常较严重，即使较小的脂肪瘤手术常常造成神经功能丧失，因此对于这种肿瘤建议密切随访，定期进行 MRI 检查，不主张立即手术治疗。如果肿瘤较大，有压迫脑干的危险，则建议手术治疗。由于肿瘤生长速度缓慢，又是良性肿瘤，因此预后较好。

三、血　管　瘤

1. 病因、流行病学　血管瘤（hemangioma）的成分是富含血管的结缔组织，呈肿瘤样生长。Mulliken 将血管瘤分成两种类型：一种是真性的，出生以后才出现的肿瘤；另一种是出生时就有的血管瘤样畸形，随着年龄的增长不断长大。血管瘤还可以分成表浅型和深部型。表浅型常与皮肤紧密粘连，常是毛细血管瘤。深部血管瘤常是海绵状血管瘤。此外还有介于表浅与深部之间的混合型。中耳和岩骨血管瘤常为混合型。这种在岩骨或斜坡的颅骨内的海面状血管瘤可以长的很大。Mulliken 认为真性血管瘤与血管瘤样畸形之间还有一种在桥小脑角和内耳道的血管发育畸形，但是非常罕见。

2. 症状与诊断　主要症状是搏动性耳鸣，眩晕，也可能出现面瘫。CT 与 MRI 已经能够对大多数病例进行诊断。内耳道血管畸形在 CT 片上无法与听神经瘤鉴别。尽可能地进行 MRI 检查明确诊断。

3. 治疗原则　治疗的基本原则是手术完整切除肿瘤。如果肿瘤范围较大，术前最好进行血管造影以及血管栓塞。这样能够明显减少术中的出血。颅底骨内血管瘤常常有明显的破坏，而且术中出血很多往往给手术带来很大的困难。而且海绵状血管瘤，术前不能栓塞。在术前采集自体血，术中、术后回输很有意义。桥小脑角和内耳道的血管瘤手术非常困难，而且有急性蛛网膜出血的倾向，很难保留位听神经以及面神经的功能，因此只有肿瘤直径 >3cm 时才有绝对的手术适应证。如果能够完整切除肿瘤，则预后良好。有时姑息性部分切除也很有意义。

第五节　结缔组织源性和骨源性肿瘤

这种肿瘤的分型仍有很大的争议。

一、动脉瘤样骨囊肿

1. 病因、流行病学　动脉瘤样骨囊肿（aneurymatic bonecyst）是一种肿瘤样的骨质破坏，既可以是原发性的（原发性动脉瘤样骨囊肿），也可以是在良性或恶性骨肿瘤的基础上产生的（继发性动脉瘤样骨囊肿）。继发性动脉瘤样骨囊肿一般只是良、恶性骨肿瘤（如骨巨细胞瘤、骨肉瘤、非骨化性骨肉瘤等）的局部转移的一部分。1942年Jaffe和Lichtenstein首次报道了动脉瘤样骨囊肿。原发性动脉瘤样比骨巨细胞瘤少见。好发年龄是青春期。30~40岁罕见。女性多于男性。颅骨动脉瘤样骨囊肿很少见。岩骨的动脉瘤样骨囊肿则更为罕见。从1942~1980年共报道了43例颅骨的动脉瘤样骨囊肿。其中只有4例位于岩骨。有3例侵犯颅底和鼻窦。

2. 病理学检查　肉眼上可见骨质膨起并伴有骨膜反应，有时有新骨形成。肿瘤表现为一种壁很薄的海绵状囊性空腔，其内有大量血液。血液处于不流动的状态。显微镜下，血管没有肌层。固态的肿瘤成分主要是结缔组织，含有多核巨细胞。因此有时容易与巨细胞瘤混淆。这种"动脉瘤样骨囊肿"的概念是不正确的，因为它既不是动脉瘤，也不是真正的囊肿。颞骨动脉瘤样骨囊肿非常罕见。因此有时诊断非常困难。

3. 症状与诊断　岩骨动脉瘤样骨囊肿的主要症状是内耳以及第Ⅶ、Ⅷ脑神经受损的症状。如果中耳与颅内相通，可能出现反复发作的脑膜炎。有报道岩骨的动脉瘤样骨囊肿患者发生自发性颅内出血。进一步的诊断需要CT以及MRI检查。组织病理学检查是最重要的。临床应提示病理医师有动脉瘤样骨囊肿的可能。

4. 治疗原则　统一的观点是手术完整切除肿瘤，并且注意保护神经功能。完整切除肿瘤后，一般认为预后良好。

二、软　骨　瘤

1. 病因、流行病学　软骨瘤（chondrom）是一种发展速度缓慢的良性肿瘤。它由残留的原始软骨组成，仍有新生倾向。颅内软骨瘤非常罕见。在所有手术治疗的颅内肿瘤中只占0.05%~0.2%。多见于20~40岁妇女。

2. 病理学检查　软骨瘤是白色的软骨组织。组织病理学检查可见胶原结缔组织间质增生，并有很明显的软骨区，其内也可能有骨质沉着。

颅内残余的软骨结构一般位于颅底的旁矢状位。Aronson等人（1962）总结了50例颅内软骨瘤发现17例（34%）位于额顶部，鞍旁26例（52%），其他部位7例（14%）。最常见的原发部位是破裂孔。临床上软骨瘤也可以出现在桥小脑角和颈静脉孔等处。

3. 症状与诊断　由于肿瘤生长缓慢，因此患者往往等到肿瘤膨胀性生长到一定程度，影响附近脑神经的功能时才来就诊。传统的X线拍片约有60%的病例发现有不规则的部分钙化的组织，50%以上出现蝶鞍、岩骨上缘或者岩骨各个骨孔破坏。CT检查可见特征性的蜂房结构。组织学检查是更为可靠的确诊方法。有时很难与较为常见的岩骨脊索瘤鉴别。

4. 治疗原则　手术完整切除肿瘤，避免脑神经功能的进一步下降。由于肿瘤生长速度缓慢，因此手术范围要根据患者的具体情况而定。完整切除肿瘤后预后良好。

三、成软骨细胞瘤

1. 病因、流行病学　成软骨细胞瘤（chondroblastom）与软骨瘤相似，来源于原始软骨细胞的软骨内骨化。Codman 以及 Jaffe 等人均认为它是一种独立的疾病，这个概念至今仍在沿用。但是他们所提出的"良性成软骨细胞瘤"这个概念由于复发倾向很大，而且局部常有破坏性生长，因此也有争议。成软骨细胞瘤现在认为是一种新生物形成，有时也被称为"低度软骨肉瘤"。颅内成软骨细胞瘤的有关文献比软骨瘤还要少。岩骨和枕骨的成软骨细胞瘤也非常罕见。截至 1994 年文献中共有 9 例报道。主要发生于中年男性。尽管成软骨细胞瘤与软骨瘤一样来源于原始软骨细胞，但是它有新生的倾向。成软骨细胞瘤很少发生于岩尖，主要见于鼓窦附近或者上鼓室向颞骨鳞部过渡处。

2. 病理学检查　组织病理学很难确定诊断。可见典型的多核巨细胞，伴有高度巨噬活性的多源性细胞以及梭形细胞。基质疏松并且有粘液样结构。可见坏死和出血。岛状软骨可以出现钙化。

3. 症状与诊断　颞骨和岩骨的成软骨细胞瘤早期症状有：听力下降、耳痛和耳漏。耳周的后部或上部出现无痛性肿胀并不少见。X 线拍片可见边界清楚的骨质破坏伴有钙化。CT 可见造影剂增强。需要鉴别诊断的疾病较多，比如甲亢时囊性骨质改变或浆细胞瘤。

4. 治疗原则　根治性手术切除肿瘤很难确定安全边界，也很难保留脑神经的功能。术前、术后放疗到底有多大意义现在还不肯定。如果能够完全切除肿瘤，预后较好。

四、骨瘤和骨纤维瘤

1. 病因、流行病学　骨瘤和骨纤维瘤（osteom and osteofibrom）是良性肿瘤，生长缓慢，分化程度很高。发生在岩骨气房内的骨瘤，即所谓的"空腔骨瘤"的病因可能是：炎性刺激、异位胚胎、外伤等。乳突和岩骨骨瘤明显少于额窦。大部分颞骨骨瘤位于乳突内。15～45 岁多见。

2. 病理学检查　骨瘤外观呈黄白色，表面光滑，有时边界不清，质地较硬。肿瘤越大，基底越宽。组织病理学检查可见密质骨瘤、松质骨瘤。大多在粘膜下有完整的皮质层，中心为疏松的松质骨或者纤维样不含骨质的组织，又称为骨性纤维瘤。不管是向外还是向内生长的骨瘤，其原发部位都在颞骨鳞部到岩骨的过渡处——窦脑膜角区域。骨瘤也可发生于内耳道，使内耳道狭窄，出现小的听神经瘤的症状。也被称为内耳道骨疣。

3. 治疗原则　如果偶然发现岩骨骨瘤，可以定期进行影像学检查观察其生长变化情况。骨瘤的生长速度有很大的个体差异。如果在青春期发现骨瘤有长大的趋势，则需要手术切除。有时必须与神经外科医生合作进行手术。必须完全去除生发源的骨质。完整去除肿瘤后，预后良好。

五、成骨细胞瘤

1. 病因　所谓的"良性成骨细胞瘤"是一种含有大量成骨细胞以及丰富血供的肿瘤。Marsch 等曾报道过 197 例成骨细胞瘤（osteoblastom）。大部分患者的年龄在 20 岁以下。

2. 病理学检查　成骨细胞瘤的周围是新生的松质骨，其内容物脆而易碎。组织学检查可见很多大的细胞，其中有粗大的深色细胞核，其间有骨小梁，有时有钙质沉着。这种肿瘤多来源于中耳和乳突。很少扩展到内耳道。

3. 症状和诊断　患者常常因中耳炎或耳部疼痛的症状来就诊。内耳道内的面神经可以被压迫，出现面瘫的症状。典型的表现是外耳道狭窄，几乎完全封闭。X 线拍片和 CT 检查可见边界清楚的溶骨灶。由于富含血管，因此肿瘤内有大量造影增强剂。

4. 治疗原则　需要完整的手术切除。术前血管造影并进行栓塞可以减少术中出血。放疗意义不大。如能完全切除肿瘤，预后良好。

六、颞骨巨细胞瘤

1. 病因、流行病学　颞骨巨细胞瘤（giant cell tumor）又称为破骨细胞瘤（osteoclastom），可能来自骨质中结缔组织支架的间质细胞。可分化为成纤维样的基质成分和多核破骨细胞。由于巨细胞可以在几乎所有的骨性病变、肿瘤、肿瘤样病变中出现，因此必须将之与真正的巨细胞瘤区别开来。

各家报道的肿瘤发生率有很大差异。可能与鉴别诊断有时非常困难有关。发生率大约为 1/百万。在骨肿瘤中约占 4%，在所有的良性骨肿瘤中约占 15%。荷兰的骨肿瘤学会认为巨细胞瘤是最常见的良性骨肿瘤，约占 20%。但是这种结论有很大争议。发生于颅骨的巨细胞瘤特别少见。Stennert 总结了 63 例颞骨巨细胞瘤，其中有 42 例发生在一侧岩骨，21 例位于岩尖的鞍旁，这说明破骨细胞瘤是除了 Paget 病外第二常见岩骨骨肿瘤。10 岁以前或 40 岁以后这种肿瘤非常罕见。

2. 病理学检查　破骨细胞瘤表现为一种质地柔软的肿瘤，弥散分布在骨质中，典型的颜色是红褐色。含有丰富的血供，但是没有包膜，肿瘤内含有大量卵圆状、未分化的单核组织细胞样或成纤维细胞。其间有一些多核巨细胞。巨细胞瘤可以发生在中耳，也可发生于内耳。既可以出现在一侧岩骨，也可位于岩尖。局部呈侵袭性生长。是否会发生转移至今仍有争论。可以侵犯管状骨，发生肺转移。显然可以发生血源性或淋巴源性转移，尽管原发的肿瘤没有恶性的表现。但是在诊断多发的"巨细胞瘤"转移之前，应除外原发性甲状旁腺功能亢进引起的全身性纤维囊性骨炎（Recklinghausen 病）。在已经明确诊断为巨细胞瘤中，有 15% ~30% 表现为恶性生长。

3. 症状与诊断　主要症状是耳周出现肿胀。可以出现中耳和内耳的症状如耳溢、听力下降（传导性或感音神经性）、耳鸣、眩晕等。也可以出现面神经以及其他临近脑神经的功能障碍。检查可见质地较软的褐红色新生物。颅骨和岩骨拍片可见不规则的边缘清楚的骨质缺损，缺损周围没有异常反应。高分辨 CT 能够看清肿瘤的范围和内耳的关系。巨细胞瘤没有特殊的影像学特征。因此需要除外其他溶骨性病变。全身骨骼扫描能够除外全身是否还有其他的病灶，非常重要。临床生化检查用于鉴别诊断其他的系统性骨性病变如 Recklinghausen 病、Paget 病非常重要。建议活检时取足够大的组织。术中快速冰冻很难帮助鉴别诊断。

4. 治疗原则　由于原发肿瘤有恶性的可能，而且可以继发性恶变，因此必须进行肿瘤根治切除，并且尽量保留周围的脑神经功能。限于岩骨的巨细胞瘤需要进行岩骨部分或完全切除术。散在的肿瘤需要在肿瘤大部切除后进行放疗。但放疗的疗效仍有争议。如能完整切除肿瘤，预后较好，否则很难预料。

七、变形性骨炎

1. 病因、流行病学　变形性骨炎（osteitis deformans）又称为 Paget 病，现在一般认为变形性骨炎是一种原因不明的良性、慢性的灶状骨性病变。欧洲的发病率约为 1.3/万人。病程非常漫长。一般多在 40 岁以后出现症状。尸检时发现有 3.7% 的 40 岁以上成人有此病，65% ~70% 涉及颅骨。虽然变形性骨炎是一种全身性骨性病变，但是也有单发或多发的不同类型。约有 10% ~20% 的患者由于病变侵犯颅骨，主要是岩骨出现临床表现。男性略多于女性，男女比约为 5:4。

2. 病理学检查　受侵犯的骨质出现不规则的膨胀、扩大。组织学检查可见交织在一起的典型的溶骨和成骨过程。分解的骨质被纤维-血管组织替代。组织学检查很有特征性，因此鉴别诊断一般不难。这种疾病好发于颅骨。岩骨很少单独发病或者作为首发症状出现。大多是双侧岩骨一起发病。

3. 症状与诊断　主要症状是听力下降、耳鸣和眩晕。传统的 X 线拍片可见不同程度的片状骨质沉着和不规则的密度增高影。乳突出现阴影，气房结构消失。血钙、血磷，酸碱磷酸盐的检查对鉴别诊断有重要意义。

4. 治疗原则　由于现在病因不明，因此很难进行彻底治疗。如果病变使得镫骨或者其他听小骨固定，出现传导性或混合性听力损失，可以进行镫骨手术或者鼓室成形术，有时也可考虑佩戴助听器来改善听力。曾经用降钙素以及氟化钠等药物进行治疗，但是没有确定的疗效。

5. 预后　尽管病变不断进展，造成颅骨和长管状骨变形，但是患者往往能够活很长时间。在变形性骨炎的基础上，有 10% 的患者病变进展非常迅速，累及多处骨质，发展成骨肉瘤。

八、肉　瘤

（一）软骨肉瘤（chondrosarcoma）

1. 病因、流行病学　软骨肉瘤是一种缓慢生长的恶性软骨性肿瘤。根据原发于骨质还是从良性软骨肿瘤发展而来可分为原发性和继发性软骨肉瘤。尽管软骨肉瘤是除了骨肉瘤外第二常见的骨肿瘤，但是在头颈部非常罕见。头颈部软骨肉瘤的好发部位是上、下颌，鼻中隔和喉软骨。软骨肉瘤占所有颅内肿瘤的 0.15%。有半数位于颅底，也可涉及岩骨。

2. 病理学检查　受侵的骨质变大。肿瘤可以有清楚的边界，也可以与周围的脑膜发生粘连。外观呈淡蓝色的软骨，可以有囊性结构，主要是粘液样的成分，与软骨粘液纤维瘤、粘液瘤或者可以产生粘液的恶性肿瘤类似。组织学检查有时很困难。分化很好的软骨肉瘤常被看成良性软骨瘤。因此需要多处、多次检查,但实际上颅底的肿瘤很难进行多次活检,给诊断造成很大困难。因此临床表现对于确定肿瘤的部位、范围及性质非常重要。

3. 症状与诊断　与其他岩骨肿瘤一样,可能出现听力下降、眩晕以及其他邻近脑神经功能障碍等症状。CT 和 MRI 有助于定位诊断。

4. 治疗原则　所有的患者都要争取完整切除肿瘤。一般预后欠佳。

(二) 尤文肉瘤

又称为骨未分化网织细胞肉瘤。

1. 病因、流行病学　尤文肉瘤(Ewing sarcoma)是一种耳部很罕见的原发性骨肿瘤,恶性程度很高。约占所有骨肿瘤的 4% ~ 5%,占所有恶性骨肿瘤的 7%。儿童及青少年多见。2/3 的患者在 20 岁以前发病。80% 的患者在 30 岁以前发病。女性与男性比为 1:2。

2. 病理学检查　受侵骨质出现疼痛、肿胀。显微镜下可见肿瘤由瘦长的圆形致密细胞组成,比淋巴细胞大 2 ~ 3 倍。这些细胞包裹着血管,或者形成条索状,或者网状,被纤维组织分隔或穿过。组织学检查有时很难与成神经细胞瘤、网状细胞肉瘤以及未分化癌转移相鉴别。尽管这种肿瘤好发于长管状骨,但是可以在全身所有骨质中出现。发生于颅骨罕见。易发生转移。

3. 症状与诊断　与其他岩骨占位性病变一样,出现中、内耳症状,以及相邻脑神经功能障碍的表现。这种疾病本身的特点有:初期出现间歇热,然后出现持续性发热,局部疼痛,血像发生炎性改变。因此容易与中耳炎性病变或者颅底骨髓炎相混淆。可以特别快地出现脑神经功能障碍。

4. 治疗原则　尤文氏肉瘤对放疗特别敏感,但是维持时间很短。随着化疗技术的改善,术前、术后联合化疗能够明显改善疗效,因此现在首选治疗是放疗联合化疗。

5. 预后　尤文氏肉瘤的预后很差。大部分患者在确诊时已经发生转移。放疗联合化疗后,患者的 5 年生存率已经从 80 年代的 20% ~ 30% 提高到 40% ~ 50%。

(三) 横纹肌肉瘤

1. 病因、流行病学　横纹肌肉瘤 (rhabdomyosarcoma) 是一种高度恶性的结缔组织肿瘤,是由不同分化程度的成横纹肌细胞组成,有时细胞间有肌纤维或横纹肌纤维。根据肿瘤在岩骨的发生部位,估计肿瘤的原发部位可能是咬肌或者中耳肌的胚胎组织。发生在头颈部的横纹肌肉瘤并不少见。Gutrjahr(1973)报道了 251 例发生于头颈部的横纹肌肉瘤,其中有 19 例位于中耳和乳突,8 例位于岩骨。Wiatrak(1989)报告了 100余例岩骨的横纹肌肉瘤。Harms(1982)总结的 238 例儿童肿瘤资料中,横纹肌肉瘤是最常见的软组织肿瘤,占软组织肿瘤的 48.3%。34.8% 的儿童横纹肌肉瘤发生于头颈部。岩骨肉瘤中约有 30% 是横纹肌肉瘤,其中约有 25% 是在岩骨内产生的。主要发生于儿童。Dito(1962)总结了 170 例横纹肌肉瘤,有 77% 发生在 12 岁以前。成人发生此病非常罕见。一部分成人横纹肌肉瘤被归为恶性纤维性组织细胞瘤。

2. 病理学检查　组织学上这种肿瘤有不同的表现形式。主要分为发生于成人的多形性横纹肌肉瘤以及发生于青少年的横纹肌肉瘤,后者又可分为胚胎性横纹肌肉瘤、牙槽性横纹肌肉瘤以及发生于儿童的葡萄样肉瘤。多形性横纹肌肉瘤主要见于外耳道、乳突等处,肿瘤有可以自由发展的空间。免疫组化检查发现中间丝对诊断有重要帮助。

3. 症状与诊断　耳部横纹肌肉瘤主要表现为耳周的无痛性肿胀或者外耳道息肉。

可以在局部刚刚发现就已经有很大程度的岩骨破坏。临床上除了听力下降、眩晕、耳漏外，还有新生物破坏、膨胀生长的症状。肿瘤的生长速度非常迅速。儿童发生中耳炎，经过反复治疗仍然不能痊愈，或者出现隐性中耳炎，可能很早就发生面瘫，此时要考虑肿瘤，并且取活检进行病理检查。肿瘤的生长速度非常迅速。术前常规进行 CT 和 MRI检查。CT 表现为颞骨广泛的骨质破坏，边缘模糊不清，增强后有明显强化反应。

4. 治疗原则　尽可能地手术切除肿瘤，然后进行放疗。随着现在化疗水平的提高，治疗横纹肌肉瘤的疗效明显改善。

5. 预后　经过有效的联合治疗，可以将 3 年内的复发率降在 30% 以下。肿瘤侵犯脑膜以及有较大的骨质缺损时预后不佳。

第六节　转　　移

一、病因、流行病学

转移到岩骨的肿瘤既可以是血源性的，表现为孤立的灶状的癌肿，也可以从癌性脑膜炎发展成所谓的癌性外耳道炎。转移来的恶性肿瘤也称为骨源性肿瘤，原发于骨质中，转移到岩骨。主要来源于 5 个部位：乳腺癌、肾癌、恶性甲状腺肿、前列腺和支气管癌。Hill 等人（1976）总结了 103 例转移癌，其中有 17.7% 来自乳腺，11.8% 来自支气管，9.8% 来自肾癌。另外有报道，结肠癌、胃癌、精原细胞瘤也可发生岩骨转移。血源性转移多表现为孤立性。常见于岩尖、乳突和颈静脉孔，颞骨鳞部少见。肿瘤可以在中耳生长，临床上表现为原发性的中耳癌肿。转移来的癌肿似乎更加容易侵犯内耳道，在神经周围浸润生长，进一步破坏进入迷路。

二、症状与诊断

转移到岩骨的肿瘤与中耳原发的肿瘤在症状上很难鉴别。有一点特殊的是转移癌似乎更容易侵犯内耳道和桥小脑角。因此可以出现进行性听力损失、持续眩晕以及出现面瘫等症状，如果侵犯颈静脉孔，也可造成舌下神经麻痹。这组症状群被称为"恶性桥小脑角综合征"。很少有转移癌表现为乳突炎。

CT、MRI 检查有助于定位诊断，但是影像学检查有时很难区分良性或者是恶性肿瘤。只有当已经明确原发肿瘤时，才能判定是转移癌。其他的情况下要考虑手术治疗，至少大部切除肿瘤，然后选择放疗或化疗。

三、预　　后

与原发肿瘤的治疗效果相关，远期疗效不好。

第七节　非霍奇金病和霍奇金淋巴瘤

非霍奇金病和霍奇金淋巴瘤（non-Hodgkin and Hodgkin lymphome）为淋巴系统病变。淋巴系统的恶性病变也可以侵犯颞骨，造成听力下降以及眩晕。可能的原因是肿瘤直接浸润迷路，全身出血倾向造成迷路出血，也可能直接侵犯内耳道内的神经。淋巴瘤侵犯中耳或内耳的发生率约为 15% ~ 30%。也可以侵犯中耳和咽鼓管，出现传导性听力损失、耳闷、耳鸣等症状。对于鉴别诊断非常重要的是，淋巴系统的恶性病变常常出现双侧耳部症状。治疗首选化疗加放疗。有观点认为迷路是造成复发的主要原因，因为很多药物不能穿透血迷路屏障。

第八节　朗格汉斯细胞-组织细胞增多症

一、病因、流行病学

朗格汉斯细胞-组织细胞增多症（Langerhans cell-histiocytose），又称为嗜酸性肉芽肿（eosinophilic granuloma），组织细胞增多症 X（histiocytose X）、韩-雪-柯病（Hand-Schüller-Christian disease）、阿-勒-雪病（Abt-Letterer-Siwe disease）等。Lichtenstein1953年将 Hand-Schüller-Christian 病、Abt-Letterer-Siwe 病以及嗜酸性肉芽肿统一称为 X 组织细胞增多症。以后发现 Abt-Letterer-Siwe 病是一种发生于婴幼儿的，可导致部分患者死亡的急性朗格汉斯细胞-组织细胞增多症。Hand-Schüller-Christian 病，则是慢性多发性朗格汉斯细胞-组织细胞增多症。嗜酸性肉芽肿现在认为是朗格汉斯细胞-组织细胞增多症对单个骨质的侵犯，总的来说是一种良性占位性病变，但是不能除外恶性变的可能，可能是一种单核巨噬系统的反应过程。可在耳部出现，主要见于外耳道、中耳或者乳突，内耳相对较少涉及。有时三种类型可以相互转换，出现中间型或过渡型。

McCaffrey 报告了 22 例朗格汉斯细胞-组织细胞增多症伴有颞骨侵犯。有些病例，特别是孤立侵犯骨质的部分患者可以自愈。这种疾病主要发生于 5 岁以前的儿童，20 岁以后罕见。男性约为女性的 2 倍。德国每年约有 5 例急性型发生。

二、症状与诊断

主要是出现听力下降、耳溢、眩晕等症状。检查时可见在外耳道和中耳发现新生物。鉴别诊断需要依靠病理检查。如果发现异常增生的组织细胞，有"朗格汉斯细胞"的特征，则要怀疑此病。确诊依靠免疫检查。送检组织一定是未染色的，如果在异常的组织细胞表面 CD1α 抗原阳性或者电镜检查发现病变处的细胞内发现 Birbeck 颗粒则可确诊。X 线拍片可见边界清楚，光滑的，有时是不规则的溶骨病灶。CT 可以确定病变的范围。

三、治疗原则

孤立的病灶可以完整的切除，注意保留足够的安全边界。如果没有完全切除，由于大多数患者是年轻人，补充放疗很困难。系统的免疫治疗有较好的疗效。还可以选择化疗。孤立的病灶，在完整地切除病变后预后较好。

（余力生）

第二十章

听神经瘤

第一节 概　述

一、听神经瘤的命名及细胞起源

既往对听神经瘤（acoustic neuroma）有不同的病理学名称，如神经瘤（neuromas）、神经鞘膜瘤（neurilemmomas）、神经纤维瘤（nurofibromas）、良性施万瘤（benign Schwannoma）、神经外周成纤维细胞瘤（perineural fibroblastomas）等。这一病名实际不符合其组织病理学特征。①此肿瘤多起源于第Ⅷ脑神经的前庭支；②组织学上是源于施万细胞的肿瘤而非神经瘤，后者是指神经截面上神经纤维的增殖。鉴此，很多著者将其病名更改为"耳蜗前庭神经施万瘤（cochleo-vestibular schwannoma）"。但至今临床医师仍习惯沿用"听神经瘤"这一诊断术语。本病只单侧受累，它不同于双侧受累的Ⅱ型多发性神经纤维瘤（亦称双侧耳蜗前庭神经施万瘤）。

二、发生率及生物学特性

施万瘤系发生于神经鞘膜施万细胞，可见于除嗅神经、视神经以外的所有颅神经、脊神经及外周神经。其颅内的施万瘤选择性累及感觉神经根，其中最多累及听神经（Ⅷ），三叉神经（Ⅴ）次之。其他脑神经如迷走（Ⅹ）、舌咽（Ⅸ）以及运动根发生的施万瘤，则多见于Ⅰ型多发性神经纤维瘤病（Von Recklinghausen's disease）中伴发，单发者少见。单侧耳蜗前庭神经施万瘤约占全部颅内肿瘤的 8% ~ 10 %，占桥小脑角肿瘤的 78% 。确定听神经瘤的实际发生率较困难。据尸检研究表明，组织病理学证实的、未被诊断（即无临床症状）的听神经瘤发生率为 1.7% ~ 2.7% 。流行病学调查表明，听神经瘤的每年发生率在 0.7 ~ 1/10 万。听神经瘤的生长有个体差异。据观察听神经瘤每年平均增长 0.1 ~ 0.2cm，部分瘤体无增长，听神经瘤中增长的约占 70%，无增长或减小的约占 30% 。

三、听神经瘤的神经起源

Henschen（1915 年）首次提出绝大部分听神经瘤起源于内耳道内的脑神经，以后侵入桥小脑角内。这一观点被后来的早期听神经瘤的研究结果所证实。

多数脑神经穿过软脑膜后的末梢侧轴突被施万细胞鞘膜所包绕。而这些神经的中枢侧的支持结构是神经胶质。神经胶质组织的远心端与施万细胞鞘膜的起始端相结合，该部位称"胶质-施万鞘膜结合部（glial-Schwann sheath junction）"。现多数认为内听道施万瘤发生于上述胶质—施万鞘膜结合部与内听道底筛区之间的任一部位。

目前公认，发生于内耳道内的施万瘤几乎源于前庭神经，偶见于面神经，但很少发生于耳蜗神经。成年男性的听神经长度约 17～19mm。在显微镜下，听神经很明显地被分成神经胶质和非胶质两个部分。第Ⅷ脑神经从脑干发出后，至胶质-施万鞘膜结合部的这一段是由神经纤维和神经胶质所构成。其长度在男性为 10～13mm，在女性约为 7～10mm。大约在内耳道水平，则失去胶质结构，形成被神经鞘膜包绕的周围神经结构。第Ⅷ脑神经的胶质-施万鞘膜结合部的位置，在前庭神经较耳蜗神经更靠末梢侧。听神经瘤起源于位于内耳道内前庭神经的施万鞘膜细胞。

第二节　病　理　生　理

一、听神经瘤的组织病理

（一）肉眼所见

听神经瘤一般质地硬、具弹性、较局限，且表面被囊膜包绕。在早期瘤体较小时，呈圆形或椭圆形。以后随肿瘤增大，瘤体逐呈分叶状，并从内耳道突入桥小脑角。当瘤体充分增大时，邻近的脑神经贴附于肿瘤表面或与肿瘤形成一体。

肿瘤的水肿部分含液体、质软，呈囊肿状，而肿瘤细胞部分则具弹性，呈橡皮状。瘤体较小时切面多呈浅灰色，而较大的肿瘤其切面常示不同的色泽。新近的出血呈暗红；陈旧性出血呈褐色；含铁血黄素沉积病灶呈浊黄；钙化者则呈苍白。

（二）光学显微镜下所见

1920 年 Antoni 根据组织学特点，将听神经瘤分成 A 型、B 型两种。

A 型：是由合并和分离倾向的、较长梭形细胞所组成的致密组织构成。通常胞核很大，呈雪茄或杆状形。胞质内含有与细胞长轴相平行排列的微细纤维状结构。核膜略增厚，胞核内染色质呈线形或曲线形，与相邻胞核常平行排列，呈典型的栅栏状排列。有时细胞群呈不同大小的螺旋状排列、形成螺环体（verocay 体），易与脑膜瘤相混淆。此型肿瘤组织内血管较细，数量较少。此型多见于瘤体较小的早期。

B 型：是上述 A 型瘤体组织结构的退行性变。随肿瘤体积增大，肿瘤表面及内部血管受内耳道骨壁的压迫，使肿瘤组织出现缺血及退行性变化。但此型组织常与有明确界线的 A 型组织同时混在。镜下常可见到肿瘤组织血管的改变，如血管内皮及血管周围组织的坏死、管腔内形成血栓、类似血管瘤的多个血管的扩张、新鲜出血及表现陈旧性出血的含铁血黄素颗粒的凝聚物质。在较大肿瘤可有血管壁增厚和玻璃样变。有疏松组织结构和多形的肿瘤细胞为本型的镜下特征。1969年Nager将本型分为两组亚型。其中一组亚型特点为，脂肪变性导致胞核固缩变小、很多苍白的肿瘤细胞聚合形成蜂窝状改变。另一亚型则主要表现为肿瘤组织的玻璃样变，细胞数量明显减少，仅残余一些被非定形基质包埋的星状肿瘤细胞。

（三）电子显微镜下所见

在Antoni A型组织，可看到细长而并列的胞质突起均被基底膜结构所包绕。细胞间隙中可以看到具有100～120nm周期的大间隔横纹的纺锤形结构，后者称"Lus collagen"。虽然也能看到胶原纤维，但其数量在个体间有差异。在Antoni B型组织中也能看到细胞膜表面的基底膜结构。在细胞胞质中含有丰富的如高尔基体、线粒体及密体（dense body）等细胞器。

二、听神经瘤的病理生理

内耳道壁表面被覆硬脑膜。内耳道实际为蛛网膜下腔的一个憩室。第Ⅶ、Ⅷ脑神经及内听（或迷路）动脉均被浸泡在充满该腔隙的脑脊液中。由于听神经瘤的原发部位在上述充满液体的空间，在瘤体发生的早期基本上无临床症状。

随着听神经瘤体积的增大，瘤体逐渐与内耳道骨壁相触，使内耳道内的神经及血管被挤压引起耳蜗和前庭功能障碍。由于面神经的运动及感觉支也通过内耳道，所以这些神经也可被肿瘤压迫，产生相应的功能障碍。同时肿瘤挤压内耳道壁，常导致内耳道骨壁的压迫性吸收，在X线摄片或CT中示内耳道扩大。

肿瘤组织的出血或水肿将会引起肿瘤体积的急剧膨大及伴有肿块纤维化性收缩的机化。临床上某些波动性听力损失等症状与肿瘤的上述病理变化相关。

由于肿瘤的生长受内耳道管腔空间的限制，逐渐失去原有的圆形或卵圆形状，而逐变成底部朝脑干侧的鸭梨形。随肿瘤的进一步增大，瘤体突入桥小脑角。这时，邻近的脑神经贴附于它的表面，脑桥和小脑被挤压移位、变形。因肿瘤直接压迫不同的神经组织和血管，可以出现相应的临床症状和体征。随肿瘤的进一步增大，除肿瘤本身的占位所致的颅内压增高外，因脑脊液循环受阻引起脑积水及其相应的全身表现。未经治疗而死亡的病人，通常的死因为脑桥严重受压而导致心血管、呼吸功能的衰竭。

临床及组织学研究表明，听神经瘤引起听力和前庭功能障碍至少与下列三种机制有关：

1. 耳蜗和前庭神经纤维受损。其常见的听力学表现是言语识别率的损失与纯音听阈下降程度不一致，即前者障碍的程度重于后者。动物实验表明（Schukncht和Woellner 1955），听神经纤维损失75%、而Corti器完全正常时，纯音听阈不受影响。这一结果说明，对传递阈值级纯音信号，仅需一小部分神经纤维，而对如言语的复合信号的传递则需很多神经纤维。通常为渐进性听力损失，前庭功能下降。

2. 感受器受损。耳蜗中的Corti器萎缩。通常在耳蜗底回的变化最明显。位觉斑和壶腹嵴也可受损伤，但程度较耳蜗轻。是继发于内耳道中的血管受压所致的内耳血供障碍。

3. 内耳淋巴的生化紊乱。已知外淋巴染色特性的变化是听神经瘤的常见现象。证实听神经瘤者的外淋巴中的蛋白含量高。生化成分改变。

三、较特殊的听神经瘤

1. 潜伏性耳蜗前庭神经施万瘤（occult cochlearvestibular Schwannoma） 此肿瘤体积较小，是一种可能失去生长能力而长期潜伏于病人体内、无或只引起轻微症状的非活动性肿瘤。多发生于前庭上神经，但也可发生于耳蜗神经（Nager 1964）和迷路内（Johnsson & Kings ley 1981）。据 Schuknecht 报告，1400 具颞骨标本中，发现此种潜伏性施万瘤 8 例，其发生率为 0.57%。其中 6 例发生于前庭上神经，其余 2 例分别发生于前庭下神经和耳蜗神经。

2. 多发性神经纤维瘤（neurofibromatosis） 现已明确本病是由不同的单个基因缺陷所致的、有很高外显率的两种独立的疾病所构成。多发性神经纤维瘤 I 型（简称 NF-1）是与第 17 对染色体长臂着丝点外周部分缺陷相关，也称 von Recklinghausen 病或外周型多发性神经纤维瘤。多发性神经纤维瘤 II 型（简称 NF-2）是与第 22 对染色体长臂缺陷相关，又称双侧听神经多发性神经纤维瘤（bilateral acoustic neurofibromatosis）或中枢型多发性神经纤维瘤（central type of neurofibromatosis）。

（1）NF-1 发生率为 33/10 万。主要的临床表现：10 岁前发病，有多个棕色皮肤斑、擦烂雀斑（intertriginousfreckling）、虹膜错构瘤（iris hamartomas）（又称 Lisch 结节）以及多个多发性神经纤维瘤。也可伴发视神经胶质瘤、外周和脊神经纤维瘤、骨骼畸形、巨颅症、智力或神经学上缺陷。耳蜗前庭神经的受累率一般不超过 5%，而且在患本病的家族中发生双侧听神经瘤者罕见。

（2）NF-2 发生率为 1/10 万。任一受累者的子代患本疾的概率为 50%（Martuza & Eldridg 1988）。通常发生于 20~40 岁之间。可能出现棕色皮肤斑，但数量少、面积小。不伴发虹膜错构瘤。约 75% 发生其他组织类型的中枢神经系肿瘤，其中尤易发生脑膜瘤。双侧耳蜗前庭神经施万瘤具有更大的侵害性，生长速度、骨质吸收及包绕内耳道中神经、血管的程度均大于单者。因此，对本病既要全部切除肿瘤、又要保存听力，较单侧的难度大（Flexon, et al. 1991）。切除前，应制定综合治疗方案。

第三节 临 床 表 现

一、听神经瘤的临床分型

（一）按肿瘤起始部位分型

1. 外侧型 肿瘤起始于听神经的远端，此型占 70% 左右。

2. 内侧型 肿瘤起始于听神经的近心端，比较靠近脑干，此型占 20%~25% 左右。由于肿瘤靠近脑干，在疾病早期即可出现脑干受压症状即颅压增高症状。而听神经症状不明显。

3. 管内型 肿瘤起始于内耳道，早期即出现前庭神经及耳蜗神经症状，周围性面神经瘫痪的症状出现亦较早。

（二）按肿瘤扩展程度分型

T_1 完全位于内耳道内的肿瘤。

T_2　肿瘤位于内耳道内外。

T_{3a}　向桥小脑角发展的肿瘤，充满桥小脑角池。

T_{3b}　肿瘤向内侧发展已触及脑干。

T_{4a}　肿瘤压迫脑干。

T_{4b}　脑干严重移位及第四脑室受压变形。

（三）按肿瘤大小分型

按 House 的分型

小型：肿瘤小于 1mm；

中型：内耳道外最大直径为 1~25mm；

大型：内耳道外最大直径为 26~40mm；

巨大性：内耳道外最大直径为 >40mm。

二、临 床 分 期

1 期：肿瘤直径小于 1cm，仅有听神经受损的表现。

2 期：小型肿瘤，肿瘤直径 1~2cm，除听神经症状外出现邻近脑神经症状，如三叉神经和面神经症状，小脑功能受到影响，但无颅内高压症状。

3 期：中等肿瘤，肿瘤直径在 2~3cm，除上述症状外，有后组脑神经（Ⅸ、Ⅹ、Ⅺ）及脑干症状，小脑受损症状明显，并有不同程度的颅内高压。

4 期：大型肿瘤，肿瘤直径大于 3cm，有阻塞性脑积水，明显的脑干受压，有时可出现对侧脑神经症状。甚至出现意识障碍。

三、临 床 表 现

听神经瘤生长缓慢，其临床表现与肿瘤大小、所在的解剖部位、生长速度、发展方向、血供情况及是否囊性变有关。早期和体积小的听神经瘤可无明显症状，向前发展可引起 Ⅴ、Ⅵ脑神经受累症状；向后发展可出现Ⅸ、Ⅹ、Ⅺ脑神经受累的症状。以上两组症状加上前庭、耳蜗及包括中间神经的面神经受累的症状称为桥小脑角综合征。

1. 早期症状即耳科学症状　此期即为耳科阶段。限于听觉和前庭表现，少数患者有面神经受累表现。这阶段包括有内耳道病变和内耳道外 2cm 的病变。有报道，听神经瘤患者有听力下降者占 85.2%~100%，有耳鸣的占 63%~66.9%。解放军总医院治疗的 100 例听神经瘤中有听力下降的占 93%，有耳鸣的占 90%，有头晕的占 28%，步态不稳的占 13%，以听力损失和耳鸣为首发症状者占 90%，当然也有以阵发性眩晕、颅内高压症、三叉神经症状及小脑功能障碍、肢体麻木或活动不变等为首发症状者。老年患者还首先为精神异常，如精神萎靡、意识淡漠和反应迟钝等；其他早期症状还有耳部刺痛或痒感，有时为外耳道后壁麻木，患侧泪液减少等肿瘤压迫中间神经的表现；也有部分患者诉患侧枕部沉重感和阵发性胀痛，可随体位变化或休息后改善为特点。

（1）听神经症状：虽然听神经瘤大多源于前庭神经，前庭神经最早受累，但首发症状多为听力减退和耳鸣。其原因是该肿瘤增长缓慢，在此过程中前庭功能逐渐被代偿。听神经症状主要表现为单耳进行性听力减退和耳鸣，少数患者（10%）可突发性听力损失，此与有限空间的内耳道内瘤体膨胀致迷路血管被挤压、受阻有关。言语识别率下降与纯音听力减退不成比例，前者较后者差。听力减退和耳鸣可单独、同时或先后出现，但通常耳鸣先于听力减退。个别患者临床及听力学检查正常，也无耳鸣，但患者坚持诉说一耳听力有问题，对这种微妙的听力主诉应予以重视。

（2）前庭症状：多为不稳感，出现眩晕及恶心、呕吐少见。由于中枢神经系统能对一侧的末梢传入信号的丧失进行代偿，因此病人很少出现严重的平衡障碍。很多患者冷热反应完全丧失，但从无平衡失调的感觉。有报告 30% 的病人有真性眩晕。肿瘤处于 T_1 时头晕发生率为 86%，T_2 和 T_3 为 65% ~66%，T_4 为 51%。

（3）面神经症状：面神经受侵早期多有耳周疼痛、压迫或麻木感等感觉支受侵的症状，而面肌抽搐或面肌无力较少见，因为面神经的运动支比感觉支对压力有较大的抵抗耐受力。中间神经受侵的表现是泪液分泌变化，眼干或流泪过多，有时会有味觉变化。Thomsen 和 Zilstorff（1975）应用鼻泪反射检查，发现 125 例听神经瘤中有 85% 有中间神经受侵表现，比三叉神经受累率高，因此认为，鼻泪反射的改变是桥小脑角病变的有意义的临床征兆。

（4）三叉神经症状：内耳道口距三叉神经约 1.5cm。三叉神经受累的早期症状为感觉异常。肿瘤长到 2~2.5cm 时多出现角膜感觉异常。肿瘤继续增大，可出现三叉神经一支或全部三个分支分布区的疼痛、麻木感，甚至会有典型的三叉神经痛。运动根受累可出现同侧咀嚼肌无力、同侧咀嚼肌、颞肌萎缩。三叉神经受累症状持续时间与肿瘤大小呈线性正相关。若三叉神经症状中以Ⅰ、Ⅱ支为主，角膜反射减退或消失，但常不易被患者注意。

（5）其他相邻脑神经受累症状：随着肿瘤的继续不断长大，部分患者可致外展神经受累，出现复视；面神经和位听神经在桥脑下缘于橄榄体之间出入桥脑，经桥小脑角池达内耳道。听神经瘤在生长过程中可推移、牵拉面神经产生不同程度的周围性面瘫及同侧舌前 2/3 味觉减退或消失。肿瘤继续向上发展可通过小脑幕裂孔达颅中窝。由于动眼神经受到牵拉，可引起同侧部分眼外肌麻痹，瞳孔散大，光反射消失。后组脑神经（Ⅸ、Ⅹ、Ⅺ）位于桥小脑角尾端，舌咽神经和迷走神经位居面神经和位听神经的下方。肿瘤向下发展时可压迫舌咽神经、迷走神经及副神经而引起吞咽困难、饮水呛咳、同侧舌后 1/3 味觉减退或消失、软腭麻痹、声音嘶哑、咽反射消失及胸锁乳突肌、斜方肌麻痹或萎缩。舌下神经位于内侧，因被部分小脑保护，很少出现障碍。

2. 后期症状

（1）脑干及小脑结构受压：内耳道口距脑干仅 1cm，肿瘤向内发展可推挤脑干，肿瘤巨大时可将脑干推移至对侧呈弓形，甚至有的肿瘤嵌入脑干实质内，出现对侧肢体运动障碍乃至偏瘫、浅感觉减退。脑干移位可使动眼神经受累而致双侧或单侧眼球运动障碍、眼睑下垂、瞳孔散大。小脑半球受肿瘤长时间压迫可导致同侧肢体共济失调、辨距不良，小脑性构音障碍。

（2）颅内压增高症状：随着肿瘤的不断增大，向上突入颅中窝，中脑导水管受压；向下达颈静脉孔区，压迫乙状窦及颈内静脉；向内生长推移脑干，使第四脑室受压变形，脑脊液循环通路闭塞或导水管部分阻塞引起导水管以上的脑室系统扩大；肿瘤也可使枕大池闭塞，可使颅后窝侧池及环池下部闭塞。上述病理多为缓慢渐进的发展过程，患者对颅压升高有耐受和代偿时间，故患者首先出现的症状多为颈后或枕后部疼痛和不适。因颅压升高会致视乳头水肿所引起的视力障碍。后期会出现持续、剧烈的头痛，常伴恶心、呕吐。甚者可出现意识障碍、角弓反张样强直性发作等危象。

四、临床检查

（一）听力学检查

1. 纯音测听检查　绝大多数听神经瘤患者为单耳感音神经性听力损失，程度不一，可为全聋或次全聋；纯音听力图言语频率段下降 25 dB HL 以上，或 3 kHz 以上听力完全丧失的高频陡降型；少数为平坦或上升型；亦有在某个频率（2 kHz 和 4 kHz 多见）的陡降呈 V 型曲线；少数病人听力正常；也有类似于梅尼埃病的低频听力减退。如用 Bekèsy 自动测听仪检查，呈现 3 或 4 型听力曲线者占 60%。

2. 言语识别　言语听力明显下降。纯音听力损失轻度或中度的病例言语识别则有严重障碍；56% 的患者完全丧失言语分辨率或言语分辨率极差，但有 28% 的患者仍有较好的分辨率。传送复杂的言语要求有大量的健康神经元，因此神经病变的患者言语识别比纯音听力差，也比具有同等纯音听力的耳蜗性听力损失差。

3. 声导抗检查　主要观察指标为反射阈和衰减阈。正常人镫骨肌声反射阈值在纯音听阈上大于 60 dB。而听神经瘤患者镫骨肌声反射阈值可显著增加或消失，也有正常者和重振现象者。有报告：无镫骨肌反射者占 29%，镫骨肌反射音衰试验阳性者 22%，49% 的病例镫骨肌反射在正常范围，17% 有重振现象。正常人对 0.5 kHz 和 1 kHz 听阈上 10 dB 持续 10 秒的刺激，可引出一恒定镫骨肌反射曲线。蜗后病变者，听觉易疲劳，镫骨肌收缩很快衰减，镫骨肌反射强度在不到 5 秒钟的时间内迅速减少 50%。听神经瘤的病人绝大多数音衰试验为阳性。

听神经瘤重振现象阳性占 64%～77%，大肿瘤可达 90%。重振现象的出现是与耳蜗血液供应阻断引起的毛细胞病变有关。声导抗检查仅是诊断听神经瘤的一种辅助手段。

4. 听性脑干反应（auditory brainstem response，ABR）　波形分析应注意：①波的振幅是否存在或消失；②各波的潜伏期；③峰间潜伏期，特别是波 I-V，波 I-Ⅲ，波Ⅲ-V 的峰间潜伏期；④两耳波 I-V 峰间潜伏期的对比；⑤波的可重复性。听神经瘤病人波 V 潜伏期（L_5）显著延长，超过 6 毫秒以上，两耳波 V 潜伏期差（IDL_5）≥0.4 毫秒，I-V 间期 >4.5 毫秒即为蜗后病变的阳性指征。

一般认为听神经瘤患者的 ABR 随肿瘤增大而有进一步的改变。肿瘤局限在内耳道内，波Ⅱ以后的潜伏期均延长，振幅有改变，I-Ⅲ波均清晰可见；中等大（2～3cm）肿瘤波 I 存在，波Ⅱ振幅减小，波 V 潜伏期延长或波Ⅱ以后波形消失；较大肿瘤（>3cm）I-V 波均消失。当肿瘤压迫脑干引起第四脑室移位，对侧波 V 潜伏期亦可延长。当 IDL_5 超过 0.4 毫秒以上，波 I 存在而波 V 消失者，可高度怀疑听神经瘤，应行影像学检查明确诊断。

ABR 测试对早期诊断听神经瘤有重要价值，但 ABR 只适用于听阈好于 70～80 dB HL 的病人，且诊断听神经瘤的假阳性率在 1%～20%，所以 ABR 只能作为影像学检查之前的一项筛选检查。

（二）前庭功能检查

前庭功能障碍的程度与肿瘤大小呈正相关。目前临床上对诊断有明确意义的检查是冷热水试验和前庭诱发性肌源性电位。

1. 冷热试验　多异常，即对冷热刺激反应降低。首先是热水反应丧失。但冷热试验正常者也不能排除听神经瘤。

2. 前庭诱发的肌源性电位（vestibular evoked myogenic potentials，VEMPs）　近年来，VEMPs 检查已成功用于评价人前庭-球囊通路。强短声刺激引起张力性收缩胸锁乳突肌，诱发抑制性电位。现证明该电位 P13-N23 来源于前庭。Murofushi 和 Curthoys（1997）在关于豚鼠球囊传入的研究中证实该早期电位源于球囊。已报告该检查可用于确定听神经瘤前庭下神经的受累情况。听神经瘤可单独引起球囊、外半规管和听觉系统的异常。冷热试验是用来检查前庭上神经。而 VEMPs 可用于检查前庭下神经-丘脑通路。听神经瘤病人的 VEMPs 有如下特点：①患侧潜伏期延长；②患侧 VEMPs 未引出反应；③患侧 VEMPs 振幅降低。当肿瘤 >2.0cm 并对脑干、小脑构成明显压迫的患者，P13 和 n23 潜伏期延长；肿瘤 <1.5cm 者，VEMP 多示正常。目前 VEMPs 检查主要用于评估听神经瘤神经起源的参考。

听神经瘤患者早期多无自发性眼震，随肿瘤逐渐增大、压迫脑干和小脑则出现Ⅰ～Ⅱ度水平型自发性眼震。晚期因压迫脑干则出现垂直或斜型眼震，80% 的病人可出现位置性眼震和自发性倾倒现象。由于晚期脑干视动传导径路受累，40% 病人发生视动性麻痹。

3. 三叉神经检查　分运动、感觉和反射三部分。半数患者角膜反射迟钝或消失，面部感觉减退和消失，晚期咀嚼肌、颞肌无力或萎缩，凡出现三叉神经体征时说明肿瘤直径已达 2cm 以上。

4. 面神经功能检查　面神经可被肿瘤挤压、牵拉变细，但功能上可无异常。中间神经受压，外耳道后壁触觉减退和舌前 2/3 味觉减退或消失。功能检查有如下几种：Krarup 电味觉试验，Shirmer 泪觉试验，唾腺流量试验，面肌电图检查和面神经电图检查。其中面神经运动功能的电检查可用于评估没有面瘫症状的面神经功能。

5. 小脑功能检查　可出现静平衡障碍，四肢小脑性共济失调，步态异常，书写障碍，言语呐吃，肌张力障碍，眼震和联合运动障碍。

6. 脑干体征　大型听神经瘤和巨大听神经瘤可出现脑干受压表现，如对侧肢体运动障碍，浅感觉迟钝等锥体束征。部分病人出现双侧锥体束征。

（三）影像学检查

1. X 线摄片　1980 年以前为听神经瘤的主要诊断方法，只能用于诊断大于 2cm 的肿瘤。

2. CT　可显示内耳道骨结构，可判断内耳道是否扩大。注射造影剂后可使瘤体明显增强，但常难以诊断小于 5mm 的听神经瘤。采用 2～4ml 氧气注入蛛网膜下腔进行的内耳道脑池 CT 可诊断局限在内耳道内的小肿瘤，但检查后常有头痛症状，MRI 问世后这一检查已弃用。有报告，CT 对听神经瘤的诊断准确率仅为 63%。

3. MRI　1982 年应用于临床。诊断听神经瘤用 MRI 比用增强剂的 CT 更准确，增强的 MRI 能够显示小至 2mm 的内耳道内肿瘤，是目前诊断听神经瘤的最理想的方法。

MRI 的听神经瘤图像特征：T_1 加权像肿瘤呈等信号或低信号强度，T_2 加权像则呈高强度信号，边缘清楚，当肿瘤内有出血或坏死时，可呈现低、高信号强度相混杂。

第四节　诊断和治疗

一、听神经瘤的诊断

综合上述临床表现和检查，听神经瘤不难诊断。已有大量文献报告，肿瘤大小与手术治疗、听功能的保存密切相关，因此听神经瘤的早期诊断甚为重要。临床上对下列病史需提高警惕：①单侧进行性感音神经性听力损失，有些患者则以突发性听力损失为首发症状，个别还表现波动性听力下降，后两者常被误诊和漏诊。有报告听神经瘤被误诊为突发性听力损失者占10%；②单侧耳鸣也可以为听神经瘤的首发症状。约20%的听神经瘤患者临床表现不典型，因此对怀疑有听神经瘤的患者，应进行详尽的神经耳科学及影像学检查。

需鉴别的其它桥小脑角肿瘤：在桥小脑角占位性病变中，除了第Ⅷ脑神经施万瘤之外，还有许多其他病变如囊肿、动脉瘤、肉芽肿和其他神经源性肿瘤等。桥小脑角中不常见的肿瘤有畸胎瘤、第Ⅷ脑神经以外的其他脑神经施万瘤，还有骨瘤、胆脂瘤、肉瘤及转移性肿瘤。其他应考虑的占位性病变还有脓肿、结核瘤、梅毒瘤、真菌性病变、动脉瘤及蛛网膜囊肿（详文参阅第十九章颞骨肿瘤）。

二、听神经瘤的治疗

自1777年Sandifort首次在尸检中发现第Ⅷ脑神经肿瘤以来，听神经瘤（acoustic neuroma，AN）经历了描述时代（1777～1853），神经外科时代（1894～1940），于60年代进入了耳神经外科时代。随着医学的进步、耳神经外科医生的不懈努力和经验的不断积累，目前AN的手术治疗目标已达到①安全切除肿瘤，全部切除率＞99%，死亡率＜1%；②无严重神经系统后遗症如术后昏迷、偏瘫、球麻痹等；③面神经功能保留率在小型AN＞95%，大型AN＞60%；④对瘤体直径小于2cm、有实用听力者争取保存有用的听力。

实用听力系指纯音听力好于50 dB HL，言语分辨率大于50%。AN的外科治疗实际上进入了追求功能保全时代。

目前AN的治疗策略有三种：①手术切除：是公认的首选方法。依手术是否需保留听力又分为保留听力术式和不保留听力术式；②观察（wait and MRI）：适用于年龄大于60岁的内耳道内AN；③立体定向放射治疗：适用于外科手术禁忌者；患耳听力好，健耳听力差或NF2的患者。

将目前对听神经瘤治疗策略归纳于图20-1。

（一）手术进路

手术进路的选择主要依据肿瘤大小、术前听力水平（同侧和对侧耳）、患者年龄及全身健康条件来决定。目前在耳神经外科常用的手术进路依手术是否需保留听力分为保留听力术式和不保留听力术式两种，需保留听力术式有经颅中窝进路和经乙状窦后进路；不需保留听力术式有经迷路进路。

1. 经乙状窦后进路　适宜切除任何大小听神经瘤，特别适宜需保留听力、瘤体直

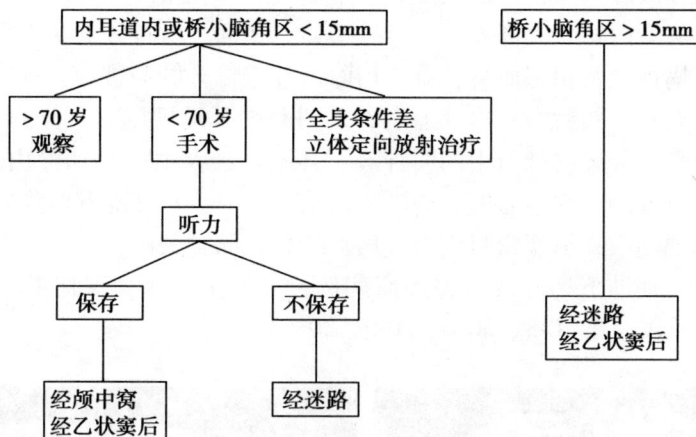

图 20-1 听神经瘤治疗策略

径小于 2cm 的听神经瘤切除。该进路主要缺点是因牵拉小脑，易致小脑水肿。距耳后沟 4cm 处作一弧度较大的倒 C 型切口、深至骨面，将皮肤与皮下软组织一并分离，翻向前方。在乙状窦后方与横窦下方磨开约 4cm×4cm 大小骨窗，暴露颅后窝硬脑膜，上方至横窦下缘、前方至乙状窦后缘。然后切开硬脑膜，作蒂部留于前方的 V 型或 U 型的硬脑膜瓣，切开硬脑膜时注意勿损伤横窦和乙状窦。在脑棉的保护下，用脑压板轻轻向后牵拉小脑半球，显露桥小脑池和暴露瘤体。瘤体较大者先于肿瘤的上、下缘划开软

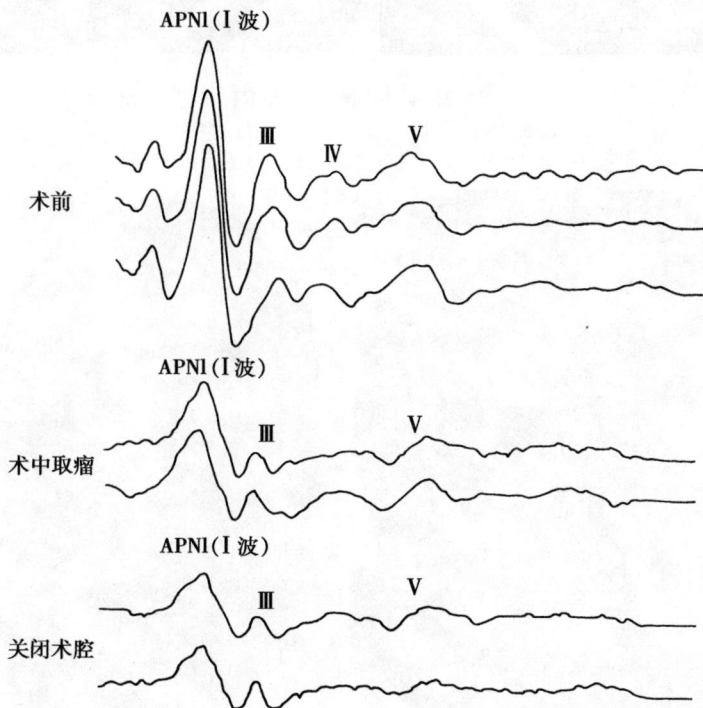

图 20-3 术中 CAP 及 ABR 监测同线记录

脑膜充分放出脑脊液降低颅压，以利更充分显露瘤体及其相邻血管、神经等重要结构。切开肿瘤被膜，从囊内切除大部内耳道口外瘤体，在面、听神经监护下仔细分离瘤体被膜与面神经、耳蜗神经及相邻血管，分块切除内耳道口外肿瘤被膜，同时保护好面、听神经及内耳供养血管。然后磨开内耳道后唇，切开内耳道硬脑膜，显露内耳道内瘤体。注意保护后半规管。分离内耳道中的面神经、耳蜗神经及血管后切除内耳道内的肿瘤。若瘤体未达内耳外侧，则不需磨开内耳道后唇，可在30°内镜下切除内耳道肿瘤。取颞肌修复缺损的硬脑膜并填塞密封乳突气房。缝合皮肤，关闭术腔。介绍一例作者经乙状窦后进路、内镜辅助下切除的听神经瘤病例，该例术后成功保留面、听神经的功能（图20-2见彩色插页，图20-3、20-4、20-5、20-6）。

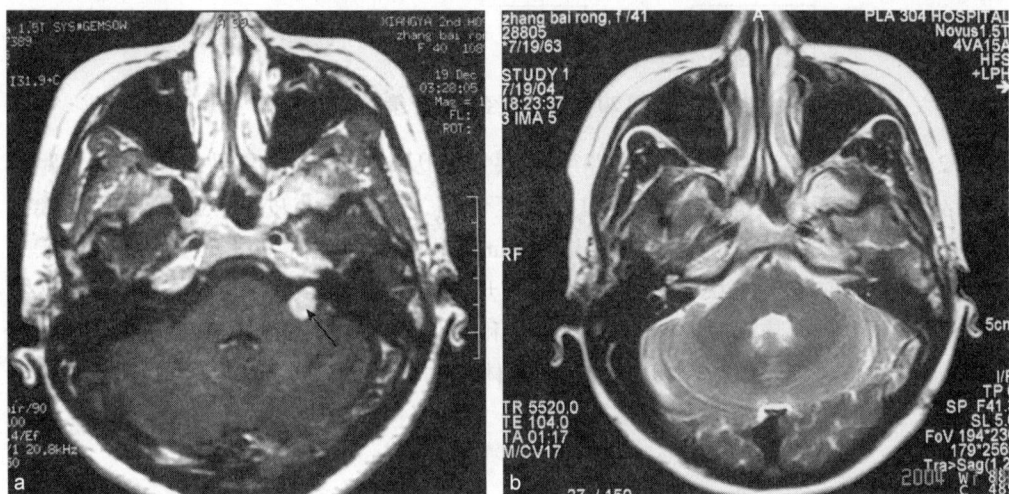

图20-4　听神经瘤 MRI
a. 术前 MRI　　b. 术后7个月 MRI

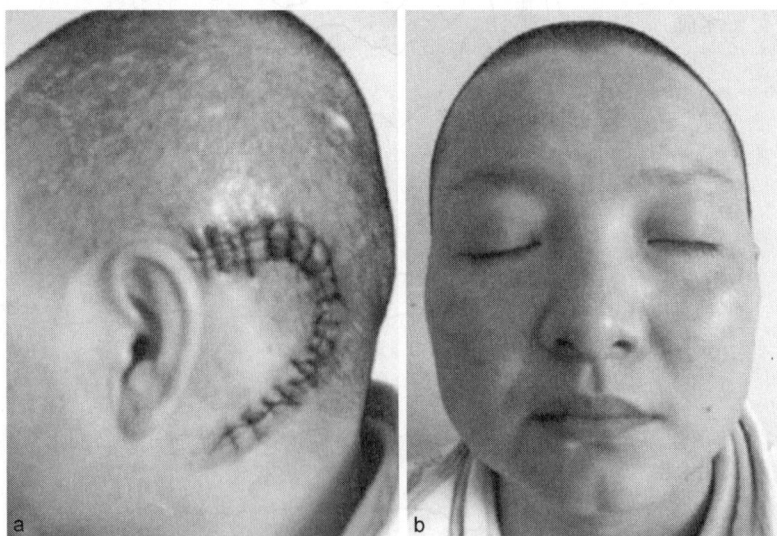

图20-5　术后7天外观像

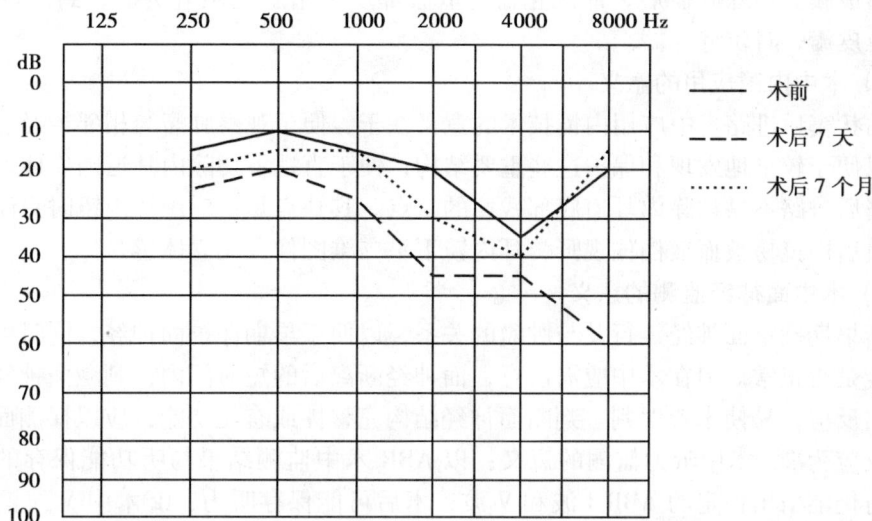

图 20-6 术前、术后的纯音听阈比较（经乙状窦后进路听神经瘤切除）

2. 经颅中窝径路 1960 年 House 开发了经颅中窝径路切除听神经瘤的手术方法。已证明本法并发症及死亡率较低，是一安全、可靠的径路，已被广泛应用。

此手术进路适宜切除内耳道内、特别是位于靠内耳道底部的小听神经瘤、且需保留听力者。该进路有下列优点：①肿瘤切除的大部分操作是在硬膜外进行，并发症少；②经此进路可以开放整个内耳道后壁，以利于完全切除肿瘤；③在内耳道底部易找到面神经，切除这一部位瘤体时便于分离和保护面神经。但该进路有下列缺点：①经此进路多需经面神经的深侧切除肿瘤，所以它对面神经的骚扰较经迷路进路大；②术中或术后因出血需暴露颅后窝时受限制。

于耳屏前 1cm，颧弓上作纵形切口，暴露颞骨鳞部，用骨钻或骨凿在鳞部凿开一4cm×4cm 的骨窗，骨窗的 1/3 位于外耳道垂直面的后面，2/3 位于外耳道垂直面的前面。由颅底分离硬脑膜，置入带脑压板的牵开器，暴露脑膜中动脉、弓状隆起、岩浅大神经、面神经裂孔，在颞骨岩部上面定位内耳道。磨开内耳道顶部，纵行切开内耳道硬脑膜，暴露肿瘤。在面、听神经监护下纵行切开肿瘤被膜，先从囊内切除，缩小瘤体，然后仔细分离肿瘤被膜与面神经、耳蜗神经及内耳滋养血管，切除肿瘤被膜。取颞肌筋膜覆盖内耳道顶部硬脑膜缺损处，撤除脑板复位颞叶、放回颅骨瓣，分层缝合软组织，关闭术腔。

3. 经迷路进路 此进路适宜于不需保留听力的任何大、小听神经瘤的切除。切口距耳后沟 1～2cm，磨开乳突，进行乳突轮廓化。进而进行颅中窝脑板、乙状窦、面神经及颈静脉球的轮廓化。磨除三个半规管，充分开放前庭后，于前庭底部的后上磨除骨质达内耳道底处硬脑膜，并暴露内耳道后部和颅后窝硬脑膜。在前庭上神经到乙状窦之间切开硬脑膜，暴露硬脑膜下的内耳道及桥小脑角内瘤体。先从囊内切除瘤体，于内耳道底处切断前庭上、下神经，随同肿瘤一起翻向后方，在面神经监测下确认面神经的走行，顺其走行进行分离，直到脑干。处理脑干和小脑上的粘连。若有血管联系，应用双极电凝处理后切断。从囊内分次切除，待体积缩小后分离被膜与周边血管及神经联系，切除肿瘤被膜。切除肿瘤后，冲洗止血，取腹部皮下脂肪充填乳突腔，封闭硬脑膜裂口。复位皮瓣，对位缝合。

（二）术中内镜应用的意义

经乙状窦后进路术中应用内镜技术的意义在于，便于观察肿瘤与相邻神经、血管的关系，以便于较早地发现和保护这些重要结构；便于直视下切除内耳道内瘤体，克服传统乙状窦后进路不易切除内耳道底部残瘤的缺点。其缺点是：应用耳内镜时只能单手操作，出血后内镜易被血液挡住视野，耳内镜下呈二维图像，无立体感。

（三）术中面神经监测的意义

便于早期确定面神经走行及与肿瘤的关系，以便于早期保护面神经，同时可评估面神经功能是否正常。但在术中应需注意，面神经断离后的短时间内，刺激面神经末梢端仍可引出反应，易使术者误判。判断面神经结构完整性或有无功能，应以探测面神经中枢端的反应为准。术中听力监测的意义：以 ABR 术中监测结果与听功能保存的关系是①术终时仍能引出稳定的 ABR I 波和 V 波，术后可能保存听力；②术中 V 波消失（特别是突然消失）时，术后半数病例听力丧失；③术中 V 波逐渐消失或 I-V 波间期延长而不恢复时，术后言语识别率减少 50% 以上，但多数有望在 1~2 个月后恢复；④术中引不出包括 I 波在内的各波，且术后仍不能恢复者，可能会听觉丧失。术中复合动作电位（CAP）和听性脑干反应的联合应用有助于提供耳蜗血供的信息。

乙状窦后入路的听力保护率为 17%~80%，其中 <2cm 的听神经瘤，术后听力保护率为 34.1%~80% 不等。

（四）听神经瘤的部分切除

听神经瘤手术中行部分或次全切除的常见原因：①有严重出血的风险；②出现脑干症状；③严重的小脑水肿；④年龄大且有危险者。对遗留的肿瘤残体，术后进行影像学随诊，依需要在术后 1~6 个月，再经原手术径路切除残瘤。据报告，第二次手术风险率并不比第一次手术的风险率大。

（五）面神经麻痹的处理

术中若能找到断端，就进行端端吻合（用组织粘合剂粘合），反之要进行面神经-舌下神经吻合。若术中没有处理，术后要注意保护眼球，并及早进行面神经-舌下神经吻合。

（韩东一　于丽玫）

第二十一章 ▪▪▪▪▪▪▪▪

突发性听力损失

特发性突发听力损失（idiopathic sudden hearing loss，ISHL）亦称特发性突发感音神经性听力损失（idiopathic sudden sensorineural hearing loss ISSHL）是指突然发生的原因不明的感音神经性听力损失，简称突发性听力损失。通常在数分钟或数小时，少数可在 72 小时内，听力下降至最低点，每年发病率约为 8～10/10 万（Stokroos 1996）。可伴有耳鸣及眩晕，除有第Ⅷ脑神经外，无其他脑神经症状。病因与病理不明（Haberkamp 1999）。本病有自愈的倾向，约 2/3 的患者无须治疗就可以有一定程度的好转。但听力恢复的情况受多方面因素的影响。

第一节　病因和发病机制

自 DeKleyn 于 1944 年首次报道此病以来，关于其病因及治疗一直有争议。引起听力突然下降的原因本较多，Mattox 等记载有 100 多种病因。但大多数学者认为主要是内耳血循环障碍、病毒感染、病毒及血管综合因素、迷路窗膜破裂（它作为一种特殊类型，已被独立出来）、血管纹机能障碍、创伤、中毒、肿瘤等原因。凡经进一步检查可明确病因的则应按病因诊断，如内耳震荡，颞骨骨折，桥小脑角肿瘤等，只有查不出病因的才是特发性突发听力损失，此病可能的病因推论如下：

一、病　毒　感　染

据临床观察，不少患者在发病前曾有上感前驱症状，流行病学研究及对患者的血清病毒转化实验也检出多种感染病毒，如流感病毒 B、腮腺炎病毒、麻疹病毒、风疹病毒、巨细胞病毒、带状疱疹病毒等。国外学者报告了从人内耳外淋巴中分离培养了巨细胞病毒与腮腺炎病毒，并用血清化法证明活动病毒的感染存在。对 ISHL 的颞骨组织学切片呈现病毒感染征像：毛细胞、神经节细胞破坏损失，血管纹萎缩。病毒感染可引起神经组织的直接损伤，也可引起脉管结构和红细胞损伤从而导致循环障碍。

二、内耳供血障碍

内耳的血液供应来自迷路动脉，从解剖分析该动脉是供应内耳血液的唯一动脉，迷路动脉除受自主神经系统及局部调控机制的影响外，也受血压、血流动力学的影响。患者血管痉挛、血流障碍、血液呈现粘凝状态，微血栓的形成等是造成 ISHK 的原因。患者血浆内皮素-1（ET-1）升高而降钙素基因相关肽（CGRP）降低，ET-1 具有强大的缩血管作用和促进血管平滑肌增值作用，并参与机体多种重要功能。CGRP 是目前已知的体内最强的舒血管活性多钛，其特点是浓度低、生效快、作用明显且持久。血管因素是本病发病的重要因素，而血浆 ET-1 和 CGRP 又对血管功能有重要作用。

三、自身免疫功能

研究表明：内耳膜迷路具有免疫应答、免疫防御和免疫调节能力，在某些病理条件下，内耳组织可成为自身抗原，激发内耳免疫反应。耳蜗的毛细血管是无孔毛细血管，内淋巴囊的毛细血管是有孔毛细血管，可能有滤过功能。在体循环中，抗体可循此途径进入内耳，内耳是一个能接受抗原刺激并产生免疫应答的器官，内淋巴囊在内耳免疫应答中具有重要作用，内耳免疫应答是其保护性机制的一部分，但如果过于强烈可损伤内耳，引起膜迷路的破坏。

第二节　临床表现与检查

发病年龄多在中年，男女差别不大。冬季及初春发病较多。多为单侧耳罹病。多数在数分钟至数小时内，少数在 72 小时内患耳听力迅速下降到最低水平。多呈中度至重度听力损失，少数可呈极重度听力损失或全聋。往往先感患侧耳鸣及耳闷，继之听力骤降。少数患者可无耳鸣。发病多在凌晨或起床后不久，往往无先兆，但可能有诱因，如过度劳累、感冒发热、情绪紧张或饮烈性酒等。部分患者诉双耳同时发病，不过数日内一耳听力恢复，另一耳仍有听力损失。如听力损失较重，伴发的耳鸣也多较重，在听力恢复的过程中耳鸣随之减轻以至消失。但如听力未能恢复，耳鸣可持续数年不退，此时患者来诊往往以要求治耳鸣为主。有近半数患者在听力症状发生后 48 小时内发作眩晕，伴恶心甚至呕吐。眩晕的程度轻重不一，多数较重，可卧床数日不起。眩晕持续时间一般较梅尼埃病要长，但减退后不再发作。

纯音测听患耳呈感音神经性听力损失，ABLB 试验、SISI 试验及 Metz 试验可呈现响度重振现象，表示病变在耳蜗。耳声发射由于听力损失较多，初诊时多不能引出。耳蜗微音电位（CM）在重振频率的振幅可较对侧健耳增大。如患耳听力有恢复倾向，所引出 CM 的阈值较低。听性脑干诱发反应除患耳反应阈值较高外无其他特殊发现。如伴发眩晕，前庭功能检查符合外周性病变。感耳闷的患者中有部分人还感外耳道及耳周围皮肤麻木感，检查可发现患侧耳颞部皮肤触觉减退，甚至患侧角膜反射迟钝，多可自行恢复，否则应排除蜗后占位病变。在随诊过程中如听力渐好转，耳鸣及耳闷渐轻，当听阈曲线进入临界区后，会感患耳乃至头部豁然开朗，畏强声现象也明显好转。

第三节　诊断与鉴别诊断

中华医学会耳鼻咽喉科分会 1996 年发表的诊断依据：①突然发生的非波动性感音神经性听力损失，常为中度或重度；②病因不明；③可伴耳鸣；④可伴眩晕、恶心、呕吐，但不反复发作；⑤除第Ⅳ脑神经外，无其他脑神经受损症状。

由于不少局部和全身疾病可累及内耳引起听力突降，应与此病鉴别，以求能及时得到正确的诊治。下列诸病可能误诊为 ISHL。

1. 梅尼埃病　不少梅尼埃病初发时患耳听力可以迅速降到 60 dB HL 上下，无论是否发作眩晕，都可能误诊为 ISHL 伴或不伴眩晕。随诊可以发现听力大幅度波动，出现以低频听力损失为主的纯音听阈曲线，并反复发作眩晕。

2. 桥小脑角肿瘤　此部位带蒂的肿瘤，如神经纤维瘤可因外力作用移动压迫内耳动脉，引起听力突降，也可伴发眩晕。影像学检查可以发现肿物。

3. 大前庭水管综合征　如不伴其他畸形，听力可从正常突然重度下降。此病多发于幼儿，多数为双耳同时发病，听力波动性下降，有较明确的发病诱因，如发热或头部碰撞。影像学检查可明确诊断。

4. 内耳动脉栓塞　应有较明确的栓子来源。先天性或风湿性心脏病心脏瓣膜上的赘生物脱落，栓塞内耳动脉可突发性全聋伴眩晕。栓子多发生于心功能尚较好的代偿期，患者可能忽略更重要的全身性疾病。耳科医师对突发的全聋或极重度听力损失伴眩晕的患者应详细询问及检查，并及时转科会诊。

5. 其他全身性疾病如糖尿病、血液病、出血性紫癜、胶原病、麻疹、腮腺炎及先天性梅毒等均可引起听力突然严重下降，应视为该病的并发症，不难与此病鉴别。

第四节　治　疗

一、血管扩张剂

1. 低分子右旋糖苷（dextran—40）　国内治疗 ISHL 的基础药物之一，常与其他药物联合应用，它通过单纯的扩容作用来促进微循环，增加内耳血液。值得注意的是，低分子右旋糖苷由于有过敏的危险，德国的医生给病人用低分子右旋糖苷前，常规给予半抗原保护剂（Promit）以防止过敏。国内外均有此药引起过敏性休克甚至死亡的报告。

2. 羟乙基淀粉（hydroxyethyl starch，HAES）　德国治疗 ISHL 的常规用药之一，也是血管扩容剂，作用机制与低分子右旋糖苷相似。浓度有 10% 和 6% 两种，静脉滴注用。经随机对照试验（RCT）研究，与低分子右旋糖苷组疗效无统计学差异。10% 及 6% HAES RCT 比较中，两组疗效无差异。但会出现短期的副作用，因此建议短期使用 10% HAES 250ml。

3. 己酮可可碱（pentoxifylline）　欧洲治疗 ISHL 的常用药物之一，为黄嘌呤衍生物，能扩张外周血管，增加缺血区供血，同时它还能增加红细胞变形性，降低全血粘度，但对血压无影响。在对 100 例分为安慰剂组和己酮可可碱加羟乙基淀粉组的 RCT

研究中，两组听力改善无差异。但在血色素 $> 140g/L$ 或收缩压 $> 130mmIg$ 的亚组中，后者优于安慰剂。

4. 萘呋胺酯（naftidrofuryl）　萘呋胺酯能直接扩张血管，缓解血管痉挛，增加内耳缺血区的供血，它是国外常用的扩血管药物之一，可以静滴或口服。

5. 金纳多（ginaton，EGB761）　它是中药银杏叶的提取物，有扩张血管，清除自由基，降低全血粘度的作用，可静滴或口服。张淑凤在一次 RCT 中，在 152 例病人均予低右、地塞米松治疗的基础上，治疗组加用金纳多，结果金纳多组有效率高达 89.53%，对照组为 74.24%（$P < 0.01$）。

6. 二氧化碳混合气体（carbogen）吸入　二氧化碳混合气体由 95% O_2 加 5% CO_2 组成，它比吸入 100% O_2 更能提高外周血氧分压，还可以升血压，并能明显扩张耳蜗血管，增加内耳供氧。治疗方法为每次吸 30 分钟混合气体，间隔 1 小时，每天可治疗 10～14 小时。Fisch 在一次 RCT 中，将 46 例病人分为混合气体组和低分子右旋糖苷加罂粟碱组，结果 5 天后两组疗效并无差别，但随访一年后混合气体组疗效更佳（$P < 0.01$）。

7. 钙离子拮抗剂（calcium antagonists）　钙离子拮抗剂能防止 Ca^+ 内流，拮抗神经递质和血管收缩物质引起的血管平滑肌收缩，松弛平滑肌，舒张血管。种类有硝吡啶、尼莫地平、维拉帕米等。

8. 前列腺素类（prostaglandin analogs）　前列腺素类药物能扩张血管，抑制血小板聚集。

9. 其他　丹参有扩张血管，改善微循环降低全血粘度的作用。星状神经节封闭可以解除血管痉挛，增加头部血流量的作用。烟酸具有扩张血管，改善内耳微循环的作用。

二、激　素　类

激素（steroids）具有抗炎、抗病毒和免疫抑制的作用，从而缓解血管内皮水肿，增加内耳血供。地塞米松、泼尼松是国内外治疗 ISHL 的常用药之一，患者应无激素禁忌证。William 在 67 例患者的多中心 RCT 研究中，治疗组予地塞米松或泼尼松，对照组给予安慰剂，结果显示中度听力损失患者激素组效果较好（$P < 0.01$）。近若干年来研究局部用药，尤其经导管-微泵控释给药收效更佳。

三、抗　凝　血　剂

1. 巴曲酶（batroxobin）　又称东菱克酸酶，能促使组织纤维蛋白溶酶活化质释放，并增强它的活性；降低纤维蛋白原活化质的抑制因子，从而增强纤溶系统活性；并能降低全血粘稠度，增加耳蜗血流。Kudo 等对 162 例病人的 RCT 研究中，分别给予巴曲酶和激素，结果巴曲酶组疗效较好。

2. 尿激素（urokinase）　为血栓溶解剂，能激活纤维蛋白溶酶原，使之转变为纤溶酶，从而溶解纤维蛋白，溶解微血栓。嵇宪生在 RCT 的研究中将 60 例患者分为尿激酶组和东菱克酸酶组，结果前者有效率为 83%，后者为 57%，差别具有统计学意义（$P < 0.01$）。

3. 蝮蛇抗酸酶　除了去纤、抗凝、溶栓的效果外，还含有促进神经功能恢复的营养物质，对感觉神经有刺激生长。薛麦高在 66 例病人的 RCT 中，治疗组给予蝮蛇抗酸酶，对照组给予低分子右旋糖苷、丹参、654-2，结果治疗组疗效较好（$P < 0.01$）。

4. 肝素（heparin），华法林（warfarin）　肝素能激活血浆中正常成分抗凝血酶Ⅲ，同时对凝血过程每一步骤几乎都有抑制作用；华法林是香豆素类口服抗凝药，作用较缓慢。

5. 体外抗凝血技术（HELP）　将患者的血浆通过体外特殊设备，以去除多余的胆固醇、纤维蛋白原、脂蛋白，从而达到降低血浆粘度，降低红细胞聚集性，防止凝血的目的。使用时，2 小时可处理 3 升血浆。

6. 阿司匹林（aspirin）　有抗血小板聚集和抗血栓形成作用。朱洪海在 30 例患者的 RCT 中，对所有患者均给予丹参，能量合剂治疗，同时治疗组加阿司匹林，结果治疗组疗效较好。他还发现突发性听力损失组血栓素 B2（TXB2）较健康人高，而阿司匹林能降低 TXB2（$P < 0.01$）。

四、其他疗法

1. 高压氧（hyperbaric oxygen，HBO）　一般每次吸纯氧 30 分钟，每日 2 次，间隔 10 分钟。王湘渝等在 105 例病人的 RCT 中，对所有患者均予低分子右旋糖苷、丹参和激素，同时治疗组加高压氧，结果高压氧组疗效较好（$P < 0.01$）。

2. 泛影葡胺（diatrizoate meglumine，hypaque）　76% 泛影葡胺分子能填补耳蜗血管纹漏孔，且钠之吸附作用可使耳蜗电位恢复正常。

3. 抗病毒药阿昔洛韦（aciclovir）　阿昔洛韦为嘌呤核苷类广谱抗病毒药。Stokroos 等在多中心 RCT 中，在 44 例患者均给予泼尼松的基础上，治疗组给予阿昔洛韦，对照组给予安慰剂，结果两组疗效并无差别。

4. 紫外线量子辐射血液疗法（ultraviolet blood irradiation，UBI）　能改善微循环，降低血液粘稠度。方法为将患者静脉血在体外予紫外线照射并充氧气。吕秋萍等在 50 例患者的 RCT 中，所有病人均予低分子右旋糖苷、丹参，治疗组加 UBI，结果 UBI 组听力提高及耳鸣好转优于对照组。

5. 国内有学者用脑活素、脑活灵、脑蛋白水解注射液治疗，有效率为 71% ~ 86%。纳络酮静脉滴注，疗效优于低分子右旋糖苷加激素。另外还有用 25% 硫酸镁静脉点滴，有效率可达 79%。

国内外所报道的治疗方法有几十种之多，目前治疗主要药物及方法有扩血管剂、抗凝剂、抗病毒药、激素或高压氧等。在德国常规用羟乙基淀粉（hydroxyethyl starch，HAES）治疗，其他国家则不统一，甚至有学者认为仅用安慰剂也可达到相同的疗效。然而，大多数学者仍然认为扩血管剂有效，临床上也是扩血管剂应用最广。

第五节　预防与疗效评价

关于预后一般认为与下列诸因素有关：①听力损失的程度，损失越轻恢复的可能性越大；②低中频听力损失较高频损失容易恢复；③纯音听阈残存高频岛状曲线者较残存低频曲线者宜恢复；④病程较短者易恢复；⑤年龄较轻者易恢复；⑥未累及前庭系统的易于恢复。

鉴于疗法及疗效上的争议，我们运用 Cochrane 系统评价的方法，对各种扩血管剂的疗效和安全性进行评价。目前尚缺乏证据表明扩血管剂疗效优于安慰剂或其他治疗，也缺乏证据表明哪一种扩血管剂疗效最佳，并且须防止这类药物的副作用。FAD 认为对于成人、儿童患者没有一种药是特效的。通过系统评价至今尚无一种方法被公认为有效，但大多数学者仍不赞成不治疗。鉴于上述情况及临床特殊性，如病因不明、预后受多种因素影响、存在自愈性倾向等，因此我们对此病的治疗研究提出以下建议：

1. 尽量寻找可能的病因，根据可能的致病因素制定治疗方案。有高血压、高脂血症的，应以降压降脂药为主，要有治疗前、后血液流变学的观察。

2. 在患者条件适合，药物、设施配合的基础上，早期、合理地选用联合药物治疗，并完善试验设计，以提高方法学质量，来寻最佳的方案。

3. 研究应在提高方法质量学的基础上，首先确定某种药物是否有效（以安慰剂作比较）。如果有效，再确定哪一种药物疗效最好；最后在联合用药方案规范、疗效判断指标统一的基础上，比较哪一种方案疗效最好。

4. 应开展前瞻性研究，通过对大样本病例的临床观察，统一分析因素、终点指标。开展多中心的 RCT 研究。在对某一药物疗效评估时不应单纯采用听力改善作为唯一指标，还应从血液流变学等多方面考虑。

5. 毒副作用及其他方面，临床试验，尤其药物观察，不仅应报告疗效，更应注意其毒副作用。

6. 同时还要考虑经济和社会价值等多种因素，选择最佳方案，获得满意的治疗效果。

总之我们不仅要关心近期疗效，更要注意远期效果，还要考虑副作用及经济和社会价值等多种因素，选择最佳方案，获得满意的治疗效果。对疗效的研究不仅要考虑治疗问题，而且要通过疗效的研究，加深对 ISHL 的认识。

（梁传余　古庆家　刘　铤）

第二十二章 ■■■■■■■

老年性听力损失

老年性听力损失（presbycusis）是指随着年龄增加，双耳听力对称性、进行性下降，以高频听力下降为主的感音神经性听力损失。早在 1899 年，Zwardemaker 首次描述了一例与年龄增加相符的高频听力下降病人，称之为老年性听力损失。目前认为老年性听力损失是因年龄增加，听觉器官及身体其他不同组织与器官共同发生的缓慢进行性老化过程，并出现听力减退的生理现象。年龄没有确定的界限，机体老化的症状和体征个体差异性大，年龄并不是反映人体老化的一个良好指标。衰老的耳蜗呈双侧对称性的损害，不同细胞结构退变的程度也不同，表现为毛细胞、血管纹和神经元不同程度的缺失。听功能呈宽谱纯音阈值提高及言语识别率下降。

一、流 行 病 学

1997 年我国卫生部老年医学研究所组织了对北京市内 60 岁及 60 岁以上的老年人的常见病流行病学调查和研究。作者发现 60 岁以上老年人中有 47.6% 自觉有听力损失。通过检查听力损失的患病率为 78.7%，老年性听力损失为 68.3%。

Kennedy（1990）报道在美国 70 岁以上老年人中老年性听力损失的发病率为 30% ~40%，听力检查约 60% 的言语频率下降 35 dB。Quaranta（1996）对意大利五个城市 2170 名老人听力下降情况进行了调查，以纯音测听 0.5 kHz、1 kHz、2 kHz、4 kHz平均听阈 ≥25 dB（HL）为标准，在 61 ~70 岁组为 55.06%，71 ~80 岁组为 78.89%。Gates（1990）根据听力伤残的 AMA 评分标准，将 >15 dB HL 者定为听力损失，在 1622 名美国 60 岁以上老年人中有 35% 患听力损失。Parving（1993）报道在丹麦哥本哈根 53 ~75 岁（平均 65 岁）的老年人中听力损失为 30% ~ 40%。Jonsson（1998）比较了瑞典哥德堡 1971 ~1972 年这相差 20 年的 70 岁和 75 岁的老年人的听力情况，各频率听阈无明显差别，提示在工业化国家，老年人所患的听力下降是一个较稳定的与年龄相关的损伤。

同时，老年性听力损失的发病率与高血压病、动脉硬化、高脂血症和糖尿病的发生率呈正相关关系。在伦敦和威尔士老年人听力损伤的调查表明，低层次的社会经济状态和接触噪声与听力损伤有密切联系（Gilhom，1991）。

二、病因及发病机制

老年性听力损失主要是因为听觉器官的退化所致，这种退化过程快慢不一，但终身不停。老化遍及全身器官，其中以各种感觉器较明显。一般而论，年龄越大老化越快，但亦有明显的个体差异。

Rosen 等（1962）报道苏丹腹地环境安静的部落马巴恩（Mabaans）族人的高频听力下降很少，明显低于生活在现代喧闹城市中心血管病等老年性疾病发病率较高的城市居民。认为单纯由年龄因素所致的高频听力下降是很少的，而生活在通常环境下的老年性听力损失主要由于血管病变，代谢营养等各种附加因素所致，噪声的影响则更大。近来已证实高脂血症使血液粘稠度增加，血小板聚集等功能亢进，促使内耳血流下降，可致内耳血管纹萎缩，螺旋神经节细胞减少，螺旋器表面实质性或空泡性突起，内、外毛细胞损伤。患有高血压和冠心病的老年人，其纯音听力及言语识别率均显著低于健康老年人。在高血压病可以引起内听动脉硬化狭窄，血管纹毛细血管网的密度下降，减少了血管纹毛细血管与内淋巴的接触面积，使内、外淋巴分泌减少，螺旋器营养不良、退化。血管纹萎缩范围与听力损失程度有相关因果关系。

山崎勤等（1989）研究了原因不明的中重度老年性感音神经性听力损失的患者，发现有 53.6% 的患者伴有骨代谢异常，其血清碱性磷酸脂酶值与纯音听阈水平呈正相关。从而认为维生素 D 及钙代谢异常为老年性听力损失的原因之一。另有作者提出缺锌可以引起感音神经性听力下降，味觉和嗅觉功能减退。动物实验表明在不同基因的 CBA 鼠和 C57BC 鼠的螺旋器的衰退方式不同，认为随着年龄增加而产生的听力下降可能与基因控制的生物功能衰退有关。

目前认为在老年人听力下降的发病机制中，谷氨酸的耳蜗神经毒性是老年人缺血或缺氧状态的可能后果。根据生物化学和电生理学的研究，谷氨酸被认为是耳蜗毛细胞和听神经传入纤维间突触的重要递质。谷氨酸能神经传递仅限于内毛细胞水平。谷氨酸是中枢神经系统快兴奋传导的最佳递质。同时，谷氨酸具有兴奋中毒性。过剩谷氨酸的清除和再循环机制，常不足以清除过量释放的递质，此现象特别见于神经元损伤后，如缺血、缺氧所引起的神经元损伤。已损伤的谷氨酸能突触的神经元中毒效应，也可能是老年人神经细胞蜕变的一个重要因素。根据是在老年人耳蜗神经节细胞的丧失伴有毛细胞的丧失，比较内毛细胞和神经节细胞蜕变所具有的相似性，其损害大多集中在蜗底区域，可能与谷氨酸的神经毒性有关。老年性听力损失螺旋血管萎缩在蜗底较常见，蜗底内毛细胞将首先因局部缺氧状况而受损。

总之，在老年性听力损失的病因中，年龄性老化并不是主要因素，而一些未知因素，如遗传、饮食、环境因素、精神压力、代谢异常等，以及一些老年性疾病、如高血压病、冠心病、动脉硬化、高脂血症、糖尿病等是加速老年性听力损失的重要因素。

三、病理及病理分型

年龄老化所致的外耳和中耳的解剖学变化，均不能引起显著的传导性听力下降。内耳组织病理学的改变是引起老年人听力下降的重要因素。在耳蜗膜迷路，传入和传出神经纤维均有退行性改变。老年人颞骨病理研究发现，内耳蜗螺旋器毛细胞萎缩。内毛细胞损失很少超过25%，外毛细胞第一排大部分损失25%以上，少数达75%，第二排损失50%以上，常达到75%，第三排损失最重，少数达到100%。损失最重的是耳蜗底转最低部3mm处，此处内、外毛细胞均明显减少或完全消失。有的毛细胞中伴有巨纤毛变化。在螺旋神经节细胞数量减少、萎缩。动物实验表明，在栗鼠和鼠猴的耳蜗外毛细胞的损失随年龄增加而增加，二者呈线性关系，与内毛细胞相比较，外毛细胞变性的速度快而范围广。外毛细胞的损失开始于耳蜗顶部，并渐向低部扩展，其中第一排损失最少，第三排损失最多。内毛细胞随年龄增长而发生变化，但与部位无关，细胞损失的数量较少。蜗顶毛细胞的变性可能与耳蜗血管变化有关，认为与年龄相关的蜗顶毛细胞损失并不引起可测知的听力损失，相反基底转毛细胞即使损失轻微，也会出现高频听力下降。

在半数的老年人颞骨中发现蜗管中的血管纹上皮细胞变平坦，血管纹处毛细血管壁增厚，并有玻璃样变性。血管纹的退行性变性在耳蜗底转最为明显，还可以出现斑点状萎缩。在老年性听力损失患者的颞骨中可见螺旋纫带的毛细血管及放射小动脉明显减少，管壁增厚。内听动脉壁也增厚，发生严重的硬化性改变，可出现狭窄和阻塞现象。在蜗管上皮可以出现纤维化或骨化，Reissner膜萎缩，并与血管纹上皮粘连。

中枢听觉系统的改变：在老年性听力损失患者的中枢听觉通路神经元核团有退变现象。在蜗神经核上橄榄、下丘核及膝状体均有此变化，推测这种神经细胞的衰老改变是老年性听力损失发生的主要因素。通过计算老年性听力损失患者的耳蜗背核和腹核的神经细胞数目，对照比较耳蜗核总数，损失为48%，其中腹核减少了25%，背核减少了53%，未见细胞变性的中期状态，但有细胞萎缩现象。耳蜗核神经数目的减少可致听力和言语识别力降低。

Schuknecht等（1993）经老年性听力损失分为六种病理类型：

1. 感觉型老年性听力损失　此型主要是指耳蜗底转毛细胞的总数减少，至少相当于耳蜗10mm长度以上毛细胞的数量，以致耳蜗语言频率区，简称（语频区）损伤，在早期静纤毛缺失，然后由于支持和感音细胞缺失引起螺旋器轻度变形和倒伏，从而致使螺旋器变成未分化的上皮堆在基底膜上，在耳蜗底转可完全消失。顶端缺失程度轻，在70岁以上的老年人顶端的缺失明显，内毛细胞的缺失，也遵从同样的方式。在螺旋器、前庭感觉毛细胞和支持细胞的胞浆中均有脂褐质颗粒堆积，推测它是溶酶体的活性产物。溶酶体富含酸性水解酶，这些酶可能是引起细胞死亡的重要原因。

2. 神经型老年性听力损失　该型特点为耳蜗神经元数目与新生儿平均35500个神经元相比损失50%或更多，即耳蜗神经元降到15000到20000个时，言语识别率开始下降。耳蜗神经元损失数目每10年下降大约2100个。神经元数目减少可引起以纯音听阈稳定而言语分辨能力进行性下降为特征的听觉机能障碍。纯音听阈只有在90%的耳蜗神经元丧失时才受影响。在15～22mm区域内（语频区）耳蜗神经元的缺失与言语识别下降有关，而在其他区域的缺失则不然，老年人神经元缺失不仅存在于外周听觉系统，在耳蜗核神经元总数，亦约损失50%。

3. 血管纹型老年性听力损失　当血管纹体积减少30%或更多时，听力便会下降。血管纹萎缩的程度与纯音听阈的阈值相关。萎缩可以发生在耳蜗中周和顶周，血管纹细胞可部分或全部缺失。有时有囊性结构和嗜碱性颗粒沉积。血管纹萎缩可能影响内淋巴的质量从而影响为感音器官供能的物理化学变化。血管纹的萎缩是个普遍的病理变化，常影响一个家庭中的几个成员。听力下降从 30～60 岁多开始并缓慢性进展，言语识别率较好。可出现平坦型轻微下斜的纯音听阈图。SISI 试验示有响度重振，助听效果好。

4. 耳蜗传导型老年性听力损失　听力图上至少 5 个倍频程范围的听力呈线性逐渐下降，听阈最大值与最小值之间差值小于 23 dB，耳蜗的感音细胞，神经元或血管纹没有任何上述的改变。听力下降，通常在中年变得明显，每 10 年听力下降的量几乎相同。组织切片发现耳蜗基底膜上有玻璃样变，钙盐沉积，脂沉积和纤维增生，这些改变均可使基底膜变硬，弹性减退，支持内耳传导性听力损失的观点。

5. 混合型老年性听力损失　即不能单独定义为上述某一类型但又混合了这些病理类型特点的病例称为混合型老年性听力损失。许多老年性听力损失表现为几种类型的混合型。

6. 未确定型老年性听力损失　大约有 25% 的老年性听力损失，其耳蜗结构变化未达到显著水平，即不符合听力曲线呈逐渐下降趋势的病例被定义为未确定型。大部分具有平坦或高频陡降型听阈曲线的病例没有固定的病理变化。可能因耳蜗功能障碍有关。如细胞器、毛细胞上突触数目、内淋巴的化学特性及大脑内听觉通路的变化。

上述分类主要依据外周听器的病理改变，听觉中枢的退化改变及影响老年人听力的一些主要因素如环境、营养、老年性疾病等均未予考虑。因此 Belal（1987）提出如下分类方法：

1. 老年性听力损失（presbycusis）　是生物性耳老化，特征是纯音听力曲线 2 kHz 以内低于 15 dB，2 kHz 以外低于 25 dB，言语识别率得分优秀（92%～100%），组织学呈现耳蜗底转的感觉神经结构退化。任何个体都有此类变化，只是因个体差异而程度有所不同。

2. 加速型老年性听力损失（acceleralet presbycusis）　听力减退主要由于年龄性老化，外加其他未知因素的影响所造成，这些未知因素可能是遗传、饮食等。纯音在一个或所有频率超过 25 dB；言语识别率好坏不等；组织学改变似前述老年性听力损失。但有两点不同：一是退化性改变较重，二是病理改变局限于耳蜗的一个形态学结构层，最多见于血管纹。

3. 疾病性听力损失（nasoaxasis）　由特殊疾病如梅尼埃病、耳硬化症、中耳炎等为主所致的听力损失。

四、临　床　表　现

1. 症状　老年性听力损失的听力变异很大，无独特的鉴别特征，一般表现如下：

（1）60 岁以上出现原因不明的双侧对称性听力下降，以高频听力下降为主。

（2）听力下降为缓慢的进行性加重，开始时常不被注意。随着高频听力的下降，对言语的分辩能力有所影响，此时患者有听得见声音，听不清内容的情况，常需别人重复。以后随着言语频率区的受损，则要求说话者提高声音与之交谈。

（3）常有听觉重振现象，即患者常述，"别人说话低声时听不到，但大声时又觉得太吵。"

（4）言语识别率与纯音听力不成比例，即称"音素衰退"。多数情况下纯音听力减退不及言语听力损失严重，年龄越大此种现象越明显，即在许多老年人尽管纯音听力基本正常，但仍不能理解讲话的内容。这可能与中枢听觉受累有关，而外周听敏度的损害较轻或未受影响，这样就造成了对言语的识别功能下降。少数患者会出现与前述情况相反的现象，即纯音听力减退很严重，而言语识别力尚好。

（5）在老年人中有一种与年龄相关的"附加"听力损失，导致他们在听阈水平相同时的言语功能较年轻者差。同时还存在着低估自身听力损失的趋势。

（6）在嘈杂的环境中，老年人对言语的理解更差。老年人即使其听敏度损失不大，但在有噪声的混响环境中，其理解言语的困难度要比听力正常的年轻人大得多。对于有听力损失的老年人，其理解言语的难度更大。

（7）部分老年性听力损失的患者可以伴有耳鸣，常为高频声。开始时为间歇性，在夜深人静时出现，以后渐变为持续性，白天也可听见。耳鸣常始于 30～40 岁，其出现率随年龄而渐增，60～70 岁时达到顶点，此后即迅速下降。多数伴有耳鸣的患者，随着年龄的增长，其对耳鸣感到"习惯"，以后耳鸣可以自动消失。

（8）老年人听觉损害的社会心理表现：老年人听觉障碍即生理老化的过程，不指任何特殊的心理及社会方面受到制约，也不说明任何特殊方式影响其对自身生活的态度。老年人是将听力损失作为一种特殊的感觉缺失，而不会影响其生活方式。

2. 听力学测试

（1）纯音听力测试：纯音听力测试均有不同程度的听阈提高，为感音神经性听力损失，以高频听阈提高为主。双耳听力损失的程度常相等。纯音听阈曲线常随年龄的增大而听阈提高。阈上功能测试半数以上的老年性听力损失患者重振试验阳性。

（2）耳蜗电图（ECochG）：动作电位（AP）阈值提高，潜伏期延长，波幅有所下降，微音器电位（CM）波幅也有所下降。认为听觉系统老化的转折点在 50 岁左右。在动作电位强度减低时，潜伏期未见延长，与响度重振现象相似，老年人的潜伏期强度变化相应缩小，可能与外周性耳蜗听力减退有关。与毛细胞的严重损害相一致。

（3）脑干听觉诱发电位（ABR）测试：老年性听力损失各波潜伏期均随年龄增加而延长，其 V 波峰潜伏期随年龄每增加 10 岁，大约延长 0.2 毫秒，与正常人相比，当刺激强度降低时，V 波的潜伏期变长，在各个强度级上潜伏期均较正常人为长。波间潜伏期也随年龄的增加而延长。波形分化随年龄增加而变差，波幅下降，部分人缺乏 I 波和 II 波。这是由于虽然老年性听力损失原发性障碍主要在耳蜗，而中枢听觉通路也存在着一定的退化性改变。

（4）诱发性耳声发射（EOAEs）：Bonfils 报道在 60 岁以下的正常人 EOAEs 的出现率为 100%，超过 60 岁其出现率仅有 35%。诱发性耳声发射阈值在 40 岁以前无变化，40 岁以后随年龄增长呈线性升高。EOAEs 与言语接受阈（SRT）也显示一定的相关性，如 SRT > 35 dB HL 时 EOAEs 消失，而 < 25 dB HL 时反应出现。

（5）言语识别率：Harris 报道老年人听力损失组在各种检查条件的检查结果，均较正常听力老年组和青年组差。在隔声室内其言语识别率为 84%，加噪声的降至 74%。在房间混响情况下较原先下降 20%，结果在此混响条件下再加噪声，则较原先平均下降 47.6%。在老年听力正常组，房间混响加上噪声对言语识别率的损害作用随着年龄的增加而增加。这说明老年人虽然其听敏程度损失不大，但在噪声混响环境中，其理解言语的困难要比听力正常的年轻人大得多。在有听力损失的老年人，其理解言语的难度更大。

（6）Rodrguez 报道用成句识别同侧竞争试验是测试中枢听觉障碍的最敏感的测试方法：在正常老年人中枢听觉功能下降可达 60%，即中枢听觉受累可不伴随有外周听敏度，识别功能或言语能力的下降。随着年龄的增长，听觉敏感度进行地下降，这种下降至少部分是由于中枢听觉系统的改变所致，而不是周围听觉系统的改变，目前还没有与之相应的特殊听力检测方法。

五、诊　断

一般老年性听力损失的诊断并不困难，凡在 60 岁以上而无其他原因的双侧对称性、进行性感音神经性听力损失，均可诊断为老年性听力损失。但应注意，单凭年龄来诊断老年性听力损失是不够的，因为有些老年性听力损失的患者可以发生在年龄较早，在40 岁时就可以发生该病。诊断老年性听力损失时常应该排除其他致听力损失的原因，并分析其他同时存在的老化体征。

六、鉴别诊断

1. 卡他性中耳炎　有些老年人原来就有感音神经性听力损失，并在此基础上出现卡他性中耳炎，则更易忽视。因此，当老年人突然感到听力损失有明显加重，并有耳堵，有时伴有耳鸣、眩晕时，要引起特别的注意。应详细询问病史，有无上呼吸道感染、气压损伤史。纯音测听可能出现混合性听力损失。鼓室压测定尤为重要，可以在感音神经性听力损失中找出传导性的成分。

2. 一些特殊的耳部疾病，如耳硬化症、梅尼埃病、耳药物中毒、病毒感染及听神经瘤等所致的耳病，也应排除。

3. 老年人社会劳动、智力水平和反应能力并不完全依赖于听力的情况，有时出现上述的问题，与其说是耳病，不如用兴致减少，易疲乏和精力不足等解释更为贴切，不应简单地认为是年龄的增大，就存在听力问题。

七、治　疗

老年性听力损失属听觉系统的老年性不可逆的退行性变化，目前尚无有效的疗法。但平时应注意节制饮食，这抑制了酶类对 DNA 的破坏，从而减少了老年人心、肾器官的疾患。积极治疗心血管系统的疾病，控制高血脂症和糖尿病，均可减少引起或加速老年性听力损失的原因。能量合剂、维生素 E 类药物等，对延缓老年性听力损失可能有一定的作用。文献报道在 60 岁以上的老年人其耳蜗血运中锌含量较低，可能是听觉功能衰退的原因之一。对锌缺乏者可以较大剂量地补充，给予每天正常需要的 6～10 倍，连续口服 3～6 个月。常用的制剂有硫酸锌，葡萄酸锌和天门冬氨酸锌。文献报道在补充锌后，至少 20% 病人纯音听力有所提高，言语识别力的改善则更为明显肯定。有25% 的病人，耳鸣症状可以减轻，但完全消除者少。维生素 D_3 的治疗。因为维生素 D及钙代谢异常可能为老年性听力损失的原因之一。有医师用 D_3 活性型维生素制剂治疗，听力改善率为52.3%，表明部分老年性听力损失采用活性型维生素 D_3 治疗的可能性，治疗时间为3~6个月。正确选配适宜的助听器，辅助的、特殊的听力言语训练，对多数老年性听力损失患者是有积极而有效的作用。近来国外对老年性重度感音神经性听力损失的患者，若有条件者，可以考虑放置人工耳蜗。文献报道在使用人工耳蜗后，可使老年人使用电话的能力增强，自信心和社交活动的能力均增加。随着社会的进步，对老年人居住的环境也应有所考虑，即听力医师及建筑学家在设计老年公共场所时应注意混响及噪声对老年人言语识别能力的影响。

八、预　防

1. 老年人内耳微循环功能能差，因此对噪声和耳毒性药物等有害因素损伤的敏感性增高，因此尽可能地避免噪声环境及耳毒性药物的影响。

2. 积极治疗和预防某些老年性全身性疾病，如高血压病、动脉硬化、糖尿病等。

3. 对慢性锌缺乏症的发现和纠正，或许能将对老年性的进行性感音神经性听力损失起到推迟或终止其发展的作用。

4. 老年人听力损失还应考虑到伴有特殊的耳科疾病，如感染、耳硬化症、梅尼埃病和听神经病等，积极预防和治疗这些附加因素和特殊疾病，也可延缓老年性听力损失的发生和进展速度。

（黄魏宁）

第二十三章

中毒性听力损失

近半个多世纪的临床观察及多项实验研究已充分证实许多药物或化学试剂具有耳毒性，可引起内耳（耳蜗及前庭）发生中毒性损害，造成听力损失和前庭功能障碍。药源性耳毒已成为听力损失的主要病因之一，婴幼儿时期中毒可致严重的听力损伤，影响言语功能的发育而造成聋哑遗害终身。

一、耳毒性药物的种类

具有耳毒性的药物至少90余种，比较常见的有：

1. 抗生素类 以氨基糖苷类抗生素为代表，包括链霉素、庆大霉素、卡那霉素、洁霉素、新霉素、丁胺卡那霉素、妥布霉素等，此外还有大环内酯类抗生素如红霉素等；其他如万古霉素、多粘菌素B亦有耳毒性，约40余种。

2. 抗癌药 如顺铂、卡铂、氮芥、长春新碱等。

3. 祥利尿剂 如利尿酸、速尿、丁尿氨、苯比磺苯酸。

4. 抗疟疾药 如奎宁、氯奎等。

5. 水杨酸类药物 如大剂量长期应用阿司匹林。

6. 局部麻醉药 如的卡因、利多卡因、可卡因、普鲁卡因等。

7. 重金属 如汞、铅、镉、砷等。

8. 其他 如乙醇；吸入有害气体，如一氧化碳、硫化氢、苯胺、氨基苯、硝基苯、三氯乙烷、四氯化碳等；甲醇；抗惊厥药如苯妥英钠；β肾上腺受体阻滞药等。

1973年Surjan报道30000例各类听力损失者，提出70余种药物应引起我们重视。

由于在多种耳毒性药物中，氨基糖苷类抗生素应用较为广泛，造成听力损失的伤害率较高，多年来相关的基础研究也比较深入，本段内以该类药物的耳毒性作为代表，深入叙述其发病率、病理改变、致听力损失机制，临床表现及预防措施等内容。

二、药物中毒性听力损失发病率

氨基糖苷类抗生素较早应用于临床的是链霉素，用于抗结核治疗，取得较好疗效，在 1945 年就发现链霉素具有耳毒性，在国内已有多篇报道，发病率在 50 ~ 70 年代呈上升趋势，1956 年聋哑学校调查学生 300 名，药物中毒性听力损失占 3%；1979 年聋哑学校调查学生 109 名，药物中毒性听力损失占 28.44%；在感音神经性听力损失的患儿中，药物致听力损失占 50% 左右。由 1955 ~ 1956 年北京市耳鼻咽喉医院初诊感音神经性听力损失 600 例，药物中毒性听力损失占 5%；1963 ~ 1964 年北京同仁医院耳科听力门诊感音神经性听力损失初诊患者 2851 例，药物中毒性听力损失占 15%；1974 ~ 1977 年北京同仁医院耳科听力门诊感音神经性听力损失初诊患者 6379 例，药物中毒性听力损失占 19.8%。目前统计，在接受氨基糖苷类抗生素治疗的病例中，6% ~ 16% 的患者出现耳蜗毒性，由于听力损失由高频开始，早期中毒患者缺少自觉症状而未被发现。近年来随着各种新型抗生素的开发和应用，对抗生素的选择范围有了明显的拓宽，又伴随卫生宣教的深入，对氨基糖苷类抗生素耳毒作用的认识已大大提高，致使药物中毒性听力损失发病率有明显下降的趋势。

三、损害内耳途径及病理改变

（一）损害内耳途径

毒性药物多不易通过完整的皮肤及粘膜吸收，因此中毒多由注射给药引起，但当粘膜有炎症时局部血运较丰富，吸收药量会增加，如肠炎时口服庆大霉素就可经过肠粘膜吸收引起耳中毒。由不同途径使用耳毒性药物时，如消化道、呼吸道、胸膜腔、关节腔、中耳腔、腹腔等给药，眼科结膜下注射，烧伤外敷，药物均可经血流被带至迷路液内引起内耳中毒。当患化脓性中耳炎时用新霉素、庆大霉素滴耳液局部用药，或治疗分泌性中耳炎时，有些医师行鼓室内注入庆大霉素，此时药物可透过蜗窗膜渗透到内耳或经过中耳血运进入内耳引起中毒。药物多可经过胎盘影响胎儿。一般情况下，口服给药的耳毒性损害的发生率远低于注射给药。

（二）病理改变

耳毒性药物经多种途径进入人体后，经血液循环带至内耳迷路，经螺旋韧带血管或血管纹进入外淋巴或内淋巴，主要损害螺旋器，耳蜗基底回的外毛细胞首先受损，然后逐渐向耳蜗尖端发展，内毛细胞的损害比外毛细胞迟的多，其损害由耳蜗尖开始，然后向耳蜗基底转发展，也有学者认为庆大霉素与耳蜗底部与尖部的亲合力无差异。外毛细胞的损害主要表现为，毛细胞纤毛肿胀、排列变形或消失，表皮板软化，表面粗糙、有绒球状突出，并见有空洞，线粒体肿胀自溶有时可见退化碎片，严重者胞核固缩、破碎、境界模糊或消失，最终细胞死亡。与内、外毛细胞受损伤同时，血管纹受损害，由基底转向顶转发展，血管纹细胞肿胀、变性。中毒损害严重者可波及到螺旋器支持细胞，支持细胞发生变形、塌陷、整个螺旋器萎缩，并引起相应的听神经纤维和神经节细胞变性，螺旋神经节细胞损伤，神经纤维退化变性，前庭感受器也有相应损伤。

四、耳毒性药物致听力损失机制

自氨基糖苷类抗生素的耳毒性被发现半个多世纪以来，对耳毒性发生的机制就在不断的探索研究，做出过多种推断。主要受到关注的有氨基糖苷类抗生素在内耳淋巴中蓄积的学说；抑制毛细胞蛋白质合成说；对 RNA、DNA、脂质、前列腺素合成影响说；

药物与毛细胞膜上的二磷酸磷脂酰肌醇结合，形成药物-脂复合物，破坏了细胞膜结构的完整性及其功能说；氨基糖苷类抗生素中间产物 NH3 基团引起中毒；耳毒性药物影响内耳 Na^+-K^+-ATP 酶等多种酶系统的活性，使得内外淋巴中离子浓度改变，生化环境失常，至使毛细胞膜电导受影响，使毛细胞的功能变化，表现出生物电活动降低，临床上出现听力下降等等。然而众多的探索研究并未能圆满解决耳毒性发生的机制。

关于药物在内耳淋巴中蓄积引至内耳中毒被很多文献报道，经多家动物试验证实氨基糖苷类抗生素经过血迷路屏障进入内耳，注射后几分钟即能在内耳发现，半小时至 3 小时之间达到峰值，而该类药物在血清中半衰期为 4~5 小时，在内耳中半衰期超过 30 天，这样连续用药会使药物在内耳蓄积引起耳中毒，这样的解释易为人们接受，但近年的药物流体动力学研究发现，内耳中药物浓度仅为血清中的十分之一，且药物在内耳蓄积后的浓度从来没有超过血清浓度，在体内的其他器官中药物浓度与内耳药物浓度相同或高于内耳浓度，但未造成损伤；另外主要损伤前庭功能的氨基糖苷类抗生素，药物在前庭器官的浓度从未达到高于耳蜗的药物浓度。因此药物蓄积学说目前也遭到质疑。

近年来对氨基糖苷类抗生素耳毒性机制研究一直在探索，伴随分子生物学对线粒体 DNA 点突变的研究发现，在某些氨基糖苷类抗生素耳毒性易感家族中存在 12srRNA 基因区第 1555 位点核苷酸出现 AG 置换，在中国人、日本人、阿拉伯人、以色列人及北美人中已发现这类母系遗传的家系。但 1555 位点的突变基因仅增加了对氨基糖苷类抗生素耳蜗的敏感性，对前庭的敏感性并未增加，对氨基糖苷类抗生素所致听力损失者检验，仅 3% 者在线粒体 DNA12srRNA 基因 1555 位点发生突变，因此该基因突变不是氨基糖苷类抗生素耳毒性发生的机理。

近年来基于磁共振声谱仪（NMR）实验依据，证明庆大霉素与铁螯合形成庆大霉素和铁的复合物，这种复合物可诱发氧自由基的产生，导致毛细胞损伤；另一种基于在内毛细胞和传入神经突触内存在 NMDA（N-Methyl-D-aspartate）受体，聚胺能激活 NMDA 受体导致神经细胞死亡，而氨基糖苷类抗生素具有聚胺的特性。上述两项研究中，前者研究发现庆大霉素与铁结合成 2:1 或 1:1 的复合物，其中 1:1 结合的螯合剂含有自由配位点，此复合物是氧化还原作用的活动剂，它能催化氧自由基的产生。氧自由基是一种造成组织损害的主要生物因子，庆大霉素促进了自由基的产生，会导致组织和细胞损伤。后者认为聚胺能激活 NMDA 受体，引起细胞内高钙，导致一系列细胞内反应从而引起细胞死亡。上述两种学说也存在有不能解释的问题，还要进一步探索。

五、耳毒性药物致听力损失的临床表现

（一）症状

1. 听力损失 听力损失是耳蜗中毒的最主要症状，一般认为耳蜗生理功能的改变是慢性、迟发性、进行性的听力损失和耳鸣，多在用药后 1~2 周后出现症状。30% 在 1 个月之内出现，15% 在 3 个月内出现症状，最长可达 1 年左右才出现听力损失。双耳听力损失对称，由高频开始，逐渐加重，半年左右停止进展，个别人敏感，听力急剧下降为重度听力损失以致全聋。由于听神经及听觉中枢均可受到中毒性损害，使患者实用听觉功能不良，言语分辨能力下降。耳中毒程度与用药多少不一定成正比。婴幼儿多因高烧或感染应用耳毒性抗生素，而且多为静脉输液给药，因此发生听力损失机会比成人

增加，婴幼儿不会诉说听力损失，家长发现时已晚，故而多为重度以上的听力损失。

2. 耳鸣　耳鸣常为最早出现的症状，耳鸣声如蝉似铃，多以高频音调常见。耳鸣最初较轻，间断出现，如继续使用耳毒性药物，耳鸣加重，持续不减，渐达高潮，一般经一年左右逐渐减轻，少数人持续数年，耳鸣响度已减轻，患者可以逐渐习惯，不以为意。部分人伴有颅鸣。

药物的耳毒性表现各有不同，双氢链霉素的耳蜗毒性较强，目前已停止使用。硫酸链霉素主要损伤前庭为主，也可引起耳蜗中毒，发现中毒后应立即停药，有时听力可稍有恢复，但一般难恢复正常。卡那霉素损害耳蜗为主，耳毒性比链霉素强，不仅损害耳蜗，还损伤传入神经末稍，严重者可阻滞耳蜗橄榄束的兴奋性，因此可为耳蜗性或蜗后性听力损失。庆大霉素耳中毒的发病率约为 2% ~ 2.5%，前庭中毒的约为耳蜗中毒的 2 倍，小儿大剂量使用可引起全聋，鼓室内高浓度注射常引起眩晕、耳鸣和听力损失的中毒表现。

顺氯氨铂（顺铂）为抗癌药，可引起双耳对称性、进行性、感音神经性听力损失，由高频损害开始，与药物在体内的浓度及累积量有关。

祥利尿剂可引起双耳对称性、暂时或永久性感音神经性听力损失，常伴耳鸣，在给药后 30 分钟 ~ 24 小时内部分患者的听力可恢复。

水杨酸盐以阿司匹林为代表，大量使用可引起耳鸣、听力下降，一般停药后耳毒症状可逐渐消失，极个别人造成永久性改变。一般人为防止动脉硬化，每天服 40 ~ 80mg 剂量对听力无损伤。

3. 前庭中毒可单独或与耳蜗中毒同时出现（详见中毒性眩晕章节）。

4. 少数人有大脑皮层中枢中毒症状，如头痛、头昏、头胀、烦躁、易激动、记忆力下降、噩梦等。

5. 其他　其他脑神经特别是感觉神经可受损害，以三叉神经最为多见，如面部麻木、蚁行感、针刺感等。视神经、嗅神经、躯体神经、自主神经均可有功能异常的表现。肝、肾、造血系统、内分泌系统等也会受到侵害。

（二）检查

1. 听力学检查为感音神经性听力损失，平均用药后 1 个月左右开始发现 4 kHz 以上高频区听力开始下降，逐渐波及中频及低频。近年强调用超高频（10 kHz、12 kHz、20 kHz）听力检查可提早发现。

畸变产物耳声发射（DPOAE）检查对及早发现内耳毛细胞的损伤有临床价值，可在临床症状出现前提示毛细胞的损伤。

听性脑干反应测听检查多表现为阈值提高，Ⅰ、Ⅲ、Ⅴ波潜伏期延长，或Ⅰ、Ⅲ波消失，严重耳听力损失Ⅴ波消失，最大输出（100 dB nHL 左右）不能记录到波形。

2. 前庭功能检查　前庭功能温度试验可表现为正常或低下，双耳可不对称。

六、耳毒性药物致听力损失的诊断

主要依据既往明确用药史，用药品种、剂量、给药途径，耳毒性症状出现的时间不难诊断。儿童要详细询问家长，注意询问母系家族史。听力学检查特点支持诊断。

七、药物耳毒性作用的预防

1. 医生严格掌握耳毒性药物适应证，慎用耳毒性药物，必须使用时采用最小有效治疗剂量。用药前医生须对患者说明本药的耳毒作用及中毒症状，一旦出现中毒症状或可疑的中毒症状时考虑更换抗生素或停药。听力监测至停药后 3 个月，最好 6 个月。

2. 有明显耳毒性听力损失家族史者为易感个体，用极少药物即可招致严重的听力损失，用药要慎而又慎。其家族成员可做线粒体 AI1555G 点突变测试，阳性家族禁用耳毒性药物。

3. 必须用药者要定期测试听力。

4. 必须用药时可同时用保护神经药物，如：维生素 A、B_1 等。消炎痛、催产素、氨基酸、甲状腺素等在动物实验中发现可拮抗氨基糖苷类抗生素的耳毒作用，但在后阶段研究中发现，其保护作用不能被类似的化学物质所重复，其因可能是氨基糖苷类抗生素中毒机制比较复杂有关。希望最终能找到一种安全有效的制剂，既不影响抗生素的疗效，又能减轻氨基糖苷类抗生素的耳毒性。近年来抗氧化剂被用于预防治疗氨基糖苷类抗生素耳毒性的实验研究，发现铁螯合剂和自由基清除剂 2，3 二羟苯甲酸可减轻庆大霉素、链霉素、卡那霉素、丁胺卡那霉素、新霉素等的耳毒性损害。其中 2，3 二羟苯甲酸的前身是 2 羟基苯甲酸（水杨酸），水杨酸是临床常用药物，在人体内结合羟基后转变为 2，3 二羟基苯甲酸，已有豚鼠试验表明，同时应用庆大霉素和水杨酸钠后，水杨酸钠显示了与 2，3 二羟基苯甲酸相当的拮抗庆大霉素的耳毒效果，耳毒性发生率 3.4%，应用安慰剂的对照组为 14%。由于阿司匹林临床应用广泛，价格低廉，使用方便，这就为临床用此药来拮抗氨基糖苷类抗生素的耳毒性提供了广泛的可行性，但不能用于治疗已经发生的内耳损伤。

5. 有肝、肾疾患、糖尿病或已存在感音神经性听力损失时，少用此类药或尽量不用。

6. 避免应用有毒性协同作用的药物，对一种氨基糖苷类抗生素出现中毒时不可用另一种耳毒性抗生素代替。

7. 避免一些不良因素　如噪声、高温等不良环境，易感人群如婴幼儿、6 岁以下儿童以及老年人等用药时宜慎。WHO（国际卫生组织）提出 ≤14 岁，≥60 岁者应慎用。

八、耳毒药物的治疗

尽早发现尽早治疗，病情允许尽早停用耳毒性药物。常用营养神经药，维生素、辅酶 A、ATP 等和中药。治疗最少 1～2 个月，一般观察 6 个月以上，至听力稳定为止。

目前认为耳蜗生理功能有可恢复的希望，认为药物可从内耳的淋巴及耳蜗细胞上的通道排泄，耳蜗毛细胞的亚微结构修复，血管纹的可逆性变化，较高部位的听觉通路代偿，毛细胞的再生。但当前这些实验均在研究的起始阶段，还有待于深入研究。

（廉能静）

第二十四章

听神经病

　　自从临床上应用耳声发射（otoacoustic emissions，OAE）客观评价耳蜗功能以来，人们又重新认识一种疾病实体—听神经病。近几年，有关听神经病的研究愈来愈引起人们的关注。主、客观听阈不一致；言语识别率与纯音听阈不成比例下降；OAE正常而ABR、镫骨肌反射及耳声发射对侧抑制异常，这三组矛盾现象是此类疾病的主要特征。然而，对该病的认识目前尚处于初级阶段，大多数研究报告还仅限于对此病临床特征的观察及听力学方面的研究，就其命名、发病部位等方面众家观点不一。先前曾以"中枢性低频听力减退"、"听觉初级I型神经元病"等为病名进行过文献报道，1996年Starr首次把这种疾病命名为"听神经病（auditory neuropathy，AN）"，倾向于把病损部位定位于听神经，此后的相关研究多采纳Starr的这种命名。

第一节　定义及命名

　　自从1996年Starr首次应用后，术语"auditory neuropathy"被迅速地应用于各种听力学和耳科文献，特别是对儿童听力的观察。目前大多数文献定义此概念的标准为：①言语理解比从行为听力图上显示的听力损失预测的差；②能记录到OAE和/或CM；③ABR缺失或异常。因此把听神经病描述为：是一种以"ABR缺失或异常而外毛细胞功能（OAE）得以保存"为特征的听功能紊乱。因听神经病对听功能的损害主要表现为言语识别或理解障碍，又有人称之为"听同步障碍（auditory dys-synchrony，AD）"。

　　ABR表示的是一种神经合成反应，OAE代表耳蜗外毛细胞功能，有的患者很可能有OAE正常，但ABR异常或缺失且二者与行为听阈均不一致，这样的病人在诊断为听力损失的患者群体中约占10%，这就是我们以上所描述的听神经病/听同步障碍（AN/AD）。香港统计7~18岁在学儿童AN/AD的发病率约为2.44%；儿童听力筛查得出的发病率为0.23%。

　　由于病因、发病部位以及病理生理机制不清，目前"听神经病"还没有明确的定义和普遍接受的命名。如从广义范畴来理解，无论何种病因，凡是病变累及听通路并具备"ABR 缺失或异常而外毛细胞功能（OAE）得以保存"这种听力学特征的征候群均符合"听神经病"，这显然也包括了已知病因的听神经瘤"离断耳"、不明病因的 OAE 存在的重度神经性聋，以及多种具有听神经病听力学表现的神经遗传病等；从狭义上讲，"听神经病"是一种不明原因的双侧对称性的以低频听力损失为主的听功能紊乱，其听力学特征为主、客观听阈不一致；言语识别率与纯音听阈不成比例下降；OAE 和（或）CM 存在而 ABR 缺失或异常；中耳肌反射及耳声发射传出抑制异常。

第二节　病因及发病机制

有关听神经病的病因和发病机理，目前尚无统一认识，更缺少系统的研究。由于其病理生理还不清楚，学者们各自从不同的角度推测有以下几种可能：

一、神经遗传病与基因突变

此病因的推测主要来源于神经遗传病的研究报告。多种遗传性神经疾病如进行性腓骨肌萎缩症（charcot-marie-tooth，CMT）或遗传性感觉运动神经元病（hereditary motor and sensory neuropathy，HMSN）、弗雷德共济失调 Friedreich ataxia（FA）、Leber 遗传性视神经病（Leber's hereditary optic neuropathy，LHON）等均可累及听神经，表现出类似听神经病的听力学特征。虽然这些神经遗传病的分子学基础还不确定，但已发现在 LHON 病人中 mtDNA11778 位点 G 到 A 的基因突变，在神经脱髓鞘患者中 PMP22 基因突变，亦有 connexin 31（GJB3）基因突变与听神经病有关的报道。据统计，遗传性听力损失占新生儿的 1/2000，研究表明非系统性遗传性听力损失主要是染色体隐性遗传，其中明确的基因有 16 个，其中 connexins 26 和 connexins 30 基因突变占 50%。最近在中国的家系研究中发现非系统性遗传性听神经病，其中有 X-连锁、隐性遗传和常染色体隐性遗传等不同的递传方式。这提示基因型及分子生物学连锁分析将有助于听神经病发病机制的揭晓，基因型与临床特征相关性的研究有可能打通特殊基因的分子生物学诊断途径。

二、代谢障碍与高胆红素血症和核黄疸

先天性、遗传和高胆红素血症被认为是听神经病发病的重要因素。高胆红素血症被认为是新生儿及婴幼儿听神经病的首位病因。目前研究最多的就是胆红素的神经毒性和耳毒性，听觉系统对胆红素的耳毒性高度敏感，胆红素可选择性地破坏脑干听核、听神经和螺旋神经节包括初级神经元的细胞体，内耳、下丘和听皮层通路被破坏，MRI 可显示双侧苍白球和下丘损害。听力学检测内耳功能正常但 ABR 异常。所以认为听神经病可能是胆红素神经毒性在不同发展阶段的表现。这种既有中枢又有外周神经系统损害还常见于Ⅱ型糖尿病。其次还发现一些遗传性代谢障碍疾病如高歇病（Gaucher disease，GD）、雷弗素姆病（Refsum's disease）等也有符合听神经病的病例。

三、免疫反应与神经脱髓鞘

从神经电生理检测结果分析：听神经病的神经病理改变可能为脱髓鞘。原因有二：

①某些以脱髓鞘为主要病理改变的外周性神经病（如 guillain-barre 综合征）、遗传性神经病（如 charcot-marie-tooth 综合征）及中枢性原发性脱髓鞘疾病（如多发性硬化），均可累及听神经，出现听神经病的表现；②用脱髓鞘可以解释听神经病患者在神经电生理方面出现的异常，如听性脑干诱发电位的异常（表现为波重复性差、传导时间延迟、部分或完全阻滞等）及肢体末梢神经的感觉神经传导速度减慢、波幅降低及运动神经的改变。一般认为：神经传导速度与髓鞘的关系密切，而波幅更多地代表着轴索的损害。传导速度的减慢在疾病早期即可出现，并可持续到疾病恢复之后。然而，这些仅仅是神经电生理上的支持，不能作为定性诊断的依据。

McCabe（1979）报告了自身免疫性感音神经性听力损失，其病例特点就有双侧听力减退、言语识别率下降、定位检查表明为末梢器官病变。顾瑞（1992、2000）先后两次报道中枢性低频听力减退，有部分病例抗膜迷路蛋白抗体检查阳性且用类固醇类药物治疗取得一定疗效，认为这类病例有可能就是自身免疫性疾病。笔者检测听神经病患者血清中的髓鞘碱蛋白（MBP）、白介素 2（IL-2）和肿瘤坏死因子 α（TNF-α）及内耳抗体（AEA）发现，听神经病患者血清中的髓鞘碱蛋白（MBP）、细胞因子白介素Ⅱ（IL-2）及肿瘤坏死因子（TNF-α）均在正常范围内。未检测到听神经病的病理改变有中枢神经系统脱髓鞘以及外周神经系统的炎症性脱髓鞘。抗内耳抗体 71.43% 阳性，主要是抗内耳 IgM 抗体（60.71%），其次是 IgG 抗体。动物实验显示荧光抗体显示的部位主要有蜗神经、内耳神经纤维及螺旋神经节，其次在内耳血管内皮、血管纹及毛细胞也偶尔可见。由于 IgM 通常沉积在髓鞘上或与髓鞘相关糖蛋白起反应，因此推测自身免疫反应可能参与听神经病神经损害的病理过程。

四、其他因素

如先天性、缺氧、病毒感染、中毒与营养缺乏、特发性、环境因素及神经变性及退行性变等。先天性视成熟延迟（delayed visual maturation）、大脑颞叶皮层病理或脑瘫痪导致的听功能障碍也类似于听神经病的表现。有动物模型支持耳蜗长期缺氧导致散在的内毛细胞损害可能是听神经病的病因。

第三节　临床及听力学特征

一、一般临床特征

听神经病在青少年耳聋患者中越来越常见。男女比例大致相当，发病年龄一般在 6～29 岁之间，亦有婴幼儿的病例报告。起病隐袭，缓慢进展，多以双耳听力下降、辨音不清为主诉就诊，约半数患者一侧或双侧伴有间断性或持续性耳鸣，音调不等，个别患者病情呈波动性，少数病人有明显家族遗传史，还发现伴有单侧小耳廓畸形、视神经萎缩及发生于高危妊娠分娩后的个例。CT 或 MRI 均无阳性发现。

二、纯音听力曲线特征

双耳对称性低频（0.125 kHz～1 kHz）听力损失是本病的最基本特征，低频端以

0.25 kHz 损失最重。详细研究发现，大部分病例中、高频亦有轻度受累。由于高频损害频率不同而形成不同类型的听力曲线，按听力曲线形状大致可归纳为四种类型（图24-1）：①"勺"型（36.15%），高频端（2 kHz ~ 8 kHz）受累较轻或正常，2 kHz、4 kHz、8 kHz 阈值相近或随频率升高阈值下降；②倒"S"型（41.54%），高频端受累以 8 kHz 为最重，亦即随频率 2 kHz、4 kHz、8 kHz 升高阈值也增大；③非对称"W"型（18.46%），高频端受累以 4 kHz 为最重，2 kHz、8 kHz 阈值均低于 4 kHz；④平坦型（3.85%），全频听力损失较重或较轻，较少，见于发病初期病情较轻或晚期较重的患者。前三种类型低频段（0.125 kHz ~ 2 kHz）形状相似，以 0.25 kHz 处听力损失最重，高频段（2 kHz ~ 8 kHz）形状各异，大部分患者高频区也有轻度受损，以 2 kHz 处受累最轻。除晚期少见的平坦类型外，2 kHz 是本病受累最轻的部位。

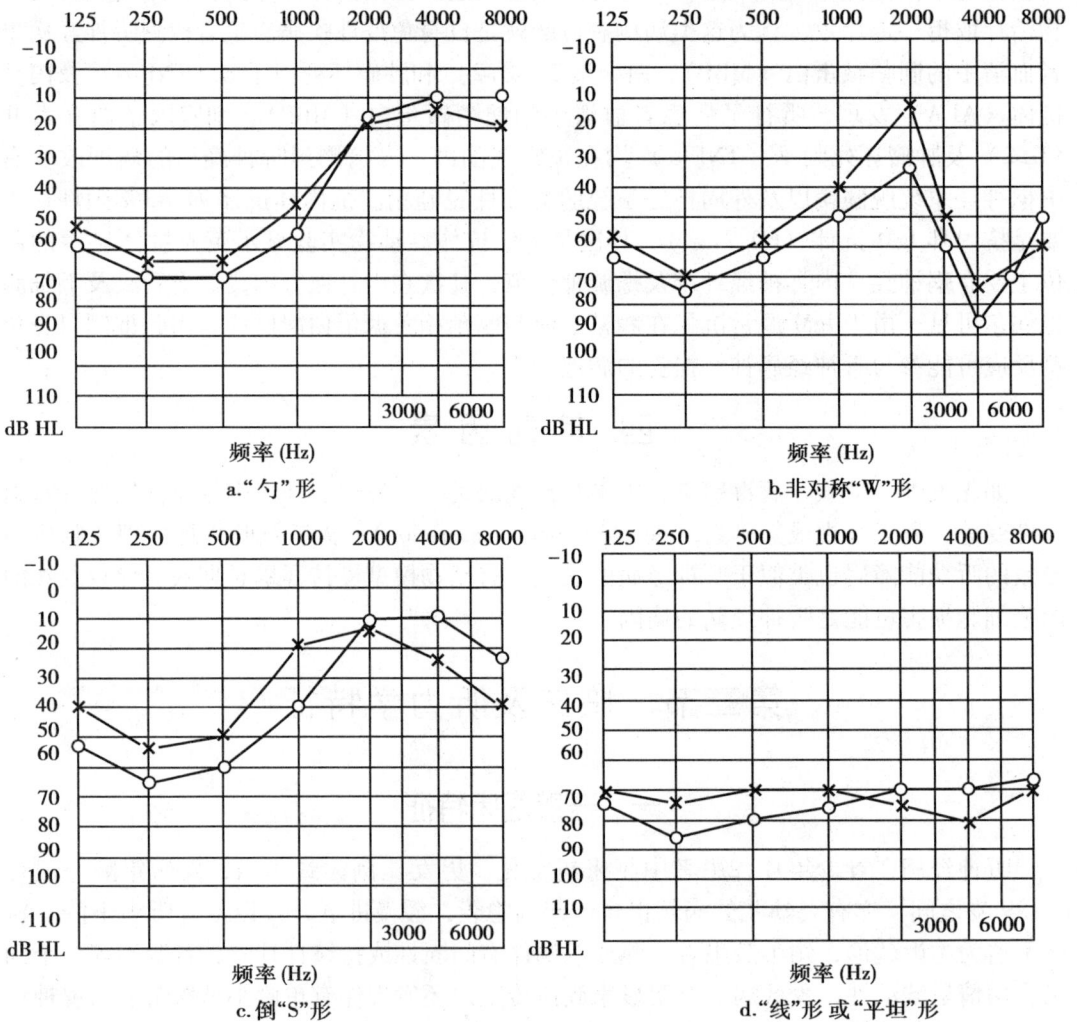

图 24-1　听神经病的四种典型听力曲线图（a，b，c，d）

三、耳蜗功能状态分析（耳声发射特点）

以往的研究报告大多认为听神经病患者的耳蜗功能正常，原因是这类病人都能引出正常的耳声发射（OAE）和耳蜗微音器电位（CM）。但也有报道部分听神经病个体耳蜗感受器功能异常，表现为耳蜗电图（ECohG）CAP 复合波增宽或-SP/AP 大于 0.44、CM 振幅升高和选择性 OAE 异常或缺失。那么听神经病患者的耳蜗功能状态是否完全正常？评价耳声发射"正常"的标准是什么？现根据此类患者的耳声发射特点来加以分析。有研究表明听神经病患耳：81.54% 能记录到较正常人增强的 SOAE；TEOAE 反应幅值高于正常；DPOAE 低频幅值高于正常，中频接近正常，高频正常或低于正常。用 SOAE 与耳蜗传出调控的相关理论来解释：听神经病传出神经系统功能障碍，导致其对耳蜗的低频调控作用减弱或消失，使低频区耳蜗外毛细胞失抑制，表现为 SOAE 增强，也导致 TEOAE 反应幅值和 DPOAE 低频幅值超常，这种低频区耳声发射反应幅值与纯音听阈不相符的现象正符合蜗后神经病变的特征；中频幅值接近正常与 2 kHz 纯音听阈相符；高频幅值降低与 4 kHz、8 kHz 纯音听阈升高相符，说明高频区轻度受累属于蜗性损害（见耳声发射章节）。因此笔者认为听神经病患者的耳蜗功能状态为：低频区外毛细胞处于失抑制的超常活动状态，高频区外毛细胞可正常也可受病变侵及而致功能受损，程度不一。

四、听传入传出神经系统功能状态分析

研究表明：听神经病既存在传入神经系统功能异常又存在传出神经系统功能障碍。从 ABR 异常表现类型分析：①Ⅰ、Ⅲ、Ⅴ波均可引出，仅波形分化或重复性差，从传导时间上分析，各波潜伏期均延长，但波间期仅Ⅰ～Ⅲ延长，提示病变在听神经，多为病变初期或病变较轻耳；②Ⅰ波缺失，但能引出Ⅲ、Ⅴ波，提示病变在听神经已达到一定程度；③Ⅰ、Ⅲ波缺失、仅引出Ⅴ波，提示病变已侵及到耳蜗核或上橄榄体；④未引出反应，提示病变已侵及到相关的脑干通路。行 40 Hz AERP 检测的患者，均能引出正常波形，仅阈值较主观听阈提高，说明脑干（下丘）以上中枢部位正常。因此认为听神经病的病理损害以听神经干末梢（远端）最为明显。从解剖联系上看，传出神经即橄榄耳蜗束发源于上延髓橄榄复合体后，几乎立即交叉，并接受少量同侧纤维沿第Ⅷ颅神经进入耳蜗内，对耳蜗进行传出调控，传出神经末梢不仅包绕外毛细胞的底、侧壁，也包绕传入神经末梢。所以传入神经和上橄榄体发生病变势必导致传出神经功能异常。这足以解释听神经病镫骨肌反射和传出抑制的异常及蜗后病变大多伴有耳蜗传出功能障碍。有报告听神经病 TEOAE 平均抑制小于 0.22 dB；而正常组 TEOAE 平均抑制分别为 4.47 dB（双侧），2.41 dB（同侧）和 1.52（对侧）dB。

五、听外周功能偏侧性的病理发现

听神经病给人的印象是一种双侧对称性疾病，可是在对大量听神经病患者的观察过程中却发现有这样一种总的趋势：右耳的听力损失稍重于左耳（表 24-1），且总能在右耳观察到较强壮的自发性耳声发射。为了正确认识这种疾病，首先必须弄清这种偏侧现象究竟是来源于疾病实体还是听系统本身的固有属性。

表 24-1　65 例听神经病患者左右耳听阈均值比较 ($\bar{x} \pm s$, dB HL)

耳别	0.12	0.25	0.5	1	2	4	8 (kHz)
左	45.85±15.35	53.92±16.67	51.85±14.70	37.31±16.93	24.46±16.37	24.49±17.66	28.08±17.85
右	48.23±17.97	56.46±15.48	54.77±14.24	42.77±17.37	27.62±15.76	27.54±16.70	31.00±19.49
P	0.149	1.161	0.085	0.004	0.061	0.150	0.129

先前已有实验表明，听外周系统存在着左-右非对称性。具体研究见于：①右耳的听敏度（即绝对听阈）好于左耳；②右耳 SOAE 的出现率高于左耳；③右耳 TEOAE 幅值大于左耳；④右耳的传出抑制功能强于左耳；⑤从耳蜗到原始听皮层的听诱发电位亦表现出左右非对称性。笔者应用耳声发射及其对侧抑制效应从耳蜗和其传出调控（传出神经）两个水平来研究听外周生理和蜗后病理条件下的偏侧性发现，在人类正常（成熟）耳蜗传出调控的生理模式下，SOAE 的记录阳性率右耳高于左耳，TEOAE 的幅值右耳大于左耳，MOCS 的功能右耳强于左耳；在双侧同时有传出神经系统障碍（单独发生或同时合并传入神经系统障碍）的病例条件下，SOAE 的记录阳性率右耳高于左耳，SOAE 的最高幅值右耳大于左耳，SOAE 的峰谱数右耳多于左耳，TEOAE 的幅值右耳大于左耳，各频率的平均纯音听阈右耳高于左耳。听觉外周系统功能在耳蜗主动机制和传出神经调控水平均具有右侧偏向优势。在双侧相同的蜗后病理条件下，听活动较强的一侧病理损害则较重，听活动较弱的一侧病理损害则较轻。听神经病患者的听敏感性下降右耳稍大于左耳，可能来源于听外周系统本身的固有属性。

六、并发的其他周围神经损害

研究中还发现听神经病类似于周围神经疾病中的多发性神经病，其他周围神经（颅内和颅外）如前庭神经和肢体神经也出现了不同程度的损害。就其神经损害方面，有人提出"听神经病可以单发也可以作为周围神经病的一部分"的观点。经过系统的前庭功能试验和肢体末梢神经运动、感觉传导速度检查发现，听神经病的患者中有 78.57% 外周前庭功能受损，其中 90.90% 为双侧、个别病例为单侧受损，前庭损害的特点为无明显的临床症状和体征；有 39.29% 肢体末梢神经受损，其中 36.36% 为运动、感觉均异常，36.36% 为单独运动异常，27.27% 为单独感觉异常，仅个别患者曾出现过四肢末端感觉异常。因此认为，影响听神经的病理过程也可以影响其他颅内或颅外的周围神经，听神经病既可以单发也可以并发多种周围神经病。

因此前庭功能障碍可以是听神经病病理损害的一部分。值得注意的是：约 78.57% 的听神经病患者虽有单侧或双侧前庭功能减弱或丧失但却无明显的前庭损害症状，所以这部分病理损害内容在临床上很容易被忽视。在我们所观察的听神经病病例中，仅发现 1 例患者有明显家族遗传史（其母幼时聋哑，其兄现年 34 岁，青少年时发病，双耳渐进性听力下降，4 年前开始出现共济失调）并有四肢末端感觉丧失，详细的肌电图检查示上下肢周围神经感觉、运动受损，临床检查肌反射下降，肌力 V°，神经科诊断为"感觉性共济失调"。又有一例病史较长达 10 年的患者，但无明显家族遗传病史，在双耳听力渐进下降 7 年后出现四肢末端感觉丧失和肌肉萎缩。这两例患者类似于遗传性周围神经病中的遗传性运动感觉神经病（HMSN Ⅰ、Ⅱ型）即腓骨肌萎缩症（Charcot-

Marie-Tooth disease，CMT）。对此病的分子生物学研究可望有助于探讨听神经病的病因及发病机制，扩展防治的视野。

笔者曾对 65 例听神经病作过全面观察和研究，结合文献对其听功能状态及病损部位有如下认识。听神经病的低频听力损失源于蜗后的传入、传出神经及听性脑干受损，表现为听传出反射消失、ABR 异常及诱发性耳声发射 EOAE 与纯音听阈不呈平行关系，与之相对应，低频区的外毛细胞处于失抑制的超常活动状态，表现为低频区 SOAE 增强、TEOAE 反应幅值及 DPOAE 幅值升高。听神经病的高频听力损失源于耳蜗的外毛细胞损害，表现为高频区 DPOAE 幅值下降与纯音听阈升高呈一致性。听神经病的中频听力损失最轻或接近正常，表现为 2 kHz 附近的纯音听阈和 DPOAE 幅值均接近于正常。听神经病的传入、传出系统及耳蜗水平均有不同程度的功能障碍，其病损部位主要在耳蜗传入、传出神经，向上可侵及脑干，向下可侵及耳蜗。听神经病的神经病损具有缓慢进展性。听神经病可以是其他周围神经病理的一部分，也可以独立发病。

第四节　鉴 别 诊 断

目前已知需要与听神经病鉴别的疾病有：①听神经瘤"离断耳"；②不明病因的 OAE 存在的重度神经性听力损失。

第五节　治　　疗

由于听神经病的确切发病部位和病理生理还不清楚，所以其治疗上面临着巨大的挑战。

（一）类固醇类药物和免疫制剂

听系统的免疫损害可能在听神经病的病理生理机制中起一定作用，因此认为类固醇类药物和免疫抑制剂对听神经病的治疗有一定的潜在作用。

（二）助听器

仅对有耳蜗感受器受损的听神经病患者有一定帮助。

（三）耳蜗植入

听神经病患者究竟是不是耳蜗植入（cochlear implant，CI）的适宜对象尚存在较大争议，因为还没有耳蜗植入术后的长期观察病例。

最近研究报告有两种不同的倾向，一种研究表明，听神经病儿童与其他病因听障儿的感知能力有很大区别，后组听障儿频率选择性差但有正常的时间编码过程，而听神经病听障儿正好相反，虽有正常的频率选择性但存在不同程度的时间编码障碍。听神经病的言语理解困难主要产生于听神经时间编码异常以致于在时域上不能同步，进而导致严重的言语识别损害。因此认为，推荐所有听神经病患者行耳蜗植入是不成熟的，应慎重选择病例。另一种研究结果是，确实发现某些听神经病患儿电刺激受益，特别是一些以西方言语为母语的儿童受益于耳蜗植入治疗，且认为听神经病儿童耳蜗植入效果与其他病因的听障儿无区别，理由是事实上大多数听障人残存的神经都很少，且认为双侧耳蜗植入将对听神经病儿童的言语发展有额外的价值。

　　耳蜗植入有效提示听神经病听系统损害可以用耳蜗植入补偿，电刺激听神经能导致听神经病的神经同步增强，这说明内毛细胞、蜗神经或内毛细胞与蜗神经结合处病理可以靠电刺激克服。因此，耳蜗植入对听神经病的听力康复应该是乐观的，还需要更多的研究。

　　年龄因素、母语种类以及疾病的进程是否对耳蜗植入效果产生影响，还有待于进一步观察。

（四）康复训练

　　除耳蜗植入外，唇读和听力训练应作为听神经病患者的主要康复手段。

（徐　进）

第二十五章

爆震性听力损失

爆震性听力损失系由于骤然发生的强烈爆震和噪声所造成的听力损伤，是一种急性声损伤。亦有称之为爆炸性听力损失、创伤性听力损失、耳冲击震伤等。

爆震性听力损失多发生在军事演习及战争期间火器发射或其他突然发生的巨响，也发生于崩山、筑路、采矿等爆破作业，偶也见于生活中的一些意外爆震如：锅炉、煤气罐、高压锅以及家用电器中的电视机、电冰箱等，也有因放爆竹而引起听力损失者。战争时由于大量使用重磅炸弹、大口径火炮等武器，发病率明显升高。据王蓝波等（1979）的检查结果，炮战后876名炮手均有耳鸣、听力损失、耳痛等症状，经3~4周后有763名自觉症状消退，听力恢复，其余113名仍有症状，占总数的12.9%。在战争中，部分听器损伤者因伴有全身其他严重损伤而可能被遗漏，故实际发病数可能更高。

一、病　　因

在爆炸、火器发射所致的急性声损伤时，噪声强度往往超过140 dB，甚至可达170~180 dB。在火炮或炸药爆炸的瞬间，因高温、高压气体的迅速膨胀，炮管的震动和喷火，周围空气的压力产生强烈变化，并从爆炸源向四周传播，致形成爆炸压力波，其中能量较大部分最初以超声速（每秒1200~2100m）传播，这就是通常所说的冲击波；其余部分即声波（每秒1100m），也就是通常所指的强噪声，冲击波的能量和速度随传播距离增加而逐渐消耗和衰减，所以冲击波于传播一定距离后，逐渐变为具有声速的声波。冲击波是由超压和负压所组成，其中，超压波起主要作用。冲击波为导致听器损伤的主要因素，并具有巨大的压力。

当人们在暴露的空间受到原发冲击波的作用时，外耳道的气压突然改变，并于瞬间达到最高值，此时机体来不及通过咽鼓管的调节使鼓膜内外压力平衡而造成明显的压力差。当后者超过一定生理限度时，就可导致鼓膜破裂，听骨骨折、脱位和鼓室内出血等中耳损伤。强大的压力波并可经过穿孔，直接作用于蜗窗而传至外淋巴。若鼓膜尚未破裂，则压力波作用于鼓膜后经听骨链和前庭窗传至外淋巴。上述直接或间接压力都可引起外淋巴的流体压力，并通过前庭膜或基底膜传至蜗管中的内淋巴，使内淋巴产生剧烈波动，从而造成内耳螺旋器、听神经纤维和血管的损伤。

二、与致伤有关的几个因素

1. 压力波峰值与超压持续时间　压力波峰值是压力波致伤作用中最重要的参数，一般在作用时间相同的条件下，压力峰值愈高，致伤作用愈大。另外，在其他条件相似时，压力波的持续时间愈长，致伤作用亦愈大。

2. 压力波频谱的特性　一般如压力波的能量相当集中，即能量分布为狭频带，对听器的损伤较宽频带严重。

3. 暴露的次数　在一定的压力波峰值条件下，暴露次数愈多，中耳损伤愈重，即总的听觉损失愈大，但若第一次暴露就使鼓膜穿孔，则再次暴露所造成的内耳损伤，却比第一次的损伤程度轻。此因中耳传声系统破坏后，压力波不能有效地传入内耳。

4. 人员所处位置　位于可防冲击波的地势或居于室内者其损伤情况较轻。在非密闭的工事或建筑物内，冲击波压力上升较慢，损伤的严重性一般也较小。人员距爆炸点愈近，损伤也愈严重；在无工事防护的情况下，面向爆震一侧的损伤，包括鼓膜穿孔，常比对侧严重。若爆震时，患者邻近墙壁，则面向墙壁一侧的损伤可比对侧为大（pahor，1981）。

5. 个体差异　耳部被冲击波致伤的个体差异很大。在炸弹和火炮等武器作用下同一地段的人员，耳部损伤的程度相差很大，有的很轻，有的极重。核爆炸时同地区内人员耳部损伤的情况亦不相同。

6. 年龄差异　就鼓膜穿孔来说，年轻人对大气压力突然增高，比年老者有较大的抵抗力。

7. 个体防护情况　戴有耳塞、耳罩、防声帽或采取适当简易防护措施者，可减轻耳部的损伤。

8. 耳部情况　大多数中耳传导机构的病变，如鼓膜穿孔，听骨链损坏或耳硬化症等，可减少传入内耳的声能量，从而减轻内耳的声损伤。中耳肌麻痹的疾患，当强声刺激时，失掉保护作用，反使内耳更易遭受伤害。多数内耳疾病，尤其是耳蜗性听力损失，因多有重振现象，对噪声刺激较为敏感。外耳道内积蓄的大量耵聍可能会减弱冲击波的作用。

三、病　　理

爆震对外耳的影响很小。中耳是冲击波超压损伤最主要的部位。

1. 鼓膜受爆震后，轻者仅有充血或鼓膜浅层和深层间出血，受震后未穿孔的鼓膜常内陷。鼓膜破裂者常伴小量出血，穿孔边缘清楚，有时有血痂附着，多数向外翻转。一般于伤后约2周，破裂口边缘有新血管形成，表明穿孔可自然愈合，若伤后6周边缘部无充血，则自然愈合的可能性很小，3个月无变化者，将遗留永久性穿孔。

2. 鼓室的最常见病变是出血，听骨脱位或骨折，常与鼓膜破裂同时存在。即使鼓膜完整，鼓室内亦可出血。

3. 内耳的常见病变

（1）血管通透性增加：实验证明在爆震伤后2~6小时内，内耳血管通透性明显增加，一日后逐渐恢复。这种现象可能与组织胺物质的释放及营养神经的反射有关，于是使液体渗至内耳间隙中。据报道，爆震后前庭阶、鼓阶及蜗管内出现絮状渗出物，这种渗出物可能是血液中的蛋白样物质。

（2）耳蜗出血：受爆震后，前庭阶、鼓阶、内耳基底部及听神经周围都可发生出血，螺旋韧带区的组织比较疏松，故更易出血。耳蜗内出血是引起听力损失的主要原因。

（3）螺旋器结构紊乱：实验证明，当动物听器受损伤后，外毛细胞首先受累，继之，外柱细胞，Deiters 和 Hansen 细胞发生改变，而内柱细胞和内毛细胞仍存在，随着损伤加重内毛细胞开始消失，进而螺旋器由部分瓦解到完全消失，此时还可见蜗神经纤维和神经细胞减少，以致骨螺旋板透明度增高。秦廷权等（1981）观察豚鼠用数种火炮发射强噪声损伤耳部后的内耳切片，发现内耳病变有一定规律性，病变均恒定在耳蜗的第 2 周的上部及下部，病变最严重的部位是在第 2 周的下部。通过耳蜗描摩翻制法，病变定位在基底膜上距前庭窗 8 ~ 12mm 的部位，此现象和临床听力曲线上出现的 4 kHz 伤可一次致永久性听力损失，听力减退处的 V 形凹陷非常符合。受损伤更重者，病变可向基底周及第三、四周扩展，这种情况多发生在暴露时间较长者，但最严重的病变仍在第二周。

（4）螺旋神经节病变：在一定声压和创伤作用后，由于生物化学上的改变，神经细胞和核的蛋白质成分有明显异常，继而细胞发生萎缩和变性。

（5）前庭病变：主要表现为球囊和椭圆囊斑的耳石膜出现剥脱现象。

四、症　状

经爆震后，均有暂时性严重听力损失，有的患者在最初几分钟内听不到任何声音，但不久又听到声响，随后就感到耳鸣、耳痛、眩晕等各种症状。

1. 听力下降　一般在爆震伤后即可出现听力下降，随后逐渐恢复。听力下降的程度和性质依损伤的部位不同而异，中耳损伤常为传导性听力损失，内耳及听神经损伤多为感音神经性听力损失，两者兼有者引起混合性听力损失。严重的爆震伤可致永久性听力损失。巨大声响能引起功能性听力损失。即是作为心理因素引起听中枢功能抑制，导致听力损失，或是爆震性听力损失和功能性听力损失同时存在。两耳多呈重度听力损失，听力检查，主观和客观听力检查不相符合。

2. 耳鸣　爆震后耳鸣可即刻出现，多呈高调，持续时间较长。

3. 耳痛　见于鼓膜穿孔、鼓室粘膜撕裂等。中耳受损伤的情况下，一般数日内可消失。

4. 头痛　见于强烈的爆震后，重者可伴有脑震荡，头痛、头晕。

5. 眩晕　多为旋转性眩晕，表现为恶心、呕吐及平衡功能失调等症状。

6. 其他　爆震除引起听器的损伤外，还可引起全身性损伤，如在爆炸和火器发射时，可伴有肺损伤，如肺泡破裂、肺出血、肺水肿等。也可引起胃肠出血、穿孔，肝脾血肿、破裂，膀胱破裂，心肌挫伤，眼挫伤以及脑震荡。剧烈的爆炸伤可同时引起颅脑外伤，并出现休克、昏迷等严重的全身症状。

五、检　查

鼓膜充血或散在小出血点。鼓膜穿孔，松弛部穿孔很少见。鼓膜破裂时，常有出血。穿孔边缘不齐，常呈三角形、椭圆形或肾形，听力检查：听力损失程度依损伤的程度不同而异，但听力损失的范围主要在 4 kHz ~ 6 kHz。耳蜗电图和听性脑干反应测听可帮助了解耳听力损失的部位和客观评价听力损失的程度。严重爆震伤者必要时可行高分辨率 CT 或磁共振，以了解鼓室、内耳道、颞骨的病变情况。

六、诊　断

爆震性听力损失的诊断并不困难，根据明确的爆震史，爆震后引起相应的临床症状，以及必要的检查即可作出诊断。

七、治　疗

爆震性听力损失患者常同时有中耳损伤和内耳损伤，早期治疗可取得较好疗效，拖延日久者疗效极差。

1. 中耳损伤　主要表现为鼓膜破裂，一般裂伤无组织缺损者，都能在 2 ~ 3 周内自行愈合。据报道，凡穿孔小于鼓膜面积的 80% 者，均能自愈，自愈率为 81.4%。主要采取保持外耳道清洁和干燥，忌用滴耳液；如外耳道有明显污染，则可应用全身性抗生素以防感染。对两周后仍未愈合的小穿孔可用三氯醋酸烧灼其穿孔边缘，促使组织新生，促进愈合；3 个月后仍未愈合者，应行鼓膜修补术，损伤听骨链，则应考虑作鼓室成型术。中耳已有感染流脓者，按急性化脓性中耳炎处理。

2. 内耳损伤　对骨导听力下降者应急时治疗，以恢复听力，尽早给予营养神经药如维生素等；血管扩张药如葛根素，烟酸；肾上腺皮质激素能消炎退肿，改善内耳微循环，对听力损失亦有效。伴有恶心、呕吐、平衡障碍者，应卧床休息，适当给予止吐和镇静药物。对功能性听力损失，应以心理治疗为主，可配合针刺或药物疗法。

八、预　防

由于耳蜗损伤目前还没有理想的治疗方法，因此，关键还在于预防。

应对从事爆震职业者加强个人防护知识的宣教，以便发生急性事故时不至慌乱；平时应佩戴防护用品如耳塞、耳罩、防声帽等；缺乏防护材料而预知即将遇到爆震时最简单的防护方法是用棉花球塞于外耳道内；在紧急情况下，可用两小手指分别塞入两侧外耳道口内，即时卧倒，背向爆炸源，采用张口呼吸可减轻受伤的程度。耳塞隔声效果一般可达 20 ~ 35 dB。耳罩隔声效果高于耳塞，可达 30 ~ 45 dB，但使用不便。棉球塞耳可隔声 10 ~ 15 dB。

（孟曦曦）

第二十六章 ∎∎∎∎∎∎∎∎

噪声性听力损失

噪声（noise）是指环境中凡不需要的、使人厌烦的或不同频率、强度的杂乱无章的声音。它对人体多个系统，如神经、心血管、内分泌和消化系统等都可造成危害，但主要的和特异性损伤是在听觉器官。职业性噪声性听力损失是指工人在长期遭受噪声刺激所发生的一种缓慢的进行性感音神经性听觉损伤。在强噪声环境下工作除干扰交谈妨碍听清信号而影响工作效率外，还可能导致人身伤亡事故。噪声广泛地存在于人们的工作过程和环境中，噪声听力损失是常见的职业病之一。研究报告至少全部人口的15%可能是暴露于不适声级或潜在的能够危害听力的环境中。最近流行病学研究（Quaranta, et al, 1991）已显示在意大利患有典型职业噪声性听力损失约是居住人口的4.3%。据中华耳鼻咽喉科杂志（1981）报道，我国从中央到地方，直到社队企业，从重工业到轻工业估计不少于1000万名职工暴露于强噪声环境中工作，他们当中有些人的听力已经遭到损害，其余的人正在受到威胁。

第一节 流 行 病 学

一、症状出现时间

噪声对听力损失早期改变表现在高频下降，继而才累积到言语频率，故早期在言语听力未受累时，患者自己多不能发觉。王铁军等对112名纺织工人的听力检查结果表明：高频听力损失（3 kHz、4 kHz、6 kHz）听力平均值 >25 dB，出现工龄为数月至1年。李桂兰等报道了144名新工人接触织布噪声1年听力的动态观察，指出在接触噪声 [101～105 dB（A）] 1个月后有5.9%耳的语频（0.5 kHz、1 kHz、2 kHz）听阈均值 ≥25 dB HL，有19.79%耳的高频听阈均值（3 kHz、4 kHz、6 kHz）≥30 dB HL，1年时语频和高频听力下降分别为18.4%和54.1%。

二、危 险 率

国际标准化组织（ISO）1971年公布了0～45年间连续噪声A声级与听力损失危险

率的关系表（ISO-R1999）（表26-1），表中指每周工作40小时的平均等效连续噪声级dB（A）与工作年数（每年工作50周）的关系。听力损失者是指对言语频率0.5 kHz、1 kHz、2 kHz的平均听力损失达25 dB以上的人，危险率是指在噪声作用下听力损失者（%）与同年龄对照组听力损失者（%）之差。

据国外调查统计，下列职业较易发生噪声损伤：铆工、锅炉工、蒸汽锤工、铲工、锻工、锤工、并配工、剪切工、钢窗工、洋铁工、镰刀工、锻冶工、锉工、铲刃工、起重工、放样工、轮印工、织布工、纺纱工，飞机驾驶员和无线电工作者有时亦会发生噪声性听力损失。

三、发 病 因 素

影响噪声性听力损失的因素有如下几方面：

1. 噪声强度　接触噪声的强度与听力损失的程度呈正相关（表26-1）。从表中可见在环境噪声为≤80 dB（A），其危险率为0%。而在85 dB（A）组，开始出现了危险率，并随暴露声的强度增加，而听力损失发生率越高。

表26-1　0～45年的连续噪声A声级与听力损害危险率（%）的关系表（ISO-R1999）

等效连续A声级（dB）		0	5	10	15	20	25	30	35	40	45
≤80	危险率%	0	0	0	0	0	0	0	0	0	0
	听力损害者%	1	2	3	5	7	10	14	21	33	50
85	危险率%	0	1	3	5	6	7	8	9	10	7
	听力损害者%	1	3	6	10	13	17	22	30	43	57
90	危险率%	0	4	10	14	16	16	18	20	21	15
	听力损害者%	1	6	13	19	23	26	32	41	54	65
95	危险率%	0	7	17	24	28	29	31	32	29	23
	听力损害者%	1	9	20	29	35	39	45	53	62	73
100	危险率%	0	12	29	37	42	43	44	44	41	33
	听力损害者%	1	14	32	42	49	53	58	65	74	83
105	危险率%	0	18	42	53	58	60	62	61	54	41
	听力损害者%	1	20	45	58	65	70	76	82	87	91
110	危险率%	0	26	55	71	78	78	77	72	62	45
	听力损害者%	1	28	58	76	83	88	91	93	95	95
115	危险率%	0	36	71	82	87	84	81	75	64	47
	听力损害者%	1	38	74	88	94	94	95	96	97	97

2. 接触噪声时间　在表26-1中示80 dB（A）以下的噪声，终生暴露不至引起听力损伤。从85 dB（A）起，随暴露年数增加，听力损伤越多。表中还提示了在不同噪声强度下的听力损伤的临界暴露年限，即产生听力损伤的人数超过5%的暴露年限，在85 dB（A）时为20年，90 dB（A）时为10年，95 dB（A）为5年，100 dB（A）以上均在5年之内。在高强度引起听力损伤所需时间的差异很大，有短至数日，也有长达数年，一般约为3～4个月。

3. 噪声的频率及频谱　如强度相等，人耳对低频的耐受力要比中频和高频者强。

2 kHz～4 kHz 的声音最易导致耳蜗损害，窄带声或纯音比宽带声影响要大。另外，断续的噪声较持续者损伤性小，突然出现的噪声较逐渐开始者的危害性大，噪声伴震动对内耳的损害性比单纯噪声明显。

4. 个体差异　人们对于噪声的敏感性差异是存在的。噪声易感者约占人群 5%，他们不仅在接触噪声后引起暂时性阈移（TTS）与一般人比较非常明显，并且恢复也慢。有学者研究了具有不同基因类型的动物对噪声损害的敏感性不同。Kozel 研究小鼠细胞膜钙-ATP 酶异构体 2 基因后发现该基因突变的纯合子小鼠对噪声诱发的听觉损失的易感性更高。在过度的噪声刺激后，细胞膜钙-ATP 酶异构体 2 基因突变的小鼠显示明显的听觉脑干反应的永久性阈移。另外，超氧化物歧化酶基因敲除的小鼠听觉丧失更为严重。Rabinowitz 等研究了 58 位工人谷胱甘肽 s-转化酶有关的两种代谢基因（GSTM1，GSTT1）的多态性后发现，拥有 GSTMI 基因的工人有更高频率的畸变产物耳声发射，提示外毛细胞功能发生改变。说明该基因可能在保护细胞免受噪声损伤中发挥重要作用。

5. 其他因素　如年龄因素，年龄愈大，噪声损伤愈严重，认为这种现象是因为随年龄的增长，听器官受伤的恢复能力逐渐减退所致。耳病因素，患有感音性听力损失者易发生噪声性听力损失，同时，认为一个有病的听觉器官受伤后也比正常者较难恢复。关于噪声刺激对中耳炎患者的影响仍有意见分歧。另外，噪声性听力损失的发病快慢及病变轻重与个人防护关系密切。在环境噪声中长期用护耳器、耳塞等，其耳部损伤的发生和发展就缓慢而轻微。工作场所采用隔声、防声及吸声等设备，可减轻噪声的影响。

第二节　发病机制与病理

一、发病机制

噪声致内耳损伤的机制有三方面。然而，三者系相互作用，彼此影响而不能截然分开。

1. 机械破坏　在高强度短峰间期声刺激时，声损伤系直接的机械破坏所致，在强声刺激时，蜗回间的过度运动可直接引起细胞内结构严重破坏，结果使细胞失去内平衡，细胞发生溶解。同时，高刺激能量致基底膜产生微孔或基底膜、螺旋韧带及前庭膜破裂，内、外淋巴混合，给毛细胞造成一个毒性环境。螺旋器也可从基底膜上分离脱落，毛细胞与神经纤维之间突触连接可被撕脱，外毛细胞的静纤毛可失去与盖膜的接触，这些机械性破坏均可引起耳蜗功能的丧失。

2. 代谢异常　较低强度长峰间期时，常因代谢异常而致感受器变性。实验证实，强噪声可以使毛细胞负荷增加引起酶系统代谢严重耗竭，能量储备和供应障碍。在强噪声刺激下，内耳缺氧，耳蜗螺旋器毛细胞琥珀酸脱氢酶活性降低或严重损失，因而有氧能量代谢明显抑制。为应付强噪声刺激异常情况的能量需要，螺旋器转入无氧糖酵解产生能量，这需要消耗大量糖原，因而毛细胞中糖原含量下降。有报道噪声可以使内耳毛细胞蛋白质、脂类、葡萄糖、糖原和核酸等合成减少。这种生物化学变化可间接导致广泛的听毛细胞破坏。

3. 血液障碍　内耳血管血液供应状态是噪声性听力损失生理机制的重要方面。耳蜗血流（CoBF）和耳蜗血管调节机制可能对这一损失起重要影响。暴露于强声下的耳蜗可能由于内淋巴的氧张力降低和耳蜗内肾上腺素能神经的血管运动功能失调致血管收缩，耳蜗血流降低，基底膜下血管内红细胞减少或缺如，从而致末梢感觉器官产生病变。

二、病　理

噪声对耳蜗的作用很大程度取决于诸如声刺激种类、噪声的声压级及频率和暴露时间。总的来说，病变主要局限于耳蜗基底周，并在离前庭窗 9～13mm 处最明显，呈弥漫变性，相当于纯音听力图的 $4096H_2$ 处的切迹。外毛细胞比内毛细胞对噪声损伤更敏感。早期病变为外毛细胞纤毛排列紊乱、融合、以致丧失。继而细胞核肿胀、核致密化、以致细胞皱缩解体。随损伤的逐渐加重，支持细胞、神经纤维和内毛细胞相继受累。盖膜与毛细胞脱离接触。在高声压级（＞140 dB）作用下，前庭膜可破裂，甚至耳蜗神经元大部分萎缩。

噪声引发的听觉系统功能损伤的基本特征都是以听觉阈值的变化为基础的。短时、低强度的噪声将导致听觉暂时性阈移（temporary threshold shift TTS）这种损伤在一定时间后可以恢复。TTS 的机理尚不十分清楚，可能与外毛细胞胞浆内钙离子的过度积聚，内外淋巴对 Na^+、K^+ 离子的通透性降低，以及内毛细胞和初级神经元的外周树突突触传递效率发生改变有关，听觉感受器的损伤可导致听神经树突末端的损伤，影响正常的突触联系。而内毛细胞与初级听觉神经元树突突触结构和功能的改变可能会导致 TTS。初级听神经元树突的损伤可能是由于内毛细胞过度释放神经递质谷氨酸盐造成的。谷氨酸盐的过度释放引起树突突触后膜通透性发生改变，Ca^{2+}、Cl^-、H_2O 等内流进入细胞，从而引发了突触后神经末梢的细胞水肿，最终引起膜的破坏。

在高强度或长时间的刺激下，毛细胞尖端纤毛的动力学机制发生改变，引起调谐曲线的改变，随着内毛细胞的进一步丢失，TTS 会逐渐演变为永久性阈移（Permanent threshold shift，PTS），最终导致感受器受损，并引发从螺旋神经节一直到听觉皮层的中枢听觉系统的损伤。

第三节　临床表现

噪声性听力损失的基本症状是耳鸣、听力下降、头痛及头晕等。一般说来，当最初进入噪声环境后，常有一种难以忍受的感觉，其发生时间自 1 小时至 6 个月不等，多数经几日或几周后逐渐习惯。

1. 听力下降　噪声引起的听力改变可为暂时性或永久性。噪声对人体听力损伤多表现双侧对称性、进行性的听力下降。早期由于最先是言语频率范围以外的高频听力受损伤，对听话能力影响不明显，故主观上并未感到听力损失。听力检查主要显示在 3 kHz、4 kHz 或 6 kHz 处呈 V 型凹降，同时，这三个频率也是最早受影响的频率。孟曦曦等（1995）对噪声性听力下降组所测得的纯音听力图类型分布如下：V 型 174 耳

（77%），U 型为 35 耳（15.5%），下降型 12 耳（5.3%），W 型 5 耳（2.2%），本组资料无上升型及"勺状听力图"。

随着接触噪声的时间延长，常在数年后表现出对低声谈话的听觉减弱，随之对普通谈话的听觉也降低。纯音听力检查发现随高频听阈进一步提高外，言语频率（0.5 kHz、1 kHz 和 2 kHz），听阈也有提高。言语听力测试发现言语识别率（DS）也随之下降。关于噪声性听力损伤与言语识别率的关系见图 26-1，从语频区（0.5 kHz、1 kHz、2 kHz）和高频区（3 kHz、4 kHz、6 kHz）两部分的平均纯音听阈与 DS 得分的对应关系，可更清楚地表明噪声性听力下降的 DS 与纯音听阈变化关系。

从图 26-1 中可以看出，当 DS ≥ 90% 时，仅高频区纯音听阈提高，均值为 34.6 dB HL，语频区听阈正常；当 DS 达到 80% ~ 84.9% 时，纯音听阈不仅在高频区进一步上升，均值达 69.0 dB HL，语频区听阈均值接近异常为 24.3 dB HL；当 DS 再度下降为 <80% 时，高频区听阈上升几乎达到极限，不再有明显上升的趋势，而语频区听阈明显上升，其均值从 38.1 变化到 45.6 dB HL。根据此规律，绘出了噪声性听力下降分级图与分级表（图 26-2，3），按照此分级方法，即可迅速读出听力下降程度。

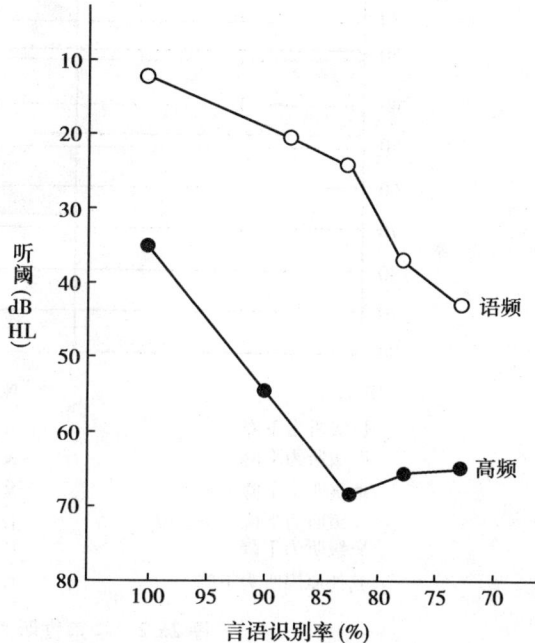

图 26-1　噪声性听力损失的言语识别率与语频和高频听阈均值的关系

另外，噪声对听力的损伤多有重振现象，听力图示感音神经性听力损失。

2. 耳鸣　一般认为耳鸣是噪声性听力损失的早期症状之一。耳鸣多为双侧性、高音调、间歇性。Miyakita 等指出耳鸣对患者的影响，甚至比噪声听力损失本身的影响还大，并且耳鸣的发生率与听力损伤的程度有明显关系。同时，耳鸣的频率与听力损伤最严重的频率相符合。

3. 噪声对人体的其他影响，除上述症状外，还可以有头痛、头晕、烦躁、失眠、多梦、易疲倦，注意力减退、抑郁、血压升高、心动过缓或过速，呼吸快速，有时还有幻听、痛听、听声耳痒、闻声呕吐等症状。长期暴露于噪声环境后还可能出现显著的平衡失调，有时可引起典型的 Tullio 现象，即强声引起眩晕。Man 等（1980）曾分析 326 例耳部损伤后所伴发的前庭症状，并用眼震电图鉴定，发现耳部损伤越严重，累及前庭的机会越多。

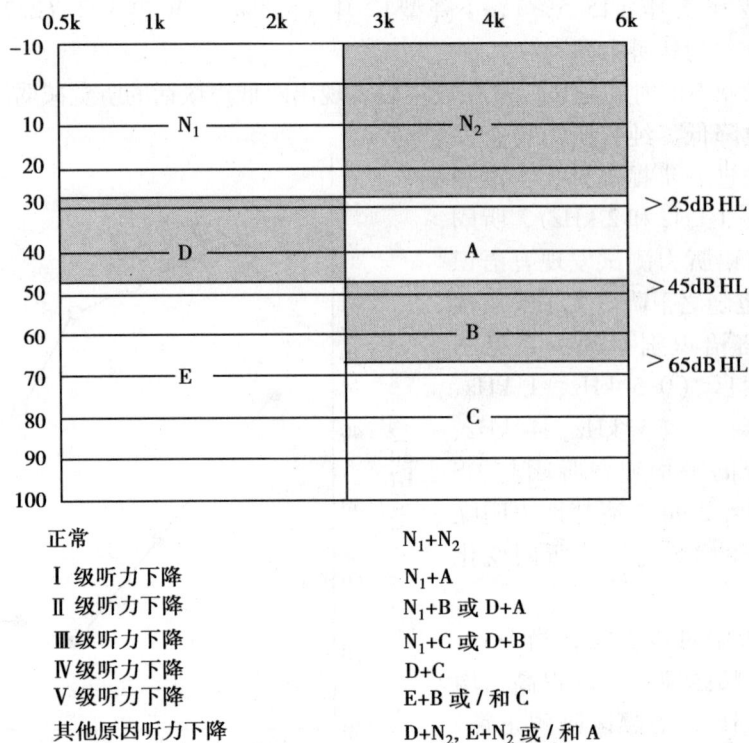

| | 0.5k | 1k | 2k | 3k | 4k | 6k |

正常　　　　　　　　　　　　　　　N_1+N_2
Ⅰ级听力下降　　　　　　　　　　N_1+A
Ⅱ级听力下降　　　　　　　　　　N_1+B 或 D+A
Ⅲ级听力下降　　　　　　　　　　N_1+C 或 D+B
Ⅳ级听力下降　　　　　　　　　　D+C
Ⅴ级听力下降　　　　　　　　　　E+B 或 / 和 C
其他原因听力下降　　　　　　　　$D+N_2$, $E+N_2$ 或 / 和 A

图 26-2　噪声性听力损失分级图

分级　高频 语频	N_2	A	B	C
N_1	N	Ⅰ	Ⅱ	Ⅲ
D		Ⅱ	Ⅲ	Ⅳ
E			V	

图 26-3　噪声性听力损失分级表

第四节　诊断与鉴别诊断

一、诊　断

　　根据明确的职业史，有自觉的听力损失或耳鸣的症状，纯音测听为感音神经性听力损失，结合动态观察资料，现场卫生学调查，并排除其他原因所致听力损失，即可诊断为噪声性听力损失。噪声性听力损失的听力评定以纯音测听的气导结果为依据。其他听力测验，为鉴别蜗后病变则可进行各种重振测验、声阻抗测听和电反应测听。鉴于噪声性听力损失的发展规律，首先是，高频听阈（3 kHz、4 kHz 或 6 kHz）提高，为了较完整地描述噪声性听力损失的动态变化结果，在我国发布的《职业性噪声听力损失诊断标准及处理原则》（GB16152-1996）中规定，首先用图表法来评判，只要在高频

（3 kHz、4 kHz 和 6 kHz）中任一个频率的阈值 >25 dB HL，即列为观察对象，并根据各频率的听阈阈值分为 Ⅰ～Ⅴ级（图 26-2）。使用听力损失分级图时，语频（0.5 kHz、1 kHz、2 kHz）和高频（3 kHz、4 kHz、6 kHz）是指一耳任一频率听力损失达到的范围，而非指一组频率的平均值。以"+"示语频和高频的组合。任一耳听力损失达Ⅴ级者，则应按双耳语频的平均听阈来评定听力损伤及噪声性听力损失。标准如下：轻度听力损伤 26～40 dB，中度听力损伤 41～55 dB，重度听力损伤 56～70 dB，极重度听力损失 71～90 dB。双耳语频平均听阈计算方法如下：第一步：将各频率的听阈值进行年龄修正（按 GB7582-87）标准。第二步：计算单耳平均听阈 =（HL0.5 kHz + HL 1 kHz + HL 2 kHz)/3（dB HL）。第三步：计算双耳语频平均听阈（dB HL）[（较好耳平均听阈(dB HL) × 4 + 较差耳平均听阈(dB HL) × 1）]/5。

由于噪声性听力损失有暂时性阈移（TTS），故应将受试者脱离噪声环境后 12～48 小时作为测定听力的筛选时间，若筛选测听所得的结果已达Ⅴ级者，应进行复查，复查时间定为脱离噪声环境后 1 周。

二、鉴别诊断

1. 爆震性听力损失 爆震性听力损失系由一种突然上升的超压和较慢下降的负压波所引起，其来势急骤，不但可引起疼痛，同时可损伤中耳和耳蜗。而噪声性听力损失，是由一种节律性的压缩和稀疏波所引起，发病缓慢，来势较轻，其病变主要在耳蜗。

2. 迷路震荡 在战伤病例中，此病既可由爆震引起，亦可由头部受机械打击时与颅脑外伤同时发生。一般迷路震荡所引起的听力损失常为暂时性，多在几日内消失，极少成为永久性，且多伴颅脑外伤症状，甚至有中枢神经或前庭功能障碍，与噪声性听力损失有所不同。

3. 老年性听力损失 老年性听力损失亦表现为高频部分听力减退，此乃耳蜗毛细胞退行性变和蜗神经萎缩所引起。一般随年龄增长而加重，进行缓慢，亦无职业爆露史，故易于鉴别。

4. 功能性听力损失 对噪声性听力损失的病例，都应注意有无精神方面因素，此种病例的主观感觉与客观检查常出现矛盾现象或不相符合，经过合适的暗示疗法，有时可以霍然痊愈。各种客观听力检查有助于功能性听力损失的诊断。

第五节 治疗与预防

一、治 疗

对噪声性听力损伤目前仍无有效的治疗方法。当出现症状后，应及时停止噪声刺激，促使自然恢复，同时应强调及早治疗。常见的治疗药物如下：调节营养神经的药物，如维生素 B 类药物；血管扩张剂，如葛根素、654-2、当归注射液等药物；促进代谢的生物制品，如辅酶 A 等。耳鸣、眩晕者可对症治疗。对听力损失达重度以上者可配戴助听器。

二、预　防

鉴于目前对噪声性听力损失无有效治疗办法，加强预防和采取听力保护措施十分重要。

1. 控制噪声源　是最根本、最积极的降低噪声措施。可以从机器设备、工程建设、生产工艺等多方面采取措施，消除声源，消除声源，降低声强，限制声音传播。目前对新建厂房时都必须考虑减声措施。

2. 健康监护　对在噪声环境下作业的人员均应进行就业体检，在职业档案内建有听力记录，定期体检，以便及时发现噪声敏感者和早期听力损伤者。再根据不同的情况予以适当的处理，如加强个人听力防护措施，对症治疗或调离噪声作业环境等。同时，将各种病因引起的永久性感音神经性听力损失（0.5 kHz、1 kHz 和 2 kHz 中任一频率的纯音气导听阈）>25 dB HL，以及有各种能引起内耳听觉神经系统功能障碍的疾病，均列为职业禁忌证。

3. 个人听力防护措施　在噪声环境下作业的人员必须一接触噪声就有个人的听力防护，包括配戴防声耳塞、耳罩或防声帽等。

（孟曦曦）

第二十七章

精神性聋与伪聋

第一节 精神性聋

精神性聋（psychic deafness）又称功能性聋或癔性聋，常由于精神受打击或长时期精神抑郁或过度忧虑等原因引起，还可伴记忆丧失，沉默不语等表现。临床特点为突然听力下降，多为双耳，不常伴耳鸣，不伴眩晕。常继焦虑、巨大的精神刺激、突然灾祸后发病。患者无欺诈意图，意识不到自己患病或不为自己有病忧虑。耳科及神经科检查多无器质性病变。采取针对病因的心理学治疗有时可奏奇效。

临床检查与伪聋同。此病应与伪聋鉴别，两者均为非器质性聋，均表现为突然发病，但应注意区别，才能收到较好疗效。

1. 精神性聋常为双侧罹病，多全聋，伪聋单侧居多。

2. 此病有明显的精神刺激因素，而无可诈骗的事因，如亲人突然去世，突遇巨大的灾害等，伪聋则可涉及法律纠纷及赔偿等问题。

3. 此病可伴其他的精神紊乱或癔病症状，伪聋则无。

4. 双耳全聋者耳蜗眼睑反射可消失，自然睡眠中耳聋仍存在，伪聋则易被唤醒。

5. 配用助听器，如双耳全聋或严重聋者仍可奏效。

治疗宜与心理医师合作，主要先了解引起耳聋的原因，患者心理状态，根据起病原因采取心理学治疗。帮助患者解除忧虑及其他精神负担，建立治愈信心。多数患者可经暗示疗法治愈。医生首先要表示十分同情，可用笔谈，让患者了解听力故障只是暂时的，可以治好，已有很多患者经此法治好等等。但不应立即否定有病，如言语不当可使病情加重。还可结合针灸和物理治疗，在患者对治疗有信心时，治疗（如针刺或注射维生素 B 族等药物）可立即收效，但应注意要巩固疗效，防止复发。

第二节 伪 聋

伪聋（simulated deafness）是由于某种企图，有意识地装聋，以求得到某种个人利益，如经济赔偿等。伪聋中有一部分为实际听力正常，但测试结果为听力损失，还有一部分为确有听力损失，但测试结果比实际损失程度差，也称为夸大性听力损失。

当受试者由于外伤而导致听力下降，并一但听力损失得到证实将赢得经济上补偿时，听力学工作者首先就应有一定的思想准备。另外伪聋者在就医原因、就诊时的表现，测试过程的行为等都与一般的患者表现有所不同。

一、伪聋的表现

（一）行为征象

进入诊室忧心重重，迫切要求检查，并想尽快完成测试，表现听力差的动作夸张，反复诉说无法听清检查者的声音，反复问测试者"我该怎么做？"叙述病史与谈话音量不一致。

（二）在常规听力测试中的表现

伪聋在听力学测试中最常见的现象是反应的不稳定性。器质性聋者的测试的可重复性很好，其阈值之差很少超过 5 dB。

伪聋另一个常见的征象是纯音听阈与言语接受阈不符。一般情况下，在平坦型听力曲线二者之差为 5～10 dB。在陡降型听力曲线，言语接受阈应与两个频率（1 kHz、2 kHz）平均听阈接近，或好于其言语频率中（0.5 kHz、1 kHz、2 kHz）最佳听阈。当二者之差超过这个范围时，说明两者之一甚至两个测试结果都是错误的。当言语接受阈好于纯音听阈时，伪聋的可能性大。因为一个人在装聋时，他只有记忆上一次测试声的响度，才能对相同响度的声音作出前后一致的反应。记忆响度对于一般人是非常困难的，加之伪聋者心情紧张，做到这一点就更不容易。因此重复测试是发现伪聋非常有效的办法。虽然有些伪聋者对言语测试或纯音有着惊人的重复能力，但当言语与纯音信号强度相同时，由于其能量频率范围比相对纯音较广，响度也显得比纯音大，所以会出现言语接受阈好于纯音听阈的现象。

单侧伪聋的一个常见征象是无交叉听觉。在纯音听阈测试中，当双耳听阈有一定差别时，会出现交叉听力。一个真正的单侧全聋，如果不进行掩蔽，其听力图会表现为传导性听力损失即气导 55 dB 左右，骨导在正常范围。而在伪聋者不加掩蔽时，其听力图会表现为一耳听力正常，而另一耳重度听力损失。由于骨导的耳间衰减为 0～15 dB，所以无交叉听觉在测试骨导时更明显。如果将骨导耳机戴在差耳，不加掩蔽两侧骨导听阈之差 > 15 dB，应怀疑有伪聋成份。

二、伪聋行为测试

作为听力师，当对受试者的听力损失有怀疑时，不应立即作出诊断，而且也不应纠缠于其听力损失是无意或有意问题上，而应设法发现听力损失是否确实存在，并确定其真实阈值。

伪聋测试的初衷是即使受试者不配合的情况下，得到其真实听力。常见的行为测试有纯音听阈测试及言语测试。有些测试只要一般的听力计就可完成。有些需要特殊的仪器。但大多数的测试只能定性，即只能说明伪聋是否存在，但得不到真实阈值。只有少数是定量测试，可得到其真实阈值。

（一）Stenger 试验

1. 原理　当双耳同时分别给以同一频率而强度不同的两个声音时，受试者感觉只能听到强度大的声音。

本方法只适用于单侧伪聋者。当差耳反应阈与好耳阈值相差 25 dB 以上时，结果最为可靠。Stenger 试验应使用双通道听力计，以便在不同的通道分别控制给声强度。

2. 方法及结果解释　①嘱受试者无论哪只耳听到声音都作出反应；②首先取得每只耳在某一频率的阈值；③先给好耳一个其阈上 10 dB 的纯音，应该每次给声都能得到反应，再给差耳同一频率、强度为其行为反应阈下 10 dB，应该每次给声都无反应。此步骤是为了验证第一步所得结果的可靠性；④将上一步骤所用的两个频率相同，但强度不同的纯音同时分别引入双耳。此时受试者应该能够听到纯音。如果受试者作出反应，是因为其听到的是给予好耳的声音。说明没有伪装听力损失，此为 Stenger 阴性。如果受试者不反应，是因为其听到的是给予差耳的声音，为伪装或夸大听力损失，所以故意不反应。此为 Stenger 阳性，提示存在伪聋的可能性。

如果 Stenger 试验阳性，还需进一步对听力损失进行定量。方法如下：在好耳阈上 10 dB，差耳反应阈下 10 dB，双耳同时分别给声，以 5 dB 为一档，不断降低差耳的给声强度直到其开始反应，记录下此时差耳的声音强度，这大致相当于其阈值。在刚开始测试时受试者一直不反应是因为其一直是差耳听到声音，而当差耳的给声强度下降至低于好耳时，其感觉是好耳听到声音，才作出反应。

Stenger 试验只能提供近似真实的阈值。在进行 Stenger 试验时，应先作定性试验，如果为阳性，再进一步对听力损失进行定量试验。如果为阴性，则测试结束。

（二）言语 Stenger 试验

言语 Stenger 原理同纯音 Stenger 试验。其测试用材料是扬扬格词。方法基本不变。言语 Stenger 试验同纯音 Stenger 试验一样，也不能取得准确阈值。试验阳性者可以进一步寻找其言语接受阈。

（三）Lombard 试验

1. 原理　在背景噪声中，当噪声的强度高于说话者听阈时，他（她）会下意识地提高说话音量，而且其音量会随着噪声的逐渐加大而不断提高；如果噪声强度小于说话者听阈时，他（她）不会提高音量。

2. 方法及结果解释　受试者取坐位，双耳戴上气导耳机。嘱受试者大声说话或朗读文章。当受试者说话或朗读时，给以噪声，观察其音量变化。

如果受试者音量提高，说明所给噪声强度在其听阈之上，从而引发了这种反射。而音量无变化，则提示噪声在其听阈之下。例如：一个 90 dB 的听力损失者不应该在 75 dB 就得到 Lombard 试验阳性。如果阳性，那么此为伪聋无疑。

Lombard 试验也只是一种定性试验。至于噪声在受试者听阈上多少强度才能引起阳性反应，个体差异很大，研究表明有些人是 25～30 dB，而在有些人，将噪声升高至阈上 100 dB 仍能保持其音量不变。

（四）延迟言语听觉反馈试验

1. 原理　人类用于监控和调整自己言语的方式有振动觉、本体感觉及听觉等。其中听觉是主要的反馈调控机制。说话者刚说出一个音位时，通过听觉反馈下一个音位就已经就位，准备说出。将某人的声音录制在磁带上，再回放给说话人，但在时间上延迟0.1~0.2秒，此方法为延迟言语听觉反馈试验。如果所给录制声强度高于说话者的听阈时，它将干扰说话者，表现为口吃、放慢说话速度、延长某些音节或提高说话音量，甚至无法说话；如果所给录制声强度低于说话者的听阈时，其言语方式无以上改变。这个现象因而被应用于伪聋测试。

2. 方法及结果解释　受试者戴上气导耳机，坐于麦克风前。预先准备好一篇可以在半分钟或一分钟内读完的简单文章。嘱其大声朗读1~2篇文章，用秒表记时，并录制在磁带上。然后再在单耳或双耳引入延迟言语。强度从0 dBHL开始，读完一遍升高10 dB，直到出现阳性反应。阳性反应表现为朗读速度改变、音量改变或明显的单词或音节的犹豫或延长。

延迟言语听觉反馈试验的结果解释类似于Lombard试验。受试者言语方式改变提示其能够听到自己的声音并对反馈系统产生影响。如果在很低强度即发生此现象，可以肯定受试者至少是在低频或中频听力正常。

有些人能够耐受很高强度的延迟言语而不改变其语速或语调，而有些人却对此测试非常敏感。朗读能力差者不宜作此项测试。

（五）延迟纯音听觉反馈试验

1. 原理　与延迟言语听觉反馈试验的原理相同。

2. 方法及结果解释　Ruhm和Cooper设计了这个延迟纯音听觉反馈试验。受试者头戴耳机，嘱其按按钮，节律为按两下，停一下，按四下，停一下，再按两下，停一下…如此循环。通过气导耳机给以纯音，持续50毫秒，在每次受试者按钮后200毫秒后再给声。如果给声强度高于受试者的听阈，其行为会发生按钮速度加快或减慢、按钮的力度加大等改变。测试开始强度为0 dB，以5 dB一档升高强度，直到其行为改变。Ruhm和Cooper发现出现延迟纯音听觉反馈试验结果阳性的阈值在感觉级以上5 dB。因而延迟纯音听觉反馈试验可以得到真实阈值。但对于不能或不愿配合的受试者，该项测试无法进行。

（六）Békésy自描听力测试法

Jerger将Bekesy听力图分为四型，1961年Jerger第一次在伪聋者发现其连续声阈值好于间断声，与其他任何器质性听力损失不符，于是与Hererd一起将其命名为Bekesy V型。

许多作者报道Bekesy V型为伪聋征象。当受试者企图装聋时，必须在内心设定一个反应的响度标准。对于同样的响度，断续声信号的强度比连续声大，所以用以上两种不同的声信号进行测试，会出现连续声阈值好于间断声的现象。通常断续声为持续200毫秒，间断200毫秒。Hottler发现当以持续200毫秒，间断800毫秒的延长断开时间的声音（Lengthened off-time, LOT）代替常规间断声时，Békésy V型会更明显。而器质性聋的Békésy的四型听力图用LOT无明显改变。

有些伪聋者并不表现Békésy V型，Hood，Compel和Hutton发现发明了Békésy升降差距评估（Békésy Ascending Descending Gap Evaluation, BADGE）。方法是取某一频率声音，以连续声从0 dB开始升高强度，进行Békésy测听；再以断续声从0 dB开始升高强度，进行Békésy测听；最后以断续声从前一次断续声阈值上30 dB降低强度，进行

Békésy 测听。比较三种不同声音 Békésy 曲线。伪聋者的三条曲线差距很大。许多伪聋不表现为 Békésy V 型者，BADGE 却显示阳性。LOT 和 BADGE 不能提示真实阈值。

（七）摇摆故事

摇摆故事的测试用材料为一个故事。这个故事分别在好耳、差耳或双耳给出。故事读得很快，以至受试者无法辨别哪一只耳听到了哪些片断，该项测试要求使用双通道听力计，且能够在左耳、右耳和双耳给声方式之间迅速转换。受试者头戴耳机，检查者将测试强度置于好耳阈上 10 dB，差耳反应阈下 10 dB，测试用故事见表 27-1。给声完毕后让受试者复述故事。如果复述出差耳所给片断，说明其阈值低于其反应阈。

摇摆故事用于单侧伪聋测试。如果测试用口声进行则要求检查者有相对多的经验，该测试不能得出真实阈值，但能够证明是否存在伪聋。

表 27-1　摇摆故事测验

差耳	双耳	好耳
1.	Lyon 在丛林中	进行危险的打猎
2. 他带上步枪	他的良好素质及	多年的打猎经验
3. 及专门训练	使他很自信	他很久以来被
4. 认为是丛林中优秀的猎人	除了	四条腿动物
5. Lyon 很少空手回家	鹿是他最喜欢的猎物	因为它鲜美的肉质
6. 及漂亮的皮毛		

（八）其他测试

有些测试为了迷惑受试者而设计，目的对听力损失真实程度定性或定量。例如 Frank 发明的用于儿童伪聋测试的"Yes-No"方法。在测试中要求孩子听到声音说"有"，听不到声音说"没有"。用上升法，许多伪听障儿童在其反应阈下给声时说"没有"，但其节律与给声节律一致。这种方法简单迅速，但只适用于儿童。因为成人不易被这个简单的原理所迷惑。

标准化的唇读能力测试也能够进行伪聋的甄别。受试者头戴耳机，面对检查者，与之分室而坐。受试者所在观察窗的一侧，光线尽可能暗以便于其观察检查者口型。在其反应阈与估计的阈值之间的强度给一言语词表测试，检查者关掉麦克风，但同时也进行形式相同、内容不同的另一词表的测试。测试结果以受试者重复的与耳机给出言语词表一致的词占全部词表测试用词的的百分数计算。通常伪聋者结果很好，原因是他们渴望证明自己唇读能力很强。而非伪聋者的结果很差。

三、伪聋的处理

正面地斥责受试者不能提高测试的可靠性，而且在充满敌意后，更不利于问题的解决。检查者应告诉受试者，测试结果不可靠，与其他测试不吻合。为了保护其自尊心，把责任归咎于自己身上。比如："我没有说清楚，每次听到即使是特别小的声音也举手，你可能听到很大的声音才举手，对不起，我们再来试一次"。这给了受试者一个很体面的借口，使其解除戒备，配合检查。

检查者的经验和技巧也有助于伪聋的鉴别。比如：检查者故意用小声（低于反应阈）说类似于"摘下耳机，测试结束"一类话，然后观察其反应等。

如果疑为伪聋，应该在听力图作出标识，以引起有关人员的注意，并进行相应的其他检查。

四、电生理测试

对于伪聋的鉴别，最好的测试莫过于无需受试者合作的测试，即客观测试。如果伪聋者知道无需其配合，也能得到真实听力，将会使其丧失伪装的信心，从这个角度来说，客观测试的意义已经远远大于其本身的意义。

（一）声反射阈测试

声反射阈测试也适用于不想或无法配合预估听敏度的受试者。Jerger 发明了 SPAR 即声反射阈预估听敏度。其原理是：声反射阈值随着刺激声信号带宽的增加而降低。一般正常听力者纯音声反射阈和宽带噪声声反射阈之差为 25 dB。轻到中度感音神经性聋为 10~20 dB，中重度感音神经性聋为小于 10 dB，而极重度感音神经性聋，二者均无法引出声反射。将 0.5 kHz、1 kHz，2 kHz 声反射平均阈值与宽带噪声的声反射阈比较，可预估听力损失程度。声反射阈对伪聋的识别很有帮助。除了蜗性听力损失，声反射阈一般高于行为听阈 65 dB。如果声反射阈值在行为听阈上 10 dB 或低于行为听阈，伪聋的可能性很大。

（二）听觉诱发反应

中、长潜伏期的听觉诱发反应具有频率特异性，是用于听力损失定量诊断的较好的方法，但较费时。ABR 的可靠性很好，但其缺点是频率特异性差。所以对于伪聋的诊断应对鼓室声导抗、声反射阈及听觉诱发电位等结果进行综合判断。

（三）耳声发射

耳声发射不仅被广泛应用于耳蜗病变的定位诊断，也被用于听力损失的定量诊断的参考。如果 TEOAE 引出，提示耳蜗功能正常或接近正常，如果未引出，说明耳蜗病变引起的听力损失超过 40 dBHL，但不能进行准确的定量诊断。

（莫玲燕）

第二十八章

耳鸣

耳鸣（tinnitus）是一种常见的临床症状，是在无任何外界相应的声源或电刺激时耳内或头部所产生的声音感觉。通常"耳鸣"一词是指主观耳鸣，从广义角度说耳鸣也包括客观性耳鸣，后者有相应的声源，如血管源性或肌源性的杂音等。耳鸣不同于幻觉，在无外界声源情况下患者所听到的有具体内容的声音如音乐或话语均为幻听。

第一节　耳鸣的分类

耳鸣的分类方法有多种，常用的有以下几类：

一、按检查者感受情况分类

通常按照检查者是否能听到耳鸣的声音而分为主观性耳鸣和客观性耳鸣。

二、按病变部位分类

（一）耳源性耳鸣

引起耳鸣的病变部位限于听觉系统之内。

1. 外耳病变　外耳道耵聍栓塞、肿物或异物等。
2. 中耳病变　中耳炎、耳硬化症、鼓室占位性病变、颈静脉球高位或球体瘤等。
3. 内耳病变　梅尼埃病、噪声性听力损失、老年性听力损失等。
4. 蜗后及中枢听觉通路病变　听神经瘤、多发性硬化、脑肿瘤、血管病变等。

（二）非耳源性疾病

源自于听觉系统以外的疾病，如贫血、高血压、甲亢、肾病等。

三、按患者主诉分类

1. 耳鸣或颅鸣。
2. 单一耳鸣与复合耳鸣。

3. 搏动性和非搏动性耳鸣。

（1）搏动性耳鸣:搏动性耳鸣还可从病因分为血管性和非血管性耳鸣。血管性还可再分为动脉性和静脉性搏动性耳鸣。良性颅内压增高、颈静脉球体瘤、脑积水等均能引发静脉性搏动性耳鸣;动脉粥样硬化、动脉畸形和变异、动静脉瘘、高血压病等引起动脉搏动性耳鸣。

（2）非搏动性耳鸣：非血管性耳鸣主要为肌源性耳鸣和咽鼓管异常开放，肌源性耳鸣与鼓膜张肌、腭肌、镫骨肌的阵挛有关。

四、按病程分类

（一）急性耳鸣

发生于突发性听力损失或急性噪声刺激之后。

（二）慢性耳鸣

耳鸣持续或超过3个月仍无好转。

五、按病因分类

（一）生理性耳鸣

在正常情况下，当处于安静环境时可以听到身体内部器官、脏器维持其自然活动状态和血液流动时动脉受压所产生的脉动性声音或呼吸声、咽鼓管开放的声音等，这些均属于亚体声，为生理性耳鸣。

（二）病理性耳鸣

任何外界机械性、噪声性、中毒性、感染性、变态反应性、药物耳毒性及全身疾病等病因所引发的耳鸣均属于病理性耳鸣。

六、根据响声性质可进一步分类

（一）响度

1. 根据耳鸣响声的大小可粗分为：轻、中、重度耳鸣。

2. 按响度可细分为七个等级　0级：无耳鸣；1级：耳鸣极轻，若有若无；2级：耳鸣轻微、能确切感到；3级：中等响度耳鸣；4级：耳鸣较响；5级：耳鸣很响，吵闹的感觉；6级：耳鸣极响，为非常响的噪声。

（二）音调

1. 低、中、高调耳鸣。

2. 不能识别的音调，如白噪声样、婴儿啼哭样和蝉鸣音等。

3. 单一或复合音调。

4. 稳定音调。

5. 可变音调。

（三）时程

1. 持续性耳鸣。

2. 断续性耳鸣。

（四）定位

1. 耳鸣声位于耳内、耳外、颅内、颅外。

2. 单侧耳鸣。

3. 双侧耳鸣或一侧占优势。

（五）心烦程度

1. 不致心烦。

2. 轻、中、重度心烦。

3. 极重度心烦。

（六）环境噪声的影响

1. 噪声环境听不到耳鸣。

2. 噪声环境可使耳鸣减轻。

3. 噪声环境可使耳鸣稍轻。

4. 噪声环境对耳鸣无影响。

5. 噪声环境使耳鸣加重。

耳鸣涉及听觉系统和某些脑区的异常，常引起较强的、不易淡化的情绪反应，并伴有不同亚型的听觉过敏。至今尚无肯定的、客观的检测和衡量耳鸣的方法，并且尚未完全阐明耳鸣形成的机制，因此发展和建立一套系统的耳鸣分类方法将有助于耳鸣研究与治疗。

（陈秀伍）

第二节　耳鸣的形成机制

一、外耳和中耳疾病引起耳鸣已如前述

二、耳蜗及中枢病变

多数主观性耳鸣为耳蜗病变所致。自20年代迄今，有关耳鸣形成机制的假说甚多，但始终不能全面地解释耳鸣现象。

（一）从耳鸣产生的解剖部位分析

发现听觉损失的频率似与耳鸣的匹配音调相关，但并不完全一致。耳鸣病因不明，所以确切的解剖部位尚难以确定。

（二）从耳鸣形成的病理生理过程分析

发现耳鸣是一种病理性兴奋，其形成过程不同于正常听觉的产生过程。目前大多数学者认为耳鸣是病变部位的自发性电活动所致。此外，激素、中枢神经递质对耳鸣影响的假说认为，听觉系统外周部分的损伤引起由 γ-氨基丁酸（GABA）介导的传入下丘抑制作用减弱，因而从皮层脱逸出的异常信号可能被感觉成耳鸣。有学者认为，耳鸣与慢性疼痛相似，中枢神经系统某一区域功能变化可引起一些核团的反应阈值下降或兴奋性增加，从而导致机能亢进和过敏。听觉传导径路反射弧传出和传入神经纤维调控着毛细胞所发放的神经冲动，传导径路受损可致反射弧所控制的神经兴奋过度，从而产生耳鸣，此过程与癫痫的状态有相似之处，因此耳鸣可称为感觉性癫痫，有学者认为耳鸣是一种中枢现象，可能发源于脑内的某些部位。动物实验中常以水杨酸、耳毒性药物、噪

声暴露来进行耳鸣造模实验，业已经动物行为实验证实大鼠注射水杨酸后可以产生耳鸣；沙土鼠注射水杨酸后内侧膝状体及听觉皮层被激活，与唤醒、痛刺激及应激有关的脑区活动亦有增强。蜗后病变和中枢听觉径路病变如桥小脑角占位性病变中约 80% 出现主观性耳鸣，因神经受压所产生的机械性刺激可引发异常的神经冲动和耳鸣的主观感觉。颅脑外伤者中约 1/3 有耳鸣，颞骨受损可能累及听觉器官和中枢听觉传导径路，引发耳鸣。

（三）Jastreboff 的神经生理学理论

耳鸣实际上是大脑皮层和边缘系统对下丘脑环路的一个反馈，耳鸣的产生机理如 Jastreboff 的耳鸣模式图所示（图 28-1）。

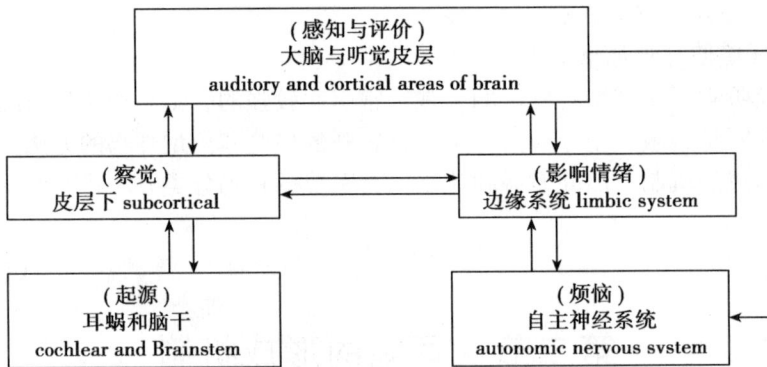

图 28-1　Jastreboff 耳鸣模式图

听觉系统中不正常的神经活动一旦被皮层下中枢察觉，大脑皮层即把此作为一个重要的信号而加强对它的感知并作出评价，随后由于自主神经系统和边缘系统的参与而产生了消极的认识和负面的情绪，并进一步加强了对耳鸣的关注，随时捕捉着耳鸣的相关变化；耳鸣的感受会自动产生紧张、心烦和害怕的情绪，而不良情绪状态又会再次诱发对于耳鸣的感知，造成耳鸣和不良情绪之间的恶性循环圈（图 28-2）。

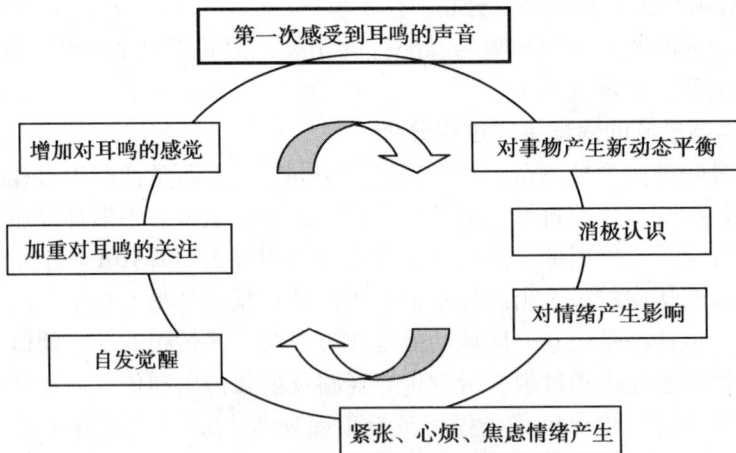

图 28-2　耳鸣感受的恶性循环

（四）全身性疾病

一些全身性疾病如高血压、冠心病、贫血、高血脂、甲状腺功能亢进或低下、肾脏疾病、糖尿病、神经退行性变、炎症、外伤药物中毒等均可能引起不同程度的耳鸣，其发病往往与内耳微循环障碍、内分泌失调、毒素吸收以及耳蜗与某些神经通路的异常联系等因素相关。

（五）耳鸣与心理因素的关系

大量研究表明耳鸣与心理因素密切相关，耳鸣可使患者产生一系列心理障碍，心理障碍又可让耳鸣加重，心理状态与神经类型均与耳鸣有着不可分割的联系。心理问题不仅引起情绪的变化还可对耳鸣有所影响，耳鸣又经过边缘系统对下丘脑的影响因而对植物神经系统和内分泌腺体的功能产生影响并引发疾病。耳鸣对下丘脑的影响也可以通过垂体和递质而对免疫细胞起作用来引起疾病，还可以由大脑而影响锥体外系，使骨骼、关节和肌肉功能异常。目前国内已有学者对耳鸣患者进行心理调查，发现225例耳鸣患者中因心理因素引起的耳鸣约占21%，心理因素在耳鸣发病的过程中起着重要作用。

（陈秀伍）

第三节 耳鸣的流行病学

一、耳鸣的流行病学

目前我国尚无耳鸣流行病学报告，下文列举国外资料供参考。

（一）成人耳鸣的患病率

英国国家听力研究（NSH）制定的持续性耳鸣（prolonged spontaneous tinnitus，PST）的定义是耳鸣必须持续≥5分钟，并且不是噪声暴露的结果，据此NSH进行了一项包括耳鸣的听力和听力疾病多于15年的阶段研究（1980～1995），记录了年龄、性别、噪声暴露、社会经济群的变量。NSH将Tier A问卷邮寄给英国四个城市48313人（18～80岁），应答率81%。从有听力损失和耳鸣的应答者中取样3234人参与Tier B的临床检查。结果表明成人PST患病率为10.1%，单侧5.1%，双侧5%。5%为中等或严重令人烦恼，5%影响睡眠。

Quaranta等对意大利不同地理和社会经济分布的五个城市中的3000人（≥18岁）按年龄分层，进行调查。PST的患病率为14.5%。

Pilgramm等在德国调查了≥10岁人群耳鸣的流行病学。对有统计学代表性的3000人中持续性耳鸣的患病率13%。

Fabijanska等在波兰随机抽样12000人（≥17岁），男性52.7%，女性47.3%。耳鸣持续5分钟以上为20.1%，恒定性耳鸣的为4.8%。

Axelsson和Ringdahl发现瑞典成人（20～80岁）随机样本耳鸣的患病率为14%。Johansson和Arlinger在瑞典的一省调查。抽样1805（20～80岁）人，并排除了有职业噪声暴露史。耳鸣患病率为13.2%。

丹麦的哥本哈根男性研究调查，结果显示该研究的参与者中17%的耳鸣持续5分钟以上，3%的耳鸣影响睡眠、看书和注意力的集中。

美国听力损失的流行病学的研究提供了 3753 人（48～92 岁）耳鸣患病率的基线数据和 5 年随访的发病率数据。平均年龄 65.8 岁，42.3% 为男性。调查研究包括涉及内科病史、耳科病史、噪声暴露史的问卷和听力学测试。作者将有意义耳鸣定义为中等程度或影响睡眠或两种情况都有的耳鸣，以此耳鸣患病率为 8.2%。有耳鸣的 308 人中 92.5% 为中度，1.5% 为严重，余下为轻度。

澳大利亚蓝山听力研究调查，55 岁及以上澳大利亚人，耳鸣的患病率为 30.3%。耳鸣者中 35% 整天都有耳鸣，64% 认为"经常"或"整天都有"，4% 认为耳鸣相当令人烦恼。

Sanchez，Boyd 和 Davis 报导了 1453 人耳鸣的患病率，他们提供了基线和 2 年随访时的耳鸣资料。基线时耳鸣的患病率为 17.8%。49.1% 为偶有耳鸣，即少于每周一次。

Palmer 等研究了英国普通人口中工龄人群的听力损失和耳鸣的患病率，以了解听力损失与耳鸣的关联以及职业噪声暴露对耳鸣和听力损失的危险性。样本量 22194 人（16～64 岁），其中 993 人来自军队。问卷应答率 58%。27% 男性和 25% 女性报告有不经常的耳鸣，而持续性耳鸣的男女患病率分别为 6% 和 3%，且与听力减退和噪声暴露有关。

（二）儿童耳鸣

近 10 年中无儿童耳鸣的新资料。现仍用 Baguley 和 McFerran 报道的正常听力儿童耳鸣的研究。样本为 11～18 岁的 2000 人的患病率为 15%，样本平均年龄为 5.7 岁的 93 人的患病率为 29%，可能是年龄差距对交流技能的影响造成两者间有较大差异。

（三）耳鸣的部位

Sindhusake 等发现 BMHS 参与者中大部分耳鸣为双侧（48.2%），感觉在颅内的占 16.7%，左耳（15.5%）较右耳（12.0%）常见。德国参与者诉中线耳鸣（39%）比左侧（38%）和右侧（22%）稍高。Davis 和 El Refaie 在 NSH 中发现除 18～30 岁组外的各个年龄组双侧耳鸣均比较普遍，>40 岁组左侧耳鸣多见；<40 岁组的男性左侧多见，女性右侧多见。当听阈在 5 dB 以内时，耳鸣更多"在颅内/双耳"（62%）。

（四）耳鸣的发病率

许多临床研究没有确立耳鸣的发病率。Nondahl 等用听力损失流行病学纵向性研究记录了非临床人群 2800 人的耳鸣的发病率，这些人在基线研究后随访 5 年。随访时平均年龄为 69.3 岁，耳鸣 5 年发病率为 5.7%，各年龄组和性别间差别没有统计学意义。5 年内耳鸣发展的危险因素为基线时的听力损失、头部外伤史，高血清总胆固醇和耳硬化症病史。

Sanchez 等报告澳大利亚 1453 名（≥70 岁）老人中耳鸣发病率资料，基线和 2 年随访时都有耳鸣者为 17.8%，两个时期均无耳鸣者为 64.8%，仅在基线时有耳鸣者为 10.5%，仅在随访时有耳鸣者为 7.0%。由此这些老年者耳鸣的 2 年发病率为 7.0%，没有发现年龄和性别的影响。

二、影响耳鸣患病率的相关因素

（一）听力状况

Davis 和 Refaie 指出 PST 是听力损失，尤其是高频（4 kHz，6 kHz，8 kHz）听力损

失的最好提示。Davis 从 NSH 中确认的其他相关因素是儿童期中耳炎病史，噪声环境中言语辨别困难。NSH 的资料显示耳鸣的患病率和严重度与听力减退程度有关，而耳鸣由中等到严重令人烦恼则可能与高频听力损失逐渐加重有关。

（二）性别和年龄

耳鸣和听力减退相关的证据暗示耳鸣可能在老年人群中更明显。以前的耳鸣流行病学研究普遍支持耳鸣与年龄增长有关。

NSH 提供了耳鸣与年龄和性别关系详细数据，PST 患病率在 61～70 岁年龄组的峰值为 15.8%，而在 71～80 岁年龄组则稍低，为 14.3%。PST 的总体患病率男性为 10.2%，女性为 11.0%。尤其在 45 岁以下，有女性明显多于男性的趋向。

Johansson 和 Arlinger 研究年龄 20～80 岁的群体，耳鸣在男性的患病率为 17.6%，女性为 8.9%。

Parving 等报告 60～69 岁组的耳鸣患病率较 60 岁以下组稍高，和 70 岁以上组的相同。

Fabijanska 等发现耳鸣患病率随年龄增长而增加。PT 的患病率 <25 岁组为 9.7%，≥75 岁组为 52.8%，并且男性（21.3%）显著高于女性（18.8%），但在恒定性耳鸣的患病率上没有性别差异。

Palmer 等在工龄人群（16～64 岁）研究中发现 PT 的总体患病率男性 6%，女性 3%，男女中患病率都随年龄而增加。在 55～64 岁组中有 PT 的男性 13%，女性 5%。

（三）社会经济和人口统计学的因素

Palmer 等确定耳鸣患病率与职业有关，从事运输、机器操作、捕鱼、农业、伐木的男性工人耳鸣患病率（10.7%）远高于男性教师（2.5%）和其他男性职业者（3.7%）。女性职业噪声暴露耳鸣患病率峰值在清洁工为 5.1%，无噪声暴露的为 2.6%。Quaranta 等认为手工工作是 PST 一个明显的危险因素。

Fabijanska 等发现社会经济水平最高的波兰中心地区的居民耳鸣患病率最高（23%），而社会经济水平最落后的东北部则为 15.2%。

（四）噪声暴露

多个研究发现过多的噪声暴露是耳鸣患病率的一个主要因素。Davis 和 El Refaie 发现耳鸣患病率在没有或很少噪声暴露的人群为 7.5%，有长时间噪声暴露的人群为 20.7%。听力流行病学研究的基线耳鸣患病率资料显示有明显耳鸣的更可能有职业性噪声暴露史（$P < 0.05$）。但运用多元 logistic 回归模型分析时，噪声暴露并不被认为是影响耳鸣患病率的主要危险因素。

（五）吸烟

Palmer 等报告吸烟史和自诉听力损失或耳鸣间的关系不明确。Nondahl 等发现对"吸烟新手"来说，5 年内其吸烟并不构成出现耳鸣的危险因素。

三、小　　结

耳鸣患病率数据显示耳鸣仍是人群中的一种常见症状。近来的研究确认听力差者易有耳鸣，并且听力损失越重（尤其是高频）耳鸣越可能是持续的和/或令人厌烦的。在年龄和性别等其他主要变量上这些研究并不一致。只有对耳鸣的专业性定义取得一致，使用更一致的方法，进一步的流行病学研究才可能获得更多的信息和结论。同时指出大样本的研究应包含更广范围的不同民族或种族人群。近来研究显示潜在的、重要的临床相关因素，如中耳病史、传导性听力损失、心血管疾病，这些为进一步调查提供了依据。耳鸣患病率可能随忧郁，自觉健康状况或"事件相关发作（Event-related Onset）"而波动，尤其在老年人中，这也需要进一步的调查，并可为治疗方法提供信息。

（卜行宽　徐　霞）

第四节　耳鸣的诊断研究与临床测试

一、主观性耳鸣检测

（一）耳鸣匹配

耳鸣匹配分音调匹配和响度匹配二个步骤进行。

1. 耳鸣音调（频率）匹配　耳鸣音调匹配通常先从 1 kHz 处开始测试，用纯音听力计向耳鸣的对侧耳发出舒适响度的纯音，令其比较纯音与耳鸣之间的差别，如测试音高，则降低纯音频率，反之则增高，直至寻找到一致或相似频率的耳鸣音调。

2. 耳鸣响度（强度）匹配

（1）双耳响度平衡法：双耳响度平衡法首先给对侧耳发出经音调测试所测得的与耳鸣频率相符的纯音，同时令患者比较该音与耳鸣之间的差距，调整输出强度，直至双耳感到响度相等为止。

（2）单耳响度平衡法：单耳响度平衡法常用于耳鸣的对侧耳为极度聋者。经患耳耳机给声，以 1 dB 为一档，逐步增加测试音强度，直至恰好能掩蔽耳鸣声音的强度。对于重振耳，也可选用此法测试，因双耳测试达阈上水平时，重振耳的响度增长超过健耳，所测耳鸣响度可能比真实耳鸣响度为低。因此，单耳响度平衡法可防止重振的干扰因素出现。

值得注意的是，耳鸣测试时给声的强度需分别使用听力级（HL）和感觉级（SL）两种分贝值记录。听力级：直接记录下听力计上所标记的给声分贝值（dB）；感觉级：先把测试耳听阈定为 0 dB，然后用测试到的声音强度减去听阈即为耳鸣响度的感觉级。例如：某一频率听阈为 50 dB，耳鸣测试音为 80 dB，那么该频率 0 dB（SL）= 50 dB（HL），用 80 dB（HL）- 50 dB（HL）= 30 dB（SL），耳鸣匹配结果就应记录为 80 dB（HL）和 30 dB（SL）两个参量。

高频耳鸣一般比低频耳鸣干扰大，通常耳鸣感觉级值仅为 0 dB ~ 10 dB（SL）。重振频率耳鸣感觉级可能仅为 1 dB（SL）即感到很吵，其所测耳鸣响度可能与患者主诉的程度不符。

3. 后效抑制（residual inhibition，RI）　后效抑制也称残留抑制实验。具体操作步骤是：耳鸣匹配完成后，以阈上 10 dB 的相应掩蔽声持续掩蔽 1 分钟，随后观察耳鸣的变化，若耳鸣消失或减轻则称为后效抑制阳性，还可称之为后效抑制效应，通常 RI 阳性者掩蔽治疗效果较好。

4. 最小掩蔽级（minimum masking level，MML）　Jastreboff 曾报道 MML 与掩蔽治疗

的效果有直接的关系，由此可见掌握此项检查方法的重要性。MML是指有效掩蔽声的最小感觉级值，受试者的听阈值被定为0 dB。例如，受试者1 kHz的听阈是30 dB HL，则可确定此患者的0 dB SL=30 dB HL。以各频率或至少4~6个频率的纯音或窄带噪声依次给予声刺激，并记录下上述各频率可以完全掩蔽耳鸣的最小掩蔽级，如将各频率的最小掩蔽级以听力表形式划点连线即可描绘出耳鸣掩蔽听力图。

（二）耳鸣的电生理测试

自80年代至今，许多学者试图通过记录自发或诱发性电活动途径来发现耳鸣存在的客观电生理指标，但时至今日各种结果均难以肯定，客观诊断仍有差距。

1. 耳鸣与耳声发射 许多研究证明耳鸣与自发性耳声发射（SOAE）无关，仅5%的耳鸣者可记录到SOAE，其中极个别人SOAE与耳鸣为同频率。畸变产物耳声发射（DPOAE）可反映耳蜗外毛细胞的功能状态，据统计，纯音听力正常的耳鸣患者，在耳鸣频率附近DPOAE幅值下降者约占59%。

2. 耳鸣与听性脑干反应 听性脑干反应（ABR）与耳鸣受声刺激时所产生的同步神经冲动有关，蜗后病变导致耳鸣的蜗神经径路中，存在异常节律的神经过度活动，因而导致神经冲动失去同步状态，ABR波形变化为Ⅲ、Ⅴ波不稳定，Ⅲ波幅值增大，Ⅴ波幅度下降，Ⅰ-Ⅴ波间期延长。听力正常伴耳鸣者与无耳鸣者ABR各波潜伏期均可在正常范围，差异无显著性。至今耳鸣对ABR的影响尚无统一报道，耳鸣对CM和AP影响不甚明显。

（三）脑磁图研究的应用

脑磁图（magnetoencephalogram，MEG）研究采用超导磁铁探测脑电活动，脑磁分为自发性与诱发性两种，耳鸣者听觉诱发电位等效磁场中刺激后峰潜伏期200ms（M200）分化极差或消失，而M100波幅却明显增大，二者之比<0.5。在正常对照组M200/M100值>0.5，该指标可能与听皮层自发性放电活动增加有关，有学者建议将M200/M100比值作为衡量有无耳鸣的客观标准。

（四）正电子断层显像技术

正电子断层显像技术（positron emission tomograph，PET）利用最先进的脑成像技术测定脑部血流及葡萄糖代谢率并经扫描成像，以此来研究颞横回局部葡萄糖代谢率的改变。1996年Arnold首次将PET用于耳鸣研究，提出耳鸣与左侧优势初级听皮层的代谢活动增加有关。后又有学者研究发现，耳鸣响度增加时对侧听皮层脑血流量增加，反之则减少。耳鸣与听觉系统和边缘系统间的异常构成联系可致厌烦情绪生成。耳鸣与颞横回、颞上回、颞下回及海马等脑区活动有关。耳鸣可能最先产生于耳蜗，随后的病理过程主要是在中枢，PET测定时耳鸣者颞叶听觉皮层和大脑局部葡萄糖代谢率增加均提示耳鸣与中枢之间关系密切，PET测试可为耳鸣的研究及疗效判定提供客观指标。

二、客观性耳鸣的检测

1. 血管源性耳鸣检查法 部分鼓膜呈蓝色，听诊可闻与脉搏同步耳鸣，向对侧转头或压迫颈动脉时耳鸣可暂时消失。近年有学者采用血管源性耳鸣与心电图同步监测技术记录耳鸣获得成功，将血管源性耳鸣与心电图同步监测可对该类耳鸣的诊断、鉴别诊断和疗效评估提供帮助。

2. 肌源性耳鸣检测法　部分鼓膜光锥亮点闪动，他人听诊可闻及无典型节律的哒哒声，节律与脉搏不一致。

（陈秀伍）

第五节　引起耳鸣的常见疾病

一、因耳毒性药物引发耳鸣

（一）可引起耳鸣但无听力损失类药物

抗癌药氨甲蝶呤等，抗惊厥药卡马西平、利多卡因等，磺胺类抗菌药氨苯磺胺、复方新诺明等，大环内酯类抗生素，克林霉素、四环素、强力霉素等，抗阿米巴或抗滴虫药、灭滴灵等，利尿剂环戊丙甲胺等，三环类抗抑郁药多虑平、阿米替林等，H_1 受体的抗组织胺类药盐酸苯海拉明、异丙嗪等，影响 β-肾上腺素能受体药物心得安、心得宁等，局部麻醉剂利多卡因、甲哌卡因等，麻醉性镇痛药吗啡、镇痛新，中枢神经系统兴奋药氨茶碱、咖啡因等，血管扩张剂亚硝酸异戊酯、异搏停等，固醇类药物氢化泼尼松，有机溶剂甲醇、苯等，影响生物胺药物。

药物导致耳鸣的可能机理：由于药物影响生物胺类神经递质的作用和代谢过程，其致惊作用扩散到听觉系统，致使中枢神经元异常兴奋而引发中枢性耳鸣。

（二）可引起耳鸣及听力损失的药物

抗癌药氮芥、顺铂，氨基糖苷类抗生素如卡那霉素、庆大霉素、链霉素、新霉素、妥布霉素等，环肽类抗菌素如紫霉素等，糖肽类抗菌素万古霉素，大环内脂类抗菌素红霉素、白霉素，鸡钠生物碱类如奎宁、奎尼丁，利尿剂如尿酸、速尿，非麻醉性解热镇痛抗炎药如水杨酸盐类、水杨酸、水杨酸钠、水杨酸胆碱等，丙酸衍生物布洛芬、优布芬等，吲哚衍生物、消炎痛，固醇类 6α-甲-17 羟孕酮，抗甲状腺药物等。

上述可致耳鸣药物中，各类耳毒性抗生素均可因耳蜗形态学改变，造成永久性阈移，而其他类药物多数仅引致耳鸣和暂时性阈移。

二、外耳、中耳及内耳疾病

（一）外耳疾病

外耳道耵聍、异物、肿瘤及炎症致外耳道堵塞，使骨导传致中耳的体内声音不能自外耳道消散，因而产生耳鸣。

（二）中耳疾病

耳硬化症、鼓室负压、听骨链粘连和固定引发低调耳鸣。

耳硬化症因骨迷路致密板层骨质被富含细胞和血管的局灶性海绵状新骨替代，尸检发现，当病灶累及镫骨及耳蜗时才出现传导性或混合性听力损失及耳鸣等临床症状。

三、耳蜗病变

梅尼埃病（MD）、噪声外伤、药物耳毒性作用、老年性听力损失、耳硬化症等耳蜗性听力损失。

（一）耳蜗损伤

声音传入信号改变使中枢神经传出神经纤维对末梢的抑制作用发生紊乱，引起末梢产生异常自发放电而产生耳鸣。

（二）基底膜不同部位病变

一般可产生与其有关频谱的耳鸣，如噪声性听力损失常于 2 kHz ~ 4 kHz 范围出现 V 型切迹，即可能伴有以 4 kHz 为中心的窄带耳鸣，MD 早期累及蜗顶周产生低频耳鸣，中毒性听力损失因病变范围广，而产生宽带耳鸣等。

四、蜗后病变及中枢听觉径路病变

（一）蜗后病变

包括内耳道及桥小脑角肿瘤，如听神经瘤、脑膜瘤、原发性胆脂瘤等。

（二）中枢病变

包括脑干和听觉皮层病变，如多发性硬化、肿瘤累及等。当听觉传导径路反射弧受到干扰时，由于神经传出与传入冲动异常，而使中枢产生异常节律性的神经过度活动，最终使得反射弧恶性循环形式生成而引发耳鸣。

五、颅 脑 外 伤

颅内血肿、颅底骨折、脑震荡、脑挫伤患者常于意识丧失清醒之后出现中枢性耳鸣。外伤可能累及蜗神经及中枢听觉传导径路，颞叶损伤者多发耳鸣。

六、全身性疾病

糖尿病、肾病高血压、低血压、心脑血管病、颈椎病等。耳蜗毛细胞功能减退。

七、精神性因素

紧张、焦虑、疲劳及精神状态和神经类型与耳鸣的发生有关。精神紧张时因血液循环改变而使内耳供血减少引发耳鸣。

（陈秀伍）

第六节 耳鸣的临床诊断程序

一、收 集 病 史

1. 掌握耳鸣第一手资料，包括耳鸣时程、性质、音调、响度、侧别及部位。
2. 了解既往用药史。
3. 询问耳鸣是否伴听力减退。
4. 做耳科常规检查以了解外耳、中耳、内耳、鼻腔及全身相关情况。

二、听力学测试

1. 纯音测听。

2. 声阻抗测听。

3. 耳鸣匹配。

根据上述三项测试结果了解耳鸣及听力情况，评估耳鸣性质，作出初步的病因与分类诊断。如疑为 MD 或蜗后病变，则应增测以下内容：①短增量敏感指数试验（SISI）；②ABR、40Hz-相关电位（40Hz-AERP）；③DPOAE、瞬态诱发性耳声发射（TEOAE）、SOAE；④耳蜗电图（EcochG）；⑤颞骨 CT 或 MRI；⑥当疑为内科及骨科病变时应行相应的测试，如血尿常规、血糖、肾功能、经颅超声多谱勒（TCD）、颈椎双斜位 X 线像等。

（陈秀伍）

第七节　耳鸣的治疗

一、病　因　治　疗

寻找原发病变，采取相应治疗：例如外耳道耵聍栓塞将耵聍取出；分泌性中耳炎行鼓膜穿刺抽液或保守治疗；早期噪声性损伤尽早脱离噪声环境等方法均可及时去除诱发因素使耳鸣消失。

颈静脉球瘤、动静脉瘘、听神经瘤则应采用相应的介入治疗或手术治疗。

二、药　物　治　疗

（一）安慰剂暗示疗法

经治疗 75% 患者耳鸣及相关的心理障碍好转。

（二）抗心律失常药物治疗

1% 利多卡因 1~2mg/kg 静脉注射，或 1% 利多卡因 0.3~0.5ml 鼓室注射，由于药物可经蜗窗膜渗透至耳蜗外淋巴并穿透基底膜作用于毛细胞及听神经终末，减慢神经传导速度，从而缓解耳鸣。

（三）抗癫痫药治疗

耳鸣可视为感觉性癫痫的一种形式，临床用抗癫痫药治疗有效，如卡马西平，本妥英钠。

（四）精神药物治疗

三环类抗抑郁药：丙米嗪、奋乃静等。

（五）谷氨酸类药物应用

康脑灵等，促进神经细胞氧化，改善中枢神经系统功能。

（六）血管扩张剂及抗凝药物

烟酸等，改善耳蜗微循环，增加耳蜗供血供氧。

（七）钙离子拮抗剂

西比灵等，选择性地阻止钙离子进入细胞内，从而减轻耳鸣。

（八）中药治疗

六味地黄丸、耳聋左磁丸等。

三、外 科 治 疗

1. 血管性耳鸣　寻找明确的病变部位，可行相应的手术或介入治疗。
2. 梅尼埃病　前庭神经切断术、内淋巴囊手术。
3. 听神经瘤　听神经瘤切除术。
4. 耳硬化症　镫骨切除术。

四、心理治疗与咨询

耳鸣的心理治疗与咨询虽然已受到临床医务人员和患者的广泛重视，但迄今二者之间的因果关系仍未得到有效的理论依据支持。目前常用的心理治疗方法有下列几种。

（一）生物反馈疗法

本疗法将松弛训练与生物反馈技术相结合，把患者的生物状态信息反馈给本人，使其根据该状态有意识地调整自身状态，从而达到缓解应激状态，放松全身肌张力，消除耳鸣的目的。

治疗可采用电子测试仪将患者脑电、肌电和皮肤温度测试结果显示于监视器，再通过视觉、听觉等不同的信号反馈给患者本人，使其注意并认识到自身紧张的程度可以起不同的反应，随后有意识地做出相应的放松调整，通过不断的利用反馈信号来反复训练和调整自己，对身体机能的不随意活动加以调节，使肌肉放松，心率调整，情绪稳定，体温改变以期控制一些病理过程，促进身体机能恢复至正常状态。训练每日 1～2 次，每次 30 分钟，通常 2～3 个月为一疗程。约 54% 患者经过反复训练最终可达到肌肉放松，精神愉快，心绪宁静的程度，进而可使患者增加对耳鸣的耐受力，解除因耳鸣而引发的烦恼与痛苦，消除因紧张而引发的病理性耳鸣。通常肌肉张力较高，情绪易于紧张的患者更适宜采用生物反馈疗法。

（二）耳鸣再训练治疗

耳鸣是一种常见和广泛的现象，绝大多数人的耳鸣只是轻微地觉察来自于自身的一种非常寂静的声音，而不影响他们的正常生活。为此，一直以来耳鸣被认为是一种症状而非疾病。然而，调查亦显示许多人正承受着不同程度的耳鸣干扰所引起的精神紧张、失眠甚至无法正常生活。显然耳鸣对身体健康带来严重的干扰，这些现状迫切需要提供各种改善耳鸣的方法，而这些方法的实施需要具有丰富经验的临床医师，心理医师以及高新技术的支持相结合。耳鸣再训练治疗（tinnitus retraining therapy，TRT）是依照 Jastreboff 的耳鸣生理学学说所设计的一种治疗耳鸣的新理念，该疗法让患者在心理医生和耳科医生的咨询指导与适当治疗下，改变大脑皮层与边缘系统之间已形成的耳鸣反馈的恶性循环圈，降低人体对于耳鸣的异常敏感反应，通过对耳鸣的认知能力与适应过程的重建，而达到治疗耳鸣的目的。耳鸣掩蔽治疗是 TRT 疗法中采用声音治疗的的一种有效方法。

（三）耳鸣掩蔽治疗

耳鸣掩蔽器是利用人们对外来声音刺激比自身发出的声音更易于接受的原理设计的。为了达到有效的治疗效果，外观小巧美观，灵敏度高，功能全的高技术耳鸣掩蔽器已应用于临床。

避免寂静是耳鸣掩蔽治疗的基本概念，通常患者在愈安静的环境下，感觉耳鸣的程度愈加明显。为此配戴耳鸣掩蔽器是配合其他治疗的重要步骤之一。掩蔽治疗宗旨是患者必须能接受并喜欢治疗音，否则他们是不会配戴掩蔽器。经匹配选择个体化的优质声音后，再配合其他多种指导进行综合治疗，仪器的可编程音量控制，使患者可以自由调节音量以致耳鸣音无需被掩盖，感音神经性听力损失患者可选用掩蔽器与助听器合为一体的掩蔽器治疗耳鸣，经过一段治疗耳鸣改善之后，仍可长期配戴使用其助听器功能。有时助听器也能用于掩蔽耳鸣，其原理可能在于：有听力损失时患者总是尽力地去听，其结果是听力损失增加了对耳鸣的感知，减少了对其的适应能力，此时助听器的应用并不能掩蔽耳鸣的声音，其作用只是削减了对比效应，让患者较容易地听见更多的声音。

（四）认知疗法

认知疗法是寻求改变患者对于耳鸣的不合理信念和态度，是对于耳鸣不合理认知的矫正方法。此疗法帮助患者分析其异常的构思方式，指出不合理所在，通过认知重构技术而改变不良认知，重新形成一种更具适应性的态度，帮助患者了解耳鸣的相关知识，减少对耳鸣的恐惧，建立起治疗的信心，最终达到有效的治疗目的。

（五）音乐疗法

通过欣赏音乐，调整情绪，平复不良情绪反应，调整身体各器官功能，引发积极向上的心理效应。

（六）耳鸣的自我评估与治疗

耳鸣经自我评估而分为轻、中、重度。

1. 轻度　只在安静时出现，不影响日常生活。应开导患者接受现状，学会放松技巧，消除疑虑与担心。

2. 中度　耳鸣开始影响日常生活。应采取相应治疗，如掩蔽治疗及药物治疗。行为治疗可使患者在仍能觉察耳鸣状态下，形成对耳鸣的习惯。

3. 重度　不能集中精力工作和睡眠，感觉烦恼。除以上治疗外，采取心理治疗、生物基础治疗，高压氧、耳蜗前庭神经切断手术等亦可能缓解耳鸣。

（陈秀伍）

第二十九章

小儿听觉言语障碍与康复

第一节　小儿的听力补偿

一、婴幼儿助听器验配特点

为已明确诊断的婴幼儿及早验配助听器是听觉言语康复的基础。听力学的综合评估结果为助听器的选择和验配提供了较为可靠的理论依据。当客观的听觉生理测试与行为听觉评价结果一致时，才能使助听器选配达到较为理想的效果。但是，由于婴幼儿的年龄或者发育水平等因素的影响而无法获得其行为测听阈值时，助听器的选配方案只能在客观的听觉测试结果基础上进行。

助听器选配的目的是使配戴助听器的婴幼儿最大可能地获得言语声的特征，而且其所听到的言语声强度应当在安全舒适的可听范围之内，也就是说，经过放大后的言语声强度应该在婴幼儿的感觉阈以上，使得患儿舒适，但是又低于双耳的全部言语频率范围的不适阈。

助听器选配规程应该结合规范性的程序，对于 3 个月龄以上的婴幼儿配戴与其听力损失相适应的助听器后，用行为测听法分别测定其对低频、中频、高频的听觉察觉阈，以判断助听效果。婴幼儿配戴助听器后这些技术使得声放大装置的选配个体化，以适合每个患儿的听损伤特点。助听器功效的确认，尤其是其对言语感受的益处，应该在婴幼儿特定的听觉环境中加以检验。根据婴幼儿听损伤程度、听觉康复的目标、声学环境以及家庭知情选择等内容，听力学家可以将听力补偿技术或听力重建技术（助听器或者人工耳蜗植入技术）作为初级的或者第二级的听觉装置向家长推荐［美国言语听力协会（ASHA），1991］。对个人声放大装置长期的监测需要听力学评价，声放大/听觉装置的电声学、真耳、听功能的检验结果，同时还需要精细制定规范化目标。长期的监测还应该包括对听力损失婴幼儿的交往能力、社会的或情感的发育水平，认知发育水平及以后学业的发展水平进行持续的评价，以保证小儿获得的进步与其能力相当；这些数据资料的获得，有赖于包括家庭在内的个体化家庭服务计划实施及进行多学科的合作和评估。

二、助听器临床效果评估标准

为了使助听效果评估达到量化，早在 80 年代恩地丰和高成华把正常人长时间平均会话声谱用于聋人的助听器验配，并以此为依据作为临床助听效果评价标准。随着听力学的发展和助听器验配技术的进步，临床助听效果评价方法不断得到完善。孙喜斌在总结以往助听器效果评估方法的基础上，1991 年编制出了儿童汉语言语测听系列词表。在对 201 名不同听力损失患儿言语听觉能力评估的基础上，于 1993 年提出了中国听障儿童听觉能力评估标准。在听觉能力评估标准中提出了数量评估法和功能评估法。验配助听器后，对无言语能力的听障儿童采用以啭音、窄带噪音或滤波复合音为测试音进行数量评估。对有一定言语能力的听障儿童选择用儿童言语侧听系列词表，通过在安静环境中及有背景声的环境中言语识别得分来判断助听效果，用这种评估方法可了解听障儿童外周至中枢听觉径路全过程情况，所以把这种评估方法称为听觉功能评估法。目前这两种方法均用于助听器验配临床效果量化评估。除此之外，助听效果的满意度调查问卷也是临床评价的重要组成部分。

长时间平均会话声谱主要用于助听器效果数量评估。言语听觉识别主要用于听觉功能评估。依据声场建立使用声压级（SPL）或听力级（HL）标准不同，长时间平均会话声谱表现形式有两种既"SS 线"和"言语香蕉图"。SS 线通常在声压级（SPL）测量环境中作为助听器验配参照标准。言语香蕉图通常在听力级（HL）测量环境中作为助听器验配参照标准。依据助听阈值相对 SS 线或言语香蕉图的不同位置，或通过言语最大识别得分把助听效果通常分为最适、适合、较适、看话四个等级（表 29-1）。

表 29-1　听觉康复评估标准

听力补偿（kHz）	言语最大识别率（%）	助听效果	康复级别
0.25～4	≥90	最适	一级
0.25～3	≥80	适合	二级
0.25～2	≥70	较适	三级
0.25～1	≥44	看话	四级

三、小儿助听器验配方法

依据助听器的种类不同，验配方法也各异，如模拟型助听器常用声场评估法、简易评估法或真耳测试法（亦称介入增益法）；数字型助听器首先将听力图录入计算机，选择适合的验配公式进行编程，然后在声场条件下进行临床助听效果评估；调频助听器及集体课桌式助听器要用助听效果评估仪等专用设备评估，在特定的应用环境中进行逐一验配。无论用那一种方法验配助听器，首先要解决对听力损失特性值的评价问题。具体验配程序如下：

（一）验配程序

助听器是听障儿听觉康复的基本条件。为听障幼儿选配一台适合的助听器并非易事，要对听障儿的听力损失及助听器的相关知识做较全面的了解，其中助听器选配技术有为重要。助听器选配过程总体可以概括四个阶段：

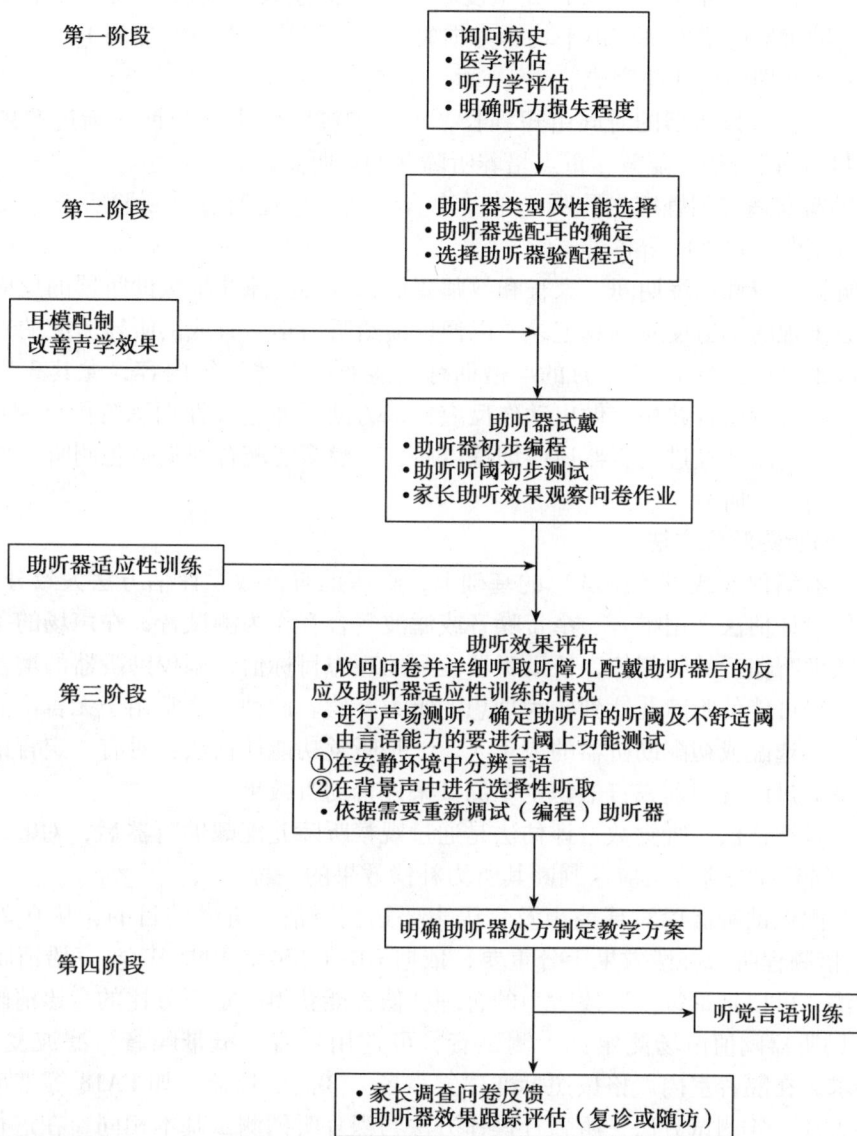

第一阶段
- 询问病史
- 医学评估
- 听力学评估
- 明确听力损失程度

第二阶段
- 助听器类型及性能选择
- 助听器选配耳的确定
- 选择助听器验配程式

耳模配制
改善声学效果

助听器试戴
- 助听器初步编程
- 助听阈初步测试
- 家长助听效果观察问卷作业

助听器适应性训练

助听效果评估
- 收回问卷并详细听取听障儿配戴助听器后的反应及助听器适应性训练的情况
- 进行声场测听，确定助听后的听阈及不舒适阈
- 由言语能力的要进行阈上功能测试
  ①在安静环境中分辨言语
  ②在背景声中进行选择性听取
- 依据需要重新调试（编程）助听器

第三阶段

明确助听器处方制定教学方案

第四阶段

听觉言语训练

- 家长调查问卷反馈
- 助听器效果跟踪评估（复诊或随访）

（二）前期准备

上述助听器选配程序的第一、二阶段均属于前期准备，已在听力测试及助听器等章节中详述。助听器的粗调和试戴以及助听器适应性训练是第二阶段的重要内容，其完成的时间是决定助听器验配周期长短的重要环节，只有在家长和教师的密切合作下才能较快完成。

1. 训练内容

（1）要充分利用听力训练教学磁带，尽快使听障幼儿熟悉测试音，如不同频率的啭音、窄带噪音和滤波复合音。

（2）要求 3 岁以上幼儿会分辨声音的有无，能分辨测试音的有无并做出动作反应。对于 3 岁以内婴幼儿主要观察其配戴助听器后的听觉察知能力。

2. 训练要求

（1）助听器的音量由小到大，如重度听力损失的患儿，在医生或听力学专业人员的指导下，助听器的增益量应由平均听力损失的 1/3 增益，逐渐增加到 1/2 增益，这一过程至少需要两周时间才能完成。

（2）每天佩戴助听器的时间由短到长，即由初戴时的十几分钟逐渐过渡到几个小时，1 个月后可试着整天配戴，重点培养听障儿的聆听兴趣。

（3）助听器适应训练应先聆听简单的声音，然后再逐渐过渡到聆听较为复杂的声音，如在音乐背景声中听辨各种音响。

在助听器适应性训练期间，家长和教师要认真观察听障儿配戴助听器的反应，对配戴助听器后出现的不适反应认真记录，以便反馈给听力学专家或助听器验配的专业技术人员。一般来讲，经过 1~2 个月的严格训练均能通过上述训练内容，尤其 3 岁以上听障儿只要能听辨测试音并相应做出动作反应，认为助听器适应性训练阶段已完成。6 个月至 3 岁以内婴幼儿经过助听器适应训练以后，一般多能配合视觉强化测听，均可进入助听器选配的第三阶段。

（三）助听器验配方法

在助听器编程（或重新调试）的基础上，临床助听器效果评估方法大致分为两类：一是听觉数量评估法：用啭音、窄带噪音或滤波复合音作为测试音，在声场的条件下测试听障儿戴助听器后的听阈值，依助听器验配的理想目标值，调校助听器的增益或其他声学指标，尽可能使听障儿达到较为理想的听力补偿。此种方法常用于无言语能力的听障幼儿助听器选配或初配助听器的成年人。二是听觉功能评估法：对有一定言语能力的听障儿，可通过语音识别或言语识别率测试来评价助听效果。

听觉数量评估法　听觉数量评估法是通过观察听障儿配戴助听器后，对 0.25 kHz ~ 4 kHz 最小刺激音的应答反应，判断其听力补偿效果的一种方法。

听障儿配戴助听器后对环境声及言语声要达到听清、听懂的目的，从 0.25 kHz ~ 4 kHz 每一倍频程听力补偿效果十分重要，依据 GB/T 15485-1995 声学-言语清晰度指数的计算方法，可以推论每一频段听力的合理补偿都能获得一定百分比的言语清晰度。

（1）助听器阈值声场测定：①测试音，可选用啭音、窄带噪音、滤波复合音等。②测试要求，在隔音室内严格按照标准建立声场。③测听仪器，如 FA18 等带声场测试功能的听力计。④测试方法，听力计操作方法与裸耳听阈测试基本相同，在进行评价助听器效果时，非测试耳的助听器要关闭。⑤选配标准，如果声场是按声压级水平建立的，测得的听阈值与正常人长时间平均会话声谱（average speech spectrum，SS 线，亦称恩地丰法）相比较，判断其助听后的听阈值是否在正常人听觉言语区域内。一般以 SS 线上 20 dB 为最佳助听效果，达到 SS 线为适合助听效果。如果声场是以听力级水平建立的，测得听阈值结果与正常人言语香蕉图比较，测听阈值在言语香蕉图内为最佳。对于还不会听小声的婴幼儿对助听器的增益量要留有较大的余地，一般为 20 dB HL 左右。不能机械地以听阈值是否在言语香蕉图为标准。

视觉强化测听适用于 6 个月 ~3 岁幼儿助听器验配。该方法是通过对幼儿的声光刺激建立条件反射后，以视觉刺激物作为强化手段，观察幼儿对声音反应的主听效果评价方法。该方法测试人员一般要求由主试者和测试者两名专业人员配合完成。

主试者亦称诱导观察者，主要负责观察判断被试小儿的听力水平，在每次听觉反应结束后及时诱导小儿的注意力，以便完成下一频率级别的测试，努力让受使者保持兴趣并依测试约定适时与测试者勾通。测试者负责给出刺激声，协助主试者观察小儿的听觉反应，一旦确定小儿有听觉反应后及时显示灯光和玩具进行视觉强化，记录测试结果。

正式测试前应首先建立条件反射，视听条件反射的建立首先要求阈上 20 dB 的刺激声和玩具灯光配对给出，使小儿得到声光的同时刺激。如此反复 3～4 次后，先给声音刺激，如小儿能主动寻找声源，测试者及时给玩具灯光强化，说明小儿的条件反射建立成功。

测试方法：小儿坐在测试参考点位置上，年龄偏小或不易配合的小儿也可由家长抱坐于测试参考点位置上。主试者首先与小儿交流，使小儿精神放松、安静，注意力相对集中。在建立视听条件反射的基础上，测试者以能引起条件反射的刺激强度给声，当小儿转头或主试者指示小儿眼神表现出听觉反应时，及时进行视觉强化，以听到了减 10 dB HL，听不到加 5 dB HL 的方法依次测出 1 kHz、2 kHz、4 kHz、1 kHz、0.5 kHz、0.25 kHz 的助听后的最小听觉反应值，被试儿真正的助听听阈参考值应是由实际测得小儿的反应阈值减 15～20 dB HL。

若听障儿配戴助听器后听阈未达到预期目标，可根据听阈曲线的实际情况，调节音量及音调，微调已有的程序。使听障儿的听力损失得到较为理想的听力补偿。

（2）真耳测试：①测试音，啭音；②测听仪器，Fonix 7000 型或 FonixFP40 型等介入增益测听装置；③测试环境，测听室 ≤40 dB（A）；④方法，本方法适合于听障人或 5 岁以上易合作的听障儿选配助听器。ⓐ在用介入增益法选配助听器前，要首先经过医生检查、诊断并获得准确的测听结果（听力图），依这些资料选择一台功率适当的助听器及在测听仪器内存中选择一个理想的验配计算公式。ⓑ将受试者听力图输入真耳测试分析仪，计算机可自动按照测试者选择的助听器验配公式计算出助听器的理想验配标准曲线。ⓒ操作步骤：采用同侧压力法（pressure method）进行真耳测试，扬声器位置与测试耳呈 45°角，距离 1m（适用于 Madzen IGO1500）或 30cm（适用于 Fonix 6500 及 Fonix FP40），输入声源信号通常用啭音（warble tone），声源强度约 60～70 dB SPL，探管放入耳道的位置从耳屏（tragus）点计算约 2.5～3.0cm，首先测量裸耳外耳道共振峰（open ear canal resonance），然后配戴助听器及耳模后，再测量介入增益（insertion gain），根据预选的介入增益参考公式曲线，调助听器的音调，音量等功能旋扭以求达到理想效果。ⓓ用真耳测试法验配完助听器后，初步确定助听器的功能旋纽位置，同时进行助听器的适应性训练，对有言语能力的听障儿，通过对言语的听辨来判断助听器效果，对无言语能力的听障儿还要进行助听器听阈值测定来判断本助听器验配效果。

（3）使用便携听力计验配法：①测试音，啭音、窄带噪音或滤波复合音；②测试仪器，TK2000 听觉评估仪、LK-1 助听评估仪；③测试环境，安静室内，≤45 dB（A）；④方法，本评估方法适用于重度听力损失以上的婴幼儿及不合作儿童的助听器选配。测试时，可让配戴助听器后的孩子在室内玩要精神放松，测试者可抓住受试儿注意力不十分集中或无目的的走动时，避开受试儿目光按照听力计规定的测试距离给声刺激，观察其行为反应。给声的频率刺激顺序为：1 kHz、2 kHz、3 kHz、4 kHz 及 0.5 kHz，给声强度为 50 ~ 60 dB SPL，如受试儿对上述声音有听觉反应，则认为助听器基本适合。如对上述声音强度无反应需要进一步调试助听器或重新编程，使其达到较为理想的助听效果。

（四）听觉功能评估法

听觉功能评估法是通过对听障儿配戴助听器后言语最大识别率测试，判断其听力补偿效果的一种方法。

1. 最大言语识别率测试　使用听障儿听觉康复评估图片词表或选择听障儿学过的词汇，测试者与受试者并排而坐，两人肩距一米，避开受试儿视觉、触觉等听觉以外感觉器官的参与，测试者用正常语声读测试词，让听障儿听辨测试图片，评估听障儿配戴助听器后对言语声音的识别能力，计算最大言语识别得分判断助听效果。

2. 语音测试法　语音是言语的外壳，是言语交流不可缺少的部分，声母和韵母各自有其主频范围，因此，语音测试是一种简便易行的听力筛查方法，也常用于助听器的初步验配。测试内容包括语音和词汇两部分。对无言语能力的受试者可通过对语音的听性行为反应对测试词的听辨复述（对有言语能力的受试者）来判断听觉能力结果的一种方法。

对无言语能力的听障儿配戴助听器后的效果评价。

测试内容首先要选择人耳敏感、不同频率范围且主频明确的音素。在日常听力测试过程中，我们习惯选用汉语拼音中的"u、a、ch"三个音素作为测试音。韵母 u 的主频在 0.25 kHz ~ 0.5 kHz，属于低频；韵母 a 的主频在 0.8 ~ 1.0 kHz 左右，属于中频；声母 ch 的主频在 3 kHz ~ 4 kHz，属于高频。男、女测试者分别读上述三个音素并用精密型声级计标定记录，测试结果经频谱分析认为男、女声对上述三个音素的主频范围无显著差异。故认为测试者无论男、女均有同样的信度和效度。

测试方法：测试应在安静室内进行，测试者应口齿清晰、发音准确，力求强度一致，如果有条件，在测试时最好用声级计对测试音量强度进行监控，使测试者与被测试者耳、声级计呈等边三角形，边距约 30cm，声级计与测试耳处同一水平。测试前向被测试者表达清楚听到声音做举手动作。测试者在发音时可同时观察声级计的指示，可根据实际需要调整或控制声音大小，并用眼睛的余光，观察被试者的听性行为反应。若被试者由于年龄小、不合作，可以在被试者前增加一位测试人员，与被测试的幼儿玩游戏，控制幼儿的注意力，在幼儿的注意力处在集中和分散之间时，示意幼儿后面的测试人员给声，通过幼儿面部表情眼神来判断测听结果。在没有声级计的情况下，可以粗略估计声音强度。正常发音强度约 70 ~ 75 dB SPL，小声可达 40 ~ 50 dB SPL。最好测试者在测试前，曾经用声级计标定过自己语音强度，体会用力大小，形成本体感觉记忆，做到心中有数。如被试者对 60 ~ 70 dB SPL 的声音仍无听性反应，则应注意进一步明确诊断，采取必要的听力学干预措施，如选配适合的助听器，进行听力补偿。

另外对康复后的听障儿或语后聋者选配助听器后，常在特定设计的背景声中进行选择性听取，判断听力损失者配戴助听器后，能否满足在公共场所学习、生活的需要，能否走向社会和正常人进行言语交往。

第二节　小儿听觉言语康复训练

一、听觉训练

（一）听觉训练的本质

听觉训练是听障儿早期康复训练的基础内容之一。一个婴儿是通过"听"来学习有声言语的。很多科学研究表明，新生儿在出生 24 小时左右就有听觉反应，而直到 1 岁以后才能说出简单词语，2 岁以后才能逐渐完整地表达自己的意思，3 岁以后言语比较接近成人的言语。在儿童的整个成长过程中，不断地进行听觉积累，大量地接受言语刺激，在听的基础上获得言语的能力。对听障儿来说，只要有残余听力，都要进行听觉训练，针对不同听力状况可以有不同水平的要求。

波拉克（Pollack，1985）描述了一个从出生到 6 岁的儿童有声言语习得和发展的历程：

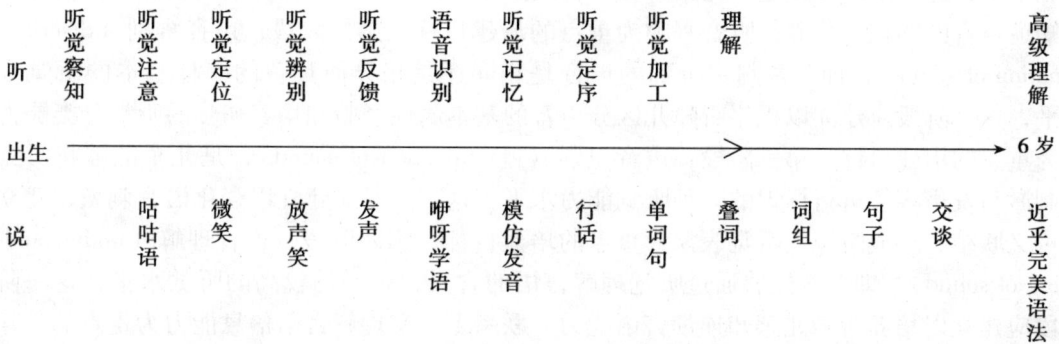

听	听觉察知	听觉注意	听觉定位	听觉辨别	听觉反馈	语音识别	听觉记忆	听觉定序	听觉加工	理解		高级理解
出生 →												6 岁
说	咕咕语	微笑	放声笑	发声	咿呀学语	模仿发音	行话	单词句	叠词	词组	句子	交谈 近乎完美语法

可见，听障儿听觉训练的目的是最大限度地开发和利用听障儿的残余听力，尽量减少耳聋给听障儿带来的不良影响，养成聆听的良好习惯，培养听障儿感受、辨别、确认和理解声音的能力。听觉训练要尽早进行，在给听障儿配戴助听设备后就要注意加强听觉能力的训练。在训练和日常生活中要注意观察听障儿的反应，了解助听设备的使用效果，要尽量使助听设备调到最适状态。在进行听觉训练时，要充分调动听障儿的积极性，让他主动参与进来，才会取得好的效果。听障儿教师和家长的重要任务之一，就是要千方百计地积极营造和提供一个优化的聆听环境，充分挖掘和利用听障儿的残余听力，科学地使用听觉补偿或听觉培建助听设备，逐步完善其听觉功能，培养听障儿有意识倾听、辨析性倾听、理解性倾听等几种倾听行为技能，使其学会懂得倾听、乐于倾听并善于倾听。

我们平常所说的听力训练指的是听觉能力的训练，注意区分听觉能力和"听力"概念的差别，有助于对听障儿听觉训练本质的把握。一般来讲，听力是指人耳对声音的感知能力，是先天的，依赖于正常的听觉器官；而听觉能力是指人有意识地听取声音信号，对接收到的声音进行综合分析、理解记忆的能力，他是通过后天学习获得的，依赖于正常的大脑皮层来完成。没有听力就不可能有听觉能力。听力越好，获得的声音信息越多，听觉能力也就发展得越快；听力越差，获得的声音信息就越少，听觉能力的发展也就越受限制。所以听觉训练是指充分利用听障儿的残余听力和助听设备的作用，通过专门、系统的训练，提高听障儿的听觉能力。也就是说，通过听觉训练并不能使一个原本听力损失为 100 dB HL 的听障儿降低到 80 dH HL，但却能使他对声音的反应能力得到改善。

（二）听觉训练的方法

严格意义上讲，听障儿的听觉训练过程实际上是一个在听觉察知、听觉注意、听觉定向、听觉识别、听觉记忆、听觉选择、听觉反馈、听觉概念和听觉理解逐步形成基础上的一种聆听技能得以培建的过程，也是一个不断学习发展的过程。关于听障儿聆听技能培建的方法，可以分别从两个方面来认识，一是培建的程序，即先做什么，后做什么；一是培建的操作方式，即以什么的形式和方法对听觉学习的材料进行组织、提供和练习。

1. 培建程序　根据国外相关研究，儿童聆听技能的发展分为四阶段渐进的水平：第一阶段，声音察觉（detection of sound），即儿童能感知到声音的存在，是最基本的听觉水平，这一阶段应建立以运用各种声音刺激，借助视觉、触觉等辅助手段，使听障儿知道声音的存在，培养其听音兴趣为重点的培建目标；第二阶段，声音辨别（discrimination of sound），即儿童判定听到的声音是相同还是相异而具备的一种基本的听觉水平，这一阶段应建立以积累听障儿区分声音的基本属性经验和培养初步的听觉分类能力为重点的培建目标；第三阶段，声音识别（identification of sound），是儿童能够将听觉刺激与发声客体进行标识的一种听觉能力水平，这一阶段应建立以强化语音刺激，建立声义联结，形成听障儿听觉表象为重点的培建目标；第四阶段，声音理解（understanding of sound），即儿童能够通过听觉理解言语的含义，是一种较高的听觉水平，这一阶段应建立以培养听障儿感知连续言语能力、联系上下文理解言语信息能力为重点的培建目标。

2. 培建内容　听障儿听觉能力的培建和聆听技能的掌握，直接关系到听障儿听力言语康复的最终效果，因此听障儿听觉能力的康复是一项非常细心、非常艰巨的工作。其具体内容可根据聆听能力发展的 4 种基础水平进行如下的分解：

（1）声音觉察阶段，培建的内容为①听觉游戏条件反应的建立；②自发性机警反应的建立；③对自然环境声和音乐的感知。

（2）声音辨别阶段，培建的内容为①区分声音的时长；②区分声音的响度；③区分声音的音调。

（3）声音识别阶段，培建的内容为①对语音超音段特性的分辨；②对单词音节不同的分辨；③对音节相同但辅音及元音信息不同的分辨；④对发音方式、方法和部位的分辨；⑤在短语中对关键成分的识别；⑥在噪声和距离变化条件下的言语识别。

（4）声音理解阶段，培建的内容为①对日常短语或熟语的理解；②对连续言语的理解；③对简短故事中顺序关系的理解；④在噪声背景中理解对话；⑤对拟声或抽象言语的理解。

3. 培建方式　听障儿聆听技能的培建方式，可分为单一听力口语方式（即听觉口语法）和多种感觉参与方式。

单一听力口语方式强调单独利用听觉途径去发展听障儿听觉技能（人工耳蜗儿童的聆听技能的培建多采用此种方式），多采用听觉条件反应游戏法（如听声拨珠、听声摆积木、听声做动作）、听声识图法、听声指认法和听声复述法完成培建的基本任务，突出好的聆听环境的营造，回避专用视觉或身体言语的沟通方式。

多种感觉培建方式，强调充分利用听觉、视觉、触觉等感觉渠道进行听力练习，其中尤以重视视觉的辅助作用。对各种声音的理解可借助实物、图片提示法进行练习，建立音义联系；触觉利用法可帮助听障儿建立对声音的物理属性概念；音乐旋律与关于声音的心理体验可借助动作表现或表演（表情）法进行。

（三）听觉训练应注意的问题

由以上内容可以看到，听觉训练是一个由易到难的过程，应包括听觉功能各个方面的训练，听觉训练中应注意以下几个问题：

1. 要让听障儿感受丰富多彩的声音，无论是自然声响还是言语声，要注意在音调、音强、音长、音质等方面有丰富的变化，让听障儿认识多种多样的声音，切忌单调的声音。

2. 听觉训练应与日常生活相结合，让他们多听有意义的声音。在听觉训练时，不要总是敲击物体发出声响，应让他多感受有实际意义的声音，让它把各个声音和相应的事物联系起来。如：电话铃声、流水声、敲门声、交通工具的声音等等。

3. 听觉训练应和言语训练相结合。听觉训练的内容除了听自然声响外，还要大量地听人的言语。听障儿康复的最大目标是让听障儿掌握有声言语，与正常人交往，所以听觉训练中要采用大量的言语内容，二者是密不可分的。

4. 听觉训练应采用游戏形式。根据学前儿童的生理和心理特点，各种学习和训练活动都应尽可能让孩子在玩中学，这样会激发他们的积极性，取得更好的效果。

5. 在进行听觉训练中，要尽量减少视觉线索的帮助，如手势或口型的提示。由于聋人的听觉障碍，他们很快就会学会手势或唇读。有些听障儿在佩戴助听设备后，虽然能够听到不少语音，但由于它们已习惯于唇读，因此会忽略听觉信号，这样就不能把残余听力很好地利用起来。通过听觉训练，就要让听障儿最大限度地通过"听"来获得信息，这对日后进入正常小学和正常人的社会有很大帮助，因为在课堂或很多交往过程中，都无法保证交流双方一直能看清对方的口型。

6. 听觉训练应每天进行。听觉训练和言语训练一样是一个长期的任务，在对听障儿刚开始康复训练时，可安排多一些听觉训练活动；当他学会聆听，能够较好地运用残余听力时，听觉训练的时间可减少一些，但不能完全取消，可以与言语教学灵活地结合起来。

7. 听觉训练要循序渐进，设定合理的阶段发展目标。如果一名听障儿对言语的察觉还不稳定就急于让他听辨词语，要求就太高了。训练者应熟悉听觉训练的系统发展阶段。

听觉训练要求因人而异。对于不同残余听力水平和助听补偿效果的听障儿，听觉训练的目标和要求是不同的，在设定目标时，要充分考虑到听障儿裸耳和戴助听设备后的听力情况，设定个体发展目标。

二、发 音 训 练

发音训练是指在听障儿对声音有了一定的认识之后，对他们发音的诱导，使他们逐步掌握正确的发音部位和发音方法，能够基本正确地发音。听障儿在学习发音时，要对他们进行呼吸、节奏、发音器官等方面的有意识地训练。语音是有声言语的物质基础，所以，要让听障儿学习如何灵活控制和运用发音器官，并能将呼吸与发音很好地协调起来，这样才能准确发音。大多数听障儿的发音器官并没有器质性病变，只是由于缺乏锻炼，不懂得如何发出声音，有的听障儿发音器官相对不够灵活或有一些错误的发音习惯。为了让听障儿学习有声言语，就必须帮助他们在训练中尽快掌握正确的发音方法，形成良好的发音习惯。

（一）发音训练的基本内容及要点

发音训练内容的制定应以听见儿童习得语音的顺序、语音发音特点及正确发音时所应具备的生理功能基础为原则。为了帮助大家更好地掌握听障儿发音训练的基本内容，我们结合临床教学实践，以列表的方式对听障儿发音的训练内容和要点进行如下的归纳（表29-2）：

（二）发音训练的原则

1. 发音训练要每天进行，要与日常生活和幼儿园的集体活动相结合　例如：每天早晨的晨跑、晨操和户外体育活动，是进行呼吸训练的良好时机；孩子在情绪高涨，兴奋愉快的时候，进行嗓音练习，能够让听障儿童的声音放开，达到较好的训练效果。

2. 发音训练要与听觉训练相结合　听觉是学会有声言语的重要途径，在发音训练时，要充分利用孩子残余听力，在听辨的基础上练习发音，即能提高听障儿童的听觉能力，又能让听障儿童学会有意识地利用听觉反馈来纠正发音，为将来的正音打下良好基础。

3. 发音训练要有言语的学习相结合　做到音不离词，词不离句。在有意义的言语环境中练习发音，可以很好地提高听障儿童进行发音训练主动性和兴趣。

4. 发音训练是一个循序渐进的过程，应根据听障儿童的特点由易到难地安排教学内容　例如辅音是听障儿童发音的难点，应先教听障儿童发较为容易的辅音，如双唇音：b、p、m，最后学习翘舌音 zh ch sh r 和平舌音 z c s l。再如：声调的学习，一般来说，应先教听障儿童学会一声和四声，然后再学习三声和二声。

5. 应充分发挥视觉和触觉和其他感官的作用　让听障儿童看口型，用手触摸喉部或鼻翼感知声音的振动和气流强弱，用简单手势提示正确的舌位等方法都是听障儿童的发音训练中常用的方法。

6. 发音训练应注意采用儿童喜闻乐见、丰富多彩的游戏形式，避免枯燥乏味的强化训练。

（三）听障儿的言语障碍与矫治

听障儿的言语障碍主要表现为构音障碍（phonological articulation disorders）和发音障碍（voice disorders）两种形式。构音障碍，是由于音位习得阶段的某些条件（如听力损失）导致的音位发展异常，常表现为听障儿在发音时出现丢音、换音或错音现象；发音障碍出现在构成语音物理属性的音高、音质和音量三个方面，分别称为音高障碍，表

表29-2 对听障儿发音的训练内容和要点

项目分类		内容提示		内容要点
发音诱导准备训练	呼吸训练	自然呼吸感知训练		以1~6岁孩子的认知接受水平或感兴趣的行为方式编排游戏内容,通过行为动作的模仿和体验,达到训练目的
		被动呼吸感知训练		
		非言语声自主呼吸控制训练		
	放松训练	肩部放松训练		
		颈部放松训练		
		构音器官训练	唇部放松训练	
			舌部放松训练	
			软腭放松训练	
	发音器官训练	声带按摩训练		
语音发声训练	起音训练	自然起音感知训练	软起音感知训练	快/慢节奏	以/h/为自然起音感知训练内容,结合快慢不同的节奏,以幼儿律动的方式进行训练
			硬起音感知训练	快/慢节奏	
		目标音起音训练	目标音软起音训练	快/慢节奏	目标音指: (1) 6个单元音、4个前响复韵母(ai/ei/ao/ou)、5个后响复韵母(ia/ie/ua/uo/üe)和3个声母(b/y/w); (2) 2个中响复韵母(uai/uei)、4个前鼻尾韵母(an/in/en/un)和7个声母(p/d/t/f/m/z/c); (3) 2个中响复韵母(iao/iou)、4个前鼻尾韵母(ian/uan/üan/uen)和7个声母(s/j/q/x/zh/ch/sh); (4) 8个后鼻尾韵母(ang/iang/uang/eng/ing/ueng/ong/iong)和6个声母(g/k/h/l/n/r);注意快慢节奏、声调的选择及游戏方式
			目标音硬起音训练	快/慢节奏	
	语词发音训练		快/慢节奏	语词的选择要包含目标音,且选择的词汇符合听障儿的言语年龄和认知水平
	语句发音训练		快/慢节奏	语句内容的选择要包括目标语词,注意句长,注意句式和语气韵律
	言语模仿跟踪游戏			综合训练和检查孩子含有文化色彩的连续言语的言语发音能力

现为①声音过高(too-high pitch);②声音过低(too-low pitch);③音高平直(monotone或monopitch);④音高突变(pitch breaks);⑤假声(falsetto);⑥双音(diplophonia);音质障碍,主要分为两类,一类是共鸣障碍(disorders of resonance),表现为鼻音过重(hypernasality)和鼻音缺失(denasality);另一类则为嗓音障碍(disorders of laryngeal-tone),表现为气息声(breathiness)、沙哑声(harshness)和嘶哑声(hoarseness);音量障碍指的是完全发不出声或者不能发出足够的大的声音致使听话人不能听清语音,前者称为"失音"(aphonia),后者可称为"发声困难"(dysphonia)。此外,音量障碍还表现为习惯性音量过大或过弱。听障儿一旦确诊具有功能性而非气质性的声音障碍时,

其治疗最好按下面的四个基本步骤进行：①确诊嗓音滥用和误用；②减少嗓音滥用和误用；③通过矫治方法寻找最佳发音方式；④将这种发音方式运用于日常生活之中。常用的声音障碍矫治方法经黄昭鸣等人的实践、总结有二十五种之多。目前，由一些研究机构开发有助于听障儿或言语障碍者进行言语训练或言语学习的多媒体软件，具有较强的可视性、趣味性和智能化特点，可以更好地辅助听障儿语音障碍的矫治。

三、言语训练

（一）言语训练的基本内涵

听障儿的言语训练是在其言语学习的基础上进行的。单就训练内容而言，广义的言语训练一般可分为语音、词语、句子和语用四项。但在听障儿早期康复实践过程中，教学上常采用"二分法"以明确构成言语训练的内容项目。即将听觉训练、呼吸训练、发音训练、词语训练和句子训练统称为言语基本训练，而将对话训练、复述训练、朗诵训练和体态语等方面的训练统称为言语交际训练。

（二）言语训练的基本原则

1. 注重言语的实用性，在训练中尽量为听障儿设计和提供相应的言语环境　例如：教听障儿礼貌用语"谢谢"和"不谢"时，要创造大量的言语情境，最好有两个人分角色演示，以免概念混淆。训练者选择的言语内容，应是日常生活中经常用到的。这样既利于听障儿与其他人的沟通交往，也有利于言语内容的复习巩固。

2. 应从听障儿对言语的理解入手，理解先于表达　很多家长不管孩子的言语发展处于哪个阶段，总是把注意力和训练重点放在听障儿言语的表达上，却往往忽略了孩子对言语的真正理解，这对听障儿言语的整体发展不利。老师应及时引导家长采用正确的训练方法。

3. 用直观有趣的训练形式　在给听障儿传授新的言语内容时，必须伴有直观事物的出现，帮助他们明确言语的真正含义。由于我们的教学对象多是学龄前儿童，所以要尽量设计丰富有趣的游戏活动，以适应其生理和心理的发展特点，吸引听障儿的注意力。

4. 要尽量为听障儿创设良好的言语环境　老师要确保自己及孩子周围的成人都以口语形式和听障儿交往，肢体语言可以作为辅助手段，但不能替代口语。要让家长尽可能为孩子提供与正常儿童游戏交往的机会，包括邻居或亲戚家的孩子。

5. 强调言语的复现巩固　如果你在训练中介绍了新的言语内容，就应在日常生活及后面的教学中有意识地复现这些内容，这样才能帮助听障儿逐渐理解，并加以运用。如果一个言语内容只在一次教学中出现，然后就被扔到一边，那么听障儿是不可能真正理解掌握的。任何知识的掌握都需要一定频率的再现。

6. 听障儿与正常儿童的言语发展规律基本一致，但在言语学习上需要比正常儿童细致得多的讲解和演示　听障儿在学习言语方面与正常儿童大体相同，比如，都是先学习名词，然后再学习动词、形容词，最后才能掌握虚词；句子的表达都是从简单到复杂；概念的理解都是从具体到抽象。但是听障儿言语发展速度会不同程度地低于正常儿童，听障儿的言语年龄和生理年龄往往是不同步的。正常儿童可能在现实生活中就可以掌握大量的言语，而听障儿却需要细致的讲解和演示，也许一个小小的疏忽就会让他们形成错误的概念，而错误概念一旦形成，再要纠正就需要花更大的力气。例如，你在他喝水时总是对他说"喝水"，但从来没有教给他"水"的概念，以后他看到水时，也会说成"喝水"，这时，他就把"水"和"喝水"这两个概念混淆起来了。所以，在康复训练中，我们要格外细心，将概念分到最小单位进行讲解，以免出现类似的错误。

7. 强调言语的完整性　我们在对听障儿讲话时，应尽量以完整的言语形式出现，不要总是简化成一个一个的单词。即使在教某些名词概念时，也应将单词放在简短的句子中出现。例如在教"树"这个概念时，老师说"这是树。""指一指，哪个是树？"在讲到关键词"树"时，老师可以适当加强语气或给一个停顿，以突出这个词。在表述短句时，应尽量把关键词放在句尾，这样会更突出。如果你总是用单词跟听障儿交流，会不利于他对言语整体的理解和表达，并容易形成以单词堆砌言语的现象，更不利于虚词的学习。当听障儿言语发展到一定水平时，要强调他用完整句子表述或回答，训练者不能仅仅以能够理解作为满意的标准。

8. 大量丰富听障儿的词汇量　在教学中我们要有意识地不断扩展听障儿的词汇量，不要从主观上限制其言语的发展。例如，如果听障儿已经牢固地掌握了"漂亮"一词，就应有意识地引进"美丽"这一新的词汇，但有些训练者在遇到"美丽"一词时，认为听障儿不理解，就用他已掌握的"漂亮"一词来代替，这样就限制了听障儿言语进一步的发展。

汉语有大量的近义词，它们不但能丰富言语，而且还伴有范围、程度及情感色彩的差异，所以应让听障儿逐渐学习掌握这些丰富的言语内容。另外，像助词、介词、副词等虚词也不应忽略。如果训练者认为听障儿言语水平低下，所以故意略掉大量的言语内容，这无疑会导致听障儿更大的言语障碍。实际上，很多词语虽然比较抽象，但只要你教给他，并大量使用，他们是可以掌握的。而如果从来不给他们接触的机会，那将永远是一片空白。

在教学中甚至可以引入一些习惯用语，像"凑合"、"随便"等等。如果听障儿完全不理解这些言语，也会给以后融入正常社会形成障碍。

9. 在交往中教学　言语是用于交际的工具，所以要教给听障儿使用言语进行交往的方法，并掌握一些交往的技巧。

10. 循序渐进，坚持不懈　言语学习是一个漫长的过程，不能急于求成，要根据听障儿的现有水平，设定合理的阶段目标，有计划地发展。

（三）言语训练的基本方法

1. 言语基础训练方法

（1）词语训练　要以常用词的常用义、具体义为主，以日常口语词为主。①要在听障儿经常接触日常事物的过程中学习生活方面的名词和动词。当词汇积累到一定数量后，帮助他们分类，组成生活方面系统的言语。②通过听障儿的亲身体验来学习表达感知方面的词汇，培养他们分析和认识的能力。在视觉方面帮助听障儿学会分辨"远、近"、"大、小"、"粗、细"、"宽、窄"、"胖、瘦"、"方、圆"、"快、慢"等词与物的关系；分辨基本颜色；在质地方面分辨"软、硬"等；在听觉方面分辨"强、弱"等；在味觉方面分辨"甜、苦、酸"等；在心理感受方面，明白"哭、笑、怒"等词。③教给基本词，在其了解之后再教个别词，例如先教"人"在其理解之后，再教诸如"大人、工人"等词汇。总而言之，词语训练需要直观形象教学，完全孤立地教词，是词语训练的大忌。正确的做法是把词语训练同发音训练、句子训练结合起来，真正做到"音不离词，词不离句"。

（2）句子训练：可按照句型由简单到复杂。一般先教陈述句、祈使句，再教疑问句，最后教感叹句。在陈述句里，先教简单陈述句，然后不断扩展，并能使听障儿进行替换练习。简单陈述句、祈使句的训练取得一定进展以后，即可教疑问句。例如先教是非句"爸爸是工人"，然后再加上"吗"和语调，并要求孩子用"是"或"不是"给予回答。在学会这种问句之后，可以转换成反复问句，如"爸爸是不是工人？"学会一般的句子，达到一定水平之后，可以训练句式变换，如"把"字句和"被"字句等。复句的教学相对应该放在最后一阶段。复句表达的内容比单句复杂，在教复句时，必须设计一定情景，让听障儿在情景中反复观察和体验。具体做法是教师先说出复句中有关的单句，然后用特定的关联词语把它们串起来。句子中的句法规则是一种抽象的模式，而抽象又是听障儿的一大难点。因此教师或家长要根据句型，灵活地多造句子，让听障儿从众多的句子中领悟语法规则，逐步能自由造句。

2. 言语交际训练方法　言语交际训练是听障儿语训的最后一环。交际训练主要是利用基础训练打下的基础，训练听话和说话的一些规则和技巧的使用，如交际的兴趣，怎样提问和回答，怎样控制音量，怎样配合体态，怎样使表达具有连贯性和逻辑性等等。

听障儿的言语交际能力训练离不开言语活动。具体地说，就是培养听障儿的交往意识，鼓励他们用一切交往方式，并逐步掌握交往的上述基本技能，同时在交往中学会和发展言语。

（1）言语交际过程中的理解性训练：这里所说的"听"的训练是与基础训练中的"听"的训练相区别的。前面基础训练中的听注重听"音"，言语交际训练中的听注重听"义"。这部分内容的规划，可具体参照句子层次的听觉理解所要求训练的内容。

（2）言语交际过程中的表达性训练：言语表达训练，简而言之就是说话训练。说话训练的目标在于帮助听障儿说出具体有适当音色、音量、语调和节奏等的话语。交际训练与句型训练不同。句型训练是让听障儿经过反复操练（包括模仿、替换练习）来掌握句法规则的，说话训练则是要听障儿充分利用所学的词语和句型表达自己的意思。因此，说话训练应注重在提供情景上让听障儿表达自己的意愿。具体的方法有以下几种：①对话训练：可以采用多种方式进行。可以是老师和听障儿对话，也可以是听障儿间的对话。前者主要是由教师引发，后者则由听障儿自由发展。通常的对话训练可以采取角色游戏，教师和听障儿通过不同角色的扮演，模仿在特定下的对话。②复述故事训练：此项训练多以听故事或看图听故事为基础，然后由听障儿复述。复述故事不是让听障儿一句一句地背诵故事，要求听障儿能用自己的话（不一定完整）说出来。一开始会出现背诵现象，但教师或家长不要干涉，逐步训练到能用自己的话去说故事大意。在此基础上，我们还可以采用续编故事或创编故事的方法进一步拓展孩子的言语。③朗诵训练：包括短文朗诵和儿歌朗诵。最初的朗诵训练应先从儿歌开始，训练的主要目的是培养听障儿的节奏感、韵律感，通常引导听障儿按照一定的节拍进行，配以适当的动作、表情，以配合律动。在选择朗诵训练材料的时候，还要注意选用不同韵脚的字，以便听障儿练习不同的押韵形式。

第三节　小儿听觉言语康复评估

小儿听觉言语康复评估方案是在对一定样本数的听障儿和正常幼儿测试的基础上设计的，在实践过程中认真听取了有关专家和康复工作者的意见，并经全国听障儿听觉言语康复评估审定会通过试行。本方案采用量化方式，对听障儿听觉功能及言语能力进行阶段性和终期评估。通过评估可以预测康复目标，改进康复手段，提高康复效果。

通过用不同频率的音响及言语对听障儿的听觉能力进行全面评估，通过评估应达到以下几个目的：①了解听障儿的听力损失；②明确助听效果；③确定助听器验配处方；④为改善耳模的声学效果提供重要数据；⑤有利于听力损失的进一步诊断；⑥对确定单训课的内容提供有用信息；⑦为听障儿康复对策及训练模式提供理论依据。

由于影响听障儿言语能力发展的因素较多，言语能力评估相对较难，本项评估在参考正常听力幼儿言语发展有关文献及做大量实验的基础上，选定了正常幼儿各年龄段上的言语发育，具有某些明显发展意义的特征内容作为言语年龄评价指标，达到对听障儿言语能力发展状况进行评估的目的，来指导教学实践。①言语清晰度测试：主要对听障儿的发音水平进行评估，通过评估来判断当地正常听力者对听障儿的言语究竟能听懂百分比是多少；②模仿句长：主要评估听障儿的语法能力；③听话识图：主要评估听障儿对言语的理解能力；④看图说话：主要评估听障儿的言语表达能力；⑤主题对话：主要评估言语的使用和交往能力；⑥词汇量：主要评估听障儿学习词汇总数及词汇的等级分布。

总之，试图从以上六个方面的言语能力评估，来分析听障儿在言语发展过程中各项指标存在的差异。教师和家长一旦发现了这些差异，就会抓住听障儿在言语学习中的主要矛盾，采取相应的教育对策及手段，力求减小或消灭这一差异，为改进听障儿的教学方法提供帮助。

一、听觉能力评估

（一）评估标准

本文叙述的听力言语障碍康复评估标准分为四级：一级为最适范围，音频感受范围在0.25 kHz～4 kHz 言语识别率约在90%以上；二级为适合范围，音频感受范围在0.25 kHz～3 kHz，言语最大识别率约在80%以上；三级为较适范围，音频感受范围在0.25 kHz～2 kHz，言语最大识别率在70%以上；四级为看话范围，音频感受范围在1 kHz 以内，言语最大识别率在44%，需借助看话来理解言语。对听力言语障碍患者，无论采取医疗、康复、听力补偿等手段，只要使其音频感受在 SS 线上或言语香蕉图内，就可定为该级康复水平。对有一定言语能力的听障儿，听觉功能评估应作为首选。

（二）评估方法

为听障儿选配合适的助听器，使其听力得到补偿，是听障儿康复的重要措施。根据听障儿康复前后及康复过程中的听觉言语状况，采用听觉数量评估和听觉功能评估两种方法，对听障儿听觉康复效果判定具有重要意义。

1. 数量评估　①内容：本"评估方案"用 0.25 kHz ~ 4 kHz 的啭音、窄带噪音或脉冲啭音作为刺激音，对初戴助听器及目前无言语能力的听障儿进行听觉评估，初步确定听障儿听力损失经过助听补偿后的音频感受范围是否在正常人听觉言语感受区域，判断该听障儿配戴的助听器是否合适，并对其助听效果做出定量评价；②方法：听障儿听觉数量评估方法很多，如声场测听法、视觉觉强化评估法、游戏测听评估法、简易评估法及介入增益评估法等等，可依实际条件选用。

为了便于对听障儿进行听力保健、跟踪评价助听效果，推荐一种操作简便、容易判断、不受场地限制的评估方法。该方法使用"便携式听觉评估仪"在一较安静的房间，规定距离（听觉评估仪约 10 ~ 15cm）测试，让听障儿对不同频率的音响作出应答反应，获得评估结果。

2. 听觉功能评估　用言语声作为测试音的听觉功能评估能够了解听觉径路全过程，通过评估进一步明确助听器究竟能为配戴者听懂言语提供多大帮助。本评估方法以听障儿学说话及听力训练全国统编教材为文字资料，依据汉语语音及儿童言语特点，编制了自然环境声识别、韵母识别、声母识别、单音节声调识别、双音节声调识别、单音节词识别、双音节词识别、三音节词识别、短句识别等九个方面共十六套言语测听词表，全部以图画的方式表现。测试人员可以根据受试者的需要及接受能力选择使用（词表详见韩德民主编的《听力学基础与临床》一书）。

二、言语能力评估

在听觉康复评估的基础上，本项测验主要是对听障儿言语能力的估价。它所依据的标准是正常幼儿在各年龄段上的言语发育指标，亦即言语年龄。它所涉及的并非是言语的全部要素，而只是一些具有某些明显的具有发展意义的特征。通过测试可以获知某个听障儿的言语发展水平及与正常幼儿的相当言语年龄，也可以衡量某一听障儿的言语能力发展是否平衡，以便在康复训练中采取相应的措施。

评估方法

1. 语音清晰度　主要对听障儿的发音状况做出评估。共分四个级别，每个级别的清晰率与相应的言语年龄一致。为了提高客观性，本测验采用三级测试方法，即将主试人员分为三个级别，一级测试人员为听障儿直接带养者，包括听障儿家长、语训教师；二级测试人员为间接接触听障儿的人员，包括其他听障儿家长、其他语训教师或直接为听障儿服务的人员；三级测试人员为基本不与听障儿接触的人员，包括正常儿家长、不直接为听障儿服务的人员。测试工具是 25 张双音节词图片。

测试方法：4 名测试人员（一级 1 名，二级 1 名，三级 2 名）背对听障儿，主试者选择 25 张图片依次出示，让听障儿认读，测试人员根据听障儿发音，尽可能分辨其语义并做好记录，然后与主试者对照正确答案，每词 1 分，每字 0.5 分，每名测试人员满分 25 分。最后将 4 名测试人员记录的正确数累加，即可获得听障儿的语音清晰度。测听词表使用听障儿听觉功能评估双音节词表。

2. 词汇量 主要评估听障儿习得的词汇总数。共分四个级别，每个级别与相应的言语年龄对应。它所使用的工具是《词汇等级测试词表》，总数为 1600 个词。

测试方法：由语训教师或听障儿家长将词表中听障儿掌握的部分划出，然后进行统计，计算出该听障儿的词汇量。

3. 模仿句长 本项测验主要是评估听障儿的语法能力。由于句子长度和句子结构的复杂程度成正比例关系，因而句子长度能大致评价听障儿的语法运用能力。本试题分为四个等级，每个等级与相应的言语年龄一致。它所使用的工具是四组不同长度的句子和用于提示的卡片。

测试方法：本测验采用应声测验法，由主试出示一张卡片，并说出用于测试的句子，要求被试模仿说出，如果能模仿无误则通过该级测试，不能模仿则令其模仿同级题库中的其他句子，连续 3 次不能模仿或模仿有误则停止测试。

4. 听话识图 主要评估听障儿对言语的理解能力。其理解内容依据难度分为四个级别，每个级别与正常儿童的言语年龄相一致。它所使用的测试工具是四组卡片及描述内容的语句。

测试方法：测试人员与听障儿面对而坐，同时出示同级 4 或 5 张卡片，并描述其中一张的内容，要求听障儿指出相应的卡片，如能指出则通过本级测验，不能指出则逐一描述其他卡片，连续 3 次不能指出则停止测试。

5. 看图说话 主要就听障儿的言语表达能力进行测试。依据内容的难易程度，共分四个级别，每一级别均与相应的言语年龄相一致。测试工具为 4 组卡片和讲述卡片内容的资料。

测试方法：主试者与听障儿面对而坐，出示一张卡片，并讲述其内容。讲完后要求被试者复述，根据复述内容和语句的完整程度、言语的流畅度及自然与否评定能否通过该级测试，不能复述则逐一复述另两张卡片内容，连续 3 次不能复述则停止测试。

6. 主题对话 主要评估听障儿的言语使用和交往能力。根据问句的难易程度分为四个等级，每个等级都与相应的言语年龄相一致。测验工具是 4 组卡片和与内容相关的疑问句。或根据测听词表的难易程度，设计适当的生活场景，与听障儿在游戏中完成测试。

测试方法：主试出示一张卡片，并根据内容依次提出问题要求回答，如能正确回答 3 个以上的问题则通过该级测验，如少于 3 个则停止测验。

三、听觉言语评估个案分析

（一）听觉能力评估个案

1. 案例

（1）助听器验配报告

听障儿姓名：郭×× 性别：女 出生年月：1996-06-22

验配日期：2002 ＿年＿ 6 ＿月＿ 22 ＿日

听力计型号：FA-18 ＿＿＿＿声强标准：SPL□HL √

测试音：纯音□ 啭音 √ 窄带噪音□ 滤波复合音□

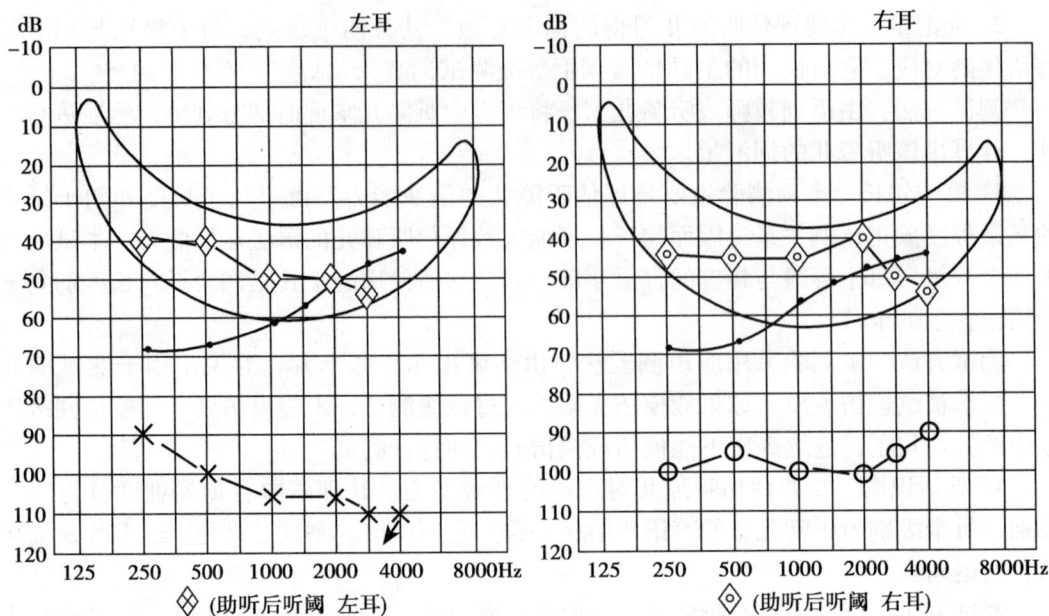

◇ (助听后听阈 左耳)　　◇ (助听后听阈 右耳)

助听器处方

项目		左耳					右耳				
助听器种类		耳背式					耳背式				
厂牌/型号		Canta780D					Canta780D				
系列号		035796					035798				
耳模/声孔		硬/2.5					硬/2.5				
设置参数	频率 kHz	0.25	0.5	1	2	4	0.25	0.5	1	2	4
	大声（80 dB）	30	36	38	36	29	30	33	37	36	38
	小声（50 dB）	47	52	55	56	49	48	50	55	55	47
	放大类型	非线性					非线性				
	声输出控制	语谱提升					语谱提升				
	助听效果	适合					最适				
康复建议	1. 强化听力训练，坚持每天听音乐 20 ~ 30 分钟。 2. 听觉反馈练习，听自己发音及有意识听辨语音、词汇和短句。 3. 进行言语听觉识别评估。 4. 6 个月复诊。									签字：孙喜斌	

（2）听障儿听觉康复评估报告

评估日期：2004-08-16　　　　　　　　评估者：晁欣

听障儿姓名：郭×× 　性别：女　　　出生年月：1996-06-22

裸耳听力：左耳：103 dB HL　　　　　右耳：100 dB HL

助听效果：左耳：适合　　　　　　　　右耳：最适

助听器型号：CANTA 780D　　　　　　听觉康复级别：一级

助听器佩带时间：双耳佩带助听器5年

听障儿听觉功能评估记录

评估内容		测试记录			识别率
语音识别	声母	柴——埋 红——虫 坐——落 七——西 桌——没听出来			80%
	韵母	方——风 林——锣 裙——墙 壶——红			84%
音节词识别	单				94%
	双				93%
选择性听取	测试条件 S/N = 10 dB	背景声 音乐		测试内容 双音节词	90%

被试者状况：配合☑　较配合□　不配合□

2. 结果分析　该听障儿经助听补偿后右耳0.25 kHz～4 kHz各频率听阈值均位于言语香蕉图中，得到较好的听力补偿。左耳0.25 kHz～3 kHz各频率听阈值均位于言语香蕉图中，由于双耳助听效果评定以好耳听力为准，数量评估结果为，为最适助听效果。言语听觉评估：双音节词识别得分为93%，单音节词识别得分为94%，正确识别率均达到90%以上，听觉功能评估结果亦为最适助听效果。属于一级听觉康复。

该听障儿在背景音乐中选择性听取能力较强，双音节词正确识别率达到90%，助听器静噪效果良好。

语音识别差距较大，声母正确识别率80%，韵母正确识别率84%，声母易混淆的音是：ch-zh　h-ch　z-l　q-x，韵母易混淆的音是：ang-eng, in-uo, un-ang, u-ong。从这两项测试结果可以看出该听障儿的辨析性倾听能力较差。属于言语听觉学习问题。康复建议如下：

（1）鉴于听力补偿效果理想，建议在教学中对该听障儿应采取以听为主的教学形式，逐渐培养其听觉中枢优势。

（2）强化听力训练，每天坚持听音乐20分钟（节奏明快的钢琴曲或轻音乐），音量在75 dB SPL左右，可在活动中作为环境背景音乐听。

（3）针对性地进行语音识别练习

听辨声母：zh（桌），ch（柴），z（坐），c（错），s（丝），j（鸡），q（七），x（西）。

听辨声母易混淆音：h——ch（红-虫），z——l（坐-落），q——x（七-西），ch——m（柴-埋）。

听辨韵母：ang（方），eng（风），in（林），un（裙），u（壶）。

听辨韵母易混淆音：ang-eng（方-风），in-uo（林-锣），un-iang（裙-墙），u-ong（壶-红）。

（4）听觉反馈练习：考虑到该听障儿已上小学二年级，可通过读课文练习自读自听并自我调整其发音。

（5）听理解练习：听短文、听小故事，在理解的基础上回答问题，提高感知连续性言语的能力，促进听觉概念的形成。

（二）言语能力评估个案

听障儿言语能力评估报告

评估日期：2004-08-16	评估者：晁欣

听障儿姓名：郭××　　性别：女　　　出生年月：96-06-22

裸耳听力：左耳：103 dB HL　　　右耳：100 dB HL

助听效果：左耳：适合　　　　　右耳：最适

助听器型号：CANTA 780D　　　听觉康复级别：一级

助听器佩带时间：双耳佩带助听器 5 年

听障儿言语能力评估记录

项目	测试记录	级别	言语年龄
模仿句长（语法能力）	叔叔赶马车——叔叔车 妈妈缝衣服——妈妈衣服	三级	3 岁
听话识图（理解能力）	全对	四级	4 岁
看图说话（表达能力）	爸爸在看书,小明抢走了爸爸的眼镜,爸爸很生气。——爸爸看书, 小明、爸爸、眼镜, 爸爸生气	二级	2 岁
主题对话（交往能力）	问：你家有几口人？——不理解问话的内容 你爸爸是干什么的？——爸爸在说话 长颈鹿的脖子为什么那么长？——不理解问话的内容 你常去公园吗？——去公园	三级	3 岁

2. 结果分析　该听障儿平均言语年龄 3 岁，言语康复级别二级。

根据测试记录中的错误走向分析，该听障儿言语理解能力发展较好，已达到健听儿童的 4 岁水平，语法能力、表达能力相对较差，丢失句子成分的现象比较突出，说明该听障儿语法结构掌握的不全面，言语使用能力也相对较差，主题对话的测试内容凡涉及到抽象、逻辑的问题该听障儿均不理解，说明该听障儿的认知发展水平滞后于同龄健听儿童。

3. 言语学习建议

（1）认知能力的培养：丰富生活经验，在理解的基础上加强事物命名练习，丰富词汇。增加认知能力的训练，诸如，分类、排序、推理……等等。

（2）语法练习：以孩子能掌握的动词为结构支架，替换相应的主语和谓语部分。如：××吃××，××穿××，××拿××（动词必须是孩子理解的），在此基础上再进行结构填空，替换动词，给出主语和宾语部分填谓语部分（动词）；如：叔叔□马车，阿姨□衣服，大象□香蕉，爸爸□报纸……等等。

（3）表达能力的培养：练习看图讲述或讲故事，先把看图讲述的方法或故事结构教给孩子，然后让孩子按照此方法进行讲述。（时间、地点、人物、事件）

（4）加强交往能力的培养：创设适合某种句型使用的情景，让孩子反复练习，然后利用自然生活情景，提示孩子使用对应的句型进行交流并加之鼓励，最后引导孩子独立使用相应句型进行交流。

（孙喜斌　梁　巍）

第三十章

助听器

双耳或单耳选配助听器（hearing aids）仍然是目前处理大多数感音神经性（尤其是蜗性）听力损失的主要手段。对于部分传导性、混合性听力损失者也可使用助听器，而对于蜗后性病变常常效果较差。使用助听器并非治愈听力问题，而是帮助患者克服由于听力下降造成的交流障碍。

为听障者选配助听器的过程可简括为：

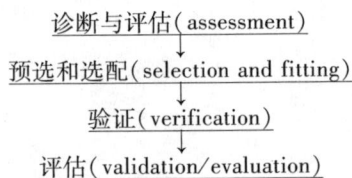

诊断与评估（assessment）

预选和选配（selection and fitting）

验证（verification）

评估（validation/evaluation）

一、助听器选配适应证

助听器选配的要求：①能够容易地听到不使用助听器时听起来非常微弱的言语声和环境声；②在日常相对安静的状态下，恢复并保持清晰听到言语声和环境声的能力；③在噪声环境中也是如此；④保证不将强声放大到不能忍受的程度。

为听力损失者选配助听器除了要确诊其不可治愈（药物或手术）的听力损失外，还要考虑年龄、听力损失的时间和病程、言语识别能力、听力图类型、智力、职业、教育背景、经济状况等因素，重要的是使用助听器的动机和期望值。

以下人士暂时不能使用助听器：①有效的医疗手段可以治愈或改善其听力；②使用助听器会干扰或恶化现在的病情或治疗；③助听器不能改善患者的交流能力。

对于听障儿，在明确其听力损失并不能治愈的情况下，必须说服其家人早日为其配戴助听器（极重度聋常常需要植入人工耳蜗）。患儿不愿使用助听器的原因有多种，如不舒服、声音吵闹、外观难看等，这是在选配、验证过程中需要积极处理的问题。

二、听器种类

尽管助听器的分类方法很多，但一般常用的是根据其外观形状予以分类：

1. 耳背式 (behind the ear, BTE) 形似小香蕉, 挂于耳廓后上方, 耳机通过一个小管与耳甲腔内定制的耳模 (earmold) 相连。从轻度到极重度听力损失均可以选用耳背式, 尤其适用于儿童, 耳廓的增长可以定期更换硬质或软质耳模。耳背式的缺点是易于受出汗的影响, 且声音传导的途径与正常人耳不一致。

2. 耳内式 (in the ear, ITE) 所有元件均镶嵌在定制的外壳内, 恰好置于耳甲腔-耳甲艇和外耳道口。耳内式适合于轻度至重度听力损失。耳内式比耳背式容易受耵聍侵蚀。

3. 耳道式 (in the canal, ITC) 机体大部分放置在外耳道内, 仅耳道口处外露一小部分 (面板)。耳道式适用于轻度至重度听力损失, 而且也能基本满足患者的外观隐蔽需求。但是不适合小儿和动手能力差的老人。

4. 完全耳道式 (completely in the canal, CIC) 机体全部放入外耳道, 外观基本看不见。同时 CIC 还完全利用了耳廓和外耳道的自然声学特性, 而且耳机开口接近鼓膜, 声音的传递就更有效, 也就需要较少的声音放大 (CIC 比 ITE 自然增加了 15 dB 的声音)。由于其位置深, 所以选配时要慎重。鼓膜穿孔等常常是 CIC 的禁忌证。

助听器的体积可以做得很小, 但专业人员要引导患者和家人, 能够进行良好的沟通才是主要的, 而不在于是否好看。戴上助听器虽然不美观, 但是可以提醒他人讲话时放慢、吐字清楚, 便于患者听得懂。

5. 盒式 (body worn) 将话筒、电池、放大器、音量开关等组装在一个香烟盒大小的盒内, 放在衣袋中。耳机和耳模通过导线与盒子连接。其功率可以做的很大, 适合于重度/极重度患者。而由于体积较大, 操作方便而适合于老人。价格便宜是目前我国仍大量选配的主要原因。其缺点是助听器与衣物摩擦产生噪声, 影响正常收听使用。隐蔽性差, 不符合听力损失患者的爱美需求。

根据现代放大器信号处理方式的不同, 助听器的又分成三种: 模拟助听器、数字编程助听器和全数字助听器。

6. 编程助听器 (programmable hearing aids) 所谓 "编程" 即用电脑软件代替螺丝刀调节助听器的各种电声参数。数码编程技术可以应用于任何类型的助听器, 其大体外观同传统助听器一样。编程助听器特点: ①多记忆: 便于患者在不同的环境下使用同一助听器; ②分频段信号处理: 充分适应患者的实际需要。③重新调整参数设置: 对于那些听力状况变化较大或者对原参数不满意者, 可以在使用一段时间后重新调节参数。

7. 数字式助听器 (digital hearing aids) 数字助听器的机芯和声处理方式 (采用数字式信号处理) 更先进, 提供了更加清晰的音质, 更少的噪声干扰, 更快的声处理速度, 在噪声环境下更容易识别言语, 可以自动化调节音量。

三、助听器结构

传统助听器的功能结构可以简括如图 30-1:

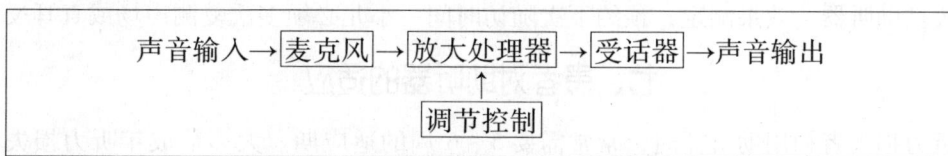

声音输入→ 麦克风 → 放大处理器 → 受话器 →声音输出
↑
调节控制

图 30-1 助听器基本结构图

助听器麦克风将接受到的声音转换成电信号，然后再予以放大处理，再由受话器（耳机）转换成声信号传入外耳道。通常有一些调节钮控制一些输出参数，如患者使用的音量控制、选配人员使用的音调调节。

四、单耳抑或双耳选配

两耳聆的自然优势很多。①首先，根据声源抵达两耳时间（距离远近，低频为主）和强度（头影的衰减，高频为主）的不同，可以判定方位；②当谈话声源和噪声源方位不同时，双耳可以根据两耳信噪比的不同选择噪声低的一侧倾听自己想要听到声音；③即便是双耳同时听到噪声和言语声，听觉系统也可以根据双耳冗余（binaural redundancy）的方式辨认；④双耳通过辨认两耳不同的信息，具有静噪作用（binaural squelch），可以增加信噪比 3 dB。

双耳使用助听器可以降低每个助听器的音量。另外，有证据显示，长期不使用助听器的一侧会导致听觉剥夺（auditory deprivation），可表现为单词辨别率下降。听觉剥夺现象一旦出现，即便是再使用助听器也常常不能改善言语识别能力。只要双耳使用不降低言语识别能力、没有禁忌证，应常规向双耳听力损失者推荐双耳使用助听器。

五、耳　模

选配盒式或耳背式助听器的同时，需要定制耳模。耳模是一个声学耦合腔，可以维持或增强助听器的频响特性。同时起到美观舒适、固定、密闭和减低声反馈啸叫的作用。好的耳模应该是尽量减少阻塞作用，而又不产生啸叫。选配了助听器若不同时选配耳模常常是效果不满意的重要原因。同时，耳模应该经常清洗和定期更换。

六、助听器选配

为患者选配助听器之前，专业人员要明确：①患者有无选配的禁忌证和转诊指征；②全面了解所要使用的助听器的特性和调节范围；③要保障良好的售后服务（如维修）；④专业人员要能够取耳样（ear impression）和保证耳模的制作（自己或由专人完成）；⑤能够给予患者全面的使用指导和听力言语康复的咨询。常规成人助听器选配的程序为：

电话咨询、预约→就诊：询问病史、耳部检查、听力测试→确定：使用助听器为听力康复最佳选择，并无禁忌证→综合分析病情和需求，选择助听器类型→选择处方公式，并计算出目标曲线→取耳样，定制耳模或定制机外壳→选择一款具体的助听器（可以先使用同线路型号的耳背式助听器进行预选）→根据听力图和耳样填写制作订单→取回耳模或定制机，检查功能并测试声学指标→患者试戴助听器→真耳测试、声场测试以校正选配，使实测值尽量达到目标值→根据患者反应，调整参数（编程），必要时改良助听器→效果测定，预约下次随访时间→小儿必须多次复测声场或真耳反应。

七、患者对助听器的适应

听力损失者初用助听器时，常常需要 5 ~ 6 周的适应期。大多数成年听力损失者的听力损失是逐渐发展的，且又等了很长时间才试用助听器。在此期间，听觉中枢已经适应了听力损失，突然使用助听器会发生补偿性的神经生理变化。此间常常需要调节助听器的参数以帮助患者适应放大后的声音环境。我们常常需要告知使用者，逐渐延长每日使用助听器的时间。使用之初最好在安静的状态下戴上助听器，然后逐渐到比较嘈杂的环境。如果一开始患者就对助听器不满意，常常很难在今后的时间中调整其对助听器的态度。因此，选配之前和选配后的咨询、解释以及说明是非常关键的。

八、听器选配验证

大多数感音神经性听力损失者初次使用助听器以后，需要专业人员根据其试用的情况重新调整输出参数、改良外壳/耳模等。我们可以通过使用声场测听、真耳测试和言语测听等方法来验证、调整我们的选配，使得更加符合患者的需求和应用。

临床上常常有一种误解，那就是使用助听器后的有助听阈越接近正常听阈越好。这常常是做不到的，因为许多重度、极重度听力损失者需要很大的放大才能补偿到正常听阈，而此时常常会发生反馈啸叫（尤其是高频降低为主者）。而且这些患者常常由于重振的原因导致放大声很容易达到其不适阈，再者一定要强调很大功率的输出有可能导致残余听力的进一步受损（尤其是最大输出超过 132 dB SPL 时）。下表是国际上推荐的助听听阈（感音神经性为主，而传导性、混合性听力损失者常常需要更好/低的听阈。（Goodman，1965，Clark，1981，Clark，1996）。

表 30-1　助听听阈目标值

平均听阈 (0.5 kHz, 1 kHz, 2 kHz dB HL)		+ 平均有助插入增益	= 有助听阈目标值 (dB HL)
−10 ~ 15	正常听力		
16 ~ 25	轻微听力损失	4 ~ 10	12 ~ 15
26 ~ 40	轻度听力损失	10 ~ 20	16 ~ 20
41 ~ 55	中度听力损失	20 ~ 30	21 ~ 25
56 ~ 70	中重度听力损失	30 ~ 40	26 ~ 30
71 ~ 90	重度听力损失	40 ~ 45	31 ~ 45
>90	极重度听力损失	46 +	45 ~ 55

九、常见问题及处理

表 30-2 是助听器使用常见的问题，我们应该在选配后当时或在随访中指导患者尽量避免或简单的处理方法。

表 30-2　助听器使用常见问题和处理方法

问题	原因	解决方法
声音太小	耳模管部分被堵	清洁耳模
	耳钩部分被堵	清洁或更换耳钩
	电池电量不足	更换电池
声音断断续续	（盒式）导线受损	更换导线
	电池电量不足	更换新电池

问题	原因	解决方法
	电池簧片变脏	用棉签和酒精清洗
	开关/旋钮变脏	向各个方向转动排除脏物，全程滚动音量旋钮，喷洒接触清洁剂
	内部故障	送回维修
无声	电池无电	更换新电池
	电池放置反向	重新正确放置电池
	耳模堵塞	清洗耳模
	耳模管/耳钩堵塞	清洗或更换
	耳模管扭曲	拉直或更换耳模管
	盒式导线断裂	更换导线
	开关为电话档 T	转向麦克风档 M
	查无原因	送回维修
噪声大	声反馈啸叫	戴紧耳模
		检查耳模和受话器/耳钩的连接
		耳模是否放置不当
		耳模管/耳钩是否有裂缝
	内部啸叫	送回维修

（张　华）

第三十一章

人工耳蜗

第一节 概　　述

一、结构和工作原理

人工耳蜗系统由两部分组成，分别为体内植入部分和体外部分。体内植入部分主要包括接收/刺激器和植入耳蜗鼓阶内的电极组。体配式人工耳蜗的体外部分主要包括佩戴于患者耳廓上的麦克风、佩戴于背后或腰间的言语处理器、传输线圈及相应的连接导线。而耳背式人工耳蜗系统将麦克风和言语处理器合二为一，佩戴于患者的耳廓，使系统更加微型化。

目前在我国常用的多导人工耳蜗系统包括澳大利亚 Cochlear 公司、美国 Advanced Bionics 公司以及奥地利 Medical Electronics 公司生产的产品。澳大利亚人工耳蜗系统其体内部分常用的有 CI22M、CI24M、CI24R，体外部分常用的有体配式的 MSP、SPEC-TRA、SPrint 和耳背式的 ESPrit、3G。美国人工耳蜗系统其体内部分常用的有 Spiral、HiFocus C I、HiFocus C II、HiFocus 90K。体外部分常用的有体配式的 S-Series、Platinum 和耳背式的 BTE。奥地利人工耳蜗系统其体内部分常用的有 Combi 40 +。体外部分常用的有体配式的 CIS Pro + 和耳背式的 Tempo +。

声信号由麦克风接收并转换成电信号后传送至言语处理器。言语处理器将电信号放大、滤波、数字化并编译成编码信号。此信号经传输线圈传送至体内的接收/刺激器。接收/刺激器根据指令产生电脉冲并传送到相应的电极，直接刺激相应电极周围的听神经纤维，并传至大脑形成听觉（图 31-1，见彩图插页）。

二、术 前 评 估

（一）听力学检查

1. 采集病史

（1）耳聋史：何时发现听力下降；何时何地诊断；听力是稳定的、波动的还是进行性下降的；双耳听力是否相同；若不同，哪一侧轻，哪一侧重；听力损失的原因；重度以上耳聋的时间；是否伴有耳鸣、眩晕等。

（2）助听史：患者使用助听装置有多长时间；是单侧还是双侧使用，单侧使用是哪一侧；当前使用的助听器是哪一种，其设置是怎样的，在何处选配；过去和现在助听器对患者是否有帮助。

（3）耳科病史：是否有耳科感染史；耳科手术史；平衡功能如何。

（4）疾病史：患者患有哪些疾病；使用过哪些药物治疗尤其是是否使用过耳毒性药物；是否接受过手术。

（5）家族史：家属中是否有听力损失患者，与患者的关系。

（6）噪声暴露史：是否接触过噪声，何种噪声，噪声的强度，接触多长时间等。

（7）交流方式：患者使用何种交流方式，是唇读、书写还是手势。

（8）交流需要：患者在职业、社会及家庭交流中有哪些需要。

（9）儿童患者还需询问如下相关问题：①出生史：包括是否足月；是否顺产；出生体重；产后是否有窒息、黄疸等；②母亲妊娠史：母亲孕期尤其是孕早期是否有病毒感染史及用药史等。

2. 听力学测试

（1）纯音听阈测试：分别测试患者的气、骨导听阈。儿童可使用小儿行为测听方法进行测试，包括行为观察测试（BOA）、视觉强化测试（VRA）、游戏测听（PA）等方法。

（2）声阻抗测试：包括鼓室图及镫骨肌反射测试。

（3）诱发电位测试：包括听性脑干电位（ABR）、40 Hz 相关电位（40 HzAERP）。

（4）耳声发射测试。

（5）必要时可进行前庭功能测试。

另外，儿童还应进行言语能力及与家人交流能力评估。若有条件可将评估过程录制下来以便术后对照。

3. 助听效果评估

（1）确定助听器为最佳选配状态：可通过耦合增益测试、插入增益测试及助听听阈测试为患者选配双耳最佳助听器并对助听效果进行评估。对于儿童及从未配戴过助听器的患者，术前应在双耳最佳助听状态下训练 10 周用以确定助听器是否对患者有帮助。

（2）言语感知能力评估：使用相关测试材料，分别在听觉、听觉-视觉及视觉状态下测试患者的言语辨别能力，应分别在左耳、右耳及双耳配戴助听器的条件下进行测试。测试强度一般为 70 dB SPL 或使用正常谈话声。若强度不够，可增加测试强度并记录下来。可使用录音带、CD 或口声进行测试。儿童患者则使用与年龄相当的测试材料。患者应在术前听力康复前后分别做该项测试，并对结果进行比较和评估。

4. 鼓岬电刺激试验　此项测试用于成人及较大的儿童。测试内容包括阈值、动态范围、频率辨别、间隔辨别和时程辨别等心理物理学检查。

5. 讨论　向患者及家属解释听力学测试结果并讲解人工耳蜗装置的结构及原理。与患者及家属讨论提高患者听力的可能性及从听力学上来讲哪一侧耳更适合植入人工耳蜗，使他们了解人工耳蜗植入术的过程及建立对术后效果合理的期望。另外还应讨论人工耳蜗的费用，使患者能在术前做好经济上的准备。为患者列出术前还需做的其他相关事宜及术后的安排。最后应询问患者及家属还有哪些问题并予以解答。

6. 若患者需要，专业人员还要帮助患者联系已植入人工耳蜗的患者，在术前及术后对人工耳蜗植入患者进行必要的咨询及帮助。

7. 儿童患者术后还涉及教育问题，所以术前应与相关教育工作者联系，帮助儿童在术前及术后更好地康复。

（二）影像学检查

影像学检查包括 CT 及 MRI。CT 检查主要用于了解中耳、乳突、耳蜗、前庭及内耳道的情况。MRI 检查则主要用于显示内耳的膜迷路及听神经的形态。

（三）医学检查

医学检查包括全身检查和耳鼻咽喉科检查。全身检查包括全身物理检查、全身主要脏器的血液生化检查、心电图及胸透等。在医学评估过程中，对于儿童患者特别是多重残疾患者，必要时还应请儿科专家会诊。

（陈雪清）

第二节 人工耳蜗植入前听神经-听觉
通路完整性综合评估法

人工耳蜗植入已成为双侧极重度感音神经性听力损失患者的有效治疗方法。许多人工耳蜗植入者，不但可以听到声音，还可以进行正常学习和交流。由于人工耳蜗电极植入部位及其在耳蜗内的深度与术后患儿听觉与言语康复疗效密切相关，故临床耳科医师在术前极为关注人工耳蜗植入候选者耳蜗发育情况及耳蜗有无骨化等病变。人工耳蜗装置昂贵、植入技术要求高，术中一般无法判断患者的使用效果，所以术前准确判断耳蜗植入候选者能否从耳蜗植入中获益非常重要。耳蜗植入候选者能从耳蜗植入中获益不仅取决于耳科医生娴熟的手术技巧，还需要有一定数量残存的螺旋神经节细胞和听神经纤维，Gray 等及 Maxwell 等分别报道了无意义的人工耳蜗植入病例，术后被证实是听神经缺如。我们在制定人工耳蜗植入术前评估的项目方面，在国内首次提出人工耳蜗植入术前须评估患儿听神经完整性的观点。通过 4 年来对人工耳蜗植入候选者手术前的评估实践及人工耳蜗植入术后听觉康复效果的观察，我们建立了听神经-听觉通路完整性综合评估法。下文将着重介绍综合评估法和应用该方法对人工耳蜗植入候选者进行评估的实施策略。听神经-听觉通路完整性综合评估法包括 5 个方面的检查。

一、听神经-听觉通路功能评估法——临床听力学检查

包括①声场测听或纯音测听；②声导抗测听；③畸变产物耳声发射（DPOAE）；④听性脑干诱发电位（ABR）；⑤中潜伏期听性诱发电位（40 Hz 相关电位）；⑥多频稳态诱发电位（ASSR）等。

1. 根据患者年龄及配合程度的不同，我们采用不同的主观测听方法 能很好配合的人工耳蜗候选者，我们对其进行纯音测听，不能配合者，根据实际情况，进行行为观察测听、视觉强化测听或游戏测听。行为观察测听是指通过声音刺激，观察受试婴幼儿是否出现可觉察的适合年龄范围的听觉行为反应，借此来评价婴幼儿的听力状况，临床

常用于 6 个月以内的婴幼儿测试。视觉强化测听是使受试者建立起对刺激声的条件反射，并同时吸引受试者转向奖励的闪光玩具，使用奖励的定向反射，刺激他即使在刺激声本身不再有趣时，仍能继续将头转向声源方向，临床上常用于 7 个月到 2.5 岁年龄范围的小儿听力测试。游戏测听是让受试者参加一个简单、有趣的游戏，教会受试者对刺激声做出明确可靠的反应，以此来评价受试者的听力状况，被测试者必须能理解和执行这个游戏，并且在反应之前可以等待刺激声的出现，测试过程中要避免受试者视觉的干扰，临床上常用于 2.5 ~ 6 岁年龄范围的小儿听力测试，某些由于听力损失很重或多发残疾，不能进行可靠明确交流的患者，即使年龄达到 10 岁，也可以进行游戏测听。纯音测听在隔音室内进行，根据纯音听阈来评定听力损失的程度和类型，听力曲线图形是平坦型、上升型、下降型，还是谷型、鞍型等。

2. 声导抗测试主要用来评价中耳功能以及听神经的功能状况　镫骨肌反射人工耳蜗候选者基本上是不可引出的。但是由于耳蜗性听力损失有异常的响度增长，一般认为纯音阈值和声反射阈间阈差 < 60 dB 应怀疑有耳蜗性病变，因此声反射可以用来辅助判断耳蜗性病变。

3. 人工耳蜗植入候选者听力损失一般 ≥ 90 dB nHL，因此基本上都引不出来 DPOAE 但是听神经病纯音测听主要是以对称性的低频听阈升高为主，DPOAE 可正常或加大，对侧抑制消失，因此 DPOAE 测试可以作为辅助判断听神经通路的功能状态的一个指标。

4. 听性脑干反应（ABR）为声刺激后潜伏期在 1 至 10ms 内出现的一系列神经源性电活动，各波的神经发生目前研究已经较为清楚。ABR 刺激声有 Toneburst、Tone pip 和 click 声，临床上一般用 click 声刺激，其能量主要分布在 2 kHz ~ 4 kHz，因此它不能反映低频区的听力状况，Toneburst ABR（0.5 kHz ~ 1 kHz）可以弥补 Click 声刺激不能反映低频区听力状况的不足。ABR 通常以"V"波阈值来反映听阈。同时，各波的潜伏期和波间潜伏期差来分析反映听觉通路病变。传导性听力损失患者，波 V 潜伏期-强度函数曲线右移，函数的斜率与听力正常耳相同，右移的量与听力损失的气导差大致相同（20 dB 范围内），Ⅰ-Ⅴ波间期基本正常。蜗性聋患者，波 V 反应阈提高，波 V 潜伏期强度函数曲线陡峭。蜗后病变 ABR 波 V 潜伏期延长，波蜗 V 潜伏期耳间差加大，Ⅰ-Ⅴ波间期延长，Ⅰ-Ⅴ波间期耳间差增加，晚期波缺失或波形异常，再次试验的重复率不良，将异常指标合并判断将有利于提高诊断的正确率。

5. 40 Hz 相关电位（40 Hz AERP）又称 40 Hz 稳态诱发电位，它的起源和形成机制至今仍无统一的认识。它最大的优点是具有频率选择性、波形稳定、重复性好、易于辨认，但是受年龄、睡眠、安眠镇静及全麻药的影响。有报道，0.5 kHz 短纯音诱发的 40 Hz AERP 反应阈与行为听力相差 10 ~ 30 dB，1 kHz 诱发者为 ±20 dB，它可以弥补 ABR 在反应低频听力时的不足，在客观评价婴幼儿的听力和选配助听器时，有其独特的优越性。

6. 多频稳态诱发电位（ASSR）属于客观测听方法。ASSR 可以同时记录左右耳 0.5 kHz、1 kHz、2 kHz、4 kHz 共 8 个频率点的情况，因此测试时相对省时。对感音神经性听力损失患者进行听功能评价中，Herdman 和 Stapells（2003）报道，ASSR 与行为测听阈值相关性很高，平均 ASSR 阈值在行为阈值 0.5 kHz，1 kHz，2 kHz，4 kHz 阈值上 14 ±13、8 ±9、10 ±10、3 ±10 dB，相关性分别为 0.75 ~ 0.89 之间，且听力图的结构两者间没有明显的区别；Stueve，Rourke（2003）报道 ASSR（2 kHz、4 kHz 的平均阈值）与 ClickABR 的相关性为 0.89，ASSR（0.5 kHz）与 ToneburstABR（0.5 kHz）的相关性为 0.79，ASSR 与行为测听在 0.5 kHz，1 kHz，2 kHz，4 kHz 上的相关性分别为 0.82、0.90、0.83、0.83。从我们对人工耳蜗植入候选者的检查结果看，ASSR 也与行为阈值、ABR、40 HzAERP 有很强的相关性，它可以全面反映受试者的言语频率的听力状况。同时 ASSR 单个频率点的最大刺激强度可以达到 110 dB HL。这些都使 ASSR 在评价人工耳蜗植入候选者的听功能时有重要作用，且人工耳蜗植入后，ASSR 测试结果也与主观听阈有很强的相关性。

人工耳蜗植入的主要适应证是言语频率听阈≥90 dB nHL。部分人工耳蜗植入候选者在最大声刺激强度时仍检测不到听阈。理论上，这类患者符合人工耳蜗植入的适应证。Gray 等及 Maxwell 等分别报道了两例符合人工耳蜗植入条件的患者，植入后康复失败，被证明听神经缺如。因此，部分双耳极重度感音神经性聋患儿应用常规的临床听力学检查方法尚不能获得可靠的残余听力信息。在这种情况下，需通过其他类型的检查方法来评估听神经-听觉通路的完整性，以避免无意义的人工耳蜗植入。

二、听神经-听觉通路影像解剖评估法——影像学检查

影像学方法检查项目包括颞骨 CT 扫描及膜迷路-内耳道和桥小脑角 MRI 扫描。

从评估听神经-听觉通路完整性方面而言，颞骨 CT 扫描重点观察内耳道的发育情况，通过观察内耳道的直径而间接判断听神经-听觉通路的完整性；而 MRI 则作头颅轴位（听眶线，平行内耳道）和听神经轴位（与矢状位约呈30°，与内耳道垂直）2 个平面扫描，直接观察听神经的发育状态。国内外 MRI 检查多采用头颅轴位（听-眶位）扫描，主要观察膜迷路，亦可以观察听神经。由于听神经与前庭神经共同形成第Ⅷ脑神经，并与面神经平行行走于内耳道，故常不易准确判断听神经影像。鉴于此，我们提出增加听神经轴位（与听神经走向垂直）扫描，该听神经轴位扫描平面垂直于听神经-前庭神经和面神经，有利于在同一扫描平面上识别及直接观察听神经的发育情况。同时，CT 和 MRI 检查有利于异常解剖结构的发现，如耳蜗纤维化的程度、膜迷路骨化和颈静脉球高位等，有助于术前手术方案的制定，可提示手术医师某些潜在的并发症可能，以及术前提供给患儿家属的有关意见。因此，当临床听力学检查最大刺激强度尚不能获得主观或客观听阈时，应用影像解剖学方法评估听神经-听觉通路的完整性尤为重要。然而，单纯依靠影像学检查亦不能准确反映听神经-听觉通路的完整性。Acker 等报道 1 例 4 岁 6 个月的患儿，MRI 和 CT 影像学检查提示左右耳分别为听神经缺如和发育不全，但临床听力学检查结果表明该患儿双耳对声刺激有反应，在施行人工耳蜗植入术后听力获得增进。因此，放射影像学单项检查尚不足以作为听神经缺如或听神经发育不全的确诊依据，需应用综合方法来评估听神经-听觉通路功能的完整性。

三、听神经-听觉通路特殊听力检查
法——外耳道电刺激测听法

应用电刺激测听仪（electro-audiometer）检测患儿电听反应（electroaudiometric response)，包括最小反应阈和最大不适阈，以助了解患儿听觉通路的完整性。

电刺激测听法包括鼓岬电刺激试验、电诱发听性脑干反应以及近年来建立的外耳道电刺激测听法。前两种方法由于其具有创伤性检查以及阳性反应率低等特点，在临床应用上受到局限。外耳道电刺激测听属于无创伤性电刺激测听法，它可以用来评估听神经的功能。对24例人工耳蜗植入候选者中的19例进行了外耳道电刺激测听，在18（18/19）例测得电刺激测听最小听反应阈及最大不适阈的受检者中，包括1例临床听力学检查全部结果皆未获得可靠听阈的患儿。而惟一的1例外耳道电刺激测听听反应阴性的患儿，即为影像解剖学评估结论提示听神经缺如者。故多种方法相结合进行评估可对判断听神经-听觉通路完整性相互提供进一步的佐证。

四、听神经-听觉通路日常环境声反应评估法——日常听行为反应评估法

通过观察以及向家长了解患儿对日常环境声的行为反应，评估患儿听觉通路的完整性及其病变状态。

临床听力学评估显示一个有残余听力的儿童，可能并没有使这些听力发挥作用的必备技能。听力技能是这些孩子运用残余听力来留意各种频率的言语和环境声，将音感与言语产物进行整合（模仿所听到的声音），将单词声乃至谈话情景声与其意义进行联系，并将听力整合到交流情景中去的能力。在人工耳蜗植入前开发儿童的残余听力，能为术后借助于人工耳蜗听声音提供一个重要的基础。这需要通过植入前的训练和不断评估来完成。

了解患儿在日常生活中对各种环境声如尖叫声、汽车鸣笛声、关门声等刺激的反应，对辅助判断患儿听神经-听觉通路的完整性有一定的价值，尤其当上述检查的某些项目资料不全时。当儿童因年幼或恐惧心理不能配合进行纯音测听，且客观测听检查仅40 HzAERP或ASSR的单个频率在最大刺激强度（分别为100 dB HL和110 dB HL）有反应时，通过咨询患儿家长，证实该患儿对某些环境声有明显的反应，结合影像解剖学评估方法确定了该患儿听神经-听觉通路的完整性存在。施行人工耳蜗植入术后的听觉康复疗效亦证实了该结论的准确性。

五、听神经-听觉通路言语发育水平反馈评估法——言语发育反馈听力评估法

通过了解患儿的前言语交流行为和言语交流行为如对单词、词组或短句的发声清晰度和言语表达发育程度来间接判断患儿的听神经-听觉通路的完整性。

对一个期望进行人工耳蜗植入的儿童进行言语能力评价，需要评价的恰恰是孩子的缺陷之处。在许多病例中，孩子实际上并没有真正的口头或是姿势形式的言语。观察是言语病理学家用来寻找问题答案的第一个工具：孩子怎样和其他人交流？交流的热忱有多高？孩子用哪种言语和前言语的方法来实现这一交流的愿望？前言语交流行为的评价包括：目光接触和对视、手势、指点、发声，运用实物和身体，轮替、模仿以及参与的积极性。言语交流行为的评价应包括：所能理解和表达的姿势或口头言语的词汇量，句子结构的展开，语法标志的运用，以及叙述和交流的能力。孩子词汇量的大小和变化对

言语的发展很重要。语法发育指的是言语技能的社会用途及其在言语和前言语交流行为上的运用。使用技能包括用于不同场合的交流方法，如要求、评论、获取关注和信息、抗议、选择以及礼节行为（如打招呼）。一个植入前已能将言语和非言语行为恰当运用的儿童，会多一些参与社会的经历、进行交流的愿望以及熟练掌握植入后康复训练的主观动机，这会帮助他将听力与其言语技能结合起来。

言语是出生后通过学习而获得的，言语的发育主要依赖于复述和模仿听觉系统所感受到的声音和言语，故听觉系统的功能状态对言语的发育水平至关重要。因此，受检个体的言语发育水平可反馈性地显示该个体听神经-听觉通路的功能状态。通过检查受检者前言语交流行为和言语交流行为，可有助于评估该患儿听神经-听觉通路的完整性及其功能状态。有学者研究，24 例候选者中有 1 例影像学评估提示听神经缺如，其临床听力学及外耳道电刺激测听检查皆未获得肯定听阈，日常环境声反应评估显示该患儿对环境声刺激无反应。言语发育水平反馈评估亦提示患儿未接受过言语声刺激。其听神经-听觉通路完整性的综合评估结论为双侧听神经缺如，从而避免了无意义的手术。

人工耳蜗植入候选者术前检查项目中，听神经-听觉通路完整性的评估应作为一项重要的内容。听神经-听觉通路完整性应列为人工耳蜗植入候选者适应证的一项必备条件。听神经-听觉通路完整性综合评估法从 5 个不同的方面对受检者听觉系统功能状态进行检查，其检查项目简便可行，检查结果相互印证和补充。评估结论不仅有利于避免无效的手术，而且在预测人工耳蜗植入术后听觉与言语康复疗效方面有重要的意义。

（孔维佳）

第三节　人工耳蜗植入手术

一、人工耳蜗手术适应证及禁忌证

人工耳蜗选择标准

对于双耳重度或极重度听力损失，配戴特大功率助听器无效，诊断病变位于耳蜗者，可以选择人工耳蜗植入。

1. 小儿患者选择标准

（1）双耳重度或极重度感音性听力损失（PTA 3Fs≥80 dB HL）。

（2）年龄在 12 个月（美国 FDA 通过）~9 岁。

（3）配戴 3~6 个月合适助听器听力康复训练后听力改善基本无效或微效：①5 岁以下患儿，不能建立有效的听觉交流能力；②5 岁以上患儿，开放式言语认知≤50%；③2 kHz 及以上频率的助听听阈在言语谱范围之外。

（4）无手术禁忌证。如急、慢性中耳炎发作期和其他全身器官不适合手术禁忌证。

（5）父母及家人对小儿改善听力具有强烈愿望。

（6）良好家庭支持和良好家庭聆听环境。

（7）对人工耳蜗有正确认识和适当的期望值。

（8）针对小儿患者需要一套完整的听力言语康复教育计划。

2. 青少年患者选择　一般指 9~20 岁的语前听力损失患者

（1）双耳重度或极重度感音性听力损失（PTA 3Fs≥80 dB HL）。

（2）自幼有助听器配戴史，听力或言语训练史。

（3）助听器无效或效果很差，在最好助听聆听环境下言语识别率测试得分≤40%。

（4）可利用口语/听交流或唇读交流。

（5）无手术禁忌证。

（6）有家庭和朋友的支持，本人强烈希望回到有声世界，并具有良好心理素质。

（7）有良好的文化知识获得环境。如继续在聋校学习，应有良好的聆听训练环境。

（8）对人工耳蜗有正确认识和适当的期望值。

3. 成人患者选择　语后听力损失患者指已有言语和口语学习经验之后发生的听力损失。

（1）双耳重度或极重度感音性听力损失（PTA 3Fs≥80 dB HL）。

（2）助听器无效或效果很差，最佳助听的聆听环境下，句子认知测试得分≤40%。（美国 FDA 最新补充标准，成人最佳助听的聆听环境下，开放短句识别测试得分≤30%）。

（3）无手术禁忌证。

（4）有家庭和朋友的支持。

（5）对人工耳蜗有正确认识和适当的期望值。

（6）有适当的心理素质和主观能动性。

二、人工耳蜗植入手术的禁忌证

人工耳蜗是通过电刺激听神经而使病人感知声音，主要适合耳蜗性听力损失，而不适合蜗后性听力损失；听力损失的程度为重度和极重度听力损失。从理论上讲，患者必须具备一定数量功能正常的听神经才能适合人工耳蜗植入，可目前还没有特异检查能准确客观地了解存活听神经的数量、状态以及分布情况。

人工耳蜗植入手术的禁忌证，应该从以下方面考虑：

1. 耳蜗及听神经因素　Frau 等从影像学角度认为，人工耳蜗植入手术的禁忌证应该为耳蜗完全缺失和内耳道严重狭窄。耳蜗缺失则没有电刺激的靶器官，这一禁忌证很容易理解。虽然耳蜗畸形，但耳蜗仍然存在，就不是人工耳蜗植入的禁忌证。许多作者报道了内耳畸形人工耳蜗植入手术，而且效果与耳蜗结构正常者相似。一般认为内耳道直径不足 2mm 时是人工耳蜗植入的禁忌证。这是因为内耳道内缺乏听神经和前庭神经。

2. 中耳感染因素　对于化脓性中耳炎患者，植入电极会把感染灶带入内耳，这是非常危险的。如果要植入人工耳蜗，首先要将中耳炎病灶彻底清除，干耳 6 个月后才考虑行人工耳蜗植入。因此，化脓性中耳炎发作期是人工耳蜗手术的禁忌证。

3. 耳蜗骨折　耳蜗骨折很可能损伤前庭耳蜗神经，导致人工耳蜗植入后无效。因此，耳蜗骨折导致听神经损害是人工耳蜗植入手术的禁忌证。

4. 精神病　电刺激可能会刺激大脑皮层，因此精神病是人工耳蜗植入手术的禁忌证。

5. 其他外科常规手术禁忌证，也不考虑人工耳蜗植入。

三、手　术

人工耳蜗植入手术原则：①在不损伤电极的情况下将电极完全插入到鼓阶内；②确保电极和植入体不移动；③在不损伤电极和植入体的同时，也不能损伤电极和植入体周围的结构，如头皮，外耳道，鼓膜，面神经等；④术中严格无菌操作。

上述原则在具体实施时要考虑不同植入装置的形状、大小等因素。

（一）术前准备

手术需在全麻下进行，围手术期需要使用抗生素预防感染（最好是第二代头孢类抗生素）。术中需要面神经监测，尤其在医生缺乏手术经验、患者合并先天性中内耳畸形、再植入手术等情况下。

耳后常规备皮，最好整颅备皮，如果患者不接受（如成年女病人）则将耳周头发剪掉，至少暴露25cm的范围。

确定刺激/接受器位置：患者取仰卧侧头位，术耳朝上。将刺激/接受器选放在耳后颅骨比较平坦的部位。刺激/接受器应位于听眶线上方，与骨性外耳道水平轴线成45°角的延长线上，其前缘距外耳道后壁距离4至5cm。这样可以保证刺激/接受器的前缘与耳后麦克风或耳背式言语处理器之间有足够的空间，避免二者接触，也方便病人术后佩带眼镜。有些病人术后切口皮肤刺痒、红肿也是由于刺激/接受器位置太靠近外耳道，使植入体与麦克风之间产生摩擦，导致手术切口皮肤受刺激所致。将刺激/接受器位置确定后，可以将亚甲蓝注射在颅骨面做标记。

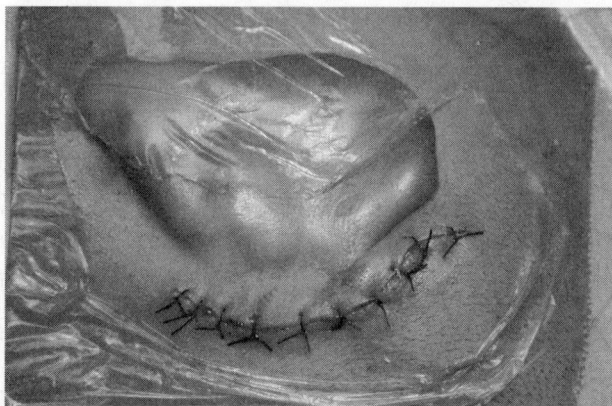

图 31-2　人工耳蜗植入术耳后切口

（二）手术切口

根据不同类型的人工耳蜗装置，选择不同的手术切口。切开皮肤之前用1∶100000的肾上腺素和生理盐水注射液沿着切口做局部浸润，这样既可以减少出血，又便于分离皮下组织。常规距乳突尖上方5mm，距耳后沟5～10mm呈C、小S型或大S型切开皮肤。澳大利亚 Nucleus 24M 装置通常采用 C 型或小 S 型切口，奥地利 Med-el 和美国 Clarion 装置通常采用大"S"型切口（图31-2）。切口分为两层，表层为皮肤-皮下组织层，深层为颞筋膜-骨膜层。沿着乳突轮廓将颞筋膜-骨膜层呈水平"Y"字型切开，暴露骨性外耳道和乳突。对于颞肌比较发达的病人，应注意这两层组织的厚度不要超过

7mm，否则，术后会影响体外线圈与植入体之间的磁力连接。最好保持在5mm的厚度，如果太厚，需要将皮瓣修薄。

（三）开放乳突腔

沿着乳突轮廓将乳突表面骨皮质完整凿下，尽量不要凿碎，术后再把它复位封闭乳突腔，这样有助于保护乳突腔内的电极导线。再植入手术时证实复位后的乳突骨皮质重新与乳突腔融为一体，有时连骨缝都很难找到。使用切割钻开放部分乳突腔，不必将整个乳突腔都开放。开放的大小以便于开放面神经隐窝为准，并且尽量保留乳突腔边缘的骨皮质，在骨皮质下方用金刚钻磨出骨槽，将电极导线置于其内，便于保护导线。充分暴露外半规管轮廓和砧骨窝，保持骨性外耳道后壁的完整。

（四）做植入床

参照亚甲蓝在颅骨面上的标记，按照不同种类人工耳蜗植入体模板，磨出一与植入体形状，大小相同的骨槽，以便将刺激/接受器放入其中，这一骨槽则被称为人工耳蜗植入床。做植入床的目的是将人工耳蜗植入体安放其内从而保证植入体不会移动。因此一个好的植入床应该具备一定的深度，能够将植入体完全置于其中，术后病人的头部也不会出现局部膨隆。成人颅骨较厚，可以很方便地钻磨到理想的深度。儿童由于颅骨较薄，容易暴露硬脑膜，术中可将植入床磨成骨岛状。正中央保留菲薄的骨片，周围暴露出硬脑膜，将植入体置于其上。自植入床前缘向乳突腔方向磨出一骨槽，以备容纳、电级导线通过。

在植入床上下两侧钻孔供固定植入体的丝线穿过，丝线要选择非可吸收线，型号最好是1号线。

（五）开放面神经隐窝

面神经隐窝是由前方的鼓索神经，后方的面神经，上方的砧骨后拱柱三者围成的三角形。开放它的目的是经此暴露耳蜗，从而植入人工耳蜗电极。通常植入美国 Clarion 电极时，开放面神经隐窝的范围比澳大利亚 Nucleus 电极或奥地利 Med-el 电极范围大。开放时可结合使用切削钻头和金刚钻头，尽可能磨薄外耳道后壁，以获得足够的空间来暴露面神经隐窝。鼓索神经很容易暴露，应尽量保留它。如果植入装置为美国 Clarion 装置，为将电极推进器顺利通过面神经隐窝，必要时可以牺牲鼓索神经，以防过度牵拉而致术后面瘫。如果面神经隐窝过度狭窄影响电极植入，也有必要牺牲鼓索神经。开放面神经隐窝后，可以清楚地看到砧镫关节、镫骨肌腱和鼓岬，最终看清蜗窗龛。有时蜗窗龛位置过份靠后不易暴露，需尽可能磨薄面神经骨管，但不要暴露它，以防术后面瘫。有些手术医生，喜欢将后拱柱磨掉，沿着砧骨长脚定位鼓岬，从而避免损伤面神经，但这种方法不应该常规使用。

如果操作时不慎将外耳道后壁磨穿，应及时用骨片、筋膜或骨膜修复。

（六）耳蜗钻孔

耳蜗钻孔前，需用生理盐水和抗菌素溶液冲洗术腔，清除骨屑和积血，保证术腔无菌。目前常用定位钻孔位置的方法有以下4种：

1. 蜗窗龛前下定位法　暴露蜗窗龛后，在其前下方用金刚钻钻磨鼓岬，即可进入耳蜗鼓阶；

2. 经蜗窗膜定位法　磨掉蜗窗龛龛沿骨质，暴露出蜗窗膜，将蜗窗膜剥下后直接

暴露鼓阶;

3. 蜗窗龛与前庭窗连线法 过蜗窗龛中点向前方引一条直线,再过前庭窗龛中点向下方引一条直线,大约从两条直线的交点处钻磨骨质即可进入鼓阶;

4. 两倍镫骨头直径定位法 参照镫骨头直径,向镫骨肌下方移动两倍镫骨头直径的距离,向下钻磨骨质即可进入鼓阶。这种方法尤其适合于蜗窗龛位置过于靠后,而面神经位置又过份靠前者。

通常使用 1.0~1.5mm 的金刚钻行耳蜗钻孔,通过该孔可以看到鼓阶外侧壁上的纹理,甚至可以清晰地看到骨螺旋板和蜗轴。钻孔时不要太靠近下鼓室方向,以免把下鼓室气房误认为耳蜗。钻孔的直径为 1.0~2.0mm 不等,既不能太小导致电极插入困难,也不能太大导致术后外淋巴瘘。其大小取决于植入人工耳蜗的种类。Clarion 电极耳蜗钻孔的直径较大,以便将电极推进器的塑料管置于其上,否则容易挤压塑料管而致电极受损。而 Nucleus 和 Med-el 电极耳蜗钻孔的直径相对较小。骨屑进入鼓阶内容易导致新骨生成,要防止骨屑和血液进入鼓阶。钻孔后可以看到外淋巴缓缓地流出来,此时不要用吸引器直接从鼓阶内抽吸外淋巴。有些内耳畸形患者外淋巴涌出剧烈,可以出现"井喷"现象。

(七) 固定植入体

将刺激/接受器放入植入床内,电极导线置入植入床通向乳突腔的通道内,用非可吸收丝线固定刺激/接受器。将 Nucleus 和 Med-el 植入装置的参考电极置于骨膜和颅骨之间。注意不要把参考电极放在颞肌内,否则会导致参考电极移动。

有些术者喜欢先插入电极后再固定刺激/接受器,也有些术者喜欢先固定刺激/接受器后再植入电极,两种方法都可以。

(八) 植入电极

插入 Nucleus 和 Med-el 电极时,可以使用两家公司特制的电极叉将电极轻柔地插入鼓阶,也可以手持电极轻轻地插入鼓阶。插入过程中如果遇到阻力,不要强行插入,否则容易造成耳蜗内部结构损伤或电极的损坏。此时应将电极轻轻退出少许,然后顺着蜗轴方向旋转 180°或 360°后再重新插入,插入的方向一定要与耳蜗自然旋转的方向一致。左侧顺时针方向旋转,右侧逆时针方向旋转,尽可能将电极全部插入鼓阶。插入的深度视电极的种类而有所不等,通常为 25~31mm。如果植入电极为 Nucleus Contour(弯电极)电极,在插入电极后一旦遇到阻力,则将电极鞘内的细探针(stylet)轻轻抽出 0.5~1mm 后再将电极完全插入鼓阶,最后将细探针从电极鞘内完全抽出即可。对于 Clarion 电极,插入电极时须使用电极推进器。将推进器上塑料管的豁口指向蜗轴的方向,并将该塑料管进入鼓阶 2~3mm,轻柔地推动推进器上的滑轮即可将电极插入鼓阶。

将电极插入鼓阶后,立即用小块结缔组织或颞肌填充钻孔周围,以封闭造口,避免外淋巴瘘发生。如果遇到严重井喷,可以结合使用生物蛋白胶将钻孔周围封闭。用混有抗生素粉剂的胶原蛋白海绵封闭面神经隐窝,将电极导线塞到乳突腔边缘的骨槽内,上面轻轻压上混有抗生素粉剂的胶原蛋白海绵,再将先前凿掉的乳突骨皮质复位封闭乳突腔。注意通道处不要挤压导线。

(九) 电极测试

电极测试包括电极阻抗测试（electrode impedances test）、神经反应遥测（neural response telemetry，NRT）和电刺激听诱发电位（electrical auditory brainstem response，EABR）等。电极测试的目的包括两方面，其一检测电极的工作状态是否正常，其二检测患者是否收到了听觉刺激信号以及对此做出的反应。目前 Nucleus、Med-el 和 Clarion 三种装置电极阻抗测试方法各不相同。测试时应将手术切口复位，将外接线圈装入无菌手套后置于对应刺激/接受器位置的皮肤上，由于磁力吸引的缘故，两者自动吸附，然后进行电极测试。

（十）缝合切口

如果电极测试结果正常，可以逐层缝合切口。缝合颞肌层时，应使用 3-0 可吸收线缝合，并将刺激/接受器封闭在颞肌层下。如果刺激/接受器暴露于颞肌层之外，加之患者头皮过薄，术后容易出现刺激/接受器穿出头皮的并发症。如果遇到伤口出血，不能使用单极电烧止血，因为单极电烧会引起植入电极电流的改变，这会造成耳蜗神经组织的损伤以及人工耳蜗的损坏，应该使用双极电烧止血。（一旦植入人工耳蜗后，头颈部手术中要避免使用单极电烧止血）。缝合头皮时如果头皮过厚，超过 7mm，则需行头皮削薄术，以免术后出现外接线圈与植入体连接不紧造成信号传输不良。

（十一）伤口引流和包扎

人工耳蜗植入术后切口原则上不需要引流。如果病人的颞肌非常发达，缝合切口后仍持续渗血，可考虑行负压吸引，24 小时后拔出引流管。伤口一定要加压包扎，以减少渗出。72 小时后打开绷带，检查伤口并换药，7~10 天后拆除皮肤伤口缝线。应用广谱抗生素 5~7 天，预防感染。

（十二）术后 X 线检查电极位置

术后必须常规行耳蜗 X 线检查，了解电极插入的位置、插入深度以及电极是否扭曲、打结等。有些术者赞成术中行耳蜗 X 线检查，这样做的好处是可以及时纠正电极位置。

四、人工耳蜗植入术后并发症

（一）与手术有关的并发症

1. 头皮瓣相关的并发症　世界各地人工耳蜗中心设计的手术切口及头皮瓣各有不同。常见的三种为 C 型、S 型和倒 J 型切口。我院人工耳蜗中心更喜欢小 S 型切口。对于 Nucleus 装置，S 型两端距离不等，靠近头顶部 S 型一端的距离很短，约 1~2cm；对于 Clarion 和 Med-el 装置，S 型两端距离非常接近。无论使用那种切口及皮瓣技术，刺激/接受器距切口缘至少要达到 1.5cm，以保证刺激/接受器的边缘与耳后麦克风或耳背式言语处理器不至于相抵。如果皮瓣过厚，需要将皮瓣修薄，这样由体外装置传递到体内装置的信号不至于受干扰。1998 年 Cochlear 对 9221 例人工耳蜗植入病人统计后发现，术后与头皮瓣相关并发症的发病率为 0%~5%，其中与头皮瓣有关的并发症为感染、坏死和皮瓣过厚。5170 名成人术后发现皮瓣有关并发症的例数为 140 人，儿童比例为 57/4051。

皮瓣并发症一旦出现，应立即采取措施。如做细菌培养、静脉点滴抗生素等。处理原则包括手术清创，清理坏死组织，并采用转瓣技术缝合创面。如果有必要，也可以将植入装置取出。但最好不用这种方法。

另一种并发症为术后血肿。预防术后血肿最有效的办法是术中彻底止血。术后须加压包扎，如术中可疑渗血，可应用负压引流技术，24小时后拔除引流管。如果血肿形成，可先观察治疗，如无吸收的迹象，可在无菌的前提下通过穿刺将积血排出。为减少皮瓣并发症术后还需要在围手术期间使用抗生素。

其他与切口有关的并发症还包括缝线裂开、秃头症、疤痕增生、疤痕疙瘩等，可应用外科常规方法处理。这类并发症通常不会导致植入体移动。

2. 中耳炎及脑膜炎 由于人工耳蜗手术时通常做了乳突切除或部分乳突切除，故中耳炎发病率很低。但对于分泌性中耳炎置管患者，应注意预防出现中耳炎的并发症。最好在耳蜗植入前或植入手术时将置管拔除。

人工耳蜗植入术后出现急性中耳炎处理原则普通急性中耳炎处理原则一样。人工耳蜗手术时由于已经做了乳突切除或部分乳突切除，一旦出现中耳炎症，感染灶早期就会蔓延到皮瓣。控制皮瓣感染同常规皮瓣感染原则一样。

术后出现脑膜炎的几率很低，但后果非常严重。多与术中出现井喷或脑脊液漏有关。术后早期诊断和治疗脑脊液漏是预防脑膜炎的关键。耳蜗钻孔处必须用结缔组织或肌肉组织封严。经腰穿释放脑脊液的办法不常用，但却可以预防脑膜炎发生。术后应用抗生素也非常关键。如果可疑脑脊液漏，需要再次手术封闭蜗窗钻孔或腰穿引流脑脊液3~5天。术后有内耳症状出现也应引起手术医生的注意，这往往暗示可能有潜在的脑脊液漏。

3. 面瘫 围手术期出现面瘫比较少见。1998年Cochlear公司对9221例人工耳蜗植入患者统计后发现38例（成人22例，儿童16例）患者术后伤及了面神经；Clarion公司对783例人工耳蜗植入患者统计后发现3例（儿童）术后伤及面神经。术前影像学评估非常重要，可以发现面神经的位置及走行异常，从而提醒术者注意避免损伤面神经。术中行耳蜗钻孔时一定要避免面神经热灼伤，最好使用面神经监测仪来提醒术者。迟发面肌力弱可以保守治疗，通常会完全恢复。术后即刻面瘫表明面神经受到了损伤，需要行面神经减压术或修复术。无论哪种方式的面神经损伤，治疗时都需使用类固醇激素。

4. 耳鸣和眩晕 人工耳蜗植入后出现耳鸣和眩晕的症状非常多见，成人比儿童出现的几率更大，也许儿童不会恰当地表达这方面的症状，当然也缺乏评估幼小儿童眩晕和耳鸣的方法。早期迟发眩晕可能与迷路炎有关，需要进一步观察以除外感染性并发症。前庭康复有助于治疗人工耳蜗植入后出现的眩晕。

5. 植入体移位 植入电极移出耳蜗的并发症极少出现。最初人们没有认识到儿童颅骨发育后会导致电极移位。Cochlear公司对9221例人工耳蜗术后病人研究后发现，仅有22例（13例成人，9例儿童）患者术后发生了刺激/接受器移位，116例（67例成人，49例儿童）出现电极移位。Clarion方面没有发现有植入体或电极移位的病例出现，但却发现15例患者因刺激/接受器的移位而引起了电极故障。他们认为移动和剪切力（shearing forces）的相对运动导致了电极故障。几个电极移位不影响整个电极工作，但多个电极移位则需要再手术或再植入新的电极。当然，并不是每一个患者出现电极移位就要求再植入新电极。Cochlear方面116例电极移位的患者中，仅仅 47 例（25 例成人，22 例儿童）需要再植入新电极。恰当的固定方式是预防刺激/接受器移位的重要措施，而刺激/接受器移位会出现剪切力，这样就会导致电极破坏和植入体故障。耳蜗开窗封闭法、夹子固定法和砧骨窝磨槽固定法也是非常好的末梢电极固定技术。

欧美国家的一些耳蜗中心喜欢用一种特殊水泥来固定面神经隐窝附近的电极。如果植入床做得更深一些、刺激/接受器缝线固定的持久些，不仅会防止植入体移位和剪切力的出现，甚至还可以耐受中等强度的外力冲击。此外，电极导线应该置入磨出的骨槽内，导线的方向也应该通向鼓室天盖，防止导线杂乱散开，以免电极脱出于耳蜗。

（二）　与植入装置有关的并发症

1. 植入装置故障　Cochlear 和 Clarion 两家公司分析结果表明，植入装置的扇尾区（fantail region）是一个容易受损的薄弱环节。即刻出现的植入装置故障可能与下列因素有关：装置设计缺陷、插入时造成电极损伤、电极未植入耳蜗。术中监测包括电极阻抗测试、电刺激听觉诱发电位、镫骨肌反射、神经反应遥测。它们不仅可以证实植入装置工作状态是否正常，还可以证实患者中枢神经系统对听刺激是否有反应。术中在患者尚未清醒时，最好做 X 线平片检查电极植入位置。一旦发现电极扭曲或者插错位置可以立即补救。

迟发性装置故障发生率接近 1.5%，植入装置故障需再植入新电极多见于以下情况：刺激/接受器故障、电极变短、绝缘体破坏、外伤后陶瓷植入体破裂。确定植入体是否损坏要进行全面检查，包括听力师、手术医师、心理医师以及人工耳蜗公司方面共同进行评估，由公司方面对植入体进行工作状态测试，最终才能得出结论。由于再植入手术对患儿及家属都是比较痛苦的事情，因此一旦确定需再植入手术，就应该立即手术，尽量减轻病人的痛苦。术中取出的植入体应小心保护避免额外损伤，然后交给人工耳蜗公司分析故障原因。取出植入体手术时，不要使用单极电烧，以免进一步损害植入体或患者耳蜗内的神经细胞。

再植入手术通常不难，但纤维化或骨化可能影响耳蜗腔隙的开放。术前应作好术中清理骨化物的准备，如果骨化严重，也可以选择对侧行人工耳蜗植入。Roland 等报道 20 例再植入术后患者效果与先前一致，Henson 等报道 30% 再植入患者认为效果比第一次植入术后差，这种差异可能与再植入技术或电极插入困难有关。

2. 面神经受刺激现象　面神经受刺激是人工耳蜗术后并发症，通常在关闭相应的电极后消失。Cochlear 报道 162 例成人和 47 例儿童有面神经刺激症状，Clarion 无这方面报道。Kelsall 报道这种症状常常出现在耳硬化症患者人工耳蜗植入后，其原因可能是电流通过硬化的骨壁传导导致面神经刺激，因为迷路段面神经非常靠近耳蜗鼓阶。这种电流传导也可经解剖变异的骨壁传导。新一代弯电极装置由于靠近蜗轴远离鼓阶外侧壁，可能会减少对面神经的刺激。

3. 并发症统计　Cochlear 公司和 Clarion 公司对世界各地人工耳蜗术后并发症统计后发现，双方出现并发症的比例都不足 1%。

主要并发症出现的几率与以下因素有关：术者手术经验的多少、手术医师是否受过系统的培训、是否重视并避免以往的失误等。手术中精巧的操作技巧、合适的植入装置固定技术都非常重要。植入装置故障与机械制造工艺或外伤有关，这是制造商的责权范围，他们应该致力于提高装置设计的安全性和稳定性。当然，手术医师也应该熟练掌握手术操作技巧。

一旦出现并发症，就应对其连续观察并如实报道处理结果，积累这方面的经验。我们期望并发症出现的几率越来越低，对患者造成的损害也越来越小。

五、特殊情况下的人工耳蜗植入术

（一）先天性内耳畸形

先天性耳蜗畸形　内耳畸形伴有极重度感音听力损失可以行人工耳蜗植入。但是，内耳畸形状态下人工耳蜗手术的风险很高，如畸形耳蜗与内耳道之间的骨壁菲薄或缺失，术中鼓阶钻孔时容易出现脑脊液漏，术后可能会导致脑膜炎出现；耳蜗畸形常常合并其他畸形，如术中缺乏解剖标志、蜗窗与前庭窗缺失、面神经位置或走行异常等；如前庭水管扩大，内淋巴囊可能与脑脊液相通，术后容易出现脑脊液漏。

我们认为先天性内耳畸形人工耳蜗植入有两个重要前提，第一，耳蜗虽畸形但结构存在，其内充满迷路液体；第二，具有一定数量的螺旋神经节细胞（目前尚缺乏检测残存螺旋神经节细胞数量的办法）。

迷路缺失和耳蜗未发育则不适合人工耳蜗植入，而耳蜗发育不全、鼓阶间隔发育不全（Mondini 畸形）、共同腔、前庭畸形、前庭水管扩大则可以行人工耳蜗植入。

附：（首都医科大学附属北京同仁医院自 1996 年开展多导人工耳蜗植入手术以来，至 2005 年 12 月已经成功开展了 600 多例手术，其中先天性内耳畸形患者 100 余例，包括典型 Mondini 畸形、共同腔、耳蜗发育不全、前庭水管扩大等，其中单纯前庭水管扩大患者电极插入时比耳蜗畸形患者相对容易，耳蜗畸形患者术中容易出现井喷。现将我们的经验介绍如下：

1. 术前注意事项

（1）除了常规评估外，还一定要做高分辨率颞骨 CT 及 MRI 检查，对内耳畸形按 Jackler 法进行分类。

（2）了解面神经位置及走行特点，并做好应对准备。常规面神经隐窝进路受阻时，应考虑前、后鼓室联合进路或经半规管入路。

（3）做鼓岬电刺激实验，了解听神经反应。

（4）准备生物蛋白胶应对外淋巴瘘或脑脊液漏。

（5）针对共同腔畸形，最好使用直电极的人工耳蜗装置。

2. 术中注意事项

（1）配备面神经监测仪、神经反应遥测（NRT）和电刺激听诱发电位（EABR）等电生理监测手段进行术中监测。

（2）怀疑畸形耳蜗与内耳道或蛛网膜下腔相通时，在鼓岬钻孔前最好使用甘露醇降颅压，以减弱井喷压力。

（3）植入电极时，操作要轻柔小心，以免将电极插入内耳道内。如耳蜗共同腔患者，耳蜗与内耳道相通时。

（4）鼓岬钻孔一定要封闭严密。可使用颞肌筋膜、结缔组织、生物蛋白胶等，防止术后出现脑脊液漏。

3. 术后注意事项

（1）如果术中井喷严重，术后可考虑继续应用甘露醇降低颅压，用量要酌情而定。

（2）常规 X 线平片检查电极位置。

（3）对于耳蜗共同腔的患者，术后应长期随访，这类患者易出现电极移位、电极故障情况。我院现发现 2 例共同腔患者，术后出现电极故障。

内耳畸形人工耳蜗植入后听力与耳蜗结构正常植入者无明显区别，言语辨别率也无明显区别。可见人工耳蜗植入不是内耳畸形的禁忌证，但术前一定要按我们前面介绍的方法筛选适应证。）

4. 内耳道狭窄　人工耳蜗植入的另一禁忌证是内耳道狭窄。一般认为内耳道直径不足 2mm 时是人工耳蜗植入的禁忌证，这是因为内耳道内缺乏听神经和前庭神经。在确定内耳道狭窄时，一定要经过 CT 水平位和冠状位两个平面比较，同时要结合 MRI 检查后方能确定。

（二）耳蜗骨化

引起耳蜗骨化最常见的原因是脑膜炎，其他如耳硬化症、外伤、内耳自身免疫疾病及颞骨肿瘤等。由于考虑到电极很难被插入耳蜗、残存神经细胞数量不足等，耳蜗骨化曾被认为是人工耳蜗植入的禁忌证。1988 年 Gantz 为 2 例耳蜗骨化患者成功植入了多导人工耳蜗，此后又有许多学者报道了耳蜗骨化下的人工耳蜗植入术，而且术后效果与耳蜗结构正常者无明显差别。1996 年 Balkany 等将耳蜗骨化分为蜗窗龛骨化、耳蜗底转骨化和超出底转范围的三种骨化类型，术中依据耳蜗骨化程度的不同而采取不同的电极植入方式。Steenerson 等认为如果仅仅是鼓阶骨化，可以将电极植入到前庭阶，术后效果与鼓阶内植入法相同。如果骨化仅仅局限在底转范围内，可以将骨化或纤维化成分清除后将电极植入中转和顶转。如果骨化范围超过底转，可以采用 Gantz 等提出的"嵌入法"（inlay technique），沿着蜗轴将骨化部分磨出一骨槽，然后将电极置入骨槽内，上面用颞筋膜等覆盖。

我院在开展的 600 例人工耳蜗植入术中，发现 4 例患者为完全骨化，3 例为部分骨化，范围没有超过耳蜗底转，术中将纤维化或骨化的成分清除后，完全插入了人工耳蜗电极。4 例为完全骨化，范围超过了底转，采用"嵌入法"部分植入人工耳蜗电极，术后效果非常理想，与耳蜗结构正常植入者相似。

（三）人工耳蜗再植入术

再植入手术通常不难，但纤维化或骨化可能影响耳蜗腔隙的开放。术前应作好术中清理骨化物的准备，如果骨化严重，也可以选择对侧行人工耳蜗植入。Roland 等报道 20 例再植入术后患者效果与先前一致，Henson 等报道 30% 再植入患者认为效果比第一次植入术后差，这种差异可能与再植入技术或电极插入困难有关。

北京同仁医院目前已经为 20 例患者成功地进行了再植入手术，其中 18 例为植入装置故障，2 例电极位置不理想。18 例装置故障病例再植入术后效果与第一次手术效果接近。

（李永新　韩德民　赵啸天　刘　莎）

第四节 人工耳蜗术后调试与康复

一、术 后 调 试

（一）调试时间安排

术后开机为专业人员于术后患者安装并调试人工耳蜗的体外设备。开机时间为术后1个月。其后的1个月内每周调试一次，共4次。然后根据患者的情况改为每两周或每月一次，共2~3次。随后可为每季度一次，共2~3次。最后患者应每半年至一年随诊一次。

（二）调试内容

1. 电极阻抗测试　主要用于测试植入电极的功能是否正常。对于阻抗值异常的电极及可引起非听性反应的电极均应关闭。

2. T、C级的调试　T级即行为反应阈值，为患者每次均可听到的最小的电流刺激强度。C级即行为反应舒适阈，为患者不产生不适响度感觉的最大电流刺激强度。T级的测试可根据患者的年龄选择相应的方法，成人采用与纯音测听相同的方法，儿童则采用与小儿行为测听相同的方法。C级的测试使用言语表达、指图或行为观察的方法。需要指出的是T级和C级没有特定的值，也没有正常值范围，不同的患者其T级和C级的值是不同的。

对于不能配合测试的患者还可采用客观测试方法帮助预测患者的T、C级，如神经反应遥测（neural response telemetry，NRT）、电刺激听性脑干反应（electrically auditory brainstem response，EABR）、神经反应映射（neural response imaging，NRI）和电诱发镫骨肌反射（electrical stapedius reflex，ESR）等技术。

3. 电极间响度平衡测试　因各电极间的音调存在差异，所以一般测试相邻的2至3个电极，这样可以减少音调改变对测试的影响。患者需指出哪一个电极听起来比其他的电极响或轻。响度平衡测试的强度多为T级、C级或T、C级动态范围的50%。

即使对于语后聋的成人患者来说，第一次调试时做电极间响度平衡测试都是非常困难的。同样，对于儿童患者来说做响度平衡测试也是非常困难的。但如果不做响度平衡测试，言语信号听起来就会不平稳，这样将减少患者利用经言语处理器处理的言语信号中强度信息的能力。因此应尽量为患者做该项测试。

4. 电极排序测试　电极排序应与耳蜗音调感受部位相同。也就是说，蜗顶部的电极应产生低音调，蜗底部的电极产生高音调。若某些部位的电极产生的音调与应产生的音调存在明显不同，这些电极就需要进一步的调试。对于首次测试的患者，我们可以选择从蜗顶到蜗底电极进行连续刺激，让患者指出音调的变化是否从低到高或从沉闷到尖锐。在前几次的测试中一般不选择相邻的电极，因为它们听起来很相似，患者需要经过训练才能分辨相邻电极间音调的不同。

二、听力言语康复训练及评估

（一）术前训练

对于有听力损失的儿童，越早进行干预，其康复和教育就越容易取得成功。很多专家都强调早期（关键期）听觉刺激的重要性，早期的听觉刺激对于言语的获得有积极的影响作用。

研究显示，获得言语的关键期为出生到 4 至 6 岁间。这一早期发育的关键期和神经的可塑性阶段相对应。在这段时期内，听觉感知的辨别对大脑皮层的发育是至关重要的。在正常情况下，50% 的大脑在 3 岁前建立好这一结构，80% 的大脑在 8 岁前建立好这一结构，这一点就更加强调了早期刺激的重要意义，尤其是对于那些患有听力损失等感知障碍的患儿。

早期刺激是唤醒儿童大脑的最佳方式。我们必须教会儿童去聆听，尤其是对于那些先天性听力损失或在获得言语能力之前听力损失的儿童，这一过程将对他们的发育产生极其重要的影响。此外，这一过程对患儿精神活动、言语的发育以及个性的发展都会产生深远的影响。因此早期干预为听力损失患儿提供声音刺激就具有更加重要的意义。

所有听力损失儿童都将从听觉刺激中获益。不管患儿残余听力的动态范围有多小，听觉刺激对于他们的听觉通道和听皮层区域接受信号以及促进其发育都是有重要意义的。这是因为听觉系统不仅仅具有听的功能，而且具有时间及空间的感知能力。

人工耳蜗术后开机调试通常在手术后的 3～4 周进行。在调试过程中，要测试每一电极的 T/C 级。为了使这一过程更加顺利的完成，有必要进行听觉前训练。听觉前训练主要针对语前聋患儿，其年龄大多为 2～6 岁。这类患儿对声音没有认识，通常需要进行条件化和听觉训练才能配合术后人工耳蜗调试。在儿童人工耳蜗的调试过程中，最大的困难就是患儿对声音缺乏准确的条件化。正因为如此，听觉前训练是非常必要的，它将有助于在调试过程中发现问题，并能在调试时获得更为准确的结果。通过训练使患者对声音的有/无及强/弱获得准确的条件化，并巩固和强化调试中需要使用的基本词汇。

（二）术后训练

康复过程是在专业人员指导患儿家长利用人工耳蜗给予声信息促进儿童发育的过程。成功使用人工耳蜗的关键在于严格进行设备管理并为儿童提供听觉发展的最佳环境，使之成为儿童学习的有力工具。

听觉功能的发育是一个探求事物含义的过程。为了能够理解并影响周围环境中的事物，听力正常和听力损失儿童都积极的投入到这种探索过程中。当婴儿仅有 6 个月时，就已经开始认识到哪些声音具有重要含义。言语的出现是为了满足发育过程中更为复杂的需要，如做出选择、拒绝以及和周围的人分享经历等等。对于听力损失儿童，一个重要问题就是要确保经放大和处理过的信号能够使患儿完成上述过程。康复过程就是要解决这一问题。

专业人员的工作就是为患儿提供康复计划，使其能够按照正常的顺序获取听觉、言语和言语。对于植入人工耳蜗的儿童患者，康复任务则更具复杂性。植入设备应能够提供听觉信息以促进儿童言语系统的全面发育，此外还应该通过听觉反馈以实现言语监督过程，从而共享有声世界的信息。言语学的基本构成如语义、词汇、句法等必须得到全面的发育以满足社交和言语交流的需要。为了使这一目标顺利实现，必须从最初开始积极建立言语学框架并有效的利用口语交流。

康复的过程需要家长的参与、专业人员的指导、充分的咨询，整个过程是上述各个方面共同协作的过程。对于学龄前儿童而言，家长的作用就显得尤为重要。训练场所有多种选择，可以是医疗或康复机构、患儿家中，幼儿园等。负责康复的患儿家长应该充分认识到康复过程对患儿的重要意义。

（三）康复病例介绍

Lilly 出生于一个有 5 个孩子的家庭，她是其中最小的一个，出生时即为极重度聋，其病因为 Waardenburg 综合征。该患儿在 11 个月时被发现患有听力损失，其家族中无其他听力损失患者。随后，Lilly 佩戴助听器并在母婴康复机构中接受了两年的康复训练。

Lilly 在三岁零三个月时来到人工耳蜗中心，当时掌握的词汇量只有 50 个，主要的交流方式为手势和哑语。Lilly 在当时表现出许多行为方面的问题，包括容易发怒和对日常事务表现出的固执行为。Lilly 的妈妈介绍，"Lilly 是家中的主宰。"尽管接受过两年的听力干预，但 Lilly 只具备初步的言语技巧并且没有掌握聆听技巧。

我们使用 7 通道的振触觉装置 Tactaid 7 并结合 TARGO 振触觉学习方案对 Lilly 进行康复训练。在训练中强调全面交流（TC）的方法。通过训练，实现了多种康复目标，在六个月的训练中，她的词汇量迅速增长到 250 个。通过 Tactaid 7，Lilly 掌握了按照要求发声，并且能够辨别振触觉的长短，同时她还掌握了对振触觉刺激做出条件化的反应，此外还实现了其他一些听觉言语康复训练目标。Lilly 一贯使用一种叽叽嘎嘎的嗓音发声，其音调极低并且音质沙哑，即使通过训练和反馈也未能得到有效纠正。

使用 Tactaid 7 接受 6 个月的训练后，由于患儿适合接受人工耳蜗植入手术，Lilly 接受了 Nucleus 22 导人工耳蜗植入，植入耳为右耳，22 个电极全部植入耳蜗内，使用 Spectra 微型言语处理器，其编码策略为 SPEAK，植入时 Lilly 的年龄为 3 岁零 10 个月。

以下是 Lilly 两个阶段内的康复治疗目标和训练安排。第一个阶段为植入术后一个月内，Lilly 的年龄为四岁零一个月。第二阶段是术后的四年，Lilly 的年龄为八岁零五个月。

1. 第一阶段

（1）目标：①言语方面：发声时使用正常的语声（相对于"叽叽嘎嘎"的语声）；在元音前发/w/和/b/音，在元音后发/m/音；在发/b/时使用向外的气流；发出元音/ah/，/ee/，/oo/；重复节奏和音调变化；②言语方面：理解和运用三词结合（手势＋口语），尤其是形容词＋名词＋动词；动词＋形容词＋宾语以及主语＋动词＋宾语的形式。学习新单词，如需要、地点、杯子、填充、满、空、碟子、属于、两者、少数。经常使用词语/手势的同义词，如停止/终止、杯子/茶杯、小/少，将已经掌握的词汇从手势转化为口语。③测听方面：当无刺激声时应本能的反应为"无声音"；辨别自己的名字；识别超音段音位和音段音位模式；④认知方面：学习时间序列，包括口语及书面语（首先、最后、接下来、然后）；⑤口语交流：当寻求训练者的关注时会叫"妈妈"和专业人员的名字；轮流讲话的训练；在适合的日常生活情境中仅使用言语进行交流（如问候朋友、向人说再见）。

（2）总结：在人工耳蜗刚刚使用的4个星期内，Lilly就已经建立起了聆听的初步基础，然而，她所具有的大多数技能是和特定的聆听环境相关联，因此需要强化自发性听觉反应的训练。另外，训练人员希望Lilly的聆听技巧能使其从周围环境中不断进行学习，而不是在直接的指导下进行被动学习。

在与Lilly老师的合作上占用了相当长的时间。在本部分训练内容结束后很短的一段时间内，我们参观了Lilly的学校。在那里，训练者和Lilly向该校的教师进行了一个简短的康复训练展示，老师们对Lilly所取得的听觉能力的进步表示惊讶，并且告诉训练者Lilly从前在学校中不会向他们展示这种技能。为了使Lilly在课堂中能够获得更大的进步，训练者和老师们对教学的调整方案进行了讨论。通过讨论，老师们认识到他们不应该通过视觉或触觉信息获取Lilly的注意力，而应该首选听觉方式。老师们确定了用于日常训练Lilly的词汇和短语，这些训练材料均在没有手势信息的帮助下给出。当讨论Lilly的训练目标时，老师们提出了数种方案，将训练目标结合在能在教室内完成的训练活动中。此后，训练者和Lilly的老师仍然继续保持联系，如通过电话，每周传真教学计划，互相交流康复训练的录像带等。

2. 第二阶段

（1）目标：①言语方面：对辅音s、k的发音训练；改进鼻腔的共鸣；训练在交流中重叠交错出现的言语的识别能力；②言语方面：词汇含义的掌握；言语学上问题的解决；理解和使用较为复杂的句法结构；言语隐含意义的理解；③测听方面：复杂信息的开放式理解测试；改变一组词语的含义；对5个表示不同时间序列的词汇进行比较；对话测试；④认知方面：类别归纳训练，如属于/不属于（知道某元素是否属于某个集合）；使用口语交流中的补救策略。

（2）总结：通过训练，Lilly的听觉能力不断进步，她现在已经能通过听觉理解十分复杂的内容。全面交流的方式使她能够将唇读和手语信息作为听觉的补充，尽管必要时训练者也会借助于这些方式来帮助Lilly进行理解，但训练的目的是使她能够尽可能减少这些辅助方式的使用。

Lilly的父母非常理解Lilly需要在没有视觉帮助的情况下学习更为复杂的内容，最初他们对此感到不能接受，他们认为尽管Lilly对于简单的事情不需手语帮助，但当遇到复杂问题时，仍然不能脱离手语。在这种情况下，训练者有必要向家长进行解释，告诉他们Lilly通过聆听能够做到什么，并应让他们知道不经过细致入微的练习，我们是不知道其听觉能力有多大潜力的。最后，当他们了解到Lilly的学习能力时感到十分惊喜，并对训练者的工作给予了大力的支持。在家庭交流中，Lilly的父母仍然保持使用手语，这样使得交流不需停顿和解释，并且Lilly也可以顺利的参与到谈话中。

Lilly的成功是多种因素共同作用的结果，没有这些因素，是不可能取得这样的效果的。这些因素包括在进行全面交流的训练中，家长所做出的巨大支持和配合，学校训练的支持，此外还包括Lilly自身个性的因素，以及她的聪明才智和性情。

（四）康复效果评估

1. 测试时间安排　患者在术后半年即可进行该项测试，以后可每隔半年或一年测试一次，用于评估人工耳蜗植入的效果。

2. 测试方法　与术前评估相似，使用与患者年龄相当的相关测试材料，分别在听觉、听觉-视觉及视觉状态下测试患者的言语辨别能力，在植入耳配戴人工耳蜗的条件下进行测试。测试强度一般为 70 dB SPL 或使用正常谈话声。若强度不够，可增加测试强度并记录下来。可使用录音带、CD 或口声进行测试。儿童患者则使用与年龄相当的测试材料。

（陈雪清）

第三十二章

眩晕概述与眩晕流行病学

第一节　眩晕的概念

一、定义和发生机制

　　眩晕是空间定向能力紊乱所引起的一种运动错觉，除精神性（包含癔性）眩晕外，所有生理性和病理性眩晕，均有其神经生理或病理生理的机制。当一侧前庭感受器或前庭神经元受到刺激，不论引起反应属兴奋还是抑制，均会引起两侧前庭核群中的张力即兴奋性不平衡，这样的信息经各级有关中枢传入大脑皮层引起一种有一定方向和规律的'身体在运动'的错觉，就是眩晕，也称'真性眩晕'。如果双侧前庭受到相同的刺激（如双耳同时灌注冷水或热水）则不引起眩晕，但如一耳灌冷水另一耳灌热水，则引发的眩晕会比单侧耳受刺激要重。前庭感受器受刺激后的反应传入各级前庭中枢，各级中枢又通过前庭传出系统对下级神经元起负反馈（抑制）作用。因此，如疲劳、饥饿或某些药物（如酒精、巴比妥类药物）令大脑皮层受到抑制，负反馈作用减弱，前庭反应会增强；而用咖啡因等大脑皮层兴奋药后前庭反应会减弱。过去曾用苯甲酸钠咖啡因或 APC 治疗眩晕能收到一定的效果，即基于此理。总之，眩晕的程度主要取决于两方面的因素：双侧前庭核中兴奋性的差距和上级前庭中枢负反馈作用的强弱。这也表明前庭功能的可塑性颇大。基于此原理，适当的锻炼，包括对前庭感受器反复的弱刺激，可建立前庭习服，稳定性增强，对外界或体内病理性刺激引起的反应减弱，但不影响平衡功能，可以预防运动病和若干眩晕症候的复发。

二、眩晕伴发的症状和体征

　　眩晕常伴发眼震和自主神经系统的症状和体征。前庭性眼震是眼球在受刺激的半规管所围成的平面上旋转。前庭性眼震有快慢相之分，慢相方和与内淋巴流动方向一致，而快相则朝向兴奋（去极化）的一侧壶腹嵴或背离抑制（超极化）的一侧壶腹嵴。眼震多出现在眩晕的高潮期间，轻度的眩晕可无明显的眼震相伴发，而位置性眼震则多与位置性眩晕同时发生。前庭性眼震有若干特点可资鉴别诊断参考，在有关章节中详细介绍。

眩晕时伴发自主神经症状和体征以迷走神经为主，如苍白、冷汗、手足发凉、唾液增多、恶心、呕吐、肠蠕动也增加，以致大便次数增多，患者可描述为"上吐下泻"。这类症状的轻重常因人而异，也因个体当时的情况而异。心理因素的影响也很重要，例如晕车患者可因心情紧张令症状加重，也可因事前给服一片安慰剂令症状减轻。眩晕发作时颈肌和肢体的伸屈肌均有张力改变，如头颈向眼震的慢相反方向扭转；过指试验时双上肢也向同一方向（头颈扭转和眼震慢相）偏斜。眩晕（自身转动）的方向与眼震快相一致，人体则朝相反的方向倾倒。

三、可引起眩晕的疾病

眩晕是临术常见的症状，介绍有关各科可引发眩晕的疾病如下：

1. **耳科**　外耳道异物或耵聍栓塞，尤其豆类异物或耵聍块经水泡胀压迫外耳道后壁的迷走神经，经神经反射到前庭系统引发眩晕。气压性中耳炎、分泌性中耳炎、化脓性中耳炎、中耳及乳突肿瘤。鼓室成型术后镫骨足板如被推入前庭窗，压迫到椭圆囊斑或其神经可引起眩晕。耳硬化症病灶侵及内耳道骨壁或前庭器官的骨壁，也可引发眩晕。迷路瘘管、各种迷路炎和迷路特殊感染、梅尼埃病、前庭神经元炎、突发性听力损失伴眩晕、位置性眩晕、复发性前庭病、迷路供血故障、迷路震荡、迷路出血、迷路外伤、大前庭水管综合征、迟发性膜迷路积水、运动病、内耳减压病、Hunt 综合征、Hennebert 综合征、化学物及药物耳毒性引发的眩晕等。

2. **神经（内、外）科**　椎基底动脉系统供血不足、桥小脑角占位病变、小脑占位病变、脑干占位病变、多发性硬化、延髓空洞症、颞骨骨折、颅脑外伤、脑炎及脑膜炎、颅颈结合部位畸形、偏头痛、自主神经系统功能紊乱、眩晕性癫痫、遗传性共济失调、癔性及精神性眩晕等。

3. **内科**　血液病、糖尿病及出血性紫癜等引起的迷路出血；高血压、低血压、高血脂、血管硬化、心脏病、胶原病等引起迷路供血故障；代谢病、内分泌等引起内耳体液循环和代谢紊乱；慢性疲劳综合征及艾滋病等。

4. **外科**　颈肌扭伤、颈椎病、Paget 综合征等。

5. **皮肤科**　先天性及后天性梅毒。

6. **眼科**　各种视性眩晕。

7. **儿科**　颅后窝占位病变如小脑肿瘤，肠寄生虫病如肠蛔虫症、先天性心脏病以及上述各科的不少疾病也可见于儿童。

8. **妇产科**　妊娠的早期有妊娠反应可引起眩晕；妊娠后期腹腔经迷走神丛受压通过神经反射引发眩晕，立位和坐位加重，卧位减轻，孕妇患者多不能起床，分娩后即不再眩晕。此外妊娠高血压等也可引起眩晕。

四、眩晕的鉴别

过去眩晕分类有好几种，从临床实用考虑，现在多沿用外周性和中枢性眩晕或耳源性脑源性眩晕。这样分类便于眩晕的鉴别和定位诊断。急诊处理眩晕首重鉴别诊断。首先要明确是否外周性眩晕，外周性眩晕具有下列特点可与中枢性鉴别。

（1）外周性眩晕多有明确的运动错觉，单侧前庭病变时常呈旋转性眩晕。双侧前庭病变时如一侧较重则仍可有旋转性眩晕，如双侧病变程度相近则主要为头晕、眼花、晃动及不稳感。

（2）外周性眩晕发作多缓慢发生，达到高潮后再逐渐缓解。中枢性眩晕多缓慢发生，逐渐加重。

（3）眩晕发作时定向力紊乱，平衡失调，不能行走。严重时患者往往惊惶失措，紧抓椅把或床沿，惟恐翻倒。如眩晕时仍能行动，甚至活动时反而减轻，则不符合外周性眩晕。

（4）眩晕时多伴自主神经系症状，如面色苍白、手足发凉、唾液增多、恶心、呕吐等，轻重程度因人因病而异。中枢性可无这类症状。

（5）患者畏高声和亮光，头部运动时症状即加重，多闭目静卧，并向一侧卧倒，拒绝翻身或转动头部。如辗转反侧，坐卧不安，则不符外周前庭系的病症。

（6）外周性眩晕持续时间多不长。位置性眩晕伴眼震多在30秒内消退，梅尼埃病多在20分钟至数小时内眩晕缓解；特发性突发性听力损失及迷路炎眩晕可持续数日，前庭神经炎和前庭中毒眩晕多持续数日至十数日，以后呈活动时头晕、眼花及行走不稳。如眩晕持续更长且越过越重则应考虑中枢性。

（7）如眩晕反复发作，则间歇期间无头晕不适。如无明确的间歇期，而为持续头晕伴行走欠稳而且呈阵发性加重者应考虑中枢性病变。

（8）外周性眩晕多伴眼震，眼震持续时间短，多在眩晕较重时出现，呈水平型、旋转型或水平旋转型、有快慢相之分，方向固定，中等振幅，向快相方向注视时增强，向慢相方向减弱或消失；在暗光中或闭眼时增强，在亮光下或睁眼进减弱，注视外物时也受到抑制。中枢性眼震持续时间较长，可呈垂直型、斜行型或翘板型。可无快慢相而呈摆动状，或虽有快慢相但方向不固定，快相与凝视方向一致。振幅较粗大，睁眼增强，闭眼减弱，注视不受抑制。

（9）外周性眩晕患者的前庭功能多有不同程度的减弱，诱发性眼震方向和类型有一定规律，双侧一致。如出现错型、错向或双侧不一致的诱发性眼震时，应考虑有中枢性病变。

（10）外周性眩晕时自发性倾倒和过指偏斜方向与眼震慢相一致，倾倒方向与耳位相关，例如倾倒向右耳，右耳转向前方时则倒向前，右耳转向后则倒向后。双侧手臂过指的方向一致。中枢性眩晕自发性倾倒的方向与耳的位置无关；过指双臂可不一致，仅患侧手臂出现阳性体征。

（11）可伴耳蜗症状。

（12）无意识丧失，不伴其他中枢神系统症状和体征。少数体弱患者剧烈呕吐后发生晕厥。

五、眩晕的处理原则

初诊眩晕首先要鉴别是否为外周性眩晕已如前述，如非外周性眩晕则应迅速判断属何科疾病，即时转科或邀请有关专家会诊，协同处理。如符合外周性眩晕则按初诊印象予适当处理。如能明确原因则针对病因治疗，否则对症治疗，分别介绍如下。

1. 病因治疗　引起眩晕的原因如已明确，针对病因及患者的具体情况选择合适的处理，争取病变早日消退。如良性发作性位置性眩晕考虑为半规管中游离耳石引起，则采取耳石复位手法治疗，可很快见效。但如为高年患者或有高血压、心脑血管病，较重的颈椎病等则慎用复位手法。运动病和 Dandy 综合征等经前庭康复处理，也可望收到善效。颈椎病引起的眩晕经颈椎牵引或手术治疗可以治愈。

2. 对症治疗　梅尼埃病和突发性听力损失伴眩晕等病因不明，眩晕发作时多采取对症治疗，以止晕为主，选用抗胆碱药物或抗组胺药物，恶心呕吐较重时选用止吐剂，注意纠正脱水及电解质不平衡，有酸中毒倾向时静脉点滴，等渗碳酸氢钠溶液。急性期过后则以恢复位听功能为主，改善局部体液循环，改善组织代谢，消减神经组织炎性反应等处理。如梅尼埃病或发作性眩晕等的间歇期则以防止眩晕复发为主。疑有自身免疫性内耳病除可选用上述处理外，适当选用激素治疗，但应注意患者是否有高血压或出血倾向等禁忌证。外周前庭系统不可逆的损伤，则在急性期过后施行前庭康复，及早促使代偿功能的建立。

（刘　链）

第二节　眩晕的流行病学

眩晕是人群中一种较为常见的症状，在老年人中则更为多见。有文献报道眩晕的患病率在年轻人中约 1.8%，而在老年人中则高于 30%。

一、眩晕的定义和分类

眩晕主要表现为一种不稳定感或平衡失调，感觉到头或周围环境的旋转。研究中所问的问题包括眩晕发作的频率和严重度，据此可将眩晕定义和分类，但各研究没有统一的标准。Aggarwal 等认为眩晕每月发作一次或以上，程度分为极严重、中等严重、不严重。Russell 等和 Abu-Arafeh 等将儿童的发作性眩晕（paroxysmal vertigo，PV）定义为过去一年中至少有三次感觉到自身或周围环境在旋转，并且在这期间没有意识和相关的神经或听力方面的障碍。

二、眩晕的患病率

（一）成人

芝加哥健康和人口老龄化工程（2000）是一项在两种人种社区中的纵向研究。6,158 人参加了家庭访问，年龄≥65 岁，672 人完成了关于眩晕的资料。眩晕规定为每月发作一次或以上，这样眩晕的患病率为 9.6%。

Jonsson 等（2004）对瑞典一个乡村人群进行了调查研究。根据出生日期系统采样，应答率为 77%，2011 名参与者回答了问卷。眩晕的患病率 70 岁年龄组为 33%，75 岁组为 30%，79 岁组为 40%，82 岁组为 39%，85 岁组和 88 岁组都为 50%，90 岁组为 51%。

Yardley 等（1998）从伦敦四个诊所的病人登记册中随机抽样，问卷调查 2064 人，年龄 18~64 岁，480 人（23.3%）报告有眩晕，其中 225 人的眩晕在一定程度上妨碍日常生活。Nazareth 等（1999）对有眩晕 18 个月后的 480 人进行随访问卷的调查，有 247 人完成。在这 18 个月中 37 人（15%）没有眩晕发作，94 人（38.1%）发作一次或两次，66 人（26.7%）发作数次，50 人（20.3%）则经常发作（14 人至少每月一次，19 人为每周发作，17 人为每天发作）。按眩晕的程度可分为三类：一类为无症状或症状不妨碍日常生活，有 170 人（70%）；二类有一个或两个症状或眩晕发作时对日常生活有轻微妨碍，此类有 20 人（8%）；三类有反复发作的症状或对日常生活有明显妨碍，有 55 人（22%）。

Nakashima 等（2000）对日本一个城镇居民进行了问卷调查，眩晕的患病率为 6.08%。

Oghalai 等（1996）发现美国一个内陆城市的老年病学科的人群中有 61% 的病人患过眩晕，9% 为良性发作性位置性眩晕（benign paroxysmal positional vertigo，BPPV）。

（二）儿童

有关儿童眩晕的资料较少。Russell 和 Abu-Arafeh（1995，1999）对英国阿柏丁 5～15 岁的儿童进行了调查研究。1754 人完成了问卷，过去一年中眩晕发作至少一次的有 314 人（18%），至少三次的有 92 人（患病率 5.3%），其中有 45 人按标准诊断为 PV（患病率 2.6%）。

（三）影响眩晕患病率的相关因素

1. 性别和年龄　各研究普遍支持眩晕随着年龄的增加而呈上升趋势，女性较男性更易发生眩晕。

Aggarwal 等报导了眩晕与年龄和性别关系的详细资料。眩晕的患病率在 65～74 岁年龄组为 6.6%，75～84 岁年龄组为 11.6%，≥85 岁年龄组为 18.4%。眩晕的总体患病率男性 5.8%，女性为 12.1%，女性眩晕的比值比（OR）为 2.03。

Jonsson 等的研究显示眩晕的患病率随着年龄的增长而上升。70 岁年龄组眩晕的患病率为 33%，其后随着年龄逐渐上升至 85 岁后出现一个平台，患病率在 50% 左右。每天发作的眩晕的患病率也随着年龄增加，70 岁年龄组为 4%，而到 90 岁年龄组已增至 25%。所有年龄组中女性均较男性易出现眩晕性问题。

Katsarkas 等（1994）发现在 ≥70 岁的 1184 名门诊病人中，眩晕在女性更为普遍。

2. 种族　Aggarwal 等在研究中对不同人种眩晕的患病率进行了分析，结果发现非洲人和白人眩晕的患病率间无明显差异（分别为 9.8% 和 9.3%）。

3. 血管舒缩症状　Ekblad 等发现有血管舒缩症状的女性中每天或每周发作旋转性眩晕的占 10%，相比较没有血管舒缩症状的为 2%，OR 为 5.21。

三、眩晕的相关病因

（一）前庭系统疾病

Abdul-Baqi 等（2004）对 1993～2000 年在 Jordan 大学医院门诊就诊的 108 名眩晕患者进行了调查研究，其中男性 52 人，女性 56 人，平均年龄 45.6 岁。结果示 25% 以外周前庭功能紊乱为主要原因，3% 以其为次要原因；17% 以中枢前庭功能紊乱为主要原因，9% 以其为次要原因。

Davis（1994）发现美国新墨西哥州中部大城的退伍军人医学中心的大于 50 岁的

170 名男性眩晕患者中，外周前庭功能紊乱的占 71%，良性发作性位置性眩晕（BPPV）占 34%。

许多耳科疾病会影响前庭功能，出现眩晕症状。Kentala（1996）归纳了比较常见的有关眩晕的耳科疾病，包括梅尼埃病、前庭神经鞘瘤、BPPV、前庭神经元炎、突发性听力损失、外伤性眩晕。在前庭神经鞘瘤的患者中 49% 有眩晕。

Katsarkas 报导 1194 名有眩晕的门诊病人中 39.13% 被确定或高度怀疑为发作性位置性眩晕。

Mosca 和 Morano（2001）发现 1902 名不同类型的平衡失调的患者中有 98 例为 BPPV。

（二）偏头痛

Lee 等（2002）对 72 名有未知原因的单独反复发作眩晕的患者进行了眩晕与偏头痛关联的研究。该 72 例为病例组，根据性别、年龄匹配设置对照组，结果病例组偏头痛的患病率明显高于对照组，分别为 61.1% 和 10%（$P < 0.01$）。

Russell 和 Abu-Arafeh 的研究示 45 名诊断为发作性眩晕的儿童中 11 人（24%）有偏头痛。

（三）其他因素

Abdul-Baqi 等的调查示眩晕患者中 31.5% 以心血管疾病为主要原因，49% 的以其为次要原因，相关的原因还有精神因素、颈椎病、内分泌代谢性疾病、外伤等。Davis 则发现精神心理因素在 170 名男性眩晕患者中占 6%，3% 以精神心理因素为眩晕的主要原因。

四、临床随访

由于眩晕的患病率较高，并且给患者的生活带来了许多不便，所以对眩晕的临床随访调查有着重要的意义。Yardley 等发现眩晕在一定程度上妨碍日常生活的 225 名患者中只有 25% 接受不同形式的治疗。Nazareth 等 18 个月后随访的 247 名眩晕患者有 60 人（24%）到一般诊所咨询，22 人（9%）接受药物治疗，12 人（5%）接受医生忠告，4 人（1.6%）接受物理治疗，13 人（5.3%）接受其他治疗，有 20 人（8.1%）被转诊到医院。Davis 对眩晕患者 6 个月后随访时发现 55% 症状有所改善，34% 没有变化，4% 症状加重，7% 的失访。Kroenke 等（1994）对 100 名眩晕患者进行一年的随访，18 人症状解除，37 人改善，32 人没有变化，11 人加重，2 人失访。

五、小结

眩晕患病率数据显示眩晕仍是人群中一种常见症状，尤其是在老年人群中。近来的研究确认眩晕的患病率随着年龄增长而上升，女性较男性易感，不同种族则无明显差异。其病因主要是前庭系统疾病、偏头痛、心血管疾病、精神因素等。各研究报道眩晕的患病率变化之广与对眩晕频率的定义不同及研究人群的不同有关。以后的研究需要有一致的定义和方法，要对大样本的普通人群进行研究，以得到更多的信息和结论。

（卜行宽　徐　霞）

第三十三章

梅尼埃病

梅尼埃病（Meniere's disease，MD）是一种特发的内耳病。Meniere 于 1861 年首先描述该病，Hallpike 及 Cairns 于 1938 年发现其组织病理基本改变为膜迷路积水，亦称内淋巴积水（endolymphatic hydrops）。临床表现为反复发作眩晕，波动性感音神经性听力损失，耳鸣和耳胀满感，发作间歇期无眩晕。病因不明。

不同国家、不同地区、不同民族的发病率相差很大，这也与诊断标准不一致等原因有关。据文献报道，法国的发病率为 75/10 万，意大利为 82/10 万。男女发病率相近。发病高峰年龄为 40 多岁。双耳发病率相近，但多为一侧发病，病程越长发展成双侧患病的机会越大。约 1/5 的患者有家族史。

一、病因和发病机制

梅尼埃病的病因和发病，主要基于内淋巴循环的纵流和辐流学说，纵流学说即指内淋巴由耳蜗血管纹及前庭暗细胞产生，流向内淋巴囊被吸收；辐流学说指内淋巴生成后，被齿间沟、内沟和血管纹吸收。其发病机制主要是内淋巴产生过多和（或）吸收障碍。

内淋巴纵流中任何部位的狭窄或梗阻，如先天性狭窄、炎性纤维变性增厚等，或囊吸收障碍是膜迷路积水的主要原因，但其致病是一个缓慢的过程，可能需长达数年的时间。Yazawa 对 79 例 MD 患者进行了岩骨 CT 扫描研究，结果发现迷路后区发育不良，可能是膜迷路积水的重要致病因素。病理学检查证实，MD 患者表现出囊周纤维化、囊上皮萎缩、前庭水管增生不良或外口狭窄、内淋巴管腔狭窄、水管周气腔形成不良、乳突气化不良等，都可影响内淋巴囊对内淋巴的吸收。

内淋巴产生过多，也可造成内淋巴积水。MD 患者的抗利尿激素水平明显高于正常人。耳蜗内有两个渗透梯度，一是外淋巴腔与内淋巴囊之间，二是耳蜗顶转与底转之间，其中任一个发生紊乱都可引起内淋巴积水。引起上述病变的原因有以下学说。

（一）遗传因素

约 10% ~ 50% 的患者可能与遗传因素有关，多为常染色体显性遗传。MD 患者中 HLA-DR，DQ，DP 的出现率，特别是 HLA-DR2 较对照组更高。有家族史的 MD 患者

HLA-A2 和 HLA-B44 出现率为 90% 和 70%，而无家族史的患者为 75% 和 37%，正常对照组则分别为 28.9% 和 12.3%，提示可能存在染色体 6 短臂的突变。连锁分析显示，COCH 基因发生 P51S 突变。但梅尼埃病的遗传学基础是复杂的，可能存在多个基因的突变。

（二）免疫损害学说

研究证实，内耳确能对抗原刺激产生免疫应答，抗原抗体反应致内耳毛细胞扩张、通透性增加、血管纹分泌亢进，体液易渗入膜迷路，囊腔周抗原抗体复合物沉积致吸收功能障碍。

Derebery 报告，MD 患者吸入性过敏（41.6%）和食物性过敏（40.3%）的发生率远大于正常人群（27.6%；17.4%），接受抗过敏治疗后的恢复也较未接受抗过敏治疗者要好。内淋巴囊在此过程中起两方面的作用：①内淋巴囊本身可能是免疫介质的靶器官；②循环免疫复合物沉积于囊内，导致炎症及干扰内淋巴囊的滤过功能。Atlas（1998）对 36 例 MD 患者血清中特异性抗内耳蛋白抗体进行检测，活动期阳性高达 88%，说明抗体的出现率与疾病活动性两者显著相关。

Shea（1983）提出。损害及症状与免疫反应的解剖部位有关。机制为 II 型免疫反应或 IgG、IgM 介导的 III 型免疫反应。约 32%~50% 的 MD 患者的循环免疫复合物水平升高，远较非 MD 患者的水平高。循环免疫复合物沉积于血管纹和内淋巴囊，血管通透性升高，离子和液体内环境失衡致积液。50% 的双侧 MD 患者的抗热休克蛋白质（HSP70）抗体水平升高，这也是自身免疫性内耳病的一个指征。

（三）内耳缺血学说

内耳动脉为终末性动脉，且包含在密闭的骨性结构中，极易造成区域性微循环障碍。当小血管痉挛时，可致内淋巴囊微循环障碍，细胞缺氧后出现代谢紊乱，渗透压增高，外淋巴及血液中的液体渗入而致膜迷路积水。

（四）Ca^{2+} 超载学说

Gottesberge 对积水动物模型测量内淋巴离子浓度，发现 Ca^{2+} 浓度增高 10 倍以上，提高了蜗管的渗透压，进而造成内淋巴积水。对内淋巴囊阻塞的豚鼠，分别服用钙拮抗剂氟桂嗪 1 个月后，浓度增高程度减慢，听及前庭功能受损程度减轻。

（五）病毒感染与 MD

病毒通过蜗窗膜或血循环到达内耳后，引起不同部位的损害。症状差异可能与病毒数量和宿主免疫反应差异有关。经中耳感染者引起单侧致病，而经血循环感染者可致双侧发病。发病最初可能是病毒直接作用或"炎性-免疫和微血管效应"的结果，随后的发作则可能是血管纹、暗细胞、内淋巴囊和内淋巴管损害的结果。病理学证据：MD 患者行内淋巴囊手术后的内淋巴囊标本中，约 78% 的标本中可检出巨细胞病毒，而对照组行听神经瘤手术的标本中，则无一检出巨细胞病毒。内淋巴的流动将病毒带至内淋巴囊致其受损，液体内环境失衡，终致积液。

（六）中耳炎与 MD

中耳炎影响内淋巴囊和管的发育，特别是在青少年时期。陶特曼（Trautmann）三角发育畸形可能影响内淋巴管和囊的发育（包括影响其血供）。

（七）血管加压素与 MD

MD 患者的血管加压素（vasopressin）水平在眩晕发作前后均升高。豚鼠给予血管加压素 1 周后可诱导内淋巴积水，其血清中的血管加压素水平与 MD 患者中血清的血管加压素水平相近（Takeda，2000）。推测 MD 患者血浆中的血管加压素水平升高是引起内淋巴积水的重要原因。

（八）内淋巴囊功能紊乱学说

内淋巴囊可产生和分泌糖蛋白和蛋白多糖入囊腔，调节内淋巴的窘和压力。内淋巴囊可感受囊腔中内淋巴的缺乏，反应性分泌 saccin，增加内淋巴和糖蛋白的含量，内淋巴渗透压升高，引起内淋巴液增多，致膜迷路积液。已有发现，MD 患者内淋巴囊腔内嗜酸糖蛋白增多，而充满嗜酸性颗粒的中度积液耳的内淋巴囊容积较轻度积液和重度积液者都要大，表明内淋巴囊内糖蛋白代谢的改变可能在某些 MD 患者的发病中起作用。

总之，MD 的发病与很多因素有关，基本致病机制是内淋巴管和内淋巴囊的吸收障碍，这是机械阻塞和化学因素共同作用的结果，但系一长期作用的过程。

二、病 理

（一）内淋巴积水

在疾病早期，积水主要累及耳蜗、球囊，表现为前庭膜膨胀入前庭阶、球囊膨胀；而在晚期，整个内淋巴系统都可能受累，耳蜗和球囊积水多见，而椭圆囊和半规管积水则少见。内淋巴系统常膨胀入蜗孔，球囊则常膨胀入半规管（多为外半规管）或与镫骨足板接触。积水也可阻塞外淋巴腔或致其移位入前庭阶。

（二）膜迷路破裂

部分病情严重的患者可出现膜迷路的破裂，引起内耳电解质的紊乱。另一方面，膜迷路破裂在理论上也是内淋巴积水后压力释放的一种方式，可避免内淋巴积水进一步发展，这也是耳蜗-球囊切开术的理论基础。膜迷路也可局部向外膨出，目前尚不清楚是局部内淋巴积水，或是迷路急性膨胀破裂后纤维增生愈合的结果。膜迷路穿孔未愈合即形成瘘。Schuknecht 发现在 46 例积水耳中，有 18 例发生膜迷路瘘，其中 9 例位于球囊和外淋巴腔之间，4 例位于球囊和耳蜗管之间，4 例在球囊和椭圆囊之间，1 例在蜗管和外淋巴腔之间。

（三）膜迷路萎缩

扩张的迷路壁可在任一部位发生萎缩，如血管纹萎缩，可导致离子交换障碍。Okuno 等在 22 例积水颞骨中发现，多数都有膜迷路的萎缩。

（四）内淋巴管和内淋巴囊病变

Schuknecht 和 Ruther 等在 46 例积水颞骨中，发现 8 例（17%）有内淋巴管的阻塞，9 例（26%）有内淋巴窦的阻塞。部分患者的前庭水管增生不良，并向前移位；若前庭水管直径过小，致内淋巴囊增生不良，也易发生梅尼埃病。部分患者的内淋巴囊峡部狭窄，囊周结缔组织纤维化，血管减少、狭窄，囊腔内嗜酸物质沉着。

（五）前庭纤维化

球囊、蜗管和椭圆囊膨胀可引起各壁互相接触，导致其间的纤维组织增生。大约有 35% 患者的纤维化可能与球囊膨胀延伸至椭圆囊斑有关，这一现象可能造成瘘管试验假阳性。

（六）感觉器病变

在梅尼埃病初期，Corti 器或前庭感觉器官的毛细胞丧失并不多见。在患病晚期，可能出现毛细胞丧失，支持细胞萎缩，前庭膜塌陷，盖膜萎缩，也可能有严重的壶腹壁膨胀或塌陷。前庭暗细胞密度降低，胞核模糊。

（七）神经病变

在疾病早期，耳蜗和前庭神经细胞一般不受影响。在患病晚期，大约 10% 的患者有耳蜗顶区神经元的局灶性变性、丧失，但前庭神经元很少受累。

三、病理生理学

尽管对于梅尼埃病的发作性眩晕、波动性听力下降等症状有多种解释，但目前还未有已得到公认的理论。综观文献，如下三种理论似更有说服力：

（一）迷路破裂、高浓度钾离子对神经上皮的毒性作用

内淋巴管和内淋巴囊功能障碍引起内淋巴压力升高，导致内淋巴系统膨胀，膜迷路（特别是更易变形的前庭膜和球囊）变薄、萎缩，最终破裂，大量富含 K^+ 的内淋巴溢入变窄的外淋巴腔，使得暴露于高 K^+ 内淋巴的毛细胞和神经组织麻痹，引起突然的听力下降和眩晕。当外淋巴腔的生化成分恢复正常后，症状也相应消失。在破裂的膜愈合后，压力又逐渐升高，另一循环则又即将开始。但在部分膜迷路积水颞骨中却未能证实有迷路破裂发生。

（二）感觉终末器官的压力及移位

内淋巴积水主要见于中阶和球囊。有时膨胀的球囊和蜗管充满整个前庭，此时外淋巴移位引起辐流减少，纵流增多，球囊则成为内淋巴的储存器，流向内淋巴管和内淋巴囊的液体减少，引起膜迷路膨胀，从而机械性影响行波的传递和耳蜗的功能。严重的球囊积水也可膨胀入半规管，改变壶腹嵴的功能，引起眩晕的突然发作。

（三）内淋巴管的阻塞、saccin 的分泌及腔内容物的迅速清除

Gibson 等认为，当狭窄的内淋巴管被细胞碎片阻塞后，内淋巴囊从两方面清除细胞碎片和重新开放内淋巴管：①分泌糖蛋白以吸引内淋巴流向囊腔；②分泌尿钠激素 saccin 以增加内淋巴的产生。当内淋巴产生增多以后，压力上升，细胞碎片被迅速清除，内淋巴迅速流向内淋巴囊，可引起眩晕的突然发作。在晚期梅尼埃病患者中，内淋巴囊的功能逐渐下降并最终丧失，内淋巴管阻塞，此时内淋巴积水虽影响该耳，但不发作眩晕。

四、临床表现

发作性眩晕、波动性听力下降、耳鸣是典型 MD 的三个主要症状。发作前常有耳胀满感，耳鸣增强，听力下降，但也可能突然眩晕而没有任何征兆。发作时可使患者从睡眠中惊醒。初始症状可能只是偶发眩晕，有时是短暂的听力下降，伴或不伴耳鸣，有时发作性耳胀满感是唯一的症状。许多病人就诊时同时有眩晕和听力下降，但无法准确判断哪种症状最先出现，但 Watanabe 统计在绝大多数的患者中，耳蜗症状较前庭症状出现得更早。

眩晕是使患者最为烦恼的症状，常突然发作，患者可感觉周围物体旋转或自身旋转，在几分钟内达高峰，持续几小时后逐渐减轻，但仍可能有摇摆不稳的感觉。常伴有恶心、呕吐、出汗、平衡失调、轻微头痛等。患者可能需卧床休息而无法从事任何活动。在两次发作期间可能没有症状。眩晕症状在受到外界因素刺激如头部运动或强声刺激时常加重，有的患者甚至在听到电视或广播声时都可能引起症状加重。

一般为感音神经性听力损失，多呈峰形听力图，在急性期呈波动性，低频听力损失较高频更明显，并逐渐发展为平坦型。少数患者的听力图呈高频或槽形下降，只有极少数患者呈全聋。Mancine 发现约7%的患者最开始突然出现的低频听力损失或峰形听力图，曾被诊断为突发性听力损失，但随访2个月~1.5年后发展为典型的 MD。

耳鸣常持续存在，但强度可变化。在病程早期常为低频性，呈嗡嗡或吹风样，而在后期则为高频性，呈蝉鸣样。

耳胀满感（aural fullness）与气压变化造成的耳闷胀感相似，但并不象后者在做吞咽动作时可消失。常发生在病程的早期，出现于眩晕发作之前。

眩晕、听力下降、耳鸣等症状不一定同时出现，特别是在疾病早期。有报道约50%的患者同时出现眩晕和听力下降，19%的患者只有眩晕，26%的患者只有听力下降。Ralli 等报道只有1/3的患者一开始就有典型 MD 的三联征，在另2/3的患者中，随访5个月~30年，仅有耳蜗症状者约占22.4%，仅有前庭症状者约占71.9%。约1/3的患者有患耳胀满感，常发生在病程的早期，多出现于眩晕发作之前。Mancine 报道 MD 患者的症状按出现率从高至低依次为：眩晕、位置性眩晕、听力损失、耳鸣、复听、高音不耐受、耳胀满感，约1/4的患者首次发作就出现典型的三联征，其他患者则以前庭症状首发更多见。其次为位置性眩晕、耳鸣、听力损失。许多患者在剧烈眩晕发作时常伴随有恶心、呕吐、出汗及面色苍白等自主神经症状，常反映了眩晕的剧烈程度，它们与自发性眼震同为 MD 的客观体征。

1/4的患者发作持续时间少于1小时，近50%的患者持续1~2小时，其他患者的持续时间更长（1天以上），发作可出现于任何时候。对不同患者而言，疾病的临床演变也各不相同。Silverstein 等报道，约57%的患者在患病2年后眩晕自发停止发作，71%的患者在8.3年后停止发作，两次发作期间的间歇期也可长可短。患者的生活质量逐渐下降，在发作期则更为明显，有的患者甚至出现抑郁、焦虑等症。非典型的 MD（前庭型或耳蜗型）可能会逐渐演化化典型的 MD，但有报道前庭型 MD 随访45年后仍无感音神经性聋出现。MD 另有一种少见的类型，即先有耳鸣和听力损失，然后突发眩晕，而听力症状随后好转。Lermoyez 首先报告此症，亦称 Lermoyez 综合征，现在多数耳科学者认为就是 MD。关于跌倒发作（drop attack）是指患者行走时突感腿软跌倒，猝不及防，可自行站起，神志始终清醒，亦无眩晕不适。Tumarkin（1936）首先报道见于 MD 患者，并提出耳石危象假说。da Costa（2002）则认为膜迷路突然破裂所致。作者所见数例 MD 有跌倒发作者均在50岁以上，平素血压偏低，跌倒时无眩晕或意识丧失，跌到前后亦未感已有的症状明显变化。跌倒发作多见于椎-基底动脉供血不足，脑干网状结构（reticular formation）一过性缺血引起，仅偶见于少数 MD 患者，可能不属MD 固有的临床表现，仍为供血不足引起。

五、检 查

（一）纯音听阈检查

早期多表现为低频感音神经性听力损失，晚期则多为平坦型听力下降。有的患者的听力在 2 kHz 处呈现峰状，此为提示内淋巴积水的特征。只有极个别的患者发展为全聋。重振试验阳性，言语识别率下降。

反复多次检测听力，可以看到纯音阈值和言语识别率呈波动性。虽然 MD 没有典型的听力曲线图，但听力测试可以观察到阈值下降、好转的周期，从而采取必要的治疗措施，对疾病进行干预。

（二）眼震电图

前庭检查应至少包括自发性和位置性眼震、扫视、平滑追踪、旋转和冷热试验。但即使眩晕是明显的症状，前庭检查的结果可能正常。自发性和位置性眼震多见，但对于判断何侧为患耳并无价值。不过 MD 患者前庭功能检查最重要的表现是冷热试验提示单侧前庭功能减退和眼震优势偏向。

（三）听力脑干反应

可分为 3 型，Ⅰ型：患耳的 V 波潜伏期与正常耳相近或更短，此型最多见；Ⅱ型：V 波潜伏期延长；Ⅲ型：Ⅰ、Ⅲ、V 波潜伏期右移。ABR 对鉴别蜗后病变（听神经瘤、多发性硬化等）敏感性高，但特异性稍差。

（四）ECochG

膜迷路积水时，SP 负值增大，-SP/AP 值也增大，-SP-AP 复合波形增宽，这可能是由于积水时耳蜗基底膜向鼓阶移位所致。部分患者的 AP 波形增宽。双侧 MD 患者则可能出现受累严重耳的 AP 波形更宽。

（五）耳声发射

耳声发射的结果易受外耳和中耳病变的影响，因此并非观察内耳疾病的最佳方法，主要用于早期纯音测听尚不能检测出异常时。主要表现为患耳不出现自发性耳声发射，瞬态诱发性耳声发射减弱或不出现，畸变产物耳声发射图曲线呈上升型。李擎天等发现，MD 患者摄入甘油后，患耳 TEOAE 的波重复性、反应幅值、频带重复性及信噪比值皆比摄入前增加，且甘油试验阳性者纯音听阈改善，阴性耳也有显著改变；健耳各参数值也有改变，主频也出现变化，因此认为甘油试验 TEOAE 测试是比纯音听阈测试更为敏感更简便的诊断梅尼埃病的方法。

（六）甘油试验

Klockhoff 于 1966 年首先提出甘油试验。将 100g（或 1.5g/kg）95% 的甘油加等量生理盐水或果汁一次服下。于服前和服后 1 小时、2 小时、3 小时分别作纯音测听。若服用后 0.25 kHz ~ 2 kHz 的平均听阈提高 10 dB 或言语识别率提高 10% 以上，则为阳性反应。个别患者可能出现头痛、恶心、呕吐、腹泻、多尿等副作用。文献报道 MD 患者甘油试验的阳性率为 47% ~ 60%，因此甘油试验阳性者可诊断为膜迷路积水，而阴性者不能否定诊断。服用甘油后患耳 SP 振幅和听阈均下降，而正常耳则无此现象，因此甘油试验时将纯音测听与 ECochG 结合起来，可提高诊断率。

（七）影像学检查

Schuller 位可了解乳突的气化状况、有无慢性中耳炎。Paparella 报道部分 MD 患者的乙状窦向前、内移位。

有报道认为用高分辨率 CT 或 MRI 检测 MD 患者，发现其颞骨直径较正常人小，而内淋巴管的检出率（10% ~ 37.5%）也较正常人（72.5% ~ 100%）低。即使是单侧 MD，也可能出现双侧内淋巴管的检出率都下降。

（八）实验室检查

血常规、血沉、甲状腺功能、胆固醇、甘油三脂、血糖等检查可了解患者全身情况、有无炎性或代谢性疾病等。对怀疑有自身免疫性因素致病者，应检测 C 反应蛋白，血清免疫球蛋白、补体水平、抗核抗体等。

六、诊　断

（一）1997 年中华医学会耳鼻咽喉科学会诊断依据

1. 反复发作的旋转性眩晕，持续 20 分钟至数小时，至少发作 2 次以上。常伴恶心、呕吐、平衡障碍。无意识丧失。可伴水平或水平旋转型眼震。

2. 至少一次纯音测听为感音神经性听力损失。早期低频听力下降，听力波动，随病情进展听力损失逐渐加重。可出现重振现象。

具备下述 3 项即可判定为听力损失：

①0. 25 kHz、0. 5 kHz、1 kHz 听阈均值较 1 kHz、2 kHz、3 kHz 听阈均值高 15 dB 或 15 dB 以上；

②0. 25 kHz、0. 5 kHz、1 kHz、2 kHz、3 kHz 患耳听阈均值较健耳高 20 dB 或 20 dB 以上

③0. 25 kHz、0. 5 kHz、1 kHz、2 kHz、3 kHz 平均阈值大于 25 dB HL。

3. 耳鸣。间歇性或持续性，眩晕发作前后多有变化。

4. 可有耳胀满感。

5. 排除其他疾病引起的眩晕，如位置性眩晕、前庭神经元炎、药物中毒性眩晕、突发性听力损失伴眩晕、椎基底动脉供血不足和颅内占位性病变等引起的眩晕。

（二）1995 年美国耳鼻咽喉科学会听力与平衡委员会标准

1. 定义　特发性内淋巴积水综合征，出现反复发作性的、自然发作性眩晕，听力下降，耳胀满感，耳鸣。

（1）眩晕：确定性发作：自发性旋转性眩晕，持续至少 20 分钟以上（多为数小时），常致人虚脱，伴有的平衡失调可持续数天；常有恶心（多有呕吐或干呕）；无意识丧失。必定有水平或水平旋转型眼震，这种眩晕称为"梅尼埃型阵发性眩晕"。诊断时须至少有两次 20 分钟以上的眩晕才能诊断为梅尼埃病。

（2）听力损失：须有至少 1 次测听为感音神经性听力损失才能诊断为梅尼埃病。诊断听力损失必须为以下形式之一。①0. 25 kHz，0. 5 kHz，1 kHz 的平均听阈比 1 kHz，2 kHz，3 kHz 的平均听阈高 15 dB 更多；②单耳患病者，0. 5 kHz，1 kHz，2 kHz，3 kHz 的平均听阈比对侧耳差 20 dB 或更多；③双耳患病者，在 0. 5 kHz，1 kHz，2 kHz，3 kHz 的平均听阈大于 25 dB nHL；④在观察者的判定中，患者的听力损失应符合相应的测听标准，应具梅尼埃病听力损失的特点，并应对使用该标准的理论根据加以

说明。

听力波动不是诊断梅尼埃病所必须的，听力改变 10 dB 或 10 dB 以上或言语识别率改变 15% 或以上有临床意义。

（3）耳胀满感和/或耳鸣：难以定量。研究者可自由制定合理的分级方法。

2. 诊断分级

（1）确定性梅尼埃病：限定性梅尼埃病加组织病理学证据。

（2）限定性梅尼埃病：两次或两次以上确定性自发性眩晕发作，持续 20 分钟或更长时间；至少一次测听有听力下降；耳鸣或耳胀满感；排除其它病因。

（3）可能性梅尼埃病：一次确定的眩晕发作；至少一次测听有听力下降；耳鸣或耳胀满感；排除其它原因。

（4）潜在性梅尼埃病：梅尼埃型眩晕发作，不伴听力下降；或感音神经性听力损失，波动或不波动，伴平衡障碍但无确定性发作；排除其他原因。

3. 分期

分期	平均听阈（dB）	分期	平均听阈（dB）
1	≤25	3	41 ~ 70
2	26 ~ 40	4	>70

（只适用于确定性和限定性梅尼埃病患者，听阈为治疗前 6 个月内听力最差时 0.5 kHz，1 kHz，2 kHz，3 kHz 的平均听阈）

患者的期别一旦确定，尽管治疗后听力有改变，在报告时该患者的分期仍不变。

4. 功能水平分级　评价患者的整体功能状态，而非其刚好在发作期间的状况。

（1）眩晕对日常活动无任何影响。

（2）眩晕发作时，必须停止活动片刻，但眩晕很快消失，可恢复活动，继续工作、驾驶和无限制地进行从事活动。无须因眩晕而改变任何计划或活动。

（3）眩晕发作时，必须停止活动片刻，但眩晕会消失，可恢复活动，继续工作、驾驶和从事绝大部分活动，但不得不改变某些计划。

（4）能工作、驾驶、旅行、照顾家庭或从事绝大部分必要的活动，但须付出巨大努力。必须不断调整活动和计划。

（5）不能工作、驾驶或照顾家庭。不能完成绝大多数平时常作的活动，甚至一些必要的活动也受限，基本残疾。

（6）丧失劳动能力 1 年以上和/或因眩晕、平衡障碍而接受补偿。

七、鉴别诊断

（一）中枢性疾病

1. 椎基底动脉系统供血不足　由于反复发作眩晕易误为 MD，鉴别要点有：①此病多在中老年才发病，MD 多在中年前发病；②此病眩晕持续时间往往较短，MD 眩晕持续在 20 分钟以上；③此病偶伴耳鸣外一般不伴听力症状，MD 多伴耳鸣、耳闷和听力损失；④此病常同时存在引起供血不足的全身性因素，如血管硬化、血压异常、血粘滞度高或心律不齐等；⑤如此病发生的程度较重则多伴其他中枢神经系症征，MD 仅呈现位听系和自主神经系症征；⑥TCD 和血管彩超有供血不足的征象。

2. 耳蜗后占位病变　较常见的是听神经瘤，多表现为单侧感音神经性听力损失并可伴发眩晕，如压迫内耳动脉引起供血不足，还可出现响度重振现象，可误为 MD。鉴别要点有：①此病的纯音听力图常以高频听力损失为主，MD 则以低频听力损失为主；②此病的听力损失缓慢发生，逐渐加重，无听力波动，MD 听力损失发生较快，呈波动性下降；③如伴发眩晕此病多呈持续头晕，阵发性加重，常伴步态不稳，而 MD 眩晕为间歇发作，间歇期内无眩晕及步态不稳；④此病的眩晕总的趋势是越过越重，而 MD 间歇发作的眩晕轻重不一，间歇期也或长或短，无规律性；⑤影像学检查可显现占位病变。

3. 多发性硬化　此病早期可呈现波动性听力下降伴发眩晕，易误为 MD，鉴别要点为：①MD 的病变局限于耳蜗，多呈感音性低频听力损失为主，而此病为神经脱髓鞘病，以感音神经性高频听力损失为主；②此病可累及多个脑神经，出现相应的症状，MD 则不然；③此病影像学和 CSF 检查可呈现异常，随诊可助鉴别。

4. 颅内占位病变　小脑肿物、脑干肿物和颅后窝其他占位病变可出现持续性眩晕阵发性加重，尤其小脑蚓部或绒球小结叶的肿物在早期小脑体征不明显易误为频繁发作眩晕的 MD，其鉴别要点有：①这类病多无听力症状；②这类病的眩晕可时轻时重并无明确的间歇期，另外在不注意时易出现步态不稳等平衡失调现象；③随诊可发现相应的中枢神经系症征；④影像学检查可发现占位病变。

5. 眩晕性癫痫　此病发作以眩晕为先驱，如继之而来的意识丧失很短暂而抽搐等症状不明显可误为 MD，随诊及详细的神经系统检查不难鉴别，如癫痫无听力损失而 EEG 异常等，与 MD 明显不同。

（二）外周性疾病

1. 特发性突发听力损失伴眩晕　二病均表现有耳鸣、听力损失和眩晕，且多一耳发病，尤其部分 MD 初发时患耳听力降至中重度听力损失，二病更易混淆。鉴别要点有：①此病多为听力损失居先，听力损失一、两天后发作眩晕。持续数日才减退，以后不复发眩晕。典型的 MD 三联征在短时间内先后出现，眩晕多在数小时内缓解，但反复发作；②MD 多以低频听力损失为主，且呈波动性下降，突发性听力损失多呈全频听力损失相近似或高频听力损失更重的听阈曲线，无听力波动现象；③突发性听力损失可出现极重度听力损失甚至全聋，MD 则极少有。

2. 良性阵发性位置性眩晕（BPPV）　为在某些头位时突发短暂的眩晕伴眼震，常有反复发作眩晕史，也有间歇期。与 MD 不同之处有：①BPPV 只在一、两个头位出现，为时不过 30 秒，而 MD 的眩晕持续至少 20 分钟，其发作与头位无关；②（BPPV）多呈旋转型眼震；MD 眼震多为水平或水平旋转型；③BPPV 出现眩晕和眼震时立即转头症状很快消失，而 MD 眩晕时头部一有活动症状很快加重；④BPPV 无听力症状。

3. 前庭神经元炎　此病也可突发眩晕伴恶心和呕吐，初发时可误为 MD，不同之处有：①眩晕持续时间长，数周至数月，MD 眩晕多在数小时内，少数在数日内缓解；②此病不伴听力症状；③此病可于感冒后不久发病，愈后很少复发，而 MD 的临床特点就是反复发作眩晕；④前庭功能检查此病前庭诱发反应明显异常，而 MD 在早期多正常。

4. 药物耳毒性作用　此病与 MD 不难鉴别，由于：①有应用耳毒性药物史，用药期间或刚停药就发作眩晕；②眩晕逐渐加重，不似 MD 突发眩晕；③眩晕持续时间长，达数月甚至数年，非反复发作；④此病双侧前庭功能下降，MD 早期前庭功能多正常或轻偏低；⑤如累及耳蜗此病的听力损失可在停药 1～2 个月后才出现，不似 MD 发病时听力很快下降；⑥此病 PTA 呈双侧相近似的高频听力损失，MD 多呈单侧低频听力损失为主。

5. 外淋巴瘘　由于缺乏特征症状、体征和检查，诊断较困难。其症状、体征差异大，包括波动性或进行性感音神经性听力损失、眩晕、平衡障碍、耳鸣或耳胀满感。虽然听力下降是最常见的症状，其他症状也可单独出现或同时出现。典型的听力下降呈高频区下降。瘘管试验有助于诊断。CT 扫描有助于发现常与外淋巴瘘并发的中耳或内耳发育异常，特别是在儿童中。外淋巴瘘患者常有外伤史或中耳手术史。

6. 耳硬化症　典型的耳硬化症通常只引起传导性听力损失，但手术如镫骨切除术可引起外淋巴瘘而易与 MD 混淆，而 10% 的 MD 患者合并有耳硬化症。在 MD 患者行镫骨切除术时，因内淋巴腔增大内耳易受到损伤，因此镫骨切除术对 MD 患者而言是相对禁忌证。此外，少数耳硬化病灶可发生在内耳道壁，压迫位听神经，呈现与 MD 相似的症状。鉴别要点有：①由于同时前庭窗多有病灶出现混合性听力损失，骨导高频听力损失较低频重；②早期可出现与 MD 相似的发作性眩晕，逐渐发作频繁，时轻时重，易感步态不稳，无明确的间歇期；③听力逐渐下降，波动不明显，听力下降与眩晕发作不相应，而 MD 听力下降多在眩晕发作期间发生；④影像学检查可能帮助鉴别。

7. 颈性眩晕　颈椎病及颈肌扭伤均可能引起眩晕，前者引起复发性眩晕易误为MD，不同之处有：①颈性眩晕多不伴耳蜗症状；②此类病常伴枕、颈部痛或头痛；③影像学检查可发现颈椎病。

8. 颈枕部畸形　包括扁平颅底、颅底凹陷、寰枕融合等畸形，幼年无明显症状，成年后才发病，出现与 MD 相似的三联征，鉴别要点：①此类病常有行走不稳及运动协调障碍，MD 只在眩晕时才有平衡失调；②此类病可出现自发性垂直型眼震，MD 无此型眼震；③影像学检查可发现颈、枕部发育畸形。

9. Cogan 综合征　此病呈现双侧感音神经性听力损失，可一耳先发生，波动性听力下降伴眩晕及眼震，可能属自身免疫病，此病很少见，早期可误为 MD，鉴别要点：①此病并发眼部症状，有角膜间质炎、浅层膜炎、结膜炎等；②双侧听力及前庭功能下降迅速，可致全聋；③可伴发其他自身免疫性疾病及发热、消瘦及倦怠等周身症状，血沉快，血液中淋巴细胞及嗜伊红细胞增高。上述诸点为 MD 所无，此外此病早期用糖皮质激素治疗效果显著。

10. 迟发性膜迷路积水　此病先出现感音神经性听力损失，一至数年后发作眩晕，并可复发，与 MD 相似，不同处有：①此病眩晕发作迟缓；②此病可双耳罹病；③此病发症前往往有头部外伤、迷路震荡、中耳或迷路感染史。

11. 偏头痛性眩晕　约 10% 的偏头痛患者出现眩晕。详细的病史采集可了解到患者眩晕发作前或发作后有头痛史，其他如有偏头痛家族史或有晕动病史等，也可为诊断提供重要线索。偏头痛性眩晕可发生于头痛出现之后，此时可能更易联想到偏头痛。而头痛发生于眩晕之后时则较难诊断，因头痛可能源于眩晕本身的张力性头痛，或眩晕为偏头痛所引发。很多患者也描述头痛与眩晕无明显关联，此时诊断更为困难。

12. 其他　外伤、白血病、慢性中耳炎、Paget 病等，都应注意与 MD 鉴别。

（三）代谢性疾病

许多代谢性疾病都可引起耳蜗、前庭症状，如甲亢、甲低、贫血、糖尿病等，通过相关的血液学检查不难鉴别。血沉、抗核抗体、类风湿因子、免疫球蛋白、C3 等可鉴别自身免疫性疾病。

另值得注意的疾病是内耳梅毒。此病虽少见，但确有发生。临床表现与许多内耳疾病相似。相关的实验室检查可确诊。

八、治　疗

事实上，梅尼埃病是一自限性疾病，60%～80% 的患者在长期患病后，眩晕可能逐渐减轻，听力也可能最终稳定在中-重度损失的水平。

（一）饮食治疗

1. 低钠饮食　早在上世纪 30 年代，就有学者提出对 MD 患者应给予低钠饮食（<2g/d），不过到现在为止，对其疗效仍有争议。当与利尿剂合用时，低钠饮食有较好的效果。由于在实验性内淋巴积水动物的内淋巴囊和部分患者的内淋巴中，Na^+ 水平基本正常，加之低钠饮食对血浆 Na^+ 浓度的影响很小，低盐饮食可改变血浆或内淋巴 Na^+ 水平，还可能诱导醛固酮水平的改变，影响内耳离子的转运。

2. 水的摄入　很少有医师对 MD 患者的水摄入量提出指导。如果利尿治疗和低盐饮食的目的是促进体内 Na^+ 的排出，那么每天摄入正常的水分（8 杯）有助于达此目的。有的医师建议患者限制水的摄入量，认为有利于利尿剂的脱水作用，但目前没有证据支持此观点。

3. 其他　有的患者述说通过限制糖、谷氨酸钠、咖啡因、酒精等的摄入，症状发作会减少。虽然目前尚未找到其科学依据，医师也应帮助患者制订最能减轻其症状的饮食计划。

（二）药物治疗

药物在控制眩晕急性发作和长期处理特别是在波动期中都有治疗作用。药物治疗梅尼埃病的理想标准应达到以下目的：①消除眩晕；②不管前庭病变程度如何，能建立新的感觉平衡功能，有迅速而完全的前庭代偿；③减轻恶心、呕吐和植物神经功能紊乱的其它症状。

1. 苯二氮䓬类　安定是此类药物中最常应用的，因其有较好的前庭中枢镇静作用，可作用于小脑的 GABA 能神经，而后者介导对前庭反应的抑制作用，因而有利于对眩晕和呕吐的治疗，而其抗焦虑作用对于控制眩晕也有效，特别是对有焦虑的 MD 患者更有效。

2. 止吐药　虽然绝大多数止吐药用于治疗 MD 患者的眩晕症状，但也可通过抑制抑郁和焦虑而起作用。此类药都有镇静、抗胆碱能和止吐功能。

（1）茶苯海明：对于治疗 MD 患者的眩晕、恶心、呕吐有效，50～100mg/d，分3～4 次使用。口服、肌注、静脉注射都可以。可引起中度嗜睡。

（2）胃复安：抗多巴胺能药物，有强大的中枢性镇吐作用，口服 5～10mg/次，3 次/d，不能口服或急性呕吐者宜肌注或静脉注射 10～20mg/次。每日剂量不宜超过 0.5mg/kg，否则易引起锥体外系症状。主要副作用有直立性低血压、嗜睡等。

（3）异丙嗪：酚噻嗪类药，有较强的抗胆碱能和抗组织胺作用，还有明显的多巴胺阻滞作用。成人初始剂量为 25mg，若有必要，可每 4～6 小时使用 12.5～25mg。

（4）丙氯拉嗪：也为酚噻嗪类药，可阻滞多巴胺受体，有抗焦虑和止吐作用。常用剂量是每 46 小时口服或肌注 10mg。常见副作用是嗜睡、低血压，也有致锥体外系反应，出现帕金森样症状的危险。

（5）抗胆碱药：山莨菪碱、东莨菪碱、阿托品等抗胆碱能药，可防治恶心及呕吐，改善微循环不良。治耳源性眩晕多用山莨菪碱或东莨菪碱，口服 10mg/次，每日 3 次，肌注 10～20mg/次。晕动片含东莨菪碱、阿托品和巴比妥钠，口服每次 1 片，多用于防晕车船，也可用于 MD 发作眩晕时，不宜久服。眩晕停（盐酸戴芬逸多）也有抗胆碱作用，25mg/片，1～2 片/次，每日 3 次。这类药均可有口干、心悸及扩瞳的副作用，其中以阿托品的副作用最明显，眩晕停副作用最小。这类药青光眼患者忌用，心动过速及房颤患者慎用。

3. 血管扩张剂

（1）倍他司汀：除了阻滞 H1、H3 受体，还可增加耳蜗血流量，在一定程度上改善眩晕、恶心、呕吐症状，但对听力下降似无疗效。可致轻度胃部不适。可用于发作期和间歇期的治疗，但其作用短暂，长期疗效与乙酰唑胺相似。

（2）烟酸：餐前半小时服用 50～400mg 有扩血管作用。但仅少数文献报道有疗效，已逐渐被弃用。

（3）复方丹参：可扩张小血管，抑制凝血，增强缺氧耐受力，降低血粘稠度。口服 3 片/次，3 次/日；或 8～16ml/天静滴。

碳酸氢钠溶液：用深度为 4～7% 的溶液，按 2ml/kg 体重静脉内点滴，收效较好，尤适用于近期频繁发作眩晕或因恶心呕吐饮水不够，有酸中毒倾向者。此药在血液中起到缓冲作用，中和病变部酸性代谢产物，血中 CO_2 含量增高改善病变部血液循环不良。一般用 5% 碳酸氢钠 200ml 静脉点滴，每日一次，如需要可连续用 5 天。

4. 利尿剂　长期以来，利尿剂是治疗 MD 的主要药物，包括双氢克尿噻、氯噻酮、氨苯蝶啶。一般应维持治疗 3 个月后方决定是否停药。对听力下降无改善作用。在服用噻嗪类药时应注意补钾。

（1）双氢克尿噻：常用剂量为 50mg/d，或氨苯蝶啶 50mg + 双氢克尿噻 25mg，主要副作用是低钾血症、血容量下降，中性粒细胞减少、血小板减少。

（2）乙酰唑胺：碳酸酐酶抑制剂，250mg 口服，1～2 次/日。利尿作用不如噻嗪类药和袢利尿剂持久，最好勿长期使用以减少痛风、胃肠功能紊乱、厌食等副作用。

5. Ca^{2+} 拮抗剂：间歇期可用 Ca^{2+} 拮抗剂如西比灵、脑益嗪，其它如尼莫地平、维拉帕米也有效。

6. 激素

（1）鼓室内激素治疗：由于 MD 可能与免疫性因素有关，而蜗窗可通透糖皮质激素，鼓室内注射糖皮质激素后可在内、外淋巴中检测到较高浓度的激素，因此有报道认为鼓室内糖皮质激素治疗 MD 有较好的疗效：①适应证：患者不愿行内淋巴囊手术或破坏性治疗；双侧 MD；患者全身情况差，不能耐受全麻手术；患者有条件多次就诊治疗；不能全身使用激素者，如糖尿病、消化道溃疡等；②方法：从鼓膜前上部注入地塞米松 4mg/ml，15 分钟后注射第二次，总量达到 0.3～0.5ml，患者保持仰卧位患耳朝上 30 分钟，尽量避免吞咽。次日及以后每周 1 次，共 1 个月。但有人认为使用更高浓度、更大剂量的激素，疗效可能更好；③优点：操作简便，破坏性小，费用少，无全身副作用，并发症少。但眩晕控制率较化学性迷路切除术低，但由于其破坏性更小，仍可作为化学性迷路切除术前的治疗选择之一。

（2）全身激素治疗：急性期，醋酸甲强龙 60～80mg 肌注，再用泼尼松 1mg/（kg·d），连用 10 天后逐渐减量 10 天。2 周后听力明显好转者，继续用强的松 10～20mg/隔日。对慢性者，泼尼松 1mg/kg·d×10 天，逐渐减量。应注意应用激素的禁忌证。

（三）手术治疗

分为非破坏性和破坏性手术。前者主要针对积水发生机制并保存听功能，后者主要是患耳的去前庭神经支配，听功能不一定能保存。对于纯音听阈 <70 dB HL 和言语识别率 >20% 的患者，最好选择听力保存性手术。仅单耳有听力者，应避免采用手术治疗。

1. 非破坏性手术

（1）内淋巴囊手术：Portmann 于 1927 年首先提出内淋巴囊减压术。目前应用的内淋巴囊手术包括内淋巴囊减压术、内淋巴囊乳突引流术或蛛网膜下腔引流术等，减压术与引流术相结合可提高远期疗效。手术基于阻塞豚鼠内淋巴囊管可产生膜迷路积水，以内淋巴循环的纵流学说为理论依据，机械性缓解内淋巴囊积水。内淋巴囊手术虽并非为一根治手术，但由于既可控制眩晕又可保存听力，迄今大多数学者仍对内科治疗无效而有实用听力的梅尼埃病患者，早期施行内淋巴囊手术作为控制眩晕的首选术式。总体说来，各种内淋巴囊手术的有效率在 75% 左右。

手术方法为在乳突轮廓化后，磨出外半规管轮廓，在后半规管走行的后方，Donaldson 线下方打开颅后窝脑板，暴露内淋巴囊，即可完全减压；若切开内淋巴囊，放置硅胶片引流，即为引流术。准确找到内淋巴囊是手术成功的重要因素之一，一般说来，在尸头解剖中的内淋巴囊颜色偏白，表面有致密的放射状纤维纹理，质地较周围硬脑膜明显增厚，而在活体上，内淋巴囊表面有较多的小血管。文献报道眩晕控制率在 70%～80% 间。主要并发症有感音神经性听力损失、脑脊液漏、面瘫、颈静脉球损伤等。

（2）半规管开窗冷冻术：此术首先由 Cutt 和 Wolfson（1965）开展，以后又经 Horowitz 改进（1989）。方法为耳后径路开放乳突后，于半规管隆起处前方开窗 0.3mm×0.6mm，然后以特制冷冻头予适当剂量冷冻（−80℃，2 分钟×3，每一冻融周期间隔 1 分钟）。机理为于该处产生外淋巴间隙纤维组织轻度增生，使膜半规管壁隆起，管腔变窄，从而减缓半规管内淋巴流动，降低其敏感性，选择性永久性地降低前庭功能，具有既可控制眩晕又能保存听力的双重价值。

国内刘兆华较早对此进行了一系列的基础及临床研究。对健康家鸽采用 Wolfson 的经乳突外半规管冷冻术，在磨去外半规管隆起部骨壁后，暴露内骨膜 0.2mm×0.4mm，以冷冻头在此处冷冻。手术要点为开窗和冷冻时勿将内骨膜撕破。经观察不同冷冻温度和时间的作用后，发现以－80℃冷冻，每2分钟为一冻融周期，共冻3次6分钟为最佳。将此手术方法应用于临床患者，手术适应证为：①限于经药物治疗1年以上无效，症状较重不能自然消退者；②眩晕发作严重，时间超过3个月，或曾有一次眩晕发作造成了严重事故；③眩晕频频发作，严重影响了患者的工作和生活；④眩晕虽不顽固但伴有迅速的进行性听力下降。两侧Meniere病最为适应此术。治疗20例，随访4～7年后，眩晕完全控制3例，眩晕基本控制9例，眩晕部分控制4例。该术式最主要的并发症是迟发性周围性面瘫，但如发生一般可望于6周内恢复。与内淋巴囊手术相比，二者虽都可达到既控制眩晕发作，又保存听力的目的，但内淋巴囊手术常因发生率高达23%～65%的前庭小管狭窄或闭塞，以及囊小，位置变异畸形等因素而遭致失败。因此对顽固性眩晕患者，其他手术失败者不失为一较好的方法，但在术中最好进行面神经功能监测。此外，对于冷冻探头及冷冻调控器亦尚需改进。

2. 破坏性手术

（1）迷路切除术：该手术可保证来自患耳的前庭信息被有效抑制，但由于其耳蜗也同时被破坏，因此该手术只能用于患耳无听力或听力不能提高者；化学性迷路切除术：Schuknecht于1956年首先报道采用中耳灌注链霉素治疗单侧MD，患者的眩晕均得到控制，但8例中有5例出现听力损失，其他学者的报道也得到相似的结果。此后逐渐转用庆大霉素，因其前庭毒性更明显。目前认为，化学性迷路切除术是治疗单侧MD的相对安全、有效的方法，已逐渐超过内淋巴囊手术成为治疗药物无效的单侧MD最常用的方式，只是各家报道的给药方法、剂量、日程各有不同。治疗要达到完全消除冷热反应且尽可能保存听力的目的。

给药方法：通常有3种：分次给药、连续给药、直接内耳给药。①分次给药：局麻下从鼓膜后下象限穿刺，注入0.5～1ml（40mg/ml）庆大霉素，侧卧30～45分钟，每星期1次，2次为一疗程。也有用鼓室置管后给药者，即在切开鼓膜后下象限后，置入一连接细导管的"T"形管，从细导管注入药物，每日做纯音测听和眼震电图检查。给药剂量和频率：各篇报道差异较大。总剂量为10～720mg，频率有仅注射一次，也有每日注射数次，连续数天或每2周一次。对于治疗终点，也各有不同。可在患者出现眼震、行走不稳、听阈改变时或治疗12次后停药；或在眩晕得到控制或其频率、程度改变时停药。一般认为，勿需等到前庭功能完全消失时才停药，因为在此之前停药已能较好控制眩晕症状。据统计，不管用药方法如何，眩晕的控制率为80%～100%，约30%的患者出现听力下降（见内耳病治疗进展章节）。②连续给药：连接一能连续给药的装置，可24小时持续给药，同时避免药物浓度呈峰状升高而可能对内耳产生毒性。目前国外有2种此给药装置，Silverstein Microwick和Round Window Microcatheter。DeCicco报告18例患者置入Round Window Microcatheter，随访6～8个月后，所有患者的眩晕都得到控制，83%的患者耳鸣减轻，94%的患者耳胀满感消失，仅1例（5.6%）有听力下降。92例接受Microwick治疗的病人中，85%的患者眩晕减轻，67%耳胀满感减轻，57%耳鸣减轻或消失。听力损失率为36%。③直接内耳给药：经迷路切开术后直接注射链霉素入内耳。由于其听力损失发生率高，已渐被弃用。

对双侧MD患者，Graham等采用肌注链霉素的方法进行治疗，具体如下：1g/次，

2 次/日，连续 5 天。密切观察听力和前庭功能。如果无明显变化，再用 3 天。2 周后再次检查，若仍有症状，再如前剂量用 2 天，每 2 周复查一次。总剂量为 15~30mg。当前庭功能消失、听力下降出现时须停药。约 2/3 患者听力无变化，1/3 听力改善，没有患者出现下降。

总之，目前对于给药总剂量和给药次数都没有统一的标准，文献报道中的总剂量为 10~700mg，给药次数为 1~12 次，都取得较好的疗效，但在药物体积和浓度方面，多数人主张用 1ml 浓度为 25~30mg/ml 的药物。这似乎反映出疗效与药物剂量、浓度间可能没有明确的关系。虽然不能说哪种治疗方案最有效，但最简单的给药方法是鼓膜穿刺。不能耐受多次穿刺者（如儿童），可鼓膜置管。治疗最终勿需达到完全消除前庭功能，因为许多患者，特别是老年患者不能耐受前庭完全毁损。物理性迷路切除术：经乳突迷路切除术被认为是能完全消除引起平衡障碍的神经上皮的金标准手术，也是控制眩晕的最后选择。在经选择的病例中，有效率达 97%~100%。它适于单耳患病、有长期或复发症状、听力重度下降者。缺点是可致听力下降、面神经损伤、脑脊液漏等危险。a. 经外耳道迷路切除术：局麻或全麻下手术。镫骨手术耳道内切口，显露鼓室。松解砧镫关节后，取出砧骨和镫骨。直视下切除球囊上皮。在蜗窗上方和面神经内侧找到椭圆囊，用小钩将其撕脱，并进一步破坏半规管壶腹。浸有耳毒性药物的明胶海绵贴于前庭内；b. 经乳突迷路切除术：耳后径路行乳突切除术后，取出砧骨。磨出 3 个半规管轮廓。外半规管从其上方进入以免损伤面神经，上半规管从后方进入。磨除半规管骨质后，撕脱其壶腹，前庭腔扩大，切除椭圆囊和球囊。前庭侧壁勿去除以免损伤面神经。

不管采用何种径路，术后都可能出现水平型眼震、眩晕，患者可能需使用镇吐药。应鼓励患者早期行走以利前庭早日代偿；

（2）前庭神经切断术：该手术切断前庭神经而保留听神经，因此可有效消除患者的严重眩晕症状而保存听功能，但不能消除耳鸣和耳胀满感。House 于 1961 年采用颅中窝径路行前庭神经切除术，Brackmann、Hitselberger 于 1978 年报道了迷路后径路并被 Silverstein 推广。①适应证：最常适用于单侧典型的 MD，但对于经严格选择的复发性前庭神经元炎、创伤性迷路炎、前庭性 MD，也有疗效。反复发作的致残性眩晕也可考虑本手术。术前应有单耳受累的听力学、眼震电图、耳蜗电图检查的客观证据；②禁忌证：眩晕发生于仅一侧有听力的同侧耳、中枢神经系统受累、全身状况差、双耳受累。60 岁以上者不宜采用颅中窝径路，而宜采用颅后窝径路。如果患耳听力极差（听阈 > 80 dB 或言语识辨率 < 20%），应选择迷路切除术或经耳蜗的第Ⅷ脑神经切断术。

术后可能有短暂的眩晕或较长时间的平衡障碍，但前庭康复治疗可缩短此过程。其他极少见的并发症有面瘫、脑脊液漏和脑膜炎等。

手术方法：①颅中窝径路：患者仰卧位，头转向健侧。耳前切口自颧弓根下缘至耳廓上方，共约 7cm。靠近颧弓根水平做骨窗约 3cm × 4cm。从后向前掀起硬脑膜，放入牵开器。确定上半规管的蓝线，沿此蓝线走行前 60°假想线打开内耳道上壁，找到垂直嵴，切断前庭上、下神经及单孔神经，保留前庭下神经椭圆囊支，注意避免损伤耳蜗神经。眩晕控制率可达 90%。面神经损伤和听力下降发生率相对其它径路要高；②颅后窝径路：耳后 U 形切口。在切开蛛网膜，放出桥小脑池的脑脊液后，可清楚显示第Ⅷ

脑神经。轻轻牵拉第Ⅷ脑神经可看到面神经位于前庭神经前方，用30°或70°的内镜也可看到面神经。术中用甘露醇1.5mg/kg体重，可减少脑水肿并有助于扩大术中视野。用镰状刀将耳蜗神经与前庭神经分开。耳蜗神经颜色较白，而前庭神经较灰暗，二者之间常有一小血管。在找不到二者的分界线时，可在第Ⅷ脑神经的上半部近脑干处将其分开，因为此处二者的分界较明显。如此，绝大多数的耳蜗和前庭神经都可分开。切断前庭神经后，可看到两断端如橡皮带般回缩。③迷路后径路：完成乳突切除术后，去除内淋巴囊、乙状窦表面的骨质，确定内淋巴囊、面神经乳突段、外耳道后壁和后半规管等结构，切勿损伤。从颅中窝至颈静脉球、乙状窦至后半规管暴露颅后窝硬脑膜，将乙状窦牵向后方。切开乙状窦前方内淋巴囊周围的硬脑膜，开放蛛网膜后放入引流条，暴露耳蜗、前庭神经及面神经，切断前庭神经，间断缝合脑膜，表面放置颞筋膜，乳突腔填塞腹壁脂肪组织，逐层缝合切口。在78例患者中，88%的患者眩晕得到完全控制，另有7%逐步改善。60%的患者听力无明显变化。有约10%的患者发生脑脊液漏；④乙状窦后径路：于侧窦后方开颅3cm×3cm，U形切开硬脑膜，放出脑脊液，牵开小脑，确定第Ⅶ和第Ⅷ脑神经。切开内耳道内的脑膜，切断前庭上神经和单管神经（前庭下神经发出至后半规管的分支），保留前庭下神经至球囊的分支，因为其与耳蜗神经紧邻。缝合脑膜，术腔无需填塞脂肪。该径路可减少脑脊液漏的发生，但由于部分患者术后出现严重的头痛，其采用率已渐减少。

Silverstein比较了颅中窝径路、乙状窦后径路和迷路后径路认为，乙状窦后-内耳道径路较迷路后径路能更完整地切除神经，比颅中窝径路更易掌握。对美国耳鼻咽喉科学会和美国神经外科学会350会员的统计显示，92%的医师采用的是颅后窝径路；迷路后-乙状窦后联合径路：经乳突切除术暴露侧窦3cm，再进一步暴露颅后窝硬脑膜至少1.5cm。在乙状窦后3mm处平行切开硬脑膜，将乙状窦牵向前方，充分暴露颞骨后壁、Herb皱襞及桥小脑角。切开桥小脑池，放出脑脊液，置入引流条。在确定前庭神经后，在近脑干处将其切断。缝合硬脑膜，腹壁脂肪填塞术腔。该径路可明显缩短手术时间，减少对小脑的牵拉，减少头痛的发生，降低脑脊液漏的发生率。126例患者中，眩晕控制率与迷路后径路相近，达85%，术后1个月，80%患者听力无明显变化，与迷路后径路相比有显著差异。

九、治疗策略

目前并无国际统一的治疗方案，主要是根据临床医师的经验选择治疗方式，但无论采用何种治疗方法，都应坚持定期随访，要特别注意观察患者对治疗的反应。

1. 急性期（发病48小时内） 急性期治疗以解除患者眩晕、恶心和呕吐等痛苦为主。患者应按排在安静及光线较暗的室内静卧，多数患者选择侧卧，紧闭双目，眼震的慢相侧向上，不愿活动头部。医生应耐心安慰患者，解释此病不会危及生命，检查时尽量少动患者头部，避免强光直照双眼（如观察眼震时），并注意患者的表现和血压及有无脱水等指征。初发眩晕来急诊时，耳科医生首要注意鉴别是否耳源性眩晕。老年患者血压高应请神经科会诊；患者并不静卧而是辗转反侧也应请神经科会诊；如为小儿患者往往陈述不清楚，应请儿科协助处理；恶心、呕吐较重有脱水表现需及时输液，纠正脱水与电解质紊乱。针对患者具体情况选择采用下列处理：①抗胆碱药物如山莨菪碱肌内注射或静脉内点滴，东莨菪碱口服或肌内注射，盐酸苯环壬酯内服，乘晕宁、晕动片或眩晕停内服。如恶心、呕吐较重的患者不宜口服药，以注射药合适。青光眼患者禁忌此类药；②抗组胺药如陪他定和异丙嗪等合用，以免增加引起锥体外系症状的危险；③静脉内注射碳酸氢钠适用于酸中毒倾向的患者，收效多较满意。

2. 间歇期治疗　间歇期治疗的目的有：①防止眩晕复发；②争取位听功能有所恢复或防止其继续下降；③如病程已多年累及双耳，位听功能损失较重者，应采取听力和前庭康复。具体措施如：低盐饮食，避免咖啡、饮酒及吸烟，适量服食香蕉及桔汁以增加 K^+ 的摄取。

急性期过后，若无肾脏禁忌证，可用双氢克尿噻/氨苯蝶啶，勿需补钾，但仍应在治疗开始前和 2 周后检测血钾水平。单用双氢克尿噻则必须补钾。应注意控制血压。

倍他司汀：最初 2 个月内 16mg，3 次/日可防止眩晕复发，2 个月后可减为 24 ~ 32mg/d。

对免疫性因素明显而听力急剧下降者，可用类固醇激素，如强的松 1mg/(kg·d)，5 ~ 10 天后逐渐减量。

患者应每月做前庭功能和听功能检查。间歇期治疗应每 3 个月评估其疗效，症状完全缓解者可停药，部分缓解者应继续治疗 3 个月。若仍无好转，可考虑用氨基糖苷类药物或手术治疗（图 33-1）。

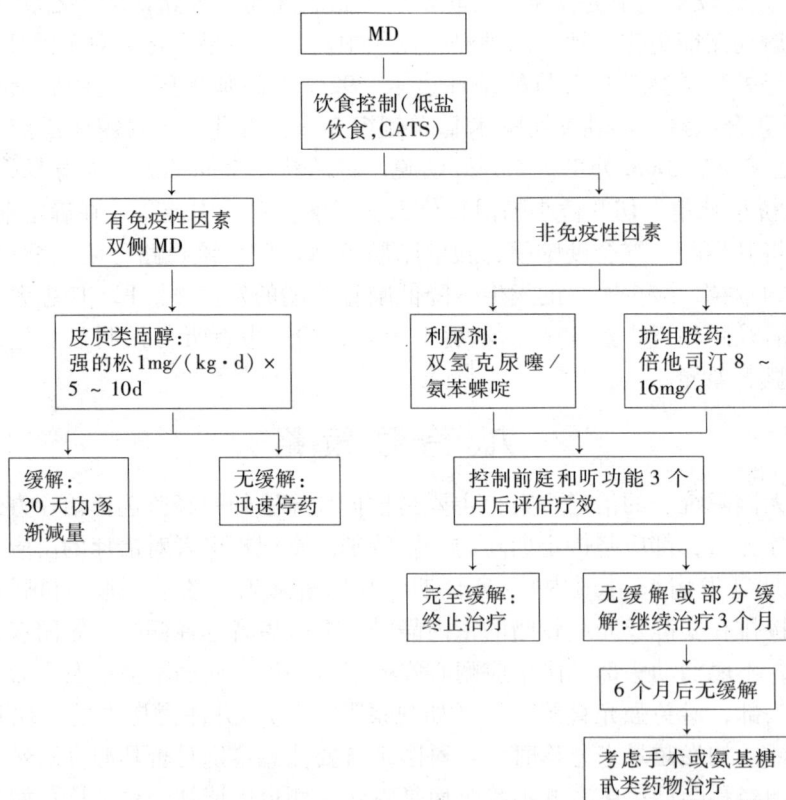

图 33-1　梅尼埃病间歇期治疗
（CATS：coffee, alcohol, tobacco, stressm，即咖啡因、酒精、吸烟、焦虑）

3. 手术选择 内淋巴囊乳突引流术的眩晕控制率低于其他手术或庆大霉素治疗，但急性听力下降和其他并发症的发生率较低。前庭神经切断术与鼓室内庆大霉素治疗的眩晕控制率相当，但前者急性听力下降的发生率更低。迷路切除术的眩晕控制率最高，术后生活质量最好，但只适于听力极差的患者。因此，对顽固性眩晕，各种药物治疗无效者，应首先考虑内淋巴囊手术，特别是欲保存听力者。无效者可考虑化学性迷路切除术，但有致听力下降的风险。症状严重或化学性迷路切除术仍然无效者，若听力甚差，可行迷路切除术；若听力较好者，可考虑前庭神经切除术（图33-2）。

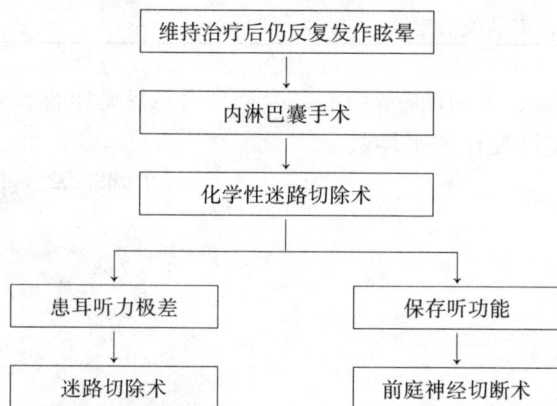

图33-2 梅尼埃病的手术治疗

十、疗 效 分 级

（一）1997年中华医学会耳鼻咽喉科学会分级标准

1. 眩晕的评定 用治疗后2年的最后半年每月平均眩晕发作次数与治疗前半年每月平均发作次数进行比较，即：分值 = 治疗后每月发作次数/治疗前每月发作次数 × 100。

按所得分值可分5级：

A级 0（完全控制，不可理解为"治愈"）；

B级 1～40（基本控制）；

C级 41～80（部分控制）；

D级 81～120（未控制）；

E级 >120（加重）。

2. 听力评定 以治疗前6个月内最差一次的0.25 kHz、0.5 kHz、1 kHz、2 kHz和3 kHz听阈平均值减去治疗后18～24个月最差的一次相应频率听阈平均值进行评定。

A级 改善>30 dB或各频率听阈≤20 dB HL；

B级 改善15～30 dB；

C级 改善0～14 dB（无效）；

D级 改善<0（恶化）。

如诊为双侧梅尼埃病，应分别评定。不对眩晕和听力作综合评定，也不用于工作能力的评估。

（二）1995 年美国耳鼻咽喉科学会听力与平衡委员会分级标准

数值	分级
0	A（眩晕完全控制）
1 ~ 40	B
41 ~ 80	C
81 ~ 120	D
> 120	E
因眩晕致残疾而需其他治疗	F

数值 = $(X/Y) \times 100$，X 为治疗后 18 ~ 24 个月内每月确定性发作的平均数，Y 为治疗前 6 个月内每月确定性发作的平均数。

（刘兆华　钟时勋　刘　铤）

第三十四章

前庭神经元炎

一、前庭神经元炎定义

前庭神经元炎（vestibular neuronitis）也称前庭神经炎（vestibular neuritis），是引起眩晕的常见病之一。好发于春季及初夏，多数患者在发病前 1~2 周有上呼吸道感染病史，因此认为发病与此有关，系病毒感染所致的外周前庭系统的疾病。若局部地区人群中有流行病学发病趋势时则可称之为流行性眩晕（epidemic vertigo）。临床以单侧发病为多，少数为双侧。发病特点为突然发作眩晕伴恶心、呕吐，无耳蜗及中枢神经系统病变的体征，发病年龄在 20~40 岁之间，平均 39 岁，发病率在男女性别上无显著差异。

二、发病原因

至今尚不明确，有以下几种主要学说。

1. 病毒感染与病灶学说　由于临床观察发现大多数患者发病前均有不同程度的上呼吸道感染、流行性感冒或局部感染，如急性鼻炎、鼻窦炎、急性胃肠炎和泌尿系感染等病史，因此考虑发病与病毒感染或局部病灶有关。另有学者认为部分患者有表皮带状疱疹伴发，且血清疱疹病毒抗体滴度异常。已有报道认为病毒可沿面神经感觉支及其与前庭神经的交通支入侵前庭神经节，病变可累及整个前庭神经元，即从前庭核、前庭神经、前庭神经节直至神经末梢，也可是其中某一区域发生局部病变所致。目前病毒感染学说已为众多学者接受，但迄今尚未发现肯定的致病病原。

2. 前庭外周系统血液循环障碍学说　鉴于本病有自愈倾向，病变范围仅局限于前庭外周系，因此部分学者提出，前庭迷路支小血管供血异常可引发前庭局部微循环障碍而导致发病。部分脑血流图和经颅超声多谱勒检查发现同时存在脑供血不足或椎-基底动脉供血不足等情况，但此循环障碍学说尚待病理学及实验进一步证实。

3. 病理检查　由于本病急性发病期难以获得完整的颞骨病理资料及系统的追踪报道，故延期的病理结果仅显示前庭神经单支或多支呈现为肿胀、髓质变形或退形性变。前庭神经节细胞、外周轴突和分布于椭圆囊和上、外侧半规管的神经变性或前庭神经扭曲变性等迷路后病变的病理改变。

三、临　床　表　现

临床可分为急性和慢性两种。

1. 急性前庭神经元炎　发病突然，为强烈的旋转性眩晕，重者伴恶心、呕吐等自主神经症状。因多为单侧受累，在急性期可见明显的水平旋转性自发性眼震，快相方向多朝向健侧，双侧受累者则无明显眼震，仅表现为头晕和平衡失调。无耳聋等耳蜗症状及中枢神经系统异常的体征，仅少数有轻度耳鸣。前庭功能检查呈现出患侧功能明显减退，单侧者可见健侧的优势偏向。眩晕持续 48～72 小时即明显减轻，1～6 周症状基本消失，严重者半年左右亦可痊愈。往往在发病初期数小时至几日内，前庭处于激惹状态，表现为前庭功能正常或功能亢进，但几日内前庭即明显下降。随着前庭功能的恢复或前庭代偿功能的出现，头部晃动所产生的视物模糊和瞬间平衡障碍等症状也会随着时间的推移而逐渐减轻或消失。可本病易发于春季和初夏，常可见明确上呼吸道感染病史，局部区域多人发病应考虑其流行性学的发病特征。

2. 慢性前庭神经元炎　眩晕可反复发作或表现为持续性头晕阵发性加重，另有患者并无明显头晕，仅述平衡失调和头部压迫等不适感，直立行走及活动状态症状明显加重，同样无耳蜗和中枢神经系统受累之表现，耳鸣者并不多见。此型发病症状较轻，持续时间长，甚者持续 1～数年方可痊愈。发病可由急性转发为慢性，也可无明显急性发作期，少数患者眩晕发作呈反复性，可与上呼吸道感染同时或于其后发病，紧张劳累常为此病的诱发因素。

四、诊　　断

1. 发病前有明确的上呼吸道感染病史。

2. 突发严重的眩晕，可伴恶心、呕吐。

3. 多数不伴耳蜗症状及中枢异常体征或仅有轻度耳鸣。

4. 发病年龄 20～40 岁。

5. 平衡失常，Romberg 试验不稳，身体向患侧倾倒。

6. 严重者可见水平旋转型自发性眼震，快相朝向健侧。

7. 自发性眼震消失后行前庭功能检查，呈现为患侧前庭反应低下或功能丧失的半规管麻痹表现，单侧发病者优势偏向于健侧。

8. 纯音测听及颞骨 CT 多为正常。

9. 多数 1～6 个月内痊愈，前庭功能呈现为不同程度的恢复或功能代偿。

五、鉴　别　诊　断

诊断时应详细询问病史，注意排除其他病因所引发的眩晕。此外，耳科局部与全身性物理检查、神经系统检查、纯音测听和前庭功能测试均可作为诊断与鉴别的重要依据。

前庭神经元炎应注意与下列疾病相鉴别：

1. 梅尼埃病　早期梅尼埃病易与本病相混淆，前者特点为反复听力波动伴发作性眩晕和耳鸣、耳堵，而本病眩晕多为持续性且无明显听力减退，冷热温度试验患侧前庭功能明显减退。

2. 多发性硬化　多发性硬化中大约 1/3 会出现眩晕症状，初期前庭功能可不受影响，最终会出现中枢性垂直型眼震、双侧核间性麻痹、断续性言语、意向震颤和 ABR 潜伏期延长等其他脑神经异常的表现。

3. 椎-基底动脉供血不足　眩晕发作频繁而短暂，可为旋转性、摆动性、站立不稳、行走漂浮或不稳感。如伴有脑干受损可同时出现复视、扭颈或直立行走时突发倾倒，恢复迅速，无意识丧失，通常不出现耳鸣、耳聋。

4. 前庭神经鞘膜瘤　可引起眩晕以听神经和面神经受累症状为主，临床经影象学易于鉴别。

5. 脑干肿瘤　眩晕呈持续性，症状随头部转动而加重，早期即可出现脑神经麻痹、交叉性面瘫、中枢性眼震和肢体共济失调，头颅 CT 和 MRI 可为诊断提供依据。

6. 前庭系耳毒性抗生素中毒　耳毒性抗生素侵及外周前庭系统可出现持续性眩晕，发病前有耳毒性抗生素应用史，眩晕程度较轻，用药至发病需一定的时间。前庭系药物中毒以双侧为主，而前庭神经元炎则单侧居多。前者预后不及后者，且常见 Dandy 综合征。

7. 前庭动脉梗塞　此病常好发于中老年动脉硬化者，发病前无上呼吸道感染和流行病接触史。眩晕突发无耳聋，症状缓慢减轻，最终可遗留良性发作性位置性眩晕。

8. 迷路炎　化脓性中耳炎可并发浆液性迷路炎或化脓性迷路炎而出现眩晕，此病鉴别的要点为有化脓性中耳炎或中耳手术史，并有感音神经性听力损失。

六、治　疗

发病早期适当卧床休息，避免刺激。

1. 早期眩晕较重伴频繁呕吐可采用支持疗法，适当输液，矫正水电解质平衡紊乱。

2. 恶心、呕吐难以控制可采取对症治疗，选用抗胆碱类或抗组胺类药物，如山莨菪碱等，一旦症状缓解即应及时停药。

3. 适当使用前庭兴奋抑制剂和钙离子拮抗剂，如敏使朗、西比灵等。前庭抑制剂使用时间不可过长，以避免因此而影响中枢代偿功能的建立。

4. 无禁忌证者可适当应用糖皮质激素治疗，如强地松、地塞米松等均有助于抗炎、消水肿，促进损伤的修复。

5. 使用复合维生素 B 族和甲钴胺类营养神经类药物。

6. 疑为病毒感染可加用抗病毒类药物如阿昔洛韦等。

7. 有明确感染灶者应尽早清除原发病灶。

8. 中药可选用眩晕宁冲剂、小柴胡汤，滋阴补肾类中药杞菊地黄液、六味地黄丸等进行辅助治疗。

9. 慢性期适当锻炼，增强体质。

10. 前庭康复训练有助于建立中枢代偿机制，促进周围前庭功能的修复。

11. 前庭神经元炎多数预后较好，各别常年迁延不愈者可采取前庭康复训练。

（陈秀伍）

第三十五章

位置性眩晕

位置性眩晕（positional vetigo）是指头部变换于某一头位突然发生的眩晕，常伴随位置变换出现眼震、恶心，重者呕吐，Barany 于 1921 年首次对位置性眩晕进行了详细的报道。由于眩晕发作时有眼震出现，因此这种由体位变化所引发的眼震被称之为位置性眼震（positional Nystagmus）。Nylen 于 1950 年提出位置性眼震可以分型，随后 Aschan 又作了适当修改将其分为下列三种类型：

Ⅰ型　方向改变型眼震，眼震的方向随头位的变换而变换，眼震特点为持续性，不易疲劳；

Ⅱ型　方向固定型眼震，眼震的方向始终固定，不随头位的变化而改变，亦无疲劳现象；

Ⅲ型　属方向改变型眼震，但眼震持续时间短，且易疲劳。

上述Ⅰ、Ⅱ两型在前庭外周和中枢性病变时均可发生，而Ⅲ仅限于前庭外周系疾病。位置性眩晕包括外周性和中枢性两种，前者是一种常见的前庭末梢器官的疾病，后者由前庭中枢系统病变所致，本章将分别予以论述。

第一节　良性阵发性位置性眩晕

一、定　义

良性阵发性位置性眩晕（benign paroxysmal positional vetigo，BPPV）是当头位快速移动至某一特定的位置时激发的短暂阵发性眩晕与水平型或旋转型眼震。该眼震具有短暂性和疲劳性特点，属位置性眼震Ⅲ型。

由于本病是自限性疾病，绝大多数可以自愈因而被称为良性眩晕，迁延不愈者甚少。BPPV 属综合征，是多种常见的前庭末梢器官疾病的一种临床表现，发生率约占所有眩晕病症的 1/4。

二、发 病 原 因

BPPV 除部分有明确的病因之外，多数病因尚不明确，可仅为一孤立的特发症状，

518

亦可由其他因素引发。例如：①任何耳石病的诱发因素：迷路老化椭圆囊斑变性而致耳石脱落后沉积于半规管；亦有报道，当一些内耳疾病导致耳石膜分离而半规管功能正常时，可能引发 BPPV，其中后半规管发病多于外及上半规管。②动脉硬化、脑供血不足而引起内耳供血不足，导致囊斑胶质膜变薄，耳石脱落沉积于半规管。③头部外伤或头部加速运动，甚至某些中耳手术刺激，如镫骨手术等也可因局部压力变化或镫骨足板嵌入前庭窗或耳石撕脱而致本病发生。④中耳乳突炎症、病毒性迷路炎、迷路瘘管或梅尼埃病缓解期均可因细胞碎片的凝集或两侧前庭反应不对称而引发本病。此外，国外还有研究报道在患 BPPV 的中老年女性中，骨质疏松症的发病率高达75%，而正常对照组仅为4%，可见骨质疏松症与 BBPV 之间可能存在某些特定的联系，其致病原因有待深入研究。BBPV 也可缘于饮酒，颅内占位性病变和其他未明原因，BBPV 具有一定的家族倾向性，而该病手法复位时所获短平快之疗效在一定程度上有助于分析病因。

Katsarkas 提出根据病因可将 BPPV 分为原发性和继发性两类，调查发现 2 组在年龄和性别分布等方面均有着显著的区别，由此推测发病机理可能有所不同。

三、病 理 检 查

从半规管手术以及尸检中发现半规管内存在游离的碳酸钙盐结晶。但组织学上发现有耳石的患者中，仅45%曾在临床有过平衡障碍的经历，至今 BPPV 的病理机制仍未明确，研究还停留于死后病检及理论推测阶段。

四、发 病 机 制

有关 BPPV 的发病机制学说已有数种，多数学者都赞同耳石脱落学说，该学说中较流行的有以下两种解释理论：一是嵴顶结石症学说，二是管石症学说。

（一）嵴顶结石症学说

1969 年 Schuknecht 首次对 BPPV 的嵴顶结石理论提出了经典式解释，他在研究几例生前患 BPPV 患者的颞骨时，发现有位觉砂样物质沉积于后半规管的壶腹嵴终顶内，于是他认为正是这些变性脱落的耳石碎屑沉积到半规管壶腹嵴终顶使嵴顶比重超出了周围的内淋巴，正因如此，嵴顶对于重力牵引及直线加速度刺激变得极为敏感，头位变化即可导致位置反应增强，同时伴有朝向壶腹嵴受刺激方向的眼震。但 Moriarty 等认为嵴顶结石症学说（cupulolithiasis）并不确切，因为在正常颞骨解剖切片中也发现了半规管内类似于结石沉积的现象。

（二）管石症学说

1921 年 Barany 首先明确描述了头位改变后产生的眩晕和眼震，并将其归结为耳石病。1952 年 Dix 和 Hallpike 将该病命名为 BPPV 并详细阐述该病的症状和体征，提出了诱发试验。Hall 于 1979 年根据重复刺激时产生的疲劳现象最先提出管石症概念，认为变性的耳石碎片并不是附着在半规管的壶腹嵴终顶内，而是漂浮于半规管的内淋巴中，碎片移动时推动内淋巴牵引壶腹嵴使其末梢受刺激而兴奋，引起眩晕发作。Epley 1980 年又做出进一步解说，Brandt 和 Steddin 于 1993 年强调用管石症理论能够更好地解释BBPV 的典型特性，他们认为正是由于密度高于内淋巴的耳石碎片自由漂浮于半规管腔内，当头部沿半规管平面移动时，耳石受角加速度和重力的作用而沉积于半规管较低的部位，并同时引起内淋巴流动及终顶的倾斜，壶腹嵴感觉毛细胞受到刺激引发眩晕和眼震。

嵴顶结石学说和管石症学说（canalithiasis）的主要区别在于耳石沉积的部位是粘附在嵴顶还是漂浮于半规管腔内，如半规管腔内有大量耳石微粒，则可能同时发生嵴顶结石症与半规管结石症。有关 BPPV 的各种学说中还有耳石移位活动学说、重力嵴顶学说、粘滞性增加学说和双侧前庭不对称学说等，但仍以嵴顶结石学说和管石学说最受关注。

五、临床分类

最初人们认为 BPPV 仅涉及后半规管，但由于 BPPV 症状出现时常伴有眼震，眼震消失时症状也随之停止，眼震的严重程度与症状轻重程度相符，眼震为判断病变部位和性质提供了重要信息。近年根据眼震方向的变化认识到外半规管和上半规管也可同时或单独累及。BPPV 最常见的是以下三种类型：①后半规管性良性位置性眩晕（PC-BPPV）；②外半规管性良性位置性眩晕（HC-BPPV）；③上半规管性良性位置性眩晕（SC-BPPV）。三者之间后半规管发病率最高，约占 28%；外半规管次之，占 21%；上半规管发病率极低，仅为 13%。

Herdman 等对 77 例 BPPV 进行了连续观察，报道了不同的半规管被耳石累及的频率（表 35-1）。

表 35-1　77 例 BPPV 各半规管受累情况（Herdman）

半规管	病例数（n）	百分比（%）
后半规管	49	63.6
上半规管	9	11.7
外半规管	1	1.3
后或上半规管	18	23.4

六、临床表现及特征

BPPV 好发于中年人，男女之比为 1:2，平均年龄 54 岁。典型的发作是患者在某一头位仰头或翻身时突然发作眩晕，瞬间即消失，重复诱发头位时眩晕可再度出现，但无听力下降和前庭功能障碍，偶有耳鸣。

（一）后半规管性良性位置性眩晕

PC-BPPV 在突然平卧、低头、弯腰和抬头伸腰时可引起发病，Dix- Hallpike 位置性眼震检查阳性，具体诱发方式为：当悬头仰卧位向患侧转 45°时可引发剧烈的旋转性眩晕，症状持续时间较短，一般不超过 60 秒，眼震为旋转型，眼震方向朝向下方侧耳，出现症状之前有大约 5~15 秒潜伏期，眼震持续时间 <30 秒，重复上述检查，眼震可减弱并逐渐消失，呈疲劳现象。眩晕发作后可仍有头重脚轻或漂浮及不稳感。发病过程可持续数小时数天，个别长达数月或数年，间歇期长短因人而异。

（二）水平半规管性良性位置性眩晕

HC-BPPV 在平卧位突然向左右侧翻身时或站立及步行突然快速向两侧转头情况下出现眩晕，少数发生于直立或行走中左右转头时。典型的 HC-BPPV 发作快，终结也迅速，严重时可伴恶心。仰卧位转头试验阳性，具体的诱发体位：仰卧，头分别向左或右侧转头 90°以引发出与转头方向一致的向地性水平眼震者为阳性。Boloh 发现头向两侧转时虽都可诱发眼震，但向患侧转时眼震慢相速度比向对侧大 3 倍左右，为非疲劳型眼震。患者症状持续时间较短，通常在数日至 1 个月左右。

（三）上半规管性良性位置性眩晕

SC-BPPV 的发病率极低，临床可根据旋转型眼震中垂直成分的方向来判定。

七、检　查

患者就诊后除进行详细的病史采集及临床常规听力学检查之外，还应行下列必要的测试项目。

（一）位置诱发试验

1. Dix-Hallpike 变位性位置试验　本试验也被称为 Barany 试验或 Nylen-Barany 试验，是 BPPV 诊断中最常用的检查方法之一。具体操作步骤如下：首先让患者坐于检查床上，检查者位于病人前方，双手把持其头部，向右转 45°（图 35-1，体位 a），保持此头位不变，同时将体位迅速改变为仰卧位，头向后悬垂于床外，与水平面呈 30°（图 35-1，体位 b），头位始终保持右转 45°不变，注意观察眼震和眩晕情况。因考虑眩晕可能存在潜伏期，故检查时本体位需保持 30 秒。BPPV 患者常于患耳向下时诱发出眩晕和眼震，恢复坐位时会再出现眩晕和眼震，但眼震方向与前一诱发体位时相反。稍事休

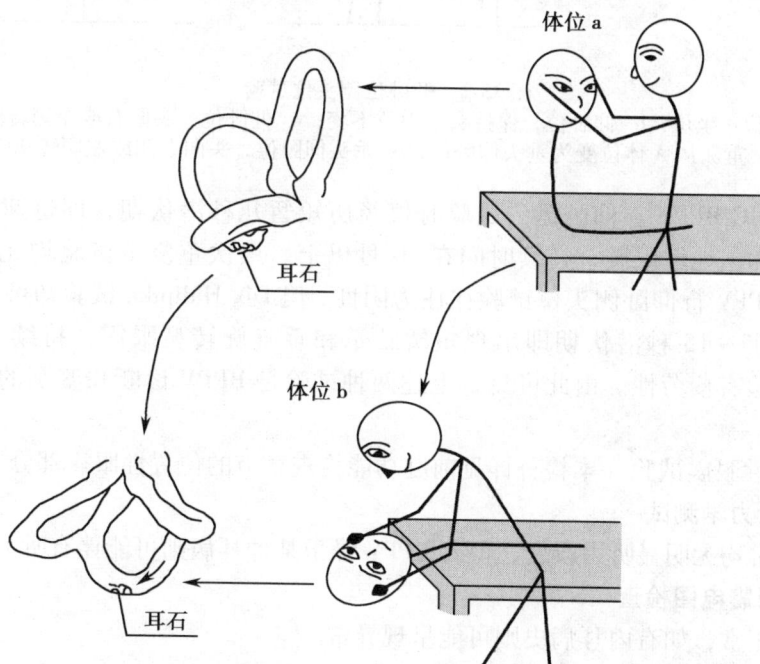

图 35-1　Dix -Hallpike 变位性眼震试验（a，b）

息后再重复该头位检查，用以观察有无疲劳现象。随后依同法检查对侧。

本检查体位可使后半规管处于垂直体位，上半规管也处于相对垂直的位置，PC-BPPV 的眼震方向为朝向下方之耳的方向；SC-BPPV 的眼震方向为向下旋转型眼震，因此 Dix-Hallpike 变位性眼震试验更适合于上半规管和后半规管 BPPV 的诊断与鉴别。

2. 仰卧位侧头位试验　患者端坐于检查台上，继之由检查者辅助其迅速平卧，随后将头先后向左或右侧转 90°，观察眩晕及眼震的情况（图 35-2a ~ c）；其后再次从坐位变至仰卧垂头位，并重复上述侧头位试验（图 35-2a、d、e）。

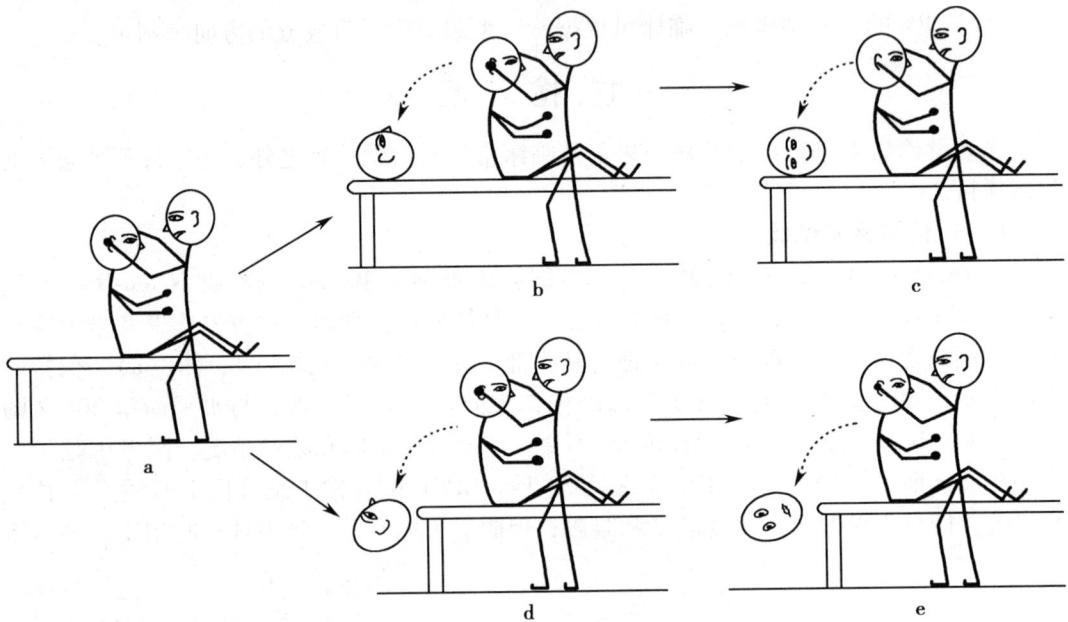

图 35-2　仰卧位侧头位试验

a. 起始位：坐位；b. 仰卧位，保持头正中位不变；c. 仰卧位，头向右或左侧转动 90°；
d. 重新从 A 体位变为垂头仰卧位；e. 垂头仰卧位，头向右侧或左侧转 90°

典型的 HC-BPPV 在仰卧侧头试验时仅经历短暂几秒潜伏期，即迅速出现剧烈的旋转性眩晕和向地性眼震，持续时间在 30 秒以上，屡次重复本试验均无疲劳性。而典型的 PC-BPPV 行仰卧侧头位试验往往为阴性，但 Dix-Hallpike 试验却可发现 PC-BPPV 者经大约 5 ~ 15 秒潜伏期即出现短暂眩晕和垂直旋转型眼震，持续时间不足 30 秒，重复试验有疲劳性。由此可见，上述两种试验是 BPPV 诊断和鉴别的关键诱发试验。

3. 位置性眼震试验（本检查详见前庭功能检查章节的位置性眼震部分）。

（二）听力学测试

患者通常均无明显听力改变，但若 BPPV 缘于某种耳病则可能伴有听力减退。

（三）眼震电图检查

多数为正常，如有内耳病史则可能呈现异常。

（四）经颅超声多谱勒（TCD）检查

椎基底动脉供血不足患者约 1/3 以阵发性位置性眩晕为其主要表现，TCD 检查客观反映血管及血流情况，可作为一项必要的辅助检查。

（五）影像学检查

如怀疑颈椎病，可拍颈椎 X 片或 MRI 以了解颈椎骨质增生及脊髓受压的程度。如发病前有中耳和镫骨手术史，则可加拍颞骨 CT 以利于诊断。

八、诊断与鉴别

BPPV 是旋转性眩晕最常见的类型，临床主要依靠典型的发病史、阳性体位诱发试验和眼震的方向来进行诊断，与此同时注意鉴别其他可能诱发眩晕的因素。临床 BPPV 中以 PC-BPPV 和 HC-BPPV 最为常见，根据典型的表现和体位试验结果可明确区分 PC-BPPV 和 HC-BPPV，表 35-2 所列鉴别要点诊断中可供参考。

表 35-2 HC-BPPV 与 PC-BPPV 鉴别要点

鉴别点	PC-BPPV	HC-BPPV
发病体位	猛然平卧或平起，低头弯腰，抬头伸腰	平卧时突然翻身或向两侧转头，站立或步行时转头
诱发方法	悬头仰卧，头向患侧45°	仰卧，向左或右转头90°
眼震方向	旋转向地	水平向地
潜伏期	5~15 秒	<3 秒
持续期	多数 < 30 秒	>30 秒
疲劳现象	有	无
特征性位置诱发试验	Dix-Hallpike 变位性眼震试验	仰卧侧头位试验
恶心、呕吐	较少见	常见

从表 35-2 可见典型的 BPPV 均因快速头位变化，如平卧、低头、抬头、平卧时翻身或直立行走中诱发出短暂的眩晕发作，生活中患者习惯有意地回避诱发发作的头位。PC-BPPV 典型的临床表现为：①位置试验时眼震和眩晕发作通常有数秒潜伏期，随后眩晕和眼震等症状迅速出现并快速达一定程度，此后逐渐消失；②眩晕与眼震持续时间短，一般均 < 30 秒；③常伴有旋转向地型眼震；④当体位从仰卧位恢复为坐位时出现与卧位时方向相反的眼震；⑤反复重复位置试验，症状和体征均减弱或消失，并呈明显疲劳现象。BPPV 诊断中可依据位置试验中眼震的特点对受累半规管作出定位诊断，少数 BPPV 可同时存在于 PC 和 HC 二者。

此外，各型 BPPV 都应注意与中枢性眩晕、短暂缺血性发作性眩晕（TIA）相鉴别。第四脑室肿瘤和小脑蚓部受损者亦可于转动头部时出现与 BPPV 相似的位置性眩晕。酒精性眩晕和颈性眩晕也不易与 BPPV 鉴别，中耳手术或镫骨手术如不慎将镫骨压入，常因压力改变而引发位置性眩晕。BPPV 通常只是一个疾病的症状，而临床可引起眩晕的疾病众多，若缺乏实践经验，思维不够开阔，就很难从错综复杂的情况中理清头绪，仅凭简单的查体是很难从中分析清楚并作出正确的诊断。

表 35-3　位置性眩晕的诊断鉴别要点

分　类	PC-BPPV	HC-BPPV	中枢性眩晕	TIA	酒精性眩晕	颈性眩晕	其　他
一般情况：							
年龄	中年为主	中年为主	幼年及老年	老年	中年	中年以上	均可
病因	不明或外伤	不明或外伤	颅内疾病	老年病	饮酒	退行性变	其他病史
恶心和呕吐	少见	常见	可有	无	有	有/无	有/无
神经系统症状体征	无	无	有	有	无	可有	有/无
眩晕表现：							
潜伏期	5~15 秒	<3 秒	无	无	无	有	因病而不同
发作持续时程	多数 <30 秒	>30 秒	呈持续性	1~5 分钟	体位不变则持续	短，随体位变	同上
眼震特点：							
眼震方向	朝向下方之耳	朝向下方耳	不定	变或不变	向位置在下耳	固定不变	同上
眼震性质	旋转	水平	垂直或斜性	不定	旋转及水平	水平	同上
诱发体位	1 种	2 种	多种	多种	多种	1 种	同上
疲劳性	有	无	无	无	无	有	同上
伴发眩晕	有	有	非旋转性	有	有	有	同上
颈部或头颅影像学	正常	正常	血管阻塞或占位	血管病灶	无	颈椎片改变	同上

九、治　疗

　　良性阵发性位置性眩晕是常见的前庭末梢器的机械性疾病，针对它的治疗方法有多种，Dix 和 Hallpike 在 1952 年首先详细地描述了本病，并提出体位复位手法；1980 年 Brandt and Daroff 根据壶腹嵴顶结石提出单次手法复位法；1992 年 Epley 根据管结石症理论提出单次手法复位法，时至今日本复位疗法仍为 BPPV 最有效的手法复位法之首；1994 年 Vannucchi 提出 HC-BPPV 的复位手法；1997 年 Herdman 又介绍应用 Epley 手法治疗前半规管有效。随着 BPPV 的病因和病理生理机制的逐步明确，相关的治疗亦有了长足的进步，治疗方法日趋简便而有效。许多人认为本病应首选保守治疗，无效者再采取手术治疗。

（一）保守治疗

　　BPPV 虽属自愈类疾病，但由于病程长短不一，部分可持续数月或数年，重者可长期丧失工作及生活自理能力，早期治疗和干预有助于早日康复。

　　1. 心理治疗　由于多数患者因反复眩晕突发而产生严重的恐慌和焦虑情绪，心理因素在其间起到主导作用，治疗中耐心加以疏导，解释本病可治疗，预后好，使患者消除心理负担，积极地配合治疗，争取早日康复。

2. 避免采取诱发眩晕的体位。

3. 药物治疗　有学者提出，BPPV治疗时药物治疗不应作为首选的方式，但酌情选用抗眩晕药物可以降低前庭神经的兴奋性，从而达到尽快减轻眩晕，缓解恶心、呕吐等自主神经的症状。常用药物有①静脉内碳酸氢钠；②钙离子拮抗剂：如西比灵等；③抗胆碱能药物：脑益嗪等；④抗组织胺药；⑤多巴胺受体拮抗剂；⑥苯二氮卓类药物：敏使朗；⑦中药：眩晕宁冲剂等。

4. 位置训练（position exercises）　Brandt-Daroff习服练习　本训练方法较为简单易学，示范后患者可自行在家中练习。Soto-Varela报道以此方法治疗BPPV35例，经1周和3个月治疗有效率分别为24%和62%。该结果证实，持续训练效果显著。操作方法：首先让患者迅速向患侧侧卧位，眩晕消失后再停留30秒。然后坐起再等待眩晕消失。患者应向对侧重复以上运动，停留30秒，坐起（图35-3）。整个治疗练习重复10～20遍。每天3次，连续2天无眩晕，治疗停止。

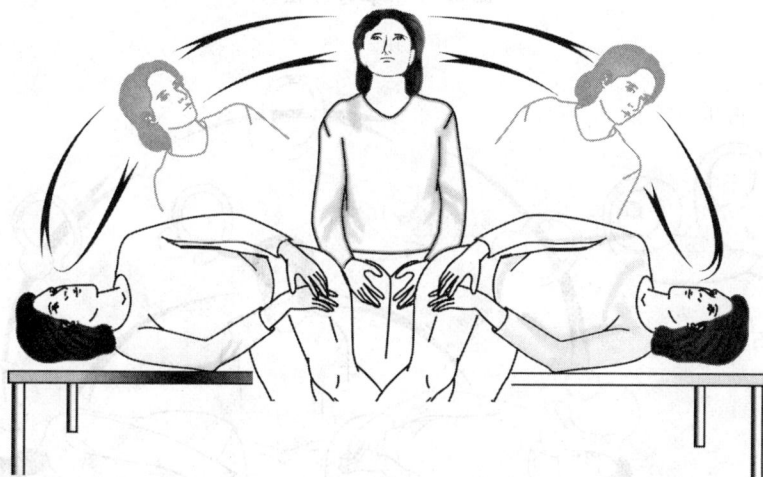

图 35-3　Brandt-Daroff 习服练习

5. 耳石复位治疗

①Epley手法　患者由坐位迅速变为平卧位，头稍伸出床沿做半悬垂位，向患侧转头45°，使患耳向下，然后转头90°使健耳向下，保持这个头位回到坐位，头转向正中并含胸低头。每个位置待眩晕消失再到下一位置（图35-4）。

②Semont手法　患者迅速从坐位转到侧卧位，头转向健侧45°，保持一段时间，然后起来到坐位，再向反方向做（图35-5）。

③Lempert翻滚复位法　本复位方法适用于HC-BPPV。患者从仰卧位向健侧连续翻转3个90°（图35-6），头位转换过程要求迅速，变位后每一头位保持不变，直至眩晕消失后30秒～60秒。全部复位过程反复进行多次，至任意头位均无眩晕及眼震出现，即可认为耳石颗粒自外半规管内完全排出，其后再重复上述复位程序1～2次。

（二）手术治疗

手术治疗适用于顽固性BPPV病程在1年以上，保守治疗经久不愈，生活和工作受

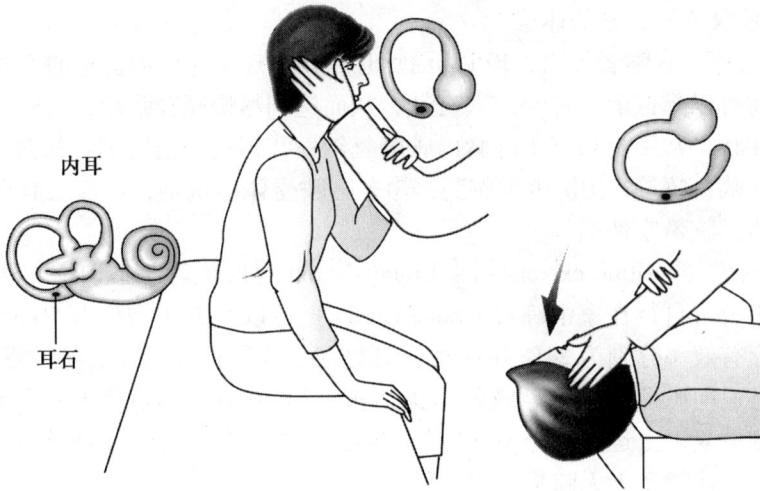

内耳

耳石

图 35-4　Epley 手法

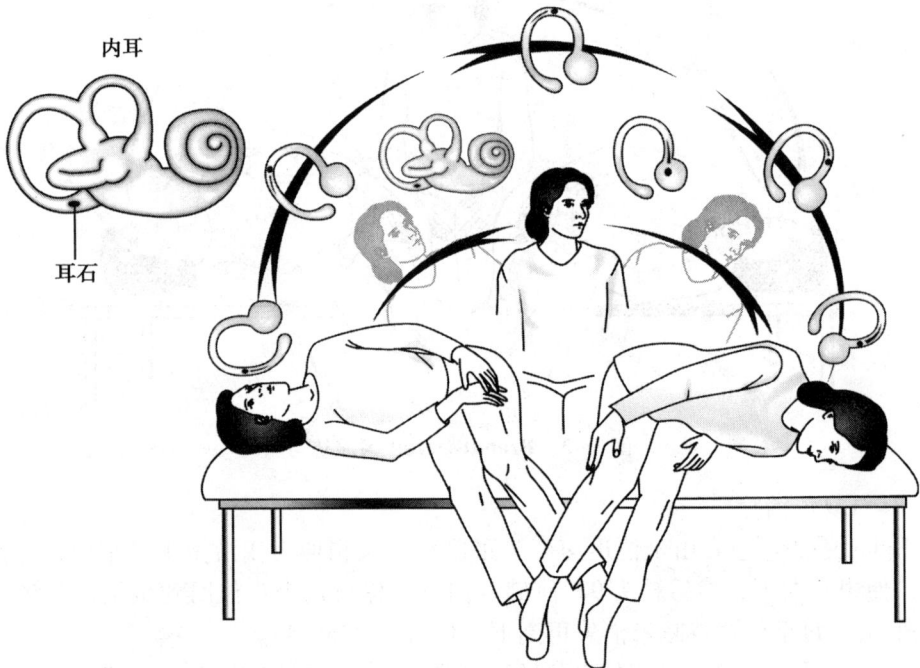

内耳

耳石

图 35-5　Semont 手法

到严重影响的患者。前庭神经切断手术和迷路切除手术因影响听力和前庭功能，采用者较少。目前常用的治疗方式如下：

1. 利多卡因和链霉素鼓室内注射。
2. 后壶腹神经切断术和前庭神经切断术。
3. PSG 堵塞术。

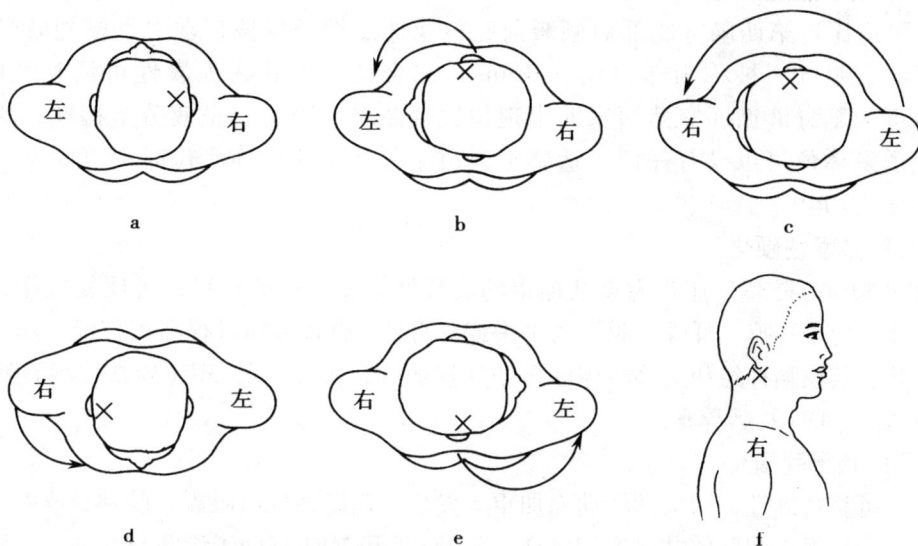

图 35-6 Lempert 翻滚复位法（"✕" 表示患耳）
注释：每次在 0.5 秒内迅速将头位转动 90°，每种体位保持 30 秒～60 秒直至眼震消失。
a. 起始位：仰卧；b. 头向健耳侧转 90°；c. 保持头位不变，身体变为俯卧位；d. 头向
健耳侧转 90°，面朝下；e. 头向健耳侧转 90°；f. 端坐位

第二节 中枢性位置性眩晕

一、发病原因

中枢性位置性眩晕（central positional vertigo，CPV）可因中枢神经系统多种病变引发，病变的损伤部位为前庭核及与其相关联部。发病时多种体位变化可引发眼震，眼震方向不定，可为水平型、垂直型或斜行型。发作无潜伏期，发作后症状持续时间较长。由于前庭和耳蜗神经在进入延髓和脑桥时是分开的，因此发病时听力多为正常。

二、临床表现及诊断

CPV 可因多种疾病引起，常见的疾病为下列几种。

（一）椎-基底动脉供血不足

眩晕是椎基底动脉缺血性发作及其供应区域脑干梗死的突出症状，中年以上高血压患者突发旋转性、摆动性、站立不稳性眩晕、行走有漂浮感及其他脑干受损症状，如复视、共济失调时应高度怀疑此病。如果眩晕发作时间不长，仅持续数小时至 24 小时即恢复，应考虑患短暂性脑缺血发作（TIA）。特别要注意的是椎基底动脉的 TIA 发作较为频繁，可每日发作多次，也可间歇期长达数周以上。眩晕一旦疑及血管源性就应将电生理检查与 MRI 联合应用。Thomke 曾报道 232 例眩晕，其中 44 例桥小脑角病变中仅 25 例行 MRI 检查，最终经 MRI 证实为桥小脑角病变者仅 6 例，而 45 例患者经异常电生理指标提示了桥脑功能失调，22 例因椎基底动脉缺血，8 例为多发硬化所致。

（二）　第四脑室肿瘤

因肿瘤压迫第四脑室底部而刺激前庭核及迷走神经背核，常引发剧烈眩晕伴头痛、恶心、呕吐，被称为布伦斯（Bruns）综合征。因肿物为囊性可活动性肿物，转头时可因脑脊液循环突然堵塞而出现位置性眩晕和眼震，呈疲劳型特性，如患者能避免诱发体位可以没有任何不适感觉。由于仅在迅速变换头位时引发眩晕，因此易被误诊为BPPV。

（三）　多发性硬化

大约30%有眩晕，症状为逐渐加重的旋转性眩晕，程度较轻，可反复发作，伴恶心、呕吐，偶见耳鸣、耳聋。眼震为水平或垂直性。患者常同时存在视神经、脑干、小脑、脊髓、其他脑神经和大脑半球的多处受损病灶，头颅 CT、MRI 异常，脑脊液中 γ-球蛋白增高，IgG 指数异常。

（四）　脑干肿瘤

眩晕可呈持续性，因头部转动而加重。发病早期即表现出眼震、脑神经麻痹、交叉性瘫痪等脑干损伤和肢体共济失调体征。头颅 CT 和 MRI 有助于诊断与鉴别。

凡疑诊 CPV 者，除须详细询问病史并行神经系统及听力学检查之外，还可增加必要的影像学检查如 CT、MRI 和电生理检查来辅助诊断。

三、治　　疗

一旦查明病因，即可开展积极的针对病因的治疗。

第三节　其他疾病引起的位置性眩晕

一、颈 性 眩 晕

颈椎病各型的临床表现各不相同：①神经根型的主要表现为发病前无明显的外伤诱因，颈肩部疼痛逐渐出现并伴一侧或双侧上肢疼痛、麻木症状。此型是以疼痛和麻木症状为主，无明显的眩晕表现，因此易于鉴别；②脊髓型临床表现是双侧上下肢力弱，上肢精细动作困难，行走不稳，胸腹部束缚感或走路踩棉花感。多数患者于体检时可有躯体感觉减退平面，该平面应低于病损脊髓。③交感神经型；④椎动脉型通常于转颈时突发眩晕或晕厥，头晕多为瞬间一过性发作，甚至可发生猝倒，此型应注意良性位置性眩晕相鉴别。行 TCD 检查时除常规头位外，还应注意特殊头位时椎基底动脉之变化，如颈椎病患者转颈试验时椎基底动脉血流速度下降超过 20% 则支持此诊断。

二、颅脑外伤性眩晕

颅脑外伤后眩晕发作病例甚多，外伤可损及内耳、前庭神经及其与中枢的连接部，也可因耳石终末器受损而出现短暂的位置性眩晕。严重颅脑损伤可在第四脑室及水管周围出现点状出血以致伤及前庭核及其与中枢的连接部。

三、颈部肌肉扭伤性眩晕（甩辫子损伤）

颈部快速转动和车祸、急刹车等情况下所做出的保护性动作可能导致颈部肌肉扭伤而产生位置性眩晕，耳鸣偶见。治疗宜尽早以颈圈固定颈部，选择适量的前庭习服性训练帮助缓解症状，加上前庭抑制剂和肌肉松弛剂的综合治疗，数周即可获康复。

四、恐惧性位置性眩晕

本病属精神性眩晕，是常见的主观平衡障碍性疾病，临床易被误诊为器质性眩晕。据统计发病约占眩晕就诊量的16%，男女均可发病，但以中年人为主。

临床诊断依据在于以下几点：

1. 尽管一般平衡检查正常，如前庭脊髓反射（PSG）正常，Romberg、Mann 征阴性，但患者于站立或行走时有头晕和主观平衡障碍。

2. 短暂的身体不适错觉及持续发作性起伏不稳感。

3. 恐惧感可自发产生，任何不适刺激和社会因素均可成为诱发原因。

4. 眩晕发作期和/或发作后有自主神经症状和不同程度的焦虑。

5. 情绪不稳定，轻度抑郁，有强迫观念和行为的个性特征。

6. 发作常发生于重病初愈、极度精神紧张或器质性前庭损伤之后，如常在 BPPV 或前庭神经元炎恢复期发病。

五、茎突综合征性眩晕

此病并不多见，主要症状为咽部异物感、咽痛、反射性耳痛、头颈部痛、体位性眩晕和流涎等。由于茎突过长压迫或摩擦颈部动脉，影响血液循环可引起相应部位的疼痛和一过性眩晕。

（陈秀伍 韩 娜）

第三十六章

大前庭水管综合征

第一节 概 述

　　大前庭水管综合征 (large vestibular aqueduct syndrome, LVAS) 是一种以渐进性波动性听力下降为主的先天性内耳畸形，可同时伴有反复发作的耳鸣或眩晕等一系列临床症候群；听力检查通常表现为感音神经性听力损失，也有少部分患者表现为混合性听力损失。是70年代末随着CT技术问世而被发现的一种内耳畸形疾病，1978年被正式命名为LVAS。此病多发生在儿童期，通常患儿出生时的听力接近正常，多数在2～4岁发生波动性听力下降。在儿童和青少年期感音神经性听力损失患者中，先天性前庭水管综合征约占1.5%，占先天性内耳畸形的31.5%。感冒和外伤常是发病诱因，即使轻微的头部外伤也可引起突发的重度感音神经性听力损失和眩晕。事实上，这些诱因也是诊断大前庭水管综合征参考。

　　长期以来许多学者致力于此病的病因学研究，但因前庭水管解剖结构细小，位置深藏，普通X线技术又无法显示其形态与结构，直到高清晰的CT扫描影像技术问世后，对内耳细微结构的检查才有了突破性进展。影像学的研究发现：在CT和MRI中可见到扩大的内淋巴管和内淋巴囊，而其他的内耳结构可能正常。有学者曾认为大前庭水管综合征是Mondini畸形的变异。它可伴随Pendred综合征发生，也可作为一个独立的临床症状表现。

第二节 前庭水管胚胎发育与解剖生理特点

一、前庭水管的胚胎发育

　　大约在胚胎第4周时，来源于外胚层的听泡在中胚层间充质内向背腹侧发展，形成3个皱襞。其中两支发育成耳蜗和半规管，另一支发育成内淋巴囊系统。

　　前庭水管的发生与内淋巴管息息相关。当 3 个皱襞的尖端互相接近时，听泡腔即成"Y"字形管道，两臂分化为椭圆囊和球囊，内淋巴管则组成其基底部。在第 1 皱襞不断深陷的同时，内淋巴管继续向上伸延，以后穿越胚胎期的软骨迷路达颅后窝，周围的软骨骨化形成前庭水管。胚胎早期的内淋巴管短直宽大，随着胚胎发育逐渐变成狭长呈倒"J"字形。

　　除前庭水管外内耳迷路在胚胎 20 周时已基本发育完成，因此在胚胎 20 周前出现影响内耳发育的外界因素将不可避免的涉及耳蜗和前庭诸结构，这时出现的前庭水管扩大多同时伴有其他内耳畸形，如 Mondini 畸形；相反在 20 周之后出现的异常因素，则主要威胁前庭水管的生长发育，导致临床常见的单纯前庭水管扩大畸形。对此，Pyle 曾采用连续病理切片计算机扫描技术分析了不同胎龄的颞骨前庭水管标本，发现整个胚胎发育时期前庭水管呈持续非线性生长，在妊娠后期乃至出生后一段时期内，前庭水管仍继续生长发育，不同于内耳其它部位。因此有学者指出：胚胎后期甚至出生后的外界因素对前庭水管的发育影响更大。

二、前庭水管解剖生理特点

　　正常前庭水管长约 10.0mm，呈倒"J"字形小管，主要分为两部分：近段和远段。近段即峡部，相当于"J"的短肢，长度约为 1.5mm，直径 0.3mm。其内口起始于前庭内侧壁，逐渐向后上方延伸，大部分位于骨迷路的内上方略偏后，此部分平行于总脚。远段相当于"J"的长肢，呈三角形，尖部与峡部相连，基底部为外口，从上到下逐渐增宽。此段横切面呈卵圆形，最大径或横径 0.52～5.0mm，短径 0.52～1.0mm。远段较长，末端开口于岩骨后内侧面，呈喇叭形，粗糙锯齿状表面有利于内淋巴囊嵌合。近段和远段连接处为最狭窄部分，两者构成 90～135° 夹角。成人颞骨组织病理结构研究显示，前庭水管的平均宽度约 0.42～1.0mm，

　　Kodama 等在三维重建时发现：出生后第一年，前庭水管和内淋巴囊皱纹部较小，生长缓慢。3～4 岁时，两者形态发生显著性变化，迅速达成年人水平。此后前庭水管结构相对稳定，但个体间变异较大，根据其形态和周围区域的发育状况可将其分为三种不同类型。面积不足 8mm² 者为发育不全型，8～18mm² 者为正常型，超过 18mm² 者为增生型。发育不全型又可分为长管形和短漏斗形两种亚型。

　　研究还发现前庭水管和内耳道是颞骨内相对而行的骨性管道，在二者发育相关性的研究中发现，前庭水管和内耳道及其周围气房是在出生后同步生长的。当前庭水管扩大、内耳道延长和两者外口距离增加时，管周气房的气化程度增高。若颞骨放射学显示其气化不良，则可能伴有前庭水管的狭窄。由于内耳道与前庭水管发育高度相关，因此在进行桥小脑角区手术前，通过测量内耳道长度，推测内耳道口与前庭水管外口之距离，可帮助外科医师在切除听神经瘤时，更好地保护内淋巴囊。

　　综上所述，胎儿时期的前庭水管短直且粗大；出生以后，前庭水管可继续发育变化，至 3 到 4 岁时，达到成人形状。由于前庭水管是内耳最后发育成熟的结构，因此在胚胎和婴儿发育时期均很容易受到损害，不过目前人们普遍认为胚胎期的外界因素很容易影响听泡的正常发育，使内淋巴管滞留在早期的宽大状态，导致出生后前庭水管保持扩大畸形的状态。

第三节　前庭水管扩大的发病机制与基因研究

有关前庭水管扩大的起源学说很多，比较多见的有：胚胎期前庭迷路的发育畸变或遏止学说、内淋巴管发育障碍学说、妊娠期母体病毒感染学说及遗传因素等均被认为是诱发前庭水管扩大的原因。2003 年雷雳等利用颞骨组织病理切片结合计算机图像分析，研究了人胚胎 6～38 周前庭水管的生长发育，探讨了前庭水管的胚胎发育结构，为寻找前庭水管扩大起源提供了有价值的解剖数据资料。

一、前庭水管扩大的发病学说

引起发病的可能原因主要有两种学说。一种学说认为：该病为胚胎发育性疾病，其发生与胚胎早期内淋巴管的发育障碍有关，若胚胎期内淋巴管发育障碍，前庭水管可保持宽大状态，出生后形成前庭水管扩大畸形。另一种学说认为，此现象的发生与遗传因素有关，潜在的基因缺陷是其发病的遗传学基础。

对前庭水管扩大引起听力下降的发病机制比较一致的观点是：正常内耳环境的维持是由前庭水管和耳蜗水管协同作用，帮助内耳来缓冲迅速改变的颅内压力的。而一旦前庭水管扩大而耳蜗水管正常时，头部的创伤可造成脑脊液压力波动，脑脊液压力的快速波动经明显扩大的前庭水管传到内耳，造成耳蜗内部瞬间压力不平衡，并由此损伤膜迷路或引起耳蜗瘘管。另一个重要的致病原因是，当前庭水管扩大时，可能存在于内淋巴囊内的液体返流导致耳蜗受损的问题。虽然目前人们还不完全清楚内淋巴囊的作用，但有研究发现它可能是激活并与脑脊液进行离子交换的部位；另外由于内淋巴囊具有对水的吸收功能，因此还可能作为内淋巴的蓄水池，起到调节压力的作用。由于内淋巴囊蛋白质含量较高，因此其渗透压比膜迷路其他部分的淋巴液高。当内淋巴水管扩大时，特别是当脑脊液压力突然波动时，如头部外伤，压迫了淋巴囊周围的硬脑膜，有可能使淋巴循环从高渗的内淋巴囊逆流，迫使内淋巴囊的高渗溶液通过宽大的内淋巴管返流，并经扩大了的水管进入淋巴循环，经连合管流入耳蜗，引起耳蜗损伤。

二、前庭水管扩大的基因研究

早在 1995 年 Baldwin 等在研究非综合征型耳聋家系时就将 DFNB4 定位于人类染色体 7q31，进一步的研究结果表明 DFNB4 基因与 Pendred 综合征（Pendred syndrome，PDS）致病基因发生连锁；在前庭水管扩大综合征患者中检测到了 PDS 基因突变位点。表明 PDS 基因在甲状腺呈高水平表达，说明其与甲状腺功能有关，因此，它的突变或缺失将引起 Pendred 综合征的临床表现。

前庭水管扩大是内耳常见的一种畸形，目前已知其基因标记在 D7S501 和 D7S2425 的间隔内，有趣的是该部位与导致 Pendred 综合征的 SLC26A4 基因重叠。因此 PDS 基因的发现，使人们对先天性大前庭水管综合征及伴随的 Mondini 畸形有了新的认识。一系列的研究表明：不同的 PDS 基因突变可能引起一系列相关问题，从伴有前庭水管扩大的非综合征型耳聋到进行性听力下降，以及严重的 Mondini 畸形和 Pendred 综合征。

另外也有一种理论认为，导致前庭水管扩大综合征的基因是由一个单独的基因控制，此基因与 Pendred 基因位点很近，而 Pendred 综合征是两个基因同时突变导致的结果，若只有其中之一突变可能仅导致耳聋并伴发一系列的耳蜗畸形现象。

第四节　大前庭水管综合征的临床特点

一、发 病 率

据保守估计，至少有 1%～1.5% 的感音神经性听力损失患者有大前庭水管综合征。也有报道表明，5%～7% 不明原因的感音神经性听力损失患者可能与此综合征有关。有报告指出，只有 9.1%～11.8% 的前庭水管扩大个体会出现症状，但也有不同的数据表明这种畸形的发病情况可能会高达 60%。

二、临 床 表 现

1. 主要症状

（1）通常患者在出生后一两年内听力正常，大多在婴幼儿期出现渐进性和波动性的听力下降。也有直到十几岁时才出现，少数出现在在青春期或成年以后。

（2）可呈突发性听力损失，也可呈缓慢的波动性感音神经性听力下降。但也曾有报道，有大前庭水管综合征的 33 耳中 31 耳有感音神经性聋的成分，8 耳还存在传导性听力损失的成分。随时间推移有 65% 耳出现渐进性听力下降。

（3）听力损失多为双侧性，变化范围很大，可以是从轻度到极重度；严重者可有言语障碍。有研究报告，如果只患大前庭水管综合征而无其他耳蜗畸形，听力损失会比较严重。而且高频损失比低频重。但据北京同仁医院听力门诊的临床观察发现，畸形程度与听力损失间无相关性。

（4）大龄儿童或成年人会主诉有耳鸣。多为高调，也可为低调或不定声调的耳鸣；其强度不定，但与耳聋程度多无相关性。

（5）约 1/3 患者有前庭症状，可反复发作眩晕，也可有平衡失调症状。

（6）部分患者有明确的头部碰撞后诱发听力损失加重病史。

2. 体征　一般无特殊的体征表现，如无伴发其他畸形，则形体与外、中耳的发育均表现正常。

3. 听力学检查

（1）纯音测听：一般为感音神经性听力下降。

（2）声导抗：有助于判断中耳有无异常。

（3）听觉诱发反应：对不合作的婴幼儿可在服用镇静剂条件下进行听觉脑干诱发反应检查和多频稳态诱发电位检查以及 40 Hz 听觉稳态诱发电位反应检查。

（4）前庭功能检查：眼震电图显示对冷热实验反应低下或无反应。但此项检查不适用于年龄较小的儿童。

有观点认为如果仅有前庭水管扩大，则只出现波动性听力下降；但如果伴随有 Mondini 综合征等畸形，则可能伴有逐渐加重的听力损失。对评估听力的预后有一定参考价值。

三、影像学检查

1. 颞骨 CT 检查与影像学诊断标准　目前 CT 一直是诊断前庭水管扩大综合征的金标准。通常颞骨横断面扫描基本能满足显示前庭水管外口的要求。最常见的影像学特点是远段外口呈漏斗状；狭窄的近段因容积效应问题不易被显影诊断。Valvassori 等于 1978 年提出了前庭水管扩大的影像学诊断标准：前庭水管外口与总脚或狭部后方中点的直径大于 1.5mm 即可判断为前庭水管扩大；也有少数作者认为 CT 横断面其外口宽度应大于 2.0mm 才可诊断为扩大。临床观察到的结果来看，一旦出现典型的临床症状并且前庭水管外口直径大于 1.5mm 即可诊断为前庭水管扩大。由于存在解剖上的个体变异，前庭水管的放射学正常值范围还有待统一。

2. 颞骨核磁诊断技术的应用　近年快速自旋回波（FSE）的广泛应用，也使 MRI 的空间分辨率和信噪比明显提高，尤其是 3D FSE T_2WI 具有层厚薄和三维重建的特点，可充分显示患者的内淋巴管狭部以及内淋巴囊在骨内和骨外部分。Hamsberger 等于 1995 年提出了根据 MRI 结果作为前庭水管扩大的诊断标准。约有 25% 正常人 MRI 不显示内淋巴管和内淋巴囊，可看到内淋巴管和内淋巴囊的，其横断面直径应小于 1.5mm。

至 1997 年 Dahlen 等在总结既往的资料后提出，不论是 CT 显示的前庭水管扩大，还是 MRI 显示的内淋巴囊扩大，只要与临床症状相符都应该诊断为前庭水管扩大综合征。

3. 三维重建与颞骨矢状面 CT 检查　有学者用计算机三维重建系统对前庭水管的宽度、长度和面积等进行了显像后测量，重建结果显示，前庭水管宽度与面积相关。刘中林等率先在国内报道了关于直接矢状面 CT 扫描的研究结果，发现理想的扫描线应完全平行于其平面，由于前庭导管的几何平面接近或平行于人体矢状面，因此斜矢状面最能反映其全长，此种扫描位置能比较准确地显示前庭导水管复杂的解剖结构。但由于前庭水管扩大综合征患者多为婴幼儿发病，直接进行斜矢状面扫描比较困难，因此限制了该投射面检查的推广应用，故目前临床上仍多选择颞骨横断面＋冠状面高分辨扫描。

第五节　大前庭水管综合征的诊断
与治疗原则

一、小儿听力损伤的诊断原则与要点

关于大前庭水管综合征听力损失的诊断和评估需遵照小儿听力损伤的诊断原则和标准执行（见相关章节）。

二、大前庭水管综合征的诊断与鉴别诊断

1. 发病时间　大前庭水管综合征导致的听力损失多是在出生以后发生的。

2. 听力下降　一般听力下降通常会有两种表现形式：一种是渐进性的听力下降伴随波动；另一种是突然的听力下降，同时也可随头部外伤和脑脊液的压力变化而波动。

主要表现为双耳的感音神经性听力损失，约占全部病例的80%到91%，然而由于畸形的存在，耳聋也可能包括传导的成分。

（1）当头部受到碰撞或剧烈活动后，就会突然发生听力下降，甚至多次发生。

（2）耳聋也可能由不严重的疾病引起听力损失，如感冒，过度紧张和突然的大气压改变。

（3）骨、气导差可存在于患此综合征的患者中，可被误认为是耳硬化症所致。

（4）常有医师把大前庭水管综合征导致的波动性听力下降与梅尼埃病混淆。此病多呈现平坦或高频下降型听力损失，而梅尼埃病则以低频听力损失为主。

3. 部分患者会有明显的耳鸣和眩晕主诉，应注意与梅尼埃病鉴别。以突发性听力损失为首发表现的应注意与特发性突聋鉴别。

4. 可靠的CT和MRI检查是此病诊断的关键。Valvassori等对前庭水管扩大的影像学诊断标准是：前庭水管外口与总脚或狭部后方中点的直径大于1.5mm。

一旦确诊大前庭水管综合征就应及时告诉家长，患儿的听力可能会因某种原因突然恶化。要使他们提早做出现实的教育和治疗的决定，更重要的是要让家长采取预防措施避免听力的进一步下降。

三、大前庭水管综合征的治疗原则

由于它所导致的听力损失多发生在出生以后，可呈波动性或渐进性听力下降，因此早期积极治疗多有效。

1. 药物治疗　听力急剧下降时可采用保守治疗，以尽可能的恢复听力，争取患儿有一个较长时间可维持听力较好阶段，这样对言语发育非常有益。

一般采用综合治疗，主要是改善内耳循环代谢和细胞膜通透性，可用葛根制剂，配以多种维生素，亦可适量使用泼尼松或地塞米松；此外也有医师采用配伍能量合剂的方案，包括细胞色素C，ATP和辅酶A等，疗程一般在3~4周左右。

2. 手术治疗　曾有人尝试过手术治疗，如内淋巴囊减压、分流手术等，目的是防止听力下降，但得到的结果并不理想。目前临床上已不倾向采用这类手术。

3. 配戴助听器或应用人工耳蜗手术　对于应用药物治疗效果不佳者，可在系统治疗的基础上观察3个月，如果听力无好转迹象即可选配助听器，而如果助听器无助于听力的改善，则应建议患者咨询人工耳蜗等事项。研究显示，人工耳蜗植入对因大前庭水管综合征导致的重度听力损失患者很有帮助，术后效果比较理想。此手术虽然不能治好患者本身的缺陷，但可以有效地补偿听力，使患儿保持一个较好的听力水平。

4. 加强言语训练　根据患儿的实际情况，应当酌情加强听力和言语康复。

大前庭水管综合征引起的听力损失是逐渐加重的。早期发现，早期诊断，采取积极的防范措施，可明显地延缓病情发展。虽然患儿出生后听力接近正常，处于疾病的亚临床期，但细心的父母有可能会发现这种患儿说话较晚，口齿不清，上感或外伤后听力下降但有时呈可逆性。如能及时去医院耳科进行听力和平衡功能检查非常有助于此病的早期诊断。

预防措施非常重要。医师应告诉家长，患儿的残余听力可能会因为某些因素而发生突然变化，家长应提早采取预防措施，避免听力的进一步下降。

最后，针对此病提出几点建议：

（1）突然出现听力下降时，应积极选用合理的药物配伍进行治疗。

（2）治疗无效时宜选配合适的助听器，助听器放大效果不佳时宜综合评估患者的情况，必要时考虑人工耳蜗植入。

（3）在言语形成关键期，尽量保护残余听力，用治疗的手段干预，帮助患儿学好言语。

（4）尽量避免对抗性的体育活动，保护头部，避免外伤。

（刘　博）

第三十七章

药物中毒性眩晕

耳毒性药物在使用过程中损害听觉系统同时，对前庭系统亦有损伤。患者可表现出眩晕、平衡失调等症状。在眩晕的病例中，前庭中毒性眩晕占12.6%，同仁医院听力眩晕门诊1974~1977年初诊4744例眩晕病人，前庭中毒性眩晕占7.3%（346/4744）；占前庭外周性眩晕的12%（346/2895）。

一、前庭毒性药物

临床常用的数十种抗生素中，氨基糖苷类抗生素耳毒性是比较明显的，易引起位听系中毒，临床及基础研究均已发现，不同类氨基糖苷类抗生素对位听系损害程度存在差异，如新霉素、卡那霉素对耳蜗毒性较大，而庆大霉素、妥布霉素和紫霉素等对前庭损伤较重，临床观察庆大霉素使前庭受损占66%，耳蜗受损占16%，二者均受损为18%。动物试验发现庆大霉素对前庭的亲和力比耳蜗大四倍。引起前庭中毒的药物还有利尿剂、水杨酸类、奎宁、氮芥、苯胺、异烟肼、巴比妥、苯妥英钠、碳酸酐酶抑制剂（二氯磺胺）、酒精、汞、吸入含砷、硝基类的气体、吸烟等，均可引起前庭系中毒。

二、损害前庭的途径（见相关章节）

三、前庭系中毒发病机制（见相关章节）

若干年来国内外不少学者用硫酸盐链霉素治疗梅尼埃病，相关的实验研究发现链霉素引起前庭中毒主要作用在壶腹嵴、球囊斑、椭圆囊斑的毛细胞，使其功能受损；还作用在壶腹嵴和椭圆囊的暗细胞，链霉素破坏暗细胞的液体分泌和离子转运功能，减少了内淋巴的容量。

Cohen观察给雏鸡注射链霉素后，雏鸡脚趾抓持功能和姿势稳定功能均受到损害，认为这是由于链霉素损伤了壶腹嵴和耳石器有关，还可能部分的阻断神经和肌肉间突触的传递。作用机理可能是链霉素类药物与Ca^{2+}竞争妨碍神经介质的释放。前庭系中毒造成平衡障碍，除因内耳前庭感受器受损外，神经肌肉连接的突触也受阻滞，因此前庭系中毒后平衡障碍比其它内耳病平衡障碍恢复的缓慢。

四、前庭中毒损害的病理改变

以壶腹嵴的退行性变最明显，首先侵犯壶腹嵴的中央区，Ⅰ型毛细胞比Ⅱ型毛细胞受损严重，可见静纤毛相互融合成巨纤毛，感觉上皮变薄，毛细胞减少或缺失，其次是椭圆囊斑，再其次是球囊斑。电镜下实验动物的壶腹嵴和椭圆囊斑表现为毛细胞肿胀，细胞表面胞浆溢出，进而胞浆空泡化；线粒体肿胀变性，线粒体嵴断裂或消失；感觉纤毛增粗；细胞核染色块堆积或核固缩，最后整个细胞崩解。耳石主要改变为数目减少，耳石脱落，受损耳石增大失去六棱柱形结构，耳石两端出现分叉或分层，棱角消失，部分变为蜂窝状或球形体，钙含量减少变为疏松网状结构。

五、前庭系药物中毒的临床表现

（一）症状

1. 眩晕　常在用耳毒性药物数日或数周后，表现出不同程度的前庭症状，如眩晕、站立不稳、平衡失调、步态蹒跚、走路似踩棉花样，在暗处或地面不平时更明显，用药后 3~4 周中毒症状达到最高峰。中毒严重者明显眩晕，外物旋转，不敢睁眼，闭目卧床时眩晕可有缓解，勉强起床时要倚扶桌椅或墙壁，可伴恶心、呕吐。有些中毒者表现为摇头感或飘浮感，走路或头动时出现视物不清或景物晃动，不能固定视靶。

易感者用药不多，前庭器官就遭到迅速破坏，眩晕症状出现早而严重，平衡功能不能及时代偿，持续数年后仍有头晕感。因此用药较少，症状出现较快者，症状多较重，持续亦较长。缓慢中毒者，由于人体的平衡功能代偿性和适应性，症状可不明显，但黑夜行路不能维持平衡，甚至摔倒。

2. 其他症状　部分患者有口周麻木等症状。前庭系中毒的可能伴有耳蜗中毒，患者有明显的耳鸣、耳聋症状，且许久不愈。不过临床观察到前庭系中毒症状出现较耳蜗症状早，用药数日或刚停药后即可感头晕，行走不稳，而耳鸣、听力下降则可在停药数周甚至 1~2 个月后才发生。

（二）检查

1. 部分患者可见到轻度自发眼震。

2. 静平衡检查 Mann 氏征，这是比较敏感又简单的检查方法，阳性率高，有时自觉症状尚不明显即可检出。

3. 姿势平衡仪（重心移动仪）可记录人体重心移动轨迹，描记成图，可客观的、动态的通过前庭脊髓反射，观察人体的平衡功能。前庭系药物中毒时描记图形异常，一般提示前庭外周性损害。

4. 温度试验　前庭系药物中毒时可出现双侧功能低下或单侧功能低下,双侧功能低下程度可不对等。中毒的早期 Hallpike 试验可出现眼震的优势偏向,温度试验结果可以反映前庭系受损伤的程度。重度损害症状和体征出现早,程度重,功能难以恢复,症状持续时间也长;损害程度轻或单侧损害者,前庭功能可部分恢复或全部恢复,预后较好。

5. 眼震电图　通过前庭眼反射客观监测和记录药物所致的前庭中毒的程度和性质,一般以前庭外周部分损害为主。

六、前庭系药物中毒的诊断

依据确切的用药史、症状及前庭功能检查结果做出诊断。重要的是应提醒其他科室医师注意，特别是外科、妇产科和眼科等手术科室，在手术前、后用药常可引起前庭系中毒，往往患者术后卧床休养，症状不明显而延误诊断。

诊断时应注意与梅尼埃病、前庭神经元炎、良性阵发性位置性眩晕、听神经瘤、椎基底动脉供血不足等鉴别（见有关章节）。

七、前庭系药物中毒的预防（见二十三章节）

前庭系药物中毒是相当常见的，特别是静脉输液给药或肾功能减退者更易发生，当用药后患者出现头晕、不稳定感、恶心、呕吐时应想到前庭系中毒问题，及早停药。长期用药者应定期观察平衡功能，如双足并拢、双臂前伸、闭目站立；双足一前一后站立，单足站立，行走试验，踏步试验等，这些检查简便易行，如有功能障碍即可表现出来，及时调整药物使用，避免中毒发生或加重。

近年来采用"E"运动性辨视力模糊试验，可早期识别有无前庭中毒。检查时头位先不动，读特制E视力表查视力，再运动头部，观察视力下降程度，中毒者头部移动时阅读困难，视力明显下降。

八、前庭系药物中毒的治疗与预后

前庭系中毒可用营养神经药物、前庭抑制剂、维生素等一般疗程较长，最少 1～2个月。

前庭系中毒疗效比耳蜗中毒预后乐观，因严重中毒而出现剧烈眩晕者，经数周至数月多可缓解，有时残留有平衡障碍，但生活基本可以自理；轻度中毒者一般恢复较好，可恢复正常生活和工作。前庭功能恢复程度与年龄相关，年龄越高，前庭功能的恢复和前庭代偿能力越差。前庭功能的恢复主要靠其他系统的功能代偿，在急性期过后必须鼓励患者起床活动，适当锻炼循序渐进。初始可在床上练习向上、下、左、右看，由慢至快进行。再睁眼缓慢地转动头部，可左右转动或前俯后仰，继而可闭目转头。再继之可转动头和肩向左、右转动，腰部运动可弯腰、坐直、躺平、向左右翻身。在可下床后从坐位开始练习，坐位站起时同时向左右侧旋转上身，坐下时转回向前，先睁眼后闭眼；上下耸肩及环臂运动；弯腰俯身由地面拾物后坐直。患者可站立时做体操中的转体运动，侧弯腰和全身运动，同样是先睁眼后闭眼；头部可做顺时针和逆时针的旋转运动。当可以下地活动后，要继续增加运动状态的训练，如上下楼梯或斜坡，睁眼和闭眼状态下直线步行；接球、抛球、投环等躯干、上下肢、头部的综合训练。训练不可操之过急，每天练 2～3 次，每项动作重复 5 次以上，由练习一种方法开始，根据患者本人承受能力逐渐增加运动量，要持之以恒，每天不间断，还可根据每个患者具体情况不同采取个性化训练，半数患者训练两周后眩晕症状明显缓解。上述训练开始越早越好，早期前庭代偿潜力最大，可达到最佳代偿程度。对某些特殊职业，如高空作业、海、空驾驶员、潜水、攀山、消防队员、舞蹈演员等，发生前庭中毒后如前庭功能未能完全恢复时，应提醒注意，以保证人身安全。

有研究发现某些神经递质或化学物质参与前庭代偿的发生，包括乙酰胆碱、去甲肾上腺素、5-羟色胺、多巴胺、组胺、氨基酸及一些激素类物质等，研究该类物质在前庭代偿发生机制中的作用，有助于日后的前庭代偿能力更理想。

前庭系中毒后功能恢复的机制尚不清楚，前庭感受器的毛细胞再生，再生的程度、相对应的功能意义；还是由于边缘细胞的恢复；神经系统的可塑性；患者本身适应的结果等观念都有待于今后继续研究。

（廉能静）

第三十八章

其他前庭疾病

第一节 复发性前庭病

一、定 义

复发性前庭病(recurrent vestibulopathy,RV)是一种以反复发作眩晕为主要临床表现而无耳蜗症状的内耳病。此病发作眩晕与梅尼埃病(MD)很相似,曾被视为 MD 的一种类型,现在有不少耳科学者认为是另一种病。曾名为良性发作性眩晕,又因其伴发的自主神经系统症状较为显著也有过"前庭植物神经功能紊乱(或不稳定)"或"功能性眩晕"等命名。

二、病因和临床表现

此病原因不明,有关病因方面的认识难以统一,有学者认为由病毒感染引起,也有学者认为其家族中有类似患者,更似遗传因素所致。患者多突然发作眩晕,伴恶心、苍白、手足凉、唾液增多、呕吐后症状稍轻。持续时间不长,一般在数小时内缓解,进入间歇期。此期间无眩晕等不适,生活如常。间歇期长短不一,不定何时及何种诱因再次发作眩晕,始终无听力损失。此病多见于学龄儿童和青少年。可能女性患者较多。从小就易头晕或头痛,易感恶心不适,乳儿时期就易在哺乳后吐奶,家长多不以为意。婴儿时期易有食欲不佳、精神不振、食后呕吐等。幼儿时期即可诉头晕或头痛,不敢玩秋千、转椅、荡船等游戏。到学龄期可能晕车,并可因学习紧张或身心劳累等引起眩晕。此后发病症状较明显,可因多种不良刺激诱发眩晕如:①车船颠簸、人群拥挤、空气污浊、饥饿疲劳、情绪紧张、睡眠不足、曝晒雨淋等;②外耳道耵聍或异物栓塞,中耳内气压改变,儿童肠蛔虫症以及妊娠眩晕等;③还易发生视性眩晕,甚至注视小花密集的纺织品、瓷砖或旋转的图像稍久即感头晕眼花,乃至恶心、步态不对称。这类病患者多有母系遗传史,母亲和外祖母曾有过类似病史。具有这种易感体质的人在亚洲人中多于欧美人。多数患者年长后症状逐渐减轻以至不再发作,少数患者可终生患此病,但症状多逐渐减轻。关于此病致病基因的研究还很少,需作深入探讨。

三、诊断和鉴别诊断

此病患者前庭和听力检查均不能发现明显的器质性病变，诊断主要依据临床表现、病史和家族史。眩晕时可呈现水平型眼震、倾倒和过指等自发性体征。前庭功能检查，诱发性眼震参数多在正常范围，而眩晕和自主神经系反应则多较强。冷热试验和旋转试验往往会引起较重的眩晕、恶心和呕吐，受试者常需卧床休息数小时才能起身活动。因此，对这类患者作前庭功能检查时应选择刺激量较小的方法，如微量热水试验或正弦摆动试验等。事先还应做好解释工作，争取患者充分合作。心理因素对这类患者的影响多较明显，不合适的言语刺激可使患者症状加重，合适的鼓励和安慰则可有助于治疗的效果。成立诊断时应与下列各病区别。

1. 梅尼埃病 此病可先出现前庭症状，数月甚至数年后才呈现典型的三联征，在初发阶段极易与此病混淆，不同之点有：①此病有显性遗传史，多以母系遗传，MD 虽有遗传因素，但多数无明显遗传史；②此病始终无耳蜗症状和体征；③此病患者易晕车，易因若干不良刺激诱发眩晕，MD 患者多不晕车，多无明确的诱发因素；④此病患者前庭诱发反应如眩晕、恶心、呕吐等多较重，MD 无此现象，患耳前庭诱发反应多偏低。

2. 前庭神经元炎（VN） 此病和 VN 均以外周前庭系症状和体征为主要临床表现，不同之点有：①此病眩晕持续时间短，但反复发作，VN 眩晕持续时间长，少有复发；②VN 前庭功能明显下降。

3. 位置性眩晕 位置性眩晕和眼震只在一两个相关的头位时才出现，持续时间很短，一般不过 30 秒，不难与此病鉴别。

4. 多发性硬化 多发性硬化可以发作性眩晕为首发症状，可伴发眼震，随诊可发现其他脑神经症状和体征，前庭功能下降，复发性前庭病无此种临床表现。

5. 椎基底动脉系统供血不足（IVBA） 二者均主要表现为反复发作眩晕，不同之点有：①IVBA 多见于中老年和老年人，而此病则多见于儿童和青少年，症状多从婴幼儿即开始出现；②IVBA 患者常有血压、血脂、血粘滞度不正常和血管硬化等，经颅多普勒检查符合供血不足，此病患者则无这类现象。

6. 颅内肿瘤 颅后窝肿瘤，尤其小脑蚓部肿瘤可呈现类似发作性眩晕，而且可发生于儿童和青少年，不同之点有：①小脑肿瘤的眩晕多渐起，持续时间长，可呈阵发性加重，类似反复发作，实质上并无确切的缓解期；②小脑肿瘤可以出现凝视性眼震及小脑体征或其他中枢神经体征，复发性前庭病不会出现这些体征；③影像学检查可发现占位病变。

7. 癔性眩晕 癔性眩晕也可间歇发作，且无听力症状，但不是真性眩晕，也不伴发自发性眼震等体征，癔性眩晕发作多由精神刺激引起，详细询问病史和检查发病时的体征，不难鉴别。

四、治　疗

眩晕发作时可参照梅尼埃病发作期的治疗方案处理。同时行耳鼻咽部及全身检查，如外耳道有耵聍栓塞应立即取出，对此病患者可收立竿见影之效，即感头部豁然清爽，症状消失。注意去除病灶如龋齿和鼻窦炎等。城市儿童已很少患肠蛔虫症，农村儿童仍可能患这类疾病。在间歇期间应清除这类病灶，以求减少发病的诱因。应坚持适当的体育锻炼，如转体、秋千、荡船、太极拳等类运动，运动量由小逐渐增大，由简单到复杂，要循序渐进，耐心坚持。如条件允许可采用前庭习服治疗，并可用药物辅助锻炼的效果，如盐酸苯环壬酯（飞赛乐）片或眩晕停等，还可用中药如杞菊地黄片（口服液）或眩晕宁等。由于有明显的家族史，患者可能认为无法根治也难于预防，甚至连医务人员也信心不足，以致不能坚持治疗，而前庭习服和锻炼均需长期坚持才能巩固其效果。因此，医生应鼓励患者建立信心，保持乐观情绪和有规律的生活，体育锻炼要持之以恒，才可收到长期预防复发的效果。此病虽属遗传性疾病，但并无器质性损伤，坚持合理的治疗是可以长期预防其复发。

（刘　铤）

第二节　半规管裂隙综合征

耳科学家早已认识到在某种病理生理状态下声音或压力传入内耳可能刺激前庭系统引起眩晕，最初发现这种 Tullio 现象（声音导致眩晕或眼震或两者并存）是伴随着梅毒出现的，随后又在其他若干疾病，如外淋巴瘘、梅尼埃病、慢性中耳炎和莱姆病（Lyme disease）等有陆续报道。

半规管裂隙综合征（canal dehiscence syndrome，CDS）于 1998 年首次由 Minor 等报道，本病也是因声音和压力引发眩晕，目前已有学者就此开展了多方面的研究，并逐渐在听力学、影像学和病理生理学等方面作了研究，本节简要介绍其临床特点及研究进展。

一、关于 CDS 发病率

患者均为成年人，经收集不同文献，无未成年发病者报道，且无明显性别差异，就诊时病史均已 1 年以上。

在 CDS 中，以上半规管裂隙综合征（superior-canal dehiscence syndrome，SCDS）发生率较多，后半规管裂隙（posterior-canal dehiscence syndrome，PCDS）较少，外半规管未见报道。CDS 以单侧发病为多，双侧者仅占 1/3 ~ 1/4。Carey 等收集了 596 例成年人颅骨，发现其中 4 例颅骨中 5 侧颞骨标本存在半规管裂隙，由此推测 SCDS 发病具有一定规模，临床医生应予以注意。

二、SCDS 病因形成的理论机制

虽然已有很多学者针对 CDS 的形成机制开展研究，但至今尚无肯定的结果。Minor 等认为发病与头部的外伤和气压损伤等因素有直接的关系，但尚缺少可靠的证据。Carey 等研究 27 例（54 侧）婴儿颞骨标准，发现刚出生时上半规管顶部菲薄，通常厚度仅为 0.092mm，此后逐渐增厚，3 岁时骨质才由内层发育成内、中、外三层，上半规管顶部骨质发育不良，厚度 <0.1mm，则日后可能发展成 CDS。胚胎 25 周内，局部发育不足或缺如亦可导致出生后发病。此外，头部外伤时的瞬间压力变化可致局部骨质破

坏，引发 CDS。部分病例有家族性遗传倾向。

Hirvonen 等在上半规管开窗实验前后分别检测前庭神经的放电率，以及外耳道压力变化时眼震发生的情况。结果发现开窗后所有上半规管前庭传入神经对压力变化敏感性加强，正压时兴奋，负压时抑制，而外半规管和耳石器的前庭传入神经束约半数对开窗前后的压力变化没有反应，由此推测上半规管有裂隙存在时前庭传入神经对压力的敏感性加强。CDS 患者对骨导声音的敏感性加强，低频骨导听阈值降低，一些患者骨导阈值 <0 dB 而气导听阈值升高，即气、骨导之间差距加大。内耳第三窗存在可能降低了内耳输入阻抗，气导能量分流导致传导性听力下降，又因前庭窗与蜗窗阻抗差的形成而降低骨导阈值，出现骨导听觉超敏的现象，骨导听阈下降（128 Hz 和 256 Hz），Weber 检测偏向患侧，低频骨传导异常增强。

三、CDS 的临床表现

CDS 可依照其临床表现而分为 3 种类型，其一是单纯前庭型症状；其二仅以混合性听力损失为主要表现；第三是兼有听力和前庭症状，即上述二种类型的症状的混合型。

1. 临床听力学表现　CDS 患者的听力学表现具有其特点，患耳以低频传导性听力下降为主，听力图上典型的表现为 128 Hz ~ 256 Hz 低频气导听阈提高，同时相应频率骨导听阈下降，骨导阈值可低于 0 dB，气骨导差在 20 ~ 40 dB 左右。Weber 检测偏向患侧，低频骨传导异常增强，Rinne 试验阴性。听力下降多为单侧，其表现类型可以是低频传导性听力下降，也可是低频传导性听力下降同时伴有高频感音神经性听力下降的混合型，但是临床以传导性听力下降者为多；此外，CDS 声阻抗表现为正常的鼓室压力图，镫骨肌反射正常，言语识别率正常。应注意将 CDS 与耳硬化症及中耳畸形相区别，既往因原因不明的传导性听力损失而行鼓室探查术或因误诊为耳硬化症而施镫骨手术者屡见报道，术中却发现听骨链完全正常，术后听力无改变，因此术前诊断与鉴别尤为重要。

2. CDS 的前庭反应　声音刺激、中耳压力变化（如擤鼻鼓气动作）或咳嗽、打喷嚏、体位变化等导致颅内压瞬间增高的动作均可突然引发眩晕、眼震或平衡失调的表现。

识别声音和压力刺激所诱发的眼震时应佩戴 Frenzels 眼镜，图像放大后可避免视觉方面的干扰。CDS 典型的眼震是旋转型眼震，右侧 SCDS 可引发顺时针方向的旋转型眼震，左侧 SCDS 则引发逆时针方向旋转型眼震（图 38-1）。

对应于外耳道压力的变化，从上半规管内淋巴液流动的方向可预测眼震的方向。捏鼻孔鼓气（迫使空气通过咽鼓管进入中耳腔）导致上半规管阻断消失（深呼吸之后屏气）的结果是引发眩晕，由于鼓气咽腔的压力增加，颈静脉回流减少，从而导致颅内压增加，颅内压增加又使得上半规管裂隙处的膜受到压迫，使上半规管部位的阻塞发生移动。

在飞机舱内大的声音使患上半规管裂隙病人的头部倾斜，并且外耳道压力改变引起患者摇摆。伴有前庭症状和体征的一些上半规管裂患者听力显示混乱，Weber 检测偏向患侧，患者可以听到低频（128 Hz 和 256 Hz）骨传导的声音。

CDS 在一般情况下无眼震，有学者报道当头部水平向摆动 10 秒之 8 例中 3 例出现

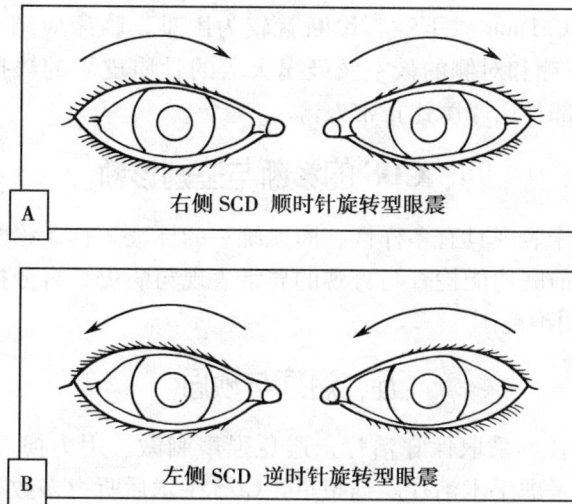

图 38-1

在上半规管裂隙病例中，从眼睛的移动方向可以判断患耳的侧别。检查者站立于病人前方所观察到的顺时针旋转型眼震表示有右侧 SCDS（A 图），而逆时针旋转型眼震则表示为左侧 SCDS（B 图）

自发性眼震；外耳道以 Politzer 球加压或给予强声刺激，8 例中 6 例出现垂直或旋转型眼震。

动物和人体的骨迷路一旦出现异常的第三个开口，则可能随着声音和压力直接刺激到前庭系统而出现较强的眼震，其前庭诱发性肌源性反应（vestibular evoked myogenic potential，VEMP）阈值下降。正常人 VEMP 阈值通常为 90~95 dB nHL，而 SCDS 患者阈值大约下降 20 dB，如患者于 70 dB nHL 仍有良好的 VEMP，即应进一步考虑是否有 SCDS 存在。Modugno 等报道 13 例 SCD 患者的 VEMP 反应阈值均低于正常，反应幅值为正常受试者的 10~30 倍，认为此系半规管上出现了第三个开口而产生的不正常的"三窗效应"。大前庭水管综合征之 VEMP 的高幅值低阈值反应与 CDS 的发生机理相似，扩大而壁薄的前庭水管犹如在内耳形成的"第三窗"使内耳阻抗降低，气导下降骨导增强。

3. CDS 的影像学改变 目前，随着高分辨率影像学技术的介入，上半规管裂的诊断率逐渐增高。Krombach 等针对上/后半规管裂采用 T_2 加权三维螺旋旋转反射成像技术（T_2-weighted three-dimensional turbo spin-echo，TSE）、最大密度投影 maximum intensity projection（MIP）和三维重建对比的方法，在 26 个上和/或后半规管裂病人和 26 个对照组病人中 TSE 的影像学检查和最大密度投影及三维重建的影像学检查对比得到了两个不同的结果，两位放射学家对上述检查结果得出了一致的解剖结构和半规管裂的相同结论，CT 诊断中不能完全肯定是否有半规管裂存在，而轴位 MR 和三维重建中可以得到证实，但是 MIP 却没有显现出，随着分辨率的增加，假阳性病例的数量从 3 减少到 0，其结果与 CT 相似，高分辨率的 MR 可以评估半规管裂，三维重建的影像学检查可以直接表述半规管裂的部位，这些影像学检查有助于我们了解半规管裂的位置和大小，精确的高分辨率 CT 亦有助于明确诊断。分辨率的高低决定诊断率的高低，但也有正常者上半规管骨质厚度在 0.1mm 以下，其诊断就较为困难，临床应结合其他检查而确诊。SCDS 患者常表现为患侧和对侧的鼓室及鼓窦天盖的骨质皮质的缺损，单侧 SCDS 患者常见对侧上半规管顶部骨质厚度比正常人薄。

四、CDS 的诊断与鉴别诊断

总之，CDS 的临床表现具有多样性，尚无统一的标准。临床诊断应首先详细询问病史，并将听力测试、前庭功能检查与直观的异常表现与病史综合分析，最终采用高分辨率 CT 来确定诊断、明确范围。

五、治疗与预后

对症状较轻的患者可采取保守治疗，避免强声刺激、用力擤鼻、压迫外耳道等动作。对症状较重者可考虑手术治疗。据报道，CDS 手术后听力多数有所提高，但手术主要适用于症状严重不能正常学习与生活者。

手术术式分为 2 型：①半规管裂隙堵塞术；②半规管裂隙贴补术。患者术后搏动性耳鸣消失，强声和压力改变所引发的眩晕眼震症状消失，VEMP 检测正常。

（陈秀伍　刘　铤）

第三十九章

运动病

运动病（motion sickness）是一种由于人体处于主、客观运动状态及环境下，受不适宜的运动环境或其中的不习惯因素刺激所致的综合征，亦称为晕动病。表现为急性（或短期）平衡与空间定向功能紊乱并伴有植物神经系统反应。可有晕机病、晕船病、晕车病、晕动画病、模拟器病（模拟飞行状态的训练器）、航天病（失重状态下的运动病）等表现形式。

运动病的临床表现基本相同，根据症状分为轻、中、重三型：轻型为咽部不适、唾液增多、疲乏思睡、头晕、恶心等；中型者上述症状加重，出冷汗与面色苍白；重型则可出现呕吐不止、四肢冰冷、衰竭无力等症状。

第一节　病因与发病学说

一、感觉冲突学说

人体在三维空间的定向功能建立在四种感觉信息输入的基础上：①感受重力和直线加速度的耳石器信息；②感受角加速度的半规管信息；③视觉信息；④本体感觉信息。

在静止环境和地面自然运动环境中，上述四种感觉器官相互协同，将整合后的身体所处位置与状态向大脑传递一致的信息。但当身体处于某些运动环境中，它们传入中枢的信息有某些是畸变的空间定向信息，与原有的模式不同，各感觉器官传入的信息发生矛盾而产生冲突，致使协同作用受破坏，引起机体平衡功能紊乱而发生运动病。例如人坐在旋转的视动椅中，视觉传入的是运动的信息，但前庭传入的是静止的信息，视觉与前庭感觉冲突而发生运动病。这种冲突可发生在上述四种感受器所感知的定向信息之间。有些学者认为不同平面的前庭中枢之间不协调也可引起运动病，目前许多学者同意此说。

二、神经不匹配学说

指视觉、平衡觉、本体感觉三大系统的输入信息与中枢储存的经验信息不匹配。在中枢系统内有某种形式的储存记忆，同时对上述三个系统输入的信息进行互相对照比较。在地面自然运动环境中，从各感受器来的输入信息与储存的"期望"信息一致，则反应正常。但如在新的或不熟悉的运动环境中，输入信息与"期望"信息不一致，即发生不匹配而引起运动病。同时，这种不匹配作用可改变储存的信息，形成一种新的信息，即储存信息重排。

宇航员在进入宇宙空间初期，运动病发病率高达 40% ~ 70%，这是由于进入太空后所感受到的信息与储存的信息不匹配，经数天适应后建立了新的信息组合。但当长期航天飞行环境结束后，回到地面时，由于过去在地面环境中建立的储存信息在宇宙航行环境中已重新编排，变为一种新的储存信息，与回到地面环境所感受的信息不匹配亦可发生运动病。近年来许多学者认识到行为感觉经验与长期记忆中的不匹配比来自视觉或前庭部分的感觉冲突更重要，因此神经不匹配学说已逐渐替代感觉冲突学说而被人们所接受。

有些学者认为边缘系统是中枢神经系统的"神经不匹配"中心，该系统内的胆碱能突触可能是具有储存记忆功能的实质性系统的一部分。边缘系统（特别是中隔-海马通路），在运动病病因学以及药物治疗学上都起着重要作用。

三、前庭器官过敏感学说

前庭末稍感受器由三个半规管和球囊、椭圆囊构成，半规管感受角加速度，球囊、椭圆囊统称耳石器，感受重力和直线加速度。当人体在地面行走、跑步或跳跃时，由于这些运动产生的角加速度或直线加速度均在人体生理阈限内，因此不会发生运动病。当乘坐汽车、飞机或轮船等交通工具时，人处于快速运动环境中，这些交通工具有时产生的加速度可以超过人体的生理阈限，经过一定的时间积累，就有可能发生运动病。以人员在舰船的运动环境中发生晕船病为例，船舶在海上航行可产生横摇、纵摇、首摇、垂荡、横荡、纵荡等六种运动形式。

船舶航行时产生的横向摇摆角加速度最大为 $3° ~ 5°/s^2$，纵向摇摆最大为 $2°/s^2$。半规管对横向摇摆产生的角加速度的生理阈限为 $2° ~ 5°/s^2$，对纵向摇摆产生的角加速度的生理阈限为 $0.3°/s^2$。耳石器对垂直加速度的生理阈限为 $0.01g$，横向摇摆产生的角加速度常多数低于人半规管生理阈限（$2° ~ 5°/s^2$），而纵向摇摆产生的角加速度常高于人半规管生理阈限（$0.3°/s^2$），约超过 6 ~ 7 倍。因此，纵摇较横摇更易引起晕船病。船舶的垂荡所产生的直线加速度最大可达到 $0.5 ~ 1.0g$，为耳石器生理阈限的 25 ~ 50 倍。因而，垂荡最容易引起晕船病。上述船舶主要运动形式的分析证明，直线加速度是刺激前庭器的主要因素，可引起强烈的耳石器受激，导致晕船病的发生。

四、血液动力学改变学说

此学说认为，当前庭器官受到一定数量的刺激后，可引发自主神经中枢的功能失调和脑血管紧张度改变，进而导致大脑各中枢的血液及氧的供应发生改变。当支配颞叶、顶叶等部位的血管收缩时，这些部位的血液及氧供应出现短缺，使位于这些区域的神经中枢功能发生紊乱，引起运动病。有学者提出副交感神经兴奋，引起蛛网膜和皮质血管扩张，使血流量增大，造成颅内平衡失调及颅内压上升，进而出现迷路水肿，导致运动病。

五、神经递质假说

该学说认为运动病是中枢神经系统的某种应激性反应，一些神经递质的平衡失调参与这一反应过程，如去甲肾上腺素、5-羟色胺、乙酰胆碱等。有学者认为在前庭核及其附近的网状结构中，存在对乙酰胆碱反应和对去甲肾上腺素反应的两种神经元。在受到异常加速度刺激时，这两种功能上相互拮抗的神经元均可被兴奋而失去平衡，引起中枢神经系统内乙酰胆碱系统的激活，而去甲肾上腺素系统受到抑制，兴奋过程扩散到呕吐中枢即可引起呕吐反应。

动物实验证明，当大鼠接受旋转刺激时，其间脑、延脑、脑干内的去甲肾上腺素与5-羟色胺的水平明显下降。旋转刺激解除后，脑内去甲肾上腺素、5-羟色胺水平均呈现恢复趋势。当晕船发生时，人体内肾上腺素水平愈高者抵抗强烈运动刺激的能力也愈强。这一学说较好地解释了为什么抗胆碱药和拟去甲肾上腺素药能够预防运动病的原理。

六、耳石失重假说

此学说认为，部分人双侧耳石膜的重量不相等，对称的力将引起双侧耳石器输入中枢的信息出现不对称。这部分人长期生活在地球引力场的作用下，对双侧耳石器的不对称刺激已经适应，正常情况不会发生异常的前庭反应。当进入失重状态时，耳石失去重量，失去重力条件下的刺激，从而解除了对半规管的正常抑制作用，半规管的兴奋性增强，中枢不能快速适应。此时，仅轻微的头部运动都有可能成为阈上刺激而引起运动病。

七、体液分布假说

该说认为在航天飞行时，因载荷加大，体液（包括血液）向头部的过多转移可诱发运动病。文献中的有关报道和临床上的观察以及实验研究结果也都证实，血液动力学改变与前庭反应之间有密切的关系。其反射过程可能如下：失重→体液重新分布→上半身充血→椎基底动脉压升高→内耳动脉系统压力升高→迷路内压升高→迷路渗透性改变→迷路电解质平衡障碍→前庭兴奋性升高→网状结构、脑中枢调节紊乱→前庭器-植物神经系统症状。

八、基 因 学 说

国内外一些研究证明，运动员、飞行员以及宇航员的体能与血管紧张素转化酶（ACE）第16内含子的插入/缺失多态性有关。具有 I 等位基因者体能表现好，D 等位基因者体能表现差。由于基因表达不同的关系，中国人比英国人更易患运动病。

第二节 病 理 生 理

半规管的壶腹嵴与球囊、椭圆囊的耳石器（又称囊斑）等前庭末梢感受器可感受各种运动状态的刺激。半规管感受角加（减）速度运动的刺激，球囊、椭圆囊则感受直线加（减）速度运动的变化。加（减）速度的突然变化使感受器毛细胞受到刺激，产生兴奋或抑制信号并经神经传导至前庭中枢，形成身体位置或运动状态以及与空间关系的感觉。上述信号的产生与传递在一定限度和时间范围内（致晕阈值），不会引起人体不良反应，如果超出此范围就可能出现运动病症状。个体间存在较大的差异，除遗传因素外，还受视觉、体质、精神状态以及所处环境等因素的影响。

第三节　预防与治疗

一、药物治疗

1. 抗胆碱能类药　目前，抗胆碱能药物主要有东莨菪碱、盐酸苯环壬酯、邻甲苯海拉明、苯氨哌二酮、苄托品等。此类药物中防治运动病效果首推东莨菪碱，但由于此药对全身各系统都有影响，使用者出现了嗜睡、视力模糊、记忆力受损等副作用，并存在停药反弹现象。而服用盐酸苯环壬酯者没有此类反弹现象，因此已选择该药用于部队防治运动病。东莨菪碱经皮下注射与口服联合用药技术不仅可以发挥口服起效快的特点，而且有效作用时间可以达到 72 小时，且无明显的副作用。此外，东莨菪碱经鼻饲治疗运动病效果也很明显。

2. 抗组织胺药　最常用于抗运动病的非处方药是抗组织胺药。异丙嗪可以通过三种给药途径（口服、肌注、肛塞）发挥作用，肌注时效果最好，疗效近似东莨菪碱。异丙嗪不仅能有效预防运动病，而且对乘坐航天器带来的不良反应（如失眠、头痛等）也有一定疗效。晕海宁也是目前常用的抗晕药物之一，但副作用明显。有研究显示，被寄予希望的第二代组胺受体拮抗剂西替利嗪和非那定，由于通过结合外周神经受体发挥作用，疗效并不如想象中的好。

3. 拟交感神经药　经常使用的拟交感药物主要有麻黄素、苯丙胺、甲基苯丙胺、苯甲吗啉、苯丁胺、哌醋甲酯、苯异妥英、可卡因等。其中 10mg 苯丙胺的有效率为 39%，对外周心脏等的副作用较强，相比之下，哌醋甲酯不但有确定的疗效，外周副作用也较轻。由于这类药物单独使用时大都有中枢副作用，所以常常与其他类抗运动病药物合用。常见的是与东莨菪碱等抗胆碱能药合用，以减轻对中枢的副作用，并发挥较佳的抗晕作用。但拟交感神经药多为兴奋剂且有成瘾性，因而使用上受到严格控制。

4. 钙离子拮抗剂　氟桂利嗪和桂利嗪（即脑益嗪）是这类药的主要代表。其作用机制可能为：阻止内耳细胞的钙离子内流，降低机体对前庭刺激的敏感性。氟桂利嗪的半衰期较长，服用 2 个月后仍能检测出其残余浓度，可供短期内使用。镇静与体重增加是氟桂利嗪主要的副作用。也有长期使用引起抑郁以及严重帕金森综合征的报道，这些副作用妨碍了该药的长期使用。与氟桂利嗪相比，脑益嗪的副作用较弱，但中枢副作用小。最近也有报道：在脑益嗪正常服用剂量（15～30mg）范围内，部分航空机组人员发生过不同程度的嗜睡，潜伏期为 3～8 小时不等。

5. 胃动力药　应用胃动力药减轻胃肠道症状成为治疗和缓解运动病症状的一个有效途径，主要代表药为多潘立酮（商品名吗丁啉），其有效率达到 69%，并且用药安全、方便，价格便宜、疗效可靠，值得推广应用。

6. 复合制剂 抗胆碱药与其他抗运动病药联合应用有很好的治疗效果。1997年美国国家航空航天局（NASA）向空军"阿波罗"号飞船和太空实验室装备了两种抗运动病复合制剂，一种是东莨菪碱氢溴酸盐0.3mg和苯丙胺5mg（美Ⅰ号），另一种是盐酸异丙嗪25mg和盐酸麻黄碱25mg（美Ⅱ号），其中美Ⅰ号的疗效较美Ⅱ号好，且副作用小。此外，脑益嗪和多潘立酮联合用药的药效好。

7. 中草药类 以生姜、薄荷、半夏等组成的防晕宁片和以生姜、洋金花、药椒等组成的防晕片，其预防晕车的效果可达94%～95%，治疗效果可达75%。此外还有干姜粉、生姜贴片等，其效果与东莨菪碱相似。生姜合剂是由生姜、半夏等六味中草药煎制而成，效果较显著。中医还有指压内关穴的方法，可减轻因视觉刺激引起的运动病症状。

二、适应性锻炼

适应性锻炼也是预防运动病的一种较好的方式。常用的锻炼方法有以下两种：

一种是在自然条件下的锻炼，例如让乘某种交通工具（如车、船）发生运动病的人，反复多次乘坐这种交通工具，逐渐使机体适应这种运动环境而不发病或减轻发病的症状。还有船员经常出海、飞行员经常执行飞行任务，反复地暴露于运动的刺激环境中，并逐渐延长暴露时间和增强刺激强度。但是这种方法效果是有限的，特别是遇到较强的、复杂的运动环境的改变时效果更差。另外，这种训练需反复进行，否则经过适应性训练后获得的适应会逐渐消退。

另一种是对前庭自主神经系统进行人工刺激的训练，亦可称为"平衡功能训练"（即前庭训练）。包括体操训练、运动器材训练和专用训练器训练（脱敏训练）。通过系统和长期的训练，可以降低机体运动病发病率，或减轻症状。这种训练常与自我放松和生物反馈训练相结合，可提高训练效果。

三、其他防治方法

除了以上药物和锻炼防治方法外，还有一些比较简单实用的方法，如在乘交通工具时限制头部运动，取斜卧位或仰卧位，闭眼等以减轻交通工具运动时对平衡感受器和视觉的刺激。使车船内通风良好，清除不良刺激，降低环境噪声，在乘长途汽车时坐在汽车前部视野开阔的位置。此外，充足的睡眠、清淡饮食、不饱食等措施亦有助于减少发病或减轻症状。

（孙建军）

第四十章 ■■■■■■■■

儿童眩晕

儿童眩晕也并不少见，因小儿表达能力差，要到 3 岁左右才会诉说各种眩晕感觉，又小儿的听力检查，前庭功能检查的操作均较成年人困难，精确度也比成年人差，这些因素影响了儿童眩晕的诊断。现将儿童眩晕的诊断、鉴别诊断及治疗方法叙述如下。

第一节 诊 断

一、病 史

眩晕是自我感觉的异常，要客观地掌握儿童眩晕的症状，比成年人更为困难，因此亲自向小儿本人及家长详细地询问病史更有必要。询问过程中要注意几点。

1. 眩晕的性质 眩晕是否是发病的主要症状。询问中要鉴别出真性眩晕（vertigo），如"房子转"、"墙要倒"、"我要跌倒"等，从中排除头晕眼花、眼发黑、头沉闷、晕厥等一般头晕的感觉。

2. 眩晕的时间变化 眩晕发作持续的时间对鉴别诊断很有帮助。前庭末梢的病变多为发作性眩晕，发病突然，持续十几分钟到数小时不等，为一过性眩晕，发作间歇期症状可完全缓解，如梅尼埃病。中枢性疾患往往起病缓慢且持续时间较长，平衡障碍多不能代偿，症状不易完全缓解。

3. 眩晕的诱发因素 诱发因素多见于精神和体力过劳。儿童眩晕多见于早熟的、神经质的及智能发育出色、自尊心很强的儿童。发作前有无感染、发热史、外伤史、用药史、精神紧张、抑郁或过于激动等，均应详细询问。

4. 眩晕发作是否伴有平衡功能障碍 只有平衡障碍而没有眩晕感时多为前庭中枢病变。两者同时存在多为前庭末梢病变或末梢和中枢均有病变。

5. 眩晕是否伴有听力损失 耳源性眩晕居眩晕发病率中首位，多伴有听力损失和耳鸣的症状。幼儿往往不会诉说，常有挖耳、拽耳等动作，应给予注意。

6. 有无其他神经系统症状：眩晕发作时神智是否清楚，有无眼、口角和四肢的抽搐等小动作，这是与癫痫鉴别的重要依据。

7. 有无眩晕病的家族史，运动病和良性发作性眩晕等有明显家族史。

二、前庭功能检查

由于维持身体平衡的前庭迷路系、视觉系及四肢躯干的本体感觉系，在儿童时期均尚未发育完全，相互间的有机联系也未完全建立，故儿童的平衡功能检查，只好依患儿年龄及发病情况，选择可行的项目进行。

1. 一般的平衡功能检查 借助于上、下肢深浅本体感觉系统的反应，利用直立反射，偏斜现象观察。一般 3 岁儿童能独立行走，检查合作的儿童均可采用。常用的检查方法有：

（1）闭目直立试验（Romberg's test）：即昂白试验，双脚并拢，头位保持正位、直立。先睁眼后闭眼，各观察 60 秒，有无摇晃和倾倒。

（2）Mann 试验：令患儿双脚前后站在一条直线上，即一脚尖顶住另一脚跟后面，先睁眼后闭眼，左右脚更换位置，闭目站 30 秒，观察有无晃动或倾倒。

（3）单脚直立检查：单脚直立，另一脚轻轻抬起，大腿抬平，闭目站 30 秒，左右交替，同上法观察。

以上三种为静态平衡试验，正常人无倾倒现象，前庭病变时，多向眼震慢相方向倾倒。

（4）步行试验：先观察站立及步行有无不稳，再闭目向前步行。前庭功能低下者，步行偏向病侧，小脑病变也偏向患侧。

（5）姿势描记法（重心移动描记）：通过受检儿童在睁眼及闭目站立时，身体重心移动曲线的面积和移动轨迹长度的不同结果，客观了解受检者是否存在姿势偏斜异常和异常的程度，判别是中枢性还是外周性病变引起的眩晕。

2. 协调试验 测试小脑功能，如指鼻试验、指-鼻-指试验、对指运动、轮替运动等了解是否有小脑病变。

3. 眼动检查 用手指或玩具在距眼球 50cm 外，齐眉水平，引动眼球向上、下、左、右方向移动各 30°，观察眼球注视及运动情况。

（1）自发性眼震：在明室中，一般儿童眩晕患者均应检查有无自发性眼震、凝视性眼震，观察眼球运动有无障碍。注意眼震的方向、频率、振幅及有无快慢相。如有条件最好戴上 Frenzel 眼镜（+15 或 +20D），可以观察得更清晰。

（2）位置性眼震：能合作的儿童，眩晕与头位有关时应做此项检查，注意要与家长配合好，观察不同头位是否可诱发眼震，眼震的方向、有无潜伏期和持续时间等。

（3）半规管功能试验：①旋转试验（rotatory test）：患儿坐在转椅上，身体固定好后进行旋转，主要是刺激外半规管，是用来鉴定双侧前庭功能是否对称或有无下降的检查法。（详见前庭功能检查章节）；②冷热试验（caloric test）：用温度刺激前庭诱发眼震，观察每一侧的前庭功能。一般 3 岁以上儿童可以接受。用 44℃ 与 30℃ 50ml 的水，每次用 20（秒）；或用 50℃ 及 24℃ 的空气每次用 40（秒）分次注入外耳道后观察眼震。主要记录眼震方向、振幅、慢相速度和眼震持续时间。

（4）眼震电图：3 岁以上小儿如能合作即可进行检查，检查方法与成人相同。主要记录自发性眼震、位置性眼震、凝视性眼震、温度性眼震、视动性眼震及眼跟踪试验等。眼震电图能在睁眼或闭眼的情况下描记眼动，获得永久性图象记录，可以对眼震情况做定性或定量的分析。通过对 15 岁以下各年龄组儿童的检查，发现眼震记录的某些数值随年龄而改变。温度性眼震的次数和持续时间在 8 岁时反应值最高，而慢性眼震的速度随年龄增加而减低。

上述几种平衡功能的检查结果，均要结合病史、听力和神经系统检查结果，进行综合分析。

4. 耳部检查　耳部应常规进行检查。外耳道耵聍栓塞与异物堵塞均可刺激外耳道内迷走神经分支而引起头晕。化脓性中耳炎可继发迷路炎、胆脂瘤或迷路瘘管形成，会刺激半规管的前庭感受器而致眩晕。必要时应做瘘管试验检查。近年来文献屡有报告小儿分泌性中耳炎时，因中耳腔积液刺激而诱发眩晕。因此，应仔细观看鼓膜。

5. 听力检查　前庭与耳蜗解剖关系极为密切，在临床观察中，眩晕症往往伴有耳蜗的症状，如有条件均应做听力学检查。任何年龄的儿童，均可以做声导抗测听、听诱发电位（常用听性脑干反应、40 Hz 相关电位）、耳声发射等客观测听检查项目，这些检测方法安全可靠、无痛苦，依据所获得的数据可客观分析由中耳、内耳、听神经到脑干各级听觉通路上有无病理改变，给疾病诊断提供重要依据。3 岁以上小儿可做纯音测听，学龄儿童可进一步做阈上听力检查或耳蜗电图。通过上述检查，有助于鉴别耳蜗还是蜗后的病变。

6. 详尽的全身检查　凡有眩晕主诉之儿童，均应做儿科全面体检。心、肺、血管系的疾患如低血压、昏厥、贫血，低血糖、肠蛔虫症、胃肠系统慢性疾病、电解质紊乱及内分泌系疾病等均能诱发眩晕。眼科应详细检查视力及眼底，小儿屈光不正与先天性眼震。鼻腔的炎症如鼻炎、鼻窦炎均可引起头晕、头痛。神经系统应做重点检查，如角膜反射、面肌运动、面部感觉、行走步态及共济失调体征等。小脑病变时可呈鸭步，指鼻或跟胫试验时可有颤抖。小儿眩晕经治疗不见好转时应考虑到脑干或颅后窝的病损，特别是第四脑室的肿瘤，需进一步做必要的检查。

7. 其他　对合并中耳炎的儿童，应拍摄乳突 X 线片，颞骨 CT 水平位及冠状位扫描。怀疑颅内占位病变时，可拍摄颅底、颅侧位及内耳道 X 线片，必要时做颞骨和脑的 CT 扫描及 MRI 检查。根据病情应做相应的生化及血、大便、脑脊液等常规检查。

第二节　常见的儿童眩晕的鉴别诊断

儿童眩晕以外周性眩晕多见，多伴有植物神经症状，发作时间短，易反复发作。可伴有耳鸣和听力损失。不伴意识障碍。

中枢性眩晕为前庭中枢障碍引起，眩晕一般比较轻，症状持续时间较长，多不伴有听力损失。多数眩晕程度与平衡障碍不一致。可出现垂直眼震，可以长期存在而强度不变。发作时可伴意识障碍，部分可见到伴有其他脑神经的损害，如复视、面神经麻痹、咽下障碍等等。常见的儿童眩晕有下列几种：

一、幼儿良性阵发性眩晕

该病由 Basser 1964 年首先报告。临床特征是单一出现的眩晕，无听力改变的症状。

发病多为1~4岁儿童，男女均等。发病突然，多无明显诱因，发作时间短暂，很少超过几分钟，发作时伴有面色苍白、出冷汗、呕吐、不敢动。缓解后活动正常。发作无定期，可间歇几日至数月，发作间歇期正常。患儿全身及听力检查正常，前庭反应可降低，脑电图及头颅的CT扫描正常。往往可追问到阳性家族史，该病预后良好。

二、自主神经功能紊乱

多见于学龄儿童，神经较敏感易激动或性格内向者容易发病。病前可有精神刺激，发作时眩晕、外景旋转、不敢睁眼，一般伴有恶心、出冷汗、面色苍白等症状，可反复发作。听力及前庭功能检查均正常。

三、运 动 病

俗称"晕车"、"晕船"、"晕机"等。学龄儿童多见，女多于男。表现为乘坐某种车、船、飞机或旋转的玩具时出现头晕、恶心、呕吐、出冷汗、面色苍白等症状。以乘公共汽车引起者居多，可能与汽油味刺激有关。约半数患儿有阳性家族史。检查时听力正常，前庭功能可比较敏感或低下。每个患者症状轻重不等。一般通过多次的、逐步的乘车训练，晕车的程度可以减轻或消除。

四、其 他

外周性眩晕有前庭神经元炎、梅尼埃病、迷路炎、迷路震荡、前庭系统药物中毒和先天性前庭水管扩大综合征等（见有关章节）。

五、中枢神经系病变的眩晕

儿童中枢系统疾病常伴发眩晕。1至3岁的小儿脑膜炎常以十分突然的不稳定开始，一周后出现无规律的舞蹈样不同步眼震。约3/4的脑肿瘤有前庭功能紊乱的现象，应引起高度警惕。

桥小脑角肿瘤（包括听神经瘤）儿童少见，起病多伴有耳鸣和听力损失的症状，眩晕多为摇晃感，伴有平衡障碍。肿瘤长大后可侵及第Ⅶ、Ⅸ、Ⅹ和Ⅺ对脑神经，出现相应症状。角膜反射迟钝或消失，眼震多为水平方向的自发眼震，向患侧者多。听力下降早期仅患侧听阈提高，声导抗测听时，镫骨肌声反射半衰期阳性。脑干听性反应在诊断上极有价值，多表现为阈值提高、波间期延长、波潜伏期延长，肿瘤较大者可仅能记录到波Ⅰ，以后的波消失，更严重者记录不到波形甚至波及到对侧。前庭功能检查早期低下，晚期消失。眼震电图可记录到中枢性损害，视跟踪可出现有明显的不正常。肿瘤较大时导致颅内压增高，出现视乳头水肿。肿瘤侵犯小脑可有明显的共济失调。X光摄片、颞骨CT及MRI可见内耳道扩大、骨壁变薄或破坏等征象。脑脊液化验蛋白量增加。

小儿的神经胶质瘤比较多，可发生在颅内不同部位，第四脑室附近的肿瘤多伴有眩晕症状，做CT及MRI等项检查可明确诊断。

眩晕性癫痫 眩晕可成为癫痫的先兆，突然发作，伴意识丧失，一过性记忆力缺失，可有幻听或幻视，发作后不能诉说发作时的感觉。多数听力及前庭功能正常，脑电图可有不正常图形。追问病史时多有产伤或头外伤史，部分有阳性家族史。

第三节 治 疗

经全面认真的检查分析作出诊断后，应积极地治疗，给予药物控制或减轻症状，减少发作；加强功能练习，促进前庭功能恢复与代偿；必要时行外科手术治疗。

一、以控制症状为主

急性眩晕发作时有恶心、呕吐，患儿很痛苦，应给予镇静剂、适当使用降低中枢神经系统兴奋性的药物；维生素 B_6、B_1、C，谷维素；抗胆碱能作用的药物，如颠茄、654-2、乘晕宁、敏使朗、飞赛乐（苯环壬酯）等及中药眩晕宁等。呕吐严重时可肌肉注射爱茂尔或灭吐灵。眩晕严重不能进食者，可静脉注入 5% 碳酸氢钠，50% 葡萄糖，并注意维持水、电解质平衡，卧床休息。

针灸及中草药均可配合使用。针刺内关、合谷、足三里、人中、风池、曲池等穴位。中草药可用丹参、黄精、五味子、葛根、太子参、枸杞子、女贞子、山药、神曲、生麦芽、炒枳壳、藿香、半夏、泽泻、炒槟榔等配方。小儿以补益、滋阴、利水和止吐为主。

二、功 能 练 习

眩晕症的患者进行功能锻炼是极有益处的，特别是植物神经功能紊乱，药物中毒性眩晕等。练习太极拳、按摩、体操、适当的头部运动都能收效。运动病的患儿可逐步由短距离的乘车、慢速转椅、原地踏步转动等开始，反复多次乘坐该交通工具，逐步加大活动量，要持之以恒，症状可明显减轻。如训练与自我放松，生物反馈训练相结合效果更好。

三、去 除 病 因

中耳炎有胆脂瘤及迷路瘘管等合并症者，应手术清除病灶或予以修补。颅内肿瘤如明确诊断并定位清楚，适应证适合者应手术摘除肿瘤。如因肠蛔虫症、贫血、屈光不正等症诱发眩晕，应针对病因矫治。

四、解除精神顾虑

反复发作眩晕，会使患儿及家长精神都十分紧张。医生应态度亲切，给予必要的安慰。患儿应有充分的睡眠、规律的生活、舒适的环境及少油腻易消化的饮食，特别是炎热的夏天。部分精神过于紧张者应给予少量镇静剂。

小 结

儿童眩晕在儿科、耳科、眼科和神经内科均可见到，对这类患儿我们应做全面细致的检查，给予积极治疗，多数患儿可得到良好的预后。

（廉能静）

第四十一章

颈性眩晕

颈性眩晕又称颈综合征。发病主要与颈部疾病有关，包括构成颈椎系统各个组成部分的疾病，如颈椎、肌肉、韧带、血管和神经等的疾病。其中最常见的是颈椎病导致的颈性眩晕，多与颈椎退变、创伤、劳损、发育性椎管狭窄、炎症及先天性畸形等多种因素有关。发病率伴随年龄增加而递增。目前伴随 CT、MRI 影像学技术的发展，对该病的认识日益加深，诊断水平明显提高。

第一节 颈椎与椎动脉相关的临床解剖

颈椎共有 7 块，每块颈椎由椎体、椎弓和突起三部分组成。第二颈椎至第一胸椎上方两个相邻的椎体之间有椎间盘，椎间盘的厚度占整个颈椎高度的 1/4，椎间盘变性会影响椎体间的稳定性。椎体有前、后纵韧带，椎弓间还有黄韧带等多条韧带连接，这些韧带防止颈椎过度后伸、前屈，增加椎体的稳定性，并起到协助颈部肌肉维持头颈挺直的作用，部分韧带之间有神经、血管穿行，当韧带损伤时会使神经，血管受压。相邻颈椎的椎弓之间为椎间孔，血管和神经由此穿过。椎体两侧有横突及上、下关节突等，关节面的方向朝下朝前，与椎体纵轴呈 45°角，当遭受外力时易产生脱位和半脱位，关节前方与神经根相贴，在此处增生、肿胀、松动、脱位时，神经根很容易受损。寰椎由前后两弓及两个侧块相互连成环状，上与枕骨相连，下与枢椎构成关节，两侧的横突大而扁平，有肌肉附着，偏外侧有一较大圆孔（横突孔），椎动脉和椎静脉由此通过。枢椎椎体较小，在齿状突两旁各有一朝上的圆形关节面，与寰椎的下关节面构成寰枢外侧关节，该关节负重较大，边缘向外伸出，常遮掩横突孔上口内侧一部分，使通过其中的椎动脉发生扭曲，尤其是头部向一侧过度旋转时，常加重对椎动脉的压迫。第三、四、五、六和七颈椎依次由上向下排列，椎体两侧有短而宽的横突，横突发自椎体和椎弓根的侧方，中央部有椭圆形横突孔，约 5mm×5.5mm，内有椎动脉和椎静脉通过，横突孔的横径与椎动脉的外径明显相关，如外科做减压手术时扩大横径为主。

椎动脉多起自锁骨下动脉第一段的后上方，少数发生于主动脉或无名动脉，向上行达脑部，供给大脑血流量的 10% ~ 15%；供应脊髓、脊神经根及支持组织血流量的 90%。椎动脉左右各一，左侧常比右侧略粗，远侧段管径约 3mm ~ 4mm。椎动脉多经前斜角肌与颈长肌外缘之间向上，自第六颈椎横突孔穿入，上行从寰椎横突孔穿出，位于各横突孔内侧，周围有椎静脉、交感神经伴行；自寰椎横突孔上方穿出后，呈锐角向后方绕寰椎上关节面的后外侧向内，经椎动脉沟转向前方，穿越寰椎后膜的外缘，进入椎管，经枕骨大孔入颅，在桥脑下缘与对侧的椎动脉汇合成基底动脉，并与颈内动脉形成大脑动脉环。由基底动脉分支出小脑前下动脉，再分出内听动脉（迷路动脉）与位听神经一起经内耳门达内耳，此动脉管径平均 0.2mm，无交通支，由此可见内耳的血液供应是来自椎动脉的。除此之外，小脑、延髓、桥脑（前庭神经核）、中脑、大脑半球底面及枕叶均由椎动脉分支供血。

椎动脉在颈椎横突孔内上行，一般呈直行，当颈椎有骨质增生、肥大时，会使椎动脉出现扭曲或弯曲，多在第 3 ~ 5 颈椎之间，在第二颈椎横突孔到枕骨大孔段，椎动脉走行复杂、弯曲。有人统计此段有 6 个弯曲。这些弯曲一方面有利于人体直立、头部转动、抬头等寰椎的旋转活动，旋转活动越大，动脉的长度弯曲都会增大。由于椎动脉在此处存在多个弯曲而保证了颈椎运动时不致影响脑部的供血，但也由此相应的使脉管长度加长、弯曲增多，对血流不利，遇病理改变时会产生椎动脉供血不全的症状。

第二节　发病机制及病理生理

颈性眩晕的发病与颈椎解剖特点及生理功能直接相关。颈椎易遭受各种静力和动力因素的急、慢性损害，这些损害中颈椎病有代表性。

颈椎病是常见的一种疾病，病因错综复杂，与多种因素有关，现已确认颈椎病主要病理改变是颈椎的退行性改变，以椎间盘变性为主，椎间盘形态及功能改变影响了颈椎骨性结构的内在平衡，进而引起椎间盘边缘的变性，如韧带的钙化或骨化，椎体后缘骨赘形成等。由于椎间盘的病理性改变，颈椎的应力需重新分布，关节的压力发生改变，日久会形成损伤性关节炎，晚期关节间隙变窄，椎间孔前后径及上下径变窄，神经和血管受压，在病变早期可能不产生临床症状，当病变发展到对周围组织产生影响而引发变化时才有临床意义。由于颈椎病变的类型、部位不同，临床常将损伤分为颈型、神经根型、脊髓型、椎动脉型和混合型几类颈椎病。

颈性眩晕多为椎动脉型颈椎病引起，椎动脉通过颈椎横突孔，在椎体旁向上，当钩椎关节骨质增生时会挤压或刺激椎动脉引起脑供血不足产生眩晕；当颈椎退变时，椎节不稳，钩椎关节松动或变位，可波及到侧方的上下横突孔，使横突孔之间相对位移加大，由此穿行的椎动脉易受刺激，可发生扭曲甚至呈螺旋状，同时椎动脉周围的椎神经丛可受到激惹，引起椎动脉挛缩，这样引起眩晕的机会更多。

除颈椎退行性病变因素外，颈部肌肉、韧带的劳损、外伤也可以引发颈性眩晕。颈部的肌肉丰富，其中两侧的前、中、后三组斜角肌分别起止于颈椎横突及第一、二肋骨，臂丛神经在前、中斜角肌间隙穿过，该组肌肉痉挛会挤压臂丛，出现前三角肌综合征。颈后枕骨下肌群，位于枕骨和寰枢椎之间，具有使头颅后仰和旋转作用，枕动脉、枕下神经、第二颈脊神经的后支由此穿出，当该组肌肉痉挛时，会刺激或压迫枕下神经、枕大神经和椎动脉，引起头和椎动脉供血不足等症状。如日常的慢性劳损如睡眠姿势不良，枕头过高，长期伏案低头工作；头颈部外伤，包括交通意外、运动性损伤、生活工作中的意外、头颈部过度的前屈、后仰、侧弯等；颈部炎症引发颈肌肿胀或发生痉挛，特别是枕下部的小肌肉受累；发育性颈椎椎管狭窄等均可成为颈椎病的诱因，影响了椎动脉对脑部供血，会出现眩晕症状。

中老年人眩晕症状更为多见，这与老年人多同时伴有心血管病，如动脉硬化等有关，它使得血管壁弹性回缩力减退，椎动脉的血管壁又是动脉硬化粥状斑的高发区，更易造成椎动脉供血不足有关，致使前庭核、脑干网状结构、内耳均因供血不足而发生眩晕。

第三节　颈性眩晕临床表现

一、眩　晕

发生率70%～80%，颈性眩晕最大的特点是头颅旋转时引起眩晕发作，头颅转动主要是颈$_{1-2}$椎之间的转动，椎动脉在此处穿过，头转动时会受到压挤。如头向右转右侧椎动脉血流量减少，左椎动脉血流增加来代偿脑部供血量，当某侧椎动脉受挤压血流量减少，对侧已不能代偿因转头引起的血流量减少时，头转向健侧时会因脑供血不足而产生眩晕。眩晕可以为旋转性、浮动性或摇晃性，也有的老年人在颈部做某一动作时出现位置性眩晕，典型者开始出现体位性头晕，逐渐可发展成位置性眩晕，甚至不能转动头部，一动就要跌倒，可感到"地板升高""连人带床翻转过来"，当改变引发眩晕的体位时，症状即刻消失，很少有恶心、呕吐。眩晕可反复发作。

二、头　痛

约占70%，由于椎基底动脉供血不足，使侧支循环血管扩张，引起头痛。枕部及顶部痛，有时可放射至颞部，多为发作性胀痛和跳痛，严重时可伴面深部疼痛、恶心、呕吐、植物神经不稳的症状。易诊断为偏头痛。

三、猝　倒

约5%～10%，多在行走或站立时，头部过度后仰、转动时发生，发作前可无先兆，头部向反方向运动症状可缓解。猝倒前可觉下肢无力突然倒地，但意识清楚、听力、视力及言语无异常，缓解后可恢复活动。猝倒多因椎动脉受到刺激后痉挛，血流量减少造成。

四、耳　鸣

多为双侧性，常感到"颅内响"，似激流冲撞之声，约1/3伴听力损失，由于内耳供血不足所致。

五、视力障碍

视觉改变，约40%，如金星闪烁、复视、视力减退等，有时可突然弱视或失明，持续数分钟后恢复视力。此系双侧大脑后动脉缺血，大脑枕叶视觉中枢、第Ⅲ、Ⅳ、Ⅴ脑神经核及内侧束缺血所至。

六、感 觉 障 碍

如面部刺痛、耳周痛、口周和舌部麻木等，偶有幻听或幻嗅，暂时吞咽困难，刺激性咳嗽，手指感觉异常，上下肢无力等。

七、体　　征

颈外隆凸的外下方可有压痛点，棘突间及椎旁可有深部压痛。患侧项肌紧张僵硬，颈部运动受限，均以一侧为重，严重者可见颈强直。

第四节　颈椎影像学检查和椎动脉血流的检测

一、颈椎的 X 线检查

X 线检查是诊断颈椎损伤及某些疾患的重要手段，观察发现有无钩椎增生、椎间孔狭小、椎节不稳及椎骨畸形等。目前一般常用的为全颈椎正、侧位片，颈椎伸屈动态侧位片和斜位摄片，特别需要时可做颈$_{1\sim2}$开口位摄片和颈$_7\sim$胸$_1$摄片。正位片能显示整个颈椎的影像，正常颈椎应呈一直线，自上而下基本等大，棘突位于中央，横突位于椎体两侧。斜位片通常为左右斜 45°，主要显示椎间孔、关节突及关节的形态和位置变化。正常的椎间孔呈光滑的卵圆形，患病颈椎有旋转移位时上关节突向前上方移位，椎间孔可呈 "$\int$" 或 "$\diagdown$" 形。许多病例其症状可由颈部软组织病变或颈椎关节功能性病变引起，故 X 线上可能无阳性发现。又随年龄增长，颈椎出现退行性变者越多，这是一种生理老化现象，不一定引起颈性眩晕。

二、颈椎 CT 扫描

颈椎 CT 扫描能清晰显示颈椎各横断层面的骨性和软组织的结构，为颈椎病及颈椎损伤等的诊断起到独到的作用。三维 CT 扫描可重建脊柱构像，可在立体水平上判断脊柱的损伤，对脊髓型脊椎病最有应用价值。

三、MRI

分辨能力更高，显示脊椎病更清晰可靠。

四、椎动脉造影

椎动脉型颈椎病（颈性眩晕）必要时可作椎动脉造影，发现椎动脉的扭曲和狭窄，但有时一次造影无阳性所见，这并不能排除，因多数患者是一过性痉挛缺血，当无症状时椎动脉已恢复正常口径。

五、椎动脉血流的检测

利用多普勒超声技术可无损伤地测定血管内任何一点的血流方向、速度及血流性质。探头置于颈部胸锁乳突肌内侧气管旁，探到颈总动脉图像后，把探头稍向外移动，即可显示椎动脉颈段和 3~6 椎骨段图像，测最大血流速度、计算血流量。

颈椎病引起的椎基底动脉供血不足时，血液流动力学异常发病率很高，主要表现为一侧血管内径变细，最大血流速度减慢和血流量减少，并可呈现血流速度、血流量的左右侧差明显加大。

第五节 颈性眩晕诊断及鉴别诊断

一、颈性眩晕的诊断

1. 颈性眩晕的特点 多为头颅旋转时引发眩晕，常伴发头痛，可发生猝倒，有时伴植物神经症状。

2. 旋颈诱发试验阳性 颈扭转到一定位置出现眩晕或眼震，甚至一侧项、背、肩、臂疼痛或头痛。

3. 眼震电图可记录到有位置性眼震。

4. 听力检查 纯音测听检测老年人可有听力损失，DPOAE 检查可比纯音测听更早出现异常。

5. 椎动脉血流图可发现患侧血流量减少，血流缓慢。椎动脉造影可协助定位，显示椎动脉扭曲、狭窄等。

6. X 线显示椎间孔狭窄，椎间腔变窄，骨刺形成，椎体前缘唇样突出及椎间盘疝状突出等。

附：创伤后颈脑综合征（外伤性钩椎关节病、外伤性椎动脉型颈椎病）是指头颈部外伤后，由于钩椎关节创伤反应造成椎动脉痉挛、狭窄或折曲而引起颅脑症状，出现椎基底动脉供血不足者。其因是颈部受到突然撞击，往往是头颅外伤同时颈椎受伤，颈椎可发生骨折、脱位；钩椎关节也可以单独受累，出现各种创伤性反应，早期可能有钩椎关节松动与移位，局部水肿、渗出及充血，后期是结缔组织增生、钙化与骨化，使椎动脉受压引起供血不全症状。伤者在伤后除椎动脉供血不足的症状外，当时多伴有短暂的昏迷、逆行性健忘、恶心、呕吐等轻度脑外伤症状；检查伤者可发现受伤颈节处有压痛、间接压痛和活动受限等。X 线片上可见颈椎生理曲线消失，要注意钩突有无骨折征；急性期椎前阴影有时可能增宽。

二、颈性眩晕的鉴别诊断（主要与耳源性眩晕相鉴别）

1. 梅尼埃病 内淋巴积水引起，以内耳受损症状为主，多出现一侧耳鸣、耳聋、耳闷、伴发作性眩晕，同时有恶心、呕吐，眩晕发作后有明显的缓解期，耳鸣可持续较长时间。

2. 前庭神经元炎 多有感冒病史，眩晕持续时间较长，无耳鸣及耳聋表现，一般眩晕逐渐缓解，检查时前庭功能低下或消失。

3. 位置性眩晕 又称头位性眩晕，仅在某一头位时才诱发眩晕，该头位时可见到旋转性眼震，呈疲劳性。目前多认为是因耳石病变引起。

第六节　治　疗

颈性眩晕多因颈椎病引起，颈椎病是慢性退行性疾病，椎节失稳、钩椎骨质增生是主要病因，但往往尚伴有局部创伤性反应，血管因素等，其中某些因素通过局部制动等有效措施会使症状消失；但像骨质增生已形成骨刺时，病因已难以去除，症状就会持续较长时间。因此治疗措施要依据具体病程及病理改变采取不同措施，一般以保守治疗为主。

一、牵引与制动

1. 颈椎牵引　牵引能限制脊椎活动，解除肌肉痉挛，增大椎间隙及椎间孔，减轻椎间盘的压力。一般可取坐式、卧式或携带式牵引，卧式牵引在睡眠时就可完成，比较方便。

2. 制动法　使颈部肌肉休息，缓解、减轻椎间盘或骨赘对椎动脉的刺激。可以用围领、颈托或支架，根据病情选择。

二、推拿按摩

一般采用定点旋转复位法，使患椎复位。手法推拿按摩时切记不可超越生理极限，操作手法要经过严格培训，用力过强或不当扭转会造成极其不良的后果。

三、药物治疗

眩晕症状明显者须用药物治疗。可以用丹参、葛根素、川芎嗪等改善椎基底动脉对脑干及内耳的供血状况；同时还可以用抑制眩晕的药物，如眩晕停、敏使朗、西比灵等。老年人有心血管病时要同时治疗，伴有其他病症时要以予治疗。

四、加强预防措施

1. 日常生活中保持头颈部正确姿势，纠正和改善睡眠及工作中的不良体位，枕头不可过高或过低，一般 10～15cm（和自己的拳头高度相当），枕头用以维持颈椎的生理曲线，保证了颈椎外肌肉的平衡，又保持了椎管内的生理解剖状态。睡眠应取仰卧或侧卧，使整个身体保持自然的曲度，全身肌肉放松，清晨起床全身感觉舒适较好。床铺的硬度、透气性也应注意选择合理才好。

日常工作中屈颈状态下，颈椎间盘内承受压力比自然仰伸位要大，特别是目前某些工作人员如记者、办公室工作者、会计、打字员和流水线上的装配工等长期复伏案工作的人，要注意保持脊椎正直，不要偏头、耸肩、看书或操作电脑时要正面注视，每工作一个多小时应按时做颈肩部肌肉的锻炼，或起身活动如做工间操等。不然因坐的时间越长，活动时间越短，会导致肩肌过度疲劳，伏案姿势再欠妥，就进而导致椎间隙炎症水肿，严重的会造成颈椎间盘膨出。

2. 要保持乐观向上的好心情，长期压抑会患神经衰弱，影响骨关节和肌肉的休息，长久下来易发生颈肩疼痛，以至易患脊椎病。

3. 平时注意保暖，防止受寒，注意避免头颈部负重和颈部剧烈转动，乘车或运动时注意保护颈部，避免急转弯或急刹车时突然转颈，坐车时不要打瞌睡。

4. 治疗要选择正规医院，不正规的按摩会造成组织严重粘连，加大以后治疗的难度，不当的按摩可加重病情，还有导致截瘫的危险。

5. 当有明显颈性眩晕或猝倒；经非手术疗法治疗无效；经椎动脉造影或血管数字减影证实者，可考虑手术治疗。

6. 创伤后颈脑综合征治疗以保守治疗为主，多数会好转或痊愈，经保守治疗无效时，并经椎动脉造影证实者可行颈前路侧前方减压术；合并有脑外伤后遗症者一并处理。

（廉能静）

第四十二章

中枢性眩晕

中枢性眩晕（脑源性眩晕），这一称谓并不确切。原意是指颅内病变所致眩晕，以区别于颅外部位的周围性眩晕。实际上，脑干内前庭神经核和核以下前庭神经纤维的颅内段都属于下运动神经元或周围神经部分。这一段解剖经路病损产生的眩晕，还应该称为前庭末梢性眩晕。而前庭神经核以上部位病变造成的眩晕应称为前庭中枢性眩晕。中枢性病变可累及多部位（脑干、小脑、颞叶皮层）；多病因（血管性疾病、炎症、肿瘤、多发性硬化等）可以造成不同程度眩晕，并伴随多种症状如视野缺损，面部感觉异常、眼球运动麻痹、吞咽困难、构音障碍（分别侵及第 Ⅱ、Ⅲ、Ⅳ、Ⅴ、Ⅵ、Ⅸ、Ⅹ 脑神经），肢体和/或躯干共济失调，意向性震颤（小脑受损）。症状可以单独出现，也可呈现不同病征的组合。

第一节　椎-基底动脉供血不足（脑后循环供血不足）

椎-基底动脉供血不足（vertebral basilar artery insufficiency，VBI）是中老年好发的脑血管病。起病急，反复发作，症状逐渐加重，如不及时控制可进展为椎-基底动脉血栓，死亡率达 20% ~ 30%。早期诊断，对于预防血栓形成和减少死亡率有重要意义。

一、病　因　学

血液动力学、电生理、血液生化及影象学检查有助于病因诊断。

（一）病因

1. 高血压病、脑动脉粥样硬化症为最常见病因。

2. 动脉炎症性病变，青少年多见。

3. 颈椎关节疾病，包括颈椎骨质增生，颈椎间盘膨出，椎体滑脱。

4. 先天性发育异常　椎动脉扭曲、巨长基底动脉、骨发育畸形。

5. 心脏病，先天性心脏疾病、心瓣膜病。检查发现心源性栓塞（PCSE）占 15% ~ 23%，其中 VA 梗死占 9% ~ 16%。尸检资料显示基底动脉闭塞者 PCSE 发现率为

23%～39%，小脑梗死占27%～70%，进一步证实了 PCSE 与 VBI 的因果关系。

6. 血液疾病　高粘质血症和血液高凝状态。

7. 其他　不良姿势、运动损伤、锁骨下动脉盗血综合征。血管闭塞性病变是导致 VBI 最常见血管因素，其中颅外椎动脉（extracranial vertebral artery，ECVA）占 30.05%，颅内椎动脉（intracranial vertebral artery，ICVA）占 28.72%，基底动脉（BA）占 28.99%，大脑后动脉（PCA）占 10.37%，锁骨下动脉占 1.33%，无名动脉占 0.53%。

（二）发病机制

1. 血管本身病变　椎动脉硬化或炎症，可使其血管内膜增厚、管腔狭窄。

2. 血管周围病变　椎动脉周围病变可直接压迫椎动脉，或病变刺激其血管周围的交感神经，致使其发生血管痉挛、缺血。

3. 心脏疾病　因血流动力学改变，如血液流速变慢、血流量减少、血压下降等原因导致脑供血不足。

4. 血液疾病　血液成分的理化性质改变，使血液粘度增高、血流速度减慢。

5. 椎动脉本身的解剖、生理因素　椎动脉较颈动脉的供血量少，流速慢。椎动脉入颅形成中有多处狭窄，椎动脉变异较多。

6. 其他　交感神经因素可能是造成椎基底动脉痉挛，供血不足的主要发病机制之一。椎基底动脉系统的闭塞或狭窄是老年纯眩晕发作的重要原因之一。部分患者还可能存在小脑、脑干等区域的梗塞灶或出血灶等。

二、临床表现

椎-基底动脉系统中任何一支脑动脉发生血液动力学异常、血管闭塞均可导致椎基底动脉供血不足，出现相应局灶性神经功能障碍。临床上可产生各种各样症状和体征。主要表现有：

1. 突发眩晕（少数为头晕）伴恶心、呕吐。多发生在中、老年人。静态（静卧或静坐）中，头位或体位变换（如翻身，坐起、卧床仰头或转颈）时急性起病，为真性眩晕、平衡障碍。多为前庭中枢（前庭神经核团）缺血，少数伴耳鸣（内听动脉缺血）。

2. 视物模糊、瞳孔大小及光反应异常、复视、眼睑下垂、眼球运动受限，由中脑受损引起。一侧大脑后动脉受累可有一过性偏盲，双大脑后动脉距状支缺血累及枕叶皮层，出现双视力障碍。

3. 桥脑受累可出现口周、面部肢体麻木，面瘫或肢体瘫痪（交叉性瘫痪或四肢瘫-闭锁综合征）。

4. 延髓外侧缺血出现饮水呛咳、吞咽困难、构音障碍，交叉性感觉障碍，小脑性共济失调、眼球震颤。

5. 短暂性全面性遗忘症可持续数十分钟，为大脑后动脉颞支缺血累及颞叶内侧海马所致。

6. 枕叶受损时，三分之二人出现视力障碍、黑矇、视幻觉、视野改变及视觉性认知功能障碍。

7. 基底动脉主干闭塞，首发意识障碍，逐渐昏迷。多数脑神经麻痹，四肢由弛缓性瘫痪转变为痉挛性四肢瘫。预后不良，常因中枢性高热而死亡。

8. 猝倒发作（drop attack）或称跌倒发作或倾倒发作，是椎基底动脉系统缺血出现的特有表现，为突然四肢无力、跌倒在地，意识清醒无眩晕或在极短时间内自行站起，主要原因为脑干网状系统缺血所致。

三、辅助检查

（一）影像学检查

1. MRI　头部 MRI 在发现 VBI 灵敏性方面比头 CT 敏感。MRI 能从横断面位、矢状位、冠状位 3 个平面进行立体定位分析，提高了病灶定位诊断灵敏性及准确性。头 MRI 显示的病变与临床定位并不完全吻合，因而 VBI 定位诊断应该把临床症状、体征与头 MBI 所见综合分析。

2. 放射性核素应用　有人研究 70 例脑缺血患者，SPECT 诊断脑血管病阳性率为 90%，CT 为 88.2%（45/51），MRI 为 90%（27/31）。诊断 VBI 的阳性率为 75%。SPECT rCBF 显像发现病灶较 CT、MRI 多，可探测缺血后存活的脑组织，为临床治疗提供依据，对于 VBI 的诊断亦不失为一种有效手段。

王守春等对 80 例椎基底动脉供血不足（VBI）患者作 TCD 和 SPECT 检查，其中的 51 例作 TCD 检查，两者的阳性率分别为 73.8% 和 60.8%。SPECT 能直观地显示脑缺血的部位、范围及程度，但费用较高。TCD 可反映椎基底动脉的血流速度及血管弹性，且有简便、快速、无创伤等优点。两者均只能供临床诊断参考。他们又对 80 例 VBI 患者及 60 例健康对照组进行检查，SPECT 诊断 VBI 的灵敏性为 73.8%，特异性为 73.8%，总符合率为 75.7%。59 例 SPECT 阳性者，出现相应临床症状达 43 例（72.9%）。VBI 组缺血灶的缺血程度较对照组明显（$P < 0.01$）。80 例 VBI 患者均在距 VBI 最后一次发作 16 天内进行 SPECT 检查，3 天以内与 4 天后检查的两组阳性率相差不明显（$P > 0.05$）。

陈婕等在对 40 例 VBI 病人行双嘧达莫负荷试验后再行 SPECT 检查，发现 SPECT 组阳性率为 75%，而 SPECT 检查后行双嘧达莫负荷试验者阳性率为 86.76%，两者相比有显著性差异。说明双嘧达莫负荷试验在诊断 VBI 疾病中较 SPECT 显像更敏感。一些研究表明 SPECT 及 PET 对后循环缺血性脑血管病检出的敏感性较前循环要差。

3. 头部 MRA 与超声及动脉造影的比较显示 MRA 灵敏度 97%，特异度 98.9%。

4. TCD 可客观评价 VBI 患者血流动力学改变。其检测异常率在 60% 以上。由于 TCD 能无创性穿透颅骨，直接获得颅内动脉，包括颅底 Willis 环的血流动态信息，对诊断脑血管病，研究脑循环有独特的使用价值。

TCD 在 VBI 诊断中特征如下：①平均血流速度（VM）减慢：VBI 多数是在脑动脉硬化的基础上出现，由于粥样硬化斑的沉着和管壁增厚，血管弹性明显减退，脑血管阻力增高，导致硬化血管相对扩张，血流速度减慢，血流量减少。②脉动指数（PI）增加：PI 是反映周围血管阻力的指标，当 PI 高于正常值上限时，表明周围血管阻力增加，可使血流量减少。此外还有：供血指数（SBI）降低；音频信号异常；频谱灰度增加；频谱图波形（SGW）异常；脑血流量（CBF）减少。

综合国内外作者报道 VBI 中 TCD 异常率为 54% ~ 80%。主要表现为血流速减低、增高、频谱充填和出现血管杂音。在出现椎基底动脉血流异常的同时亦可伴有颈动脉系血流速异常。VBI 发作期的 TCD 异常率明显高于缓解期。多数作者认为 VBI 患者的血流速增高系动脉狭窄或痉挛所致，而低流速则由椎基底动脉供血障碍所引起。

（二）眼震电图检查

内听动脉受阻可表现为半规管功能障碍，视动中枢受损及位置性眼震等，其阳性率在 95% 以上。但需指出的是，阴性所见有时不能排除病损存在。

（三）脑干诱发电位检测（参见第十章）

综合应用　BAEP 及 TCD 二项检查联合用于 VBI。有助于病损部位的定性、定位诊断，是诊断和研究 VBI 一个重要的方法。

有研究 21 例无定位体征的脑干腔梗组（A 组）与 30 例 VBI 组（B 组）患者的临床表现、CT、MRI、经颅多普勒超声（TCD）及脑干听觉诱发电位（BAEP）进行比较分析，结果表明：A 组以持续症状为主，治疗效果较差，其 TCD 改变不如 B 组明显，而 BAEP 的Ⅲ、Ⅴ波峰潜伏期（PL）及Ⅲ-Ⅴ波峰间潜伏期（IPL）延长比 B 组明显。结论：凡症状持续、疗效较差、TCD 改变不显著而 BAEP 示听神经中枢段障碍明显，要高度怀疑脑干腔梗。MRI 是脑干腔梗可靠而敏感的检查手段。

有研究眩晕组中 94 例患者经 ENG、REG、BAEP、X 线、CT 及 TCD 检查后提示：①有脑动脉供血不足或脑干中枢病变、脑萎缩或梗塞及颈椎病变等，阳性率达 90.4%。在这些指标阳性患者中，TCD 指标异常者占 52.1%，其主要表现为一侧或者双侧 VA 较正常人组细窄或走行弯曲，一侧或者双侧 VA 血流量较正常人组减低；②实验室检查中 66 例眩晕患者同时有两个以上的检查指标异常，其中 43 例伴 TCD 异常，占 65.1%；③实验室指标均阳性 10 例，而 TCD 检测中的 45 例中其它实验室指标可呈异常改变，假阴性率为 52.9%。临床检出有脑供血不足或脑干病变的眩晕患者往往可有 VBA 异常的基础或涉及 VA 血流量减低的影响因素，主要为一侧或者双侧 VA 细窄的发生率较高，TCD 测定的一侧 VA 血流量减低与 VBI 有一定关系。

四、诊　断

椎基底动脉缺血的症状多而体征少，缺乏特异性的检查手段，因而早期诊断有一定困难。

全国第四届脑血管病学术会议 VBI 诊断标准：①眩晕为旋转感或视物晃动感或不稳感，多因头部和（或）体位改变而诱发；②眩晕至少同时伴有一种椎基底动脉缺血发作的其他症状，如眼症状（黑矇、闪光、视物变形、复视）、耳内疼痛、肢体麻木或无力、猝倒、晕厥等；③有轻微的脑干损害体征，如角膜和（或）咽反射减退或消失，调节和（或）辐辏障碍，自发性或转颈压迫一侧椎动脉后出现眼球震颤以及阳性的病理反射等；④病因明确，如颈椎病、颈椎外伤、脑动脉硬化、糖尿病、心脏病、低血压等；⑤所有病例均经 CT 和（或）检查除外脑梗死、脑出血及肿瘤所致的眩晕。

五、鉴别诊断

在做出椎基底动脉供血不足之前应与梅尼埃病相鉴别。

VBI 眩晕多发生在中老年人，眩晕时间较短 5～20 分钟，多数在 10 分钟内缓解；

伴有神经系统受损体征，反复出现的体征持续不会很长。后者发生年龄较轻，多次反复发作达数年或更久；发作时眩晕持续时间较长，可持续 20 分钟到数小时，甚至2～3 天才逐渐缓解，多伴有耳鸣和听力下降。

六、治　疗

长期应用抗凝及抗血小板治疗能取得理想的远期疗效，TCD 可作为常规的随诊手段。西其汀合用胞二磷胆碱治疗可以使眩晕、共济失调等症状的改善明显加快，提高 VBI 的疗效，考虑两药之间存在一定的协同作用。钠洛酮治疗椎基底动脉供血不足疗效好，起效快，具有临床应用价值。精制蝮蛇抗栓酶治疗椎基底动脉供血不足疗效可靠。利多卡因治疗椎基底动脉供血不足所致眩晕也有效。

有人用电镜观察了 64 例 VBI 患者血小板的形态，并与 132 例健康体检者对照，结果发现 VBI 组聚集型血小板和血小板聚集数明显增高，两组有明显差异。经使用抗血小板聚集药物治疗，聚集型血小板明显降低，与治疗前相比有明显差异。由此说明血小板可能在 VBI 的发病中起一定的作用，同时也为 VBI 患者采用抗血小板聚集药物的治疗提供实验室依据。

国外应用血管成形术或球囊扩张术治疗 VBI，疗效显著。

第二节　锁骨下动脉盗血综合征

左右两侧椎动脉起始于锁骨下动脉近端。锁骨下动脉近心端狭窄或闭塞后，远心端压力下降，产生虹吸作用使同侧椎动脉血流逆流入同侧锁骨下动脉，导致向基底动脉供血量下降。当同侧上肢用力或活动时，健侧椎动脉的血液可倒流入患侧的椎动脉，再流入患侧锁骨下动脉远侧端，供应患侧上肢的需要，但供血量仍不足。此时可产生两大症状，一是由于基底动脉血流量下降，出现椎基底动脉供血不足的症状；眩晕或晕厥可伴恶心、呕吐，视物模糊，复视、吞咽障碍、共济失调和麻木等，二是由于患侧上肢缺血而出现该肢皮肤苍白、麻木、无力、沉重感、疼痛和冷感。两种缺血症状总称为锁骨下动脉盗血综合征。症状以眩晕及视觉障碍最常见，次为晕厥。症状多数为一过性，少数为持续性。

主要病因：动脉粥样硬化和非特异性大动脉炎。

下列三条对诊断有较大支持：①过度活动病侧上肢后出现 VBI 症状；②血压与脉搏不对称：即同侧上肢血压低于对侧20mmHg 以上，同侧上肢脉搏减弱；③约2/3 病例可在患侧锁骨上窝闻及收缩期血管杂音（吹风样）。椎动脉造影可发现锁骨下动脉近端狭窄或闭塞，血液向患侧椎动脉倒流，诊断可确立。

第三节　延髓外侧综合征

延髓后外侧通常由一侧小脑后下动脉分支供血。小脑后下动脉多由椎动脉分出。此部分延髓病变称延髓外侧综合征（wallenberg syndrome）。既往多认为是由于小脑后下动脉发生血栓形成所致，故称为"小脑后下动脉血栓形成"。近年研究则认为主要是椎动脉发生血栓引起。有人统计，本综合征由椎动脉闭塞引起者约39%；椎动脉伴有小脑后下动脉闭塞者占26%；单独由小脑后下动脉闭塞引起者不过14%。上述动脉发生闭塞原因与发生椎基底动脉供血不足的原因大致相同。

本病常发生于中、老年人，年龄为25~70岁。发病大多突然，主要症状是：①病灶侧软腭及声带麻痹，导致患者讲话含糊不清，进食呛咳，吞咽困难，由疑核或舌咽、迷走神经受累引起；②交叉性感觉障碍，表现为病灶侧面部（有时是病灶对侧面部或双侧面部）痛、温觉消失，乃由于三叉神经脊束核或/及脊束受累；病灶对侧肢体痛、温觉减弱或消失，是由于脊髓丘脑束受累；③病灶侧出现 Horner 征，由交感神经纤维受累；④可有剧烈眩晕、平衡障碍和眼球震颤，由前庭神经核或脊髓小脑束受累所致；第四脑室底部受累可引起呕吐。

如患者年龄较大，具有上述①、②两项病征，发病突然，诊断可成立。本病有误诊为喷门痉挛、食管癌、癔病性吞咽困难、梅尼埃病等，通过细致的神经系统检查多能作出鉴别。

第四节　脑动脉粥样硬化

脑动脉粥样硬化是中年以后常见疾病。常发生在基底动脉和大脑中动脉主干；小动脉硬化较多见于大脑皮层及基底节小动脉，病情缓慢进展。头晕的特点是体位转换时易出现或加重，基底动脉硬化可出现眩晕。

患者可因其他诱因如血压降低、心肌缺血、过度疲劳等出现短暂性脑缺血发作出现眩晕或头晕。以下几点提示本病的诊断：

1. 40 岁以上患者逐渐出现大脑皮质功能减退症状，尤其是头晕、睡眠障碍、记忆力减退等三大症状。

2. 身体其他处有动脉硬化表现，如主动脉、眼底动脉或周围动脉硬化。

3. 体格检查发现上述一部分体征者。如患者脑缺血性发作则诊断大致确定。

4. 实验室检查结果可提供诊断参考，如血清总胆固醇量增多、总胆固醇与磷脂的比值增高、甘油三酯增高等。

5. TCD 检查显示缺血性改变，对本病诊断有一定帮助。

本病须与神经衰弱、更年期综合征相鉴别，神经衰弱发病多在青壮年，头晕、头痛较突出，症状时好时坏，与精神因素的关系较为密切，细致的神经系统检查并无明显阳性体征发现，身体他处也无动脉硬化病征。更年期综合征主要表现是头晕、焦虑不安、忧郁、情绪低落，神经系统检查多属正常。脑肿瘤的早期偶或误诊为脑动脉粥样硬化，但逐渐出现的颅内压增高征与神经系统局灶症状可除外本病。

第五节　颅内其他疾病

一、听神经纤维瘤

桥小脑角综合征可表现为眩晕、耳鸣、呕吐、伴头痛、视力模糊等，病因多为占位病变，其中又以听神经纤维瘤最多（见相关章节）。

二、小脑肿瘤

小脑肿瘤早期即有颅内压增高，头晕和眩晕较为常见。眩晕程度并不十分严重，多表现为躯体不稳，向前或向后倾跌。病变损害前庭系统密切联系的绒球小结叶时，眩晕颇为剧烈。

小脑蚓部肿瘤虽有眩晕而眼球震颤常缺如。小脑半球肿瘤的眩晕常伴有明显眼球震颤。

三、第四脑室肿瘤

第四脑室肿瘤（尤其是囊性）或某些颅后窝肿瘤，转动头部时可突然发生眩晕、头痛、呕吐等急性颅内压增高征，称为 Brun 综合征。患者常因此而保持头部在一定的位置。易误诊为"位置性眩晕"。

四、其他部位的脑肿瘤

生长于脑部其他部位的肿瘤也常有头晕或眩晕，是颅内压增高的一种表现。通常眩晕程度较轻。

五、多发性硬化

眩晕是多发性硬化常见症状，也可为首发。有一组多发性硬化病人反复作前庭功能及听力检查，持续 10 个月，发现真性眩晕约占 1/3，耳鸣及耳聋则较少见。40% ~ 70% 患者伴有眼球震颤。眩晕的发生，大多是脑干或小脑内的病灶（髓鞘脱失区或硬化斑块）损害了前庭核或与前庭有联系的结构。

临床上以眩晕、听力减退和眼球震颤为主要表现的多发性硬化病例，可误诊为梅尼埃病或听神经纤维瘤，但多发性硬化的症状及体征比较弥散，多有视力障碍、眼肌麻痹、锥体束征、精神症状，可与之鉴别。

六、癫　　痫

眩晕可为癫痫大发作的一种先兆；精神运动性癫痫可有各种幻觉，眩晕是其中较为常见的一种幻觉症状；有一种单纯特殊感觉性发作，患者的眩晕表现为旋转感、漂浮感或下沉感，病灶在颞叶岛回或顶叶，采用 EEG 监测技术可以确定诊断。

（余华峰）

第四十三章

前庭康复

眩晕(dizziness)是临床综合征,药物和外科手术是过去治疗眩晕的两种主要手段。然而这两种方法存在其自身的缺陷,如药物毒副作用、手术的创伤及术后并发症、治疗费用的昂贵等等,而且有相当一部分患者无法通过药物或手术达到缓解症状的目的。在这种背景下,基于前庭代偿机制的前庭康复治疗(vestibular rehabilitation therapy, VRT),因其无创、廉价和肯定的疗效应运而生,并逐渐成为一种眩晕的主要治疗手段。

第一节 概 论

一、前庭康复治疗的概念

前庭康复(vestibular rehabilitation)属于治疗的范畴,最初由 Cawthorne 首先提出时,命名为迷路锻炼(labyrinthine exercises),之后各学者所用的名称各异,如前庭锻炼(vestibular exercises)、前庭习服训练(vestibular habituation training)、平衡康复(balance rehabilitation)等,最后认为比较适当的命名是前庭康复治疗(vestibular rehabilitation therapy, VRT)。前庭康复治疗是对眩晕及平衡功能障碍患者所进行的一种物理治疗方法,可简单概括为由专业人员制定的一系列反复进行的头、颈、躯体的运动模式,通过该运动模式加快前庭代偿的发生,在缓解患者眩晕症状的同时帮助大脑重建良好的平衡状态。

二、前庭康复的生理学理论基础

中枢神经系统独有的特性就是其可塑性,能够对双侧不对称的前庭传入冲动产生适应,这个过程称为前庭代偿 (vestibular compensation),是中枢神经系统在小脑和脑干水平,对前庭病变所致的感觉传入信号冲突所发生的积极的神经元和神经化学反应过程。对前庭代偿的研究显示,发生外周性前庭疾病后,前庭功能的恢复有赖于中枢神经系统的这种适应性改变,而这种改变的发生需要有适当的、反复的视觉和本体感觉信号对中枢神经系统进行刺激。

经过一个多世纪的研究，对前庭代偿的机制已有诸多认识。最初，学者们认为前庭代偿的机制主要是选择性的抑制和再生，即当一侧前庭传入信号突然丧失时，小脑会抑制健侧（功能相对活跃侧）前庭神经核的放电，并且患侧前庭神经核通过再次产生内源性放电以代替丧失的传入信号，这样使双侧前庭神经核放电重新达到平衡。之后又有学者指出重获与替代是前庭代偿最主要的机制。重获是指通过启用解剖上多余（redundant）的结构使被破坏的功能再次获得（如：突触的去压制后机能性再现，同型性突触或受体的生芽和再塑）；替代指神经系统利用剩余的或其他的感觉传入信息处理过程或运动模式替换已被损毁的部份，从而使功能得到恢复，反映了神经网络的变通性。在前庭代偿的研究中重获与替代得到了大量的证实，例如，与空间定位相关的感觉有助于前庭代偿，经未损伤侧的迷路、其他感觉（其中视觉最为重要）和中枢神经系统的其他脑区（如小脑）所传入的信息对前庭代偿中神经活动的恢复十分重要；对已完成代偿的动物除去这些相关的感觉传入可造成失代偿（decompensation）。

其中通过药物和训练对代偿影响的精细观测，证实了前庭代偿包括短期代偿（acute compensation）和长期代偿（chronic compensation）。

（一）　短期代偿

眩晕的急性发作往往是前庭系统病变所致，且伴发眼震及植物神经系统症状。当代偿发生时，患者的主观症状能得到明显改善，而且眼震也只在眼球活动时才能看到。这种短期代偿作用由小脑引发，可能是在前庭神经核水平发生的神经化学改变。这些改变的目的是为了使双侧前庭神经核的第二级神经元的放电率尽量保持一致。这一代偿能在 24 至 72 小时内使最严重的症状得到缓解。然而，患者仍有明显的平衡失调，这是因为受抑制的前庭系统，对日常生活中种种头部活动所引起的迷路传入信号，仍不能作出恰当的反应。所以就算严重的症状已得到控制，患者一般仍有反复的运动诱发性眩晕，除非长期代偿产生。

（二）　长期代偿

为了消除平衡失调和遗留的运动诱发性眩晕症状，中枢神经系统必须重新达到双侧前庭神经核放电率一致的状态，并且能对头部运动作出准确的反应。如果外周性前庭病变严重，则中枢神经系统通过激活两侧前庭神经核之间的联合纤维，使同侧前庭神经核放电率随对侧的第八颅神经放电率改变而改变。这一特性对于各种破坏性手术术后，如迷路切除术或前庭神经切断术，患者的前庭功能康复是十分重要的。如果外周性病变不严重，则受损的迷路就会对运动产生异常的反应，这就需要中枢神经系统进行调整，对患侧的迷路传入信号作出恰当的表达。虽然，中枢神经系统能很快并且准确地作出调整，但需要有反复的相同的传入刺激信号，以产生习服。基于此 VRT 就是通过一系列反复进行的可诱发眩晕的动作刺激信号，来促进长期代偿的发生。

第二节　前庭康复的适应证与方法

一、前庭康复的适应证

不论是外周性、中枢性或混合性病变，凡是非进行性前庭病变而自发代偿不良或运动功能异常如良性阵发性位置性眩晕（BPPV）、各种破坏性前庭手术术后、使用过耳毒性药物的患者均是 VRT 的最佳适应证，此外多因素所致平衡功能障碍的老年患者也是进行 VRT 的合适人选。

波动性或进行性的前庭病变，如梅尼埃病或进行性迷路炎，一般不适宜进行 VRT，因为不稳定的病变几乎无法产生中枢的长期代偿。所以，VRT 对于发作频繁的急性期梅尼埃病效果不佳，其治疗上主要考虑药物治疗或手术治疗。但是 Richard 主张对于急性单侧功能障碍、进行性单侧前庭功能低下以及双侧前庭功能低下的梅尼埃病患者也可以进行 VRT 治疗。而且近两年还有学者指出对于发作频繁的急性期梅尼埃病的患者也应该早期进行前庭康复，但治疗目的由原来的改善症状转变为提高预防和自我保护的能力。

VRT 并不适用于所有的眩晕患者，对于如低血压、药物副作用（除外耳毒性药物）、短暂性缺血发作等原因所致的眩晕患者来说是无效的，因为这些患者大多没有前庭方面的疾病。

二、前庭康复的常用方法及治疗形式

随着 VRT 广泛应用，其方法日趋完善成熟。根据操作步骤及内容的不同可大致分为以下三类：

（一）一般性的物理疗法

最早开始的、最具代表的一般性的物理疗法（generalized physical therapy）是 Cawthorne-Cooksey 训练法（见表 43-1）。通过训练，使患者产生习服，最终减轻症状。实施该训练法时需要患者的勤奋和毅力，训练计划执行得越早越规律，那么恢复正常活动就会越快和越完全。此方法的最大的优点是简单易行、经济，而且有效。但该法在改善平衡状态、防止跌倒方面效果欠佳，且内容针对性差，比较枯燥。

此外，一些运动项目如乒乓球、保龄球、高尔夫等，要求头部、眼部和躯体联合运动，也是很好的一般性物理疗法。关键在于其既具有趣味性和安全性，又具有一定程度的刺激性。除此之外，瑜珈、太极拳也备受推崇，因为它们所达到的全身放松的状态对于那些眩晕和平衡失调同时合并焦虑的患者有很大帮助。

表 43-1　Cawthorne-Cooksey 训练法

一、卧位

1. 眼部运动——先慢后快。
　（1）眼球上下移动。
　（2）眼球左右移动。
　（3）注视手指从距面部 3 英尺处移动至 1 英尺处。
2. 头部运动——先慢后快，最后闭眼。
　（1）头部前屈和后仰。
　（2）头部左右转动。

二、坐位

1. 眼部和头部运动同卧位。
2. 耸肩和转肩。
3. 向前弯腰拾起地面物品。

续表

三、站立位

1. 眼部、头部和肩部运动同上。
2. 分别在睁眼和闭眼的状态下由坐位站起。
3. 高于眼平面上双手互掷小球。
4. 双膝平面以下双手互掷小球。
5. 由坐位转身站起。

四、移动（课堂上）

1. 绕圈行走，同时接住位于圆圈中心的人扔出的大球后再扔回。
2. 由屋子的一头走向另一头，先睁眼后闭眼。
3. 上坡和下坡，先睁眼后闭眼。
4. 上下台阶，先睁眼后闭眼。
5. 任何涉及弯腰、伸展和瞄准的运动，如保龄球、篮球。

（二）个体化的物理治疗法

个体化的物理治疗法（individualized physical therapy）是指根据患者诊断的不同或根据功能水平的不同而具体制定的训练内容。因为每一位前庭病变患者的病情不同，所以专业的治疗师需要完成一项"评估"，即一种身体测试，并据此来为每一位患者"量身订做"治疗计划。其最主要的优点在于疗效进一步提高，在缓解症状的同时还能提高机体的平衡能力。但与 Cawthorne-Cooksey 训练法相比，其缺点是花费大，操作复杂，一般由 4～8 个训练部分组成，有时甚至需要 16 个训练部分。

该法的训练内容主要有：①注视稳定性练习：让患者注视前方卡片的同时上下或左右转动头部，速度由慢逐渐加快（见图 43-1）；②视觉依赖性练习：通过让患者闭眼或配戴涂抹凡士林的眼镜以纠正对视觉信号的过度依赖，增加患者对前庭和本体感觉信号的依赖。但是因为缺乏可靠的手段来检测视觉依赖性，疗效并不肯定；③本体感觉依赖性练习：通过改变患者站立支撑面的性质如站在倾斜的木板或泡沫塑料上，或仅仅是来回行走于沙滩上，以减少对本体感觉信号的过度依赖；④视动跟踪练习：让患者向一侧转动头部的同时跟踪注视向同侧或对侧移动的物体，这样能促进视跟踪和前庭的稳定性；⑤其他：此外还有耳石功能练习、姿势稳定性练习和虚拟现实训练（virtual realty training）等等，这些练习方法由于缺乏相应的手段检测其有效性，故疗效尚不能肯定，

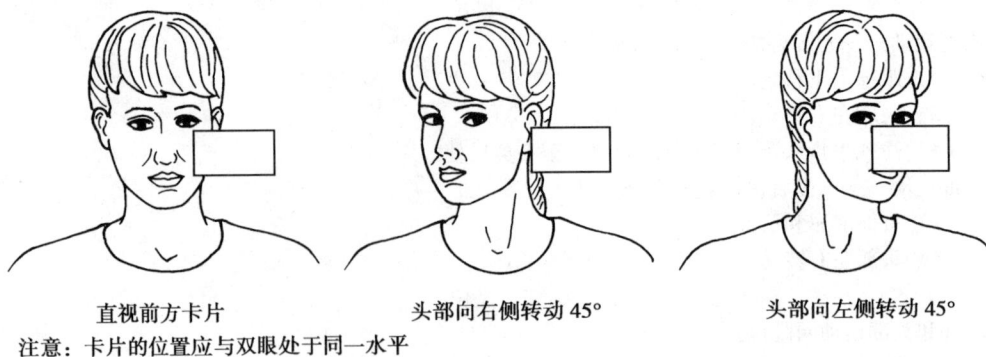

直视前方卡片　　　　头部向右侧转动 45°　　　　头部向左侧转动 45°

注意：卡片的位置应与双眼处于同一水平

图 43-1　注视稳定性练习

有待进一步的研究和经验积累。

（三）职业疗法

Cohen 等在个体化物理疗法的基础上提出把职业治疗法（occupational therapy）运用于前庭康复治疗中。具体表现为从事有趣味性和针对性、目的性的活动或工作以达到治疗的目的，其中必须包含有反复的头部运动，并且在患者能耐受的情况下逐级增加运动范围、频率和速度。如设计让患者完成钉木板的操作，把木板和工具放在一侧，而钉子放在另一侧，这样参与者必须先转头找到钉子后再把头转向另一侧使用工具把钉子钉在木板上。

该种方法的优点在于患者可身心愉悦地通过完成这些模仿日常生活事件的训练计划来达到治疗的目的，它比较起个体化疗法来说，更强调了心理因素在康复中的重要作用。但该方法仍强调反复的头部运动是疗效的关键因素所在，所以疗效方面并无更大突破，仅是从形式上作了改动，使患者更易于接受而增加了患者的依从性。

（四）前庭康复的两种治疗形式

实施治疗的形式有以下两种：家庭训练计划（home exercise program）和治疗师督导下的训练计划（supervised exercise program），而目前争论最激烈的是该两种方式的疗效是否有所不同，后者的疗效是否会优于前者。

Cawthorne-Cooksey 训练法往往是写成手册，让患者回家阅读并自行练习，这是典型的家庭训练法的模式，当时报道了近 75% 的患者症状缓解。Szturm 等研究对比了家庭训练计划组（每天在家中进行 Cawthorne-Cooksey 训练法）和有治疗师指导的训练计划组（每周三次在治疗师的监督和指导下进行个体化的前庭训练法），结果显示后组的患者站立平衡能力有提高，而前组患者则无。但是无法判断疗效的差别是治疗方法不同还是治疗方式不同所致。Cowand 比较了两组患者——进行同一项督导性训练后继续配合和不配合至少 1 个月的家庭训练计划，以观察两者之间是否有协同作用，结果无明显差别。但他指出这只能说明家庭训练计划作为辅助性治疗效果欠佳，而不能否定家庭训练计划的作用。之后，Yardley 等研究设立了对照组（患者未进行任何练习）和无督导的家庭训练计划组，参与研究的对象涉及各种疾病所致的眩晕患者（包括非前庭性的），结果显示家庭训练计划组的功能改善率明显优于对照组。由此可看出前庭康复练习即使在无治疗师监督指导的情况下，也是有效的。Cohen 和 Helen 等也得出类似的结论，指出一项由简单的、由反复头部运动所组成的家庭训练计划能缓解症状和提高患者日常生活的独立性。

第三节　VRT 在各类眩晕中的应用

（一）单侧前庭功能障碍

前庭神经元炎、听神经瘤、梅尼埃病、迷路炎以及一侧前庭手术等引起的单侧前庭功能障碍在临床上较为常见。不管急性还是慢性单侧前庭功能障碍，只要前庭病变稳定而患者的自发代偿不完全时，都是进行 VRT 的适应证，而且有很好的疗效。

1. 急性单侧前庭功能障碍　许多相关研究显示，前庭手术或听神经瘤切除手术后的患者进行 VRT，能明显改善眩晕症状，提高姿势稳定性并减少平衡失调的感觉，显著降低运动敏感性和眩晕障碍调查表的评分。Tokumasu 等发现 VRT 能帮助前庭神经炎的患者恢复正常的日常生活活动。Strupp 等指出 VRT 能提高前庭神经炎患者站立时的姿势稳定性和促进前庭-脊髓反射的代偿，并主张患者发病后应该尽可能早地进行 VRT。

急性单侧前庭功能障碍患者的 VRT 内容包括增强前庭-眼反射（VOR）增益（gain）的练习、静态和动态姿势稳定性练习和前庭习服性练习。

2. 慢性单侧前庭功能障碍　Shepard 等研究表明 VRT 能有效改善病史超过 2 个月甚至 5 年的慢性单侧前庭功能障碍患者的前庭功能，其中 82% 患者的症状得到一定程度的改善，59% 为显著改善。Szturm 也发现病史超过 1 年的眩晕患者接受 VRT 后，在姿势控制能力和 VOR 增益方面都有明显提高。Cohen 指出慢性前庭病变可导致患者的路径整合技能（path intergration skill）下降，影响日常生活和工作能力，而 VRT 能明显促进该技能的恢复。

VRT 的内容与上述急性单侧前庭功能障碍的治疗内容相同。但这类患者的症状往往会在练习时反复发作。所以必须向患者作好解释工作，让他们了解治疗的机理，树立坚持治疗的决心，这是提高疗效的关键所在。如果患者能坚持治疗，一般在 6 周左右开始起效。当然，患者开始治疗前的病史越长其出现疗效所需的时间也越长。

总的来说，单侧前庭功能障碍的患者，一旦测评显示患者的病变无进行性或波动性变化，则应该首选 VRT，疗效肯定优于长期服用前庭抑制剂，而且能显著提高患者的生活质量和工作能力。患者眩晕症状的发作特点、既往是否有头部外伤史、姿势控制的异常程度以及治疗前患者前庭功能障碍的水平直接影响治疗的结果。有头部外伤史的患者中，有明显效果或痊愈的比例仅 30%，而无头部外伤史的患者中，比例上升到 90% 以上。有研究显示那些症状特点为自发性眩晕、发作持续 30 分钟或以上、每 4~6 周发作超过一次的患者，VRT 治疗效果欠佳。

（二）双侧前庭功能障碍

双侧前庭功能障碍是导致机能残疾和功能缺陷的重要原因之一，眩晕患者中约有 1%~2% 的患者为双侧前庭功能障碍。它的症状和体征包括 Dandy 综合征、共济失调、恶心、呕吐、头昏、行走时顺时针偏向、耳鸣、无法在黑暗中行走、行走时无法进行阅读等，一般很少发作真性眩晕。导致双侧前庭功能障碍最常见的原因是药物耳毒性作用（约占 50%），其次为双侧内淋巴积水、自身免疫性内耳病、双侧前庭性缺血及原发性前庭功能下降。

VRT 是该类患者的主要治疗方法，Gillespie 和 Krebs 的研究证实 VRT 能提高患者的行走速度和运动能力及动态姿势稳定性。但只有约 50% 的患者有效，而且大多数患者不能完全恢复到原有的功能水平。

对于前庭功能未完全丧失的患者，治疗方案主要是前庭适应性练习，例如头部运动结合视靶的移动，如此提高中枢神经系统的整合能力。而对于前庭功能完全丧失的患者，则治疗方案主要是前庭替代性练习，通过头-眼联合动作、行走时转头等一系列动作来促使视觉和本体感觉系统功能替代丧失的前庭功能，以维持注视及姿势稳定。

（三）良性阵发性位置性眩晕

良性阵发性位置性眩晕（benign paroxysmal positional vertigo，BPPV）的治疗主要以保守治疗为主，许多研究表明 VRT 对于 BPPV 患者有很好的疗效。使 BPPV 患者反复处于诱发症状的体位，可使眩晕和眼震逐渐消失，所以前庭习服练习可以很好地缓解该类眩晕患者的症状。Fujino 对比了 BPPV 患者使用抗眩晕药物治疗和应用 VRT 两种方法的疗效，结果显示 VRT 组的症状缓解率要高于药物治疗组。有研究通过对比管石复位法和 VRT 的近期和远期疗效，显示两种方法的近期疗效相同，但 VRT 远期疗效优于管石复位法，故仍强调 VRT 在 BPPV 治疗中的应用价值。而且 Pollak 的研究也显示 BPPV 患者如果同时合并有其他前庭病变，则约有 63% 的患者即使在管石复位法治疗后仍有眩晕的症状，所以需要进一步配合 VRT。

此外，一些合并有严重的颈椎病及年老体弱的 BPPV 患者，是不宜进行管石复位法治疗的，对于这些患者应选择进行 VRT 以缓解症状。

（四）多因素所致的平衡障碍

该类患者多见于老年人，他们的眼震电图（ENG）检查往往无前庭方面异常，但仍会出现眩晕和反复发生跌倒，VRT 对于这类患者有很大帮助，尤其当无法进行其他疗法或其他疗法无效时，其重要性更为突出。

这类患者往往有多系统病变而致的功能障碍，发生跌倒的几率很大，防止跌倒是治疗的一个重点。对于有些特别容易发生跌倒的患者，治疗师对他们的居所进行测评，发现一些周围环境中可导致跌倒的危险因素，消除这些危险因素能很大程度的减少跌倒的发生。此外，还可进行增强肌力的练习、神经肌肉本体感觉协调性练习、传递训练和步行练习。而且，太极拳对于这类患者有很好的疗效，不仅能增强肌力和四肢肌肉的协调性，并能增强躯体的本体感觉和感知觉，而且还能明显降低眩晕导致的功能障碍。

（五）中枢性病变所致的眩晕

Bittar 的研究显示，VRT 应用于中枢性眩晕患者同样有较好的疗效，但对比外周性前庭病变患者，中枢性眩晕患者起效所需的时间长、需要进行的疗程多。Suarez 也指出 VRT 能提高中枢性眩晕患者的姿势控制能力，但同时强调治疗的延续性是保证长期疗效的关键所在。

（黄魏宁　龚　霞）

第四十四章 ■■■■■■■■

其他系统疾病引起的听力损失与眩晕

第一节 糖 尿 病

糖尿病是内分泌系统的常见病，是一种全身代谢性疾病，可引起周围及中枢神经系统的病变，也可引起遍及大动脉、小动脉、静脉及毛细血管病变，使身体重要器官如脑、肾、心脏、眼底、内耳等受到侵犯。早在 1857 年 Joclao 就报告了糖尿病患者合并感音神经性听力损失。糖尿病患者中约 30% ~50% 合并听力损失，由于选择对象和检测方法不同，各报告的发病率出入甚大，范围从 0% ~93% 不等。目前多认为糖尿病确实可引起内耳病变，但由于检测方法不够敏感，使一些患者在出现明显的听力下降前，已存在于听觉系统的亚临床异常表现不能及早发现。

（一）糖尿病引起内耳病的发病机理

糖尿病引起内耳病的发病机制目前主要有两种学说，其一为内耳的血管病变学说；其二为位听神经的神经炎学说。根据各家尸检报告，糖尿病对听觉系统的影响可在内耳、Ⅷ脑神经、脑干和大脑皮层听区的不同平面见到。血管基底膜增厚是糖尿病微血管病变的病理特征，可影响耳蜗血管纹，使过碘酸-席夫染色物质（PAS）沉积在血管纹毛细血管壁基膜上，毛细血管管壁较正常增厚 10 ~20 倍，血管纹不能再向毛细胞提供必需的代谢和营养物质，使内淋巴离子浓度改变；这种微血管病变也可使内淋巴囊血管上皮间紧密连接的孔变狭窄或消失，内淋巴纵流受损，影响内淋巴的重吸收，巨噬细胞和淋巴细胞进出内淋巴囊受限，造成大分子产物及废物在内淋巴内积蓄，毒害毛细胞。有人发现毛细胞出现散在缺失，特别是耳蜗底转第三排外毛细胞，内、外毛细胞有退行性变和被支持细胞取代。此外还发现螺旋神经节明显萎缩，神经纤维数量减少，Ⅷ脑神经胶质呈散在性或完全脱髓鞘，神经纤维松散，外观呈串珠样，神经轴索部分分裂为碎片，粗细不匀。还可见到前庭上神经部分变性改变，前庭神经节细胞数减少，仅为正常人 45%。脑干的各级神经元和大脑皮层听区可发生不同程度退变。因此糖尿病引致听力损伤，最大可能是由于糖尿病血管病变造成局部缺血、缺氧，局部正常内环境失衡，继之神经病变，听力下降。糖尿病本身糖代谢异常，可使淋巴中葡萄糖水平改变，从而影响了内耳主动转运系统的维持，使内淋巴的直流电位改变，内耳正常生理功能受到影响。

（二）糖尿病引起内耳病的临床表现

1. 糖尿病耳病的主要症状　糖尿病患者的听力损失多为双侧对称性，由高频听力损失开始，缓慢进行性加重；部分病例以突发性听力损失或低频听力受损较重的形式出现，可伴有眩晕。听力损失多见于老年人，随年龄增高而听力损失者比正常增多，有人称之为听力早老现象。

临床观察还发现，Ⅰ型糖尿病能引起听力损失，与年龄和病程相关；与糖尿病病情控制情况有关，血糖控制差听力损失率高；糖尿病有并发症者，听力损失发生率高于无并发症者。

除听力受损伤外，糖尿病患者常伴发急性发作性眩晕、耳鸣、耳闷、耳胀、以至恶心、呕吐的症状，头动时症状加重，发作过后还可留有平衡失调，需持续一段时间方可缓解。这可能是内耳前庭部分或前庭神经核受损害有关。

2. 糖尿病耳病的检查

（1）耳科检查：糖尿病患者的耵聍腺分泌比较旺盛，易形成耵聍栓塞，尤其是老年人外耳道变窄，耳毛又长，耵聍栓塞明显，会引起传导性听力损失，将耵聍取出后听力可明显恢复。

（2）听力学检查：听力测试结果均为感音神经性听力损失，可为耳蜗性、蜗后性或两者兼而有之。听力下降以高频为主，言语识别率明显下降。多项测试结果分析糖尿病对听力的损害以耳蜗为主。听性脑干反应（ABR）测试结果多为Ⅰ、Ⅲ、Ⅴ波各波潜伏期延长，Ⅰ～Ⅴ波间期延长。动作电位（AP）反应阈值显著升高。耳声发射可在纯音听阈改变之前，较早发现耳蜗外毛细胞的损伤，因此为早期监测听力损失可做的手段。

（3）前庭功能检查：在眩晕症状明显时可见到自发性眼震，冷热试验反应低下，眼震电图或其它平衡功能检查，可反映前庭外周性及中枢性损害同时存在。

（4）研究发现线粒体基因突变糖尿病：该病为母系遗传的家族性非胰岛素依赖性糖尿病听力损失，与mtDNA + RNA基因第3243位点A-G的点突变直接相关，该突变使mtDNA新出现一个Apal酶切位点。听力损失在糖尿病数年后出现，多为双侧对称性感音神经性听力损失，起病可早可晚，多小于40岁，听力随年龄增长而逐渐恶化；患者多不肥胖；家族内有些患者可伴神经、肌肉等多系统表现。对疑有线粒体糖尿病基因的患者，可抽取外周血进行筛查，有人估计在母系遗传的糖尿病群体中3243点突变发生率占1%～2%，这提示本病并不罕见。

（三）糖尿病致听力损失及眩晕的治疗与预后

糖尿病听力损失均为感音神经性聋，治疗比较困难，一般如表现为突发性形式，治疗同一般患者，但比一般突发性听力损失患者预后要差。眩晕患者以对症治疗为主，用敏使朗等药物，严重眩晕时要卧床休息。糖尿病内耳病的治疗关键是治疗原发病，控制血糖，在专科医生指导下，正确选用治疗糖尿病的药物，合理控制饮食，注意低糖、低脂、戒烟，情绪要乐观、稳定、避免紧张、焦躁，使糖尿病本身得以稳定，适当参加锻炼和体力活动。根据自己的情况，定期测试听力，平时可配合用维生素、微量元素硒、六味地黄丸等。听力下降明显，影响生活质量者，可到耳科或专业机构配戴助听器。

第二节　肾脏疾病

肾脏和内耳中的某些组织，如血管纹和肾小管上皮等，在形态学和生理功能上存在着明显相似性；中医认为肾主耳，"肾开窍于耳"是中医学的基本观点之一。肾脏疾病与内耳病的关系早在1924年就有人报导。半个多世纪以来，许多学者对肾病患者的内耳功能障碍原因及相关性进行了大量研究，同时耳科医师也关注到有些药物的耳毒性和肾毒性相关；抑制肾功能的利尿剂同样可使内耳生物电活动受到抑制而发生听力损失；肾小球肾炎、肾病综合征、肾功能衰竭患者感音神经性听力损失发病率高；长期肾透析治疗中，患者常出现听力下降；肾移植后的患者听力变化；以至还有先天性肾病伴感音神经性听力损失的Alport综合征，因此，肾病与听力损失确实关系密切。

一、氨基糖苷类抗生素的耳毒性与肾毒性的关系

氨基苷类抗生素具有耳毒性（详见相关章节），可导致内耳功能不可逆的损害，在大量动物实验及临床观察中发现，该类药物造成耳中毒的同时也可造成肾脏损伤，导致肾功能障碍，特别是新霉素、庆大霉素、卡那霉素、阿米卡星、妥布霉素等肾毒性较明显，临床中也发现，肾功能不全者对药物的清除率下降，半衰期延长，耳中毒的危险性增加。

氨基糖苷类抗生素为何同时具有耳毒性及肾毒性呢，这源于内耳肾脏在形态、生理及生化学方面的相似之处。内耳血管纹与肾小管亨利氏袢近端管状细胞含有同样丰富的线粒体，二者的耗氧量均非常高，均易受到缺氧的影响。内耳血管纹边缘细胞与肾小管管状上皮细胞在形态、生理、生化上存在相似特点，二者的内质网均与毛细血管紧密相连，具有相同的离子交换功能。这种主动的泵的功能用以维持内耳内淋巴高钾浓度及内淋巴高电位，保证内耳液离子浓度平衡稳定，为听觉感受器提供一个稳定的环境，保证毛细胞生物电活动正常。在肾脏泵的功能是调节水盐代谢维持体液酸碱平衡。由动物实验证明，抗肾小球基底膜抗体可同时作用于内耳血管纹和螺旋韧带，抗耳蜗抗体又可作用于耳蜗侧壁和肾小管上皮，表明肾小球基底膜与内耳血管纹具有相同的抗原性，二者具有免疫关联。

耳毒性与肾毒性确有明显的相关性，但也存在不同，二者作用机制不同，肾中毒多在用药剂量较大，血药浓度过高，疗程过长，同时使用几种具有耳毒或肾毒性的药物，老年人或原有肾功能不全患者身上发生，耳中毒难以恢复，而肾中毒在停药后肾功能可能恢复，也有发生肾功能衰竭的病例。

二、肾脏疾患、肾功能衰竭与听力损失

肾疾患中可以伴发听力损失，在慢性肾小球肾炎患者中，听力损失的发生率69%，肾衰时听力损失发生率40%~80%，甚至高达92%。以高频听力损失为主，随病情加重，向中、低频扩展。听力下降与尿蛋白呈正相关，与血清蛋白呈负相关。

肾病时造成听力损失的主要原因为：

1. 听力下降程度与肾功能障碍程度相关　多数学者认为，随着肾功能的下降代谢

产物的蓄积，肌酐、尿素氮水平的上升，对内耳的毒性作用加大，并可抑制中枢神经功能和体内酶活性而影响听力。

2. 与水盐代谢、酸碱失衡、代谢紊乱有关　内淋巴电解质及酸碱平衡对维持内耳内环境及内淋巴电位的稳定具有重要作用。尿毒症时，低血钠可引起内耳液渗透压改变，导致体液转移；尿毒症时钙磷代谢紊乱，继发性甲亢，低血钙、转移性钙化及骨质增生、酸中毒等均可影响到听力。尿毒症时还存在有糖、脂肪、蛋白质等代谢紊乱。糖代谢紊乱时，引起微血管病变和动脉粥样硬化，使内耳能源供应异常，从而影响内耳主动转运系统功能的维持。糖代谢紊乱还可致营养失衡，第Ⅷ脑神经脱髓鞘，神经纤维束松散，而影响神经冲动的传导。

3. 尿毒症患者常合并肾性高血压、肾性心脏病、肾性贫血，当血压波动、心血管损害、贫血等出现时，使内耳缺血缺氧，引起内耳毛细胞水肿，线粒体变性，内质网水肿扩张，导致内耳内环境及耳蜗电位异常，引起听力下降。如前庭、前庭神经核出现供血不足会导致眩晕。

4. 治疗肾病过程中使用一些药物也可影响到内耳功能，如作用于肾小管离子交换功能的袢利尿剂，大剂量使用时可使内耳血管纹钠泵功能障碍，导致低钾、高钠，内淋巴电位降低，引起广泛内耳毛细胞水肿和细胞器的组织学改变，听力暂时或永久的改变。除药物直接的耳毒性外，当肾衰竭时肾功能下降，药物半衰期延长，蛋白结合率下降，使药物在体内及内耳液内蓄积耳毒性增加，此时即使用少量药物也可能出现明显的中毒作用。

5. 综合因素　有学者认为肾病时听力下降是综合因素作用的结果。肾衰时由于尿毒症产生的毒素，电解质紊乱及内分泌失调等多种病理改变的不良因素足以引起听力损失。也有某些学者提出，肾衰患者并非全部出现听力下降，认为肾衰时听力改变与否与患者的年龄、接触噪声、应用耳毒性药物等多种因素有关。

三、肾透析及肾移植与听力损失

有些学者已观察到做肾透析后有听力改善的情况，如尿毒症患者在做透析前 ABR 的 V 波潜伏期延长和 ECochG 的改变，与 BUN 浓度呈正相关，做透析后，ABR 的 V 波潜伏期及 I～V 波间期缩短，ECochG 改善。认为尿毒症患者在透析前有内淋巴积水，代谢产物蓄积，做透析治疗后，蓄积的代谢产物部分被清除，内淋巴积水减轻，同时整个身体内环境一定程度的改善，一些酶的活性恢复，中枢神经功能的抑制减轻，使神经冲动在脑干的传导异常得到不同程度的恢复，听力有所改善。肾移植手术后也有同样的效果，伴随肾移植手术的成功，体内的各种物质代谢功能逐渐明显恢复，肌酐、尿素氮等水平渐趋于正常，随着内源性毒素的清除，内耳的生理环境相继得以好转，毛细胞的功能改善，听力有所提高。Alport 综合征患者经成功肾移植后听力改善，也证明了这一点。Yassin（1970）观察 114 例不同程度肾功能衰竭患者，听力测试存在听力损失占 81.3%，经肾透析和（或）肾移植后，低血钠症纠正，再复测听力，急性肾功能衰竭者，听力 80% 恢复；慢性肾功能衰竭者听力 52.4% 恢复。肾移植后听力改善与肾功能的恢复和免疫抑制剂的应用有关。

肾脏应用于临床后，大大改善了肾功能衰竭患者的生活质量，延长了寿命，部分人的听力得到改善，但长期的透析过程中，确实也发现有听力下降者，Beaney（1964）首次报导73例慢性肾功能衰竭血透析的患者中，5例有听力及前庭功能障碍，占6.8%。Oda发现血透析次数与肾功能衰竭患者是否发生听力下降有关，低于95次者未见听力损失，95次以上者出现听力损失。其他学者报告，血透析患者40%～47%有感音神经性听力损失。

肾透析治疗为何引起听力损失，有不同的解释，认为可能有以下原因：

1. 渗透压改变　血液透析后，血浆的尿素水平迅速下降，使血浆呈低渗状态，内淋巴会渗入血管纹、毛细胞内，使细胞水肿，功能受损，多次反复透析治疗后，使内耳血管纹等处的细胞损害呈不可逆改变，内淋巴的产生减少，内耳毛细胞功能损害，听力下降。

2. 电解质代谢紊乱　血液透析后，引起低血钠症，血浆渗透压下降，体液由血管内外渗，相应引起内、外淋巴以及脑脊液的容量增加，压力加大。内、外淋巴的增多，离子代谢的紊乱，内耳毛细胞周围环境失常，引起毛细胞功能障碍，听力下降。当低血钠情况改善，体液代谢恢复正常，内耳液成分改善，毛细胞功能恢复，听力可明显改善。

3. 血管因素　透析和（或）肾移植可引起低血压和血栓形成，有些患者每次做透析时，血压均下降，同时伴听力明显下降，血压恢复后，听力也恢复。但心肌梗塞者，发病时血压也明显下降，而听力很少下降，因此用听力下降是低血压引起尚有争论。长期做透析时，可影响钙磷代谢，出现肾性骨病及软组织和血管纹的转移性钙化，颞骨标本上可发现血管纹和螺旋韧带的钙质沉积。长期做透析会加速动脉粥样硬化，促进血栓形成，使内耳供血减少，影响内耳微循环，招致听力下降。

4. 急性神经元炎　Quick（1976）提出血液透析时快速超滤作用，可使血液和细胞外液的容量急剧减少，使神经元缺血，发生急性神经元炎综合征。

5. 免疫学因素　内耳血管纹、毛细血管基底膜与肾脏肾小球基底膜具有相同的抗原性，二者具有免疫关联，由于免疫防御机制，肾移植后产生的抗体，可以影响内耳，引起听力下降。

综上分析，肾脏病与听力损失之间确实存在相关性，有的肾病患者无听力损失，有的在肾病情况好转后，听力损失得以缓解，听力损伤呈可逆性，这些或许与肾脏病的不同类型有关，或许与免疫因素有关，有待进一步探讨。

四、前庭功能与肾病、肾透析及肾移植

慢性肾功能衰竭可使体内水、电解质、酸碱平衡紊乱，并发代谢障碍、贫血和有毒物质在体内蓄积可引起前庭外周及中枢器官损害，肾透析时引起的低血压、低血钠、快速超滤作用，使体液代谢失衡，影响前庭器官。透析治疗后，改善了体液的酸碱平衡，清除了积存的有毒物质，对前庭功能障碍恢复有利，但反复多次的透析会重复的出现体液失衡又平衡的重复刺激，长此以往会使内耳电解质、渗透压、生化和免疫学改变，对尿毒症组、血液透析组及单肾移植组做眼震电图检测，异常率分别为83.3%、86.7%和33.3%。肾移植后由于肾功能得以代偿、恢复，前庭功能相伴随有部分恢复。

五、Alport 综合征

Alport 综合征（Alport syndrome，AS）是家族遗传性出血性肾炎并发听力损失综合征。该病为单基因遗传病，病因为Ⅳ型胶原基因突变。

1. 发病机理与遗传方式　肾小球基底膜病变是 AS 的病理学基础，Ⅳ型胶原是构成基底膜的主要成分。其分子由 3 条 α 肽链组成，目前发现 α 肽链有 6 种，其中 α1、α2 广泛分布于各种基底膜，α3、α4、α5、α6、局限分布于肾小球基底膜（GBM）、内耳基底膜、前晶状体膜及视网膜，存在部位与 AS 病变部位一致。基因突变导致Ⅳ型胶原形成异常，出现相应的临床表现。

AS 具有遗传异质性，以 X 连锁显性遗传（XD）、常染色体隐性遗传（AR）和常染色体显性遗传（AD）三种遗传方式遗传，XD 是最主要遗传方式。在 XD 遗传方式的家族中，女性患者多于男性患者，但男性患者病情较女性严重。致病基因位于 Xq22.2。Xq22.2 上的 COL4A5、COL4A6 分别编码Ⅳ型胶原的 α5、α6 链，COL4A5 突变已在几百个家庭证实。每个家系突变位点和突变方式不同，COL4A6 突变发现不多。AR 较少见，通常表现为肾功能异常和感音神经性听力损失，未发现有眼病变，杂合子表现为镜下血尿，纯合子表现为慢性肾衰，在 5 ~ 15 岁发生。AR 的致病基因为 2q 上的 COL4A3、COL4A4 分别编码 α3，α4，CoL4A3、COL4A4 突变导致Ⅳ型胶原变异。AD 极罕见，主要表现为遗传性肾炎，听力损失非常少见，未见眼病报导。

AS 除有遗传异质性外，还有基因表现的变异现象和基因的外显不全现象。对 AS 基因型-表型关系研究显示：COL4A5 大段缺失患者病情严重，发生慢性肾功能衰竭年龄小，听力损失、眼病出现也早。AS 患者 85% 为遗传而来，15% 患者为新生突变所致。

2. 病理　AS 早期肾脏基本正常，伴随病变进展可见到一些非特异性表现：肾小球局灶性节段性系膜增生，节段硬化，肾小管萎缩；肾间质淋巴细胞、浆细胞浸润，出现泡沫细胞，间质纤维化。电镜下可见：一些肾小球基底膜（GBM）变薄，主要是紧张带呈节段性变薄与增厚，并与正常部分相间；另外还可见某些区域紧张带增厚，并纵向劈裂分层交织成网，网眼中含有致密颗粒。这种 GBM 广泛的增厚劈裂交织成网，网眼中含有致密颗粒现象是 AS 的特征。

颞骨标本显示有血管纹和螺旋韧带的萎缩退变，耳蜗神经元的丢失及血管纹非特异性碱性物质的沉积。电镜下观察螺旋神经节血管基底膜和晶状囊基底膜呈多层性损害与肾基底膜病变一致。

3. 临床表现

（1）肾脏损害：进行性肾脏损害常是本病的首发症状，以反复发作的血尿开始，继而出现蛋白尿，有时可见红细胞管型。病情加重时会逐渐出现肾功能不全、高血压、贫血、高氨基酸血症。一般男性发病比女性早且严重，男童 5 岁前就全部血尿，继而出现蛋白尿，肾功能恶化，20 岁左右进入肾衰竭终末期，平均年龄仅 21 岁，30 岁以上极少肾功能正常者。女性患者绝大多数终生不出现症状，有学者统计女性 9 岁时 76% 出现血尿，20 岁前全部出现镜下血尿，中年时高血压发生率约 1/3，肾功能不全发生率为 15%。

（2）听力损失：儿童期听力开始下降，多为双侧轻度感音神经性听力损失，高频损害为主，早期轻症者需作纯音测听才能发现。伴随年龄增长，听力可进行性下降，中年后听力下降基本稳定。听力损失程度与肾损害程度有一定相关性，可以用听力损失程度粗略评估肾脏损害程度。肾移植后可能因尿毒症的缓解而使听力有所改善。同样听力损失也是男性比女性重，男性患者 11 岁时 83% 出现听力损失，言语频率听力平均值为 66 dB HL，而女性患者在中年时才有 57% 出现明显听力下降，言语频率的听力平均值为 50 dB HL。

（3）眼部病变：多在肾功能不全后出现，表现有前锥形晶体，黄斑周围微粒，黄斑周边融合斑，晶体浑浊，白内障，近视，斜视，眼球震颤，圆锥型角膜，球形晶体，角膜色素沉着，青光眼，中央性视网膜脉络膜炎，视网膜形成不全，视网膜剥离，巩膜炎，黄斑中心凹反射消失。前三个眼征为 AS 特异表现，称为 AS 眼部三联征。前锥形晶体均伴有肾功能不全。

（4）与 AS 相关的其他病变：①食管、气管、支气管、生殖器的平滑肌瘤病；②巨大血小板减少性紫癜；③抗甲状腺抗体，甲状腺机能低下；④多发性神经炎，大脑机能障碍，进行性神经性腓肠肌萎缩；⑤高氨基酸血症，高氨基酸尿症。

4. 诊断　AS 尚无统一的诊断标准。Flinter 在 1988 年提出四条诊断 AS 标准：①血尿和/或慢性肾功能衰竭家族史阳性；②电镜下 GBM 典型表现；③典型的眼部病变：前锥形晶体，黄斑微粒；④高频感音神经性听力损失。4 条中符合 3 条可以诊断。Gregory 在 1996 年提出包括 COL4A3、COL4A4、COL4A5 基因检测的 10 条标准，认为符合 4 条可诊断。综上意见，AS 诊断时要详细询问家族史，并作肾脏、听力、眼科相关检查。

目前 COL4A3、COL4A4、COL4A5、COL4A6 基因检查为 XD 和 AR 的 AS 基因诊断提供了直接证据。COL4A3-6 基因诊断已用于检测致病基因携带者，对遗传咨询具有指导意义。在产前诊断中已初步应用，对优生优育起到积极作用。

诊断 AS 时，应注意与良性家族性血尿、局灶性肾炎、慢性肾小球肾炎、慢性肾盂肾炎、甲-髌综合征、Falbry 综合征、家族性间质性肾炎和多囊肾等鉴别。

5. 治疗　对 AS 目前尚无有效的治疗方法，只能对症处理。AS 患者生活中应注意避免感染和过劳，保持平和的心态，出现高血压等症状时要尽早治疗。

6. 预后　目前还未见 AS 自愈的报导。女性患者病情比较稳定，预后比男性好；过去男性多在 40 岁前因肾衰而亡，现经肾脏替代治疗，已发现 AS 患者的寿命比原发肾脏疾病患者要长。

第三节　克　汀　病

甲状腺是人体内重要的内分泌腺之一，所分泌的激素通过直接或间接方式增加细胞代谢率，对人体的正常生长、发育和成熟具有重要意义。甲状腺激素对内耳的发育十分重要，先天性甲状腺功能减退患者中听力下降发病率为 10%。1614 年 Platter 首先描述一种身材矮小、智力低下、听力和言语障碍并常伴有甲状腺肿，在地方性甲状腺肿流行区常可见到的疾病，将此命名为克汀病（crelinism）。以后在非甲状腺肿流行区也发现类似病例，因此称地方性发病的为地方性克汀病（属非遗传性先天性，简称地克汀），散在发现的为散发性克汀病（为非遗传性获得性）。地方性克汀病是由于孕妇缺碘，甲状腺功能较低，造成胚胎缺碘，甲状腺素合成不足，而影响胎儿中枢神经及大脑发育，临床表现特点为呆、小、聋、哑、瘫。

一、病因及发病机制

地方性克汀病的病因。一般认为是胚胎期甲状腺功能低下，与母体缺碘直接有关。在严重缺碘地区，母体摄入的碘不足，母体不能产生足够的甲状腺激素供给胎儿，胎儿由于缺少碘，也不能自己产生所需的甲状腺激素，结果造成胚胎期甲状腺激素缺乏，使听器发育受阻。据河北承德、贵州、云南等地区调查，因所供食盐含碘量由高变低，在河北承德 20 年内逐渐出现了地方性甲状腺肿和地方性克汀病，这也表明缺碘是发病的直接病因。散发性克汀病主要病变是先天性甲状腺发育不全，可能因母体妊娠期病毒感染，母体甲状腺球蛋白抗体引起自家免疫反应，使胎儿甲状腺严重破坏，甲状腺激素合成及代谢障碍；或母体服用抗甲状腺素药物，通过胎盘到达胎儿，破坏甲状腺组织，引起甲状腺机能明显低下，导致克汀病。

地方性克汀病耳科的主要病理改变：骨迷路骨质明显增厚前庭窗及蜗窗由于鼓岬增厚、结缔组织增生及粘液水肿而变狭甚至闭锁；鼓岬呈骨性增殖肥厚，听小骨骨化异常；半规管和耳蜗膨胀、扩张，血管纹萎缩，螺旋神经节细胞和螺旋器毛细胞变性；鼓室粘膜粘液水肿性肥厚。

二、临床表现

1. 症状

（1）身体发育不良　身材矮小，成年人身高在 1.2～1.4m，耻跟距小于顶耻距（正常人出生时为 1:1.6，10 岁以上为 1:1）。骨化中心出现晚而不全，牙齿发育不佳。

（2）神经系统发育迟滞，智力低下，智商（IQ）在 54 以下。

（3）甲状腺肿大，各报导出入较大，约 10%～90%。

（4）甲状腺功能减退综合征：粘液水肿，皮肤粗糙，怕冷无汗，表情淡漠，脉搏慢，基础代谢率低，血浆蛋白结合碘低。

（5）听力和言语障碍：依各家报告约 1/3～2/3 的地克汀听力损失严重为全聋，1/3 左右听力减退，可以说听力减退是地克汀的主要症状。承德地区报告 80 例地克汀，95% 有听力损失，26.2% 全聋，97.5% 言语障碍，聋哑 46.3%。听力损失多为感音神经性，有的为混合性。言语障碍比听力损失更突出，近半数患者不会讲话。这可能与中枢神经系统发育不良及智力障碍有关。

2. 依据上述临床表现，可将地克汀分为三型：

（1）神经型：明显智力低下和神经综合征（听力、言语、运动神经障碍）表现为智力落后，严重者呈白痴，生活不能自理，轻者可劳动，但不能从事技术性劳动，聋哑，运动功能障碍（如髋关节、膝关节弯曲、变形，大腿内收，腱反射亢进，甚至痉挛性瘫痪），骨骼发育落后较轻，身高近正常，有甲状腺肿，但甲状腺功能低下不明显。

（2）粘液水肿型（粘肿型）甲状腺功能低下：体格矮小或侏儒，四肢短，手指短，脚趾短；性发育障碍明显，多不能生育；呈克汀病形象，粘液水肿，生长发育迟滞，骨龄发育明显落后，典型克汀病面容（如头大、脸方、傻像、傻笑、眼距宽、塌鼻梁、鼻翼厚、唇厚舌方、耳软），有智力落后，但比较轻，思维缓慢。

（3）混合型：兼上述两型的主要特点，有明显神经损伤，又有明显甲减。有的倾向于神经型，有的倾向粘肿型，以粘肿型多见。

3. 检查

（1）听力学测试：听力测试结果多为混合性或有感音神经性听力损失。地克汀患者因中枢神经系统发育障碍，因此听力损伤一般涉及内耳及听觉中枢，听力学检查应有相关表现。

（2）前庭功能检查：地克汀患者前庭功能不正常有报告达96.7%，多为前庭功能减退。前庭功能检查结果与听力测试结果可不完全相符，有时听力尚可，前庭功能几乎完全消失；或听力明显下降，而前庭功能尚存。

（3）X线检查：骨龄落后于实际年龄，骨骺发育不全，骨化中心出现延迟。颅底短小，偶见蝶鞍增大。

（4）化验：血浆蛋白结合碘下降，血清T4降低，TSH升高，血清胆固醇正常或稍高，吸^{131}I率增高（碘饥饿曲线），但粘液水肿型则低。

（5）其他：尿碘一般很低；脑电图不正常，节律变慢，低电压为主，反应脑发育落后；脑CT脑室大，脑萎缩，皮层沟回增宽，大、小脑发育不良。

三、诊断及鉴别诊断

1. 诊断　流行病学调查是诊断的最主要依据，患者必须出生、居住在碘缺乏区。具有前述临床表现，如不同程度的神经系发育迟滞，运动障碍（步态、姿态异常，痉挛性瘫痪等），听力损失，言语障碍，甲状腺功能障碍，体格发育障碍，结合化验检查基本可作出诊断。诊断地克汀时应注意排除因其他分娩损伤引起脑损伤，造成的智力、精神、运动的障碍；应与先天愚型及伴有智力低下的聋哑人相区别。

2. 鉴别诊断

（1）散发性克汀病：粘液水肿，甲减明显，智力落后，骨化中心出现迟，但无明显聋哑，甲状腺吸碘率几乎为零，无明显肌肉运动障碍，甲状腺核素像显示甲状腺缺如或异常位置，无锥体束受损征。

（2）亚临床型克汀病（subcretin，简称亚克汀）：是一种由缺碘引起的极轻型的克汀病，一般仅有轻度智力落后，轻度听力损失和运动功能障碍，身高、体重、头围低于正常人，骨龄落后，骨骺愈合不良。不属地方性克汀病，也不同于正常人，定名为亚临床型克汀病。但应引起注意的是亚克汀的发病率远远高于地克汀，这严重影响人口素质，亚克汀常因在缺碘地区，碘缺乏纠正不彻底，特别是孕妇供碘不足易导致亚克汀发生。

（3）Pedred综合征属常染色体隐性遗传性疾病：特点为甲状腺肿、先天性听力损失和碘的有机化障碍，高氯酸盐排泄试验阳性。甲状腺肿可随年龄增大、弥漫性。听力损失双侧对称，可在不同年龄发生，听力损失程度从轻到重差异很大，重者可呈聋哑。生长、发育和智力正常。该病因甲状腺内过氧化酶完全或部分缺如，不能产生活性碘，不能有机化成单碘及二碘酪氨酸，进而合成 T3、T4，导致碘的有机化障碍。

四、治疗与预防

克汀病的治疗效果不佳，关键在于预防，纠正人群碘缺乏，特别是纠正育龄妇女、妊娠及哺乳期的妇女的碘缺乏，就不会再出现克汀病患儿。长期坚持供应合格的碘盐，克汀病就可以根除。

地克汀患儿如在 2 岁后才确诊，由于缺碘而甲状腺素缺乏，中枢神经系统发育障碍基本已不可逆。如地克汀患者甲减时，补碘效果不佳，则需终身服用甲状腺激素，可用甲状腺粉片 40～80mg/d 或甲状腺激素（T4 50～150μg/d）取得一定疗效，使体格发育、性迟滞得以改善。听力损失及智力障碍可在有限程度上改善，不能完全治愈。

（廉能静）

第四十五章

内耳病治疗进展——靶向给药

内耳（包括听觉与前庭）疾病的治疗是一个进展缓慢并且相对滞后的领域，迄今仍有许多亟待解决的难题。近年来，伴随对耳蜗与前庭结构和功能的认识的深入，以及材料科学、药物剂型和给药方式等研究的深入，内耳疾病的治疗出现了某些新的进展。本文介绍了近年内耳给药方式及药物分布、吸收方面的研究现状与最新进展，旨在为探索内耳疾病治疗的新模式提供参考。

一、背景与现状

内耳疾病（包括听觉与平衡系统）是一类严重影响人类健康的疾病，以全身给药为主的单一治疗模式沿用至今，由于血-迷路屏障（blood-abyrinth barrier，BLB）的存在，使得许多药物的吸收与分布受到限制，治疗效果既不确切也不理想。为达到内耳组织间隙中的有效药物浓度，需使用较大的治疗剂量，常引发药物对全身的毒副作用。此外，全身给药模式下内耳组织中药物代谢动力学（吸收、分布、半衰期等）特点和药理作用也未完全阐明。上述情况使得与内耳疾病治疗学有关的临床与基础研究长期难有突破性进展。

寻求安全、有效和无创(或微创)的治疗性给药的新模式一直是耳科学界长期努力的目标。随着医用材料科学和生物工程技术的发展以及制药工艺的进步,新的载药材料、新的药物剂型、新的给药方式不断问世,尤其是控释和靶向给药技术的应用,使得较长时间内维持全身或局部药物的有效浓度成为可能。靶向给药技术以及与生理节律同步的脉冲释药技术的成功,初步实现了药物的定向投放与定量释出。上述成果无疑为内耳疾病治疗模式的转变和相关技术的建立提供了新的思路,使得内耳疾病疗效的提高成为可能。

目前靶向给药技术在治疗内耳病方面主要用于特发性突发感音神经性听力损失、梅尼埃病和自身免疫性内耳病等,可望用于其他内耳病。这类疾病的全身治疗已在有关的章节中介绍。本文重点介绍局部给药疗法。

二、局 部 治 疗

1. 经鼓室给激素 全身治疗无效的患者或有全身给药有禁忌证的患者可考虑进行

局部治疗-即经鼓室给药，该方法对于部分经全身治疗效果不佳者仍有一定的治疗效果。

目前有三种常用的方法：鼓膜置管注射给药、微管（microchatheter）控释给药和微型虹吸管给药。所用的药物主要是类固醇激素如：甲基泼尼松龙（methylprednisolone）或地塞米松。

（1）经鼓膜注射给药：所用的甲强龙浓度为125mg/ml，地塞米松的浓度为25mg/ml，疗程安排有不同的报道。一种疗程为四周，第一、四周为给药期，中间间隔两周。另一种则于两周内完成四次给药。

（2）经微管-渗透泵控释给药：所用的甲强龙的浓度为62.5mg/ml，持续给药速度为10ug/h，给药8～10天。

（3）经微型虹吸管给药：这种方法可以实现患者自行滴药，地塞米松的初始浓度为$4mg/cm^3$，每天三次，每次三滴。

有许多新的药物类型已被实验证明能阻止内耳病发病的某些过程，这些药物主要是抗氧化剂：谷光甘肽、L-N-乙酰-半胱氨酸（L-NAC）；线粒体增强剂：卵磷脂（PPC）、磷脂酰乙醇胺；谷氨酸拮抗剂；钙调蛋白激酶抑制剂；神经营养因子等，随着上述药物的临床应用，将为内耳病的治疗提供更多的选择。

2. 鼓室内给庆大霉素　梅尼埃病若经过以上一般治疗及口服药物治疗眩晕难控制，可行鼓室内给药。所给药物为地塞米松或庆大霉素，由于前者的听力保存率较后者高，故建议先用地塞米松治疗，若眩晕仍难控制，则用庆大霉素行化学迷路切除。鼓室内给药治疗期间应定期监测听力。

（1）地塞米松：鼓膜直接注射法所用的浓度多在4～24mg/ml之间，开始两天每天注射一次，以后每周一次，共三周。两年内眩晕控制率24%～90%（平均约60%），大部分患者听力提高或不变，极少数患者听力降低。发生持续性鼓膜穿孔、中耳炎、乳突炎等并发症的概率约10%，有些可用抗生素控制，有些则需要手术治疗。

（2）庆大霉素：微管持续给药法能以衡定的速率将药物直接运送到蜗窗，治疗梅尼埃病所用的庆大霉素浓度为10mg/ml，给药速度1μg/h，两年内眩晕完全控制率为93%，11%的患者出现听力下降（10～20 dB）。

鼓膜直接注射给药法所用的庆大霉素浓度为26.7mg/ml，pH 6.4，治疗过程中出现前庭低反应症状即停药；90%的患者眩晕完全控制，听力下降者占17%。

微型虹吸管给药法所用庆大霉素的浓度为$10mg/cm^3$，首次给药后患者可以自行滴耳，每天三次，每次三滴，控制眩晕的有效率约18%。

3. 经鼓室局部给药治耳鸣

（1）神经阻滞剂：鼓室内注射利多卡因治疗耳鸣。在上世纪中叶曾有报道，但在近年的临床试验结果显示，这种方法的副作用较多（如眩晕、恶心、呕吐等），且对耳鸣控制的长期效果不佳。因此多数耳科医师已不再推崇此法。

（2）糖皮质激素：鼓室内注射糖皮质激素可以用于治疗耳鸣。2 或4mg/ml 地塞米松鼓室内注射，隔1～2周注射1次，共4次。治疗后半年内约68%（也有报道50%）患者耳鸣消失或减轻；但其他的随机双盲试验结果表示皮质激素使用组与安慰剂对照组没有差异。

（3）氨基糖苷类抗生素：鼓室内注射庆大霉素在治疗梅尼埃病患者的眩晕的同时

也能够降低耳鸣，其具体方法参见梅尼埃病的治疗。

三、经鼓室给药治疗内耳疾病的技术方法

由于血-迷路屏障的存在，通过口服、肌肉或静脉注射进入体内的药物难以进入内耳系统，为了提高疗效而加大剂量的方法将会对其他组织器官造成危害。近四十年来内耳控释给药技术一直受到耳科医师及科学家的关注，其中一些技术已被实验证明能够有效提高内耳疾病的治疗结果，它们在控释性和微创性方面各具优特点。归纳这些方法有如下四种：经鼓膜直接注射给药，微型虹吸管给药，经微管-渗透泵渗透给药及鼓室预置载药体给药。由于后者临床报导较少，故本文详细介绍前三种给药方式。

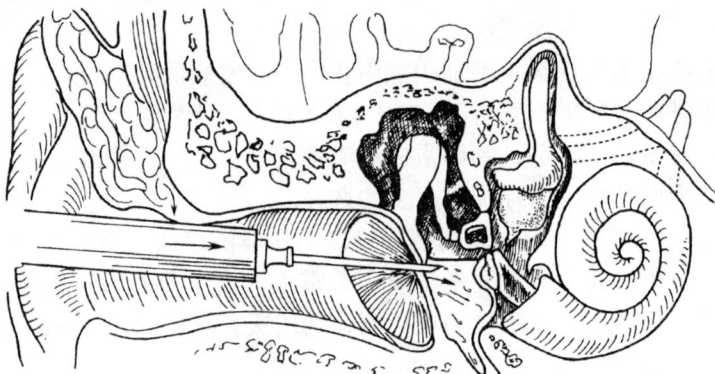

图 45-1　经鼓膜直接注射给药：通过一针孔大小的穿刺将药液注射到鼓室，使其浸润蜗窗膜

1. 经鼓膜直接注射给药　用有 25 或 27 号针头的 1ml 结核菌素注射器将药物溶液注射到中耳腔蜗窗膜所在的区域（鼓膜的后下部分），使药物充满中耳腔（剂量约 0.3 ~ 0.5ml）并且浸润蜗窗膜（图 45-1）。也可于鼓膜注射之前在鼓膜上另造一孔，这样有利于注入药物时中耳气体排出。经这种方法注入中耳的药液有一部分会从咽鼓管流出，为了增加药物与蜗窗膜的接触时间，可以嘱患者在注射后将患耳朝上躺 15 ~ 45 分钟。还有一些医生行鼓膜切开或鼓室造孔术向中耳注射药物，用 T 型管持续给药。

2. 微型虹吸管给药（microwick）　微型虹吸管的材料为聚乙烯，直径为 1mm、长 9mm，能插入到 Silverstein 硅制鼓膜通气管中，直径 1.42mm（图 45-2）。手术主要过程：鼓膜激光造孔或切开后暴露蜗窗龛，内镜或解剖显微镜下探测蜗窗龛无阻塞物，先将鼓膜通气管插入鼓膜造孔处，通过该管直视蜗窗龛的结构并插入微型虹吸管至窗龛处，滴入药物直至饱和。药物能被微型虹吸管吸收并被带到蜗窗膜渗透到内耳，这种方法能让患者自我滴定给药。虹吸管的置留时间不能超过 6 周，否则聚

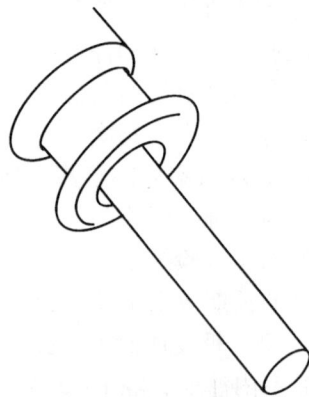

图 45-2　微型虹吸管：聚乙烯微型虹吸管已插入到鼓膜通气管中

乙烯会与蜗窗龛处的粘膜发生粘连。治疗结束后鼓膜通气管连同虹吸管一并抽出，鼓膜通常能在 1~2 周内愈合（用或不用胶膜）。

3. 经微管-渗透泵控释给药　应用特制的微型导管（IntraEAR ® catheters）连接体外的微量渗透泵（图 45-3、图 45-4），将药物匀速释放经蜗窗膜进入内耳。手术方法：作外耳道鼓环附近切口，向上掀起外耳道连同鼓膜的皮瓣，将微管的头端塞入蜗窗龛，另一端在体外与微量渗透泵连接。某些微管还可带有近场记录电极，能实时记录到耳蜗电位的变化，实现给药过程的动态监测。微量泵能以每小时微升级的流速释放药物，可在体内留置数周之久。

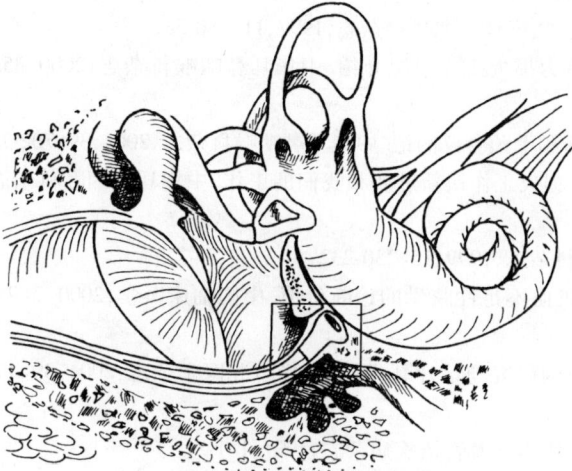

图 45-3　经微管给药的模式图：微管经鼓膜下端的皮瓣隧道，其头端已塞入蜗窗龛

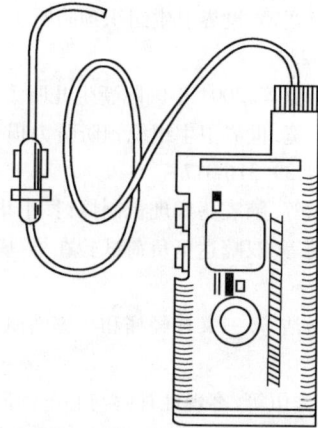

图 45-4　连接微管另一端的微量渗透泵，其内含有储药盒及可控动力系统，能够以特定的速度释放药物

（孙建军）

参 考 文 献

1. 安宁等.颅神经疾患的微血管减压.立体定向和功能性神经外科杂志,2003,16:116-119

2. Peter A.安生译.幼年言语.沈阳:辽海出版社,2001

3. 白秦生.良性阵发性位置性眩晕治疗的进展.临床耳鼻咽喉科杂志,1997,11:580-582

4. 卜行宽等.世界卫生组织预防听力损失和听力损失工作情况介绍.中华耳鼻咽喉科杂志,2000,35:237-239

5. 卜行宽等.2004年国际新生儿听力筛查诊断和干预会议侧记.中华耳鼻咽喉科杂志,2004,39:702-707

6. 卜行宽.世界卫生组织预防听力损失和听力损失工作最新进展和我们的工作.中华耳鼻咽喉科杂志,2004,39:316-317

7. 陈洪等.脑震荡病理机制探讨.中华神经外科杂志,1999,15:230-232

8. 陈婕等.双嘧达莫负荷试验在椎-基底动脉供血不足性眩晕的诊断价值.中国临床医学,2000,7:219-220

9. 陈敏洁等.三叉神经痛和半侧面肌抽搐的病因研究与治疗新进展.中华口腔医学杂志,2004,39:173-174

10. 陈秀伍等.客观性耳鸣与心电图同步监测.听力学及言语疾病杂志,1991,1:1-3

11. 陈秀伍等.血管性耳鸣与心电图功率谱相关分析及其临床应用价值.耳鼻咽喉-头颈外科,1999,6:67-70

12. 陈玉明主编.婴幼儿素质训练游戏丛书—言语智能训练.呼和浩特:内蒙古少年儿童出版社,2001,501

13. 迟放鲁等.前庭代偿过程中前庭传出性和传入性神经系统的相互作用.中华耳鼻咽喉科杂志,2005,40:111

14. 丁训杰等主编.职业病临床实践.上海:上海科学技术出版社,1985

15. 董民声等主编.实用耳科学,北京:华夏出版社,1994.10

16. 董为伟主编.实用临床神经病学.北京:中国医药科技出版社,2001

17. 董玉云等.外伤后听觉损害的评估.中华耳鼻咽喉科学杂志,1994,29:78-81

18. 杜强等.上半规管裂.国外医学耳鼻咽喉科分册,2005,29:198-200

19. 段敏.头颈外伤后听觉损伤诊断的临床分析.沈阳医学院学报,2001,3:75-77

20. 范利华等.头部外伤后听觉脑干反应分析.法医学杂志,1998,14:4-6

21. 范利华等.应用40Hz相关电位与听性脑干反应评估听阈.法医学杂志,2000,16:193-195

22. 方富熹等编.幼儿认知发展与教育.北京师范大学出版社,2002

23. 傅强等.运动病的病机及治疗.河南中医,2004,24:16-18

24. 甘炳基.为严重至极度听力损失儿童验配大功率数码助听器的体会.听力学及言语病理学杂志,2002,10:106

25. 高成华等主编.聋儿早期康复教育师资培训教材—为了聋儿的明天.北京:新华出版社,2004

26. 高山等.经皮血管内成形术治疗锁骨下动脉盗血综合征的疗效观察.中华神经科杂志,2000,33:231-233

27. 龚允等.扩血管剂治疗突发性听力损失随机对照试验的系统评价(初步结果).中华耳鼻咽喉科杂志,2002,37:64-68

28. 顾瑞等.中枢性低频感音神经性听力减退.中华耳鼻咽喉科杂志,1992,27:27-29

29. 郭连生等.早产儿听神经通路的发育神经生物学特性,生物物理学学报,1992,8,114-120

30. 郭维等.我国突发性听力损失临床防治研究论文评价.中华耳鼻咽喉科杂志,2004,39:241-243

31. 国家标准 GB/T 7341.1-1998,听力计 第一部分:纯音听力计,国家质量技术监督局,1998-05-08

32. 国家标准 GB/T 7341.2-1998,听力计 第二部分:语言测听设备,国家质量技术监督局,1998-05-08

33. 国家标准 GB/T 7341.3-1998,听力计 第三部分:用于测听与神经耳科的短持续听觉测试信号,国家质量技术监督局,1998-05-08

34. 国家标准 GB/T 7341.4-1998,听力计 第四部分:延伸高频测听的设备,国家质量技术监督局,1998-05-08

35. 哈平安等著.病理言语学.北京师范大学出版社,1998

36. 韩德民主编.人工耳蜗.北京:人民卫生出版社,2003

37. 韩德民等主编,听力学基础与临床.北京:科学技术文献出版社.2004

38. 韩德民主编.新生儿及婴幼儿听力筛查.北京:人民卫生出版社,2003

39. 韩德民主编.2002 耳鼻咽喉-头颈外科新进展.北京:人民卫生出版社,2002

40. 韩德民主编.耳鼻咽喉头颈外科学.北京:北京大学医学出版社,2004

41. 韩杰等.面肌痉挛的病因及手术治疗的探讨.临床耳鼻咽喉科杂志,2004,17:404-405

42. 郝宗宇等主编.临床常见发热性疾病及其诊断.北京:中国科学技术出版社,1998

43. 何利平等.人工耳蜗植入相关的解剖学研究.耳鼻咽喉-头颈外科杂志,2002,3.168-170

44. 何永照等主编.耳科学.上海科学技术出版社,1987

45. 贺生等.眩晕病因诊断中椎-基底动脉的超声多普勒检测.中国医学影像技术,2000,16:627-630

46. 胡岢等.短声重复率对人脑干听觉反应的影响.中华耳鼻咽喉科杂志,1982,17:5

47. 胡岢.耳鸣.北京:北京医科大学中国协和医科大学联合出版社,1994

48. 宦怡等.颞内段面神经瘤的 CT 诊断.中华放射学杂志,1995,29:409

49. 黄魏宁.老年人听力下降及耳鸣的流行病学调查.中华老年医学杂志.2003,23:82-83

50. 黄选兆等主编.实用耳鼻咽喉科学.北京:人民卫生出版社,2002

51. 黄昭鸣等主编.喉功能临床测量和嗓音治疗的新理论与新技术. Singular Publishing Group,1995

52. 黄昭鸣等主编.嗓音言语的重读治疗法.美国泰亿格电子有限公司,2001

53. 黄治物.耳鸣客观检测研究进展.听力学及言语疾病杂志,1999,7:41-42

54. 姜泗长等主编.耳鼻咽喉科全书-耳科学.第 2 版.上海科学技术出版社,2002

55. 姜泗长等主编.现代耳鼻咽喉科学.天津科学技术出版社,1994

56. 姜泗长等编.临床听力学.北京医科大学中国协和医科大学联合出版社,1999

57. 蒋子栋等.白噪声对豚鼠前庭诱发电位的影响.中华医学会,2000,80:320

58. 鞠富盛等.外伤后听力损伤的脑干听觉诱发电位及耳蜗电图联合检测.实用医技杂志,1996,3:159-161

59. 孔维佳等.听神经-听觉通路完整性综合评估法.临床耳鼻咽喉科杂志,2003,32:78-81

60. 孔维佳等.人工耳蜗植入术前听神经完整性的评估.中华耳科学杂志,2003:26-30

61. 孔维佳主编.耳鼻咽喉科学.北京:人民卫生出版社,2002

62. 兰宝森主编.中华影像医学(头颈部卷).北京:人民卫生出版社,2002

63. 雷雳等.人胚胎期前庭水管生长发育模式分析.中华耳鼻咽喉科杂志,2003,38:275-478

64. 雷雳等.PDS 基因突变与前庭水管扩大综合征.国外医学《耳鼻咽喉科学》分册,2003,27:198-201

65. 雷雳等.耳蜗基因治疗的实验研究.听力学及言语疾病杂志,2003,299-302

66. 李宝实主编. 中国医学百科全书-耳鼻咽喉科学分册, 上海科学技术出版社, 1983

67. 李红梅等. 先天性巨细胞病毒感染对听力的影响. 中华围产医学杂志, 2003, 6: 123-124

68. 李红文等主编. 皮肤性病学. 郑州: 郑州大学出版社, 2003

69. 李家顺等编. 当代颈椎外科学. 上海: 上海科学技术文献出版社, 1997

70. 李澎等. 21 例损伤后听力损失的法医学鉴定. 法医学杂志, 2001, 17: 161-163

71. 李擎天等. 瞬态诱发耳声发射对梅尼埃病的诊断意义. 临床耳鼻咽喉科杂志, 1999, 13: 435-437

72. 廉能静等. 大前庭水管综合征 55 例报告. 临床耳鼻咽喉科杂志, 1995, 9: 293-294

73. 练兵等. 急性外伤性听力损失 182 例分析. 暨南大学学报(医学版), 2002, 23: 117-118

74. 梁凤和. 听神经病. 中华耳鼻咽喉科杂志, 1999, 34: 350-352

75. 梁凤和等, 感音神经性聋病人的耳声发射及听觉传出系统功能测试. 中华医学杂志, 1996, 76: 763-766

76. 梁国平等. 巨细胞病毒感染与突发性耳聋. 中国医师杂志, 2003, 增刊: 209-210

77. 梁万年主编. 疾病预防控制人员传染病防治培训教材. 北京: 人民卫生出版社, 2003

78. 梁巍主编. 聋儿早期康复系列丛书—咿呀学语教师指南, 北京: 华夏出版社, 2004

79. 梁之安. 听觉感受和辨别的神经机制. 上海科技教育出版社, 1999

80. 林倩等. 2004 先天性听力损失的确诊和随访及病因分析. 中华耳鼻咽喉科学杂志, 2004, 39: 643-647

81. 刘博等, 耳声发射在低频感音神经性耳聋诊断中的应用. 临床耳鼻咽喉科杂志, 1996, 10: 67-70

82. 刘博等. 儿童波动性听力下降及眩晕与大前庭水管综合征. 耳鼻咽喉-头颈外科, 1994. 1: 2-4

83. 刘博等, 自发性耳声发射的临床特性分析, 临床耳鼻咽喉科杂志, 2004, 18: 590-592

84. 刘博等. 大前庭水管综合征的临床特点. 中国耳鼻咽喉头颈外科, 2004, 11: 213-215

85. 刘博等. 对感音神经性聋的几种耳声发射观察. 听力学及言语疾病杂志, 1995, 3: 116-121

86. 刘博等. 对听力正常人几种耳声发射基本特性的研究, 耳鼻咽喉-头颈外科, 1996, 2: 3-8

87. 刘博. 耳鸣与耳声发射. 中华耳鼻咽喉科杂志, 1996, 31: 231-233

88. 刘红刚等. 耳鼻咽喉诊断病理学彩色图谱. 北京: 科学技术文献出版社, 2004, 2-42

89. 刘平. 39 例耳外伤患者的听力检测. 听力学及言语疾病杂志, 2000, 8: 151

90. 刘亚武等. 正常耳部解剖的高分辨率 CT 研究. 中华放射学杂志, 1996, 30: 23

91. 刘阳. 计算机辅助颞骨结构三维重建. 国外医学耳鼻咽喉科分册, 1996, 20: 129-132

92. 刘兆华等. 实验性鸽半规管冷冻术的初步结果及其临床应用. 第三军医大学学报, 1999, 21: 513-516

93. 刘兆华等. 半规管开窗冷冻术治疗 Ménière 病的远期疗效观察. 耳鼻咽喉-头颈外科, 1997, 4: 259-262

94. 刘兆华. 梅尼埃病的半规管开窗冷冻术治疗. 临床耳鼻咽喉科杂志, 1994, 8: 148-149

95. 刘志勇等. 新生儿听力普遍筛查模式的初步探讨. 中华耳鼻咽喉科杂志, 2001, 36: 292-294

96. 刘中林等. 高分辨率 CT 对诊断颞骨骨折的价值(附 50 例报告). 中华放射学杂志, 1996, 30: 385

97. 刘中林等. Waardenburg 综合征内耳畸形的 CT 所见(附 3 例报道). 中华放射学杂志, 1994, 28: 190

98. 刘中林等. 面神经管骨折的 CT 诊断(附 25 例报告). 中华放射学杂志, 1997, 31: 762

99. 刘中林等. 前庭导水管扩大的 CT 研究. 中华放射学杂志, 1998, 32: 268

100. 刘中林等. 正常颞骨斜矢状面 CT 扫描的解剖学表现. 中华放射学杂志, 2001, 35: 181

101. 马大猷. 声学手册, 北京: 科学出版社, 1987

102. 孟曦曦等. 噪声性听力下降分级图表法. 听力学及言语疾病杂志, 1995, 3: 171

103. 莫玲燕等. 同步多频听觉稳态诱发反应与 ABR 相关性的研究. 中国耳鼻咽喉头颈外科, 2004, 11: 14-16

104. 莫玲燕等. 同步多频听觉稳态诱发反应在小儿听力诊断中的应用. 中国耳鼻咽喉头颈外科, 2004, 11: 309-312

105. 莫玲燕等. 正常听力成人同步多频听觉稳态诱发反应的研究. 听力学及言语疾病杂志, 2004, 11:

309-312

106. 倪道凤等. 异常听性脑干反应分析. 中华耳鼻咽喉科杂志, 1996, 31: 36

107. 倪道凤等. 40 Hz AERP 和 MLR 评估听力损失儿听力的几点意见. 听力学及言语疾病杂志, 1995, 3: 65

108. 倪道凤等. 听神经病病损部位分析. 临床耳鼻咽喉科杂志, 2000, 14: 293-295

109. 倪道凤等. 同时记录听觉脑干反应和中潜伏期反应. 中华耳鼻咽喉科杂志, 1988, 23: 137

110. 倪道凤等. 用鼓岬和鼓膜电极记录正常人耳蜗电图. 中国医学科学院学报, 1983, 5: 299

111. 倪道凤. 做好新生儿听力筛查是耳鼻咽喉科医师的职责. 中华医学杂志, 2004, 84: 445-446

112. 聂文英等. 10 501 例新生儿听力筛查结果. 中华医学杂志, 2003, 83: 274-277

113. 聂迎玖等. 新生儿听力普遍筛查模式的研究及应用. 听力学及言语疾病杂志, 2001, 9: 1-4

114. 聂迎玖等. 耳声发射技术在围产期听力学中的应用价值. 耳鼻咽喉-头颈外科, 1999, 4: 207-211

115. 潘映福等. 临床诱发电位学. 北京: 人民卫生出版社, 1988, 229-307

116. 彭勇新等. 单侧前庭功能丧失患者前庭眼反射和视动反射眼震电图定量分析. 中华耳鼻咽喉科杂志, 1998, 32: 78-81

117. 戚以胜等. 足月新生儿听觉脑干反应的特性. 生物物理学报, 1986, 2: 7-13

118. 曲永惠等. 骨化性迷路炎的 CT 和 MRI 表现. 临床放射学杂志, 2003, 22: 283

119. 全国残疾人抽样调查办公室: 中国 1987 年残疾人抽样调查资, 1987, 540-581

120. 沙素华. 氨基糖苷类抗生素的耳毒性机理及其予防的新进展. 听力学及言语疾病杂志, 2001, 9: 180-182

121. 沈晓明主编. 新生儿及婴幼儿听力筛查. 北京: 人民卫生出版社, 2004, 23-28

122. 沈晓明. 新生儿听力筛查. 中华儿科杂志, 2002, 40: 56-58

123. 苏鸿禧等. 白噪声对耳蜗损伤的生理和形态学. 中华劳动卫生职业病杂志, 1991, 150-154

124. 孙济治. 耳部应用解剖. 中华耳鼻咽喉科杂志, 1990, 25: 246-248

125. 孙喜斌主编. 听障儿童康复听力学. 北京: 新华出版社, 2004

126. 孙喜斌等. 聋儿听力言语康复评估题库. 长春: 吉林省教育音像出版社, 1993

127. 孙喜斌等. 聋幼儿听力言语康复评估. 现代康复杂志, 1999, 3: 1288-1291

128. 孙喜斌等. 聋儿听力言语训练方法. 长春: 吉林大学出版社, 1999

129. 汤建国等. 未通过听力筛查新生儿的听力跟踪和确认. 中华耳鼻咽喉科杂志, 2003, 38: 332-335

130. 陶征等. 多频听觉稳态诱发反应测试的临床应用. 临床耳鼻咽喉科杂志, 2004, 18: 27-29

131. 陶征等. 多频稳态诱发电位测试. 耳鼻咽喉-头颈外科, 2002, 9: 131

132. 田勇泉主编. 耳鼻咽喉科学. 第 5 版. 北京: 人民卫生出版社, 2001

133. 王尔贵等主译: Her dman SJ 原著. 前庭康复-前庭系统疾病诊断与治疗. 北京: 人民军医出版社, 2004

134. 王福田等. 人体姿态描记图定量研究. 中华耳鼻咽喉科杂志, 1994, 29: 271-273

135. 王海涛等. 正常青年人多频稳态诱发反应测试. 临床耳鼻咽喉科杂志, 2004, 18: 30-32

136. 王洪田. 耳鸣的心理学问题. 临床耳鼻咽喉科杂志, 2003, 17: 14-15

137. 王洪田. 耳鸣客观诊断研究现状与展望. 国外医学耳鼻咽喉科分册, 2000, 24: 205-207

138. 王晖. 106 例耳外伤患者的听力检测分析. 锦州医学院学报, 2002, 23: 58

139. 王锦玲等. 表皮生长因子及地塞米松对爆震性听力损失治疗作用的实验研究. 中华耳鼻咽喉科杂志, 1996, 31: 136

140. 王启华主编. 实用眼耳鼻咽喉解剖学. 北京: 人民卫生出版社, 2002

141. 王秋菊等. X 连锁隐性非综合征型低频神经性听力减退的大家系报道. 中华耳鼻咽喉科杂志, 2002, 37: 247-251

142. 王秋菊等.Y-连锁遗传性耳听力损失:中国一大家系的听力学表型特征.中华耳科学杂志,2004,2:81-87

143. 王树峰译(Dr Andrew Smith,PBD).全球听力损失现状及对策.中国听力言语康复科学杂志,2004,6:8-9

144. 王铁军.噪声对纺织工人听力的影响.中华预防医学杂志,1983,17:261

145. 王卫.耳部损伤的法医学鉴定-附80例耳部损伤评述.中国法医学杂志,1993,8:234

146. 王星宇等.突发性听力损失患者血浆皮素-1和降钙素基因相关肽改变的观察.首都医科大学学报,1998,19:168-169

147. 魏华忠主编.特殊儿童教育诊断纲要.长春:辽宁师范大学出版社出版 1997

148. 吴海生等主编.实用言语治疗学.北京:人民军医出版,1995

149. 吴昊等.颞骨骨折致听力损失的预后及影响其预后的相关因素分析.中国中西医结合杂志,1999,7:122-124

150. 吴志华等.神经梅毒的研究进展与现状.中华皮肤科杂志,2004,37:313-315

151. 吴子明.急性前庭病.国外医学耳鼻咽喉科学分册,2002,26:194-197

152. 武汉医学院第一附属医院耳鼻咽喉科教研组编著.耳鼻咽喉科学,1978

153. 鲜军舫等.MRI快速自旋回波 T_2WI 三维重建技术在内耳病变中的应用.中华放射学杂志,1999,33:473

154. 肖兴义等.脑血流变化预警脑震荡后耳功能障碍回顾性分析.中华神经外科疾病杂志,2003,1:62-63

155. 肖自安等.非综合征性听力损失患者连接蛋白26基因突变的研究.中华耳鼻咽喉科学杂志,2000,35:188-191

156. 谢鼎华等主编.耳聋基础与临床.长沙:湖南科学技术出版社,2003

157. 谢鼎华主编.耳鼻咽喉临床遗传学.长沙:湖南科学技术出版社,2002

158. 邢光前等.颗粒复位法治疗后半规管良性阵发性位置性眩晕.中华耳鼻咽喉科杂志,1999,34:163-165

159. 邢光前等.水平半规管良性阵发性位置性眩晕的治疗.中华耳鼻咽喉科杂志,2001,36:28-30

160. 徐进等.自发性耳声发射与耳蜗传出调控的关系探讨.中华耳鼻咽喉科杂志,2001,36:436-440

161. 徐进等.听神经病的听功能状态分析.临床耳鼻咽喉科杂志,2002,16:9-12

162. 徐进等.听外周偏侧性的病理发现.听力学及言语疾病杂志,2002,10:3-5

163. 徐进等.听神经病并发的前庭及肢体神经损害.耳鼻咽喉-头颈外科,2001,8:67-70

164. 徐进等.听神经病神经损害的病理机制探讨.耳鼻咽喉-头颈外科,2001,8:195-198

165. 徐先容等.阻尼旋转试验对前庭功能的评价.中华耳鼻咽喉科杂志,1990,25:162-164

166. 许辉杰等.乳突振荡对半规管耳石复位疗效的影响.听力学及言语疾病杂志,2003,4:243-245

167. 杨宜林等.早产儿40Hz听觉相关电位的神经发育特性,生物物理学报,1992,8:114-120

168. 杨利等.TCD在椎-基底动脉供血不足中的临床应用.卒中与神经疾病,2001,8:175-177

169. 杨伟炎等.95例大前庭水管综合征临床分析.中华耳鼻咽喉科杂志,2003 38:191-194

170. 殷善开等.双侧冷热反应降低患者的正弦谐波加速试验.中华耳鼻咽喉科杂志,1994,29:274-277

171. 于浩光等.纳洛酮治疗椎基底动脉供血不足45例观察.河南实用神经疾病杂志,2000,3:7-8

172. 于红等.正常青年人自发性耳声发射的测试及意义.临床耳鼻咽喉科杂志,1999,13:303-304

173. 于立身等编.前庭功能检查技术.北京:人民军医出版社,1994

174. 袁栎等.飞行(学)员ACE基因的多态性.中国生物化学与分子生物学报,2002,16:384-387

175. 殷红博著.0岁开始的言语开发.北京:中国戏剧出版社,2000

176. 曾宪英.运动病的预防与治疗.航空军医,2001,29:260-264

177. 曾祥丽等.上半规管裂隙综合征研究现状.中华耳鼻咽喉头颈外科杂志,2005,40:475-477

178. 张华等.汉语最低听觉功能测试的设计的编辑及初步应用.中华耳鼻咽喉科杂志,1999,25:79-83

179. 张华等.数字式助听器的发展与展望.国外医学耳鼻咽喉科分册,2001,256:343-346

180. 张华等.人工耳蜗植入的言语评估.中华耳鼻咽喉科杂志,2004,39:125-128

181. 张华主编.助听器.北京:人民卫生出版社,2004

182. 张建宏等.TCD和BAEP对椎-基底动脉供血不足的研究.中国神经精神疾病杂志,2000,26:112-113

183. 张连山等.眼源性眼球震颤.中华医学杂志,1982;62:399

184. 张连山主编.耳鼻咽喉科学.北京:中国协和医科大学出版社,2001

185. 张明红主编.学前教育丛书—幼儿言语教育.上海教育出版社,2000

186. 张素珍主编.眩晕的诊断与治疗.北京:人民军医出版社,2001

187. 张子龙等主编.临床解剖丛书—头颈部分册.北京:人民卫生出版社,1994

188. 章句才.工业噪声测量指南.北京:计量出版社,1984,7-10

189. 赵辨主编.临床皮肤病学.南京:江苏科学技术出版社,2001

190. 赵冬青等.颅神经微血管减压术的现状与进展.国外医学神经病学神经外科学分册,2004,31:408-410

191. 赵寄石等主编.学前儿童的言语教育.北京:人民教育出版社,1993

192. 赵笑红等.11例迷路震荡的法医学临床鉴定分析.中华法医学杂志,2004,19:145-146

193. 郑杰夫等.内侧橄榄耳蜗系统功能障碍及其听力学检查法.中华耳鼻咽喉科杂志,1996,31:78-81

194. 郑溶华.耳外伤患者的听力学表现.听力学及言语疾病杂志,1994,2:16-17

195. 郑中立主编.耳鼻咽喉科诊断学.北京:人民卫生出版社,1996

196. 中华人民共和国国家标准.北京.职业性噪声听力损失诊断标准及处理原则.GB16152-1996

197. 中华医学会耳鼻咽喉科学会中华耳鼻咽喉科杂志编辑委员会.梅尼埃病诊断依据和疗效分析.中华耳鼻咽喉科杂志,1997,32:71-71

198. 周定蓉等.实验性头外伤后前庭迷路的组织病理变化.中华耳鼻咽喉科杂志,1994,29:350-352

199. 周国光等著.儿童句式发展研究和言语习得理论.北京言语文化大学出版社,2001

200. 周兢主编.学前儿童言语教育.南京:南京师范大学出版社,2001

201. 朱学俊主编.皮肤病学与性疾病学.北京:北京医科大学出版社,2002

202. Abbott-Hughes LF,et al. Detection of glutamate decarboxylase isoforms in rat inferior colliculus following acoustic exposure. Neuroscience,1999,93:1375-1381

203. Abdala C,et al. Distortion product otoacoustic emission suppression in subjects with auditory neuropathy. Ear Hear,2000,21:542-543

204. Abdul-Baqi KJ,et al. Evaluation of dizziness at Jordan University Hospital. Saudi Med J. 2004,25:625-631

205. Abe S,et al. Fluctuating sensorineural hearing loss associated with enlarged vestibular aqueduct maps to 7q31,the region containing the pendred gene. Am J med genet,1999,82:322-328

206. Abu-Arafeh I, Russell G. Paroxysmal vertigo as a migraine equivalent in children:a population-based study. Cephalalgia,1995,15:22-25

207. Acker T,et al. Is there a functioning vestibulocochlear nerve? Cochlear implantation in a child with symmetrical auditory findings but asymmetric imaging. Int J Pediatr Otorhinolaryngol,2001,57:171-176

208. Adams PF,et al. Current estimates from the National Health Interview Survey,1996. Vital Health Stat 10,1999,81-103

209. Aggarwal NT,et al. The prevalence of dizziness and its association with functional disability in a biracial community population. J Gerontol A Biol Sci Med Sci,2000,55:288-292

210. Aoyagi M, et al. Detectability of amplitude-modulation following response at different carrier frequencies. Acta Otolaryngol,1994,511 (Suppl):23-27

211. Aoyagi M, et al. Optimal modulation frequency for amplitude-modulation following response in young children during sleep. Hear Res,1993,65: 253-261

212. Aoyagi M, et al. Reliability of 80-Hz amplitude modulation following response detected by phase coherence. Audiol Neurotol,1999,4: 28-37

213. Arai Y, et al. Spatial orientation of caloric nystagmus in semicircular canan-plugged monkeys. J Neurophysiol,2002,88: 914-928

214. Arts H A, et al. Cochlear implants in young children. Otolaryngol Clin North Am,2002,35 : 925-943

215. Aw ST, et al. Individual semicircular canal function in superior and inferior vestibular neuritis. Neurology, 2001,57: 768-774

216. Aw ST, et al. Contribution of the vertical semicircular canals to the caloric nystagmus. Acta Otolaryngol, 1998,118: 618-627

217. Banerjee A, et al. superior canal dehiscence: review of a new condition. Clin Otolaryngol,2005,30: 9-15

218. Banfield GK, et al. Does vestibular habituation still have a place in the treatment of benign paroxysmal positional vertigo? J Laryngol Otol,2000,114: 501-505

219. Barbi M, et al. A wider role for congenital cytomegalovirus infection in sensorineural hearing loss. Pediatr Infect Dis J,2003,22: 39-42

220. Barrs DM. Facial nerve trama: optimal timing for repair. Laryngoscope,1991,101: 835-848

221. Berlin CI, et al. Reversing click polarity may uncover auditory neuropathy in infants. Ear Hear,1998,19: 37-47

222. Berlin CI, et al. Auditory neuropathy/dys-synchrony: diagnosis and management. Ment Retard Dev Disabil Res Rev,2003,9: 225-231

223. Berlin CI, et al. Auditory neuropathy/dyssynchrony: its diagnosis and management. Pediatr Clin North Am, 2003,50: 331-340

224. Bittar RS, et al. Treating vertigo with vestibular rehabilitation: results in 155 patients. RevLaryngol Otol-Rhinol(Bord) ,2002,123: 61-65

225. Black FO, et al. Vestibular adaptation and rehabilitation. Curr Opin Otolaryngol Head Neck Surg,2003, 11: 355-360

226. Böhmer A, et al. Contributions of single semicircular canals to caloric nystagmus as revealed by canal plugging in rhesus monkey. Acta Otolaryngol(Stockh) ,1996,116: 513-520

227. Brantberg K, et al. Symptoms, findings and treatment in patients with dehiscence of the superior semicircular canal. Acta Otolaryngol(Stockh) ,2001,121: 68-75

228. Brinder LM. A review of mild head trauma (Part II : clinical implications). J Clin Exper Neuropsychol, 1997,19: 432-457

229. Brown KE, et al. Physical Therapy Outcomes for Persons With Bilateral Vestibular. Laryngoscope,2001, 111: 1812-1817

230. Buss E, et al. Outcome of cochlear implantation in pediatric auditory neuropathy. Otol Neurotol,2002,23: 328-332

231. Bussoli TJ, et al. The molecular genetics of inherited deafness-current and future applications. J Laryngolo Oto,1998,112: 523-530

232. Butinar D, et al. Brainstem auditory evoked potentials and cochlear microphonics in the HMSN family with auditory neuropathy. Pflugers Arch,2000,439(3 Suppl): 204-205

233. Cadoni G,et al. Sutoimmunity in sudden sensorineural hearing loss:possible role of anti-endothelial cell u-toantibodies. Acta otolaryngol suppl,2002,548: 30-33

234. Campbell PE,et al. A model of neuronopathic Gaucher disease. J Inherit Metab Dis,2003,26: 629-639

235. Can IH,et al. Sudden hearing loss due to large vestibular aqueduct syndrome in a child:should exploratory tympanotomy be performed? Int J Pediatr Otorhinolaryngol,2004,68 : 841-844

236. Caruso G,et al. Clinical and electrophysiological findings in various hereditary sensory neuropathies. Acta Neurol (Napoli),1992,14: 345-362

237. Cassidy JW,et al. Gender differences among newborns on a transient otoacoustic emissions test for hearing. J Music Ther,2001,38: 28-35

238. Chan KH. Sensorineural hearing loss in children. Otolaryngol Clin North Am,1994,27: 473

239. Charles I,et al. Basic Science and Clinical Applications. London:Singular Publishing Group,1998

240. Charles I,et al. Otoacoustic Emissions Basic Science and Clinical Applications. London:Singular Publishing Group,1998

241. Chavin JM. Cranial neuralgias and headaches associated with cranial vascular disorders. Otolaryngol Clin North Am,2003,36: 1079-1107

242. Chee GH,et al. Acoustic Neuroma Surgery:The Results of Long-term Hearing Perservation. Otology Neurotology,2003,24: 672-676

243. Clark GM,et al. Cochlear implantation for infants and children. California:Singular Publishing Group,1997,172-173

244. Clendaniel RA,et al. Differential adaptation of the linear and nonlinear components of the horizontal vestibuloocular reflex in squirrel monkeys. J Neurophysiol,2002,88: 3534-3540

245. Cohen HS,et al. Improvements in path integration after vestibular rehabilitation. J Vestib Res,2002,12: 47-51

246. Cohen HS,et al. Increased independence and decreased vertigo after vestibular rehabilitation. Otolaryngol Head Neck Surg,2003,128: 60-70

247. Cohen LT,et al. A comparison of steady state evoked potentials to modulated tones in awake and sleeping humans. J Acoust Soc Am,1991,90: 2467-2479

248. Cohen,NL,et al. Complications of cochlear implant surgery in adults and children. Ann Oto Rhinol Laryngol,1991,100: 708-711

249. Colebatch JG,et al. Vestibular evoked potentials in human neck muscles before and after unilateral vestibular deafferentation. Neurology,1992,42: 1635-1636

250. Coles RR,et al. Guidelines on the diagnosis of noise-induced hearing loss for Medicolegal purposes. Clin Otolaryngol,2002,3: 264-273

251. Correia MJ,et al. Change in monkey horizontal semicircular canal afferent responses after space flight. J Appl Physiol,1992,73(suppl): 112

252. Coucke P,et al. The gene for Pendred syndrome is located between D7S501 and D7S692 and a 1.7-cM region on chromosome 7q. Genomics,1997,40: 48-54

253. Cremer PD,et al. Semicircular canal plane head impulses detect absent function of individual semicircular canals. Brain,1998,121: 699-716

254. Cuan C P,et al. High-resolution computed topographic study of retrotympanum-Anatomic correlations. Surgical and Radiologic Anatomy,1998,20: 215-220

255. Cummings CW,et al. Otolaryngology Head and Neck Surgery. 3rd ed. Louis: Mosby,1998

256. Danied P,et al. Exceptional Children: Introduction to Special Education. 4 th ed. New Jersey:Prentice

Hall,1988

257. David J. et al. Trends in Hearing Impairment in United States Adults:The National Health Interview Survey,1986—1995. Journal of Gerontology:Medical Sciences,2004

258. Davis LE. Dizziness in elderly men. J Am Geriatr Soc,1994,42: 1184-1188

259. Deorari A K,et al. Incidence,clinical spectrum and outcome of intrauterine infections in neonates. J Trop Pediatr,2000,46: 155-159

260. Desloovere C,et al . Pruritus after treatment with hydroxyethyl starch for sudden sensorineural hearing loss:A prospective randomized study. Laryngol Rhinol Otol,1995,74: 468-472

261. Desloovere C,et al. Randomized double blind study of treatment of sudden hearing loss. HNO,1998,36: 417-422

262. Wilson DH,et al. Tucker and I Meagher. The epidemiology of hearing impairment in an Australian adult population. International Journal of Epidemiology,1999,28: 247-252

263. Dianne JA. Cochlear implant rehabilitation in children and adults. London: whurr publishers Ltd,1996

264. Dimitrijevic A,et al. Estimating the audiogram using multiple auditory steady-state responses. J Am Acad Audiol,2002,13: 205-224

265. Dimitrijevic A,et al. Human auditory steady-state responses to tones independently modulated in frequency and amplitude. Ear Hear,2001,22: 100-111

266. Dobie RA,et al. Low-level steady-state auditory evoked potentials: effects of rate and sedation on detectability. J Aoust Soc Am,1998,104: 3482-3488

267. Doungkamol Sindhusake,et al. Validation of self-reported hearing loss. The Blue Moutains Hearing Study. International Journal of Epidemiology. 2001,30: 1371-1378

268. Doyle KJ,et al. Auditory neuropathy in childhood. Laryngoscope. 1998,108: 1374-1377

269. Duan ML,et al. Protection and treatment of sensorineural hearing disorders caused by exogenous factors: experimental findins and potential clinical application. Hear Res,2002,169: 169-178

270. Dunkley C,et al. Screening and follow up assessment in three cases of auditory neuropathy. Arch Dis Child,2003,88: 25-26

271. Einer H,et al. Sudden sensorineural hearing loss and hemostatic mechanisms. Arch Otolaryngol Head Neck Surg,1994,120: 536-540

272. Ekblad S,et al. Disturbances in postural balance are common in postmenopausal women with vasomotor symptoms. Climacteric,2000,3: 192-198

273. Esteve-Fraysse M J,et al. Significance of the promontory test: histological and electrical results. Adv Otorhinolaryngol,1993,48: 97-102

274. Falcioni M,et al. Inner ear extension of vestibular schwannomas. Laryngoscope,2003,113: 1605-1608

275. Feber-Viart C,et al. Acuteness of preoperative factor to predict hearing preservation in acoustic neuroma surgery. Laryngoscope,2000,110: 145-150

276. Filipo R,et al. Electrocochleographic findings:Meniere's disease versus sudden sensorineural hearing loss. Act Otolaryngol (Stockh) Suppl,1997,526: 21

277. Fischel-Ghodsian N. Mitochondrial deafness. Ear Hear,2003,24: 303-313

278. Fitzpatrick DT,et al. Risk factors for symptomatic otic and sinus barotrauma in a multiplace hyperbaric Chamber. Undersea Hyperb Med,1999,3: 243-247

279. Flanagan MB,et al. The role of vection,eye movements and postural instability in the etiology of motion sickness. J Vestib Res,2004,14: 335-346

280. Forge A,et al. The molecular architecture of the inner ear. Br Med Bull,2002,63: 5-24

281. Francis HW, et al. Cochlear implantation update. Pediatr Clin North Am, 2003, 50: 341-361

282. Frankenthaier RP, et al. Virtual Otoscopy. Otolaryngol Clin North Am, 1998, 31: 383

283. Frederick N, et al. Introduction to audiology. Englewood Cliffs. A Paramount Communications Company, 1994, 365-385

284. Friedman RA, et al. Maternally inherited nonsyndromic hearing loss. Am J Med Genet, 1999, 84: 369-372

285. Friedman TB, et al. Human nonsyndromic sensorineural deafness. Annu Rev Genomics Hum Genet, 2003, 4: 341-402

286. Frohman EM, et al. Vestibular dysfunction in chronic inflammatory demyelinating polyneuropathy. Ann Neurol. 1996, 39: 529-535

287. Fujikawa S, et al. Vestibular neuropathy accompanying auditory and peripheral neuropathies. Arch Otolaryngol Head Neck Surg, 2000, 126: 1453-1456

288. Fujita S, et al. Postnatal development of the vestibular aqueduct in relation to the internal auditory canal computer aided three dimensional reconstruction and measurement study. Ann Oto Rhinol Laryngol, 1994, 103: 719-722

289. Gacek RR, et al. Meniere's disease as a manifestation of vestibular ganglionitis. Am J Otolaryngol, 2001, 22: 241-250

290. Gardner MM, et al. Exercise in preventing falls and falls related injuries in older people: a review of randomised controlled trials. Brit J Sports Med, 2000, 34: 7-14

291. Gary P Jacobson, et al. Handbook balance function testing. Singular Publishing, 1997, 280-304

292. Gates GA, et al. Hearing in the elderly: The Framingham Cohort, 1983-1985. Ear Hearing, 1990, 11: 247-256

293. Gates GA, et al. Word recognition and the articulation index in older listeners with probable age-related auditory neuropathy. J Am Acad Audiol, 2003, 14: 574-581

294. Gelfand SA. Hearing: An Introduction to Psychological and Physiological Acoustics. 3rd ed. New York: Marcel Dekker, 1998

295. Gianoli GJ, et al. Transtympanic steroids for treatment of sudden hearing loss. Otolaryngol Head Neck Surg, 2001, 125: 142-146

296. Gibson WPR, et al. Pathophysiologic theories in the etiology of Meniere's disease. Otolaryngol Clin N Am, 1997, 30: 961

297. Gillespie MB, et al. Prognosis in Bilateral Vestibular Hypofunction. Laryngoscope, 1999, 109: 35-41

298. Graeme M, et al. Cochlear Implantation for Infants and Children Advances. Singular Publishing Group, Inc. 1997

299. Gray RF, et al. Cochlear implant failure due to unexpected absence of the eighth nerve —a cautionary tale. J Laryngol Otol, 1998, 112 : 646-649

300. Grayeli AB, et al. No evidence of measles virus in stapes samples from patients with otosclerosis. J Clin Microbiol, 2000, 38: 2655-2660

301. Greenwood DD. A cochlear frequency-position function for several species - 29 years later. J Acoust Soc Am, 1990, 87: 2592-2605

302. Griffth AJ, et al. Familial large vestibular aqueduct syndrome. Laryngoscope, 1996, 106: 960-965

303. Gristwood RE, et al. Otosclerosis and chronic tinnitus. Ann Otol Rhinol Laryngol, 2003, 112: 398-403

304. Guy Van Camp, et al. Nonsyndromic hearing impairment: unparalleled heterogeneity. Am J Hum Genet, 1997, 60: 758-764

305. Haberkamp TJ, et al. The management of idiopathic sudden sensorineural hearing loss. American Journal of

Otolaryngology 1999,20: 587-592

306. Hain TC, et al. Effects of Tai Chi on balance. Arch Otolaryngol Head Neck Surg,1999,125: 1191-1195

307. Ballenger JJ, et al. Otorhinolaryngology Head and Neck Surgery. 15th ed. Williams & Wilkins. 1996

308. Hara K, et al. A case of adult meningitis with bilateral sensorineural hearing loss at the onset. Rinsho Shinkeigaku,1997,37: 653-655

309. Harner SG, et al. Audiometric findings in patients with acoustic neuroma. Am J Otol,2000,21: 405-11

310. Harrison RV. An animal model of auditory neuropathy. Ear Hear,1998,19: 355-361

311. Harvey Dillon. Hearing Aids. Sydney: Boomerang Press,2001

312. Hecht CS, et al. Hearing preservation after acoustic neuroma with tumor size used as a clinical indicator. Laryngoscope,1997,107: 1122-1126

313. Henson AM, et al. Cochlear implant performance after reimplantation. Am J Otol,1999,20: 56-64

314. Herdman AT, et al. Auditory steady-state response thresholds of adults with sensorineural hearing impairments. Int J Audiol,2003,42: 237-248

315. Herdman AT, et al. Thresholds determined using the monotic and dichotic multiple auditory steady-state response technique in normal-hearing subjects. Scand Audiol,2001,30: 41-49

316. Hood LJ. A review of objective methods of evaluating auditory neural pathways. Laryngoscope,1999,109: 1745-1748

317. Incesulu A, et al. Cochlear implantation in children with inner ear malformations: report of two cases. Int J Pediatr Otorhinolaryngol,2002,65 : 171-179

318. Irwin Nazareth, et al. Outcome of symptoms of dizziness in a general practice community sample. Family Practice,1999,16: 616-618

319. Jack Katz. Handbook of Clinical Audiology. The fifth edition. Baltimore: Williams & Wilkins,2002

320. Jacobson GP, et al. Electrophysiological indices of selective auditory attention in subjects with and without tinnitus. Hearing Research,1996,97: 66

321. Jastreboff PJ, et al. An animal model for tinnitus: adecade of development. Am J Otol,1994,15: 19-27

322. Jerry LN, et al. Hearing in Children. Baltimore. Fourth Edition. The Williams & Wilkins Company,1991

323. Joanne Hendrick. The Whole Child: New Trends in Early Education. (2nd. ed), St Louis: Toronto London. 1980

324. John K, et al. Cochlear Implants: Principles & Practices. lppincott & Wilkins,2000

325. John MS, et al. Human auditory steady-state responses to amplitude-modulated tones: phase and latency measurements. Hear Res,2000,141: 57-79

326. John MS, et al. Multiple auditory steady state responses to AM and FM stimuli. Audiol Neurootol,2001,6: 12-27

327. John MS, et al. Multiple auditory steady-state resonses (MASTER): stimulus and recording parameters. Audiology,1998,37: 59-82

328. John MS, et al. MASTER: a Windows program for recording multiple auditory steady-state responses. Comput Methods Programs Biomed,2000,61: 125-150

329. John MS, et al. Advantages and caveats when recording steady-state responses to multiple simultaneous stimuli. J Am Acad Audiol,2002,13: 246-259

330. Joint Committee on Infant Hearing. Year 2000 Position Statement: principles and guideline for early hearing detection and intervention programs. 2000,1: 8-9

331. Jonsson R, et al. Auditory function in 70- and 75-year-olds of four age cohorts. Scand Audiol,1998,27: 81-93

332. Jonsson R, et al. Prevalence of dizziness and vertigo in an urban elderly population. J Vestib Res, 2004, 14: 47-52

333. Kaewboonchoo, et al. Hearing impairment among young Chinese in an urban area. Public Health, 1998, 112. 143-146

334. Kaga K, et al. Auditory nerve disease of both ears revealed by auditory brainstem responses, electrocochleography and otoacoustic emissions. Scand Audiol, 1996, 25: 233-238

335. Kaga M, et al. Normalization of poor auditory brainstem response in infants and children. Brain Dev, 1984, 6: 458-466

336. Karlberg M, et al. What inner ear diseases cause benign paroxysmal positional vertigo? Acta Otolaryngol, 2000, 120: 380-385

337. Katsarkas A. Benign paroxysmal positional vertigo(BPPV); idiopathicversus post traumatic. Acta Otolaryngol, 1999, 119: 745-749

338. Kelsall DC, et al. Facial nerve stimulation after Nucleus 22-channel cochlear implantation. Am J Otol, 1997, 18: 336-341

339. Kemp DT, et al. A guide to the effective use of otacoustic emissions. Ear Hear, 1990, 11, 93-105

340. Kennedy HJ, et al. Force generation by mammalian hair bundles supports a role in cochlear amplification. Nature, 2005, 433: 880-883

341. Kennedy R, et al. The geriatric auditory and vestibular systems. Otolaryngol Clin North Am, 1990, 23: 1075-1082

342. Kentala E. Characteristics of six otologic diseases involving vertigo. Am J Otol, 1996, 17: 883-892

343. Kerr AG, et al. Scott Brown's Otolaryngology. Boston: Butterworth-Heineman, 1997

344. Khayria A. et al. The prevalence of sensorineural hearing loss among Saudi children. International Congress Series, 2003, 1240: 199-204

345. Kileny PR, et al. Electrically evoked auditory brain-stem response in pediatric patients with cochlear implants. Arch Otolaryngol Head Neck Surg, 1994, 120: 1083-1090

346. Kopke RD, et al. Targeted topical steroid therapy in sudden sensorineural hearing loss. Otol Neurotol. 2001, 22: 475-479

347. Kovach MJ, et al. Anticipation in a unique family with Charcot-Marie-Tooth syndrome and deafness: delineation of the clinical features and review of the literature. Am J Med Genet, 2002, 108: 295-303

348. Kozel PJ, et al. Deficiency in plasma membrane calcium ATPase isoform 2 increaes suscepptibility to noise-induced hearing loss in mice. Hear Res, 2002, 164: 231-239

349. Kraus N, et al. Consequences of neural asynchrony: a case of auditory neuropathy. J Assoc Res Otolaryngol, 2000, 1: 33-45

350. Krombach GA, et al. Dehiscence of the superior and/or posterior semicircular canal: delineation on T2-weighted axial three-dimensional turbo spin-echo images, maximum intensity projections and volume-rendered images. Eur Arch Otorhinolaryngol, 2005, 262

351. Kuokkanen J, et al. Efficiency of hyperbaric oxygen therapy in experimental acute acoustic trauma from firearms. Acta Otolaryngol Suppl, 2000, 2: 132-134

352. Kuwada S, et al. Sources of the scalp-recorded amplitude-modulation following response. J Am Acad Audiol, 2002, 13: 188-204

353. Kwiek SJ, et al. Correlation of facial nerve paresis and histopathological type of vestibular schwannoma. Folia Neuropathol, 2003, 41: 237-239

354. Lagasse N, et al. Congenital CMV-infection and hearing loss. Acta Otorhinolaryngol Belg, 2000, 54: 431-

436

355. Lai CC, et al. Chronological changes of hearing in pediatric patients with large vestibular aqueduct syndrome. Laryngoscope, 2004, 114: 832-838

356. Lasker DM, et al. Horizontal vestibuloocular reflex evoked by high-acceleration rotations in the squirrel monkey. Ⅲ. Responses after; abyrinthectomy. J Neurophysiol, 2000, 83: 2482-2496

357. Lee H, et al. Migraine and isolated recurrent vertigo of unknown cause. Neurol Res, 2002, 24: 663-665

358. Lesinski A, et al. Comparisonof preoperative electrostimulation data using an ear-canal electrode and a promontory needle electrode. Am J Otol, 1997, 18 (6 Suppl) : S88-89

359. Leung AK, et al. Congenital cvtomegalovirus infection. J Natl Med Assoc, 2003, 95: 213-218

360. Linda Luxon. Textbook of Audiological Medicine. London: Martin Dunitz, 2003

361. Madden C, et al. Pediatric cochlear implantation in auditory neuropathy. Otol Neurotol, 2002, 23: 163-168

362. Magnus SK, et al. Arlinger. Internationgnal Journal of Audiology, 2003, 42: 18-28

363. Malek AM, et al. Treatment of Posterior Circulation Ischemia With Extracranial Percutaneous Balloon Angioplasty and Stent Placement. Stroke, 1999, 10: 2073-2085

364. Mancini F, et al. History of Meniere's disease and its clinical presentation. Otolaryngol Clin North Am, 2002, 35: 565-580

365. Mason JC, et al. Cochlear implantation in patients with auditory neuropathy of varied etiologies. Laryngoscope, 2003, 113: 45-49

366. Mata Castro N. et al. Villarreal Garcia-lomas M, Garicia lopez F. Hearing loss and human immunodeficiency virus infection. Study of 30 patients. Rev Clin ESP, 2000, 200: 271-274

367. Mattox DE, et al. Natural history of sudden sensorineural hearing loss. Ann Otol Rhinol Laryngology, 1977, 86: 463-480

368. Maw AR, et al. Hearing preservation and facial nerve function in vestibular schwannoma surgery. Clin Otolaryngol. 2003, 28, 252-256

369. Maw AR, et al. Hearing preservation and facial nerve function in vestibular schwannoma surgery. Clin Otolaryngol, 2003, 28: 252-256

370. Maxwell AP, et al. Cochlear nerve aplasia; its importance in cochlear implantation. Am J Otol, 1999, 20: 335-337

371. Menard M, et al. Auditory steady-state response evaluation of auditory thresholds in cochlear implant patients. Int J Audiol, 2004, (43 Suppl) 1: S39-43

372. Michael S, et al. Angioplasty and Stenting in the Posterior Cerebral Circulation. J Endovasc ther, 2001, 8: 558-565

373. Mikulec AA, et al. Operative management of superior semicircular canal dehiscence. Laryngoscope, 2005, 115: 501-507

374. Mills DM. Differential responses to acoustic damage and furosemide in auditory brainstem and otoacoustic emission measures. J Acoust Soc Am, 2003, 113: 914-24

375. Miyamoto RT, et al. Cochlear implantation with large vestibular aqueduct syndrome. Laryngoscope, 2002, 112 : 1178-1182

376. Miyamoto RT, et al. Cochlear implantation in auditory neuropathy. Laryngoscope, 1999, 109 (2 Pt 1) : 181-185

377. Mosca F, Morano M. Benign paroxysmal positional vertigo, incidence and treatment. Ann Otolaryngol Chir Cervicofac, 2001, 118: 95-101

378. Mosca F, et al. Benign paroxysmal positional vertigo, incidence and treatment. Ann Otolaryngol Chir Cervi-

cofac,2001,118: 95-101

379. Murofushi T, et al. Diagnostic value of prolonged latencies in the vestibular evoked myogenic potential. Arch Otolaryngol Head Neck Surg,2001b,127: 1069-1072

380. Myers PA, et al. Intensification of Preoperative Chemotherapy for Osteogenic Sarcoma: Results of the Memorial Sloan-Kettering (T12) Protocol. J Clin Oncol,1998,16: 2452-2458

381. Nadol JB Jr. Histopathology of residual and recurrent conductive hearing loss after stapedectomy. Otol Neurotol,2001,22: 162-169

382. Nandapalan V, et al. The anterior and superior malleal ligaments in otosclerosis: a histopathologic observation. Otol Neurotol,2002,23: 854-861

383. Niedermeyer HP, et al. Etiopathogenesis of otosclerosis. ORL J Otorhinolaryngol Relat Spec,2002,64: 114-119

384. Nikolopoulos TP, et al. The prognostic value of promontory electric auditory brain stem response in pediatric cochlear implantation. Ear Hear,2000,21: 236-241

385. Nondahl DM, et al. Prevalence and 5-year incidence of tinnitus among older adults: the epidemiology of hearing loss study. J Am Acad Audiol,2002,13: 323-331

386. Norton SJ, et al. Identification of neonatal hearing impairment: summary and recommendations. Ear Hear, 2000,21: 529-535

387. Oghalai JS, et al. Unrecognized benign paroxysmal positional vertigo in elderly patients. Otolaryngol Head Neck Surg,2000,122: 630-634

388. Ohwatari R, et al. Preserved otoacoustic emission in a child with a profound unilateral sensorineural hearing loss. Auris Nasus Larynx,2001,28 Suppl: S117-120

389. Oysu C, et al. The site of the hearing loss in Refsum's disease. Int J Pediatr Otorhinolaryngol,2001,61: 129-134

390. Page EL, et al. Meningitis after cochlear implantation in mondini malformatin. Otolaryngol head neck surg, 1997,116: 104

391. Parnes LS, et al. Corticosteroid pharmacokinetics in the inner ear fluids: an animal study followed by clinical application. Laryngoscope,1999,109(7 Pt 2): 1-17

392. Paulussen M, et al. Ewing tumor: incidence, prognosis and treatment options. Paediatr Drugs,2001,3: 899-913

393. Perez-Abalo MC, et al. Steady state responses to multiple amplitude-modulated tones: an optimaized method to test frequency-specific thresholds in hearing-impaired children and normal-hearing subjects. Ear Hear,2001,22: 200-211

394. Peterson A, et al. Outcomes of cochlear implantation in children with auditory neuropathy. J Am Acad Audiol,2003,14: 188-201

395. Petit C, et al. Molecular genetics of hearing loss. Annu Rev Genet,2001,35: 589-646

396. Picton TW, et al. Multiple auditory steady-state responses. Ann Otol Rhino Laryngol,2002,111: 16-21

397. Picton TW, et al. Objective evaluation of aided thresholds using auditory stead-state responses. J Am Acad of Audiol,1998,9: 315-331

398. Plok M. Otoacoustic emission, auditory evoked potentials, puretone thresholds and speech intelligibility in case of acoustic neuropathy. J HNO,2000,48: 28

399. Rabinowitz PM, et al. Antioxidant status and hearing function in noise-exposed workers. Hear Res,2002, 173: 164-171

400. Ramirez-Camacho R, et al. Familial isolated unilateral large vestibular aqueduct syndrome. ORL J Otorhi-

nolaryngol Relat Spec,2003,65:45-48

401. Rance G,et al. Clinical findings for a group of infants and young children with auditory neuropathy. Ear Hear. 1999,20: 238-352

402. Rance G,et al. Assessment of hearing in infants with moderated to profound impairment:The Melbourne experience with auditory steady-state evoked potential testing. Ann Otol Rhinol Laryngol,2002,111: 22-28

403. Rance G,et al. Speech perception and cortical event related potentials in children with auditory neuropathy. Ear Hear,2002,23: 239-253

404. Rance G,et al. Steady-state evoked potential and behaviroal hearing thresholds in a group of children with absent click-audiotory brain stem response. Ear Hear,1998,19: 48-61

405. Rance G,et al. Perceptual characterization of children with auditory neuropathy. Ear Hear,2004,25: 34-46

406. Rauch SD. Intratympanic steroids for sensorineural hearing loss. Otolaryngol Clin North Am,2004,37: 1061-1074

407. Raut V,et al. Cochlear implantation in the obliterated cochlea. Clin Otolaryngol,2002,27: 147-152

408. Seewald R,et al. The Desired Sensation Level(DSL)method for hearing instrument fitting in infants and young children . ENT News,2003,12

409. Roland,JT,et al. Stability of the cochlear implant array in children. Laryngoscope,1998,108: 1119 ~ 1123

410. Romanowski B. Syphilis:review with emphasis on clinical,epidemiologic and some biologic features. Clin Microbiol Rer,1999,12: 187-209

411. Rubinstein JT. Paediatric cochlear implantation:prosthetic hearing and language development. Lancet,2002,360: 483-485

412. Russell G,et al. Paroxysmal vertigo in childrenan epidemiological study. Int J Pediatr Otorhinolaryngol,1999,49 Suppl 1: S105-107

413. Saigusa H,et al. Temporal bone histopathology exhibiting cochleosaccular degeneration in a patient with profound deafness. Nippon Jibiinkoka Gakkai Kaiho,2004,107: 195-198

414. Salata JA,et al. Distortionproduct otoacoustic emissions hearing screening in high-risk newborns. Otolaryngol Head Neck Surg,1998,118,37-43

415. Salles N,et al. Management of chronic dizziness in elderly people. Z Gerontol Geriat,2003,36: 10-15

416. Salvi RJ,et al. Auditory plasticity and hyperactivity following cochlear damage. Hear Res,2000,147: 261-274

417. Linnett S. The Epidemiology of Tinnitus. Audiological Medicine,2004,2: 8-17

418. Sancho EM,et al. Perceptove deafness and AIDS. Rev Neurol,1997,25: 887-890

419. Sanna M,et al. Hearing Preservation Surgery in Vestibular Schwannoma:The Hidden Truth. The Annals of otology,Rhinology & Laryngology,2004

420. Satar B,et al. Evaluation of cochlear function in patients with normal hearing and tinnitus:a distortion product otoacoustic emission study. Kulak Burun Bogaz Ihtis Derg,2003,10: 177-182

421. Scasso CA,et al. Progressive sensorineural hearing loss from infectious agents. Acta Otorhinolaryngol Ital,1998,18: 51-54

422. Schwartz MS,et al. Aggressive vestibular schwannomas with postoperative rapid growth:clinicopathological analysis of 15 cases. Neurosurgery,2003,53: 786-787

423. Seidman MD,et al. Intratympanic treatment of hearing loss with novel and traditional agents. Otolaryngol Clin North Am,2004,37: 973-990

424. Shallop JK,et al. Cochlear implants in five cases of auditory neuropathy:postoperative findings and progress. Laryngoscope,2001,111(4 Pt 1): 555-562

425. Shapiro SM, et al. Bilirubin and the auditory system. J Perinatol, 2001, (21 Suppl)1: S59-62

426. Simmons JL, et al. Auditory neuropathy: case study with hyperbilirubinemia. J Am Acad Audiol, 2000, 11: 337-347

427. Sininger YS, et al. Electrical stimulation of the auditory nerve via cochlear implants in patients with auditory neuropathy. Ann Otol Rhinol Laryngol Suppl, 2002, 189: 29-31

428. Siraj M. et al. Daghistani. Epidemiology of acute otitis media among Saudi children. International Journal of Pediatric Otolaryngology, 2002, 62: 219-222

429. Skufull M, et al. Hyperfibringenemia as a risk factor for sudden hearing loss. Otol Neurotol, 2002, 23: 309-311

430. Slattery WH, et al. Medical treatment of Menière's disease. Otorhinologic Clin North Am, 1997, 30: 1027-1037

431. Sloane PD, et al. Dizziness: state of the science. Ann Intern Med, 2001, 134(9 Pt 2): 823-832

432. Spierings ELH. Migraine mechanism and management. Otolaryngol Clin N Am, 2003, 36: 1063-1078

433. Spinks AB, et al. Scopolamine for preventing and treating motion sickness. Cochrane Database Syst Rev, 2004, 3: 2851

434. Starr A, et al. Pathology and physiology of auditory neuropathy with a novel mutation in the MPZ gene (Tyr145->Ser). Brain, 2003, 126(Pt 7): 1604-1619

435. Starr A, et al. Auditory neuropathy. Brain, 1996, 119: 741-753

436. Starr A, et al. Cochlear receptor (microphonic and summating potentials, otoacoustic emissions) and auditory pathway (auditory brain stem potentials) activity in auditory neuropathy. Ear Hear, 2001, 22: 91-99

437. Starr A, et al. Transient deafness due to temperature-sensitive auditory neuropathy. Ear Hear, 1998, 19: 169-179

438. Stokroos RJ, et al. Antiviral treatment of idiopathic sudden sensorineural hearing loss a prospective, randomized, double dlind clinical trail. Acta Otolaryngology, 1998, 118: 488-495

439. Streubel S-O, et al. Vestibular-evoked myogenic potentials in the diagnosis of superior semicircular canal dehiscence. Acta Otolaryngol (Stockh), 2001, 545: 41-49

440. Stueve MP, et al. Estimation of hearing loss in children: comparison of auditory steady-state response, auditory brainstem response, and behavioral test methods. Am J Audiol, 2003, 12: 125-136

441. Suarez H, et al. Changes in postural control parameters after vestibular rehabilitation in patients with central vestibular disorders. Acta Otolaryngol, 2003, 123: 143-147

442. Susan B, et al. Cochlear implants. New York: Thieme New York. Stuttgart. 2000

443. Topolska MM, et al. Assessment of hearing in children with infantile cerebral palsy. Comparison of psychophysical and electrophysical examination. Otolaryngol Pol, 2002, 56: 467-474

444. Trautwein PG, et al. Cochlear implantation of auditory neuropathy. J Am Acad Audiol. 2000, 11: 309-315

445. Usami SI, et al. Non-syndromic hearing loss associated with enlarged vestibular aqueduct is caused by PDS mutations. Hum Genet, 1999, 104: 188-192

446. van Straaten HL, et al. Efficacy of automated auditory brainstem response hearing screening in very preterm newborns. J Pediatr, 2001, 138: 674-678

447. Vatovec J, et al. Otoacoustic emissions and auditory assessment in infants at risk for early brain damage. Int J Pediatr Otorhinolaryngol, 2001, 58: 139-145

448. Vermeire K, et al. Bilateral cochlear implantation in children. Int J Pediatr Otorhinolaryngol. 2003, 67: 67-70

449. Vibert D, et al. Benign paroxysmal positional vertigo in older women may be related to osteoporosis and os-

teopenia. Ann Otol Rhinol Laryngol,2003,112: 885-889

450. Viire E,et al. Vestibular rehabilitation using visual displays:preliminary study. Laryngoscope,2002,112 : 500-503

451. Vohr BR,et al. The Rhode Island Hearing Assessment Program:experience with statewide hearing screening (1993-1996). J nb Pediatr,1998,133: 353-357

452. Wang J,et el. A peptide inhibitor of c-Jun N-terminal kinase protects against both aminoglycoside and acoustic trauma-induced auditory hair cell death and hearing loss. J Neurosci,2003,23: 8596-607

453. Watkin PM,et al. Confirmation of deafness in infancy. J Archives Desease Childhood,1999,81: 380-389

454. Weissman JL. Hearing loss. Radiology,1996,199: 593

455. Weit RJ,et al. Long- term results of the first 500 cases of acoustic neuroma surgery. Otologngol Head Neck Surg,2001,124: 645-651

456. Whitney SL. Efficacy of vestibula rehabilitation. Otolaryngol Clin North Am,2000,33: 659-672

457. Whitney SL,et al. The effect of age on vestibular rehabilitation outcomes. Laryngoscope,2002,102: 1785-1790

458. Williams MT,et al. Helical CT finding in patient who have undergone stapes surgery for otosclerosis. AJR, 2000,174: 387

459. Wu SS,et al. Lipochoristomas (lipomatous tumors) of the acoustic nerve. Arch Pathol Lab Med,2003, 127: 1475-1479

460. Xiao Zian,et al. Deafness genes for nonsyndromic hearing loss and current studies in China. Chinese Medical Journal,2002,115: 1078-1081

461. Xu L,et al. Auditory cortical responses in the cat to sounds that produce spatial illusions. Nature,1999, 399: 688-691

462. Xu L,et al. Individual differences in external-ear transfer functions of cats. J Acoust Soc Am,2000,107: 1451-1459

463. Xu L,et al,Peripheral analysis of frequency in human ears revealed by tone burst evoked otoacoustic emission. Hear. Res,1994,74: 173-180

464. Yamakami I,et al. Intraoperative monitoring of cochlear nerve compound action potential in cerebellopontine angle tumour removal. Journal of Clinical Neuroscience,2003,10: 567-570

465. Yardley L,et al. Prevalence and presentation of dizziness in a general practice community sample of working age people. Br J Gen Pract,1998,48: 1131-1135

466. Yates PD,et al. Is it Worthwhile to Attempt Hearing Preservation in Larger Acoustic Neuromas? Otol Neurotol,2003,24: 460-464

467. Ylikoski J,et al. Guinea pig auditory neurons are protected by glial cell line-derived growth factor form degeneration after noise trauma. Hear Res,1998,124: 17-26

468. Yost WA. Fundamentals of Hearing,4th edition,San Diego:Academic Press,2000

469. Young YH,et al. Vestibular evoked myogenic potentials in delayed endolymphatic hydrops. Laryngoscope, 2002b,112: 1623-1626

470. Yukimi Sakihara,et al . Prevalence of hereditary hearing impairment in adults. Scand Audiol,1999,28: 39-46

471. Zheng J,et al. Prestin is the motor protein of cochlear outer hair cells. Nature,2000,405: 149-155

472. 飯島宗一,他編集. 現代病理学大系. 東京:中山書店,1991,127-234

473. 斎藤　脩,他. 耳鼻咽喉科領域の病理. 東京:杏林書院,1992,5-62

中 文 索 引

英 文 索 引

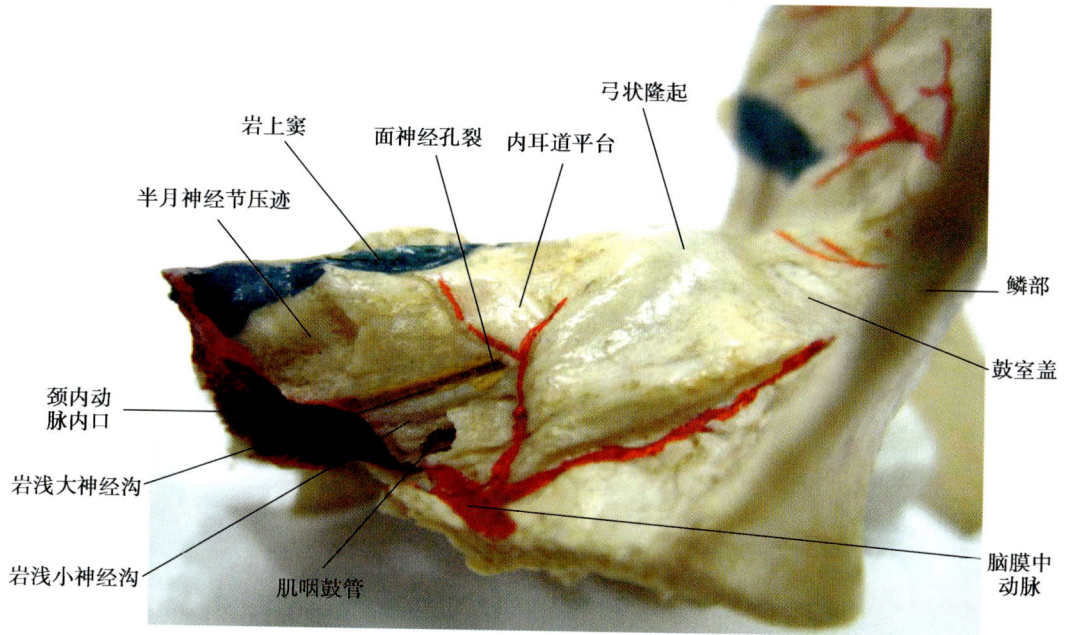

岩上窦　面神经孔裂　内耳道平台　弓状隆起

半月神经节压迹

鳞部

鼓室盖

颈内动脉内口

岩浅大神经沟

岩浅小神经沟

肌咽鼓管

脑膜中动脉

图 2-12　岩锥前面观

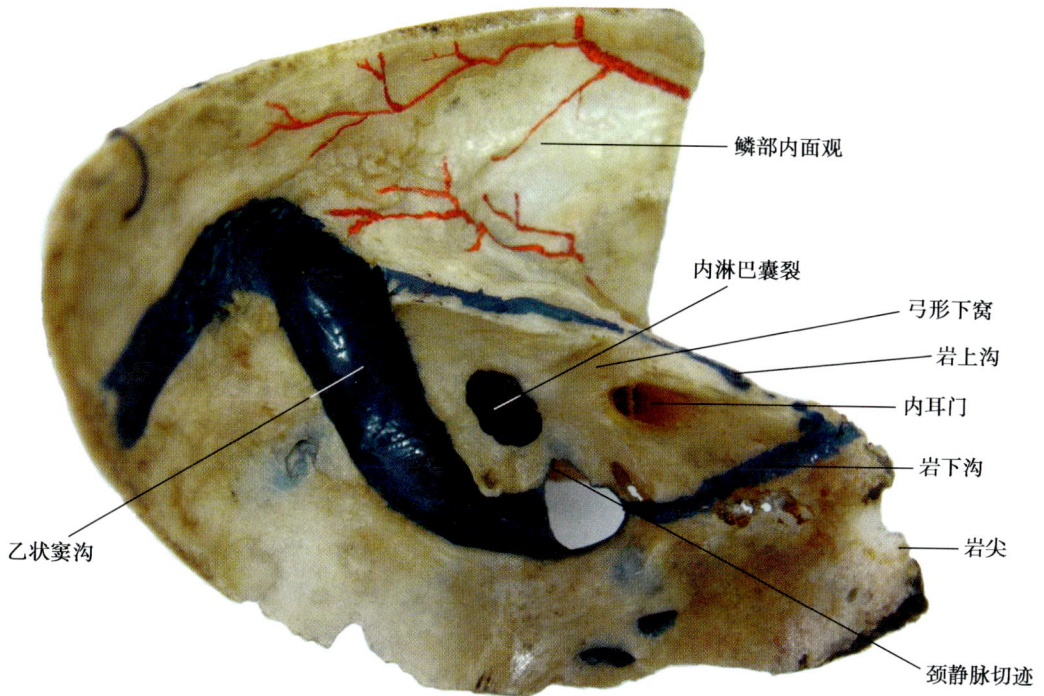

鳞部内面观

内淋巴囊裂

弓形下窝

岩上沟

内耳门

岩下沟

乙状窦沟

岩尖

颈静脉切迹

图 2-13　岩锥后面观

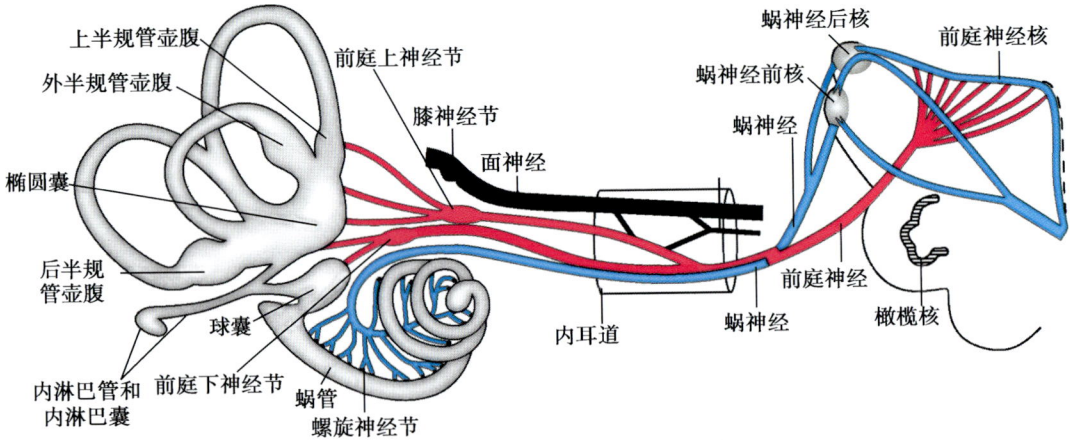

图 2-15　内耳道内的神经

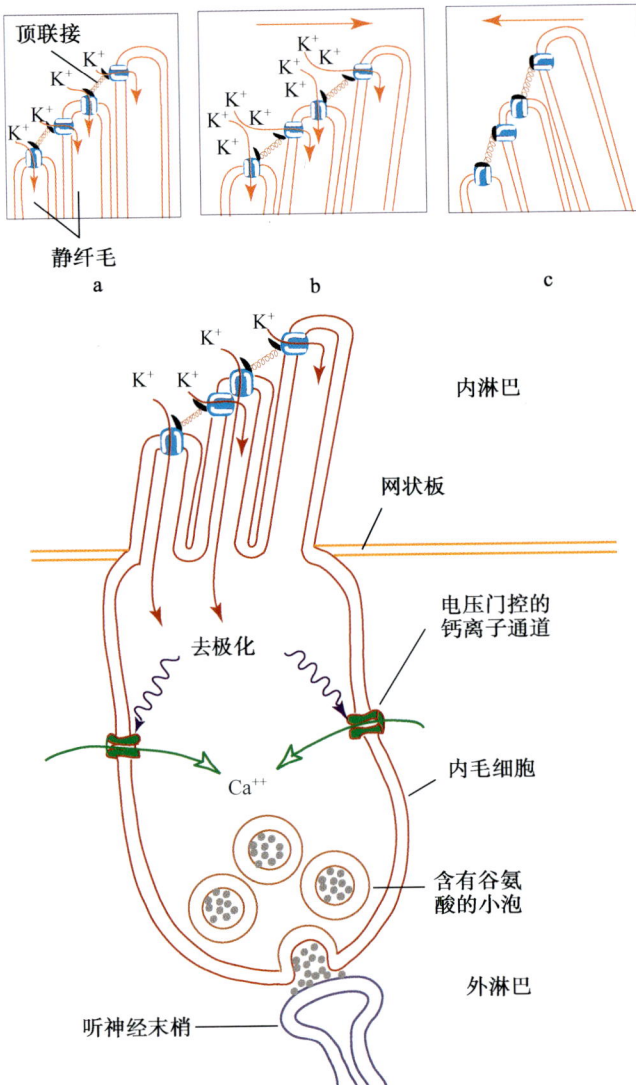

图 3-8　毛细胞的声-电换能过程

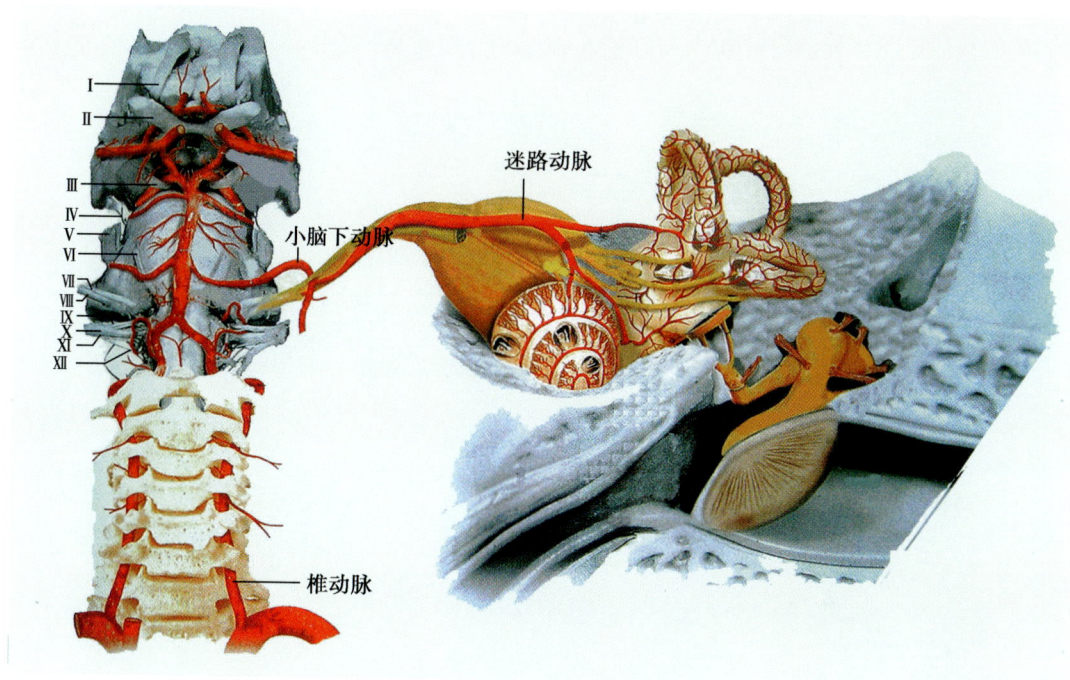

图 4-1　内耳血液供应示意图

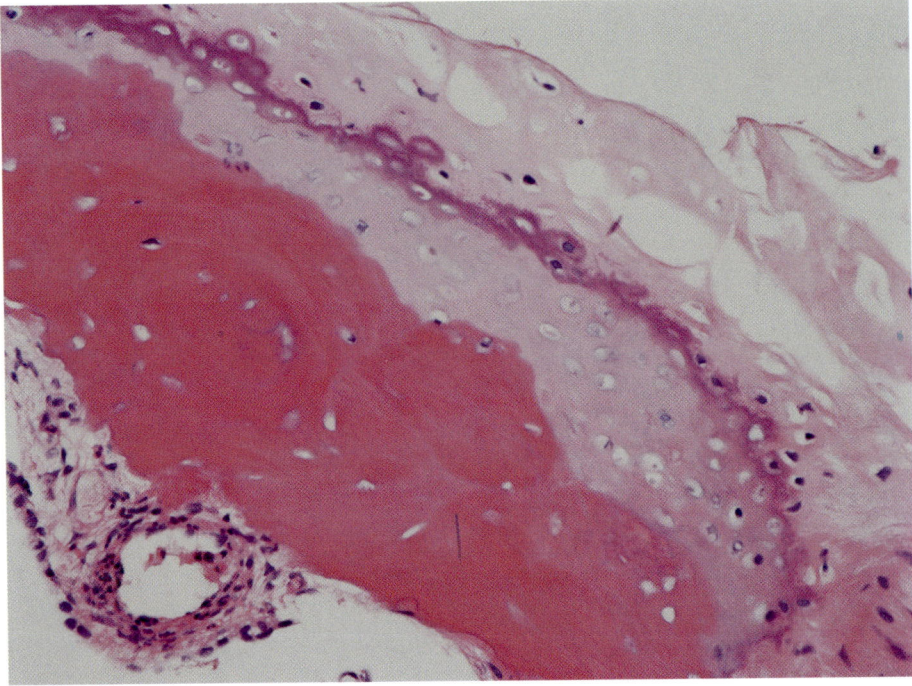

a

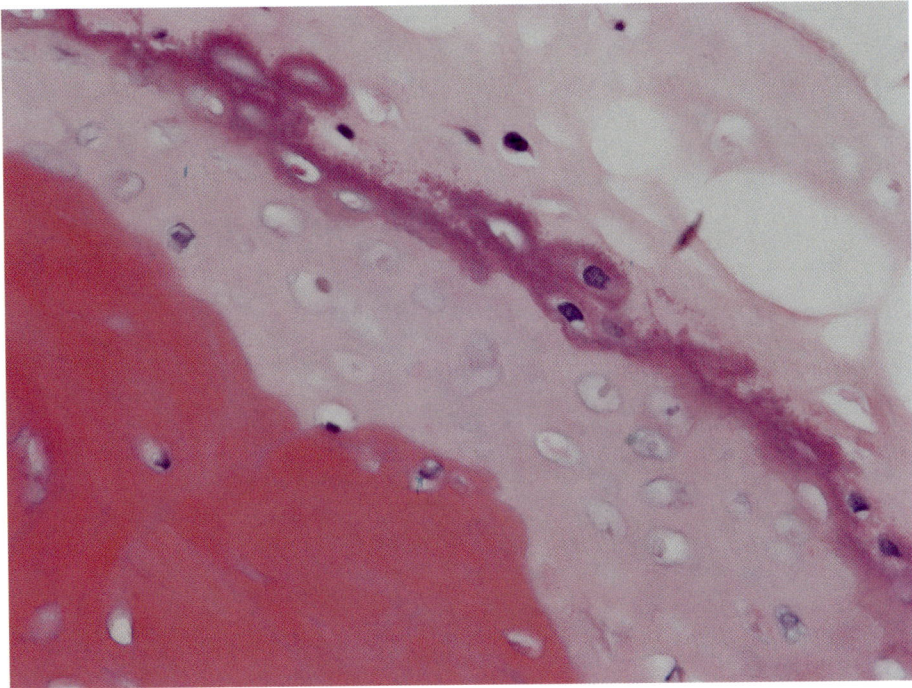

b

图 5-1 耳硬化症的病理切片:中耳镫骨标本
a.部分骨细胞密度增加,可见层状骨(低倍镜);b.可见软骨,其边缘呈骨化现象(高倍镜)

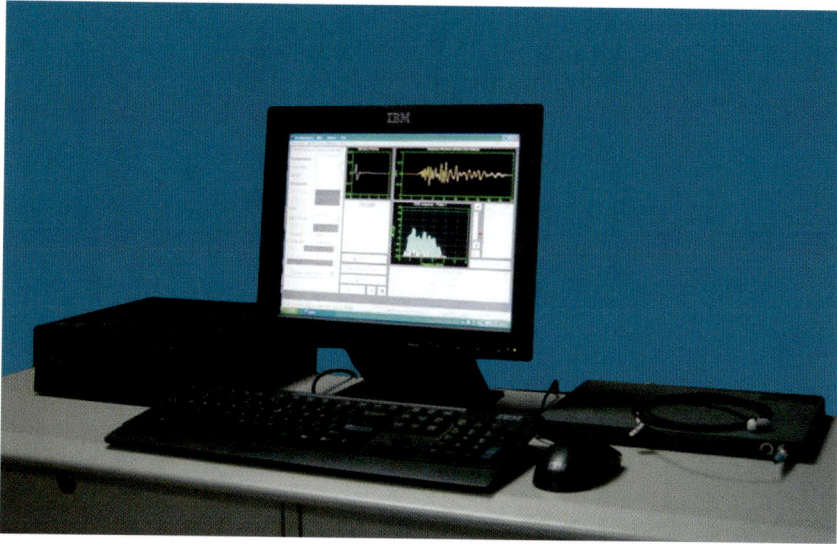

图 6-44　耳声发射测试仪器

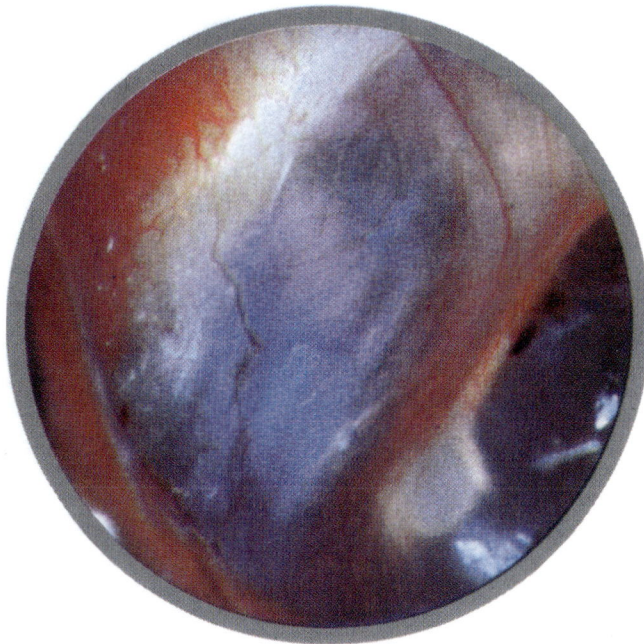

图 14-2　外伤性中耳积血(血鼓室)

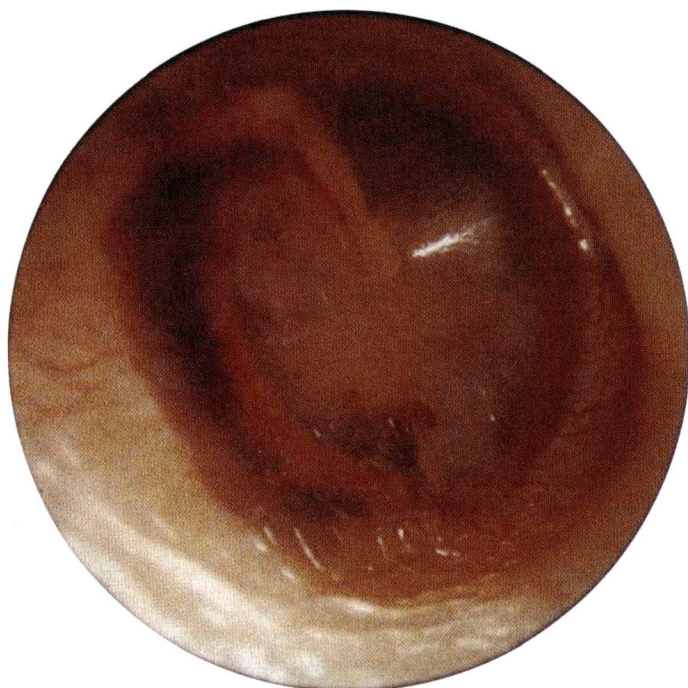

图 14-6　气压损伤(鼓膜可见淤血斑)

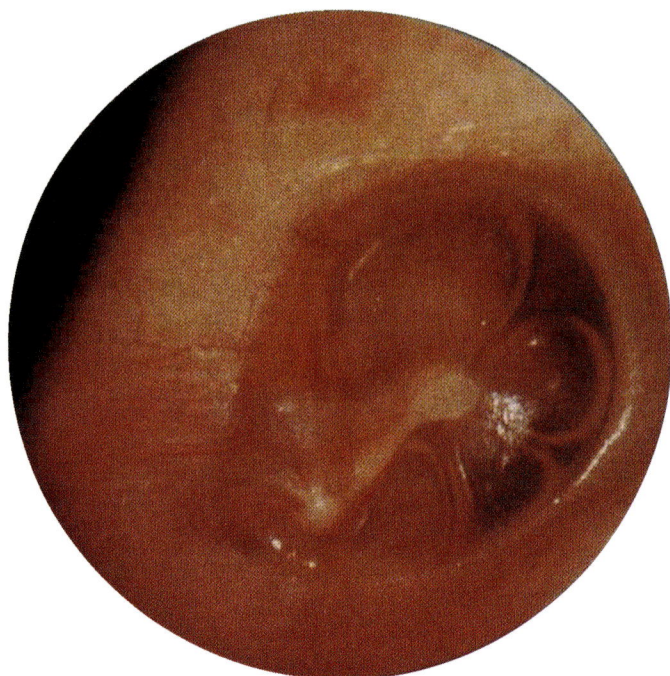

图 14-7a　气压损伤(鼓室可见液平面及气泡)

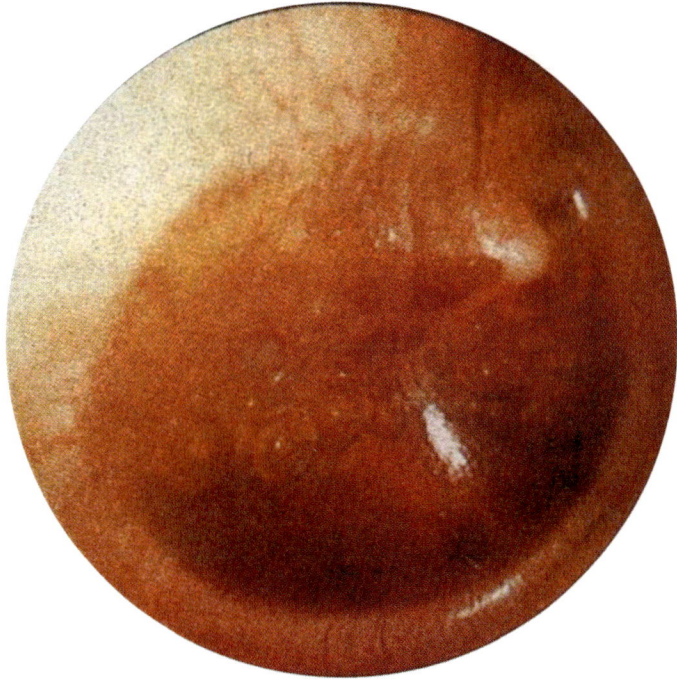

图 14-7b 耳气压伤（鼓室积液）

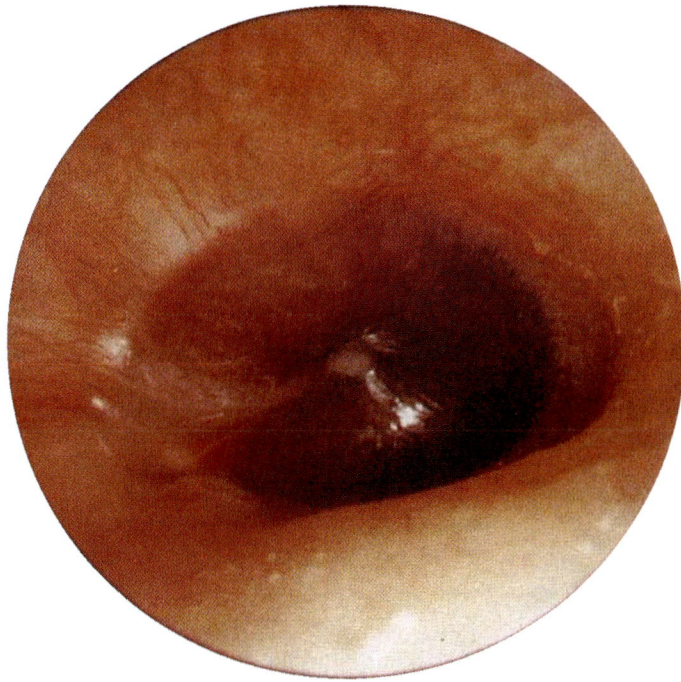

图 14-8 气压损伤（鼓室积血）

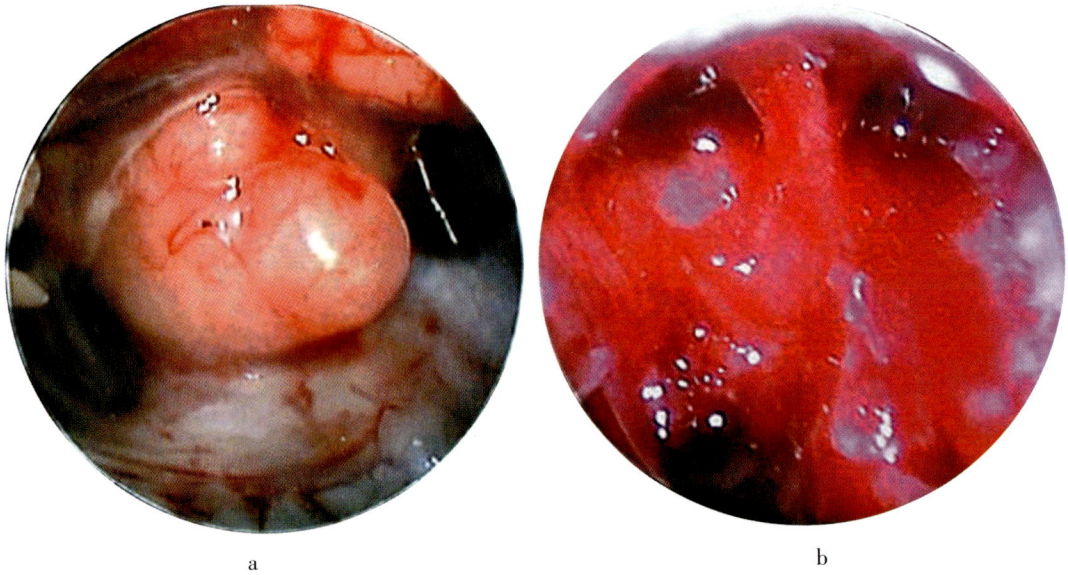

a   b

图 20-2　内镜下切除内耳道肿瘤

a. 术中内镜下所见；b. 内镜下切除内耳道内瘤体后所见

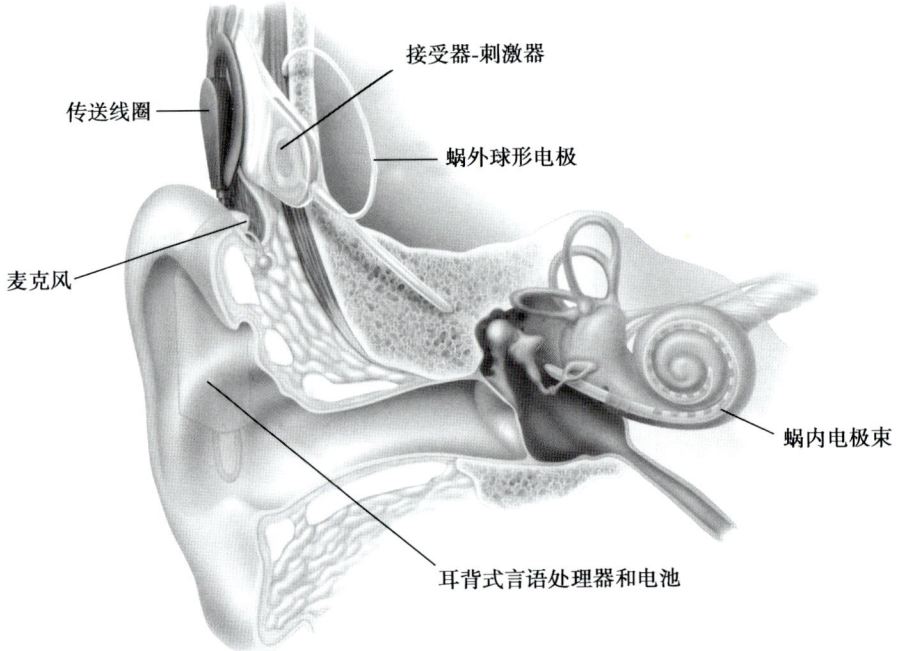

接受器-刺激器

传送线圈

蜗外球形电极

麦克风

蜗内电极束

耳背式言语处理器和电池

图 31-1　人工耳蜗系统植入人体示意图

内 耳 病

Inner Ear
Diseases